Ashish C. Sinha

Oxford Textbook of Anaesthesia for the Obese Patient

牛津肥胖患者麻醉管理

主　编　〔美〕阿希什·C.辛哈

主　审　包晓航　杜智勇　杨贵英　张晓东

主　译　李　洪　白福海

天津出版传媒集团

天津科技翻译出版有限公司

著作权合同登记号:图字:02-2023-164

图书在版编目(CIP)数据

牛津肥胖患者麻醉管理 / (美) 阿希什·C.辛哈 (Ashish C. Sinha) 主编 ; 李洪, 白福海主译. -- 天津 : 天津科技翻译出版有限公司, 2024. 10. -- ISBN 978-7-5433-4595-9

Ⅰ. R614

中国国家版本馆 CIP 数据核字第 2024W3C737 号

授权单位:Oxford Publishing Limited
出　　版:天津科技翻译出版有限公司
出 版 人:方　艳
地　　址:天津市南开区白堤路 244 号
邮政编码:300192
电　　话:(022)87894896
传　　真:(022)87893237
网　　址:www.tsttpc.com
印　　刷:天津新华印务有限公司
发　　行:全国新华书店
版本记录:880mm×1230mm　16 开本　21.75 印张　550 千字
2024 年 10 月第 1 版　2024 年 10 月第 1 次印刷
定价:158.00 元

(如发现印装问题,可与出版社调换)

译者名单

主　审　包晓航　杜智勇　杨贵英　张晓东

主　译　李　洪　白福海

副主译　吴卓熙　龙宗泓　范译文

译　者　（按姓氏汉语拼音排序）

曹　磊　陈　凤　陈　群　邓友良　方　亮
胡译文　黄　丽　黄　露　李　阳　李东梅
李加欣　梁　燕　廖芸茜　林国云　刘　燕
刘华为　彭滔滔　任玉坤　谭宇亭　王　卓
肖　程　杨　明　张　攀　张钐钐　左都坤

编者名单

Hawa Abubakar, MD Fellow, Anesthesiology Critical Care Medicine, Vanderbilt University Medical Center, Nashville TN, USA

Muhammad Ahmed, MD Assistant Professor of Clinical Anesthesiology, Temple University Hospital, Lewis Katz School of Medicine, Philadelphia, PA, USA

Fahad Aman, MD Clinical Research Associate, Interventional Pain Medicine, Advocate Aurora Health, Oshkosh, WI, USA

Mansoor M. Aman, MD, DABA Interventional Pain Medicine Specialist, Advocate Aurora Health, Oshkosh, WI, USA

Aditee P. Ambardekar, MD, MSEd Associate Professor and Residency Program Director, Department of Anesthesiology and Pain Management,UT Southwestern Medical Center, Dallas, TX, USA

Ajisha Aravindan, MD, DNB Assistant Professor, Department of Anaesthesiology, Pain Medicine and Critical Care, All India Institute of Medical Sciences, New Delhi, India

Eugenia Ayrian, MD Associate Professor of Anesthesiology, Director of Division of Neuroanesthesiology, Director of Neuroanesthesiology Fellowship, Keck School of Medicine of the University of Southern California, Los Angeles, CA, USA

Christian Balabanoff-Acosta, MD Assistant Professor, Department of Anesthesiology and Perioperative Medicine, The University of Alabama at Birmingham, Birmingham, AL

Abiona Berkeley, MD, JD Professor of Clinical Anesthesiology, Director, Anesthesiology Residency Program, Department of Anesthesiology, Temple University School of Medicine, Philadelphia, PA, USA

Sara Bowman, MD Consultant Anaesthetist, Homerton University Hospital NHS Foundation Trust, Hackney, London, UK

Jerrad R. Businger, DO Assistant Professor of Anesthesiology and Critical Care, Chief, Division of Anesthesia Critical Care, Fellowship Director, Anesthesia Critical Care, University of Louisville Hospital, Louisville, KY, USA

Stephanie Rayos Callison, MD Clinical Assistant Professor, Department of Anesthesiology, University of Michigan, Ann Arbor, MI, USA

Andres Castellanos†, MD, FACS Associate Professor and Executive Vice Chairman, Department of Surgery, Drexel University College of Medicine, Philadelphia, PA, USA

Frances Chung, MBBS, FRCPC Professor, Department of Anesthesia and Pain Medicine, Toronto Western Hospital, University Health Network, University of Toronto, Canada

Michelle Cole, MBChB, FRCA Consultant Anaesthetist, University College London Hospitals, London, UK

Scott R. Coleman, DO Assistant Professor, Section on Cardiothoracic Anesthesiology, Wake Forest Baptist Medical Center, Winston-Salem, NC, USA

Jeremy Collins, MB, ChB, FRCA Executive Vice Chair, Department of Anesthesiology, Emory University, Atlanta, GA, USA

Luc De Baerdemaeker, MD, PhD, DEAA Academic Anesthesiologist, University Hospital Ghent, Ghent, Belgium

Andre M. De Wolf, MD Professor of Anesthesiology, Department of Anesthesiology, Feinberg School of Medicine, Northwestern University, Chicago, IL, USA

Alissa Doll, MD Assistant Professor, Department of Anesthesiology and Pain Management, Children's Health/UT Southwestern Medical Centre, Dallas, TX, USA

Clint Fleckenstein, DO Anesthesiology specialist, Temple Health, Philadelphia, PA, USA

Alvaro Galvez, MD Resident, Department of Surgery, Drexel University College of Medicine, Philadelphia, PA, USA

Akshat Gargya, MBBS, MD Assistant Professor, Department of Anesthesiology, University of Vermont Medical Center, Burlington, Vermont, USA

Eric Gewirtz, MD Professor of Anesthesiology, Temple Health, Philadelphia, PA, USA

Mahmood Ghazanwy, MD Anaesthesia Specialist, Princess Marina Hospital, Gaborone, Botswana

David Gilhooly†, MD Consultant Anaesthetist, University College Hospital, London, UK

Marc Goldberg, MD Associate Professor of Anesthesiology, Associate Vice Chair for Clinical Operations, Department of Anesthesiology, Lewis Katz School of Medicine, Temple University, Philadelphia, PA, USA

Karla Greco MD, MHS Chief Anesthesiologist, Exeter Hospital, Exeter, NH, USA

Jan Hendrickx Professor of Anesthesiology and Perioperative Medicine, Department of Basic and Applied Medical Sciences, Ghent University, Ghent; and Staff Anesthesiologist, Department of Anesthesiology, OLV Hospital, Aalst, Belgium

Rainer Lenhardt, MD Associate Professor, Clinical Director, Neuroscience-Anesthesia Intensive Care Unit, Department of Anesthesiology and Perioperative Medicine, University of Louisville, Louisville, KY, USA

Jon Livelsberger, DO Assistant Professor, Temple University Hospital, Philadelphia, PA, USA

Kelly A. Machovec, MD, MPH Associate Professor of Anesthesiology, Duke University Medical Center, Durham, NC, USA

Ammar Mahmoud, MD Interventional Pain Management Specialist, Northern Light Health, Eastern Maine Medical Center, Bangor, ME, USA

Dipty Mangla, MD Medical Director, APG Pain Management, Atlanticare Regional Medical Center, Galloway, NJ, USA

Maureen McCunn, MD, MIPP, FCCM, FASA Professor, University of Maryland School of Medicine, Department of Anesthesiology, Divisions of Trauma Anesthesia and Surgical Critical Care, Baltimore, MD, USA

Gabriel Mekel, MD Resident in General Surgery, Drexel University College of Medicine/ Hahnemann University Hospital, Philadelphia, PA, USA

Brita M. Mittal, MD Clinical Assistant Professor of Anesthesiology, Stanford University School of Medicine, Stanford, CA, USA

Tiffany Sun Moon, MD, FASA Associate Professor, Department of Anesthesiology & Pain Management, UT Southwestern Medical Center, Dallas, TX, USA

S. R. Moonesinghe, MD(Res), MRCP, FRCA, FFICM Professor of Perioperative Medicine, Consultant Anaesthetist, University College London (UCL) and UCL Hospitals, London, UK

Jan P. Mulier, MD, PhD Bariatric Anesthesiologist, Department of Anesthesiology, Intensive Care and Reanimation, Brugge; and University of Leuven, Leuven, Belgium

Patrick J. Neligan, MA, MD, FFARCSI, FJFICM Honorary Senior Lecturer NUI Galway, Galway; Consultant Anaesthetist, Galway University Hospitals, Galway; and Medical Director Critical Care, University College Hospital, Galway, Ireland

Detlef Obal, MD, PhD, DESA Assistant Professor, Medical Center Line, Department of Anesthesiology, Perioperative, and Pain Medicine, Stanford Cardiovascular Institute, Stanford University, Stanford, CA, USA

Babatunde O. Ogunnaike, MD, FASA Professor, Department of Anesthesiology and Pain Management, University of Texas Southwestern Medical Center, Dallas, TX, USA

Onyi C. Onuoha, MD, MPH Director, Obstetric Anesthesiology Fellowship; Chief, Preoperative Medicine and Consultation Service; Assistant Professor of Clinical Anesthesiology and Critical Care, Hospital of the University of Pennsylvania, Philadelphia, PA, USA

Peter J. Papadakos, MD, FCCM, FAARC Director of Critical Care Medicine, University of Rochester, NY, USA

Ajintha Pathmanathan, MD Anaesthesiologist, Visiting Scholar, Stanford University, Stanford, CA, USA

Matthew E. Pontell, MD Resident, Department of Surgery, Drexel University College of Medicine, Philadelphia, PA, USA

Jahan Porhomayon, MD, FCCP, FCCM Professor of Anesthesiology, Director of Critical Care Medicine, Department of Anesthesiology & Perioperative Medicine, University at Buffalo, Buffalo, NY, USA

Hemkumar Pushparaj, MD Clinical Fellow, Department of Anesthesia, Toronto Western Hospital, Toronto, Canada

Raviraj Raveendran, FANZCA Consultant Anaesthetist, Department of Anaesthesia, Palmerston North Hospital, Midcentral District Health Board, Palmerston North, New Zealand

Elizabeth Renza-Stingone, MD, FACS, FASMBS Associate Professor of Clinical Surgery, Lewis Katz School of Medicine, Temple University, Philadelphia, PA, USA

Justin Richards, MD Assistant Professor of Anesthesiology, R. Adams Cowley Shock Trauma Center, University of Maryland School of Medicine, Baltimore, MD, USA

Chase D. Rose, MD Anaesthesiologist, Anesthesiology Department, Mayo Clinic, Phoenix, AZ, USA

Bhavna Saxena, DNB Senior Anaesthesiologist and Critical Care Specialist, Department of Anaesthesiology and Critical Care, Deen Dayal Upadhyay Hospital, New Delhi, India

Roman Schumann, MD Associate Chief of Anesthesia for Research and Development, Professor of Anesthesiology, Professor of Surgery (Sec), Tufts University School of Medicine, VA Boston Healthcare System, West Roxbury, MA, USA

Prashant Singh, MBBS Assistant Professor, Department of Anesthesiology, Division of Obstetric Anesthesiology, University of Michigan, Ann Arbor, MI, USA

Preet Mohinder Singh, MD Assistant Professor, Department of Anesthesia, Washington University in Saint Louis, St. Louis, MO, USA

Shubhangi Singh, MBBS, MD Assistant Professor, Department of Anesthesiology, Division of Obstetric Anesthesiology, University of Michigan, Ann Arbor, MI, USA

Ashish C. Sinha, MD, PhD, DABA, MBA, FASA Professor, University of California Riverside, Designated Institutional Official and Founding Program Director (Anesthesiology), Riverside Community Hospital/University of California Riverside, Riverside, CA, USA

Sunil Sinha, MD, MBA Vice President and Chief Medical Officer, BJC Medical Group, St. Louis, MO, USA

Jose Sosa-Herrera, MD Assistant Professor, Temple Health, Philadelphia, PA, USA

Alla Spivak, DO Assistant Professor Anesthesiology, Westchester Medical Center, Valhalla, NY, USA

Eric Stander, MD Assistant Professor, Drexel University College of Medicine, Philadelphia, PA, USA

Paul Stewart, MBBS, FANZCA Clinical Associate Professor, Sydney Medical School, The University of Sydney, Sydney, Australia

Rajeshwari Subramaniam, MD Professor and Head of Department, Anaesthesiology, Pain Medicine and Critical Care, All India Institute of Medical Sciences, New Delhi, India

Adrian Sultana, MD, FRCP, FANZCA Specialist Anaesthesiologist, St. Luke's Care, Sydney, Australia

Anurag Tewari, MD Medical Director, Evokes LLC, Mason, OH, USA

Matthew Troum, DO Anesthesiologist, Morristown Medical Center, Morristown, New Jersey, USA

Andrea L. Tsai, MD Assistant Professor, Department of Anesthesiology and Perioperative Medicine, Tufts Medical Center, Boston, MA, USA

Deepu S. Ushakumari, MD, MHCDS, FASA, CPE Chief of Anesthesiology, Atrium Health Central Division, Scope Anesthesia of North Carolina, Charlotte, NC, USA

Elizabeth A. Valentine, MD Chief, Anesthesia for Vascular Surgery and Endovascular Therapy, Associate Professor of Clinical Anesthesiology and Critical Care, Hospital of the University of Pennsylvania, Philadelphia, PA, USA

Ranjani Venkataramani, MD Clinical Assistant Professor, Department of Anesthesiology and Critical Care, University of New Mexico, Albuquerque, NM, USA

Anupama Wadhwa, MBBS, MSc, FASA Clinical Professor in Anesthesiology, University of California, San Diego, CA, USA

Ruben Wouters, MD Anesthesiologist/Intensive Care Physician, AZ Sint Jan Bruges, Bruges, Belgium

中文版前言

随着全球肥胖问题的日益严峻，肥胖患者在接受手术治疗时的麻醉管理成为了医学领域中一个不可忽视的挑战。为此，《牛津肥胖患者麻醉管理》一书应运而生，旨在为麻醉医师、外科医生，以及相关医疗专业人员提供肥胖患者麻醉管理的临床指导和最新研究成果。

本书的编写团队由国际知名专家组成，他们利用自己在肥胖患者管理方面的丰富经验和深刻见解，共同打造了这部全面、实用的图书。书中不仅涵盖了肥胖患者的流行病学、病理生理学和代谢机制，还深入探讨了肥胖患者在接受手术和麻醉时所面临的特殊挑战。

本书首先对肥胖的全球流行趋势进行了深入分析，探讨了肥胖的定义和诊断标准，以及肥胖与遗传学之间的复杂关系。使读者认识到，肥胖不仅是一种生理现象，还与多种慢性疾病紧密相关，对患者的生活质量和预期寿命产生了重大影响。本书还详细讨论了肥胖患者在接受麻醉时所面临的特殊挑战，包括药物剂量的调整、药物分布容积的变化，以及肥胖对药物代谢和清除的影响。同时强调了在麻醉实践中对肥胖患者进行个体化评估的重要性，并提出了一系列针对性的管理策略。此外，本书还涵盖了肥胖患者围术期的并发症管理，包括困难气道管理、术后疼痛控制，以及肥胖低通气综合征的预防和治疗。本书特别关注了肥胖患者在术后加速康复方面的最新进展，以及如何在非手术环境下为肥胖患者提供最佳的麻醉护理。

参与本书翻译的人员以麻醉界的中青年医师为主，审校人员均是具有高级职称和丰富编译经验的麻醉专家。所有人员利用业余时间，倾心尽力，完成了这本书的翻译工作。我们尽力保持原著的特点，努力让本书易读易懂。在此，我们也诚恳地请求国内麻醉界的前辈和同道提出指正和批评意见，也希望得到广大麻醉界同仁的理解和支持。同时，衷心感谢主译、译者和校对人员的辛勤努力！

最后，我们希望《牛津肥胖患者麻醉管理》能够成为麻醉科医生、外科医生、护士，以及其他医疗专业人员在处理肥胖患者时的宝贵参考资料。我们期待与广大同行共同探讨和进步，为肥胖患者的麻醉管理开辟新的道路。

李洪　白福海

致谢

首先，我必须感谢我最大的支持者，我的母亲 Prity Sinha，从出生到现在她一直给予我莫大的支持。从我能拿起勺子时，她就把铅笔放在我手里，教我阅读、写作和算术等基本技能。她一直是我的最大支持者，特别是我年幼时需要支持的那段成长历程，她总是陪伴在我身边。接下来需要感谢的是我的父亲，他是我心目中的英雄。我一直想成为他那样的人，睿智、幽默、见解独到、目标坚定、百折不挠。他的一些话语，如“做有意义的事就一定值得去做好！”“许多人都可以买一只大象，但不是所有人都能够养得起一只大象”，一直在我的脑海中回荡。还有他教会我“3 No Trump”（一种桥牌策略，做事不要犹豫不决）。有一次我发表演讲后，在台上向他致谢，他也参加了这次活动，他事后说他因为被称作“我的父亲”而感到欣慰。这种角色的转换使他开心，因为过去大多场合都是我被称为“他的儿子”。 父亲和母亲一直激励着我，对我有着坚定的信心，他们能看到的总是比我自己的所见更长远。

接下来我要感谢我的兄弟，他有坚定的信念和正确的价值观。我们在无数个炎热的夏日一起打板球（打碎了很多灯泡和窗户！），在暑假的夜晚一起下棋。他是我的朋友和知己，有时对我的冒险行为不满，但总是支持我。在读医学院时，当我渴望拥有一辆摩托车而父亲坚决说“不”的时候，他为我买了一辆，并告诉我父亲不会知道的！很抱歉，他刚刚知道了！

我接下来要感谢的是我的孩子们，Kavita、Ishan 和 Anamika。我希望我能让你们感到骄傲，未来，希望你们能在各个方面超越我的成就，无论那些成就是什么，我相信这是每个父母都会默默祈祷的事情。

然后，我希望感谢那些曾在我生活中扮演过重要角色，现在也已经走上各自道路的人：朋友、伙伴和家人。感谢你们在与我共处的那些时光里对我的支持，我也祝愿你们未来一切顺利，因为我们曾经度过一段很美好的时光！

我还要感谢我最喜欢的表兄 Sharad 和他最好的朋友 ABS，他们一直引导和支持着我这个“误入歧途”的表弟！

在医学研究中专注是必须的，我必须要感谢我的导师 Lee A. Fleisher，他说服我将大部分研究精力集中在肥胖症上，最终促成了这本书的诞生！

几年前，当我第一次与牛津大学出版社接触并被邀请撰写一本关于这个主题的图书时，我可能低估了这个工作所需的时间和精力，但我很高兴这项工作能有现在的成果。我要特别感谢牛津大学出版社的 Geraldine Jeffers、Rachel Goldsworthy、Fiona Sutherland、Helen Cook、Karen Moore 和 Sean McLeod。

最后也是最重要的，我要感谢这本书的所有编者，是你们成就了这本书！抱歉曾经反复催促你们修改和提交手稿，这本书的荣誉属于你们，任何有瑕疵的地方将由我负责。

Ashish C. Sinha

目　录

第 1 部分

基本原理

第 1 章

肥胖：全球流行性疾病

Bhavna Saxena, Ashish C. Sinha

引言

作为美食家而闻名的法国律师和政治家，Jean Anthelme Brillat-Savarin 在他备受称赞的《味觉生理学》一书中写道："告诉我你吃什么，我就知道你是什么样的人"，这一说法源自一句古老的谚语"你吃什么就会成为什么样子"。考虑到食物不仅滋养了我们的身体，而且还影响了我们的生活质量、体重增减、能量代谢、衰老过程以及我们的整体健康和幸福，这一说法很确切。

自文明诞生以来，长期的粮食短缺和营养不良一直是人类的祸根[1]。现代出现了稳定的食物供应，减少了对体力的消耗，加之较低的饮食质量，在这种环境下，疾病猖獗，人们的预期寿命缩短[2]。

根据世界卫生组织（WHO）的说法，肥胖是当今最明显、但也最易被忽视的公共卫生问题之一；全球超重和肥胖问题日趋严重——"肥胖全球化"—— 正在席卷世界许多地区[3]。这种全球的"肥胖流行病"不再是发达国家的独有问题——许多较贫困的国家现在也面临着同样的威胁[3]。世界上超重人群的数量首次与体重过轻人群的数量持平。WHO 的全球估计数据表明：2016 年，超过 19 亿 18 岁及以上的成年人（占成年人口的 39%）超重。其中，超过 6.5 亿成年人肥胖（占世界成年人口的 13%）。1975—2016 年，全球肥胖症的患病率几乎增加了 3 倍。不幸的是，这种趋势并不仅仅局限于成年人。2016 年，估计有 4100 万 5 岁以下的儿童超重或肥胖，同一年有超过 3.4 亿 5~19 岁的儿童和青少年超重或肥胖，这一数据从 1975 年的 4%上升到了 2016 年的 18%[4]。

将肥胖定义为疾病的决定

在 20 世纪中后期之前，营养不良和饥饿被认为是比肥胖更严重的公共健康问题[5]，而肥胖更多地被认为是由暴饮暴食和自控能力较差引起的无关紧要的问题。尽管已经认识到与肥胖相关的问题，但医学界对于将肥胖定义为一种疾病的看法却并不一致。这可能是由于对"疾病"的构成尚缺乏明确、客观和被广泛接受的定义。在他们的论文中，G. A. Bray 博士及其同事使用了疾病的"流行病学模型"[6]。此模型认为"一种环境因子作用于宿主从而产生疾病"，而该疾病"与病原体的毒性和宿主的易感性有关"[6,7]。作者指出，食物这一环境因素可能被认为是肥胖的主要原因，而体力活动的减少是肥胖的次要原因[6-8]。

1950 年，第一个肥胖临床管理医学协会成立——国家肥胖协会，即现在的肥胖医学协会[5]。自 1977 年（当时美国医疗服务财政管理局认定肥胖不是一种疾病）以来，肥胖是一种"疾病过程"这一主张已逐渐被接受[5,7]。2010 年，苏格兰校际指南网络（SIGN）[9]将肥胖描述为"一种以体脂过度蓄积伴多种器官特征改变的疾病过程"[7,9]。2013 年，美国医学会（AMA）科学与公共卫生委员会认为，肥胖不应该被视为一种疾病。他们认为，使用体重指数（BMI）来定义肥胖过于简单化且有缺陷，并且由于没有与肥胖相关的特定症状，其更像是一种导致其他疾病的风险因素，而不是疾病本身[10]。然而，美国医学会众议院否定了委员会的结论，他们认为"肥胖不是一种疾病，而是一种选择以暴饮暴食和（或）缺乏运动为生活方式的结果，这等同于认为肺癌不是一种疾病，因其是由个人选择吸烟引起的”[11]。

因此,这场由来已久的争论最终导致越来越多的卫生组织同意肥胖是一种疾病,包括美国食品药品监督管理局(FDA)和美国国立卫生研究院(NIH),且WHO认为肥胖是“可能导致健康损害的异常或过多的脂肪堆积”[12]。世界肥胖联盟(WOF)认为,肥胖是一种慢性、复发性、进行性疾病,需要立即采取预防和控制措施[7,13]。

体重调节和能量平衡

理解体重调节需要了解能量平衡[14]。根据热力学第一定律,如果能量摄入(EI)和能量消耗(EE)在一段时间内保持平衡,那么体重应该保持稳定[15]。实际上,人体的能量平衡就是从食物中所摄入的能量与新陈代谢和体力活动所消耗的能量之间的差异。当EI>EE时,会出现正能量平衡状态,导致体重增加,其中60%~80%通常由体脂组成。另一方面,当EE>EI时,会出现负能量平衡状态,导致体重减轻,其中60%~80%同样是体脂[12,15,16]。EE有3个主要组成部分:①静息/基础代谢率,这是静息状态下人体所需要的能量;②饮食产热或食物的热效应,这是吸收和代谢食物的能量消耗;③体力活动消耗的能量[12]。静息/基础代谢率是一个被严格控制的变量,与去脂体重成正比[15]。在久坐人群中,静息/基础代谢率约占EE的60%,而在活动人群中约占30%。膳食生热作用似乎恒定保持在10%左右[12,15,17,18]。体力活动是EE的关键变量[12]。

体重的整体稳定性证明能量平衡受生理控制[15]。人体似乎能够积极地调节能量平衡,因为改变任何一种成分都会影响其他成分[14,19]。例如,食物摄入量的长期改变会导致新陈代谢的变化,而新陈代谢的变化继而又会引起体重的变化。同样,体力活动的长期改变也会影响食物的摄入。然而,当能量持续处于正或负能量平衡时,这些代偿性生理变化不足以弥补体重的变化[14,20,21]。我们的生理功能似乎更能防止体重减轻而不是增加,也就是说,在体力活动“吸引”食欲的条件下,生理功能可以最好地调节能量平衡[14]。这是有道理的,因为在历史上,饥饿一直是一个比肥胖更严重的问题[22]。

针对EE和体重增加之间关系的研究发现,低静息能量消耗(REE)是体重增加的一个预测因素[23,24]。这一发现引发了肥胖是由高EI还是低EE造成的讨论[25,26]。大多数肥胖受试者的EE倾向于较高而不是较低[27],因此,研究的重点已经从EE转移到EI,将EI视为正能量平衡和肥胖的主要决定因素[13,28]。然而,在超重的受试者中,对EI的评估是不准确且有偏倚的[29,30]。能量平衡的数学模型显示,用于2型糖尿病患者的代谢控制的钠-葡萄糖共转运体2(SGLT2)的药理抑制可以导致EI的增加,而使EE保持不变。这与基因研究结果一致,即EI缺陷是所有已知肥胖原因的基础。然而,对SGLT2抑制数据的二次观察研究显示,EI的增加小于能量损失,从而导致体重减轻。EI的增加无法与EE的增加相匹配。而另一方面,EE则保持不变,表明其受到了严格的控制。这一经验表明,EE对EI没有严格的反馈控制,证明EE而非EI受到严格控制的观点,因此,EE是能量守恒的主要决定因素[17]。

在稳态条件下,食物被代谢,并用于促进基础代谢、产热和体力活动。任何多余的部分都作为脂肪储存在脂肪细胞中,可供以后使用[31]。尽管遗传因素对体重起一定决定作用[31,32],但人群体重的逐渐增加不能主要归因于遗传因素[14]。有3个主要因素通过相互作用来影响和维持能量平衡和体重稳定——稳态、环境和行为过程[33,34]。其中任何一个因素的改变都可能导致体重增加[33]。

稳态过程

体重是由复杂的神经激素系统来调节的[33,35]。该系统的输入端被整合在下丘脑的弓状核[31,36]、尾侧脑干及部分皮层和边缘系统中[31]。下丘脑同时处理来自中枢和外周的信号[31]。中枢作用的食欲调节因子可分为促食(刺激饥饿)[例如,神经肽Y(NPY)和刺鼠相关肽(AgRP)]和厌食(抑制饥饿)[例如,阿黑皮素原(POMC)、可卡因苯丙胺调节转录物(CART)][31,33]。向下丘脑传入的外周信号传递关于短期食物摄入(即营养可用性)或长期能量平衡(即能量储存)的信息[33,36]。这些信号通过以下途径传递:促食激素(胃饥饿素和抑胃肽)或厌食激素[①来自胃肠道的胰高血糖素样肽-1(GLP-1)、肽YY(PYY或酪酪肽)和胆囊收缩素(CCK);②来自胰腺的胰多肽(PP)、胰淀粉酶和胰岛素;③来自脂肪细胞的瘦素][31,33,36,37]。

这些信号在大脑和外周区域(胃肠道、胰腺、肝脏、肌肉和脂肪组织)之间形成反馈回路[31,34]。大脑接收到有关能量储存和营养素可利用性的外周信号，然后相应地调整能量平衡，以满足能量稳态的要求。对这些输入信号的反应来源于室旁核和下丘脑外侧，并通过行为、自主神经和内分泌输出途径表达[31]。当EI受到限制时，该反馈系统会发生自适应，促进正能量失衡[34]。胰岛素的作用是独特的，因其主要可以减少食物摄入，但当用于治疗糖尿病时，却会导致体重增加[34]。瘦素和胰岛素负责能量平衡的长期调节。相反，促生长激素释放素、CCK、GLP-1、胰淀粉酶、PP和PYY负责短期的、餐间的调节[36]。

下丘脑还通过"享乐"途径接收来自大脑皮层和边缘系统的信号输入。这些途径不仅与食物的视觉、嗅觉和味觉有关，还与情感和社会因素有关。即使我们的身体有丰富的能量储备，"享乐"途径也会增加我们对可口且能量丰富的食物的渴求，并且可以超越稳态途径[36]。事实证明，我们进食不仅仅是为了满足我们的营养需求。

神经胶质细胞也被认为在调节体重中起着重要作用。如饮食中含有大量饱和脂肪，可能引起下丘脑内侧基底部的炎症、胶质细胞增生和神经元应激[38]。神经胶质细胞的慢性激活会导致瘦素反应性紊乱，并与肥胖的发展有关[39,40]。因此，能量稳态表明，肥胖是一种调节系统的疾病，而不仅仅是自控力较差的结果[41]。

环境过程

机体的生理调节机制能够维持体重的程度取决于环境[14]。我们可以将目前的肥胖水平部分归因于影响大脑皮层边缘区域的"致肥"环境[33,42]。易获取且商家的积极营销为人们享受高脂肪、高热量的食物提供了充足的机会[43,44]。随着社会进步，EI逐渐增加而体力活动却逐渐减少，这是形成致肥环境的主要因素。总体来说，生物学原理告诉我们，只要有食物就吃，只要不需要体力活动就休息。纵观历史，这种简单的生理控制行为就足以维持体重，而无须过度努力。然而，在当今的环境中，这种生理调节似乎是不够的[14]。体重增加使静息代谢率和体力活动的能量消耗增大；能量输出的增加平衡了较高的EI[15]。肥胖是保持低水平体力活动的"代价"，这似乎代表了一个新的"设置点"。事实上，这可能是在久坐的生活方式中实现能量平衡的唯一方法[14,15]。在这种情况下，只有有意识地尽量少进食或在不需要进行体力活动时进行体力活动，才能防止体重增加[14]。McAllister 等[44]认为，许多其他的环境因素，如表观遗传学、孕产妇年龄的增大、睡眠不足、内分泌干扰物和医源性药物，也可能促进了肥胖的发展。虽然生活方式的改变很重要，但我们应该试着了解大脑如何处理环境刺激，并制订行为策略来应对它们[42]。表1.1列出了可能影响体重的环

表1.1 可能影响体重的环境因素

致肥环境	高能量食物的大量供应以及体力活动的减少构成了致肥环境
感染	脂肪组织已被证明具有激活免疫系统的作用
	某些免疫细胞、巨噬细胞和脂肪细胞在功能上相似，脂肪前体细胞可以分化为巨噬细胞。此外，脂肪组织可能在感染后扩张，导致能量过剩
	腺病毒AD-36已被证明会导致非人类灵长类动物的肥胖，而具有AD-36抗体的人类则更肥胖
宫内和代间效应	围生期环境可以改变胎儿的代谢程序，导致持续的病理改变
	肥胖母亲/妊娠期体重过度增加的后代，肥胖的风险增加
表观遗传学	表观遗传修饰可能导致"代谢程序"变化，导致长期代谢改变
孕产妇年龄增加	多年来，孕产妇的平均年龄稳步增长，并与肥胖的发展有关
	肥胖、胰岛素抵抗和高血压等合并症很常见
睡眠不足	轮班工作和睡眠中断导致的昼夜节律不同步与病理代谢相关
	研究表明，在不同年龄和种族中，睡眠中断或减少与肥胖的增加相关
药物治疗的医源性效应	一些最常用的处方药与体重的显著增加有关

境因素。

行为过程

行为模式是导致肥胖发展的重要因素，因此，行为治疗往往是体重管理的基本组成部分[45]。个人减重的动机在改变不健康的习惯和生活方式方面发挥根本性的作用[33]。“行为疗法”是一套原则和技术，旨在帮助肥胖人群改变饮食习惯、体力活动和可能导致其肥胖的思维过程[45,46]。行为疗法的主要组成部分是设定具体的目标，将可能导致肥胖的行为以外的因素（如遗传、新陈代谢和激素影响）考虑在内。因此，所设定的目标应该是现实的和可实现的[47]。这里举一个多锻炼目标的例子：“我将在周一到周六早上 7 点在当地高中的跑道上快走 30min。如果下雨，我会用我的步行 DVD 在书房里锻炼”[57]。患者被要求详细记录他们的食物摄入量、体力活动和体重，这些记录由医生审查，并在需要改进的地方进行相应的标注。如今，记录已经扩展到包括与饮食和体力活动相关的时间、地点、想法及感受[45]。频繁的自我监测可以持续地预测短期和长期的体重减轻。除了饮食、锻炼和自我监测之外，行为治疗还包括减缓进食速度、控制刺激、解决问题、认知重建和预防复发训练[45]。

生理适应导致体重减轻后的体重反弹

虽然减轻体重通常可以通过限制热量摄入和（或）增加体力活动来实现，但随着时间的推移，大多数人都有体重反弹的趋势[36]。这是在食欲调节、能量储存和能量利用方面发生的某些生物变化的结果，如图 1.1 所示[36]。这些变化会影响调节能量稳态的神经激素系统、循环中食欲相关激素的水平、营养代谢的改变和主观食欲[33]。对于这种体重反弹趋势的合理假设可能是，体重会维持在一个特定的设定水平，偏离这个设定值会被机体识别并通过反馈控制系统使其偏离程度最小化[47-50]。

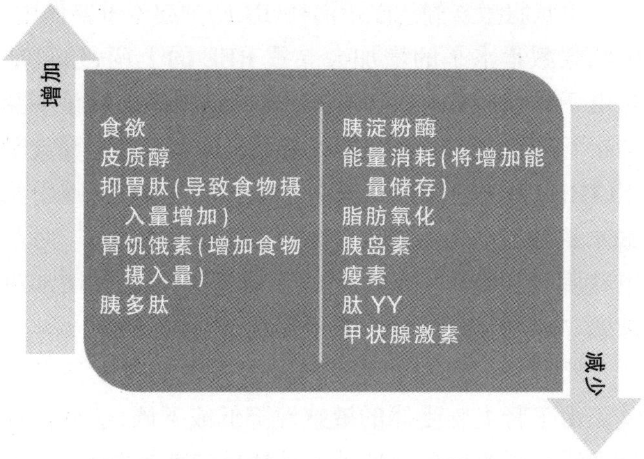

图 1.1　饮食诱导的体重减轻后的生理变化。[Source：data from Sumithran，P. and Proietto，J.（2012）The defence of body weight：a physiological basis for weight regain after weight loss. Clinical Science，124（4）：231–241.]

神经激素系统的变化

体重减轻后，激素会发生变化，并通过增加饥饿感和促进能量储存而导致体重反弹[33,37]。饮食诱导的体重减轻会引起胃饥饿素[51]和抑胃肽[32,36,37]的增加以及瘦素[37,52]、PYY[53,54]、CCK[36,37,53,55]、胰淀粉酶[37,53]、胰岛素[33,37]和 GLP-1 水平[53]的下降，除刺激饥饿的促生长激素释放素[62,63]和参与能量储存的抑胃肽外[53]，其他激素均可以减少食物摄入量[56-61]。通常情况下，胃饥饿素水平在餐前增加，并在餐后被抑制[48,62]。除了刺激食欲外，给予外源性胃饥饿素还会导致代谢率和脂肪分解代谢的降低[48]。因此，减重后较高水平的促生长激素释放素通过两种机制促进体重反弹：增加 EI 和减少 EE[48]。

瘦素通过作用于下丘脑，刺激 POMC 并减少 AgRP 和 NPY，从而减少食物摄入量，增加 EE[36]。瘦素水平在饮食减少期间下降，在动态减重期间比在维持减重期间下降更多[36]。将瘦素“替换”到减重前的水平，逆转了大多数发生的适应性生理变化[36,64]。Sumithra 等的研究表明，这些变化不是短暂的，可持续长达 1 年[37]。然而，另一项研究表明，与那些保持体重不变的人相比，那些至少恢复了 10%体重的人有更高的瘦素和更低的胃饥饿素水平。与预期相反，这表明破坏对这些激素的敏感性可导致体重反弹[65]。

皮质醇水平升高（如库欣综合征）会导致体重增加，特别是中枢性肥胖。在肥胖患者减重后，食欲增加和空腹血浆皮质醇之间存在显著相关性[66]。对啮齿类动物的研究表明，皮质醇阻止了瘦素对食物摄入量和体重的抑制作用[36,67]。EI 的降低已被证明会增加皮质醇的循环水平[36,68]，恢复正常进食后皮质醇又可恢复正常[69]。

甲状腺激素静息能量消耗(REE)中起着重要作用。甲状腺激素水平的增加会导致REE的上调,这可能是由于骨骼肌线粒体解耦联[36]。能量限制已被证明会抑制下丘脑–垂体–甲状腺轴,导致促甲状腺激素释放激素(TRH)刺激的促甲状腺激素的分泌减少,三碘甲状腺原氨酸减少和反向三碘甲状腺原氨酸增加,对总甲状腺素和游离甲状腺素的影响不同[36],通过增加饥饿感、减少饱腹感、增强能量储存,使体重反弹。

肥胖还与静息状态交感神经系统的过度活动有关。由于肾上腺受体的敏感性降低或下调,这种慢性过度活动可能导致交感神经系统反应性减弱[36,70,71],从而可能影响EE、餐后产热和脂肪氧化[36,72]。饮食诱导的体重减轻已被证明伴随着交感神经活动的减少和心脏副交感神经活动的增加[71,73]。

能量稳态

在饮食诱导的体重减轻后,维持体重与EE中有利于体重增加的代偿性变化相关[19]。Leibel等的研究表明,体重增加后,总能量消耗(TEE)增加,但REE变化不大。非REE的增加造成了这一差异[19,48]。非REE的一个主要组成部分是骨骼肌活动。体重增加后,肌肉利用更多的能量来完成同样的任务,使新陈代谢效率降低[19,34]。体重减轻会导致TEE、REE和非REE降低[19,34],其降低水平无法完全归因于体重减轻和人体成分改变[19,75]。有人提出,这很大程度上是由于骨骼肌代谢效率的提高,特别是在低工作负荷下[34,74,76]。人体新陈代谢变得更有效率,因此,在休息时需要的能量也更少,在运动中消耗的能量也更少。这样可以防止额外的体重减轻[48]。在类似的体力活动水平下,运动较少使总体重的能量消耗较少,从而导致非REE减少[33]。研究表明,尽管去脂体重保持相对不变,但在减重过程中,REE却会不成比例地减缓。除非保持高水平的体力活动或热量限制,否则REE的减少使机体容易出现体重反弹[77]。骨骼肌的改变导致体重减轻时EE发生改变,这可能揭示了运动有助于体重减轻的原因[19]。

如果EI按比例降低,那么体重减轻后EE的降低影响不大[33,75];然而,EI和能量输出之间存在明显的脱节[33]。事实上,维持体重下降伴随的EI增加,高于维持体重所需的水平。能量输出减少导致的EI增加是由于饱腹感和对食物消耗量感知的减少,以及对食物反应的神经元信号的变化。这些因素共同使人体的能量(脂肪)储存保持在规定的阈值以上。这些由饮食引起的生物学变化被认为是由瘦素介导的[75]。运动诱导的体重减轻所产生的适应性代谢反应导致REE降低,同时EI增加,表明能量平衡的生理和行为组成部分都受到了影响[78]。这些发现可以解释无法减掉既定减重目标的"最后几磅"的问题[48]。

营养代谢

用于减重的饮食成分可能会影响随后的体重反弹[79,80]。Ebbeling等比较了接受低脂、低血糖指数和极低碳水化合物饮食的患者,观察到低脂饮食组的TEE和REE下降最大,而极低碳水化合物组下降最小。他们建议,减少碳水化合物而不是膳食脂肪饮食可能有助于维持体重减轻[81]。

对啮齿类动物的研究表明,饮食诱导的体重减轻最初伴随着脂质的优先利用,而不是碳水化合物[33,82]。然而,保持减重状态会导致机体转向将碳水化合物作为燃料[34,82]。增加碳水化合物的利用使膳食脂肪免于氧化,使其沉积和储存[82]。肥胖个体的低脂肪氧化率可能解释了体重反弹的趋势[83,84]。

主观食欲

由于饮食是令人愉快和有益的,其刺激相关的大脑中枢,这解释了尽管有饱腹感却还是有吃东西的冲动。暴饮暴食可能是由于下丘脑控制和奖励回路之间的不平衡,以及(或)食物奖励的享乐设定值的变化[85,86]。肥胖的个体已被证明存在多巴胺D2受体减少。由于多巴胺负责调节动机和奖励回路,多巴胺缺乏可能导致将暴饮暴食作为一种代偿行为[33,87]。激素对体重减轻的适应不仅会导致饮食诱导的体重减轻后主观食欲的持续增加[37,66],还会导致对食物的奖励特性和对高热量食物的偏好[36]。对食物的渴望是享乐反应的组成部分[33]。虽然节食倾向于增加人们渴望食物的可能性,但随着时间的推移,节食实际上会减少人们对高脂肪、高碳水化合物食物的渴望。研究还表明,动员负责执行控制的神经回路来抵抗对食物的渴望可能是胃旁路手术成功的原因[88,89]。

如果致肥环境是导致肥胖率上升的一个重要因素,那么最有效的解决办法就是改变它。由于我们不太可能放弃现代便捷的生活方式,所以挑战在于如何以一种与我们当前的生活方式相适应的方式从事体力活动和健康饮食。不幸的是,饮食策略和体力活动往往并不足够,就像其他慢性疾病一样,治疗肥胖也需要药物治疗和手术治疗。

肥胖的管理

在进行减重管理咨询和开始治疗之前,需要对所有患者进行筛查和评估。集中的、与肥胖相关的病史和体格检查以及相关的实验室评估十分重要。虽然与饮食和体力活动相关的行为因素是导致体重增加的主要原因,但肥胖的继发性因素,如多囊卵巢综合征、甲状腺功能减退、库欣综合征和下丘脑疾病需要被排除。还应记录促进体重增加的药物治疗史[90]。表 1.2 给出了与体重增加有关的药物及其替代品[91,92]。这些药物来自美国内分泌学会委托的一项系统综述,在该随机对照试验中,将 54 种常用药物与安慰剂进行了比较[91]。采集合并症病史同样重要,如高血压、冠状动脉疾病、代谢综合征、2 型糖尿病、骨关节炎和阻塞性睡眠呼吸暂停,这些疾病通常与肥胖有关(表 1.3)[90,93]。引起肥胖的其他因素可能是遗传、戒烟、睡眠障碍或长期压力。

肥胖程度和类型的体格检查

这包括对 BMI 和腰围或腰臀比(WHR)等参数的评估[90]。BMI 风险类别见表 1.4[12]。BMI 的计算方法是用体重(kg)除以身高(m)的平方,即 kg/m^2。研究表明,BMI 在诊断肥胖方面具有高度特异性,但在识别肥胖方面敏感性较低,因此,其遗漏了许多脂肪过量的个体[94,95],特别是老年人,他们体型纤瘦、体重低,有可能被误认为是健康的 BMI[96-98]。BMI 也会高估肌肉发达个体的体脂[96]。腰围可作为腹部内脏脂肪的测量方法,而内脏脂肪已被证明比外周脂肪具有更高的健康风险[96,99]。根据美国国家心肺血液研究所(NHLBI)发布的指南[96],在正常呼吸时,将卷尺与地板平行固定,在右侧髂骨的顶部测量腰围。然而,WHO 建议在正常呼气结束时,在最低肋骨和髂骨之间的中点测量腰围。对于女性和男性来说,腰围分别≥88cm(35 英寸)和 102cm(40 英寸)时,表明肥胖并发症的发生风险升高[96,99]。这些患者有患 2 型糖尿病、血脂异常、高血压和心血管疾病的风险[96]。WHR 是腰围与臀围的比值。根据 WHR,人们可以被归类为“苹果形身材”——重量集中在中间,以及“梨形身材”——重量集中在臀部。当 WHR≥1.0 时,心脏病和其他合并症的风险会增大[96]。男性 WHR≤0.90,女性 WHR≤0.80,都被认为是安全的[96]。臀围应测量臀部最宽的部分,并应将卷尺平行于地板[100]。人体成分可以通过各种非侵入性的方法来测量,如双能 X 线吸收仪、生物阻抗分析、气位移体积描记术(BOD POD®),以及人体扫描设备,如 CT 和 MRI[101,102]。这些方法可以很容易地根据个体的体脂程度进行分类,而不依赖于 BMI。

人体成分测量有助于确定治疗前后的脂肪和瘦体重[101]。在临床环境中,由于成像方法所需的成本、可用性、时间和技术技能,人体测量可用作脂肪组织分布的估计值[103]。人体测量包括肢体周长测量和人体不同部位的皮肤褶皱厚度[103]。然而,对于结缔组织疏松的老年人,甚至在皮肤皱褶较大的极度肥胖人群中,仍然难以获得可靠的数据[103]。

治疗标准

根据《欧洲成人肥胖管理指南》(2015 年),以下是开始治疗前所需的基础数据[101]。

- 空腹血糖。
- 血清脂质谱(总脂蛋白、甘油三酯、高密度脂蛋白和低密度脂蛋白)。
- 尿酸。
- 甲状腺功能(促甲状腺激素水平)。
- 肝功能(肝酶)。
- 心血管疾病评估,如有需要。
- 当怀疑存在库欣综合征或下丘脑疾病时,可进行内分泌评估。
- 如果肝功能检查异常提示非乙醇(酒精)性脂肪肝或其他肝脏病变,则进行肝脏检查(超声、活检)。
- 睡眠呼吸暂停的睡眠实验室调查。

持续减掉体重的 3%~5%就可以减少具有临床意义的心血管风险因素,减重越多,益处越多[104]。2013 年,美国心脏病学会(ACC)、美国心脏协会(AHA)和美国肥胖学会(TOS)联合发布了《成人超重与肥胖管理指南》,指南最初建议将 6 个月内减掉体重的 5%~10%作为目标[104]。由于永久减重很难完全通过饮食和运动来实现,药物治疗成为一个重要的辅助手段。药物可以强化行为改变的影响,鼓励摄入更少的卡路里[92]。在试图减重的人群中,通常会有体重减轻和反弹的无限循环,被称为体重循环,这与负面的健康结果有关,并使未来的减重变得更困难[12,101]。其通常与抑郁和心理困扰有关,需要适当

表 1.2 与体重增加有关的药物和建议的替代品

类别	药物分类	体重增加	替代品(括号内为减重)
精神药物	抗精神病药	氯氮平	齐拉西酮
		利培酮	阿立哌唑
		奥氮平	
		喹硫平	
		氟哌啶醇	
		哌非那嗪	
	抗抑郁药物/情绪稳定剂:三环类药物	阿米替林	(安非他酮)
		多塞平	奈法唑酮
		丙咪嗪	氟西汀(短期)
		诺替林	舍曲林(<1 年)
		三咪普胺	
	抗抑郁药物/情绪稳定剂:SSRI	米氮平	
		氟西汀?	
		舍曲林?	
		帕罗西汀	
		氟伏沙明	
	抗抑郁药物/情绪稳定剂:MAO 抑制剂	苯扎因	
		转酰丙氨酸	
	锂		
神经系统药物	抗惊厥药物	卡马西平	拉莫三嗪?
		加巴喷丁	(托吡酯)
		丙戊酸盐	(唑尼沙胺)
内分泌药物	糖尿病药物	胰岛素(体重增加取决于药物类型和方案)	(二甲双胍)
			(阿卡波糖)
		磺胺类	(米格列尔)
		噻唑烷二酮类	(普兰林肽)
		西格列汀?	(艾塞那肽)
		米格列奈	(利拉鲁肽)
妇科药物	口服避孕药	孕激素	屏障类避孕法
		激素	IUD
		避孕药	
		含孕激素类固醇类	
	子宫内膜异位症治疗	长效亮丙瑞林	外科手术
		醋酸盐	
心脏病药物	抗高血压药物	α-受体阻滞剂?	ACE 抑制剂
		β-受体阻滞剂?	钙离子通道阻滞剂
			血管紧张素-2 受体拮抗剂
传染病用药	抗反转录病毒治疗	蛋白酶抑制剂	无
通用类药物	类固醇激素	皮质类固醇	NSAID
		孕激素类固醇	
	抗组胺药物/抗胆碱药物	苯海拉明?	消肿剂
		多塞平?	吸入用类固醇
		赛庚啶?	

如果证据互相矛盾或仅报道少数病例,则添加“? ”。

ACE,血管紧张素转换酶;IUD,宫内节育器;MAO,单胺氧化酶;NSAID,非甾体抗炎药;SSRI,选择性 5-羟色胺再摄取抑制剂。

[Sourse:Data from Domecq,J.P.,Prutsky G.,Leppin A.,et al. Drugs commonly associated with weight change:a systematic review and meta-analysis. The Journal of Clinical Endocrinology & Metabolism,100(2):363-370,2015 The Endocrine Society and Oxford University Press;Data from Apovian,C.M.,Aronne,L.J.,Bessesen,D.H.,et al. Pharmacological management of obesity:an Endocrine Society clinical practice guideline. The Journal of Clinical Endocrinology & Metabolism,100 (2):342-362,2015. The Endocrine Society and Oxford University Press.]

表 1.3 肥胖相关的疾病与症状

心血管疾病	高血压
	充血性心力衰竭
	肺心病
	静脉曲张
	肺栓塞
	冠状动脉疾病
呼吸系统疾病	呼吸困难
	阻塞性睡眠呼吸暂停
	低通气综合征
	Pickwickian 综合征
	哮喘
内分泌系统疾病	代谢综合征
	2 型糖尿病
	血脂异常
	多囊卵巢综合征
消化系统疾病	胃食管反流
	非酒精性脂肪肝
	胆石症
	疝气
	结肠癌
骨骼肌肉疾病	高尿酸血症和痛风
	活动受限
	骨关节炎(膝关节和髋关节)
	腰背痛
	腕管综合征
泌尿生殖系统疾病	压力性尿失禁
	肥胖相关肾小球肾病
	性腺功能减退(男性)
	乳腺癌与子宫癌
	妊娠并发症
心理疾病	抑郁/自卑
	体态异常
	社会歧视
神经系统疾病	脑卒中
	特发性颅内高压
	感觉异常性肌肉疼痛
	痴呆
表皮系统疾病	扩张纹
	下肢色素沉着
	淋巴水肿
	蜂窝组织炎
	间擦疹、痈
	黑棘皮病
	软垂疣(皮赘)
	化脓性汗腺炎

Reproduced with permission from Kasper, D.L., Hauser, F.A. et al. Harrison's Principles of Internal Medicine, 19th Edition. New York: McGraw-Hill Education. Copyright © 2015 McGraw-Hill Education.

的治疗[105]。2015 年 1 月,美国内分泌学会发布了关于肥胖治疗的新指南[92],强调饮食、锻炼和行为改变应该成为肥胖管理的一部分,并应在必要时给予辅助药物治疗。

生活方式管理

饮食疗法

食物不仅仅包含热量;选择健康而又美味的食物可以坚持饮食疗法。NHLBI 指南建议,与患者的正常饮食相比,患者从每天减少摄入 500~1000kcal(2093~4186kJ)开始治疗。这与每周减少 0.5~1kg 的目标是一致的[90,96]。2013 年 AHA/ACC/TOS《成人超重与肥胖管理指南》建议,根据 Harris-Benedict 公式或 Mifflin-St Jeor 公式(对 Harris-Benedict 公式的修正)来估计个体的能量需求,见表 1.5 和表 1.6[106,107]。他们建议每天减少 500~750kcal(2093~3139kJ),或减少每天需求量的 30%[104]。

这种热量不足可以通过饮食替代品或其他替代品来实现。重要的是,饮食咨询应以患者为中心,设定的目标应该是实际的、现实的和可实现的[101]。每天提供 1200kcal(5023kJ)或更多的饮食被称为低热量平衡饮食或平衡不足饮食。无论强调哪种常量营养素,它们都能导致明显的体重减轻,并且可以满足人们的个体化需求,因此,最有可能获得长期效果[101]。强调不同饮食中常量营养素的比例(如低脂肪、低碳水化合物或高蛋白质含量)被证明不如低热量平衡饮食好,但短期内的低血糖负荷饮食(饮食×血糖指数中的碳水化合物含量)除外[79,108-111]。事实上,所有的低能量饮食,尽管其常量营养素组成不同,在短期内对体脂减少却有类似的影响,但对其长期影响知之甚少[111]。每天提供少于 1200kcal(5023kJ)的饮食可能会导致微量营养素缺乏,因此,需要使用膳食补充剂。低热量饮食(LCD)每天提供 800~1500kcal(3349~6279kJ)的热量[96]。根据 NHLBI,LCD 适合的营养成分是<30%的脂肪(饱和脂肪酸 8%~10%;单不饱和脂肪酸高达 15%;多不饱和脂肪酸高达 10%),碳水化合物 55%或以上,蛋白质约 15%[96]。极低热量饮食(VLCD)通过大量的膳食蛋白质提供每天不到 800kcal(3349kJ)的热量[96,101],蛋白通常为 0.8~1.5g/kg(理想体重),每天摄入高达 80g 碳水化合物和 15g 脂肪[96,101],以及 100%

表 1.4 根据 BMI、腰围和相关疾病风险进行超重和肥胖的分类

	BMI(kg/m²)	肥胖分级	相对于正常体重和腰围的疾病风险 [a] 男性≤102cm 女性≤88cm	男性>102cm 女性>88cm
低体重	<18.5		–	–
正常体重 [b]	18.5~24.9		–	–
超重	25.0~29.9		增加	高
肥胖	30.0~34.9	Ⅰ级	高	很高
	35.0~39.9	Ⅱ级	很高	很高
极度肥胖	≥40	Ⅲ级	极高	极高

[a] 疾病风险指患 2 型糖尿病、高血压和心血管疾病的风险。

[b] 即使体重正常，腰围的增加也可能是风险增加的标志。[Reproduced with permission from Obesity: preventing and managing the global epidemic. Report of a WHO Consultation(WHO Technical Report Series 894). Copyright © 2000, World Health Organization. https://www.who.int/nutrition/publications/obesity/WHO_ TRS_894/en/]

表 1.5 Harris-Benedict 公式

男性 BMR 计算（公制）	BMR=66.5+[13.75×体重(kg)]+[5.003×身高(cm)]–[6.755×年龄(岁)]
女性 BMR 计算（公制）	BMR=655.1+[9.563×体重(kg)]+[1.850×身高(cm)]–[4.676×年龄(岁)]

BMR，基础代谢率。[Reproduced from Harris, J.A., Benedict, F.G. A biometric study of human basal metabolism. Proceedings of the National Academy of Sciences, 4 (12): 370–373. Copyright © 1918, Authors.]

表 1.6 Mifflin-St Jeor 公式

男性	BMR=[10×体重(kg)]+[6.25×身高(cm)]–[5×年龄(岁)]+5
女性	BMR=[10×体重(kg)]+[6.25×身高(cm)]–[5×年龄(岁)]–161

BMR，基础代谢率。[Reproduced with permission from Mifflin, M.D., St Jeor, S.T., Hill, L.A. et al. A new predictive equation for resting energy expenditure in healthy individuals. The American Journal of Clinical Nutrition, 51(2): 241–247. Copyright © 1990, Oxford University Press on behalf of the American Society for Clinical Nutrition.]

的推荐每天必需维生素和矿物质，以避免营养不足[112]。每天用 VLCD 代替 1~2 餐可以提供营养均衡的饮食[101]。VLCD 应在肥胖专家的监督下严格应用。由于所给的定义没有考虑到患者的 REE 或能量需求，VLCD 的另一种定义是，该饮食提供不到个体预测 REE 的 50%[112]。维生素缺乏、饥饿性酮症和电解质紊乱是 LCD 中需要观察的潜在并发症。

根据营养成分的不同，4 种最广为人知的饮食方式分别是低碳水化合物饮食、低脂饮食、地中海型饮食和低血糖负荷饮食[45]。低碳水化合物饮食法（如 Atkins 饮食法[113]），提倡每天碳水化合物摄入量低至 20g，并建议高蛋白和高脂饮食。更高的蛋白质摄入量与更高的饱腹感相关[79]。低脂饮食，如 AHA 推荐的饮食，提倡从脂肪中摄入 10%~20%的卡路里，并建议多食用谷物、水果和蔬菜[114]。这些都是低能量密度的饮食，可以适度增加其摄入量，从而提供更大的饱腹感[45,114]。地中海饮食建议增加不饱和脂肪（如橄榄油、坚果和鱼）的摄入，而不是饱和脂肪（如红肉和黄油）[115]。该方法还鼓励增加水果、蔬菜和全谷物的摄入量。控制饮食或代餐是另一种选择，其提供固定分量的食物，通常是高蛋白和流质饮食[45]。

血糖指数（GI）是根据食物中碳水化合物对血糖水平的影响而进行的相对排名。因此，食物可以分为低血糖指数（≤55）、中等血糖指数（56~69）和高血糖指数（≥70）。低血糖负荷饮食的原理是，低血糖指数的食物有利于控制血糖（降低糖化血红蛋白）。高血糖指数的食物会导致葡萄糖的快速升高，从而致使代谢过程从氧化转向营养储存。这会导致血糖水平下降到正常范围以下，从而引起饥饿感增加，最终使体重增加。相反，低血糖指数食物的消化、吸收和代谢缓慢，

因此,会产生饱腹感[45,116,117]。

另一个概念是能量密度。食物的能量密度是指食物的能量含量除以食物的质量。例如,80g 葡萄的能量密度为 0.75(即 60kcal/80g 或 251kJ/80g),80g 奶酪的能量密度为 4.0(即 320kcal/80g 或 1339kJ/80g)。因此,对于质量相似的食物,脂肪含量较高的食物会比其他食物具有更高的能量密度[116]。由于我们倾向于吃定量的食物,降低饮食的能量密度是一种有效的减重策略。增加食物中的水和纤维含量会降低总能量密度,而不影响饮食中的热量含量,同时增加食物的体积,从而影响饱腹感[90,116]。必须记住的是,减重并不是像 Max Wishnofsky 规则预测的那样呈线性("体重减轻或增加 0.45kg 的热量相当于 3500 卡路里")[118,119],而是呈曲线,倾向于最初快速,然后减慢,直至达到平台期[108,120,121]。最初热量摄入的减少刺激补偿机制,增加食物摄入量和减少体重减轻[37]。坚持饮食计划是所有饮食疗法成功的关键。为了实现长期的减重,肥胖患者需要有意识地减少 EI,可减少食物分量、减少饮食的能量密度、计算热量或以上方法的组合[46]。

体力活动疗法

单纯的运动对减重只有中等的效果;然而,饮食和运动的结合是治疗肥胖的有效行为方法。它最重要的作用是能维持减重[45,90]。体力活动可以增加与减重无关的心肺适应性,从而降低心血管疾病的风险[96,122,123]。还会改善其他合并症的危险因素,如代谢综合征、胰岛素抵抗、2 型糖尿病、血脂异常、高血压和肺部疾病[123]。有氧训练是减少脂肪量和体重的最佳运动方式,而增加瘦质量(尤其是中年和超重/肥胖的患者)[101,124]和增加静息代谢率需要抗阻训练[45,108]。阻力运动本身只会轻微地减少体重[108]。2008 年《美国体力活动指南》建议每周进行 150min 的中等强度或 75min 的高强度有氧运动,成人每次至少进行 10min,最好持续 1 周;这应该与每周 2 天或 2 天以上涉及所有主要肌肉群的肌肉强化运动相结合[125]。然而,国际肥胖研究协会在 2002 年发表的一份共识声明称,这类人口指南在促进健康和预防慢性疾病的风险因素方面更为有效,而不是治疗或逆转已确定的肥胖,在这方面它们显然是不够的[126]。建议每天进行 45~60min 中等强度的活动,以防止转变为超重或肥胖。另一方面,预防既往肥胖患者的体重反弹需要每天 60~90min 的中等强度活动或较少的高强度活动[126]。

美国运动医学学会(ACSM)对体力活动维持健康[127]和促进减重的建议[128]可以总结如下[129]。

- 为维持和改善健康状况:每周 150min。
- 预防体重增加:每周 150~250min。
- 促进临床显著的体重减轻:每周 225~420min。
- 为预防减重后的体重增加:每周 200~300min。

研究人员已经证明,体力活动对长期的体重管理至关重要[130-133]。体力活动有助于维持减重可能的解释是,增加体力活动有助于维持能量平衡。每天步行 4.83~6.44km 可能有助于弥补偶尔出现的不良饮食行为,而这也与体重反弹有关。另一种解释是,在饮食诱导的减重期间,运动避免了去脂体重的损失[45,46,134]。高水平的体力活动似乎对补偿减重后能量效率的增加至关重要[45]。Rosenbaum 等在对最初体重减轻 10%的肥胖者的研究中,发现保持较低体重与 TEE 的减少有关,比由体重和组成变化所预测的增加 300~500kcal/d(1256~2093kJ/d)。TEE 的下降主要是由于非 REE 的降低,表明骨骼肌工作效率的提高。矛盾的是,成功的减重者可能不得不将体力活动加倍,以弥补增加的能量效率[45,135]。而超重者、肥胖者,甚至体重正常的人却通常以缺乏时间为由不锻炼。应该强调的是,对于控制体重,中等强度的体力活动,即使是在 10min 的短时间内,也是有效的[45]。研究表明,作为全面减重计划的一部分,一天中的多次短时间运动可以像单次长时间运动(>40min)一样有效[136]。研究还表明,在不强调运动强度或持续时间的情况下,每天增加 EE 的运动,在控制体重方面与更传统的运动,如慢跑、游泳、骑自行车等一样有效[45,137]。

行为疗法

行为疗法作为一套原则和技术,被用来帮助肥胖者改变其饮食习惯、体力活动和导致肥胖的思维过程[45]。行为疗法的关键组成部分包括为行为改变设定具体目标,以指定一个人将做什么,何时、何地以及他/她从事该行为的时间[45,47]。自我监测是行为治疗中最重要的组成部分[46]并已被证明能够持续预测短期和长期的体重减轻[138]。认知行为疗法被用来帮助改变和加强新的饮食和体力活动行为。压力管理技术、刺激控制(例如,使用更小的盘子、不在电视前吃饭)、社会支持、解决问题和认知重建有助于患者对自己产生更积极和现实的想法[90,96]。

行为方法基于经典的条件反射原则,该原则指出,行为通常是基于先前或同时发生的事件,而重复会使事件联系变得紧密。例如,饮食可能是由负面情绪、长期的饮食限制、看自己最喜欢的电视节目或与朋友之间的社交活动引发的。认知方法认识到导致行为改变的思维模式的重要性。这个假设是,思想直接影响感觉和行为。简单地说,一个人对一种情况的看法决定了他们的感受和行为。这些思维过程对行为的改变很重要,这一基本前提是认知疗法的基础[47]。

新技术包括 wifi 秤、智能手机和平板电脑(带有减重应用程序),使监测摄食量、体力活动和体重行为变得更容易、更方便[45]。通过呼叫中心、短信或社交网站远程提供的方案可以增加参与的便利性,使更多的人受益[45]。

研究表明,睡眠模式在肥胖中也发挥重要作用。充分和健康的睡眠模式有助于在减少热量摄入期间维持去脂体重,因此,它是利用各种干预措施减重的重要组成部分。相反,睡眠不足会削弱人体维持体重减轻的能力。最佳的睡眠时间是 7~9h。较短或较长的睡眠时间均与体重增加有关[139,140]。

药物治疗

从本质上来说,所有的药物治疗风险都高于饮食和运动,因此,只有当收益大于风险时,药物治疗才是合理的。对于 BMI≥30kg/m^2,或 BMI≥27kg/m^2 并存在合并症时,建议采用药物治疗,作为限制热量、增加体力活动和行为矫正的辅助治疗手段[90,96,141]。应在使用药物治疗的 3 个月后评价疗效。如果体重下降满意(非糖尿病患者>5%,糖尿病患者>3%),则可继续治疗[92,101,141,142]。

治疗肥胖的药物传统上分为两大类:食欲抑制剂(厌食剂)和胃肠道脂肪阻滞剂。食欲抑制剂是中枢作用药物,主要针对下丘脑中的去甲肾上腺素能、多巴胺能和 5-羟色胺能受体。胃肠道脂肪阻滞剂是一种外周作用药物,可选择性减少胃肠道对过量营养素的吸收,如脂肪的吸收[90,143]。药物的详细信息见表 1.7[101]。FDA 批准的药物也可根据治疗周期分为两组[108]。

- 批准用于长期治疗的药物:包括奥利司他、氯卡色素、利拉鲁肽、芬特明/托吡酯联合缓释剂、纳曲酮和安非他酮联合缓释剂。
- 批准短期使用的药物(<12 周):包括芬特明、安非拉酮、苄非他明和苯甲曲秦。

FDA 批准长期使用的药物

中枢性食欲抑制剂

厌食剂可增加饱腹感并减少饥饿感,因此,可减少热量摄入,而无剥夺感。这些药物对食欲调节的生物效应是通过增强 3 种单胺的神经传递而产生的:去甲肾上腺素、5-羟色胺和多巴胺[90,96,143]。通过增加这些单胺分泌到突触神经间隙,或抑制神经元对其再摄取,或两种机制同时发挥作用[96,143]。厌食剂的作用靶点是下丘脑的腹内侧和腹外侧[90]。

氯卡色林

这是一种选择性 5-羟色胺 2C(HT2C)受体激动剂。其被认为是通过位于下丘脑弓状核神经元的 POMC 系统减少食物摄入,通过裂解为 α-MSH 作用于厌食性黑皮质素-4 受体[90,144]。氯卡色林的优势在于其选择性作用于 5-HT2C 受体,因此,避免了其他非选择性 5-羟色胺能药物的心血管效应(瓣膜病变)[145]。然而,大剂量的氯卡色林也作用于 5-HT2B 和 5-HT2A 受体[144,145]。70%的氯卡色林与蛋白质结合,在肝脏中代谢,92%通过肾脏排出。它的半衰期为 11h[144,146]。推荐剂量为 10 mg,每天 2 次[90,145]。氯卡色林治疗最常见的副作用是头痛、头晕、疲劳、恶心、口干和便秘,以及糖尿病患者的低血糖、头痛、背痛、咳嗽和疲劳[147]。由于氯卡色林影响 5-羟色胺受体,如果与其他 5-羟色胺能药物联合使用,可能会诱发 5-羟色胺综合征和抗精神病药恶性综合征样反应。因此,应谨慎与去甲肾上腺素再摄取抑制剂、选择性 5-羟色胺再摄取抑制剂、单胺氧化酶抑制剂、曲马多、哌替啶和多巴胺拮抗剂联合使用[145,147]。5-羟色胺综合征表现为经典的三联征:①精神状态的变化(如幻觉、昏迷、躁动);②自主神经功能障碍(如心动过速、血压不稳定、体温升高);③神经肌肉兴奋(如不协调、反射亢进)。氯卡色林抑制细胞色素 P450,并可能增加由相同酶代谢的 β-受体阻滞剂(美托洛尔、普萘洛尔)的心动过缓[146]。然而,由于氯卡色林通过多种途径代谢,我们应该主要关注 5-羟色胺综合征而不是药物作用增加[146]。接受长期治疗

表1.7　肥胖患者的药物治疗

药物	状态	作用机制	剂量	效果评价	注意事项	禁忌证	副作用
奥利司他	FDA 和 EMA 批准	胰腺、胃脂肪酶抑制剂	120mg tid 60mg tid (OTC)	每年减重 2.9%~3.4%	肝炎、肝衰竭(罕见),建议同时服用多种维生素	妊娠、母乳喂养、慢性吸收不良综合征、胆汁淤积	脂溶性维生素的吸收减少、脂肪痢、大便急症
氯卡色林	FDA 批准	5HT2c-R 激动剂	10mg bid	每年减重 3.6% 如果使用 12 周体重下降<5%则停止使用	5 羟色胺综合征、认知功能障碍、抑郁、瓣膜病、低血糖、阴茎异常勃起	妊娠、母乳喂养 谨慎使用:MAOI、SSRI、SNRI	头痛、恶心、口干、头晕、疲劳、便秘
芬特明/托吡酯	FDA 批准	NE 释放(P) GABA 调节(T)	初始剂量 3.75/23 qd,推荐剂量 7.5/46 qd * 大剂量:15/92 qd	每年减重 6.6%(推荐剂量) 每年减重 8.6%(大剂量),如果使用 12 周体重下降<5%则停止使用	胎儿毒性、急性近视、认知功能障碍、代谢性酸中毒、低血糖	妊娠、母乳喂养、青光眼、甲状腺功能亢进,谨慎使用:MAOI	失眠、口干、便秘、感觉异常、头晕、味觉障碍
安非他酮/纳曲酮	FDA 和 EMA 批准	DA/NE 再摄取抑制剂(B) 阿片类拮抗剂(N)	8/90mg tb 2tb bid	每年减重 4.8%,如果使用 12 周体重下降<5%则停止使用	胎儿毒性、癫痫发作风险增加、青光眼、肝毒性	高血压控制不佳、癫痫发作、神经性厌食症/贪食症、药物或酒精戒断,谨慎使用:MAOI	恶心、便秘、头痛、呕吐、头晕
利拉鲁肽	FDA 和 EMA 批准	GLP-1 激动剂	3mg SC	每年减重 5.8kg,如果使用 14 周体重下降<4%则停止使用	急性胰腺炎、急性胆囊炎	甲状腺髓样癌病史、2 型 MEN 病史	恶心、呕吐、胰腺炎

注:* 需要密切关注;5HT2c-R,5 羟色胺 2c 受体;bid,每天 2 次;DA,多巴胺;EMA,欧洲药品管理局;FDA,美国食品药品监督管理局;GABA,γ-氨基丁酸 A;GLP-1,胰高血糖素样肽-1;MAOI,单胺氧化酶抑制剂;MEN,多发性内分泌瘤病;NE,去甲肾上腺素;OTC,非处方药;qd,每天 1 次;SC,皮下;SNRI,五羟色胺去甲肾上腺素再摄取抑制剂;SSRI,选择性 5 羟色胺再吸收抑制剂;tb, 片剂;tid, 每天 3 次。[Reproduced with permission from Yumuk, V., Tsigos, C., Fried, M., et al. European guidelines for obesity management in adults. Obesity facts, 8(6):402–424. Copyright © 2015 Karger Publishers, Basel, Switzerland. Doi:10.1159/000442721.]

的患者,特别是糖尿病患者,患低血糖的风险增加,因此,需要进行血糖监测[144,147]。由于氯卡色林是一种Ⅳ类药物,因此,它有滥用风险[148]。同时,氯卡色林也禁用于妊娠患者(妊娠 X 类药物)[144,145]。

芬特明/托吡酯缓释剂

这是基于协同作用原理的两种药物的组合,较低剂量的两种药物均可提供疗效,且毒性更小[101]。这种组合包含一种儿茶酚胺释放剂(芬特明)和一种抗惊厥药(托吡酯)。托吡酯已被 FDA 批准为抗惊厥药物。在临床试验中使用托吡酯治疗癫痫时,体重减轻被确定为非预期副作用。体重减轻的机制被认为是通过增强 γ-氨基丁酸受体、抑制碳酸酐酶和拮抗谷氨酸来介导的[90]。芬特明是一种拟交感神经胺药物,在药理作用上类似于安非他明,它通过在下丘脑中释放儿茶酚胺(去甲肾上腺素)来诱导食欲抑制作用并通过增加血液中的瘦素来抑制食欲[108,146,149]。推荐初始剂量为 3.75mg/23mg,每天 4 次,持续至少 2 周;如果耐受,则增加至 7.5mg/46mg[92]。常见的副作用是口干、便秘、失眠、心悸、头晕、感觉异常和注意力障碍[142,146]。芬特明/托吡酯治疗时可观察到碳酸氢盐、钾和肌酐的紊乱。早期单独使用托吡酯治疗的临床试验表明,其可能通过抑制碳酸酐酶引起代谢性酸中毒。在使用大剂量芬特明/托吡酯进行的 1 年和 2 年的安全性队列研究中,也观察到了类似的结果。未经治疗的慢性代谢性酸中毒可能包括过度换气、疲劳、厌食,以及骨软化或骨质疏松的风险增加。血钾降低是托吡酯碳酸酐酶抑制剂的已知作用,但观察到剂量相关的血清肌酐增高表明肾脏功能下降;然而,这种增高的原因和临床意义尚未明确[150]。由于其致畸潜力(增加唇裂/腭裂的风险),联合用药在妊娠期间是禁忌的[108]。青光眼是托吡酯的一种罕见的副作用。其他潜在的问题包括肾结石的风险(与托吡酯相关)和芬特明易感患者的心率升高[108]。

安非他酮/纳曲酮(Contrave®)

它结合了两种中枢作用的药物。安非他酮是一种多巴胺和去甲肾上腺素再摄取抑制剂。纳曲酮是一种多类阿片受体拮抗剂[90,92,101]。安非他酮的厌食作用是由于激活了弓状核中 POMC 神经元。POMC 神经元裂解为 α-促黑素细胞激素(α-MSH),这是一种强效的厌食神经肽[101,108,146]。它还释放 β-内啡肽,从而建立负反馈循环;这个循环可被纳曲酮抑制[108,146]。本品为 8mg/90mg 复方片剂,推荐服用方法如下:早上服用 1 片;1 周后,在晚餐前加 1 片;然后逐步增加,到第 4 周时增加到最大量每次 2 片,每天 2 次[92,151,152]。最常见的不良反应是恶心、头痛、头晕、失眠和呕吐[151,153]。收缩压和(或)舒张压的升高以及静息心率的增加是严重的副作用,需要仔细监测[151,152]。肾病患者应谨慎使用纳曲酮/安非他酮,严重肝病患者禁用[146]。该药物中的纳曲酮成分有可能引起合并使用的阿片类药物的问题。Shehebar 等在首次发表的纳曲酮/安非他酮合并围术期麻醉和镇痛管理的病例报道中得出结论,纳曲酮(一种阿片类拮抗剂)的半衰期为 5h,因此,应在麻醉前至少 24h 停止联合用药[154]。然而,通过给予高剂量阿片类药物来管理术后疼痛,试图克服纳曲酮的拮抗作用,可能会导致药物突然失效,造成术后延迟性呼吸抑制[154]。在长期使用阿片类药物的情况下,应在停用阿片类药物 7~10 天后重新开始联合用药,以防止触发阿片类药物戒断作用[151,152]。

纳曲酮/安非他酮与单胺氧化酶抑制剂的联合使用与患高血压的概率增加相关。因此,建议在停用单胺氧化酶抑制剂与开始该联合治疗之间间隔 14 天[152]。安非他酮是细胞色素 P450 的强抑制剂,可以增加选择性 5-羟色胺再摄取抑制剂、抗精神病药物(如氟哌啶醇和利培酮)、β-受体阻滞剂(如美托洛尔)和 IC 型抗心律失常药物(如普罗帕酮和氟卡尼)的浓度;因此,联合使用时应减少剂量[151,152]。此外,它具有诱发癫痫发作的剂量相关倾向[152]。对于有头部损伤、癫痫、脑卒中、动静脉畸形、中枢神经系统肿瘤、感染、代谢紊乱(如低血糖、低钠血症、严重肝损害和缺氧)的患者,给予纳曲酮/安非他酮治疗时应格外小心。在同时服用可能降低癫痫发作阈值的药物(如抗精神病药、三环类抗抑郁药、茶碱类和全身类固醇类)时也必须小心。据报道,使用安非他酮联合左旋多巴或金刚烷胺,由于多巴胺的联合激动作用,可导致烦躁不安、躁动、震颤、共济失调、步态障碍、眩晕和头晕[151,152]。纳曲酮/安非他酮有引起自杀想法和行为以及神经精神反应的警告。由于其可能会增加自杀想法和行为的风险,尚未获批用于治疗重度抑郁症或其他精神疾病。同样,由于可能在患者中引起严重的神经精神反应,未被批准用于戒烟[151]。

利拉鲁肽

利拉鲁肽具有双重作用机制,可作用于胃肠道和大脑[155]。利拉鲁肽是一种 GLP-1 受体激动剂,是内源性激素肠促胰岛素的类似物,获批准用于治疗因下丘脑神经系统激活导致食欲受到抑制而引起体重下降的 2 型糖尿病[90]。胃排空延迟是 GLP-1 活性的重要影响因素。其导致胃扩张,将迷走神经传入信号发送至延髓孤束核和下丘脑食欲中枢,诱导产生饱腹感;信号发送至最后区域会引起恶心[156]。胃排空延迟可能是幽门张力增强或十二指肠动力减弱所致,应在患者术前准备时引起重视[157]。长期使用利拉鲁肽与糖化血红蛋白水平和收缩压降低相关[155,158]。利拉鲁肽治疗的初始剂量为皮下注射0.6mg/d,每周增加0.6mg,最大剂量为3.0mg[92]。利拉鲁肽的常见副作用包括恶心、呕吐和排便习惯改变。利拉鲁肽禁用于患有甲状腺髓样癌或有2型多发性内分泌肿瘤综合征家族史的人群。其还与胰腺炎、胆石症和胆囊炎的发生有关。在2型糖尿病患者中,当利拉鲁肽与胰岛素和口服降糖药(如磺酰脲类)联合使用时,患者低血糖风险将增加,因此,需要定期监测血糖[108,159]。

外周作用药物

奥利司他

奥利司他是一种合成的脂抑素衍生物,是胰腺、胃、羧基酯脂肪酶以及磷脂酶A2的强效抑制剂,并且是将膳食脂肪水解为游离脂肪酸(降低其上皮吸收)所必需的。其作用于胃和小肠,通过与这些脂肪酶的活性丝氨酸位点形成共价键,从而阻断约30%的膳食脂肪的消化和吸收[90,160]。奥利司他与改善肥胖相关合并症(如高血压、高血糖和高血脂)的风险因素有关[155,161]。奥利司他的推荐剂量为120mg,每天3次[92]。大多数与奥利司他治疗相关的不良事件是由脂肪吸收不良引起的。服用奥利司他期间,脂溶性维生素A、D、E、K和β-胡萝卜素的血清浓度可能会降低,因此,需要适时补充维生素[90,161,162]。值得注意的是,维生素K的吸收减少可能会增加华法林的抗凝作用[161]。同时,某些脂溶性药物(胺碘酮、环孢素、华法林和甲状腺素)的吸收也会受到影响[163]。目前,已有严重肝损伤病例的报道[164],因此,当出现瘙痒、黄疸、浅色便或厌食症时,应考虑重度肝损伤[108,165]。此外,个别重度高血压的病例也有报道,但两者之间的因果关系尚未明确[166,167]。同时服用洋车前子有助于减轻奥利司他引起的胃肠道副作用,如大便急症、脂肪/油性大便及排便量增加[90]。

西替利司他

奥利司他的胃肠道副作用促使人们寻找一种疗效与奥利司他相当或更好的外周作用药物,同时要求其产生的不良反应更少[168]。西替利司他(ATL-962)120mg由Alizyme与Takeda Pharmaceutical合作开发,商品名为OBLEAN®,自2013年已在日本用于治疗肥胖和糖尿病以及血脂异常[169,170]。西替利司他是一种胰脂肪酶抑制剂,同样能有效地吸收食物中的脂肪,使体重减轻,但胃肠道副作用减少了30%[169,170]。其作用与奥利司他相似,能作用于外周,降低食欲,并且不影响大脑[169,170]。研究表明,西替利司他的耐受性较好,可显著降低体重并改善血糖水平(Hba1c适度改善),且胃肠道副作用明显少于奥利司他[171-173]。

FDA批准短期使用的药物

4种药物已获得FDA批准,可作为饮食和物理短期(8~12周)治疗肥胖的辅助药物:芬特明、安非拉酮、苄非他明和苯甲曲秦[108]。芬特明是一种拟交感神经药物,可产生中枢兴奋作用,表现为口干、失眠或精神紧张。拟交感神经药物会使心率和血压增高,因此,心血管疾病患者应谨慎使用[92]。由于停药后可能出现体重增加,仅提倡短期使用,这给临床医生带来了一个难题,因为停药后会导致体重反弹。芬特明目前已被广泛使用,可能是由于其成本低,而且该类药物大部分是超说明书使用的[92]。根据《内分泌学会临床实践指南》,只要患者符合以下条件,临床医生长期开具芬特明处方似乎是合理的。

- 没有严重的心血管疾病。
- 没有严重的精神疾病或药物滥用史。
- 为FDA批准用于长期使用的减重药物,并已经被记录在案。
- 脉搏或血压未见明显增高。
- 使用芬特明时体重显著减轻。

在每次就诊时,将在患者病历中记录这些要点以及处方的超说明书性质。初始给药剂量应为7.5mg/d或15mg/d,如果患者未出现明显的体重减轻,则增加药物剂量。增加剂量时应每个月随访1次,调整为维持剂量后应每3个月随访1次。

其他药物

一些获批用于其他适应证的药物也可能减轻体重,超说明书范围使用可用于治疗肥胖,例如:

- 二甲双胍:这是一种双胍类药物,已被FDA批准用于治疗糖尿病。它可以减少肝脏葡萄糖生成和胃肠道吸收葡萄糖,同时增强胰岛素敏感性[142]。二甲双胍与维持正常体重或轻度体重减轻有关[174]。
- 艾塞那肽:这是一种GLP-1受体激动剂,已被FDA批准用于治疗二甲双胍或磺酰脲类药物控制不佳的2型糖尿病。艾塞那肽可降低空腹和餐后血糖水平，减缓胃排空，减少食物摄入量[142]。Vilsbøll 等研究发现，GLP-1 受体激动剂（艾塞那肽和利拉鲁肽）治疗可使超重或肥胖患者体重减轻[175]。

- 普兰林肽：另一种降糖药物，是胰淀素的合成类似物。有研究报道，普兰林肽还可使糖尿病患者体重减轻并改善血糖控制水平[142,176]。
- 儿茶素：是绿茶中发现的一种黄酮类化合物，可能有助于减重[177]。

以下药物仍在研究中，并可能在未来的肥胖治疗中发挥作用。

- 促生长激素释放素拮抗剂。
- α-MSH 类似物。
- 肠抑素。
- 神经肽 YY 拮抗剂。
- β3-肾上腺素能激动剂。

塔格糖是一种低热量的糖替代品，被建议用于正在进行试验的食品和饮料。它是一种潜在的降糖药物，具有减重功效，对餐后高血糖和高胰岛素血症也有一定作用[178]。

奥利斯特拉是一种由脂肪酸酯化为蔗糖的脂肪替代品，被批准在食品制备中作为脂肪的补充或替代品使用。奥利斯特拉脂不含热量，可能有助于减重。在这类饮食中可能需要添加脂溶性维生素[179]。

减重手术

对于病态肥胖患者，肥胖症的外科治疗（减重手术）是一种与改善临床症状及减轻体重相关的治疗选择。减重手术大幅度降低了肥胖并发症的风险，并改善了现有的并发症。美国国立卫生研究院共识发展会议小组建议，对于极度肥胖（BMI≥40kg/m^2 或 BMI≥35kg/m^2 伴合并症）患者，减重手术是最佳的替代治疗方法。这个主题将在本书的其他章节进行讨论[180]。

（杨明 刘华为 译 包晓航 审）

参考文献

1. Eknoyan G. A history of obesity, or how what was good became ugly and then bad. Advances in Chronic Kidney Disease. 2006;**13**(4):421–27.
2. Gardner G, Halweil B, Peterson JA. Underfed and Overfed: The Global Epidemic of Malnutrition. Washington, DC: Worldwatch Institute; 2000.
3. World Health Organization. Controlling the global obesity epidemic. 2018. http://www.who.int/nutrition/topics/obesity/en/
4. World Health Organization. Obesity and overweight. 2018. http://www.who.int/en/news-room/fact-sheets/detail/obesity-and-overweight
5. Kyle TK, Dhurandhar EJ, Allison DB. Regarding obesity as a disease: evolving policies and their implications. Endocrinology and Metabolism Clinics. 2016;**45**(3):511–20.
6. Paddock C. Experts define obesity as a disease. 2017. https://www.medicalnewstoday.com/articles/317442.php
7. Bray G, Kim K, Wilding J, World Obesity Federation. Obesity: a chronic relapsing progressive disease process. A position statement of the World Obesity Federation. Obesity Reviews. 2017;**18**(7):715–23.
8. Bray GA. Obesity: the disease. Journal of Medicinal Chemistry. 2006;**49**(14):4001–4007.
9. Scottish Intercollegiate Guidelines Network (SIGN). Management of Obesity: A National Clinical Guideline. Edinburgh: SIGN; 2010.
10. Fryhofer S. Report of the Council on Science and Public Health (CSAPH). American Medical Association House of Delegates 2013 Annual Meeting (Resolution 115-A-12). Report 3-A-13. 2013.
11. Martin DW (Chair). Report of the Council on Science and Public Health. American Medical Association House of Delegates. Recognition of Obesity as a Disease. Resolution 420(A-13). 2013.
12. World Health Organization (WHO). Obesity: Preventing and Managing the Global Epidemic. Report of a WHO Consultation. Geneva: WHO; 2000.
13. Müller M, Geisler C. Defining obesity as a disease. European Journal of Clinical Nutrition. 2017;**71**(11):1256–58.
14. Mitchell NS, Catenacci VA, Wyatt HR, Hill JO. Obesity: overview of an epidemic. Psychiatric Clinics. 2011;**34**(4):717–32.
15. Hill JO, Wyatt HR, Peters JC. Energy balance and obesity. Circulation. 2012;**126**(1):126–32.
16. Hill JO, Commerford R. Physical activity, fat balance, and energy balance. International Journal of Sport Nutrition. 1996;**6**(2):80–92.
17. Müller M, Geisler C. From the past to future: from energy expenditure to energy intake to energy expenditure. European Journal of Clinical Nutrition. 2017;**71**(3):358–64.
18. Woo R, Daniels-Kush R, Horton ES. Regulation of energy balance. Annual Review of Nutrition. 1985;**5**(1):411–33.
19. Leibel RL, Rosenbaum M, Hirsch J. Changes in energy expenditure resulting from altered body weight. New England Journal of Medicine. 1995;**332**(10):621–28.
20. Blundell JE, Stubbs RJ, Hughes DA, Whybrow S, King NA. Cross talk between physical activity and appetite control: does physical activity stimulate appetite? Proceedings of the Nutrition Society. 2003;**62**(3):651–61.
21. Epstein LH, Paluch RA, Consalvi A, Riordan K, Scholl T. Effects of manipulating sedentary behavior on physical activity and food intake. Journal of Pediatrics. 2002;**140**(3):334–39.
22. Prentice AM. Fires of life: the struggles of an ancient metabolism in a modern world. Nutrition Bulletin. 2001;**26**(1):13–27.
23. Ravussin E, Lillioja S, Knowler WC, et al. Reduced rate of energy expenditure as a risk factor for body-weight gain. New England Journal of Medicine. 1988;**318**(8):467–72.
24. Roberts SB, Savage J, Coward W, Chew B, Lucas A. Energy expenditure and intake in infants born to lean and overweight mothers. New England Journal of Medicine. 1988;**318**(8):461–66.
25. Wells J. Is obesity really due to high energy intake of low energy expenditure? International Journal of Obesity. 1998;**22**(11):1139–40.

26. Roberts S, Leibel R. Excess energy intake and low energy expenditure as predictors of obesity. International Journal of Obesity. 1998;**22**(5):385–86.
27. Carneiro IP, Elliott SA, Siervo M, et al. Is obesity associated with altered energy expenditure? Advances in Nutrition. 2016;**7**(3):476–87.
28. Friedman JM. Leptin at 14 y of age: an ongoing story. American Journal of Clinical Nutrition. 2009;**89**(3):973S–79S.
29. Dhurandhar NV, Schoeller D, Brown AW, et al. Energy balance measurement: when something is not better than nothing. International Journal of Obesity. 2015;**39**(7):1109–13.
30. Dhurandhar NV, Brown AW, Thomas D, Allison DB. We agree that self-reported energy intake should not be used as a basis for conclusions about energy intake in scientific research. Journal of Nutrition. 2016;**146**(5):1141–42.
31. Lenard NR, Berthoud HR. Central and peripheral regulation of food intake and physical activity: pathways and genes. Obesity. 2008;**16**(S3):S11–22.
32. O'Rourke RW. Metabolic thrift and the genetic basis of human obesity. Annals of Surgery. 2014;**259**(4):642–48.
33. Greenway F. Physiological adaptations to weight loss and factors favouring weight regain. International Journal of Obesity. 2015;**39**(8):1188–96.
34. MacLean PS, Bergouignan A, Cornier M-A, Jackman MR. Biology's response to dieting: the impetus for weight regain. American Journal of Physiology-Regulatory, Integrative and Comparative Physiology. 2011;**301**(3):R581–R600.
35. Karatsoreos IN, Thaler JP, Borgland SL, Champagne FA, Hurd YL, Hill MN. Food for thought: hormonal, experiential, and neural influences on feeding and obesity. Journal of Neuroscience. 2013;**33**(45):17610–16.
36. Sumithran P, Proietto J. The defence of body weight: a physiological basis for weight regain after weight loss. Clinical Science. 2013;**124**(4):231–41.
37. Sumithran P, Prendergast LA, Delbridge E, et al. Long-term persistence of hormonal adaptations to weight loss. New England Journal of Medicine. 2011;**365**(17):1597–604.
38. Valdearcos M, Robblee MM, Benjamin DI, Nomura DK, Xu AW, Koliwad SK. Microglia dictate the impact of saturated fat consumption on hypothalamic inflammation and neuronal function. Cell Reports. 2014;**9**(6):2124–38.
39. García-Cáceres C, Fuente-Martín E, Argente J, Chowen JA. Emerging role of glial cells in the control of body weight. Molecular Metabolism. 2012;**1**(1–2):37–46.
40. Jastroch M, Morin S, Tschöp MH, Yi C-X. The hypothalamic neural–glial network and the metabolic syndrome. Best Practice & Research Clinical Endocrinology & Metabolism. 2014;**28**(5):661–71.
41. Morton G, Cummings D, Baskin D, Barsh G, Schwartz M. Central nervous system control of food intake and body weight. Nature. 2006;**443**(7109):289–95.
42. Zheng H, Lenard N, Shin A, Berthoud H-R. Appetite control and energy balance regulation in the modern world: reward-driven brain overrides repletion signals. International Journal of Obesity. 2009;**33**(S2):S8–13.
43. Wadden TA, Brownell KD, Foster GD. Obesity: responding to the global epidemic. Journal of Consulting and Clinical Psychology. 2002;**70**(3):510–25.
44. McAllister EJ, Dhurandhar NV, Keith SW, et al. Ten putative contributors to the obesity epidemic. Critical Reviews in Food Science and Nutrition. 2009;**49**(10):868–913.
45. Wadden TA, Webb VL, Moran CH, Bailer BA. Lifestyle modification for obesity: new developments in diet, physical activity, and behavior therapy. Circulation. 2012;**125**(9):1157–70.
46. Wadden TA, Butryn ML, Wilson C. Lifestyle modification for the management of obesity. Gastroenterology. 2007;**132**(6):2226–38.
47. Wadden TA, Foster GD. Behavioral treatment of obesity. Medical Clinics of North America. 2000;**84**(2):441–61.
48. Dokken BB, Tsao T-S. The physiology of body weight regulation: are we too efficient for our own good? Diabetes Spectrum. 2007;**20**(3):166–70.
49. Keesey RE, Hirvonen MD. Body weight set-points: determination and adjustment. Journal of Nutrition. 1997;**127**(9):1875S–83S.
50. Leibel RL, Hirsch J. Diminished energy requirements in reduced-obese patients. Metabolism-Clinical and Experimental. 1984;**33**(2):164–70.
51. Cummings DE, Weigle DS, Frayo RS, et al. Plasma ghrelin levels after diet-induced weight loss or gastric bypass surgery. New England Journal of Medicine. 2002;**346**(21):1623–30.
52. Ahima RS. Revisiting leptin's role in obesity and weight loss. Journal of Clinical Investigation. 2008;**118**(7):2380–83.
53. Zhao X, Han Q, Gang X, et al. The role of gut hormones in diet-induced weight change: a systematic review. Hormone and Metabolic Research. 2017;**49**(11):816–25.
54. Essah P, Levy J, Sistrun S, Kelly S, Nestler J. Effect of weight loss by a low-fat diet and a low-carbohydrate diet on peptide YY levels. International Journal of Obesity. 2010;**34**(8):1239–42.
55. Chearskul S, Delbridge E, Shulkes A, Proietto J, Kriketos A. Effect of weight loss and ketosis on postprandial cholecystokinin and free fatty acid concentrations. American Journal of Clinical Nutrition. 2008;**87**(5):1238–46.
56. Muurahainen N, Kissileff HR, Derogatis AJ, Pi-Sunyer FX. Effects of cholecystokinin-octapeptide (CCK-8) on food intake and gastric emptying in man. Physiology & Behavior. 1988;**44**(4–5):645–49.
57. Flint A, Raben A, Astrup A, Holst JJ. Glucagon-like peptide 1 promotes satiety and suppresses energy intake in humans. Journal of Clinical Investigation. 1998;**101**(3):515–20.
58. Batterham RL, Cowley MA, Small CJ, et al. Gut hormone PYY 3–36 physiologically inhibits food intake. Nature. 2002;**418**(6898):650–54.
59. Woods SC, Lutz TA, Geary N, Langhans W. Pancreatic signals controlling food intake; insulin, glucagon and amylin. Philosophical Transactions of the Royal Society of London B: Biological Sciences. 2006;**361**(1471):1219–35.
60. Loh K, Zhang L, Brandon A, et al. Insulin controls food intake and energy balance via NPY neurons. Molecular Metabolism. 2017;**6**(6):574–84.
61. Batterham R, Le Roux C, Cohen M, et al. Pancreatic polypeptide reduces appetite and food intake in humans. Journal of Clinical Endocrinology & Metabolism. 2003;**88**(8):3989–92.
62. Cummings DE, Shannon MH. Roles for ghrelin in the regulation of appetite and body weight. Archives of Surgery. 2003;**138**(4):389–96.
63. Wren A, Seal L, Cohen M, et al. Ghrelin enhances appetite and increases food intake in humans. Journal of Clinical Endocrinology & Metabolism. 2001;**86**(12):5992.
64. Rosenbaum M, Sy M, Pavlovich K, Leibel RL, Hirsch J. Leptin reverses weight loss-induced changes in regional neural activity responses to visual food stimuli. Journal of Clinical Investigation. 2008;**118**(7):2583–91.
65. Crujeiras AB, Goyenechea E, Abete I, et al. Weight regain after a diet-induced loss is predicted by higher baseline leptin and lower ghrelin plasma levels. Journal of Clinical Endocrinology & Metabolism. 2010;**95**(11):5037–44.
66. Doucet E, Imbeault P, St-Pierre S, et al. Appetite after weight loss by energy restriction and a low-fat diet–exercise follow-up. International Journal of Obesity. 2000;**24**(7):906–14.

67. Zakrzewska K, Cusin I, Sainsbury A, Rohner-Jeanrenaud F, Jeanrenaud B. Glucocorticoids as counterregulatory hormones of leptin: toward an understanding of leptin resistance. Diabetes. 1997;**46**(4):717–19.
68. Tomiyama AJ, Mann T, Vinas D, Hunger JM, DeJager J, Taylor SE. Low calorie dieting increases cortisol. Psychosomatic Medicine. 2010;**72**(4):357–64.
69. Johnstone AM, Faber P, Andrew R, et al. Influence of short-term dietary weight loss on cortisol secretion and metabolism in obese men. European Journal of Endocrinology. 2004;**150**(2):185–94.
70. Smith MM, Minson CT. Obesity and adipokines: effects on sympathetic overactivity. Journal of Physiology. 2012;**590**(8):1787–801.
71. Thorp AA, Schlaich MP. Relevance of sympathetic nervous system activation in obesity and metabolic syndrome. Journal of Diabetes Research. 2015;**2015**: 341583.
72. Greenfield JR, Campbell LV. Role of the autonomic nervous system and neuropeptides in the development of obesity in humans: targets for therapy? Current Pharmaceutical Design. 2008;**14**(18):1815–20.
73. Arone L, Mackintosh R, Rosenbaum M, Leibel RL, Hirsch J. Autonomic nervous system activity in weight gain and weight loss. American Journal of Physiology-Regulatory, Integrative and Comparative Physiology. 1995;**269**(1):R222–25.
74. Rosenbaum M, Vandenborne K, Goldsmith R, et al. Effects of experimental weight perturbation on skeletal muscle work efficiency in human subjects. American Journal of Physiology-Regulatory, Integrative and Comparative Physiology. 2003;**285**(1):R183–92.
75. Rosenbaum M, Kissileff HR, Mayer LE, Hirsch J, Leibel RL. Energy intake in weight-reduced humans. Brain Research. 2010;**1350**:95–102.
76. Doucet E, Imbeault P, Sylvie S-P, et al. Greater than predicted decrease in energy expenditure during exercise after body weight loss in obese men. Clinical Science. 2003;**105**(1):89–95.
77. Johannsen DL, Knuth ND, Huizenga R, Rood JC, Ravussin E, Hall KD. Metabolic slowing with massive weight loss despite preservation of fat-free mass. Journal of Clinical Endocrinology & Metabolism. 2012;**97**(7):2489–96.
78. Hopkins M, Gibbons C, Caudwell P, et al. The adaptive metabolic response to exercise-induced weight loss influences both energy expenditure and energy intake. European Journal of Clinical Nutrition. 2014;**68**(5):581–86.
79. Larsen TM, Dalskov S-M, van Baak M, et al. Diets with high or low protein content and glycemic index for weight-loss maintenance. New England Journal of Medicine. 2010;**363**(22):2102–13.
80. Blomain ES, Dirhan DA, Valentino MA, Kim GW, Waldman SA. Mechanisms of weight regain following weight loss. ISRN Obesity. 2013;**2013**:210524.
81. Ebbeling CB, Swain JF, Feldman HA, et al. Effects of dietary composition on energy expenditure during weight-loss maintenance. JAMA. 2012;**307**(24):2627–34.
82. Jackman MR, Steig A, Higgins JA, et al. Weight regain after sustained weight reduction is accompanied by suppressed oxidation of dietary fat and adipocyte hyperplasia. American Journal of Physiology-Regulatory, Integrative and Comparative Physiology. 2008;**294**(4):R1117–29.
83. Frisancho AR. Reduced rate of fat oxidation: a metabolic pathway to obesity in the developing nations. American Journal of Human Biology. 2003;**15**(4):522–32.
84. Larson DE, Ferraro RT, Robertson DS, Ravussin E. Energy metabolism in weight-stable postobese individuals. American Journal of Clinical Nutrition. 1995;**62**(4):735–39.
85. Yu YH. Making sense of metabolic obesity and hedonic obesity. Journal of Diabetes. 2017;**9**(7):656–66.
86. Egecioglu E, Skibicka KP, Hansson C, et al. Hedonic and incentive signals for body weight control. Reviews in Endocrine and Metabolic Disorders. 2011;**12**(3):141–51.
87. Berthoud H-R, Münzberg H, Morrison CD. Blaming the brain for obesity: integration of hedonic and homeostatic mechanisms. Gastroenterology. 2017;**152**(7):1728–38.
88. Scholtz S, Miras AD, Chhina N, et al. Obese patients after gastric bypass surgery have lower brain-hedonic responses to food than after gastric banding. Gut. 2014;**63**(6):891–902.
89. Goldman RL, Canterberry M, Borckardt JJ, et al. Executive control circuitry differentiates degree of success in weight loss following gastric-bypass surgery. Obesity. 2013;**21**(11):2189–96.
90. Kasper DL, Fausi AS, Hauser SL, Longo DL, Jameson L, Loscalzo J. Harrison's Principles of Internal Medicine. 19th ed. New York: The McGraw-Hill Companies, Inc.; 2015.
91. Domecq JP, Prutsky G, Leppin A, et al. Drugs commonly associated with weight change: a systematic review and meta-analysis. Journal of Clinical Endocrinology & Metabolism. 2015;**100**(2):363–70.
92. Apovian CM, Aronne LJ, Bessesen DH, et al. Pharmacological management of obesity: an Endocrine Society clinical practice guideline. Journal of Clinical Endocrinology & Metabolism. 2015;**100**(2):342–62.
93. Karam JM. Secondary causes of obesity. Therapy. 2007;**4**(5):641–50.
94. Okorodudu D, Jumean M, Montori V, et al. Diagnostic performance of body mass index to identify obesity as defined by body adiposity: a systematic review and meta-analysis. International Journal of Obesity. 2010;**34**(5):791–99.
95. Romero-Corral A, Somers VK, Sierra-Johnson J, et al. Accuracy of body mass index in diagnosing obesity in the adult general population. International Journal of Obesity. 2008;**32**(6):959–66.
96. National Heart, Lung, and Blood Institute. Clinical guidelines on the identification, evaluation, and treatment of overweight and obesity in adults: the evidence report. NHLBI Obesity Education Initiative Expert Panel on the Identification, Evaluation, and Treatment of Obesity in Adults (US). Obesity Research. 1998;Suppl 2:51S-209S.
97. Gill LE, Bartels SJ, Batsis JA. Weight management in older adults. Current Obesity Reports. 2015;**4**(3):379–88.
98. Romero-Corral A, Somers VK, Sierra-Johnson J, et al. Normal weight obesity: a risk factor for cardiometabolic dysregulation and cardiovascular mortality. European Heart Journal. 2009;**31**(6):737–46.
99. Aronne LJ. Classification of obesity and assessment of obesity-related health risks. Obesity Research. 2002;**10**(S12):105S–15S.
100. World Health Organization. Waist circumference and waist-hip ratio: report of a WHO expert consultation. 2008. http://www.who.int/iris/handle/10665/44583
101. Yumuk V, Tsigos C, Fried M, et al. European guidelines for obesity management in adults. Obesity Facts. 2015;**8**(6):402–24.
102. Silver HJ, Welch EB, Avison MJ, Niswender KD. Imaging body composition in obesity and weight loss: challenges and opportunities. Diabetes, Metabolic Syndrome and Obesity: Targets and Therapy. 2010;**3**:337–47.
103. Cornier M-A, Després J-P, Davis N, et al. Assessing adiposity: a scientific statement from the American Heart Association. Circulation. 2011;**124**(18):1996–2019.
104. Jensen MD, Ryan DH, Apovian CM, et al. 2013 AHA/ACC/TOS guideline for the management of overweight and obesity in adults: a report of the American College of Cardiology/American Heart Association Task Force on Practice Guidelines

and The Obesity Society. Journal of the American College of Cardiology. 2014;**63**(25 Part B):2985–3023.
105. Marchesini G, Cuzzolaro M, Mannucci E, et al. Weight cycling in treatment-seeking obese persons: data from the QUOVADIS study. International Journal of Obesity. 2004;**28**(11):1456–62.
106. Harris JA, Benedict FG. A biometric study of human basal metabolism. Proceedings of the National Academy of Sciences. 1918;**4**(12):370–73.
107. Mifflin MD, St Jeor ST, Hill LA, Scott BJ, Daugherty SA, Koh YO. A new predictive equation for resting energy expenditure in healthy individuals. American Journal of Clinical Nutrition. 1990;**51**(2):241–47.
108. Bray GA, Heisel WE, Afshin A, et al. The science of obesity management: an Endocrine Society Scientific Statement. Endocrine Reviews. 2018;**39**(2):79–132.
109. Sacks FM, Bray GA, Carey VJ, et al. Comparison of weight-loss diets with different compositions of fat, protein, and carbohydrates. New England Journal of Medicine. 2009;**360**(9):859–73.
110. Radulian G, Rusu E, Dragomir A, Posea M. Metabolic effects of low glycaemic index diets. Nutrition Journal. 2009;**8**(1):5.
111. Hall KD, Sacks G, Chandramohan D, et al. Quantification of the effect of energy imbalance on bodyweight. Lancet. 2011;**378**(9793):826–37.
112. Tsai AG, Wadden TA. The evolution of very-low-calorie diets: an update and meta-analysis. Obesity. 2006;**14**(8):1283–93.
113. Atkins RD. Dr Atkins' New Diet Revolution. New York: HarperCollins; 2002.
114. Krauss RM, Eckel RH, Howard B, et al. AHA Dietary Guidelines: revision 2000: a statement for healthcare professionals from the Nutrition Committee of the American Heart Association. Circulation. 2000;**102**(18):2284–99.
115. Freedland SJ, Aronson WJ. Re: weight loss with a low-carbohydrate, Mediterranean, or low-fat diet. European Urology. 2009;**55**(1):249–50.
116. Makris A, Foster GD. Dietary approaches to the treatment of obesity. Psychiatric Clinics. 2011;**34**(4):813–27.
117. Foster-Powell K, Holt SHA, Brand-Miller JC. International table of glycemic index and glycemic load values: 2002. American Journal of Clinical Nutrition. 2002;**76**(1):5–56.
118. Wishnofsky M. Caloric equivalents of gained or lost weight. American Journal of Clinical Nutrition. 1958;**6**:542–46.
119. Hill J, Catenacci V, Wyatt H. Obesity: etiology. Modern Nutrition in Health and Disease. 2006:1024–25.
120. Thomas DM, Gonzalez MC, Pereira AZ, Redman LM, Heymsfield SB. Time to correctly predict the amount of weight loss with dieting. Journal of the Academy of Nutrition and Dietetics. 2014;**114**(6):857–61.
121. Heymsfield S, Thomas D, Nguyen A, et al. Voluntary weight loss: systematic review of early phase body composition changes. Obesity Reviews. 2011;**12**(5):e348–61.
122. Weiss EP, Albert SG, Reeds DN, et al. Effects of matched weight loss from calorie restriction, exercise, or both on cardiovascular disease risk factors: a randomized intervention trial. American Journal of Clinical Nutrition. 2016;**104**(3):576–86.
123. Klein S, Burke LE, Bray GA, et al. Clinical implications of obesity with specific focus on cardiovascular disease: a statement for professionals from the American Heart Association Council on Nutrition, Physical Activity, and Metabolism: endorsed by the American College of Cardiology Foundation. Circulation. 2004;**110**(18):2952–67.
124. Willis LH, Slentz CA, Bateman LA, et al. Effects of aerobic and/or resistance training on body mass and fat mass in overweight or obese adults. Journal of Applied Physiology. 2012;**113**(12):1831–37.
125. Physical Activity Guidelines Advisory Committee. Physical Activity Guidelines Advisory Committee Report, 2008. Washington, DC: US Department of Health and Human Services. 2008.
126. Saris W, Blair S, Van Baak M, et al. How much physical activity is enough to prevent unhealthy weight gain? Outcome of the IASO 1st Stock Conference and consensus statement. Obesity Reviews. 2003;**4**(2):101–14.
127. Haskell WL, Lee I-M, Pate RR, et al. Physical activity and public health: updated recommendation for adults from the American College of Sports Medicine and the American Heart Association. Circulation. 2007;**116**(9):1081–93.
128. Donnelly JE, Blair SN, Jakicic JM, Manore MM, Rankin JW, Smith BK. American College of Sports Medicine Position Stand. Appropriate physical activity intervention strategies for weight loss and prevention of weight regain for adults. Medicine and Science in Sports and Exercise. 2009;**41**(2):459–71.
129. Swift DL, Johannsen NM, Lavie CJ, Earnest CP, Church TS. The role of exercise and physical activity in weight loss and maintenance. Progress in Cardiovascular Diseases. 2014;**56**(4):441–47.
130. Catenacci VA, Wyatt HR. The role of physical activity in producing and maintaining weight loss. Nature Reviews Endocrinology. 2007;**3**(7):518–29.
131. Wing RR, Hill JO. Successful weight loss maintenance. Annual Review of Nutrition. 2001;**21**(1):323–41.
132. Tate DF, Jeffery RW, Sherwood NE, Wing RR. Long-term weight losses associated with prescription of higher physical activity goals. Are higher levels of physical activity protective against weight regain? American Journal of Clinical Nutrition. 2007;**85**(4):954–59.
133. Chaput J-P, Klingenberg L, Rosenkilde M, Gilbert J-A, Tremblay A, Sjödin A. Physical activity plays an important role in body weight regulation. Journal of Obesity. 2010;2011:360257.
134. Blair S, Leermakers E. Exercise and weight management. In: Wadden TA, Stunkard AJ, eds. Handbook of Obesity Treatment. New York: Guilford Press; 2002:283–300.
135. Rosenbaum M, Goldsmith R, Bloomfield D, et al. Low-dose leptin reverses skeletal muscle, autonomic, and neuroendocrine adaptations to maintenance of reduced weight. Journal of Clinical Investigation. 2005;**115**(12):3579–86.
136. Murphy MH, Blair SN, Murtagh EM. Accumulated versus continuous exercise for health benefit. Sports Medicine. 2009;**39**(1):29–43.
137. Andersen RE, Wadden TA, Bartlett SJ, Zemel B, Verde TJ, Franckowiak SC. Effects of lifestyle activity vs structured aerobic exercise in obese women: a randomized trial. JAMA. 1999;**281**(4):335–40.
138. Helsel DL, Jakicic JM, Otto AD. Comparison of techniques for self-monitoring eating and exercise behaviors on weight loss in a correspondence-based intervention. Journal of the American Dietetic Association. 2007;**107**(10):1807–10.
139. Nedeltcheva AV, Kilkus JM, Imperial J, Schoeller DA, Penev PD. Insufficient sleep undermines dietary efforts to reduce adiposity. Annals of Internal Medicine. 2010;**153**(7):435–41.
140. Thomson CA, Morrow KL, Flatt SW, et al. Relationship between sleep quality and quantity and weight loss in women participating in a weight-loss intervention trial. Obesity. 2012;**20**(7):1419–25.
141. Toplak H, Woodward E, Yumuk V, Oppert J-M, Halford JC, Frühbeck G. 2014 EASO Position Statement on the use of anti-obesity drugs. Obesity Facts. 2015;**8**(3):166–74.
142. Bray GA. Medical treatment of obesity: the past, the present and

the future. Best Practice & Research Clinical Gastroenterology. 2014;**28**(4):665–84.
143. Kushner RF. Anti-obesity drugs. Expert Opinion on Pharmacotherapy. 2008;**9**(8):1339–50.
144. Brashier DB, Sharma A, Dahiya N, Singh S, Khadka A. Lorcaserin: a novel antiobesity drug. Journal of Pharmacology & Pharmacotherapeutics. 2014;**5**(2):175–78.
145. Gustafson A, King C, Rey JA. Lorcaserin (Belviq): a selective serotonin 5-HT2C agonist in the treatment of obesity. Pharmacy and Therapeutics. 2013;**38**(9):525–34.
146. Darnobid JA, Jones SB. The perioperative implications of new weight loss drugs. Advances in Anesthesia. 2016;**34**(1):1–11.
147. FDA Center for Drug Evaluation and Research. Belviq NDA 3151563 drug label. 27 June 2012. http://www.accessdata.fda.gov/scripts/cder/drugsatfda/index.cfm?fuseaction=Search.DrugDetails
148. Drug Enforcement Administration. Schedules of controlled substances: placement of lorcaserin into schedule IV. 2012. http://www.deadiversion.usdoj.gov/fed_regs/rules/2012/fr1219.htm
149. Fleming JW, McClendon KS, Riche DM. New obesity agents: lorcaserin and phentermine/topiramate. Annals of Pharmacotherapy. 2013;**47**(7–8):1007–16.
150. Roberts M, Center for Drug Evaluation and Research. Clinical review: complete response submission, NDA 22580 QSYMIA, Phentermine/Topiramate extended-release. Reference ID: 3159813.
151. Takeda Pharmaceuticals America Inc. Contrave (naltrexone HCl/bupropion HCl) prescribing information. 2014.
152. Sherman MM, Ungureanu S, Rey JA. Naltrexone/Bupropion ER (Contrave): newly approved treatment option for chronic weight management in obese adults. Pharmacy and Therapeutics. 2016;**41**(3):164–72.
153. Pucci A, Finer N. New medications for treatment of obesity: metabolic and cardiovascular effects. Canadian Journal of Cardiology. 2015;**31**(2):142–52.
154. Shehebar M, Khelemsky Y. (434) Considerations for perioperative Contrave (naltrexone HCl/bupropion HCl) administration. Journal of Pain. 2016;**17**(4):S83.
155. Ioannides-Demos LL, Piccenna L, McNeil JJ. Pharmacotherapies for obesity: past, current, and future therapies. Journal of Obesity. 2010;**2011**:179674.
156. Crane J, McGowan B. The GLP-1 agonist, liraglutide, as a pharmacotherapy for obesity. Therapeutic Advances in Chronic Disease. 2016;**7**(2):92–107.
157. Delgado-Aros S, Kim D-Y, Burton DD, et al. Effect of GLP-1 on gastric volume, emptying, maximum volume ingested, and postprandial symptoms in humans. American Journal of Physiology-Gastrointestinal and Liver Physiology. 2002;**282**(3):G424–31.
158. Nauck M, Frid A, Hermansen K, et al. Efficacy and safety comparison of liraglutide, glimepiride, and placebo, all in combination with metformin, in type 2 diabetes: the LEAD (liraglutide effect and action in diabetes)-2 study. Diabetes Care. 2009;**32**(1):84–90.
159. Food and Drug Administration. Full prescribing information, saxenda. reference id: 3989124. 2016. https://www.accessdata.fda.gov/drugsatfda_docs/label/2016/206321s003lbl.pdf
160. Guerciolini R. Mode of action of orlistat. International Journal of Obesity and Related Metabolic Disorders. 1997;**21**:S12–23.
161. Ballinger A, Peikin SR. Orlistat: its current status as an anti-obesity drug. European Journal of Pharmacology. 2002;**440**(2–3):109–17.
162. Sjostrom L, Rissanen A, Andersen T, et al. Randomised placebo-controlled trial of orlistat for weight loss and prevention of weight regain in obese patients. Lancet. 1998;**352**(9123):167–72.
163. Carter R, Mouralidarane A, Ray S, Soeda J, Oben J. Recent advancements in drug treatment of obesity. Clinical Medicine. 2012;**12**(5):456–60.
164. Federal Drug Administration. FDA Drug Safety Communication: completed safety review of Xenical/Alli (orlistat) and severe liver injury. 2018. https://www.fda.gov/drugs/postmarket-drug-safety-information-patients-and-providers/fda-drug-safety-communication-completed-safety-review-xenicalalli-orlistat-and-severe-liver-injury
165. Bray G, Ryan D. Medical therapy for the patient with obesity. Circulation. 2012;**125**(13):1695–703.
166. Persson M, Vitols S, Yue Q-Y. Orlistat associated with hypertension. BMJ. 2000;**321**(7253):87.
167. Ogunnaike B, Jones S, Jones D, Provost D, Whitten C. Anesthetic considerations for bariatric surgery. Anaesthesia Analgesia. 2002;**95**(6):1793–805.
168. Valentino M, Lin J, Waldman S. Central and peripheral molecular targets for antiobesity pharmacotherapy. Clinical Pharmacology and Therapeutics. 2010;**87**(6):652–62.
169. Cetilistat - Investigational Drug for Obesity - Clinical Trials Arena [Internet]. Clinicaltrialsarena.com. 2020 [cited 10 October 2020]. Available from: https://www.clinicaltrialsarena.com/projects/cetilistat/
170. Pilitsi E, Farr OM, Polyzos SA, et al. Pharmacotherapy of obesity: available medications and drugs under investigation. Metabolism. 2019;**92**:170–92.
171. Bryson A, de la Motte S, Dunk C. Reduction of dietary fat absorption by the novel gastrointestinal lipase inhibitor cetilistat in healthy volunteers. British Journal of Clinical Pharmacology. 2009;**67**(3):309–15.
172. Kopelman P, et al. Weight loss, HbA1c reduction, and tolerability of cetilistat in a randomized, placebo-controlled phase 2 trial in obese diabetics: comparison with orlistat (Xenical). Obesity. 2010;**18**(1):108–15.
173. Kopelman P, et al. Cetilistat (ATL-962), a novel lipase inhibitor: a 12-week randomized, placebo-controlled study of weight reduction in obese patients. International Journal of Obesity. 2007;**31**(3):494–9.
174. Desilets AR, Dhakal-Karki S, Dunican KC. Role of metformin for weight management in patients without type 2 diabetes. Annals of Pharmacotherapy. 2008;**42**(6):817–26.
175. Vilsbøll T, Christensen M, Junker AE, Knop FK, Gluud LL. Effects of glucagon-like peptide-1 receptor agonists on weight loss: systematic review and meta-analyses of randomised controlled trials. BMJ. 2012;344:d7771.
176. Dunican KC, Adams NM, Desilets AR. The role of pramlintide for weight loss. Annals of Pharmacotherapy. 2010;**44**(3):538–45.
177. Nagao T, Meguro S, Hase T, et al. A catechin-rich beverage improves obesity and blood glucose control in patients with type 2 diabetes. Obesity. 2009;**17**(2):310–17.
178. Lu Y, Levin G, Donner T. Tagatose, a new antidiabetic and obesity control drug. Diabetes, Obesity and Metabolism. 2008;**10**(2):109–34.
179. Eldridge A, Cooper D, Peters J. A role for olestra in body weight management. Obesity Reviews. 2002;**3**(1):17–25.
180. Grundy S, Barondess J, Bellegie N, et al. Gastrointestinal surgery for severe obesity. Annals of Internal Medicine. 1991;**115**(12):956–61.

第2章

肥胖的定义

Sunil Sinha, Hawa Abubakar

引言

WHO 将肥胖定义为体内脂肪过量或异常积聚，并对健康构成威胁。肥胖可以用 BMI 来评估——体重(kg)除以身高(m)的平方(kg/m^2)。BMI>30kg/m^2 是肥胖的诊断标准。而病态肥胖被定义为 BMI>40kg/m^2 或>35kg/m^2，并且存在与肥胖相关的健康状况，如高血压、糖尿病、高脂血症、心血管疾病、脑卒中、哮喘、关节炎或阻塞性睡眠呼吸暂停等。

除 BMI 测量外，还存在其他关于肥胖的测量方法，包括密度测定法、腹部 CT 或 MRI 扫描，以及双能 X 线吸收法。测量腰围、臀围和腰臀比是评估腹型肥胖的方法。腹型肥胖已被证明是多种心血管疾病和癌症相关预后的独立预测指标[1]。

肥胖现已经在全球范围内流行。这一流行病被认为始于 20 世纪 80 年代，但直到 1997 年才引起全球的关注。肥胖率持续上升，同时影响发达国家和发展中国家[2]。WHO 报告称，1995 年全球约有 2 亿肥胖成年人。在截至 2000 年的 5 年间，这一数据增加了 1 亿，估计全世界有 3 亿肥胖成年人。多种因素导致了这一趋势的上升，包括城市化、汽车依赖以及久坐不动的职业。2015 年的一项研究表明，食品能源供应的增加可能也是这一全球流行病的驱动因素。在 1971—2010 年所分析的 81%的国家中，食物能量供应的增加与体重的增加平行，这表明大量的能量供应可能导致过度消费，从而导致体重增加[3]。

肥胖的流行病学证实，与普遍观点相反，肥胖确实严重影响发展中国家，估计有 1.15 亿人存在肥胖相关的问题。发展中国家的矛盾是肥胖通常与营养不良并存[4]。事实上，联合国粮食及农业组织预测，到 2030 年，在中亚和高加索地区，肥胖将超过营养不良，成为与饮食相关的主要健康问题[5]。

在分析全球肥胖患病率时，美国的肥胖率最高，而东南亚最低，分别为 62%和 14%。女性比男性受影响更大，特别是在比较北非、南非、南太平洋岛屿和中东的患病率时。与低收入国家相比，高收入国家的肥胖患病率约为 2 倍(图 2.1)。

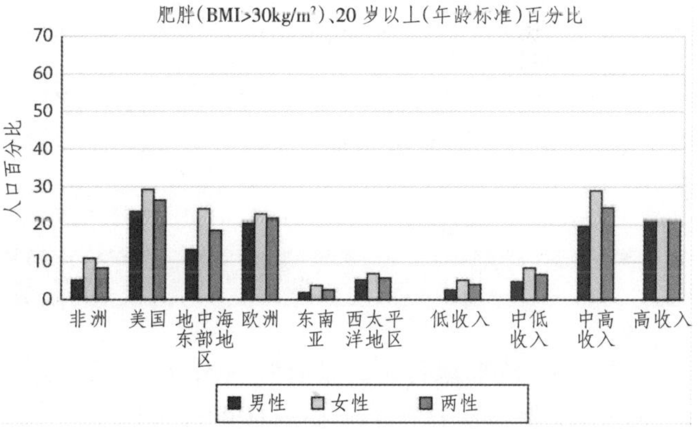

图 2.1 按 WHO 各地区和收入状况分列的肥胖患病率。[Reproduced with permission from Global Health Observatory Map Gallery and from Global Health Observatory (GHO) data. Copyright © World Health Organization. http://gamapserver.who.int/mapLibrary/app/searchResults.aspx and https://www.who.int/gho/ncd/risk_ factors/bmi_ text/en/]

美国流行病学

美国超过1/3(34.9%或7860万)的成年人存在肥胖问题。在美国,肥胖长期以来被视为公共健康问题。据报道,2000年有15.2%可预防的死亡可归因于肥胖[7]。随着肥胖率的持续上升,人们担心其可能超过吸烟作为可预防死亡的唯一主要原因。根据1970—2004年美国国家健康与营养调查(NHANES)数据,据预测,如果肥胖继续以同样的速度增长,到2030年约51.1%的美国成年人可能会发展为肥胖[8]。

来自美国疾病控制和预防中心的数据表明,目前没有一个州的肥胖患病率<20%,南部和中西部各州分别以30.2%和30.1%的患病率领先[9]。分析2011—2014年美国人逐渐变胖的数据,结果显示基于种族的患病率存在差异,非黑种人西班牙裔(37.6%)的美国人肥胖率最高,其次是西班牙裔(30.6%),最后是非西班牙裔白人(26.6%)[6]。在1988—1994年和2007—2008年,所有收入水平的肥胖患病率似乎都有所增加。尤其是女性,高收入家庭(收入≥贫困线的350%)中有29%的女性肥胖,而低收入家庭(<贫困线的130%)中有42%的女性肥胖。这表明低收入与肥胖之间存在相关性,尽管大多数肥胖女性不属于低收入阶层。此外,还观察到受过高等教育的女性肥胖率较低的类似趋势[10]。根据相同的数据,男性的收入状况和教育水平之间似乎没有关系;然而,当具体观察非西班牙裔黑种人和墨西哥裔美国男性时,与高收入男性相比,低收入男性肥胖的可能性较小[11]。

对健康的影响

近年来,越来越明显的是肥胖的增加与多种合并症有关。肥胖是公认的心血管健康的风险因素,与糖尿病、高血压、高脂血症、心脏病、阻塞性睡眠呼吸暂停和脑卒中有关。这种关联与那些超重者存在剂量-反应关系,超重者患合并症的风险更大[12]。当考虑到胃肠健康时,肥胖会增加患多种疾病的风险(表2.1)[13]。此外,肥胖与死亡风险的增加独立相关。在一项为期10年的前瞻性队列研究中,约有520 000名注册AARP的美国男性和女性,年龄为50~71岁,将控制吸烟作为混杂因素,据报道,与体重正常患者相比,肥胖者的死亡风险增加2~3倍[14]。

表2.1 与肥胖相关的胃肠道疾病

	肥胖风险增加的幅度(与低或正常BMI相比)
食管	
胃食管反流病	50%
糜烂性食管炎	50%~100%
Barrett食管	2倍
食管腺癌	2倍
胆囊	
结石	2~3倍
癌症	35%~85%
胰腺	
癌症	35%~85%
急性胰腺炎	20%~50%
结肠	
腺瘤(特别是晚期)	50%~100%
癌症	2倍
肝	
非酒精性脂肪性肝病	2~3倍
晚期HCV相关疾病	50%
肝硬化	30%~50%
肝细胞癌	30%~50%

HCV,丙型肝炎病毒。[Adapted with permission from Obesity and Your GI Health:Do You Know Your Risks?,American College of Gastroenterology(ACG).]

大多数与肥胖相关的疾病都是慢性病,因此,它们给个人和国家经济带来了额外的财政负担。据估计,2008年肥胖症的医疗费用为1470亿美元。在比较肥胖和非肥胖患者的医疗费用时,肥胖患者的平均医疗费用比正常体重患者高1429美元或42%[15]。这些财务考虑因素包括直接医疗成本、生产力成本、运输成本和人力资源成本[16]。我们将在接下来的章节中进一步探讨。

成本的定义

预计到2030年,美国将有6500万以上肥胖成年人,与肥胖相关的疾病也将增加。根据模拟模型,预计肥胖患病率增加的直接结果将是糖尿病患者额外增加600万~850万、脑卒中和心脏病等血管疾病患者增加570万~730万、癌症患者增加49.2万~66.9万例。质量调整寿命年预计将减少 2600 万~5500 万[17]。肥胖带来的健康负担很重；特别是患癌症风险，BMI 每增加 5kg/m²，男性患食管癌的风险就会增加 52%，结肠癌的风险会增加 24%。女性患子宫内膜癌的风险增加 59%，绝经后乳腺癌增加 12.5%，胆囊癌增加 59%[18]。

肥胖率的上升与医疗支出增加之间的联系是不可否认的[15]。随着肥胖率的上升，直接医疗成本也随之增加。每年直接导致全职员工因肥胖的医疗保健支出大约为 731 亿美元。BMI>35kg/m² 的人占肥胖人口的 37%；然而，就超额成本而言，他们占额外医疗支出的 61%[19]。在全球范围内，肥胖患者医疗成本支出占国家特定医疗保健总支出的 0.7%~2.8%。肥胖患者的医疗费用比正常体重的同龄人高出 30%；然而，目前并不完全清楚这些额外费用是如何累积的[20]。

研究表明，患病风险与 BMI 的增加有关。相对于 BMI 在正常范围(<22.5kg/m²)内的个体，超重人群(BMI>27.5kg/m²)的高血压风险增加 40%~60%，肥胖人群(BMI>32.5kg/m²)的高血压风险约高 2 倍。肥胖男性一生中患冠状动脉性心脏病的风险为 41.8%，而非肥胖男性为 34.9%。而在女性中，这种风险从非肥胖患者的 25.5% 增加到肥胖患者的 32.4%[21]。查看 NHANES Ⅱ的横断面数据时，与正常体重的男性和女性相比，肥胖男性和女性患高血压和糖尿病的风险分别增加了 3.0 倍和 2.9 倍[22,23]。大多数与肥胖相关的疾病是可以预防的；所以，这些疾病的管理和治疗增加了成本。2008 年，作为美国医疗保险处方药计划福利的一部分，肥胖导致的药物成本达到 70 亿美元[15]。在美国，与肥胖相关的疾病预防管理预计每年增加 48~660 亿美元[17]。事实上，据推测与肥胖相关的医疗保健成本高于与吸烟、饮酒或贫困相关的成本[24]。2008 年，与肥胖相关的合并症增加估计导致成人和儿童花费分别超过 1470 亿美元和 143 亿美元[16]。

对工商业的影响

人们普遍认为，健康的劳动力是更有生产力的劳动力。大多数工业化国家从中受益的显著优势是能够有效控制传染病，从而降低儿童死亡率和总体死亡率。慢性病的管理改进使预期寿命延长；这导致了更多和更有生产力的劳动力参与建设和维持经济增长。肥胖是一种在工业化国家普遍存在的疾病，有可能破坏这些益处。研究表明，由于肥胖及其相关疾病，个体纳税人承担了大部分费用；无论如何，在没有肥胖的情况下，美国政府在医疗保险和医疗补助方面的支出将分别降低 8.5%和 11.8%[15]。

考虑到种族、吸烟状况、教育水平、年龄和性别，BMI 已被证实可以预测年平均医疗费用和工作缺勤时间[25]。关于缺勤，似乎有两个问题在起作用：缺勤主义和出勤主义。肥胖与缺勤率增加有关；与低 BMI 员工相比，高 BMI 工人更有可能请更多病假和更长的病假时间，从而导致更大的生产力损失[26]。肥胖还会导致出勤主义(带病上班的概念，导致整体生产力下降)。在一项针对制造业员工的研究中，结果表明，那些中度至重度肥胖的员工在工作中受到更多健康相关的限制。这些员工需要更多时间来完成分配的任务，并且执行体力要求高的活动的能力相对降低。在中度至极度肥胖的员工中，与健康相关的生产率下降了 4.2%，而所有其他员工的这一比例为 3.02%。这种观察到的差异相当于每名员工每年损失价值 506 美元的生产力[27]。从这项研究来看，似乎存在阈值效应，即轻度肥胖员工的生产力并没有降低。在使用电话调查数据对美国劳动力进行的横断面研究中，发现肥胖工人比体重正常的工人更可能损失更多的生产时间($P<0.0001$)。健康状况是肥胖和生产时间损失之间的主要中介因素，需要更多医疗保健的人总体上生产效率较低[28]。这项研究显示了与那些超重者相似的阈值效应，那些超重者并没有导致显著的生产力损失。据估计，肥胖工人在生产时间内损失了 422.9 亿美元。与体重正常的工人相比，这意味着额外损失 117 亿美元，其中出勤主义占该费用的最大份额，占 67.8%。事实上，与医疗相关的直接费用相比，出勤主义使雇主损失了更多的收入[19]。总体而言，肥胖似乎与生产力损失有关，与此相关的费用相对高于直接医疗费用[29]。

另一个考虑因素是工作年限的损失。如果某人患有严重的合并症并且在退休前无法工作，那么他们为经济做出重大贡献的能力就会受限。肥胖与过早死亡有关，导致工作期间生产力下降，并增加雇主的人寿保险赔付和保费[30]。来自杜克大学健康与安全监测系统的数据显示，BMI>30kg/m² 的工人平均索赔加倍，工作日损失、医疗索赔和赔偿费用增加了 10 倍[31]。

治疗病态肥胖能否节约费用

在前面的讨论中，我们概述了与肥胖及其相关疾病管理的费用。一个合乎逻辑的结论是，治疗或预防肥胖会节省费用。然而，Van Baal 等人预测，与同龄体重正常的成年人相比，20 岁的肥胖患者一生中的医疗保健费用可能更低[32]。这主要是由于预期寿命缩短。老年与年龄相关的合并症有关；随着寿命的增加，人们更容易患上阿尔茨海默病等疾病，从而导致终生医疗支出相对增加。预期寿命较短的肥胖者患这些疾病的可能性较小，因此不需要额外支出。这表明，通过预防肥胖所节约的费用导致了发病率和死亡率方面的费用降低，而不是减少一生中总体医疗费用的支出[32]。

在考虑预防措施时，企业意识到生产力下降而产生的费用后，主动制订了激励员工保持健康体重的计划。例如，办理福利健身卡，方便员工锻炼；或者发放奖金，奖励那些实现或保持个人体重目标的员工。证据表明，目前的工作环境促进了肥胖，工作压力、轮班工作和长时间工作都是促进肥胖的因素[24]。考虑到这些证据，可以得出结论：在这种情况下采取干预将是解决肥胖问题的一种具有经济效益的方法。迄今为止，表明工作场所干预成功的证据仍然很少。当企业尝试通过经济激励或惩罚来大规模控制员工体重时，到目前为止，长期减重并没有产生任何节约。此外，与肥胖相关的住院次数没有减少。事实上，这些计划可能会导致员工的健康状况不佳，为了达到特定目标的体重而压力增大，会选择快速节食，伴随而来的将会是心理问题[33]。关键问题是，自愿减肥通常难以实现，而且减肥效果通常有限，即使实现了也是不可持续或暂时的。这在一定程度上解释了减肥行业的巨大成功，2018 年创造了约 720 亿美元的收入。在病态肥胖类别中，情况略有不同，因为有一种行之有效的治疗方法——减重手术。

减重手术

减重手术已被确定为对病态肥胖患者最有效的减肥疗法。考虑到肥胖带来的巨大费用，可以得出的合理结论是，为扭转肥胖而采取的措施将节省成本；然而，到目前为止，我们已经确定，对于轻度肥胖（BMI 30~34.9kg/m^2），情况可能并非如此。根据 NIH 的数据，减重手术的平均费用为 20 000~25 000 美元[34]。在过去十年中，减重手术的比率有所增加，并稳定在每年约 113 000 例。开放式胃旁路手术占所有手术的 3%，费用比微创手术低 4600 美元。在英国，类似的手术使国家卫生服务机构每例患者的费用显著降低，约为 6000 英镑（8660 美元），这表明美国市场可能会实现更大的费用节约[35]。

腹腔镜手术是目前的主要手术方式，腹腔镜辅助胃束带术占减重手术的 37%[36]。在 1999—2007 年的 9 年时间里，接受过减重手术且有私人保险的病态肥胖糖尿病患者，在 3 个月时，第三方支付者明显节省了费用。无论手术是开放手术还是腹腔镜手术，实际手术的费用在 30 个月时付清。比较接受减重手术的患者与接受标准糖尿病治疗的同等匹配患者之间的整体护理费用，减重手术组的整体医疗费用更低[36]。这表明手术治疗是管理这类患者的一种更具成本效应的方法。当研究减重手术对所有 BMI>35kg/m^2 的患者的影响时，无论他们是否合并糖尿病，发现腹腔镜手术的费用可以在 25 个月后付清[37]。在美国，减重手术的平均费用为 17 000~26 000 美元，由于降低了高血压、糖尿病、关节炎、睡眠呼吸暂停、心血管疾病和脑卒中等风险，预计后期的节省与医疗保健使用减少相关，将在 2~4 年内抵消初始成本。这些节约不包括潜在的生活质量和寿命获益、残疾索赔减少和失业带来的获益[37]。

总结

肥胖现在是一种全球性的流行病，与之相关的费用也很高。虽然与肥胖及其相关的糖尿病、高血压和阻塞性睡眠呼吸暂停等合并症治疗相关的直接医疗保健费用起着重要作用，但在研究国民经济时，生产力成本可能更为重要。减重手术已被确定为肥胖的一种治疗方法，与该手术相关的费用节约仅在病态肥胖亚组中才明显。

（林国云 译　包晓航 审）

参考文献

1. Kumanyika SK, Obarzanek E, Stettler N, Bell R, Field AE, Fortmann SP, et al. Population-based prevention of obesity: the need for comprehensive promotion of healthful eating, physical activity, and energy balance: a scientific statement from American Heart Association Council on Epidemiology and Prevention, Interdisciplinary Committee for Prevention (formerly the expert panel on population and prevention science). Circulation. 2008;**118**(4):428–64.
2. James WPT. The epidemiology of obesity: the size of the problem. J Intern Med. 2008;**263**(4):336–52.
3. Vandevijvere S, Chow CC, Hall KD, Umali E, Swinburn BA. Increased food energy supply as a major driver of the obesity epidemic: a global analysis. Bull World Health Organ. 2015;**93**(7):446–56.
4. World Health Organization. Controlling the global obesity epidemic. http://www.who.int/nutrition/topics/obesity/en/
5. World Health Organization. Obesity problems ahead. Bull World Health Organ Bull. 2012;**90**:404–405.
6. Ogden CL, Carroll MD, Kit BK, Flegal KM. Prevalence of childhood and adult obesity in the United States, 2011–2012. JAMA. 2014;**311**(8):806–14.
7. Mokdad AH, Marks JS, Stroup DF, Gerberding JL. Actual causes of death in the United States, 2000. JAMA. 2004;**291**(10):1238–45.
8. Wang Y, Beydoun MA, Liang L, Caballero B, Kumanyika SK. Will all Americans become overweight or obese? estimating the progression and cost of the US obesity epidemic. Obesity (Silver Spring). 2008;**16**(10):2323–30.
9. Centers for Disease Control and Prevention. Adult obesity prevalence maps. 2016. http://www.cdc.gov/obesity/data/prevalence-maps.html
10. Ogden C, Lamb MM, Carroll MD, Flegal KM. Obesity and socioeconomic status in adults: United States, 2005–2008. Natl Cent Health Stat. 2010;**50**:1–8.
11. Centers for Disease Control and Prevention. Obesity and overweight for professionals: data and statistics. Adult obesity. 2015. http://www.cdc.gov/obesity/data/adult.html
12. Field AE, Coakley EH, Must A, Spadano JL, Laird N, Dietz WH, et al. Impact of overweight on the risk of developing common chronic diseases during a 10-year period. Arch Intern Med. 2001;**161**(13):1581–6.
13. American College of Gastroenterology. Obesity and your digestive health: do you know your GI risks? 2011. https://s3.gi.org/patients/obesity/pdfs/ACG_Obesity_Patient_Education_Pamphlet.pdf
14. Adams KF, Schatzkin A, Harris TB, Kipnis V, Mouw T, Ballard-Barbash R, et al. Overweight, obesity, and mortality in a large prospective cohort of persons 50 to 71 years old. N Engl J Med. 2006;**355**(8):763–78.
15. Finkelstein EA, Trogdon JG, Cohen JW, Dietz W. Annual medical spending attributable to obesity: payer-and service-specific estimates. Health Aff (Millwood). 2009;**28**(5):w822–31.
16. Hammond RA, Levine R. The economic impact of obesity in the United States. Diabetes Metab Syndr Obes Targets Ther. 2010;**3**:285–95.
17. Wang YC, McPherson K, Marsh T, Gortmaker SL, Brown M. Health and economic burden of the projected obesity trends in the USA and the UK. Lancet. 2011;**378**(9793):815–25.
18. Renehan AG, Tyson M, Egger M, Heller RF, Zwahlen M. Body-mass index and incidence of cancer: a systematic review and meta-analysis of prospective observational studies. Lancet. 2008;**371**(9612):569–78.
19. Finkelstein EA, DiBonaventura MD, Burgess SM, Hale BC. The costs of obesity in the workplace. J Occup Environ Med. 2010;**52**(10):971–76.
20. Withrow D, Alter DA. The economic burden of obesity worldwide: a systematic review of the direct costs of obesity. Obes Rev. 2011;**12**(2):131–41.
21. Thompson D, Edelsberg J, Colditz GA, Bird AP, Oster G. Lifetime health and economic consequences of obesity. Arch Intern Med. 1999;**159**(18):2177–83.
22. Gorsky RD, Pamuk E, Williamson DF, Shaffer PA, Koplan JP. The 25-year health care costs of women who remain overweight after 40 years of age. Am J Prev Med. 1996;**12**(5):388–94.
23. Van Itallie TB. Health implications of overweight and obesity in the United States. Ann Intern Med. 1985;**103**(6 Pt 2):983–88.
24. Schulte PA, Wagner GR, Ostry A, Blanciforti LA, Cutlip RG, Krajnak KM, et al. Work, obesity, and occupational safety and health. Am J Public Health. 2007;**97**(3):428–36.
25. Bungum T, Satterwhite M, Jackson AW, Morrow JR. The relationship of body mass index, medical costs, and job absenteeism. Am J Health Behav. 2003;**27**(4):456–62.
26. Borak J. Obesity and the workplace. Occup Med (Lond). 2011;**61**(4):220–22.
27. Gates DM, Succop P, Brehm BJ, Gillespie GL, Sommers BD. Obesity and presenteeism: the impact of body mass index on workplace productivity. J Occup Environ Med. 2008;**50**(1):39–45.
28. Ricci JA, Chee E. Lost productive time associated with excess weight in the U.S. Workforce. J Occup Environ Med. 2005;**47**(12):1227–34.
29. Dee A, Kearns K, O'Neill C, Sharp L, Staines A, O'Dwyer V, et al. The direct and indirect costs of both overweight and obesity: a systematic review. BMC Res Notes. 2014;7:242.
30. Trogdon JG, Finkelstein EA, Hylands T, Dellea PS, Kamal-Bahl SJ. Indirect costs of obesity: a review of the current literature. Obes Rev. 2008;**9**(5):489–500.
31. Ostbye T, Dement JM, Krause KM. Obesity and workers' compensation: results from the Duke Health and Safety Surveillance System. Arch Intern Med. 2007;**167**(8):766–73.
32. van Baal PH, Polder JJ, de Wit GA, Hoogenveen RT, Feenstra TL, Boshuizen HC, et al. Lifetime medical costs of obesity: prevention no cure for increasing health expenditure. PLOS Med. 2008;**5**(2):e29.
33. Lewis A, Khanna V, Montrose S. Employers should disband employee weight control programs. Am J Manag Care. 2015;**21**(2):e91–94.
34. National Institute of Diabetes and Digestive and Kidney Diseases (NIDDK). Bariatric surgery for severe obesity. https://www.niddk.nih.gov/health-information/weight-management/bariatric-surgery
35. Gregory A. Two million obese Brits to get free gastric band operations on the NHS. The Mirror. 27 November 2014.
36. Klein S, Ghosh A, Cremieux PY, Eapen S, McGavock TJ. Economic impact of the clinical benefits of bariatric surgery in diabetes patients with BMI ≥35 kg/m². Obesity (Silver Spring). 2011;**19**(3):581–87.
36. Livingston EH. The incidence of bariatric surgery has plateaued in the U.S. Am J Surg. 2010;**200**(3):378–85.
37. Cremieux PY, Buchwald H, Shikora SA, Ghosh A, Yang HE, Buessing M. A study on the economic impact of bariatric surgery. Am J Manag Care. 2008;**14**(9):589–96.

第 3 章

肥胖的遗传学

Chase D. Rose，Ajintha Pathmanathan

引言

肥胖是一种全球性公共卫生流行病，在某些地区影响了超过 1/3 的人口[1]。值得未来几代人关注的是：2~19 岁儿童和青少年肥胖呈上升趋势，患病率不断增高，美国的肥胖患病率已达 17%[2]。

我们知道，肥胖由能量失衡所致。随着个体能量摄入的增加，可利用的能量达到稳定水平，其余部分转化并储存为脂肪组织。肥胖的病因是复杂、多因素和多基因遗传的。只有 2%~5%的临床肥胖可以追溯到单个基因突变[3]。

超重和肥胖会对医疗资源、社会心理和社会经济造成严重的不利影响。强有力的临床证据表明，肥胖与许多合并症之间存在因果关系，包括 2 型糖尿病、心血管疾病、高血压、阻塞性睡眠呼吸暂停、脑卒中和各种癌症[3]。对肥胖动物和人类的遗传学研究发现了多个具有发生肥胖风险的基因。个体可分为具有遗传性肥胖、强烈或轻微的遗传易感性，或对肥胖具有遗传抗性[4]。当前基于家族研究的证据表明，个体 BMI 40%~80%的变异具有遗传学基础[3,4]。

遗传学参考工具“人类肥胖基因图谱”为已识别的基因、突变和定性性状位点提供了全球百科全书[5]。诸如全基因组关联分析（GWAS）等机构已将科研方向引入新领域，如神经体液机制的新通路、能量平衡的其他调节因子以及基因与肥胖环境的相互作用。

基因研究还揭示了人类微生物组（特别是肠道微生物组）在肥胖致病性中的存在及其意义。通过遗传易感性可以预测是否存在个体临床肥胖，准确率达 60%。当识别某些肠道微生物组时，预测准确率可提高至 90%。

基因组（遗传学、表观遗传学和微生物组学）科学的最终目标是找出、理解并最终形成治疗和预防机制，这些机制最终可能用于预防肥胖和相关合并症的发展。在提供高效、低成本、准确、个性化、治疗性和预防保健方面，基因组学对医疗保健系统的益处是不可估量的。

人类基因组、表观遗传学和微生物组基础

1953 年，Watson 和 Crick 发现了 DNA 的双螺旋结构，这是人类历史上的一个里程碑。细胞的 DNA 就像一本指导手册，它定义了细胞的功能。这段代码代表了人类拥有 99.9%相同基因组的进化时间轴。然而，这 0.1%的差异导致了人类群体表型多样性的巨大变异性[6,7]。与黑猩猩相比，人类基因组只有 4%的变异。人类核基因组由 32 亿个碱基对组成，包含大约 20 000 个基因。它只由 4 个碱基构成：腺嘌呤、胸腺嘧啶、胞嘧啶和鸟嘌呤，即 A、T、C 和 G。单个测序基因组相当于 200GB 的磁盘空间，并且可以有与标准计算机软件一样多的数据输入错误。

线粒体基因组遵循母系遗传模式。子宫内研究表明，肥胖与胚胎发育有关。此外，特定发育阶段的宫内环境可能会改变个体的表观遗传学，并可能作为生命后期阶段成为肥胖和其他表型的基础[8]。多项研究还表明，各种线粒体的单核苷酸多态性（SNP）可能与不同人种的肥胖发病率呈正相关[8]。

DNA甲基化和组蛋白修饰等表观遗传变化可以激活基因的表型表达。这些改变被认为在遗传易感性的遗传中具有调节作用[8]。最近的一项研究发现，小鼠和人类都拥有一个遗传单倍剂量不足的网络，该网络充当导致肥胖的表型开关[9]。

与基因和表观遗传调控相结合，人类微生物组被认为发挥了联合创始人效应[10]。自20世纪60年代以来，研究人员发现了一种高度个性化的宏基因组，其通过人类微生物组中数万亿微生物的共同进化形成[6]。这导致生物多样性显著增加，基因数量增加了250~800倍(即200万~2000万)[6,11]。“健康微生物组”的核心是人类功能所必需的。然而，微生物组中的生态失调与许多疾病有关，其中就包括肥胖、糖尿病和癌症。

神经内分泌系统与遗传学

基因的发现有助于我们理解调节能量平衡的复杂途径。外周组织、胃肠道和胰腺与大脑就能量平衡进行持续通信，涉及两个主要神经内分泌系统，即抑制食欲和刺激食欲途径(图3.1)[12]。这些稳态机制会改变诸如能量消耗、能量储存、饥饿和成瘾等行为(图3.2)。

1994年，人们发现一种关键的抑制食欲的激素——瘦素，并证明其能传递饱腹感，从而导致食物摄入量减少[13]。瘦素主要由脂肪组织合成和释放，可透过血脑屏障，作用在位于下丘脑弓状核高度表达的瘦素受体[14,15]。瘦素轴是复杂的，并不是肥胖的唯一

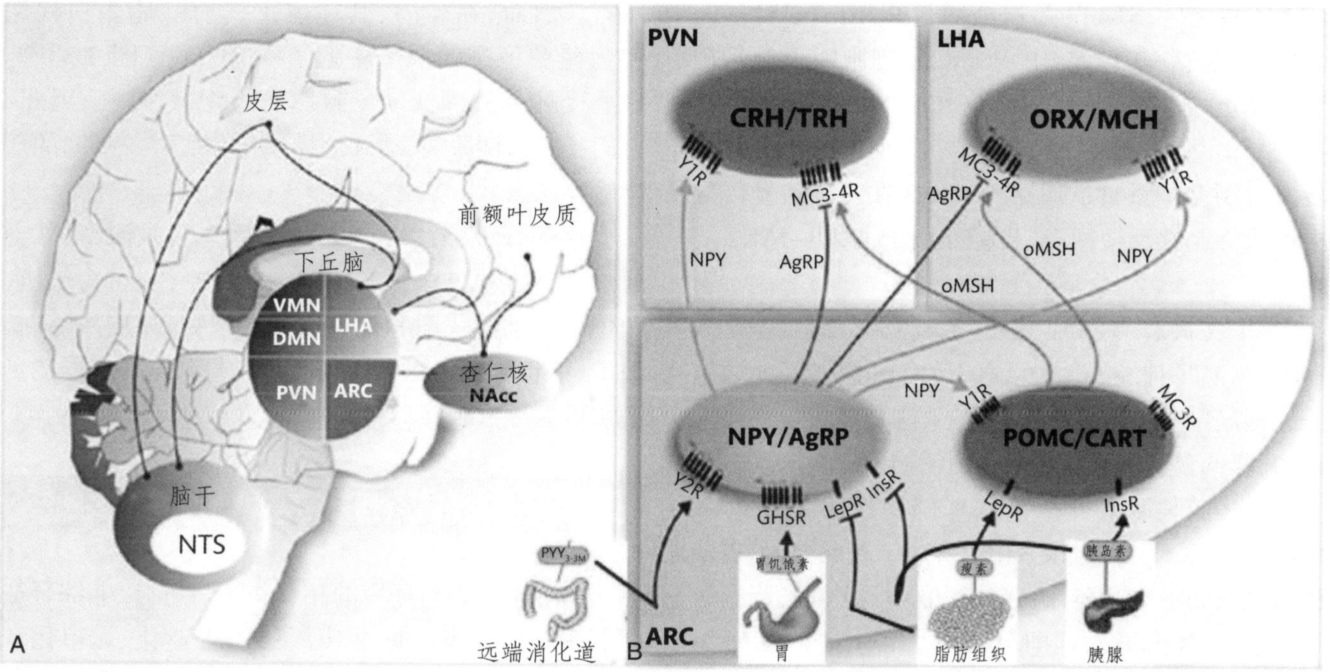

图3.1 大脑中的食欲控制系统。(**A**)该系统的结构组成部分包括位于下丘脑的弓状核(ARC)、下丘脑室旁核(PVN)、下丘脑外侧区(LHA)、腹内侧核(VMN)和背内侧核(DMV)；脑干孤束核(NTS)；前额叶皮层的伏隔核(NAcc)、杏仁核和大脑皮层。(**B**)主要的食欲信号接收和整合发生在下丘脑。在ARC中，NPY/AgRP神经元产生NPY/AgRP，而POMC/CART神经元产生POMC和CART。这两种类型的神经元通过细胞表面受体如Y2R、GHSR、LepR和insR被许多外周信号激活或抑制。来自这些神经元的信号整合在PVN和LHA中，通过产生促肾上腺皮质激素释放激素(CRH)、促甲状腺激素释放激素(TRH)、食欲素(ORX)、黑素浓集激素(MCH)等产生促进食欲或使食欲减退的信号。瘦素和胰岛素同样激活POMC/CART和抑制NPY/AgRP，导致饱腹感和能量消耗增加。胃饥饿素和酪酪肽激活NPY/AgRP，导致食物摄入增加，能量消耗减少。POMC/CART，阿黑皮素原/可卡因苯丙胺调节转录物；PYY，酪酪肽；NPY/AgRP，神经肽Y/刺鼠相关肽。[Adapted with permission from Schellekens, H., Finger, B. C., Dinan, T.G., Cryan, J.F. Ghrelin signalling and obesity: at the interface of stress, mood and food reward. Pharma- cology & Therapeutics, 135(3):316–26. Copyright © 2012 with permission from Elsevier. doi: 10.1016/j.pharmthera.2012.06.004]

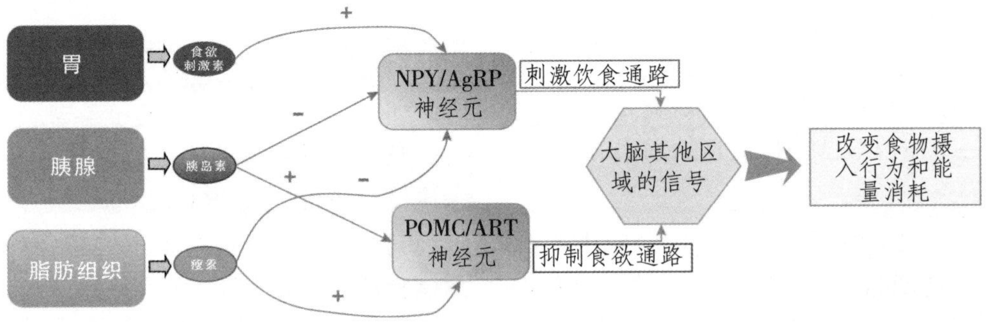

图 3.2 能量消耗的途径。NPY/AgRP，神经肽 Y/刺鼠相关肽；POMC/ CART，阿黑皮素原/可卡因苯丙胺调节转录物。

关键因素。然而，血清瘦素激素水平与全身脂肪组织储备密切相关：体重减轻后瘦素水平降低，体重增加后瘦素水平升高[16]。

瘦素受体（LEPR）的结合通过自磷酸化和关键信号转导 STAT3 的激活，导致 JAK 激酶 2（JAK2）的激活。磷酸化后，STAT3 易位至细胞核，调节多种基因的转录，包括 NPY、AgRP、POMC 和细胞因子信号传导抑制蛋白 3（SOCS3）。POMC/CART 神经元的激活会诱导能量储存的分解代谢作用，而 NPY/AgRP 的瘦素抑制会刺激食欲通路。SOCS3 在瘦素信号传导中形成抑制性反馈回路，目标作用于 LEPR-JAK2 复合体[12]。

饥饿状态导致血清瘦素水平下降。这导致 POMC/CART 神经元无激活和 NPY/AgRP 神经元通路失去抑制[8,17]。这一过程的下游效应是刺激食物摄入行为、降低合成代谢以及能量消耗的下降。

许多其他激素也参与这一途径，包括胃饥饿素、胰岛素和 CCK。胃饥饿素由胃和十二指肠分泌，餐前胃饥饿素的水平升高，然后食物摄入后下降。当胃饥饿素在低食物摄入期间分泌时，其通过激活 NPY/AgRP 神经元作用于下丘脑，从而产生饥饿感[18]。

胰岛素对弓状核神经元的抑制食欲作用与瘦素相似。胰岛素由胰腺分泌后，可以被转移到下丘脑并抑制 NPY/AgRP 神经元，同时激活 POMC/CART 神经元[19]。饱腹感还受到各种生理系统的控制，如肠道伸展、酪酪肽、胰高血糖素样肽-1、胃泌酸调节素、抑胃肽（GIP）以及 CCK 的释放[20-22]。

弓状核处理各种信号，并向大脑的不同区域发送信号流，包括外侧下丘脑的黑色素聚集激素神经元、参与下丘脑-垂体-甲状腺轴的甲状腺激素释放激素神经元，以及脑室旁核的 γ-氨基丁酸神经元。某些神经递质也对这种饥饿信号产生影响，包括 5-羟色胺、多巴胺和内源性大麻素[23]。

过氧化物酶体增殖物激活受体（PPAR-α、PPAR-γ、PPAR-δ）属于核激素受体超家族，可促进或阻止基因转录。已发现下丘脑 PPAR-γ 会导致体重增加[24]。然而，在外周，其在体重、炎症、脂蛋白代谢和葡萄糖稳态的调节中起着关键作用（图 3.3）[25]。这些受体的外周活动导致脂肪组织减少[26]。因此，它们已成为糖尿病、动脉粥样硬化和肥胖等疾病的药物治疗靶点。

这些分子、激素和神经元联系一旦被激活，就会通过 3 种主要方法影响体重和能量平衡：行为（进食和体力活动）、代谢和神经内分泌产物（如皮质醇、胰岛素、甲状腺激素和生长激素）[20]。打破这种脆弱能量平衡可能导致肥胖[27]。

致肥环境的影响

归因于基因与环境的相互作用，当前以非综合征肥胖为主流类型。据 WHO 估计，工业化、城市化和久坐不动的生活方式导致 1980—2014 年的肥胖人数加倍。

1962 年，James Neel 提出了“节俭基因型”理论。他推测，一些使人类容易肥胖的基因提供了在能量密集的脂肪组织中有效储存大量膳食脂肪的能力[28]。其生理学意义是在原始的狩猎-采集社会的饥荒时期具有生存优势。在过去的 50 年中，我们的基因组变化很小，但我们越来越多地接触到大量方便、廉价、可口和能量密集的食物（框 3.1）。

节俭基因型理论可以用一项经典研究来解释，该研究针对一个肥胖种族——皮马印第安人。研究表

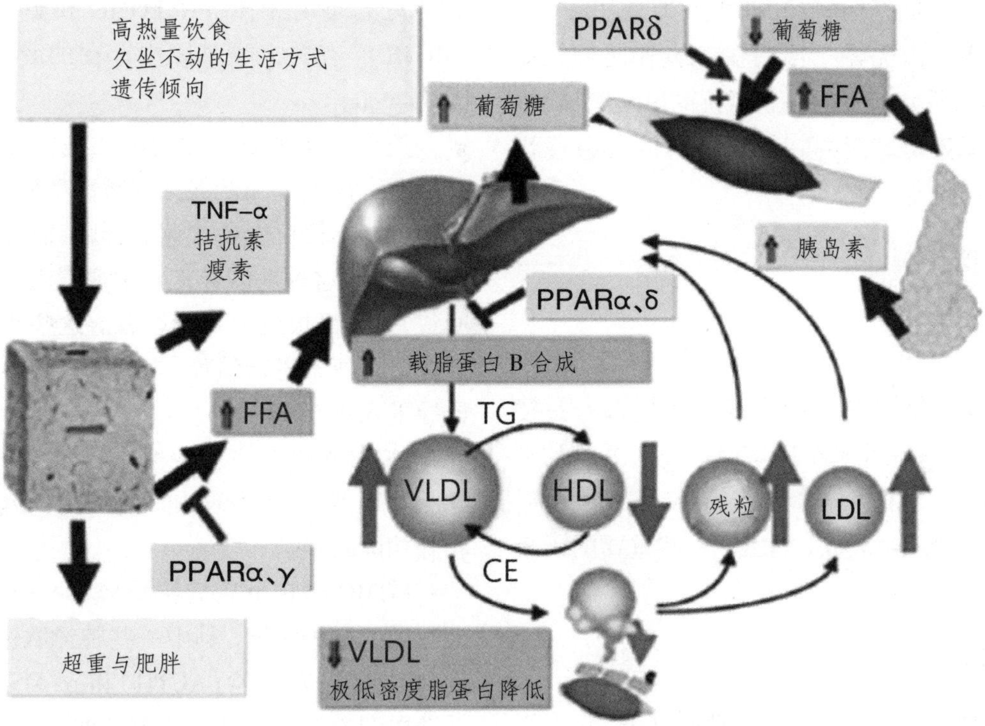

图 3.3　3 种 PPAR 亚型都可抵消血液中游离脂肪酸(FFA)和葡萄糖升高对脂质和葡萄糖代谢的不利影响。PPARδ 最重要的作用是显著增加骨骼肌和心肌利用脂肪酸进行能量代谢的能力。此外,PPARδ 与 PPARα 一起抑制肝脏中葡萄糖和极低密度脂蛋白(VLDL)的分泌。这些效应对于在高膳食脂肪摄入的情况下保持正常的 FFA、甘油三酯和高密度脂蛋白(HDL)水平以及胰岛素敏感性至关重要。TNF-α,肿瘤坏死因子-α;PPAR,过氧化物酶体增殖物激活受体;TG,甘油三酯;CE,胆固醇;LDL,低密度脂蛋白。[Reproduced with permission from Seedorf, U., Aberle, J. Emerging roles of PPARδ in metabolism. Biochimica et Biophysica Acta (BBA)—Molecular and Cell Biology of Lipids, 1771 (9):1125-1131. Copyright © 2007 Elsevier. https://doi.org/10.1016/j.bbalip.2007.04.017)]

明,与生活在美国亚利桑那州工业化“致肥”环境中的人相比,生活在墨西哥偏远的马德雷山脉的“限制性”环境中人的肥胖患病率更低[29]。

家族性肥胖

家族风险已被确定为肥胖发展的重要因素。同卵双胞胎(相同基因)的脂肪质量相关性为 70%~90%。

框 3.1　近期涉及肥胖率上升的环境变化

- 缺乏营养的加工食品已成为儿童饮食中的主要组成部分
- 人们过着更加久坐不动的生活
- 含糖饮料的消费量大幅增加
- 动物产品在我们的饮食中所占的比例越来越大
廉价、不健康的快餐连锁店在全球范围内泛滥

对异卵双胞胎(一半相同基因)进行的类似研究发现,其脂肪质量有 35%~45%的相关性[30]。出生时分离的同卵双胞胎在 BMI 方面表现出很强的相关性,而分离的异卵双胞胎则没有相关性[31]。美国国家健康与营养调查Ⅲ(NHANES Ⅲ)表明,与普通人群相比,有肥胖家庭成员的家庭其肥胖患病率(BMI>30kg/m²)是普通人群的 2 倍。家庭成员严重肥胖(BMI>45kg/m²)的人患肥胖症的风险增加了 7~8 倍[32]。

目前利用家族遗传风险信息,正在开发行为矫正疗法。一项评估母亲在虚拟自助餐中为孩子选择食物的研究证明,高风险食物信息提示结合开展降低风险的教育,可以为孩子选择更合适的食物[33]。

种族也发挥了一定影响作用。研究表明,与白种人或欧洲裔美国人相比,非洲裔美国人、墨西哥或西班牙裔美国人肥胖的可能性更高,而仅凭目前的生活方式、饮食或环境因素很难解释这一点[34]。影响脂肪酸代谢的脂肪酸去饱和酶 1(FADS1)基因的基因分析

表明,C 等位基因(低基因转换)在美洲原住民、拉丁美洲人和东亚人中占优势。当给予高游离脂肪酸饮食时,这些种族人高脂血症和胰岛素抵抗的风险增加。然而,那些具有 A 等位基因(高基因转换)的人患冠状动脉疾病的风险增加。

单基因型肥胖

孟德尔病

有超过 30 种复杂的发育障碍以肥胖为主要特征,其中大部分出现在儿童早期。遗传方式可以是常染色体显性遗传、常染色体隐性遗传、X 连锁显性遗传和 X 连锁隐性遗传。表 3.1 列出了一些重要的孟德尔病。

单基因遗传病

2%~5%的肥胖病例与单基因遗传有关,并且很可能表现为儿童早期肥胖。迄今为止,研究人员已经揭示了人类中 20 种导致严重肥胖表型的人类基因突变,这些突变都发生在瘦素-黑皮质素通路中[8],最常见的是 LEP、LEPR、POMC 和黑皮质素-4 受体(MC4R)。有关人类基因中存在的变异类型[35],详见图 3.4。

先天性瘦素缺乏症的特征是从婴儿 4 个月大开始出现食欲亢进和低促性腺素性功能减退症。这表明瘦素可能不仅对能量代谢有影响,而且对生殖和发育也很重要。这种基因异常是由瘦素蛋白基因发生移码所致,目前只报道了 4 例患者。这些患者可以通过皮下注射人瘦素进行治疗,这可以完全逆转肥胖发生并诱导进入青春期[36]。

LEPR 突变具有多变性,并可能带来严重的后果,除肥胖表型外,还表现出显著的生长迟缓和下丘脑甲状腺功能减退[4]。

POMC 经转录后剪接形成参与下丘脑-垂体-肾上腺轴的各种激素。其中一些神经肽包括 β-内啡肽、促肾上腺皮质激素(ACTH)和 α-MSH,在能量消耗系统中起着重要作用。瘦素水平升高会诱导 α-MSH 的转录,然后激活下丘脑中的 MC4R。该信号会产生与减少食物摄入和增加能量消耗相关的行为[37]。POMC 基因缺陷患者由于 ACTH 激素的缺失,在年轻

表 3.1 重要的孟德尔病

疾病	流行病学	染色体异常	表型
普拉德-威利综合征(PWS)	患病率为 2.5 万分之一	常染色体显性遗传影响 15 号染色体(15q11)	肥胖、胎动少、出生时肌张力减退、身材矮小、性腺功能减退、精神发育迟缓、手足较小,以及通常在 12~18 个月时饮食过多
奥尔布赖特遗传性骨发育不良(AHO)	仅在日本人口中有报道,为 13.9 万分之一	染色体上影响 20q13.3 处 GNAS1 基因的常染色体病	肥胖、圆脸、身材矮小、短指(趾)、皮下钙化、某些病例中的智力残疾、假性甲状旁腺功能减退(甲状旁腺增生伴甲状旁腺激素升高和低钙血症)和轻度假性假甲状旁腺功能减退症(未观察到激素抵抗)
巴尔得-别德尔综合征(BBS)	与血缘有关,英国人口中患病率为 16 万分之一,中东为 1.35 万分之一	与至少 7 个基因座(11、15 和 16 号染色体上)相关的遗传异质性疾病	原发性纤毛紊乱,累及肾脏和眼睛。其特征包括肥胖、智力残疾、色素性视网膜病变、多指(趾)畸形和性腺功能减退
科恩综合征	罕见,在阿米什人和芬兰老年人口中患病率较高	常染色体隐性遗传,8 号染色体 COH1(VPS13B)基因突变	编码一种未知功能的跨膜蛋白。小头畸形、智力残疾、肌张力减退、关节活动过度、视网膜营养不良。独特的面部特征。与儿童躯干肥胖相关
阿尔斯特伦综合征	罕见,全球诊断人数<900 例	常染色体隐性遗传 ALMS1 基因	编码蛋白累及初级纤毛的正常功能。出生体重正常,但在第 1 年变得肥胖,导致儿童躯干肥胖
11p 缺失综合征(WAGR)	50 万分之一	11 号染色体 PAX6 和 WT1 基因	Wilms 瘤、无虹膜、泌尿生殖系统异常和智力残疾

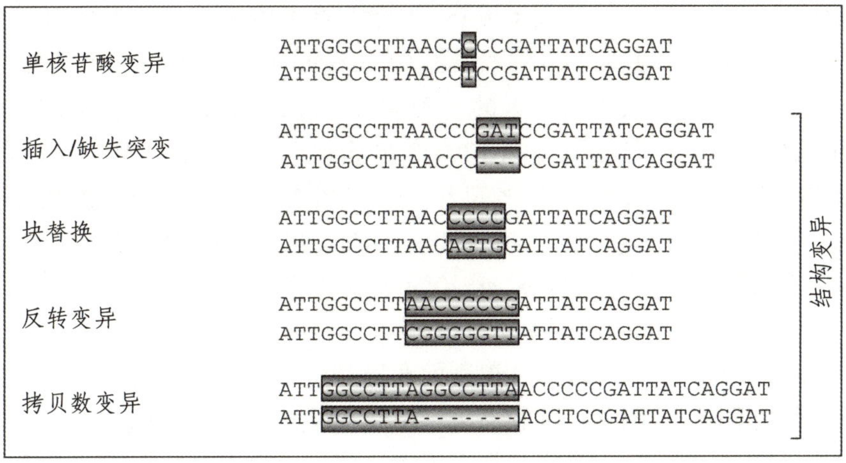

4 种人类基因组中的单核苷酸变异	(*n*)	dbSNP (%)
J. Craig Venter 基因组	3 213 401	91.0
James D. Watson 基因组	3 322 093	81.7
亚洲基因组	3 074 097	86.4
Yoruban 基因组	4 139 196	73.6

基因组中的结构变异	(*n*)	长度(bp)
块替换	53 823	2~206
插入缺失(杂合子)	851 575	1~82 711
反转	90	7~670 345
拷贝数变异	62	8855~1 925 949

图 3.4　人类基因组序列中存在的变异类型。dbSNP，单核苷酸多态性数据库。[Reproduced with permission from Frazer K.A., Murray, S.S., Schork, N.J., Topol, E.J., Human genetic variation and its contribution to complex traits. Nature Reviews Genetics, 10 (4):241-51, Copyright © 2009 Springer Nature. doi: 10.1038/nrg2554]

时会出现肾上腺危象。α-MSH 激素的缺失会导致过度进食,最终导致早发性肥胖。因为 α-MSH 参与头发和皮肤的色素沉着，这些患者也常有苍白的皮肤和红色的头发。POMC 基因缺陷患者需终身接受皮质醇替代治疗[38]。

MC4R 基因(在染色体 18q22 上发现),该基因缺陷是最常见的遗传性肥胖综合征,有 30 多种不同类型的基因突变,包括错义突变、无义突变和移码突变[39]。这些突变存在于 1%~6%的肥胖儿童中[5]。Larsen 等的研究显示,体重指数>30kg/m² 的丹麦人群中,有 2.5%存在 MC4R 基因突变。可能由于高胰岛素血症,具有这种遗传特征的患者将出现过度进食和骨密度增加[40]。目前,已开发出一种 MC4R 激动剂——司美诺肽(setmelanotide),但仍在评估中[41]。

单基因的鉴定使能量消耗途径的定位成为可能,并推动基因检测的发展,以识别和治疗易感个体。

多基因型肥胖

寻找候选基因

研究人员使用各种方法来识别和研究可能在某些疾病中具有重要意义的候选基因。功能方法利用当前的医学知识来研究基于病理生理学的基因。使用这种方法的肥胖研究主要集中于参与能量平衡通路和脂肪组织生物学相关的基因。定位方法利用已建立的基因组研究中现有基因座的知识来预测其他邻近基因座的重要性。迄今为止,这些方法的研究成果较少,且并不统一。

很多功能学研究集中在线粒体解偶联蛋白(UCP)上,因为它们与能量消耗有功能性联系。UCP1 在棕色脂肪组织的产热中起重要作用。UCP2 和 UCP3 基因被发现与 BMI、腰臀比、皮褶厚度、呼吸商和基础代谢率相关[4]。

β3-肾上腺素能受体(AR)基因主要存在于婴儿棕色脂肪中,在成人深层脂肪(如肾周脂肪和网膜脂肪)中含量较低,其在动物体内的产热、抗肥胖和抗糖尿病特性已得到研究。在人类中,一个为期 20 周的耐力训练计划使具有 β2-AR 和 β3-AR 基因多态性个体的总脂肪和皮下脂肪显著减少[4]。

全基因组关联分析

GWAS 是一种非假设驱动的方法,针对利用家族基因、单基因、候选基因和其他模式进行的局限性研究而开发。对肥胖个体的全基因组进行分析,并将其与瘦个体的基因组进行比较。对 DNA 中的所有变异进行了鉴别,包括可能具有或可能不具有功能意义的低至合理的外显率的变异。

根据人类肥胖基因图谱的第 12 次更新,在一系列 61 个全基因组扫描研究中,有 253 个肥胖相关表型的数量性状基因座[8]。这些基因座中有很大一部分是在大脑中表达的基因[36]。

2007 年,在一项针对糖尿病患者的研究中发现了脂肪量和肥胖相关(FTO)基因[42]。后来发现,FTO 基因通过肥胖刺激导致糖尿病[43,44]。此外,研究表明,具有某些 SNP(ESR1、FTO)的个体不太可能维持术后血糖控制和保持体重，而其他基因(UCP2)在手术后会带来更大的体重减轻[45]。

FTO 基因座中的几个 SNP 已被证明会改变 Iroquois 同源框 3(IRX3)基因中启动子的表达，从而导致肥胖表型[46,47]。IRX3 基因缺陷的小鼠由于体内脂肪减少和代谢率增加(通过将白色脂肪组织转变为棕色脂肪组织)，体重减轻了 25%~30%。

2008 年，一项 GWAS 研究了 11 955 名欧洲和印度血统的个体，发现 MC4R 基因附近基因座的变异与腰围和胰岛素抵抗增加相关[48](图 3.5)。

在肥胖人群中发现了具有 SNP 变异的另一个感兴趣的基因座，该基因座位于 GIP 受体(GIPR)基因附近。GIP 是由十二指肠和肠道 K 细胞分泌的肠促胰岛素激素，参与葡萄糖摄入后胰岛素的释放[49]。

先前 GWAS 出版物的成功为人类性状遗传研究(GIANT)团队开展一系列 Meta 分析奠定了基础。该小组最近的一项研究对 125 项研究中的 322 154 名欧洲裔和 17 072 名非欧洲裔个体的 BMI 与数百万个 SNP 之间开展相关性分析[50]。研究组发现了 97 个不同的 BMI 基因座，其中 56 个是新发现的。然而，这 97 个基因座能解释体重指数变化的只占 2.7%[50,51]。

由于已识别的变异众多且效应量不大，GWAS 识别基因座的临床应用面临极大挑战。使用遗传风险评分(GRS)是分析累积负担的一种方法。一些研究发现，GRS 高分与低体力活动和高 BMI 有关。尽管 GRS 在人口水平上具有统计学意义，但它没有考虑基因-基因或基因-环境的相互作用[52]。

目前，许多商业实体出售肥胖基因检测服务，用

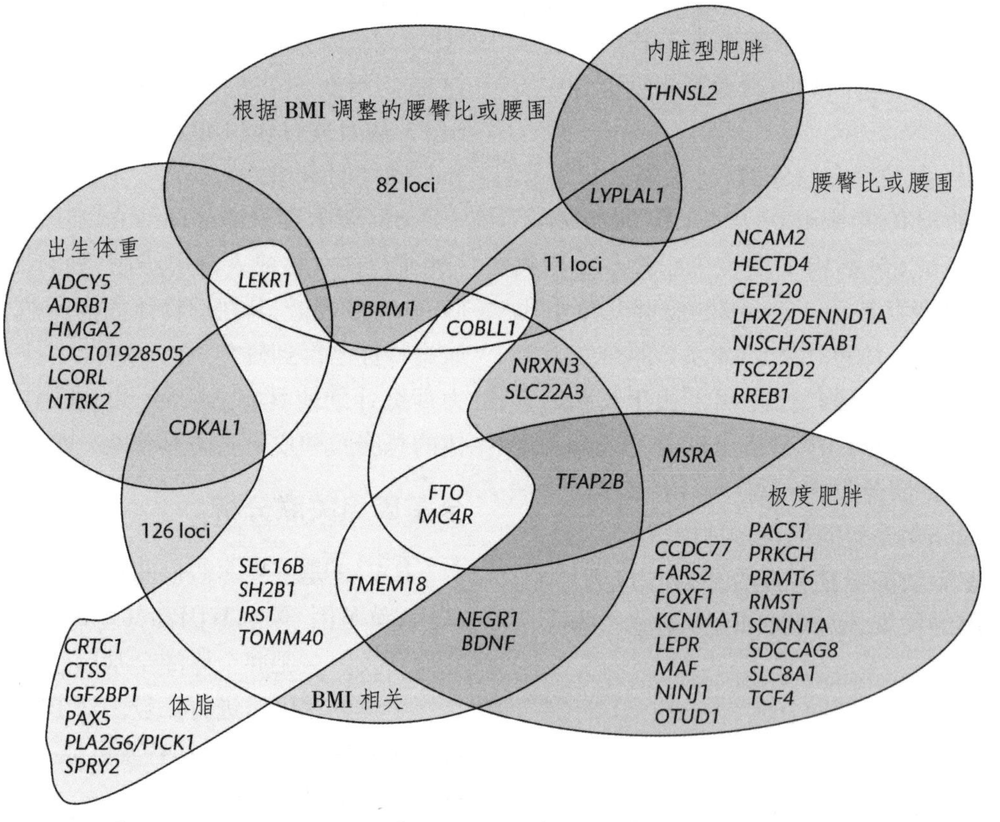

图 3.5　GWAS 对肥胖特征的重大发现。为了表述清楚，GWAS 的发现分为 7 类：BMI 相关(包括成年期 BMI、体重、超重或肥胖状态、儿童 BMI、儿童肥胖和 BMI 随时间变化的 GWAS；141 个基因座)；体脂(包括体脂百分比和体脂质量的 GWAS；15 个基因座)；出生体重(8 个基因座)；根据 BMI 调整的腰臀比或腰围(97 个基因座)；内脏肥胖(包括内脏脂肪和内脏与皮下脂肪组织比率的 GWAS；2 个基因座)；腰臀比或腰围(包括未根据 BMI 调整的腰臀比和腰围的 GWAS；26 个基因座)；极度肥胖(包括儿童极度肥胖和成人极度肥胖的 GWAS；23 个基因座)。[Reproduced with permission from Goodarzi，M.O. Genetics of obesity：what genetic association studies have taught us about the biology of obesity and its complications. The Lancet Diabetes & Endocrinology，6 (3)：223-236. Copyright © 2018 Elsevier. DOI：https://doi.org/10.1016/S2213-8587(17)30200-0]

以明确因果突变。2005年,英国国家医疗服务体系信托基金在一项试点计划中采用了此类测试。在美国,也开始了将基因测试与辅助相结合的试点计划,以制订个性化的减肥方案。测试的一些基因是FTO、MC4R和多巴胺受体D2(DRD2)(与暴饮暴食等成瘾行为有关)。

肥胖与微生物组

微生物已被证明有助于免疫系统的发育、食物的消化、疾病的抵抗,并决定对药物的反应(图3.6)。它们还可以导致肥胖或厌食行为。此外,如果儿童在出生后的前6个月服用抗生素,他们在以后的生活中更可能肥胖。

一项人类研究发现,肥胖者和接受膝关节手术的患者,肠道生物多样性都很低。然而,一些接受胃旁路术的患者恢复了较高的肠道生物多样性并减轻了体重[53]。使用外科手术和益生元/益生菌干预的治疗潜力在啮齿类动物中已经看到了积极效果,并正在人类研究中探索,且取得了一些有益的结果[54]。此外,微生物组产生的治疗干预可能有助于改善食物摄入行为。

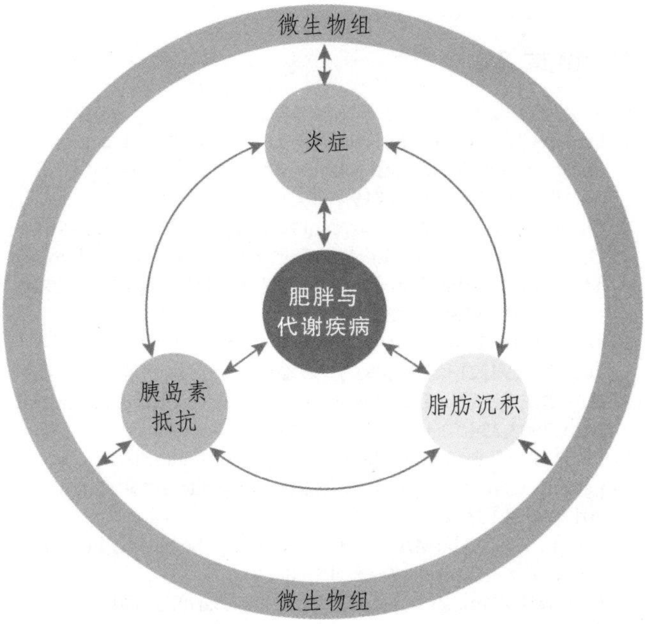

图3.6 肠道微生物组和哺乳动物宿主在炎症和代谢中的交互作用。肠道微生物组可通过与宿主的一系列分子相互作用导致宿主出现胰岛素抵抗、轻度炎症和脂肪沉积,因此,可间接参与肥胖和代谢性疾病的发病。[Reproduced from Boulangé, C.L., Neves, A.L., Chilloux, J., Nicholson, J.K., Dumas, M.E. Impact of the gut microbiota on inflammation, obesity, and metabolic disease. Genome Medicine, 8(42): 42. DOI: 10.1186/s13073-016-0303-2. This article is distributed under the terms of the Creative Commons Attribution 4.0 International License (CC BY 4.0), http://creativecommons.org/licenses/by/4.0/.]

结论

我们现在知道,肥胖与身高一样具有遗传性,几乎多于任何其他研究的疾病[55]。肥胖的社会、医疗和经济成本都很高。2014年,肥胖对全球经济的影响估计为2万亿美元,占全球GDP的2.8%[56]。在澳大利亚,2008年肥胖患者的年医疗费用比体重正常患者多1429澳元(1澳元=4.77人民币),2016年学龄前儿童肥胖的支出约为1700万澳元[57]。

我们开始了解众多复杂的控制肥胖的环境和遗传因素。WHO已经通过了《饮食、身体活动与健康全球战略》,但目前还没有任何卫生系统能够完全应对管理肥胖的挑战。此外,也没有任何国家实施了有效的战略来预防[58,59]。要成功实现战略目标,需要强有力的政府领导、有效的政策制定、城市和环境规划,以及增加教育力度和提高健康食品的补贴。

应对肥胖的大流行需要一种范式转变,基因组学可能是一种基本手段。我们对肥胖病理生理学的深入理解得益于基因组学、数据科学和相关技术的飞速发展。

基因分析和风险信息分析带来巨大的临床效用,其中包括开发个体化行为干预、营养方案、药物治疗、基因治疗等系统干预程序。我们将能够筛查出每一个人的风险并预测个体对给定干预程序的反应程度[60]。应用快速诊断方法并减少错误诊治、并发症和不良反应,还有望降低医疗保健的总成本[61]。

基因组学技术在精准医疗中的应用不是未来,已是当下。然而,在我们充分利用其能力之前,亟须制定全球和国家特定的伦理政策和相关法规(如人权平等、数据保护和隐私法案),同时加强社会契约精神,提高人力资源管理水平。

(王卓 译 包晓航 审)

参考文献

1. Ogden CL, Carroll MD, Fryar CD, Flegal KM. Prevalence of obesity among adults and youth: United States, 2011–2014. NCHS Data Brief. 2015;**219**:1–8.
2. Ogden CL, Carroll MD, Lawman HG, Fryar CD, Kruszon-Moran D, Kit BK, et al. Trends in obesity prevalence among children and adolescents in the United States, 1988–1994 through 2013–2014. JAMA. 2016;**315**(21):2292–99.
3. Haslam DW, James WPT. Obesity. Lancet. 2005;**366**(9492):1197–209.
4. Loos RJF, Bouchard C. Obesity—is it a genetic disorder? J Intern Med. 2003;**254**(5):401–25.
5. Phan-Hug F, Beckmann JS, Jacquemont S. Genetic testing in patients with obesity. Best Pract Res Clin Endocrinol Metab. 2012;**26**(2):133–43.
6. Lloyd-Price J, Abu-Ali G, Huttenhower C. The healthy human microbiome. Genome Med. 2016;**8**(1).
7. Harrow J, Frankish A, Gonzalez JM, Tapanari E, Diekhans M, Kokocinski F, et al. GENCODE: the reference human genome annotation for The ENCODE Project. Genome Res. 2012;**22**(9):1760–74.
8. Rao KR, Lal N, Giridharan NV. Genetic & epigenetic approach to human obesity. Indian J Med Res. 2014;**140**(5):589–603.
9. Dalgaard K, Landgraf K, Heyne S, Lempradl A, Longinotto J, Gossens K, et al. Trim28 haploinsufficiency triggers bi-stable epigenetic obesity. Cell. 2016;**164**(3):353–64.
10. Carbonero F. Human epigenetics and microbiome: the potential for a revolution in both research areas by integrative studies. Future Science OA. 2017;**3**(3):FSO207.
11. Komaroff AL. The microbiome and risk for obesity and diabetes. JAMA. 2017;**317**(4):355–56.
12. Schellekens H, Finger BC, Dinan TG, Cryan JF. Ghrelin signalling and obesity: at the interface of stress, mood and food reward. Pharmacol Ther. 2012;**135**(3):316–26.
13. Bell CG, Walley AJ, Froguel P. The genetics of human obesity. Nat Rev Genet. 2005;**6**(3):221–34.
14. Clément K, Vaisse C, Lahlou N, Cabrol S, Pelloux V, Cassuto D, et al. A mutation in the human leptin receptor gene causes obesity and pituitary dysfunction. Nature. 1998;**392**(6674):398–401.
15. Margetic S, Gazzola C, Pegg GG, Hill RA. Leptin: a review of its peripheral actions and interactions. Int J Obes Relat Metab Disord. 2002;**26**(11):1407–33.
16. Maffei M, Halaas J, Ravussin E, Pratley RE, Lee GH, Zhang Y, et al. Leptin levels in human and rodent: measurement of plasma leptin and ob RNA in obese and weight-reduced subjects. Nat Med. 1995;**1**(11):1155–61.
17. Friedman JM, Halaas JL. Leptin and the regulation of body weight in mammals. Nature. 1998;**395**(6704):763–70.
18. Barsh GS, Schwartz MW. Genetic approaches to studying energy balance: perception and integration. Nat Rev Genet. 2002;**3**(8):589–600.
19. Air EL, Strowski MZ, Benoit SC, Conarello SL, Salituro GM, Guan X-M, et al. Small molecule insulin mimetics reduce food intake and body weight and prevent development of obesity. Nat Med. 2002;**8**(2):179–83.
20. Spiegelman BM, Flier JS. Obesity and the regulation of energy balance. Cell. 2001;**104**(4):531–43.
21. Maier C, Riedl M, Vila G, Nowotny P, Wolzt M, Clodi M, et al. Cholinergic regulation of ghrelin and peptide YY release may be impaired in obesity. Diabetes. 2008;**57**(9):2332–40.
22. Goldstone AP, Miras AD, Scholtz S, Jackson S, Neff KJ, Pénicaud L, et al. Link between increased satiety gut hormones and reduced food reward after gastric bypass surgery for obesity. J Clin Endocrinol Metab. 2016;**101**(2):599–609.
23. Flier JS, Harris M, Hollenberg AN. Leptin, nutrition, and the thyroid: the why, the wherefore, and the wiring. J Clin Invest. 2000;**105**(7):859–61.
24. Lu M, Sarruf DA, Talukdar S, Sharma S, Li P, Bandyopadhyay G, et al. Brain PPAR-γ promotes obesity and is required for the insulin-sensitizing effect of thiazolidinediones. Nat Med. 2011;**17**(5):618–22.
25. Seedorf U, Aberle J. Emerging roles of PPARdelta in metabolism. Biochim Biophys Acta. 2007;**1771**(9):1125–31.
26. Blaschke F. Obesity, peroxisome proliferator-activated receptor, and atherosclerosis in type 2 diabetes. Arterioscler Thromb Vasc Biol. 2006;**26**(1):28–40.
27. Schwartz MW, Woods SC, Porte D Jr, Seeley RJ, Baskin DG. Central nervous system control of food intake. Nature. 2000;**404**(6778):661–71.
28. Neel JV. The 'thrifty genotype' in 1998. Nutr Rev. 1999;**57**(5 Pt 2): S2–9.
29. Ravussin E, Valencia ME, Esparza J, Bennett PH, Schulz LO. Effects of a traditional lifestyle on obesity in Pima Indians. Diabetes Care. 1994;**17**(9):1067–74.
30. Srivastava A, Srivastava N, Mittal B. Genetics of obesity. Indian J Clin Biochem. 2016;**31**(4):361–71.
31. Stunkard AJ, Harris JR, Pedersen NL, McClearn GE. The body-mass index of twins who have been reared apart. N Engl J Med. 1990;**322**(21):1483–87.
32. Lee JH, Reed DR, Price RA. Familial risk ratios for extreme obesity: implications for mapping human obesity genes. Int J Obes Relat Metab Disord. 1997;**21**(10):935–40.
33. McBride CM, Persky S, Wagner LK, Faith MS, Ward DS. Effects of providing personalized feedback of child's obesity risk on mothers' food choices using a virtual reality buffet. Int J Obes. 2013;**37**(10):1322–27.
34. Cossrow N, Falkner B. Race/ethnic issues in obesity and obesity-related comorbidities. J Clin Endocrinol Metab. 2004;**89**(6):2590–94.
35. Frazer KA, Murray SS, Schork NJ, Topol EJ. Human genetic variation and its contribution to complex traits. Nat Rev Genet. 2009;**10**(4):241–51.
36. Farooqi IS, O'Rahilly S. New advances in the genetics of early onset obesity. Int J Obes. 2005;**29**(10):1149–52.
37. Flier JS, Maratos-Flier E. Obesity and the hypothalamus: novel peptides for new pathways. Cell. 1998;**92**(4):437–40.
38. Farooqi IS. Monogenic human obesity syndromes. Prog Brain Res. 2006;**153**:119–25.
39. Hinney A, Schmidt A, Nottebom K, Heibült O, Becker I, Ziegler A, et al. Several mutations in the melanocortin-4 receptor gene including a nonsense and a frameshift mutation associated with dominantly inherited obesity in humans. J Clin Endocrinol Metab. 1999;**84**(4):1483–86.
40. Larsen LH, Echwald SM, Sørensen TIA, Andersen T, Wulff BS, Pedersen O. Prevalence of mutations and functional analyses of melanocortin 4 receptor variants identified among 750 men with juvenile-onset obesity. J Clin Endocrinol Metab. 2005;**90**(1):219–24.
41. Collet T-H, Dubern B, Mokrosinski J, Connors H, Keogh JM, de Oliveira EM, et al. Evaluation of a melanocortin-4 receptor (MC4R) agonist (setmelanotide) in MC4R deficiency. Mol Metab. 2017;**6**(10):1321–29.
42. Frayling TM. Genome-wide association studies provide new insights into type 2 diabetes aetiology. Nat Rev Genet.

2007;**8**(9):657–62.
43. Scuteri A, Sanna S, Chen W-M, Uda M, Albai G, Strait J, et al. Genome-wide association scan shows genetic variants in the FTO gene are associated with obesity-related traits. PLoS Genet. 2007;3(7):e115.
44. Speliotes EK, Willer CJ, Berndt SI, Monda KL, Thorleifsson G, Jackson AU, et al. Association analyses of 249,796 individuals reveal 18 new loci associated with body mass index. Nat Genet. 2010;**42**(11):937–48.
45. Liou T-H, Chen H-H, Wang W, Wu S-F, Lee Y-C, Yang W-S, et al. ESR1, FTO, and UCP2 genes interact with bariatric surgery affecting weight loss and glycemic control in severely obese patients. Obes Surg. 2011;**21**(11):1758–65.
46. Ragvin A, Moro E, Fredman D, Navratilova P, Drivenes Ø, Engström PG, et al. Long-range gene regulation links genomic type 2 diabetes and obesity risk regions to HHEX, SOX4, and IRX3. Proc Natl Acad Sci U S A. 2010;**107**(2):775–80.
47. Smemo S, Tena JJ, Kim K-H, Gamazon ER, Sakabe NJ, Gómez-Marín C, et al. Obesity-associated variants within FTO form long-range functional connections with IRX3. Nature. 2014;**507**(7492):371–75.
48. Chambers JC, Elliott P, Zabaneh D, Zhang W, Li Y, Froguel P, et al. Common genetic variation near MC4R is associated with waist circumference and insulin resistance. Nat Genet. 2008;**40**(6):716–18.
49. Saxena R, Hivert M, Langenberg C, Tanaka T, Pankow JS, Vollenweider P, et al. Genetic variation in GIPR influences the glucose and insulin responses to an oral glucose challenge. Nat Genet. 2010;**42**(2):142–48.
50. Locke AE, Kahali B, Berndt SI, Justice AE, Pers TH, Day FR, et al. Genetic studies of body mass index yield new insights for obesity biology. Nature. 2015;**518**(7538):197–206.
51. Goodarzi MO. Genetics of obesity: what genetic association studies have taught us about the biology of obesity and its complications. Lancet Diabetes Endocrinol. 2018;**6**(3):223–36.
52 Belsky, D. W., Moffitt, T. E., Sugden, K., Williams, B., Houts, R., McCarthy, J., & Caspi, A. (2013). Development and evaluation of a genetic risk score for obesity. Biodemography and social biology, **59**(1), 85–100. https://doi.org/10.1080/19485565.2013.774628
53. Boulangé CL, Neves AL, Chilloux J, Nicholson JK, Dumas M-E. Impact of the gut microbiota on inflammation, obesity, and metabolic disease. Genome Med. 2016;**8**(1):42.
54. Ilhan ZE, DiBaise JK, Isern NG, Hoyt DW, Marcus AK, Kang D-W, et al. Distinctive microbiomes and metabolites linked with weight loss after gastric bypass, but not gastric banding. ISME J. 2017;**11**(9):2047–58.
55. Friedman JM. Modern science versus the stigma of obesity. Nat Med. 2004;**10**(6):563–69.
56. Tremmel M, Gerdtham U-G, Nilsson PM, Saha S. Economic burden of obesity: a systematic literature review. Int J Environ Res Public Health. 2017;**14**(4):435.
57. Brown V, Moodie M, Baur L, Wen LM, Hayes A. The high cost of obesity in Australian pre-schoolers. Aust N Z J Public Health. 2017;**41**(3):323–24.
58. Lu J, Bi Y, Ning G. Curbing the obesity epidemic in China. Lancet Diabetes Endocrinol. 2016;**4**(6):470–71.
59. World Health Organization. Report of the Commission on Ending Childhood Obesity. Implementation Plan: Executive Summary. 2016. Geneva: World Health Organization.
60. Lin JS, Thompson M, Goddard KAB, Piper MA, Heneghan C, Whitlock EP. Evaluating genomic tests from bench to bedside: a practical framework. BMC Med Inform Decis Mak. 2012;**12**:117.
61. The Lancet. Public genomes: the future of the NHS? Lancet. 2017;**390**(10091):203.

第 4 章

肥胖患者的药代动力学和药效学

Tiffany Sun Moon, Babatunde O. Ogunnaike

引言

超过 1/3 的成年人存在肥胖（BMI≥30kg/m^2），其中 5%为病态肥胖（BMI≥40kg/m^2）[1]。在过去 30 年中，全球病态肥胖的发病率增加了 2 倍[2]。肥胖是多种疾病的危险因素，包括高血压、冠状动脉疾病、阻塞性睡眠呼吸暂停及糖尿病。此外，与非肥胖受试者相比，肥胖患者的发病率和死亡率增加[3]。这些患者不仅因解剖差异给医生带来困难，而且他们身体成分的变化也对麻醉药物的药代动力学和药效学特征产生差异。

肥胖使脂肪和瘦肌肉量均增加，但脂肪组织总量不成比例地增加，因为其脂溶性影响药物的分布容积。心输出量、总血容量和局部血流量的改变也会影响麻醉药物的血浆峰浓度、清除率和消除半衰期。临床试验中经常排除肥胖和病态肥胖个体，因此，当应用于肥胖和病态肥胖个体时，药品说明书上的用药信息可能并不准确[2]。肥胖和病态肥胖引起的病理变化可能会导致药物的药代动力学和药效学发生改变，这可能需要调整用药剂量。麻醉医师应了解肥胖是如何影响麻醉药物的药代动力学和药效学，以避免治疗指数较窄的药物相对过量或剂量不足。

体重和肥胖的测量方法

直接和间接方法可用于评估肥胖受试者的身体成分。其目的是确定瘦体重和脂肪量，以适当地给药。

身体成分的直接测量

可以测量全身水分，因为水分与去脂体重保持稳定的关系，所以测量的水同位素稀释量可以预测非肥胖患者的脂肪量和去脂体重（FFM）[4]。然而，这项技术在肥胖人群中受限，因为全身水分的 15%~30%以细胞外液的形式存在于脂肪组织中，并随脂肪组织积累程度成比例增加[5]。

总（全身）计数测量体内天然放射性钾-40 的量。由于钾几乎全部在细胞内，可以提供细胞量的估计[6]。通常，该方法只用于研究目的。

双能 X 线吸收法是另一种量化脂肪、瘦组织和骨密度的方法。扫描使受试者暴露于极少量的辐射中。然后使用数学算法计算身体的各个组成成分[4]。双能 X 线吸收法在病态肥胖等极端人群中可能不太可靠[7]。CT 和 MRI 也可用于直接评估身体成分。然而，一些 CT 和 MRI 扫描仪可能无法在物理上容纳病态肥胖个体。此外，CT 会有大剂量辐射，而 MRI 耗时较长[4]。

身体成分的间接测量

人体测量学是间接评估身体成分最基本的方法之一。测量描述了身体质量、大小和形状，包括体重、身高、皮褶厚度、周长和肢体长度[6]。有时使用腹围或更常见的腹围/臀围比或腰臀比描述脂肪分布。男性腰臀比>1.0，女性腰臀比>0.85 与患心血管疾病和糖尿病风险增加相关[8]。使用卡尺测量皮褶也可用于确定皮下脂肪厚度和体脂百分比，但在病态肥胖患者中，技术上可能很难实施。

生物电阻抗是测量人体作为导体对微弱交流电的电阻，并估计受试者的全身水分、FFM 和脂肪量。尽管有多种市售生物电阻抗分析仪可供使用，但其在临床医学中的应用有限。个体测量可能会出现较大误差，尤其是在肥胖患者中，因此，限制了其临床效用[4]。

用于药代动力学研究的体型描述指标（给药标量）

总体重

总体重（TBW）是个体的实际体重。TBW 通常用于测定 TBW 相对于理想体重（IBW）增加的百分比来评估肥胖的严重程度。当 TBW>IBW 的 120%时，个体被视为肥胖[9]。许多药物的推荐剂量基于 TBW，这适用于 TBW、瘦体重（LBW）和 IBW 具有可比性的正常体重个体。在肥胖患者中，脂肪量和瘦体重不成比例地增加，因为瘦体重只占体重增加的 20%~40%。因此，在肥胖者中，LBW 与 TBW 的比值下降。脂肪组织的血流量通常占心输出量的 5%，但在病态肥胖患者中可能会降至仅 2%[10]。过量脂肪组织导致灌注量的减少可以解释为什么亲脂性药物的分布容积与过量脂肪组织的量并不会成比例地增加。因此，基于 TBW 的药物剂量可能导致肥胖个体用药过量。

体重指数

最广泛使用的描述肥胖的指标是 BMI，定义为 TBW（kg）/身高（m^2）。肥胖通常根据 BMI 分为不同的亚组（表 4.1）。BMI≥30kg/m^2 和 BMI≥40kg/m^2 分别定义为肥胖和病态肥胖。主要缺点是 BMI 未考虑脂肪量和肌肉量之间的差异，因此，肌肉量大的个体（如健壮的、肌肉发达的个体）具有与脂肪量大的个体相同的 BMI。此外，BMI 不具有性别特异性。

表 4.1　肥胖的分级

体重指数（kg/m^2）	描述	肥胖分级
18.5~24.9	正常	–
25.0~29.9	超重	–
30.0~34.9	肥胖	Ⅰ级
35.0~39.9	肥胖	Ⅱ级
>40	极度肥胖	Ⅲ级

理想体重

IBW 最初来源于美国大都会人寿保险公司收集的身高–体重表，并于 1943 年首次发表[11]。术语“理想的”和“有利的”体重是同义词，用于表示与最低死亡率相关的体重。尽管已经发表了许多公式，但最常用的是 Devine 在 1974 年提出的[11]：

IBW（男性）=50kg+0.9055kg/cm（>152.4cm）

IBW（女性）=45.5kg+0.9055kg/cm（>152.4cm）

使用 IBW 给药不能解释与肥胖相关的瘦体重与脂肪量的不同比值。此外，该公式建议所有性别和身高相同的患者接受相同剂量的药物。在病态肥胖个体中，使用上述公式计算的 IBW 小于患者的实际 LBW，并可能导致剂量不足[9]。

体表面积

体表面积（BSA）最常用的计算方法是 Mosteller 公式[12]：

$$BSA(m^2)=\{[身高(cm)\times体重(kg)]/3600\}^{1}/_{2}$$

基于 BSA 给药与基于 IBW 给药具有相同的缺陷，因为 BSA 不能区分肥胖患者瘦体重和脂肪量的不同比例。BSA 主要用于化疗药物给药，通常限制在最大值 2m^2[9]。不用于确定麻醉药物的给药剂量。

去脂体重

FFM 是 TBW 减去脂肪重量。它由骨骼、肌肉、器官和细胞外液组成。FFM 不包括作为 LBW 组分的细胞膜、中枢神经系统和骨髓中的脂质[4]。然而，在临床实践中，LBW 和 FFM 经常交替使用。FFM 可以使用生物电阻抗分析或双能 X 线吸收法测量[13]。

瘦体重

LBW 定义为 TBW 减去脂肪重量。在肥胖患者中，LBW 以与 TBW 不成比例的方式增加（图 4.1）。随着个体越来越肥胖，绝对 LBW 会增加，但 LBW/TBW 的比值实际上会降低。LBW 可以作为高水溶性药物的药代动力学行为的有效预测指标。它与心输出量和清除率显著相关，这对于确定药物负荷量和维持剂量非常重要[14]。LBW 可能是肥胖患者给药的理想给药标量（表 4.2），但其实用性有限，因为在正常临床条件下，没有实用或准确的方法来测量[9]。对于 BMI≤43kg/m^2

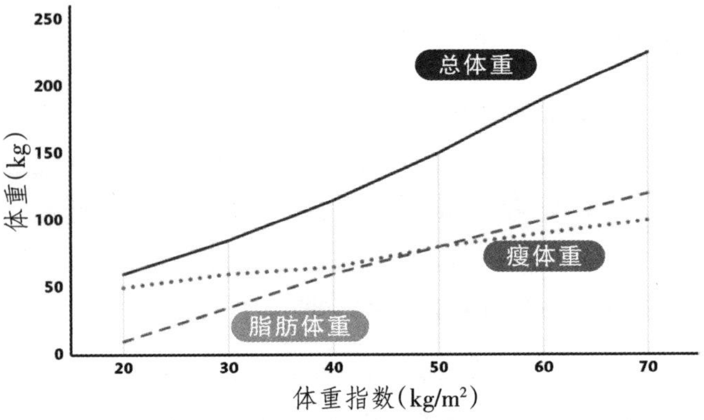

图 4.1 标准身高男性 TBW、脂肪体重和 LBW 与 BMI 的关系。[Source: Data from Janmahasatian, S., Duffull, S. B., Ash, S., et al. Quantification of lean bodyweight. Clinical Pharmacokinetics, 44 (10): 1051–65, 2012.]

表 4.2 给药标量和推导

给药标量	推导
BMI(kg/m^2)	TBW(kg)/身高(m^2)
IBW(kg)	男性=50kg+0.9055kg/cm(>152.4cm)
	女性=45.5kg+0.9055kg/cm(>152.4cm)[11]
BSA(m^2)	{[身高(cm)×体重(kg)]/3600}$^{1}/_{2}$ [12]
ABW(kg)	IBW+相关系数×(TBW–IBW)[16]
FFM(kg)	男性:(0.285×TBW)+[12.1×身高(m^2)]
	女性:(0.287×TBW)+[9.74×身高(m^2)][17]
LBW(kg)	男性:(1.1×TBW)–(0.0128×BMI×TBW)
	女性:(1.07×TBW)–(0.0148×BMI×TBW)[17]

ABW,校正体重;BMI,体重指数;BSA,体表面积;FFM,去脂体重;IBW,理想体重;LBW,瘦体重;TBW,总体重。

的患者,已推导出相应公式来计算 LBW[15]。然而,在 TBW>120kg 的患者中,公式计算出的 LBW 开始降低,甚至在超病态肥胖患者中达到负值。由于 FFM 和 LBW 可互换用于临床给药,因此,可外推用于估算 FFM 的公式以估算 LBW[13]。利用基于性别、身高和体重的半机械模型,推导出了计算男性和女性 LBW 的公式[13]。与双能 X 线吸收法和生物电阻抗分析得出的体重相比,该公式具有准确的预测特性。

随着 TBW 的增加,LBW 和脂肪重量不成比例地增加,因此,LBW/TBW 随肥胖的增加而下降[9]。

校正体重

校正体重(ABW)旨在校正肥胖患者的分布容积。它不是一个测量值,而是使用患者的 IBW 和 TBW 推导得出。为计算 ABW,使用校正系数确定 TBW 的固定百分比,然后将该百分比与患者的 IBW 相加。一些作者选择使用患者超重的 40%作为计算肥胖患者丙泊酚输注速率的校正系数[16]。然而,计算的 ABW 并没有提高研究中预测的丙泊酚血浆浓度的准确性。由于药物的分布容积和理化性质不同,应确定每种药物的 ABW[2]。ABW 并非临床麻醉常用的给药标量,而是用于特定药物的药代动力学实验。

理想体重百分比

IBW 百分比是 TBW 与 IBW 的比值。例如,体重为 100kg 的 163cm 女性的 IBW 百分比为 180%,表明其 IBW 高出 80%。临床上,IBW 百分比不用作给药标量,但有助于提示患者与其 IBW 成比例的程度。

预期正常体重

预期正常体重是 LBW 和预测的正常脂肪重量的总和。该参数是为了更好地描述药物的药代动力学,而不是预测患者的发病率。它代表肥胖个体预期的正常体重,即 LBW 和其预测的“正常”脂肪量的总和[2]。它不是临床麻醉中常用的给药标量,但可作为比较值。

肥胖的病理生理学

肥胖引起的许多病理生理变化会影响麻醉药的药代动力学和药效学特征(框 4.1)。肥胖导致总血容量和心输出量绝对增加。虽然其绝对血容量增加了,但总血容量的计算从非肥胖受试者的 75ml/kg 下降至病态肥胖受试者的 50ml/kg[18]。评估肥胖和病态肥胖受试者血容量的公式先前已进行了描述[19]。正常情况下,脂肪组织的血流量占总心输出量的 5%,而内脏

框 4.1 肥胖的病理生理学

- 脂肪组织增加
- LBW 增加
- LBW/TBW 比值降低
- 心输出量增加
- 功能残气量和呼吸顺应性降低
- 肾血流量和肾小球滤过率增加
- 非酒精性脂肪性肝病
- 蛋白结合改变

器官和瘦组织分别占心输出量的73%和22%[20]。肥胖导致脂肪组织增加，但流向脂肪组织的血流量可能减少到心输出量的2%[10]。

肥胖也会影响药物与血浆蛋白的结合，但文献提供了相互矛盾的结果。一项研究表明，甘油三酯、脂蛋白和游离脂肪酸浓度的增加会抑制蛋白质结合，从而增加药物的游离血浆浓度[21]。相反，其他研究人员发现增加急性期反应物如α-1-酸性糖蛋白的浓度会增加蛋白结合程度，从而降低药物的游离血浆浓度[22-23]。人血白蛋白和总蛋白水平一般不受肥胖的影响。与单纯肥胖相比，低白蛋白水平可能是术后并发症更好的预测指标[24]。

肥胖引起的肾脏和肝脏功能改变可以改变药物的代谢和清除，从而影响麻醉药物的药代动力学。研究发现肥胖可降低细胞色素P450(CYP)3A4途径代谢的药物的清除率，这对包括芬太尼在内的许多药物的代谢具有重要意义[25]。肥胖患者的CYP2E1活性增加，而挥发性麻醉药是其底物[26]。肝脏脂肪变性，也称为非酒精性脂肪性肝炎或非酒精性脂肪性肝病，在肥胖患者中很常见，并可进一步退化为肝纤维化，并降低肝脏清除率[27]。尽管高达90%的病态肥胖患者存在肝脏组织学异常，但术前肝功能检查可能无法反映肝功能不全的严重程度[28]。非酒精性脂肪性肝病患者中对乙酰氨基酚的葡醛酸化增加可能使这些患者易发生对乙酰氨基酚中毒[29]。

肥胖患者的肾脏清除率通常会因肾脏血流量和肾小球滤过率的增加而增加[30]。在其他方面健康的肥胖受试者中，肌酐清除率与估计的FFM成比例增加。然而，糖尿病和高血压常伴随着长期肥胖，这可能会导致肾小球损伤和肾功能不全[31]。对于肾功能不全的肥胖患者，应根据测量的肌酐清除率来调整经肾脏排泄药物的剂量，因为使用标准公式计算的肌酐清除率可能并不准确[32]。

肥胖患者循环血容量和心输出量的增加可能导致高血压。高达60%的肥胖患者有轻度至中度高血压，5%~10%的肥胖患者有重度高血压[33]。高血压是左心室肥厚、左心室壁压力增加和动脉粥样硬化的危险因素[34]。心肌增厚的患者围术期易发生心内膜下心肌缺血，尤其是存在低血压或心动过速时。此外，有阻塞性睡眠呼吸暂停或肥胖低通气综合征的患者可能伴有肺动脉高压和相关的右心功能障碍[35]。

肥胖患者的肺功能会发生改变，而病态肥胖患者可能发生显著改变。肥胖患者的呼吸系统顺应性、功能残气量、总肺活量和呼气储备量下降[36]。呼吸系统高阻力会增加肥胖患者的呼吸功，并在平卧位时加重。在开腹手术中，病态肥胖患者的动脉血氧浓度显著低于非肥胖患者[37]。在术后阶段，肥胖患者特别是那些伴随阻塞性睡眠呼吸暂停的患者，术后缺氧的风险非常高[38]。肥胖患者的阻塞性睡眠呼吸暂停发生率为40%~70%[39]。麻醉药物的选择和合适的剂量是确保围术期安全的关键。

药代动力学和药效学概念

药代动力学描述了给药剂量和血药浓度之间的关系。尽管内脏器官的血流量增加，但药物的吸收和生物利用度并未因肥胖而改变[14]。分布容积定义为体内与血浆中的药物浓度相同所需的液体容积。主要指的是表观容积而不是物理容积，是最常随肥胖改变的药代动力学参数[40]。在肥胖患者中，TBW是描述分布容积的最佳指标。对于快速达到最大浓度有重要影响的药物(如丙泊酚)，分布容积决定了其负荷剂量[9]。虽然肥胖会增加瘦肌量和脂肪量，但瘦体重的增加仅占总超体重的20%~40%，因此，瘦体重的百分比降低[20]。对于亲水性药物，分布容积更可能与LBW而不是TBW呈线性相关。对于亲脂性药物，肥胖者的分布容积可能显著增加[41]。99%以上的代谢过程发生在瘦组织中[42]。因此，清除率与LBW而非TBW呈线性相关[43]。如未并发肝或肾功能不全，肥胖患者的药物绝对清除率将更高。

药效学描述了器官药物浓度与治疗效果之间的关系。肥胖发生的病理生理学变化可能导致药物的药效学改变和药物的治疗窗不同。此外，与肥胖相关的生理、营养和遗传变化可导致受体表达或受体与药物的亲和力改变，进一步改变药物的药效学特征。在肥胖人群中，许多药物的治疗窗可能会缩小。应考虑是否应按固定剂量给药，或根据药物特异性特征进行滴定。

肥胖患者的麻醉用药剂量

麻醉是一种由中枢神经系统介导的可逆性状态，可产生无意识、无体动、遗忘、镇痛和反射抑制[44]。要达到这种状态，麻醉医师要使用各种不同的药物。肥胖引起的生理变化可极大地改变其中许多药物的分布、结合和消除。了解肥胖如何影响每种药物对于避免潜在的错误用药和不良事件至关重要。

表4.3显示了常用的静脉麻醉药和推荐剂量及注释。一般情况下,大多数药物应根据LBW给药,因为心输出量与LBW显著相关。但这并不适用于可能需要减少用药剂量或调整麻醉药的肥胖心肌病患者。应根据TBW给予琥珀胆碱,尤其是在快速控制气道的关键情况下(即快速序列诱导)。应根据IBW给予非去极化肌肉松弛药,以防止作用时间延长和可能增加的术后呼吸系统并发症风险。

丙泊酚

丙泊酚是肥胖患者最常用的诱导药。其具有高度的亲脂性、起效快、作用持续时间短的特点。它也用于镇静或作为平衡麻醉药或全静脉麻醉药的组成部分。非肥胖患者建议的推注剂量基于TBW。然而,肥胖患者的脂肪量和瘦体重不成比例地增加,此外,流向脂肪组织的血流量远低于瘦组织,因此,基于TBW的丙泊酚推注剂量将导致瘦组织中的丙泊酚浓度升高,并可能导致心血管的不良事件,如低血压和心肌抑制[45]。连续输注丙泊酚时,肥胖和非肥胖患者的分布容积和清除率与TBW相关[16]。肥胖和非肥胖患者的消除半衰期无差异。肥胖患者维持输注丙泊酚的剂量应基于TBW。相反,用于全身麻醉诱导的丙泊酚推注剂量应基于LBW。根据LBW快速输注丙泊酚的病态肥胖患者的意识消失时间与根据TBW注射丙泊酚的对照组

表4.3 肥胖患者的静脉给药剂量

药物	剂量	注释
丙泊酚	诱导:LBW 维持:TBW	亲脂性强,对灌注良好的器官亲和力高、起效快、作用时间短。维持期间总清除率和Vd与TBW相关
硫喷妥钠	LBW	肥胖患者的Vd增加,消除半衰期延长,但TBW标准化的总清除率与非肥胖患者相似
依托咪酯	LBW	与丙泊酚/硫喷妥钠的药代动力学相似。可导致肾上腺功能障碍;关于死亡风险增加的研究存在矛盾
右美托咪定	LBW	由于对呼吸的影响极小,非常适合作为病态肥胖患者的镇痛辅助用药。基于TBW的用药剂量会增加不良反应
咪达唑仑	单剂量:TBW(滴定至起效) 维持:LBW	Vd增加和消除半衰期延长。作用持续时间取决于分布范围,而非清除率。从低剂量开始,滴定至起效,以避免过度镇静
维库溴铵、罗库溴铵	IBW	药代动力学和药效学不随肥胖而改变。基于TBW给药时作用持续时间延长
顺式阿曲库铵	IBW	非器官依赖性霍夫曼消除可能使其成为病态肥胖患者的非去极化神经肌肉阻滞剂首选。如果根据TBW给药,作用持续时间延长
泮库溴铵	IBW	长效神经肌肉阻滞剂通常不适用于肥胖患者。在肥胖患者中,维持恒定的肌颤抑制剂量显著增加
琥珀胆碱	TBW	肥胖患者的TBW增加与假性胆碱酯酶活性增加相关
舒更葡糖钠	TBW	剂量应基于阻滞深度,一般为2~16mg/kg。剂量基于TBW时,拮抗时间比基于IBW或LBW更快
芬太尼	LBW	根据推导的"药代动力学量"的用药剂量与清除率的相关性更好。基于TBW的用药剂量高估了肥胖患者的剂量要求
舒芬太尼	LBW	Vd增加和消除半衰期的延长与肥胖程度相关。肥胖和非肥胖患者的清除率相似。起始剂量低,滴定至起效
瑞芬太尼	LBW	血浆和组织酯酶水解导致时量相关半衰期较短。肥胖和非肥胖患者的药代动力学相似

IBW,理想体重;LBW,瘦体重;TBW,总体重;Vd,分布容积。

相似[45]。一些作者建议肥胖患者使用丙泊酚进行麻醉维持和麻醉诱导应基于TBW[46-47]。但是，肥胖患者根据TBW使用丙泊酚，尤其是病态肥胖患者，可能导致药物过量和相关的血流动力学后果（例如，心肌抑制和低血压）。

硫喷妥钠

硫喷妥钠是一种巴比妥类药物，用于全身麻醉诱导。单次给药后，76%的硫喷妥钠分布于脑、肺、肾、心脏和肠道等高灌注组织。给药2min后，药物重新分布至肌肉，导致大脑血药浓度显著下降，从而终止其麻醉作用。硫喷妥钠具有非常高的油/水分配系数，可快速穿透组织屏障。硫喷妥钠在肥胖患者中的分布容积明显大于非肥胖患者[48]。由于分布容积的增加，与非肥胖患者（6.33h）相比，肥胖患者（27.8h）硫喷妥钠的消除半衰期显著延长。然而，当基于TBW标准化后，肥胖和非肥胖患者之间的总清除率无显著差异[48]。计算机模拟显示，根据LBW调整硫喷妥钠诱导剂量与根据心输出量调整的剂量产生相同的血浆峰浓度，这表明根据LBW给予硫喷妥钠是合适的[49]。肥胖患者瘦体重和心输出量增加，这可能导致硫喷妥钠给药后快速再分布。硫喷妥钠效应的终止是由于再分布，因此，肥胖患者在单次注射给药后可能会更快苏醒[9]。

依托咪酯

依托咪酯是一种诱导剂，可引起血压或心率的微小变化。它是血流动力学不稳定患者或心血管疾病患者（如冠状动脉疾病或肥胖性心肌病）的首选诱导剂[50]。依托咪酯的副作用包括注射痛、肌阵挛和术后恶心呕吐。依托咪酯还会抑制11-β-羟化酶，该酶参与类固醇的合成。这可能增加肾上腺功能障碍和多器官系统功能障碍的风险[51]。文献中有关使用依托咪酯是否增加死亡率的证据相互矛盾[52-54]。一项专门评价依托咪酯在病态肥胖患者中药效学的研究结果建议根据IBW给药[55]。既往作者建议基于TBW给予依托咪酯，但引用的文献不足以支持该实践[56]。其他作者认为，依托咪酯与硫喷妥钠和丙泊酚的药代动力学相似，因此，应根据LBW给药[2]。

右美托咪定

右美托咪定是一种高选择性α2受体激动剂，具有抗焦虑、镇痛和镇静作用。右美托咪定可减少突触前储存的去甲肾上腺素释放，并具有抗交感神经作用，可导致心率和血压下降。右美托咪定最常通过连续输注给药，由于其能够避免呼吸抑制，许多人提倡将其作为病态肥胖患者全身麻醉的辅助用药[57]。在行腹腔镜胃旁路术的病态肥胖患者中，将右美托咪定以0.8μg/kg的剂量推注后以0.4μg/（kg·h）的速率输注，相较于安慰剂可减少术后疼痛和吗啡用量，从而改善恢复情况[58]。在平衡麻醉的基础上加用右美托咪定可使麻醉医师减少术后阿片类药物的使用，从而减少呼吸抑制。肥胖患者的右美托咪定清除能力受损[59]。在腹腔镜减重手术期间，建议降低输注速率至0.2μg/（kg·h），以降低心动过缓和低血压的风险[57]。谨慎的做法可能是根据LBW开始输注给药，并滴定至起效。

苯二氮䓬类药物

苯二氮䓬类药物是亲脂性极强的药物，用于全身麻醉的术前用药、镇静、诱导和维持。咪达唑仑单次给药后，作用强度和持续时间取决于药物分布范围，而不是消除和清除率。肥胖患者的总分布容积几乎是非肥胖患者的3倍，这使消除半衰期增加约3倍[60]。然而，肥胖和非肥胖患者之间的总清除率并无差异。一些作者提倡，当苯二氮䓬类药物单次静脉给药时，用药剂量应与TBW成比例增加，以解释分布容积的增加[61,62]。其他作者建议给予“最小负荷剂量”，而不是基于TBW的大剂量[63]。如果使用连续输注，应根据IBW确定剂量，因为肥胖患者的总清除率无显著变化[60]。当作为术前用药时，初始剂量应较低，并滴定至起效，以避免过度镇静。由于肥胖患者术后呼吸抑制的风险增加，应避免使用长效苯二氮䓬类药物。

神经肌肉阻滞药和拮抗药

神经肌肉阻滞药是亲水的极性化合物，在多余体脂中的分布程度有限。维库溴铵在肥胖和非肥胖患者中的药代动力学和药效学特征基于IBW、总分布容积、血浆清除率和消除半衰期进行计算，两者没有差异[64]。维库溴铵应根据IBW而不是TBW给药。当根据TBW给予维库溴铵时，会出现相对过量，导致作用持续时间延长[65]。这可能导致苏醒和拔管时呼吸困难，尤其是因为肥胖患者的呼吸动力学发生改变，并容易发生阻塞性睡眠呼吸暂停[66]。

罗库溴铵是一种非去极化肌松药，由于季铵基团的作用，其亲脂性极弱。罗库溴铵在肥胖患者与非肥胖患者中的药代动力学和药效学没有改变[67]。然而，当基于 TBW 与 IBW 给予病态肥胖患者罗库溴铵时，基于 TBW 时作用持续时间是基于 IBW 的 2 倍[68]。随后，有人担心基于 IBW 的给药可能导致起效时间延长或气管插管条件不佳。然而，Meyhoff 等[69]的研究证实，在行胃束带术或胃旁路术的肥胖患者中，罗库溴铵按 IBW、IBW 加 20%和 IBW 加 40%超重给药未显著延长起效时间或导致气管插管条件欠佳。因此，建议按 IBW 给予罗库溴铵，并仔细监测神经肌肉阻滞的程度[68]。

泮库溴铵是一种长效氨基类固醇神经肌肉阻滞药。与非肥胖患者相比，肥胖患者明显需要更多的泮库溴铵来抑制持续性肌颤。这一需求量的增加可能是由肥胖患者细胞外液量增加所致[70]。然而，泮库溴铵的给药应基于 IBW，以避免长时间的神经肌肉阻滞。此外，除非有长期肌松需求的特定指征，否则建议使用短效神经肌肉阻滞药物如维库溴铵、罗库溴铵或顺式阿曲库铵[9]。

顺式阿曲库铵是一种苄基异喹啉类神经肌肉阻滞药，其独特的代谢方式是通过非器官依赖的霍夫曼消除。因此，其通常用于终末期肾病或肝病患者。一些临床医生将其视为肥胖患者首选的神经肌肉阻滞药物[71]。研究表明，肥胖患者按 TBW 给予顺式阿曲库铵时，其作用持续时间延长，因而建议根据 IBW 给药[72]。

琥珀胆碱是临床上唯一使用的去极化神经肌肉阻滞药。其起效快，作用时间短。由于肥胖患者胃食管反流的发生率增加，对呼吸暂停的耐受性降低，而琥珀胆碱起效快，可以用于快速气管插管，因此，可能是有利的[73]。如果遇到气道保护困难和需要恢复自主通气，其作用持续时间短也可能是有利的[74]。TBW 增加与假性胆碱酯酶活性增加有关，因此，琥珀胆碱应根据 TBW 而非 IBW 给药[75]。研究显示，按总体重给药时，肥胖患者的琥珀胆碱效能与非肥胖患者相当[76]。此外，研究表明，与 1mg/kg IBW 或 LBW 相比，琥珀胆碱基于 1mg/kg TBW 给药阻滞更深，气管插管条件更佳且术后肌肉疼痛在临床上无显著差异[77]。

新斯的明是一种抗胆碱酯酶药，是最常用的逆转神经肌肉阻滞的药物，与格隆溴铵或阿托品合用以抵消心血管作用。当维库溴铵基于 TBW 给药并在肌肉抽搐高度恢复程度达 25%时用新斯的明 0.04mg/kg 逆转，肥胖患者 4 个成串刺激恢复至 0.9 的时间是非肥胖患者的 4 倍[65]。由于肥胖患者术后易发生呼吸系统并发症，因此，完全逆转神经肌肉阻滞作用非常必要。舒更葡糖钠属于选择性肌松结合类药物。舒更葡糖是一种改良的 γ-环糊精化合物，是以类固醇为基础的神经肌肉阻滞药，具有亲脂性核心和亲水性外部，且经肾脏排泄[78]。与抗胆碱酯酶药不同，其优点是可以逆转深度的神经肌肉阻滞，无不良心血管作用，不需要联合使用另一种药物。推荐的剂量根据阻滞深度而定，中度至深度阻滞的剂量范围为 2~16mg/kg[79]。体重对舒更葡糖钠的药代动力学无显著影响[80]。Van Lancker 等研究了舒更葡糖钠在肥胖患者中按 IBW、IBW 加 20%、IBW 加 40%和 TBW 给药后的逆转情况，得出结论，IBW 加 40%的剂量为最佳[81]。然而，还有作者提倡基于 TBW 给药，以确保神经肌肉阻滞的充分逆转并防止复发[82-84]。当舒更葡糖钠按 TBW 给药时，神经肌肉阻滞逆转的时间比按 IBW 或 LBW 给药时更快[81]。考虑到神经肌肉阻滞逆转不充分时发生呼吸系统不良事件的可能性较高，且舒更葡糖钠的副作用发生率较低，建议根据 TBW 给予舒更葡糖钠[82]。

阿片类药物

肥胖患者存在解剖、心血管和呼吸紊乱，使该类患者更易发生阿片类药物引起的上呼吸道阻塞和呼吸抑制。肥胖人群的上呼吸道阻塞和阻塞性睡眠呼吸暂停的发生率显著增加[39]。新型合成阿片类药物如芬太尼、舒芬太尼和阿芬太尼是高亲脂性药物。理论上，肥胖患者由于分布容积较大，单次给药后血药浓度应较低。然而，有研究表明，较低的血药浓度更多是由于肥胖患者的心输出量较高，而非分布容积增加[85]。肥胖患者心输出量增加可降低早期分布时相的芬太尼血药浓度。心输出量与 LBW 高度相关，清除率与“药代动力学质量”（与 LBW 高度相关）呈线性增加[86]。肥胖患者的芬太尼用药应基于 LBW，并仔细滴定至起效。阿芬太尼的脂溶性低于芬太尼，且分布容积较小。与芬太尼一样，肥胖患者的心输出量较高会导致早期分布时相的阿芬太尼浓度较低[85]。研究表明，舒芬太尼和阿芬太尼在肥胖患者中的消除较慢[87]。一项在病态肥胖患者中评价舒芬太尼靶控输注准确性的研究发现，通常应用于正常体重患者的药代动力学模型能准确预测舒芬太尼的血药浓度[88]。舒芬太尼和阿芬太尼的用药方案应基于 LBW 而不是实际体重，以防止用药过量。

瑞芬太尼是一种强效的阿片类药物，其独特之处在于可被血浆和组织酯酶水解，导致非器官依赖性清除和较短的时量相关半衰期，且与输注持续时间无关。其起效时间快、清除率高，适合连续输注给药。与 TBW 相比，瑞芬太尼的药代动力学与瘦体重的关系更为密切，因此，瑞芬太尼应基于 LBW 给药[89]。肥胖患者基于 TBW 给予瑞芬太尼可导致超治疗水平的血药浓度，并可增加心动过缓和低血压等副作用的风险。一些研究发现，与舒芬太尼相比，在肥胖患者中使用瑞芬太尼可增加术后即刻的阿片类药物用量[90]。

吸入麻醉药

地氟烷和七氟烷等新型吸入麻醉药的脂溶性远低于异氟烷等相对较老的吸入麻醉药。这导致一些麻醉医师不支持在肥胖患者中使用异氟烷。然而，对于持续 2~4h 的手术来说，给予 0.6 最小肺泡浓度的异氟烷后，肥胖和非肥胖患者服从指令的时间相似[91]。这些作者认为部分原因可能是异氟烷和地氟烷的时间常数（达到 63%平衡的时间）很长（分别为 2110min 和 1350min）。此外，脂肪组织的血流量随着肥胖的增加而减少。这两个原因使作者得出结论，当在常规临床实践中使用异氟烷时，BMI 对异氟烷吸收的影响在临床上不显著[91]。与异氟烷相比，七氟烷的亲脂性较低，在肥胖患者中的吸收和消除略快。一些作者发现，与异氟烷相比，在行胃束带术的肥胖患者中，使用七氟烷苏醒和出麻醉后监护室更快[92]。地氟烷的血气分配系数为 0.45，因此，是溶解度最低的吸入性麻醉药，理论上在脂肪组织中的分布有限。与异氟烷相比，肥胖和非肥胖患者使用地氟烷苏醒和恢复更快[91]。地氟烷与七氟烷的比较结果相互矛盾。一些作者发现，与七氟烷相比，使用地氟烷的病态肥胖患者苏醒更快[93-95]，而其他作者未发现地氟烷和七氟烷之间的苏醒时间存在显著差异[96,97]。BMI 较高与全身麻醉后保护性气道反射恢复时间越长相关，当给予七氟烷和地氟烷时，这一效应更明显[98]。这种效应甚至比不同的血气溶解度更明显——七氟烷的保护性气道反射恢复时间与 BMI 的斜率是地氟烷的 4 倍[98]。

局部麻醉药

局部麻醉常用于肥胖患者，以减少全身麻醉和阿片类药物使用时伴随的呼吸抑制。然而，由于脂肪组织增加和难以识别解剖标志，肥胖可使椎管内麻醉和周围神经阻滞的挑战更大[99]。与非肥胖患者相比，肥胖患者的利多卡因消除半衰期延长。然而，当根据 TBW 校正分布容积时，肥胖和非肥胖患者之间无差异[100]。与非肥胖患者相比，肥胖患者椎管内麻醉可能需要更少的局部麻醉药[101]。这可能是由肥胖患者脂肪浸润、腹压增加和脑脊液容量减少所致[102]。应避免阻滞范围至 T5 以上，因为可能导致呼吸功能受损和自主神经阻滞所致的心血管衰竭。

（左都坤 译 包晓航 审）

参考文献

1. Ogden CL, Carroll MD, Kit BK, Flegal KM. Prevalence of childhood and adult obesity in the United States, 2011–2012. JAMA. 2014;**311**(8):806–14.
2. Lemmens HJ. Perioperative pharmacology in morbid obesity. Curr Opin Anaesthesiol. 2010;**23**(4):485–91.
3. Flegal KM, Kit BK, Orpana H, Graubard BI. Association of all-cause mortality with overweight and obesity using standard body mass index categories: a systematic review and meta-analysis. JAMA. 2013;**309**(1):71–82.
4. Duren DL, Sherwood RJ, Czerwinski SA, Lee M, Choh AC, Siervogel RM, et al. Body composition methods: comparisons and interpretation. J Diabetes Sci Technol. 2008;**2**(6):1139–46.
5. Chumlea WC, Schubert CM, Sun SS, Demerath E, Towne B, Siervogel RM. A review of body water status and the effects of age and body fatness in children and adults. J Nutr Health Aging. 2007;**11**(2):111–18.
6. Ellis KJ. Human body composition: in vivo methods. Physiol Rev. 2000;**80**(2):649–80.
7. Williams JE, Wells JC, Wilson CM, Haroun D, Lucas A, Fewtrell MS. Evaluation of Lunar Prodigy dual-energy X-ray absorptiometry for assessing body composition in healthy persons and patients by comparison with the criterion 4-component model. Am J Clin Nutr. 2006;**83**(5):1047–54.
8. Cameron AJ, Magliano DJ, Söderberg S. A systematic review of the impact of including both waist and hip circumference in risk models for cardiovascular diseases, diabetes and mortality. Obes Rev. 2013;**14**(1):86–94.
9. Ingrande J, Lemmens HJ. Dose adjustment of anaesthetics in the morbidly obese. Br J Anaesth. 2010;**105**(Suppl 1):i16–23.
10. Lesser GT, Deutsch S. Measurement of adipose tissue blood flow and perfusion in man by uptake of 85Kr. J Appl Physiol. 1967;**23**(5):621–30.
11. Pai MP, Paloucek FP. The origin of the 'ideal' body weight equations. Ann Pharmacother. 2000;**34**(9):1066–69.
12. Mosteller RD. Simplified calculation of body-surface area. N Engl J Med. 1987;**317**(17):1098.
13. Janmahasatian S, Duffull SB, Ash S, Ward LC, Byrne NM, Green B. Quantification of lean bodyweight. Clin Pharmacokinet. 2005;**44**(10):1051–65.
14. Collis T, Devereux RB, Roman MJ, de Simone G, Yeh J, Howard BV, et al. Relations of stroke volume and cardiac output

to body composition: the strong heart study. Circulation. 2001;**103**(6):820–25.
15. James W. Research on Obesity. London: Her Majesty's Stationery Office; 1976.
16. Servin F, Farinotti R, Haberer JP, Desmonts JM. Propofol infusion for maintenance of anesthesia in morbidly obese patients receiving nitrous oxide. A clinical and pharmacokinetic study. Anesthesiology. 1993;**78**(4):657–65.
17. Green B, Duffull SB. What is the best size descriptor to use for pharmacokinetic studies in the obese? Br J Clin Pharmacol. 2004;**58**(2):119–33.
18. Backman L, Freyschuss U, Hallberg D, Melcher A. Cardiovascular function in extreme obesity. Acta Med Scand. 1973;**193**(5):437–46.
19. Lemmens HJ, Bernstein DP, Brodsky JB. Estimating blood volume in obese and morbidly obese patients. Obes Surg. 2006;**16**(6):773–76.
20. Cheymol G. Effects of obesity on pharmacokinetics implications for drug therapy. Clin Pharmacokinet. 2000;**39**(3):215–31.
21. Wasan KM, Lopez-Berestein G. The influence of serum lipoproteins on the pharmacokinetics and pharmacodynamics of lipophilic drugs and drug carriers. Arch Med Res. 1993;**24**(4):395–401.
22. Derry CL, Kroboth PD, Pittenger AL, Kroboth FJ, Corey SE, Smith RB. Pharmacokinetics and pharmacodynamics of triazolam after two intermittent doses in obese and normal-weight men. J Clin Psychopharmacol. 1995;**15**(3):197–205.
23. Barbeau P, Litaker MS, Woods KF, Lemmon CR, Humphries MC, Owens S, Gutin B. Hemostatic and inflammatory markers in obese youths: effects of exercise and adiposity. J Pediatr. 2002;**141**(3):415–20.
24. Nelson CL, Elkassabany NM, Kamath AF, Liu J. Low albumin levels, more than morbid obesity, are associated with complications after TKA. Clin Orthop Relat Res. 2015;**473**(10):3163–72.
25. Brill MJ, Diepstraten J, van Rongen A, van Kralingen S, van den Anker JN, Knibbe CA. Impact of obesity on drug metabolism and elimination in adults and children. Clin Pharmacokinet. 2012;**51**(5):277–304.
26. Emery MG, Fisher JM, Chien JY, Kharasch ED, Dellinger EP, Kowdley KV, et al. CYP2E1 activity before and after weight loss in morbidly obese subjects with nonalcoholic fatty liver disease. Hepatology. 2003;**38**(2):428–35.
27. Ahmed A, Wong RJ, Harrison SA. Nonalcoholic fatty liver disease review: diagnosis, treatment, and outcomes. Clin Gastroenterol Hepatol. 2015;**13**(12):2062–70.
28. Guzzaloni G, Grugni G, Minocci A, Moro D, Morabito F. Liver steatosis in juvenile obesity: correlations with lipid profile, hepatic biochemical parameters and glycemic and insulinemic responses to an oral glucose tolerance test. Int J Obes Relat Metab Disord. 2000;**24**(6):772–76.
29. Michaut A, Moreau C, Robin MA, Fromenty B. Acetaminophen-induced liver injury in obesity and nonalcoholic fatty liver disease. Liver Int. 2014;**34**(7):e171–79.
30. Henegar JR, Bigler SA, Henegar LK, Tyagi SC, Hall JE. Functional and structural changes in the kidney in the early stages of obesity. J Am Soc Nephrol. 2001;**12**(6):1211–17.
31. Hall JE, Crook ED, Jones DW, Wofford MR, Dubbert PM. Mechanisms of obesity-associated cardiovascular and renal disease. Am J Med Sci. 2002;**324**(3):127–37.
32. Demirovic JA, Pai AB, Pai MP. Estimation of creatinine clearance in morbidly obese patients. Am J Health Syst Pharm. 2009;**66**(7):642–48.
33. Díaz ME. Hypertension and obesity. J Hum Hypertens. 2002;**16**(Suppl 1):S18–22.
34. Adams JP, Murphy PG. Obesity in anaesthesia and intensive care. Br J Anaesth. 2000;**85**(1):91–108.
35. Benumof JL. Obesity, sleep apnea, the airway and anesthesia. Curr Opin Anaesthesiol. 2004;**17**(1):21–30.
36. Schumann R. Pulmonary physiology of the morbidly obese and the effects of anesthesia. Int Anesthesiol Clin. 2013;**51**(3):41–51.
37. Auler JOC Jr, Miyoshi E, Fernandes CR, Benseñor FE, Elias L, Bonassa J. The effects of abdominal opening on respiratory mechanics during general anesthesia in normal and morbidly obese patients: a comparative study. Anesth Analg. 2002;**94**(3):741–48.
38. Eichenberger A, Proietti S, Wicky S, Frascarolo P, Suter M, Spahn DR, Magnusson L. Morbid obesity and postoperative pulmonary atelectasis: an underestimated problem. Anesth Analg. 2002;**95**(6):1788–92.
39. Lopez PP, Stefan B, Schulman CI, Byers PM. Prevalence of sleep apnea in morbidly obese patients who presented for weight loss surgery evaluation: more evidence for routine screening for obstructive sleep apnea before weight loss surgery. Am Surg. 2008;**74**(9):834–38.
40. Katzung BG. Basic & Clinical Pharmacology. 9th ed. Vol. xiv. New York: Lange Medical Books/McGraw-Hill; 2004.
41. Hanley MJ, Abernethy DR, Greenblatt DJ. Effect of obesity on the pharmacokinetics of drugs in humans. Clin Pharmacokinet. 2010;**49**(2):71–87.
42. Roubenoff R, Kehayias JJ. The meaning and measurement of lean body mass. Nutr Rev. 1991;**49**(6):163–75.
43. Han T, Harmatz JS, Greenblatt DJ, Martyn JA. Fentanyl clearance and volume of distribution are increased in patients with major burns. J Clin Pharmacol. 2007;**47**(6):674–80.
44. Eger EI 2nd, Sonner JM. Anaesthesia defined (gentlemen, this is no humbug). Best Pract Res Clin Anaesthesiol. 2006;**20**(1):23–29.
45. Ingrande J, Brodsky JB, Lemmens HJ. Lean body weight scalar for the anesthetic induction dose of propofol in morbidly obese subjects. Anesth Analg. 2011;**113**(1):57–62.
46. Casati A, Putzu M. Anesthesia in the obese patient: pharmacokinetic considerations. J Clin Anesth. 2005;**17**(2):134–45.
47. Leykin Y, Miotto L, Pellis T. Pharmacokinetic considerations in the obese. Best Pract Res Clin Anaesthesiol. 2011;**25**(1):27–36.
48. Jung D, Mayersohn M, Perrier D, Calkins J, Saunders R. Thiopental disposition in lean and obese patients undergoing surgery. Anesthesiology. 1982;**56**(4):269–74.
49. Wada DR, Björkman S, Ebling WF, Harashima H, Harapat SR, Stanski DR. Computer simulation of the effects of alterations in blood flows and body composition on thiopental pharmacokinetics in humans. Anesthesiology. 1997;**87**(4):884–99.
50. Budde AO, Mets B. Pro: etomidate is the ideal induction agent for a cardiac anesthetic. J Cardiothorac Vasc Anesth. 2013;**27**(1):180–83.
51. Bruder EA, Ball IM, Ridi S, Pickett W, Hohl C. Single induction dose of etomidate versus other induction agents for endotracheal intubation in critically ill patients. Cochrane Database Syst Rev. 2015;**1**:CD010225.
52. Gu WJ, Wang F, Tang L, Liu JC. Single-dose etomidate does not increase mortality in patients with sepsis: a systematic review and meta-analysis of randomized controlled trials and observational studies. Chest. 2015;**147**(2):335–46.
53. Chan CM, Mitchell AL, Shorr AF. Etomidate is associated with mortality and adrenal insufficiency in sepsis: a meta-analysis. Crit

Care Med. 2012;**40**(11):2945–53.
54. van den Heuvel I, Wurmb TE, Böttiger BW, Bernhard M. Pros and cons of etomidate—more discussion than evidence? Curr Opin Anaesthesiol. 2013;**26**(4):404–408.
55. Gaszynski TM, Jakubiak J, Szewczyk T. Etomidate can be dosed according to ideal body weight in morbidly obese patients. Eur J Anaesthesiol. 2014;**31**(12):713–14.
56. Dargin J, Medzon R. Emergency department management of the airway in obese adults. Ann Emerg Med. 2010;**56**(2):95–104.
57. Tufanogullari B, White PF, Peixoto MP, Kianpour D, Lacour T, Griffin J, et al. Dexmedetomidine infusion during laparoscopic bariatric surgery: the effect on recovery outcome variables. Anesth Analg. 2008;**106**(6):1741–48.
58. Bakhamees HS, El-Halafawy YM, El-Kerdawy HM, Gouda NM, Altemyatt S. Effects of dexmedetomidine in morbidly obese patients undergoing laparoscopic gastric bypass. Middle East J Anesthesiol. 2007;**19**(3):537–51.
59. Cortínez LI, Anderson BJ, Holford NH, Puga V, de la Fuente N, Auad H, et al. Dexmedetomidine pharmacokinetics in the obese. Eur J Clin Pharmacol. 2015;**71**(12):1501–508.
60. Greenblatt DJ, Abernethy DR, Locniskar A, Harmatz JS, Limjuco RA, Shader RI. Effect of age, gender, and obesity on midazolam kinetics. Anesthesiology. 1984;**61**(1):27–35.
61. Pieracci FM, Barie PS, Pomp A. Critical care of the bariatric patient. Crit Care Med. 2006;**34**(6):1796–804.
62. Ogunnaike BO, Jones SB, Jones DB, Provost D, Whitten CW. Anesthetic considerations for bariatric surgery. Anesth Analg. 2002;**95**(6):1793–805.
63. Erstad BL. Dosing of medications in morbidly obese patients in the intensive care unit setting. Intensive Care Med. 2004;**30**(1):18–32.
64. Schwartz AE, Matteo RS, Ornstein E, Halevy JD, Diaz J. Pharmacokinetics and pharmacodynamics of vecuronium in the obese surgical patient. Anesth Analg. 1992;**74**(4):515–18.
65. Suzuki T, Masaki G, Ogawa S. Neostigmine-induced reversal of vecuronium in normal weight, overweight and obese female patients. Br J Anaesth. 2006;**97**(2):160–63.
66. Memtsoudis SG, Besculides MC, Mazumdar M. A rude awakening—the perioperative sleep apnea epidemic. N Engl J Med. 2013;**368**(25):2352–53.
67. Pühringer FK, Keller C, Kleinsasser A, Giesinger S, Benzer A. Pharmacokinetics of rocuronium bromide in obese female patients. Eur J Anaesthesiol. 1999;**16**(8):507–10.
68. Leykin Y, Pellis T, Lucca M, Lomangino G, Marzano B, Gullo A. The pharmacodynamic effects of rocuronium when dosed according to real body weight or ideal body weight in morbidly obese patients. Anesth Analg. 2004;**99**(4):1086–89.
69. Meyhoff CS, Lund J, Jenstrup MT, Claudius C, Sørensen AM, Viby-Mogensen J, et al. Should dosing of rocuronium in obese patients be based on ideal or corrected body weight? Anesth Analg. 2009;**109**(3):787–92.
70. Tsueda K, Warren JE, McCafferty LA, Nagle JP. Pancuronium bromide requirement during anesthesia for the morbidly obese. Anesthesiology. 1978;**48**(6):438–39.
71. Kisor DF, Schmith VD. Clinical pharmacokinetics of cisatracurium besilate. Clin Pharmacokinet. 1999;**36**(1):27–40.
72. Leykin Y, Pellis T, Lucca M, Lomangino G, Marzano B, Gullo A. The effects of cisatracurium on morbidly obese women. Anesth Analg. 2004;**99**(4):1090–94.
73. Aceto P, Perilli V, Modesti C, Ciocchetti P, Vitale F, Sollazzi L. Airway management in obese patients. Surg Obes Relat Dis. 2013;**9**(5):809–15.
74. Loder WA. Airway management in the obese patient. Crit Care Clin. 2010;**26**(4):641–46.
75. Bentley JB, Borel JD, Vaughan RW, Gandolfi AJ. Weight, pseudocholinesterase activity, and succinylcholine requirement. Anesthesiology. 1982;**57**(1):48–49.
76. Rose JB, Theroux MC, Katz MS. The potency of succinylcholine in obese adolescents. Anesth Analg. 2000;**90**(3):576–78.
77. Lemmens HJ, Brodsky JB. The dose of succinylcholine in morbid obesity. Anesth Analg. 2006;**102**(2):438–42.
78. Partownavid P, Romito BT, Ching W, Berry AA, Barkulis CT, Nguyen KP, et al. Sugammadex: a comprehensive review of the published human science, including renal studies. Am J Ther. 2015;**22**(4):298–317.
79. Mirakhur RK. Sugammadex in clinical practice. Anaesthesia. 2009;**64**(Suppl):45–54.
80. Kleijn HJ, Zollinger DP, van den Heuvel MW, Kerbusch T. Population pharmacokinetic-pharmacodynamic analysis for sugammadex-mediated reversal of rocuronium-induced neuromuscular blockade. Br J Clin Pharmacol. 2011;**72**(3):415–33.
81. Van Lancker P, Dillemans B, Bogaert T, Mulier JP, De Kock M, Haspeslagh M. Ideal versus corrected body weight for dosage of sugammadex in morbidly obese patients. Anaesthesia. 2011;**66**(8):721–25.
82. Carron M, Freo U, Parotto E, Ori C. The correct dosing regimen for sugammadex in morbidly obese patients. Anaesthesia. 2012;**67**(3):298–99.
83. Llauradó S, Sabaté A, Ferreres E, Camprubí I, Cabrera A. Sugammadex ideal body weight dose adjusted by level of neuromuscular blockade in laparoscopic bariatric surgery. Anesthesiology. 2012;**117**(1):93–98.
84. Monk TG, Rietbergen H, Woo T, Fennema H. Use of sugammadex in patients with obesity: a pooled analysis. Am J Ther. 2017;**24**(5):e507–16.
85. Björkman S, Wada DR, Stanski DR. Application of physiologic models to predict the influence of changes in body composition and blood flows on the pharmacokinetics of fentanyl and alfentanil in patients. Anesthesiology. 1998;**88**(3):657–67.
86. Shibutani K, Inchiosa MA, Sawada K, Bairamian M. Accuracy of pharmacokinetic models for predicting plasma fentanyl concentrations in lean and obese surgical patients: derivation of dosing weight ('pharmacokinetic mass'). Anesthesiology. 2004;**101**(3):603–13.
87. Scholz J, Steinfath M, Schulz M. Clinical pharmacokinetics of alfentanil, fentanyl and sufentanil. An update. Clin Pharmacokinet. 1996;**31**(4):275–92.
88. Slepchenko G, Simon N, Goubaux B, Levron JC, Le Moing JP, Raucoules-Aimé M. Performance of target-controlled sufentanil infusion in obese patients. Anesthesiology. 2003;**98**(1):65–73.
89. Egan TD, Huizinga B, Gupta SK, Jaarsma RL, Sperry RJ, Yee JB, et al. Remifentanil pharmacokinetics in obese versus lean patients. Anesthesiology. 1998;**89**(3):562–73.
90. De Baerdemaeker LE, Jacobs S, Pattyn P, Mortier EP, Struys MM. Influence of intraoperative opioid on postoperative pain and pulmonary function after laparoscopic gastric banding: remifentanil TCI vs sufentanil TCI in morbid obesity. Br J Anaesth. 2007;**99**(3):404–11.
91. Lemmens HJ, Saidman LJ, Eger EI, Laster MJ. Obesity modestly affects inhaled anesthetic kinetics in humans. Anesth Analg. 2008;**107**(6):1864–70.
92. Torri G, Casati A, Comotti L, Bignami E, Santorsola R, Scarioni M. Wash-in and wash-out curves of sevoflurane and isoflurane in morbidly obese patients. Minerva Anestesiol. 2002;**68**(6):523–27.
93. Strum EM, Szenohradszki J, Kaufman WA, Anthone GJ, Manz IL, Lumb PD. Emergence and recovery characteristics of desflurane versus sevoflurane in morbidly obese adult surgical

patients: a prospective, randomized study. Anesth Analg. 2004;**99**(6):1848–53.
94. Gupta A, Stierer T, Zuckerman R, Sakima N, Parker SD, Fleisher LA. Comparison of recovery profile after ambulatory anesthesia with propofol, isoflurane, sevoflurane and desflurane: a systematic review. Anesth Analg. 2004;**98**(3):632–41.
95. La Colla L, Albertin A, La Colla G, Mangano A. Faster wash-out and recovery for desflurane vs sevoflurane in morbidly obese patients when no premedication is used. Br J Anaesth. 2007;**99**(3):353–58.
96. Arain SR, Barth CD, Shankar H, Ebert TJ. Choice of volatile anesthetic for the morbidly obese patient: sevoflurane or desflurane. J Clin Anesth. 2005;**17**(6):413–19.
97. Vallejo MC, Sah N, Phelps AL, O'Donnell J, Romeo RC. Desflurane versus sevoflurane for laparoscopic gastroplasty in morbidly obese patients. J Clin Anesth. 2007;**19**(1):3–8.
98. McKay RE, Malhotra A, Cakmakkaya OS, Hall KT, McKay WR, Apfel CC. Effect of increased body mass index and anaesthetic duration on recovery of protective airway reflexes after sevoflurane vs desflurane. Br J Anaesth. 2010;**104**(2):175–82.
99. Cullen A, Ferguson A. Perioperative management of the severely obese patient: a selective pathophysiological review. Can J Anesth. 2012;**59**(10):974–96.
100. Abernethy DR, Greenblatt DJ. Lidocaine disposition in obesity. Am J Cardiol. 1984;**53**(8):1183–86.
101. Taivainen T, Tuominen M, Rosenberg PH. Influence of obesity on the spread of spinal analgesia after injection of plain 0.5% bupivacaine at the L3–4 or L4–5 interspace. Br J Anaesth. 1990;**64**(5):542–46.
102. Hogan QH, Prost R, Kulier A, Taylor ML, Liu S, Mark L. Magnetic resonance imaging of cerebrospinal fluid volume and the influence of body habitus and abdominal pressure. Anesthesiology. 1996;**84**(6):1341–49.

第 5 章

肥胖患者的阿片类药物药理学

Jan P. Mulier, Ruben Wouters

引言

手术患者护理的一个主要目标是充分治疗其围术期疼痛。美国联合委员会(前身为“医院认证联合委员会”)的指南将疼痛定义为“第五大生命体征”[1]。因此,减轻疼痛是术后管理的重中之重[2]。

全球大多数麻醉医师使用阿片类药物作为全身麻醉的主要成分之一,以实现术中血流动力学稳定和术后疼痛缓解。在术后使用阿片类药物时,必须考虑与肥胖相关的疾病,以避免对这些患者造成不良影响。患者在术中使用阿片类药物的危险性较低,但可引起快速耐受[3]和痛觉过敏[4],术后需要较高的阿片类药物剂量。

然而,阿片类药物并不能够治疗所有的术后疼痛,阿片类药物引起的不良事件和并发症经常给存在阻塞性睡眠呼吸暂停(OSA)综合征和肥胖低通气综合征的肥胖患者带来实际问题[5]。

疼痛和肥胖之间的关系

肥胖由环境、行为和遗传因素共同所致。基因型可提供环境和行为因素导致的肥胖表型表达的背景[6]。一些基因多态性可能导致肥胖,从而导致药物治疗安全性和疗效方面的药效学差异。编码 μ 受体 OPRM1 基因的 G 等位基因通常与肥胖患者有关,而与正常体重者无关。这一多态性与机械疼痛敏感性的降低、吗啡镇痛,以及对吗啡和芬太尼镇痛需求的增加有关[7]。多年前,内源性阿片类物质及其受体被用于缓解疼痛。随后,这一性质被认为与饮食行为相关。纳曲酮是一种阿片类受体拮抗剂,会导致早期饱腹感并最终减轻体重[8]。此外,基因工程肥胖小鼠似乎有更高的基础内源性阿片类物质水平[9]。目前已在动物中研究了内源性阿片活性与阿片类药物镇痛效应之间的关系。研究发现,较低的内源性阿片功能与较高的吗啡镇痛效应相关[10]。与该研究结果相反,无法建立内源性阿片类物质功能与吗啡相关副作用之间的类似关系。肥胖、内源性阿片类物质水平和痛觉之间的关系是明确的,但还需要进一步的研究来确定其成分和机制,以便更全面地了解这些相互作用。

肥胖患者的阿片类药物和不良事件

因其能有效地缓解术后疼痛,阿片类药物为目前在术后疼痛治疗中使用最多的药物。然而,阿片类药物的使用也可能导致药物不良事件。在联合委员会的另一份报告中,21%的用药错误相关事件涉及阿片类药物[12]。阿片类药物相关不良事件在住院患者中很常见,常导致患者住院时间和住院总费用增加[13]。

在讨论阿片类药物的不良事件时,有必要对 OSA 和肥胖人群进行进一步说明。

OSA 在肥胖人群中的患病率非常高,然而在这类患者中却常常漏诊。一项对 290 例接受减重手术评估的回顾性研究显示,OSA 的患病率>70%,且随着体重指数[14]的增加，患病率有增加的趋势。最近，其他群体中也报道了同样的患病率[15,16]。

OSA与许多心血管健康问题和其他疾病相关。多项研究表明睡眠呼吸障碍与术后不良事件之间存在相关性[17-19]。许多疾病都与OSA相关，这为解释术后不良事件的增加提供了依据。

阿片类药物是否以及如何影响睡眠呼吸障碍仍然是一个关键问题，目前关于其研究报道甚少。一项观察性研究调查了术后睡眠呼吸障碍加重与几种临床因素（包括阿片类药物剂量）之间的相关性[20]。研究发现72h的阿片类药物剂量与术后呼吸暂停低通气指数呈正相关[19]。与无阿片类药物麻醉（OFA）相比，接受阿片类药物麻醉的肥胖患者术后在恢复室出现更多的呼吸困难症状（13%对0%）且需要更多的氧气（50%对8%）[21]。阿片类药物可增加阻塞性通气障碍的风险，因此，在存在阻塞性通气障碍风险的患者中，应减少或尽量避免使用阿片类药物[5]。Gupta等最近的一项Meta分析发现，阿片类药物诱导的呼吸抑制最常发生在前24h，OSA综合征、心脏或呼吸系统疾病患者以及接受大剂量阿片类药物的患者发生率更高[22]。

已知μ-2和κ受体对阿片类药物给药后的呼吸抑制和运动张力降低至关重要。有证据表明，阿片类药物给药后，在舌下神经运动池处起作用的μ-阿片类受体抑制了颏舌肌，颏舌肌作为最重要的上呼吸道扩张肌，其张力受到严重影响。这可能是OSA患者围术期出现上呼吸道功能障碍的原因之一[23]。

2013年的一项实验性研究报道了OSA高危患者夜间低氧血症与阿片类药物镇痛效应增强之间的关系[24]。夜间低氧血症与瑞芬太尼输注下冷痛阈值升高成反比。夜间低氧血症可增强μ-阿片类受体激动剂的镇痛效应。体内研究证据表明，μ-阿片类受体的上调可能是这些药物效应增强的原因[25-27]。

我们的结论是：肥胖患者对阿片类药物导致的不良反应更敏感。该人群中OSA的患病率较高，加之阿片类药物的效应增强，以及阿片类药物剂量与呼吸暂停低通气指数之间的正相关关系，因此，尽量减少或避免使用阿片类药物是非常有必要的。然而，充分的围术期镇痛也是必要的，这可以通过非阿片类药物和局部浸润实现。此外，患者需要深呼吸以避免肺不张，同时采取一切预防措施来避免围术期误吸和肺炎。

阿片类药物诱导的耐受性和痛觉过敏

因阿片类药物诱导的痛觉过敏和急性阿片类药物诱导的耐受性具有相似的特征，两者常被混淆。当已经使用阿片类药物镇痛的患者维持充分镇痛所需的药物剂量增加时，怀疑是阿片类药物诱导的耐受性[28,29]。

持续输注吗啡2h后，大鼠开始产生镇痛耐受，连续输注8h后镇痛作用消失[30]。在持续输注瑞芬太尼的患者中也报道了类似的结果，在90min后开始产生镇痛耐受，在180min后观察到镇痛作用消失[31]。然而，呼吸抑制的耐受非常缓慢[32]，当需要更大的阿片类药物剂量以维持足够的镇痛时，会增加呼吸系统问题的风险。

广义上的阿片类药物诱导的痛觉过敏是暴露于阿片类药物引起的伤害性敏化状态。可在麻醉后的数天至数周观察到，需要频繁地进行慢性疼痛治疗。阿片类药物诱导的痛觉过敏的特征是反常反应，即接受阿片类药物治疗疼痛的患者实际上可能对某些疼痛刺激更敏感。这种类型的疼痛与潜在的疼痛不一定相同。

给大鼠注射大剂量芬太尼后，能够观察到阿片类药物诱导的痛觉过敏，在接下来的2周内观察其疼痛水平。如果在手术中，阿片类药物与炎症结合，耐受性和痛觉过敏会变得更差。2周后低剂量的芬太尼可引起反常的抗镇痛效果[33]。加入低剂量氯胺酮[N-甲基-d-天冬氨酸（NMDA）阻滞剂]可降低耐受性和痛觉过敏的严重程度和持续时间[34]。研究表明，对志愿者输注芬太尼后，其冷加压试验的疼痛阈值和耐受性均增加[4]。

在一项使用瑞芬太尼进行腹部大手术的研究中，观察到了较高的术后疼痛评分。吗啡需求的增加持续至术后数小时。该研究将这种现象描述为急性阿片类药物耐受性和持续痛觉过敏的结合[3,4]。当使用大剂量芬太尼时也发现了相同的结果。与术前给予1μg/kg芬太尼相比，术前给予15μg/kg芬太尼，随后术中给予100μg/h芬太尼，可导致术后更多的芬太尼消耗和更高的术后疼痛强度[35]。然而，其他报道未发现显著差异[36-38]。由于术中阿片类药物的给药方式不同，无法对这些研究进行比较，有必要进行进一步研究以确定其因果关系。

病态肥胖：总体重、瘦体重和理想体重

在确定药物剂量时需要考虑个体特征。尤其在病态肥胖患者中，考虑与正常体重患者相比，其身体成分和生理变化的差异是非常有必要的。

在正常体重的受试者中，总体重被用来确定药物剂量。在病态肥胖的受试者中使用这种方法可能会导致用药过量，因为瘦体重和脂肪量不成正比[39]。由于脂肪组织血管化不良，可能导致用药过量。然而，阿片类药物在一段时间后也会分布在脂肪室中，使长效阿片类药物变得危险。超短效阿片类药物（如瑞芬太尼）似乎更安全，但易诱导产生更多的耐受性和痛觉过敏。鉴于在肥胖患者中使用短效和长效阿片类药物存在困难，因此，在肥胖患者中避免术中使用阿片类药物变得更加重要。

无阿片类药物全身麻醉

在麻醉期间避免使用阿片类药物是可能的，并且不会出现血流动力学不稳定。必须稳定交感神经系统，避免心血管系统紊乱。大剂量阿片类药物是实现这种稳定性的理想药物。

因为过去使用的许多药物是强效心血管抑制剂，并且许多患者有潜在和未治疗的心血管冠状动脉疾病，因此，使用阿片类药物往往是必要的。使用大剂量阿片类药物可以减少这些药物和神经肌肉阻滞剂的剂量。如今，更安全的镇静药和神经肌肉阻滞剂被用于维持足够的麻醉深度和肌肉松弛，并且大多数患者也接受了心血管系统疾病的治疗。

目前正在使用稳定交感神经系统的药物，并以多靶点方法联合给药，以避免使用阿片类药物。

术前使用非阿片类药物进行交感神经阻滞可减少甚至避免术中和术后阿片类药物的使用。阿片类药物悖论的特征是观察到术中给予的阿片类药物越多，术后需要的阿片类药物反而越多，或得到更高的疼痛评分[21]。

目前OFA的最佳适应证是肥胖、OSA综合征、阿片类药物成瘾、痛觉过敏和慢性疼痛综合征（复杂区域疼痛综合征）。由于OFA减少了术后恶心呕吐等副作用，也适用于大多数术后恶心呕吐风险增加的手术患者。减重手术后呕吐增加了呕吐时疝膨出导致胃底高透壁压的风险。透壁压差可达100~200mmHg，任何吻合缝线都无法抵抗该压力[40]，这为在袖状胃切除或胃旁路术中最后一个吻合器经常出现渗瘘提供了可能的解释。

可能的相对禁忌证是淋巴结传导阻滞和自主神经功能障碍，即直立性低血压（多系统萎缩）。已知有严重冠状动脉狭窄和急性冠状动脉缺血的患者不应接受OFA。OFA也应避免用于不稳定的低血容量性休克和多发性创伤患者，因为其外周血管舒张可限制重要中枢器官的灌注，而阿片类药物可诱导外周血管收缩并维持心脑灌注。

自2012年开始，右美托咪定在欧洲上市，因此，术中使用右美托咪定代替阿片类药物使OFA实施更容易。如果右美托咪定单独给药，需要先给予1μg/kg的负荷剂量，然后以1μg/(kg·h)持续输注。患者将被深度镇静，并可能出现心动过缓和术后低血压。因此，引入了多靶点方法，将右美托咪定减少到0.3μg/kg（理想体重）的负荷剂量，然后在1h内以<0.2μg/(kg·h)的速度输注。诱导时给予利多卡因（1.5mg/kg理想体重）和镁（40mg/kg理想体重），通过输注利多卡因/普鲁卡因1~3mg/(kg·h)和镁5~15mg/(kg·h)，可以进一步改善交感神经阻滞效果。切皮前给予25mg或50mg氯胺酮可以有效阻断伤害性反应。即使持续剂量为0.1mg/(kg·h)，术后也不会出现幻觉。

使用最低肺泡有效浓度为0.8~1的吸入麻醉药或丙泊酚，在脑电双频指数的监测下达到镇静状态。这些镇静药比依赖大剂量的右美托咪定、利多卡因或氯胺酮的镇静效果更优。加巴喷丁300mg或可乐定75μg也可作为术前口服药物，并可在术后第2天继续使用。术前可加入负荷剂量的酮咯酸（0.5mg/kg瘦体重）或双氯芬酸（2mg/kg瘦体重）和地塞米松（0.1mg/kg瘦体重），以减少腹腔镜手术中的腹膜炎症。可在苏醒时加用对乙酰氨基酚，以达到最佳的术后疼痛治疗，而不使用阿片类药物或硬膜外麻醉。此外，低剂量氯胺酮也可作为镇痛药加入，单次给药10~20mg或在前12h给予50mg。氯胺酮是一种NMDA阻滞剂，在术后需要阿片类药物的情况下可预防痛觉过敏。使用丙泊酚联合交感神经阻滞也可预防痛觉过敏，但需要监测麻醉深度。阿片

类药物仅在非阿片类药物疗效不佳时才用作术后镇痛。

在一项关于OFA减重手术的随机试验中[21]，采用术后患者控制吗啡输注的减肥手术全身麻醉后，吗啡需求量在手术当天从15mg减少至5mg，视觉模拟量表评分显著降低(4.7对1.7)。第二天通过QoR-40评分评定恢复质量增加，表明麻醉后恢复质量有所提高。

Mulier和Dillemans在一项关于9000例肥胖患者的大型观察性研究中发现，OFA患者术后需要的阿片类药物剂量较少，且在减重术后并发症也较少[41]，这是关于OFA的首个研究结果。此外，OFA还与较低的医疗资源利用率显著相关，其衡量指标包括住院时间、进入高级别护理病房、术后第1周内再次手术和术后1个月内再次住院的频率。

结论

肥胖患者需要更大剂量的阿片类药物，且对这些药物更敏感，发生呼吸抑制和阻塞性通气障碍的风险更高。因此，肥胖患者应尽量减少术后阿片类药物的用量。这更容易通过OFA实现，OFA允许无阿片类药物或低阿片类药物镇痛，从而加速恢复。

(刘华为 译 包晓航 审)

参考文献

1. Philips DM. JCAHO pain management standards are unveiled. JAMA. 2000;**284**(4):428–29.
2. Huang N, Cunningham F, Laurito CE, Chen C. Can we do better with postoperative pain management? Am J Surg. 2011;**182**(5):440–48.
3. Guignard B, Bossard A. Acute opioid tolerance: intraoperative remifentanil increases postoperative pain and morphine requirement. Anesthesiology. 2000;**93**(2):409–19.
4. Mauermann E, Flitz J, Dolder P, Rentsch K M, Bandschapp O, Ruppen W. Does fentanyl lead to opioid-induced hyperalgesia in healthy volunteers? Anesthesiology. 2016;**124**(2):453–63.
5. Mulier J. Perioperative opioids aggravate obstructive breathing in sleep apnea syndrome: mechanisms and alternative anesthesia strategies. Curr Opin Anesthesiol. 2016;**29**(1):129–33.
6. Lloret-Linares C, Lopes A, Declèves X, Serrie A, Mouly S, Bergmann JF, et al. Challenges in the optimisation of postoperative pain management with opioids in obese patients: a literature review. Obes Surg. 2013;**23**(9):1458–75.
7. Lloret-Linares C, Hajj A, Poitou C, Simoneau G, Clement K, Laplanche JL, et al. Pilot study examining the frequency of several gene polymorphisms involved in morphine pharmacodynamics and pharmacokinetics in a morbidly obese population. Obes Surg. 2011;**21**(8):1257–64.
8. Yeomans MR, Gray RW. Selective effects of naltrexone on food pleasantness and intake. Physiol Behav. 1996;**60**(2):439–46.
9. Khawaja XZ, Chattopadhyay AK, Green IC. Increased beta-endorphin and dynorphin concentrations in discrete hypothalamic regions of genetically obese (ob/ob) mice. Brain Res. 1991;**555**(1):164–68.
10. Bruehl S, Burns JW, Gupta R, Buvanendran A, Chont M, Kinner E, et al. Endogenous opioid function mediates the association between laboratory- evoked pain sensitivity and morphine analgesic responses. Pain. 2010;**151**(9):1856–64.
11. Gupta R, Bruehl S, Burns JW, Buvanendran A, Chont M, Schuster E, et al. Relationship between endogenous opioid function and opioid analgesic side effects. Reg Anesth Pain Med. 2014;**39**(3):219–24.
12. Gordon DB, Dahl J, Phillips P, Frandsen J, Cowley C, Foster RL, et al. The use of "as needed" range orders for opioid analgesics in the management of acute pain; a consensus statement of the American Society for Pain Management Nursing and the American Pain Society. Pain Manag Nurs. 2004;**5**(2):53–58.
13. Oderda G, Evans S, Lloyd J, Lipman A, Chen C, Ashburn M, et al. Cost of opioid-related adverse drug events in surgical patients. J Pain Symptom Manag. 2003;**25**(3):276–83.
14. Lopez PP, Stefan B, Schulman CI, Byers PM. Prevalence of sleep apnea in morbidly obese patients who presented for weight loss surgery evaluation: more evidence for routine screening for obstructive sleep apnea before weight loss surgery. Am Surg. 2008;**74**(9):834–38.
15. Serali AE, Cantor CR, Williams NN, Korus G, Raper SE, Pien G, et al. Obstructive sleep apnea in patients undergoing bariatric surgery: a tertiary center experience. Obes Surg. 2011;**21**(3):316–27.
16. Rao A, Tey BH, Ramalingam G, Poh AG. Obstructive sleep apnea (OSA) in bariatric surgical practice and response of OSA to weight loss after laparoscopic adjustable gastric banding (LAGB). Ann Acad Med Singapore. 2009;**38**(7):587.
17. Chung F, Yegneswaran B, Liao P, Chung SA, Vairavanathan S, Islam S, et al. Validation of the Berlin questionnaire and American Society of Anesthesiologists checklist as screening tools for obstructive sleep apnea in surgical patients. Anesthesiology. 2008;**108**(5):822–30.
18. Kaw R, Chunf F, Pasupuleti V, Mehta J, Gay PC, Hernandez AV. Meta-analysis of the association between obstructive sleep apnoea and postoperative outcome. Br. J Anaesth. 2012;**109**(6):897–96.
19. Kaw R, Paspuleti V, Walker E, Ramaswamy A, Foldvary-Schafer N. Postoperative complications in patients with obstructive sleep apnea. Chest. 2012;**141**(2):436–41.
20. Chung F, Liao P, Elsaid H, Shapiro CM, Kang W. Factors associated with postoperative exacerbation of sleep-disordered breathing. Anesthesiology. 2014;**120**(2):299–311.
21. Mulier J, Wouters R, Dillemans B, De Kock M. A randomized controlled, double-blind trial evaluating the effect of opioid-free versus opioid general anaesthesia on post-operative pain and discomfort measured by the QoR-40. J Clin Anesth Pain Med. 2018;**2**:015.
22. Gupta K, Nagappa M, Prasad A, Abrahamyan L, Wong J, Weingarten TN, et al. Risk factors for opioid-induced respiratory

depression in surgical patients: a systematic review and meta-analyses. BMJ Open. 2018;**8**(12):e024086.
23. Hajiha M, DuBord MA, Liu H, Horner RL. Opioid receptor mechanisms at the hypoglossal motor pool and effects on tongue muscle activity in vivo. J Physiol. 2009;**587**(11):2677–92.
24. Doufas AG, Tian L, Padrez KA, Suwanprathes P, Cardell JA, Maecker HT, et al. Experimental pain and opioid analgesia in volunteers at high risk for obstructive sleep apnea. PLoS One. 2013;**8**(1):e54807.
25. Brown KA. Intermittent hypoxia and the practice of anethesia. Anesthesiology. 2009;**110**(4):922–27.
26. Laferriere A, Liu JK, Moss IR. Neurokinin-1 versus mu-opioid receptor binding in rat nucleus tractus solitarius after single and recurrent intermittent hypoxia. Brain Res Bull. 2003;**59**(4):307–13.
27. Lerman J. Unraveling the mysteries of sleep-disordered breathing in children. Anesthesiology. 2006;**105**(4):645–47.
28. Angst MS, Clark JD. Opioid induced hyperalgesia: a qualitative systematic review. Anesthesiology. 2006;**104**(3):570–87.
29. Chu LF, Angst MS. Opioid-induced hyperalgesia in humans: molecular mechanisms and clinical considerations. Clin J Pain. 2004;**24**(6):479–96.
30. Cox BM, Ginsburg M, Osman OH. Acute tolerance to narcotic analgesic drugs in rats. Br J Pharmacol Chemother. 1968;**33**(2):245–56.
31. Vinik HR, Kissin I. Rapid development of tolerance to analgesia during remifentanil infusion in humans. Anesth Analg. 19998;**86**(6):1307–11.
32. Paronis CA, Woods JH. Ventilation in morphine-maintained rhesus monkeys. II Tolerance to the nociceptive but not the ventilatory effects of morphine. J Pharmacol Exp Ther. 1997;**282**(1):355–62.
33. Rivat C, Laboureyras E, Laulin JP, Le Roy C, Richebé P, Simonnet G. Non-nociceptive environmental stress induces hyperalgesia, not analgesia, in pain and opioid-experienced rats. Neuropsychopharmacology. 2007;**32**(10):2217–28.
34. Rivat C, Laulin JP, Corcuff JB, Celerier E, Pain L, Simonnet G. Fentanyl enhancement of carrageenan-induced long-lasting hyperalgesia in rats Anesthesiology. 2002;**96**(2):381–91.
35. Chia YY, Liu K, Wang JJ, Kuo MC, Ho ST. Intraoperative high dose fentanyl induces postoperative fentanyl tolerance. Can J Anesth. 1999;**46**(9):872–7.
36. Lee LH, Irwin MG, Lui SK. Intraoperative remifentanil infusion does not increase postoperative opioid consumption compared with 70% nitrous oxide. Anesthesiology. 2005;**102**(2):398–402.
37. Cortinez LI, Brandes V, Muñoz HR, Guerrero ME, Mur M. No clinical evidence of acute opioid tolerance after remifentanil-based anaesthesia. Br J Anaesth. 2001;**87**(6):866–69.
38. Hansen EG, Duedahl TH, Rømsing J, Hilsted KL, Dahl JB. Intra-operative remifentanil might influence pain levels in the immediate postoperative period after major abdominal surgery. Acta Anaesthesiol Scand. 2005;**49**(10):1464–70.
39. Janmahasatian S, Duffull SB, Ash S, Ward LC, Byrne NM, Green B. Quantification of lean body weight. Clin Pharmacokinet. 2005;**44**(10):1051–65.
40. Rached AA, Basile M, Masri HE. Gastric leaks post sleeve gastrectomy: review of its prevention and management World J Gastroenterol. 2014;**20**(38):13904–10.
41. Mulier J, Dillemans B. Anaesthetic factors affecting outcome after bariatric surgery, a retrospective levelled regression analysis. Obes Surg. 2019;**29**(6):1841–50.

第6章

吸入麻醉药与病态肥胖

Luc De Baerdemaeker, Jan Hendrickx, Andre M. De Wolf

引言：静脉麻醉药与吸入麻醉药

肥胖以复杂的方式影响大多数静脉麻醉药的药代动力学和药效学特性(见第4章)。由于静脉注射药物的推荐剂量通常来自非肥胖人群,必须进行剂量调整,以避免过量或剂量不足,例如,通过使用剂量标量。可供临床医生使用的剂量标量过多反映了知识缺乏。事实上,使用这些剂量标量通常是不合逻辑的,因为它们没有考虑身体组成成分,并且是不切实际的,因为它们需要使用复杂的公式,如瘦体重[1]和芬太尼的药代动力学量[2]。本章将研究病态肥胖对吸入麻醉药药效学和药代动力学的影响程度。

药效学——最小肺泡浓度(MAC)与药物相互作用

肥胖是否会改变中枢神经系统对吸入麻醉药的敏感性,目前研究还较少。现有的少数研究表明肥胖对其影响很小或没有影响。在50%氧化亚氮(N_2O)中,吸入1、1.5或2 MAC的异氟烷或七氟烷时,肥胖不会影响其$MAC_{清醒}$[3]。当Cortínez[4]使用E-max模型模拟七氟烷呼气末分压(F_A)和脑电双频指数(BIS)(范围为30~60)之间的"滞后"效应时,BIS变化(1.52%七氟烷)的中位效应室分压(Ce)在肥胖和非肥胖患者之间没有差异,这表明肥胖不会改变对七氟烷的敏感性。

在非肥胖患者中,阿片类药物对吸入性麻醉药产生协同作用。与2ng/mL瑞芬太尼等效的阿片类药物浓度,可使吸入麻醉药的F_A分别降低15%、50%和74%,以确保对口头指令、切皮运动无反应以及无心动过速和高血压[5-8]。虽然尚不清楚肥胖是否影响这种药效的相互作用,但肥胖确实会改变阿片类药物的药代动力学,从而难以预测阿片类药物的浓度。由于缺乏数据(肥胖对静脉药物的药代动力学的影响),目前无法使用Smart Pilot(Dräger,德国,吕贝克)等工具进行基于模型的药物滴定方法:尚无软件适用于BMI>35kg/m^{2}的患者。与非肥胖患者一样,右美托咪定可减少地氟烷的需求量。在开放性胃旁路手术期间,右美托咪定0.5μg/kg推注后以0.4μg/kg/h的速度输注,可使维持BIS在45~50范围内的地氟烷F_A降低20%[9]。在行腹腔镜减重手术的患者中,输注0.2μg/(kg·h)、0.4μg/(kg·h)和0.8μg/(kg·h)的右美托咪定分别使地氟烷F_A平均降低19%、20%和22%。然而,这并未导致麻醉苏醒明显更快[10]。

药代动力学——诱导和维持

当在氧气(O_2)/空气中给药时,吸入麻醉药的摄取受3个因素控制:肺泡每分通气量(肺吸入过程)、通过肺泡毛细血管膜的摄取及极少程度的代谢[11]。所有这些因素都会受到肥胖的影响。

肺泡每分通气量

假设在初始吸入的过程中(出于教学原因的过度简化)没有药物从肺泡进入血液,肺的吸入率取决于肺的大小[功能残气量(FRC)]和肺泡每分通气量(VA)。指数吸入过程可通过时间常数tau(τ)描述:τ=FRC/VA。指数过程在3τ后分别完成95%。该公式(τ=FRC/VA)从数学角度描述了直观且明显的内容:较小的 FRC 和较大的 VA 将加速肺吸入过程。例如，使用 2L FRC 和 4L/min VA，τ=0.5min，因此，需要 3τ 或 1.5min 才能将 F_A 提高至吸入分压(F_I)的 95%。

在 20~30kg/m^2 BMI 范围内，每增加一个单位 BMI，肥胖可使 FRC 降低 3%~5%，在 BMI>30kg/m^2 时，每增加一个单位，FRC 额外降低 1%。尽管从理论上很容易推测这如何影响 F_A 向 F_I 的上升速率，但临床意义可能很小，因为麻醉最常通过静脉诱导。此外，很可能使用某种形式的机械通气支持，消除通气不足作为延缓 F_A 向 F_I 上升的因素。尽管在选定的患者中使用吸入药面罩诱导是可行的，但适合该类患者人群的面罩可能具有挑战性[12]。尚缺乏更多的系列研究报道。

摄取

可以通过考虑 Y 型管闭环呼吸系统的质量平衡(进出肺部的量之间的差异)或通过考虑跨肺泡毛细血管膜的清除量来讨论药物的摄取。前者包括肺吸入过程和组织摄取，后者则不包括。

摄取表示进出肺的量之间的差异

吸入过程和摄取通常以 F_A/F_I 随时间变化的曲线图表示，即 F_A 向 F_I 升高的方式。F_A/F_I 曲线可用于解释哪些因素影响摄取，但并不能真正代表摄取本身。如果我们忽略无效腔(现实生活中潮气量的 40%~50%)、气体混合不完全以及吸入潮气量和呼出潮气量之间的差异，摄取可以通过 F_A/F_I 曲线上方的面积，或 $1-F_A/F_I$ 来表示(图 6.1)。这可以通过将每次呼吸的摄入量视为吸入肺的药量(F_I×潮气量)减去呼出肺的药量(F_A×潮气量)，或(F_I-F_A)×潮气量。从数学上重新对其排列后(图 6.1)可以很容易地理解，在经典的 F_A/F_I 与时间曲线中，摄取近似为曲线上方的面积，即 $1-F_A/F_I$。

因此，Y 段的吸收可表示为肺的吸入过程量和人体不同组织群的吸收量之和。现在可以看到 F_A/F_I 与时间曲线是肺吸入过程和富含血管群(VRG)、肌肉群(MG)和脂肪群(FG)吸收的组合——有关组织群的更多详细信息，请参见下文。

摄取表示通过肺泡毛细血管膜的清除量

麻醉药通过肺泡毛细血管膜摄取与 VA 的吸入过程作用相反。血液摄取量可表示为血液/气体分配系数($I_{B/G}$)、心输出量(CO)和肺泡-混合静脉血分压

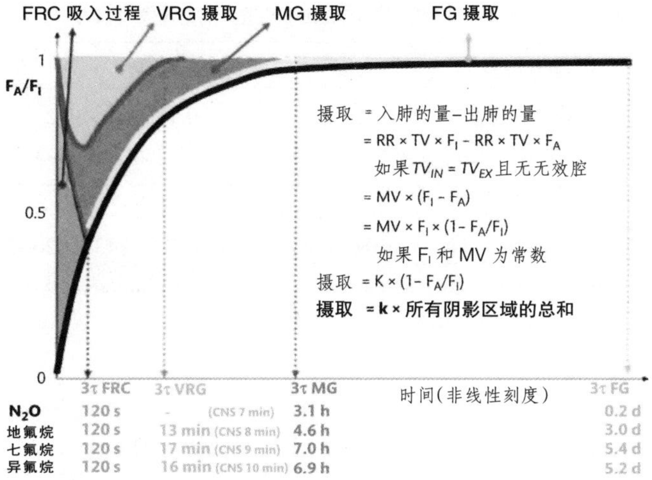

图 6.1　F_A/F_I 曲线的定量解释。F_A/F_I 曲线(粗黑线)需要正确解释——其根本不表示摄取。可认为摄取与 $1-F_A/F_I$ 成正比，后者为 F_A/F_I 曲线上方的面积(见图中公式)。然后，VRG、MG 和 FG 的 FRC 吸入过程和摄取可表示为曲线上方的不同区域。VRG、MG 和 FG 的摄取表示通过肺泡毛细血管膜的摄取(不包括 FRC 吸入过程)。图底部显示了每种现代吸入麻醉药达到 95% 饱和度的时间。请注意，时间轴不是线性的，为了让示意图显示不同组的饱和度。括号之间分别显示 CNS (VRG 的一部分) 95%饱和度。该公式假设吸入潮气量(TVIN)等于呼出潮气量(TVEX)，且无无效腔通气(RR，呼吸频率；K，比例常数)。吸收还取决于 F_I 的绝对值和每分通气量(MV)。TV，潮气量；F_I，吸入分压；F_A，呼气末分压；FRC，功能残气量；VRG，富含血管群；MG，肌肉群；FG，脂肪群。(Copyright © Jan Hendrickx and Andre De Wolf 2015.)

差(F_A-Fv)的乘积：摄取量=$\lambda_{B/G}$×CO×(F_A-Fv)。这 3 个因素在下文中讨论，从一般角度——在信息可用和适用的情况下——讨论肥胖如何影响这些因素。本节最后描述了呼气末-动脉分压差并就摄取的定量方面进行考虑。

血/气分配系数

不同的吸入麻醉药具有不同的 $\lambda_{B/G}$ 值，赋予其不同的临床特性。不同作者报道的 $\lambda_{B/G}$ 值略有不同(表 6.1)。有许多因素会影响 $\lambda_{B/G}$，但 BMI 不是其中之一[13]。相反，年龄[14]、体温过低[15]、血液稀释[16]、血清胆固醇和甘油三酯水平[16,17]确实会影响 $\lambda_{B/G}$。例如，冠状动脉疾病患者的甘油三酯水平较高，地氟烷、异氟烷和氟烷的 $\lambda_{B/G}$ 相应较高[18]。

心输出量

肥胖可使 CO 升高或降低。在无伴随疾病的肥胖患者中，CO 和血容量绝对值与去脂体重的相关性更

表 6.1 地氟烷、七氟烷和异氟烷的血/气分配系数($\lambda_{B/G}$)

血/气分配系数	地氟醚	七氟醚	异氟醚
Eger 等[11]平均值(范围)	0.45(0.42~0.52)	0.65(0.62~0.69)	1.4(1.38~1.46)
Esper 等[13]平均值(范围)	0.57(0.56~0.59)	0.74(0.72~0.77)	1.45(1.4~1.5)

Source:Data from Eger,E.I.,Saidman,L.J.,Eger,E.I,Saidman,L.J. Illustrations of inhaled anesthetic uptake,including intertissue diffusion to and from fat. Anesthesia & Analgesia,100 (4):1020-33,2005;Data from Esper,T.,Wehner,M.,Meinecke,C.D.,Rueffert,H. Blood/gas partition coefficients for isoflurane,sevoflurane,and desflurane in a clinically relevant patient population. Anesthesia & Analgesia,120(1):45-50,2015.

高,且其相关性高于非肥胖患者:每增加 1kg/m² BMI,CO 增加 0.08L/min,每搏输出量增加 1.35mL[19]。当使用体表指数时,肥胖对 CO 和每搏输出量的影响消失[20]。在肥胖相关心肌病患者中,CO 可能较低[21]。

尽管上述肥胖诱导的 CO 变化已得到充分描述,但尚无关于病态肥胖、CO 和吸入麻醉药吸收之间关系的临床信息。CO 变化对动力学的总体影响应与非肥胖患者相匹配:CO 增加将增加吸收,从而减慢 F_A 升高速率,这将减缓吸入诱导(如上所述,这在肥胖患者中不常用)。当 F_A 被靶控时,F_A 将不再受到 CO 的影响(因为麻醉机将调整麻醉药输送以维持目标 F_A),并且 CO 越高,中枢神经系统分压(F_{CNS})上升越快,因为麻醉药转移到 CNS 的速度将更快(假设脑血流量随着 CO 增加而增加)[22]。

组织饱和度(通过 F_A–F_v 反映)

当组织吸收的麻醉药越来越多并逐渐达到饱和时,F_A 和混合静脉血中的分压(Fv)之间的差值会变小。这与这些组织的吸收减少有关。在讨论"摄取"时,重要的是要区分组织摄取的药物量与组织饱和的速度。组织(或器官)从血液中吸收(或储存)的惰性气体总量取决于药物的动脉分压(Fa)和组织储存吸入麻醉药的能力:组织总吸收量(组织容量)=Fa×组织体积×$\lambda_{组织/血液}$。组织向 Fa 饱和的速度并不取决于 Fa 本身,而是取决于组织的血流量:组织越小,组织溶解度越低,组织血流量越高,饱和速度就越快。在数学上,这可以用其时间常数(τ)表示:$\tau_{组织}$=(组织体积×$\lambda_{组织/血液}$)/组织血流量。

Eger 等根据灌注将不同器官分为不同组织:VRG(由脑、肺、肾、心和肝组成)、MG 和 FG(表 6.2)。容纳麻醉药的能力等于组织体积乘 $\lambda_{组织/气体}$,FG 最大,MG 次之,VRG 最小。其饱和的速率取决于容量(容量较高=平衡较慢)和组织接受 CO 的比例:VRG 75%、MG 20%和 FG 2%~5%[肥胖患者为 2%(见下文)[23]]。VRG 容纳麻醉药的能力较小,组织血流量较高,因此,地氟烷(10min)和七氟烷(15min)饱和较快。MG 的容量相对较大,血流量适中,因此,地氟烷和七氟烷分别在 90~150min 后饱和。FG 容纳麻醉药的能力非常大,但仅接收少量的 CO,导致 FG 分别用地氟烷和七氟烷饱和达到 95%需要 3 天和 6 天。第四间隔室(血管缺乏组)由血流量非常低和容纳麻醉药能力较低的组织(如肌腱)组成。该间隔室被忽略,因为其不太可能影响动力学。

脂肪应被视为异质组,也就是说,并非所有"FG"中的脂肪均相同。首先,非肥胖[2.8~5mL/(100g·min)]和肥胖[1.57mL/(100g·min)][24]患者的脂肪组织血流量不同,分别占 CO 的 5%和 2%。其次,并非所有这些脂肪在肥胖患者中的灌注均良好:80%或 45.4L 的脂肪为低灌注,20%或 11.3L 的脂肪灌注良好。后者是从数据中推断出来的,这些数据表明 BMI 在 35~60kg/m² 的患者有 51kg 或 56.7L 的脂肪(假设脂肪密度为 0.9kg/L)[25]。后者已被 Eger 等称为组织间扩散组(ITDG)。该组是在模拟吸入麻醉药 30min 后的呼出数据时假设的[26,27]。ITDG 被认为邻近高灌注组织的脂肪,例如,肾周和肠系膜脂肪、皮下脂肪、心包脂肪、嵌入肌纤维之间的脂肪,甚至 CNS 中的白质。麻醉药被认为是从器官扩散到脂肪中。ITDG 代表了人体储存吸入药容量的 30%,根据药物的不同,时间常数为 200~400min。Levitt 等在这些数据的基础上进行了扩展,开发了一个基于生理的药代动力学模型。其中一个血流量为 3.96mL/(100mL·min)的脂肪间隔室很好地描述了前 3h 内的吸收数据。3h 后(最长 6 天),两个脂肪间隔室能更好地描述数据,一个是血流速度为 1.26mL/(100mL·min)的慢速间隔室,另一个是血流速度为 6.66mL/(100mL·min)的快速间

表 6.2　非肥胖患者与 BMI＞35kg/m² 的肥胖患者中七氟烷、地氟烷和异氟烷的时间常数（使用组织体积和组织血流量的联合数据）

	正常体重				肥胖(BMI>35kg/m²)			
变量	VRG	MG	FG	ITDG	VRG	MG	FG	ITDG
体积(L)	6	33	14.5	2.9	6	33	45.4	11.3
组织/血液分配系数=(组织/气体分配)/(血液/气体分配系数)								
地氟醚	1.02	1.37	22.8	22.8	1.02	1.37	22.8	22.8
七氟醚	1.49	2.30	45.9	45.9	1.49	2.30	45.9	45.9
异氟醚	1.54	2.41	48.3	48.3	1.54	2.41	48.3	48.3
组织/气体分配系数								
地氟醚	0.58	0.78	13	13	0.58	0.78	13	13
七氟醚	1.10	1.70	34	34	1.10	1.70	34	34
异氟醚	2.24	3.50	70	70	2.24	3.50	70	70
容纳麻醉药的能力(L)=组织体积×组织/气体分配系数								
地氟醚	3.48	25.74	188.5	37.7	3.48	25.74	590	147
七氟醚	6.6	56.1	493	98.6	6.6	56.1	1544	384
异氟醚	13.44	115.5	1015	203	13.44	115.5	3178	791
时间常数(min)=100×(组织/血液分配系数)/组织血流量								
地氟醚	3.39	30.2	962	181	3.39	30.2	1452	211
七氟醚	4.95	50.7	1937	364	4.95	50.7	2924	425
异氟醚	5.12	53.1	2038	383	5.12	53.1	3076	447
血流量[mL/(100mL·min)]	30.1	4.54	2.37	12.6	30.1	4.54	1.57	10.8

VRG，富含血管群；MG，肌肉群；FG，脂肪群；ITDG，组织间扩散组。[Source: Data from Eger, E.I., Saidman, L.J., Eger, E.I, Saidman, L.J. Illustrations of inhaled anesthetic uptake, including intertissue diffusion to and from fat. Anesthesia & Analgesia, 100 (4): 1020–33, 2005; Data from Esper, T., Wehner, M., Meinecke, C.D., Rueffert, H. Blood/gas partition coefficients for isoflurane, sevoflurane, and desflurane in a clinically relevant patient population. Anesthesia & Analgesia, 120 (1): 45–50, 2015; data from Levitt, D.G. Heterogeneity of human adipose blood flow. BMC Clin Pharmacol, 7 (1), 2007; data from Wang, J., Gallagher, D., Thornton, J.C., Yu, W., Weil, R., Kovac, B., et al. Regional Body Volumes, BMI, Waist Circumference, and Percentage Fat in Severely Obese Adults. Obesity, 15(11): 2688–98, 2007.]

隔室[28]。Eger 等[11]的研究表明，高流量脂肪组织的上限范围[10.8mL/(100mL·min)]是组织间药物从灌注良好的组织扩散到周围脂肪的结果。

呼气末-动脉压差

出于教学目的，关于吸入麻醉药动力学的讨论通常忽略肺通气/灌注(V/Q)不均匀性，并假设 $Fa=F_A$。在肥胖患者中，已充分记录了 O_2 和二氧化碳(CO_2)的 F_A–Fa，尤其是在麻醉期间[29]。强效吸入麻醉药已被充分描述——实际上，吸入麻醉药用于研究 V/Q 散射：是用于研究 V/Q 散射的多重惰性气体消除技术(MIGET)的固有元素。关于肥胖患者吸入麻醉药的数据很少，尚不清楚这些差异在肥胖患者中是否更明显。Cortínez[4]声称任何 V/Q 不匹配的影响都很小，因为在有或没有呼气末正压的情况下，他们都没有发现七氟烷 F_A 和 BIS 滞后的差异，这一发现得到了 Sprung 等的证实，他们发现，肺泡复张并不能增加病态肥胖患者地氟烷 F_A，即使 O_2 分压增加[30]。现代技术(例如，自动靶控输送、可视化药物显示系统)可能会重新激发人们对这些梯度研究的兴趣。

定量方面

尽管本章的大部分内容都是关于摄取的，没有向读者提供定量摄取数据(以 mL/min 表示)，因为根本没有。已使用向呼吸系统环路的吸气侧注射液体药物的闭路麻醉以及 Fick 方法来量化非肥胖患者的摄取，但肥胖患者的此类数据并不存在。甚至更简单的定量数据，如麻醉期间肥胖患者的 O_2 消耗量、CO_2 生

成量和 N_2O 吸收尚不清楚。随着气体分析仪的可用性增强,实际气体吸收量的临床相关性已经减弱。

代谢

现代吸入药七氟烷和地氟烷代谢的药代动力学效应相当小,大部分可以忽略。虽然吸入氟烷的 20%被代谢,但肝毒性仍相对罕见,但更常见于较短时间间隔内暴露于该药物一次以上的肥胖女性。报道的唯一一例地氟烷相关肝炎病例[31]被认为与其代谢产物三氟乙酰氯相关(尽管地氟烷在吸入麻醉药中的代谢程度最低)。七氟烷代谢率为 2.5%,是较低溶解度药物中最高的。尽管理论上存在氟化物肾毒性风险,但在使用七氟烷麻醉的肥胖和非肥胖患者中未报道肾功能不全[32,33]。

药代动力学——苏醒

影响吸入过程和维持的许多因素也会影响苏醒,但这并不是一个确切的镜像。本节重点关注七氟烷和地氟烷给药后的苏醒,因为这是现代麻醉实践中最常用的药物,并且考虑到这两种药物将足以强调临床上与苏醒相关的概念。吸入麻醉药的高脂溶性和脂肪储备增加的组合通常被用来解释肥胖患者的延迟苏醒。由于七氟烷的 $\lambda_{血液/气体}$(0.65)和 $\lambda_{脂肪/气体}$(45.9~60.8)大于地氟烷(分别为 0.45 和 22.8~27.7),因此,地氟烷可能是确保苏醒更快的药物。然而,情况更为复杂。我们将向读者介绍递减时间的概念,比较地氟烷和七氟烷给药后肥胖和非肥胖患者的苏醒情况,比较苏醒期间开放与闭合系统,并讨论再催眠的风险。

递减时间

递减时间适用于吸入麻醉药,时量相关半衰期适用于静脉麻醉药[34]——描述了 F_A 在给药后以一定比例降低或“递减”(0~100%)所需的时间。对于静脉麻醉药,“背景”是指麻醉持续时间:给药持续时间越长,药物消除(通过代谢)而不是重新分布越多,从而终止药物的效果。对于吸入性麻醉药,给药时间越长,MG 就越饱和,导致停止给药后这些组织群中(和更长时间)释放更多的药物,可能在更长时间内维持更高的 Fv,从而延迟了苏醒。从 FG 中释放吸入麻醉药对 Fv 几乎没有影响(除非长时间给予麻醉药,见下文)。Gas-Man®软件(Med Man Simulations,Inc.,美国,马萨诸塞州,波士顿)生成的递减时间是从理论上探讨肥胖对吸入麻醉药动力学影响的重要工具。下文将更详细地描述这一概念。

图 6.2 显示了递减时间如何帮助指导药物滴定以确保快速苏醒。图 6.2A 描绘了吸入麻醉药的剂量-反应关系,x 轴代表吸入麻醉药的 F_A(以 MAC 当量表示),y 轴代表对口头命令无反应(左曲线)或手术切皮后无体动(右曲线)的概率,表示为 0~1 的分数。这种关系呈 S 形且陡峭,催眠($MAC_{清醒}$)的中位效应分压为 0.35 MAC,无体动的中位效应分压为 1 MAC[35]。平行于 y 轴的垂直线与 x 轴在 0.2 MAC 相交是 95%以上患者处于清醒状态的 F_A(假设“稳态”,意味着 F_A 与 FCNS 平衡)。除了滞后效应和药物相互作用,还有两个因素会影响患者意识恢复的速度。首先,在手术过程中维持的 F_A 越高,要达到 0.2 MAC(绝对值与维持值成比例)就降低得越多。另一个因素是时量相关半衰期。一般而言,药物的溶解度越高,递减时间越有可能随时间增加。但不同的递减时间受给药时间的影响不同(图 6.2B)。麻醉 4h 后,七氟烷和地氟烷之间 80%的递减时间无差异,但 90%递减时间有差异。在选择维持 F_A 时考虑到这一点很重要——即使在麻醉 4 小时后,只要维持分压足够低以确保 80%的递减足以确保 F_A 降至 0.2 MAC 以下,七氟烷和地氟烷之间的苏醒时间也不会有差异。

非肥胖患者的恢复

在行门诊手术的非肥胖患者中,地氟烷给药后至睁眼和听从指令的时间比七氟烷麻醉后更快,但影响较小,研究之间存在很大差异[36]。使用七氟烷出麻醉后恢复室的时间更快,并且在准备回家和出院的时间方面,地氟烷和七氟烷之间没有差异。Bailey 使用递减时间从理论上预测了这些结果:他发现在持续长达 250min 的手术后,七氟烷和地氟烷递减高达 80%,两者递减时间之间没有差异(即分压降低至维持麻醉所用分压 20%的时间)(图 6.2B)[34]。只有 90%的递减在持续 2h 或更长时间的手术后,这两种药物之间的递减时间才开始存在差异[37](图 6.2B)。

肥胖患者地氟烷和七氟烷给药后的恢复情况

Liu 等回顾了病态肥胖患者在七氟烷和地氟烷麻醉后的苏醒特点[38]。总体而言,结果反映了非肥胖患

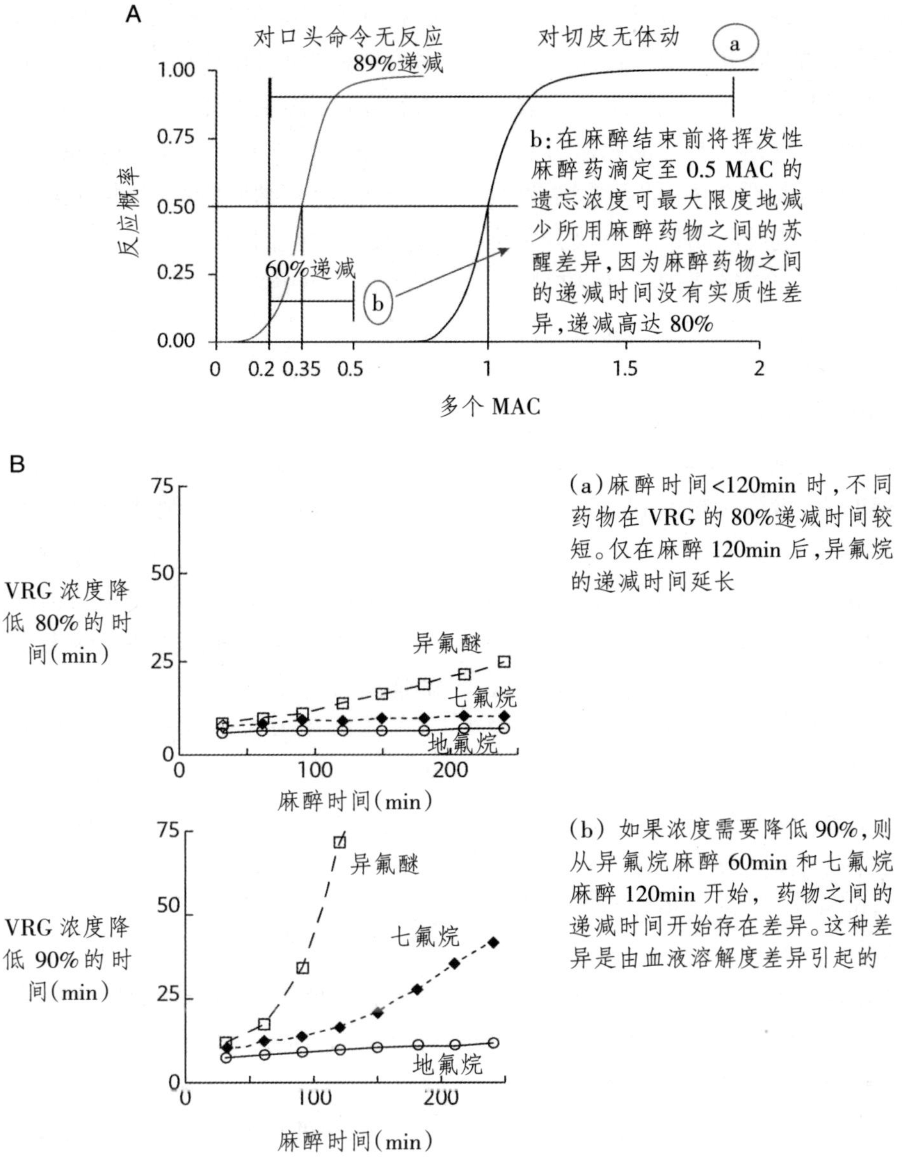

图6.2 (A)麻醉持续时间和达到0.2 MAC所需时间之间的联系和(B)时量相关的递减时间。[(A)Adapted with permission from Eger,E. I.,Shafer,S. The complexity of recovery from anesthesia,Journal of Clinical Anesthesia,17 (6):411-412. Copyright © 2005 Elsevier. DOI:10.1016/j.jclinane.2005.05.001(B)Adapted with permission from Eger,E. and Shafer,S. Tutorial:Context-Sensitive Decrement Times for Inhaled Anesthetics,Anesthesia & Analgesia,101 (3):688-696,Copyright © 2005 Wolters Kluwer Health,Inc. doi:10.1213/01.ANE.0000158611.15820.3D]

者的苏醒特点:地氟烷麻醉后早期苏醒更快,但影响不大,与非肥胖患者相同,并且差异很大,可能反映了方法学的显著异质性,即研究在联合用药(咪达唑仑、瑞芬太尼/芬太尼/吗啡、N_2O、硬膜外局部麻醉药)、吸入麻醉药滴定的方式(BIS与F_A)和逐渐减少吸入麻醉药至麻醉结束的方式中存在差异。总体而言,在持续2~4.2h的手术后,选择地氟烷而非七氟烷可平均节省3min 25s的睁眼时间和4min 17s的拔管时间(根据研究参与者的数量加权的平均值)。

麻醉药逐渐减量至麻醉结束的方式减弱了不同溶解度麻醉药之间苏醒时间的差异。如果考虑递减时间,使吸入麻醉药在麻醉结束时缓慢洗出,同时在手术结束时仔细滴定麻醉药至BIS水平为60或MAC值为0.5("遗忘水平"),地氟烷和七氟烷之间的苏醒和恢复情况未发现差异[39,40]。

为什么我们只在肥胖患者中发现七氟烷和地氟烷之间苏醒时间的相对较小差异,以及为什么这些差异不比非肥胖患者更明显?在肥胖患者中,大量的脂肪加上高脂溶性的强效吸入麻醉药，将脂肪间隔室变成一个可以吸收大量的麻醉药的巨大容器。结合其低灌注，这导致脂肪具有非常长的 τ：脂肪中七氟烷和地氟烷的分压要达到95%（3τ）并与动脉血分压平衡需要数天，实际上七氟烷需要7天，地氟烷需要3~4天。6h后，七氟烷和地氟烷的脂肪饱和率仅分别为13%和22%，即使在1天后，也仅分别为43%和63%。只要脂肪中的分压保持远低于 $MAC_{清醒}$，脂肪中储存的量在很大程度上与早期苏醒无关。

下面的理论示例很好地说明了上述观点。假设麻醉维持的 F_A 为15mmHg七氟烷或46 mmHg地氟烷（分别为1atm的2%和6%，等效剂量）。6h后，麻醉持续时间远远超过许多麻醉药的持续时间，七氟烷的 $F_{脂肪}$ 为2mmHg（15mmHg的13%），地氟烷的 $F_{脂肪}$ 为10mmHg（6mmHg的22%）。因为这仍然远低于七氟烷（5mmHg或1atm的0.7%）和地氟烷（15mmHg或1atm的2.0%）的 $MAC_{清醒}$，脂肪不可能维持足以使患者保持无意识的分压——相反，在初始苏醒期，预期脂肪可继续吸收麻醉药。这里的关键信息是，与临床相关的不是脂肪吸收的药物量，而是分压。只要 $F_{脂肪}$ 未达到抑制某种临床反应的分压，则可认为其与该特定临床终点无临床相关性。

分压与浓度（每组织体积的药物量）之间的关系用亨利定律描述：浓度=溶解度×分压。将该原理应用于之前描述的临床示例中的脂肪，可以理解为什么以下说法不仅是一种错误观念，而且是完全错误的。例如，麻醉6h后，脂肪中储存的七氟烷比地氟烷更多：使用15mmHg（2%）七氟烷或46mmHg（6%）地氟烷麻醉6h后，与七氟烷（8.0mL蒸汽/100mL脂肪）相比，脂肪将含有更多的地氟烷（14.7mL蒸汽/100mL脂肪），因为地氟烷的MAC高于七氟烷。据我们所知，从未有人收取过脂肪组织样本来证实这些说法。

理论上，ITDG可以延迟苏醒，因为其时间常数比脂肪短，但容纳麻醉药的能力相同：1MAC给药6h后可以达到相当于 $MAC_{清醒}$ 的分压（表6.3）。然而，如前所述，临床研究未能梳理出地氟烷和七氟烷[41,42]甚至异氟烷[43]在肥胖和非肥胖患者之间的苏醒时间的临床相关差异。

1 MAC麻醉药使脂肪完全饱和，也不能显著维持高于 $MAC_{清醒}$（0.35 MAC）的呼气末分压，因其仅占CO的一小部分（病态肥胖患者为2%，见前文）。理论上，脂肪只有接受较大比例的CO时才能延迟苏醒。Gas Man®模拟支持这一观点：即使在体重高达150kg的较肥胖模型中，七氟烷和异氟烷在麻醉的前7和9h的递减时间"不会降低"[44]。

一些作者认为，除恢复意识外，临床终点可能更重要。例如，病态肥胖患者被认为具有较高的误吸风险，不仅在麻醉诱导期间，而且在苏醒期间。在使用七氟烷而不是地氟烷后，BMI越大，气道反射恢复越慢[45]。

通气和苏醒

如果停止给药后新鲜气体流量超过每分通气量，F_I 将为零，如果维持正常通气，F_A 将迅速降低。然而，由于药物从CNS转运至肺部的延迟，气体分析仪显示的 F_A 将低估FCNS。除非考虑到这种延迟，$MAC_{清醒}$ 将不是指导苏醒的良好工具。通过计算效应室浓度的工具，如Smart Pilot®（Dräger，Lübeck，德国）或MAC Brain®（Getinge，瑞典，索尔纳），可以对确定单个患者

表6.3 1 MAC给药持续时间理论上对患者脂肪组和组织间扩散组分压的影响

潮气末（%）1 MAC的麻醉持续时间（h）	分压（1atm的百分比）					
	七氟醚		地氟醚		异氟醚	
	FG	ITDG	FG	IDTG	FG	ITDG
1	0.04	0.26	0.24	1.5	0.02	0.14
2	0.08	0.5	0.48	2.6	0.04	0.26
3	0.12	0.7	0.7	3.4	0.06	0.37
6	0.23	1.14	1.32	4.9	0.12	0.62
$MAC_{清醒}$（1atm的百分比）	0.7	0.7	2.0	2.0	0.4	0.4

FG，脂肪组；ITDG，组织间扩散组。

注：时间为t时，组织中1 atm的百分比=MAC（$1-e^{-t/\tau}$），使用表6.2中的τ值。

滞后程度所存在的技术困难进行补充。但由于缺乏药代动力学/药效学模型，尚不适用于肥胖患者。

过度通气会加速清除，有些人甚至建议在吸入的混合气体中加入 CO_2(所谓的等 CO_2 过度通气)以减少过度通气引起的脑血管收缩，并保持动脉 CO_2 分压高于呼吸暂停阈值。该技术可将肥胖人群异氟烷麻醉后的即刻苏醒时间缩短约 33%，但对出麻醉后恢复室的时间无影响[46]。

例如，阿片类药物或部分气道阻塞引起的严重通气不足(=0.1~0.3L/min)可能导致再催眠[47]。如果肌群充分饱和以致 Fv 高于 1~2MAC $_{清醒}$(如麻醉>4h 后)，将发生再催眠。尚未在肥胖患者或模型中研究通气不足的影响。可能引起再催眠的通气不足程度取决于药物的溶解度：相同程度的通气不足更可能因溶解度较高的药物导致再催眠[48]。从 FG 中释放吸入麻醉药不太可能导致这种再催眠现象，由于其灌注不良，无法释放足够的吸入麻醉药。

氧化亚氮

N_2O 是可供麻醉医师使用的最短效药物，也一直用于肥胖这一具有挑战性的人群。即使是在非肥胖患者中，关于使用 N_2O 的临床意见也存在很大差异，其科学性常被一些未经证实的主观经验所掩盖。让我们举例说明这些未经证实的说法。未证实在相对较短的减重手术期间出现腹胀[49]。Enigma Ⅱ 试验证明 N_2O 在非心脏手术期间是安全的：死亡率或伤口感染率没有增加[50]。研究还表明，可通过止吐药预防控制恶心和呕吐，并减少强效吸入性麻醉药的消耗[50,51]。诱导期间的第二气体效应和苏醒期间的反向第二气体效应的影响被低估，因为研究人员长期以来未能考虑伴随给药的强效吸入药物的 F_a[52,53]。在非肥胖患者中，与使用相同 F_IO_2 的 O_2/空气混合物相比，第二气体效应改善了氧合[54]，但缺乏肥胖患者的数据。N_2O 不会加重腹腔镜手术(猪)期间 CO_2 栓塞的血流动力学后果[55]。N_2O 反向第二气体效应[53]、较高的 MAC $_{清醒}$[56]和对 MAC $_{清醒}$ 的拮抗作用[57,58]都可能有助于缩短苏醒时间。然而，令人惊讶的是，关于肥胖患者使用 N_2O 的研究甚少。

结论

肥胖和非肥胖患者的 MAC 无差异。与对静脉麻醉药的作用相反，肥胖仅在一定程度上影响吸入麻醉药的动力学。这些反常的发现强调了这样一个事实，即应该是临床研究而不是信念和直觉指导临床医生选择药物和技术。由于地氟烷和七氟烷之间的临床差异较小，且缺乏长期结果数据，目前没有明确的证据支持某一种药物或技术优于另一种。正确了解递减时间、滞后效应和等效线(药物相互作用)对于滴定调控吸入麻醉药有极大作用。我们使用这些药物的方式可能比药物的选择更重要。

(左都坤 译　包晓航 审)

参考文献

1. Janmahasatian S, Duffull SB, Ash S, Ward LC, Byrne NM, Green B. Quantification of lean bodyweight. Clin Pharmacokinet. 2005;**44**(10):1051–65.
2. Shibutani K, Inchiosa Jr MA, Sawada K, Bairamian M. Accuracy of pharmacokinetic models for predicting plasma fentanyl concentrations in lean and obese surgical patients: derivation of dosing weight ('pharmacokinetic mass'). Anesthesiology. 2004;**101**(3):603–13.
3. Tabo E, Ohkuma Y, Sakuragi Y, Arai T. [MAC-awake and wake-up time of isoflurane and sevoflurane with reference to the concentration of gas, duration of inhalation and patient's age and obesity]. Masui. 1995;**44**(2):188–92.
4. Cortínez LI, Gambús P, Trocóniz IF, Echevarría G, Muñoz HR. Obesity does not influence the onset and offset of sevoflurane effect as measured by the hysteresis between sevoflurane concentration and bispectral index. Anesth Analg. 2011;**113**(1):70–76.
5. Katoh T, Ikeda K. The effects of fentanyl on sevoflurane requirements for loss of consciousness and skin incision. Anesthesiology. 1998;**88**(1):18–24.
6. Katoh T, Kobayashi S, Suzuki A, Iwamoto T, Bito H, Ikeda K. The effect of fentanyl on sevoflurane requirements for somatic and sympathetic responses to surgical incision. Anesthesiology. 1999;**90**(2):398–405.
7. Katoh T, Nakajima Y, Moriwaki G, Kobayashi S, Suzuki A, Iwamoto T, et al. Sevoflurane requirements for tracheal intubation with and without fentanyl. Br J Anaesth. 1999;**82**(4):561–65.
8. Katoh T, Uchiyama T, Ikeda K. Effect of fentanyl on awakening concentration of sevoflurane. Br J Anaesth. 1994;**73**(3):322–25.
9. Feld JM, Hoffman WE, Stechert MM, Hoffman IW, Ananda RC. Fentanyl or dexmedetomidine combined with desflurane for bariatric surgery. J Clin Anesth. 2006;**18**(1):24–28.
10. Tufanogullari B, White PF, Peixoto MP, Kianpour D, Lacour T, Griffin J, et al. Dexmedetomidine infusion during laparoscopic bariatric surgery: the effect on recovery outcome variables. Anesth Analg. 2008;**106**(6):1741–48.
11. Eger EI, Saidman LJ. Illustrations of inhaled anesthetic uptake, including intertissue diffusion to and from fat. Anesth Analg. 2005;**100**(4):1020–33.
12. Wakamatsu T, Hiromi R, Kato S. [Anesthetic management of morbidly obese patients using inhalation induction with high concentrations of sevoflurane]. Masui. 2005;**54**(7):791–93.

13. Esper T, Wehner M, Meinecke CD, Rueffert H. Blood/gas partition coefficients for isoflurane, sevoflurane, and desflurane in a clinically relevant patient population. Anesth Analg. 2015;**120**(1):45–50.
14. Eger RR, Eger 2nd EI. Effect of temperature and age on the solubility of enflurane, halothane, isoflurane, and methoxyflurane in human blood. Anesth Analg. 1985;**64**(6):640–42.
15. Lockwood GG, Sapsed-Byrne SM, Smith MA. Effect of temperature on the solubility of desflurane, sevoflurane, enflurane and halothane in blood. Br J Anaesth. 1997;**79**(4):517–20.
16. Lerman J, Gregory GA, Willis MM, Eger 2nd EI. Age and solubility of volatile anesthetics in blood. Anesthesiology. 1984;**61**(2):139–43.
17. Malviya S, Lerman J. The blood/gas solubilities of sevoflurane, isoflurane, halothane, and serum constituent concentrations in neonates and adults. Anesthesiology. 1990;**72**(5):793–96.
18. Hu P, Zhou JX, Liu J. Blood solubilities of volatile anesthetics in cardiac patients. J Cardiothorac Vasc Anesth. 2001;**15**(5):560–62.
19. Stelfox HT, Ahmed SB, Ribeiro RA, Gettings EM, Pomerantsev E, Schmidt U. Hemodynamic monitoring in obese patients: the impact of body mass index on cardiac output and stroke volume. Crit Care Med. 2006;**34**(4):1243–46.
20. Collis T, Devereux RB, Roman MJ, de Simone G, Yeh J, Howard BV, et al. Relations of stroke volume and cardiac output to body composition: the strong heart study. Circulation. 2001;**103**(6):820–25.
21. Alpert MA. Obesity cardiomyopathy: pathophysiology and evolution of the clinical syndrome. Am J Med Sci. 2001;**321**(4):225–36.
22. Van Zundert T, Hendrickx J, Brebels A, De Cooman S, Gatt S, De Wolf A. Effect of the mode of administration of inhaled anaesthetics on the interpretation of the F(A)/F(I) curve—a GasMan simulation. Anaesth Intensive Care. 2010;**38**(1):76–81.
23. Lesser GT, Deutsch S. Measurement of adipose tissue blood flow and perfusion in man by uptake of 85Kr. J Appl Physiol. 1967;**23**(5):621–30.
24. Summers LK, Samra JS, Humphreys SM, Morris RJ, Frayn KN. Subcutaneous abdominal adipose tissue blood flow: variation within and between subjects and relationship to obesity. Clin Sci (Lond). 1996;**91**(6):679–83.
25. Wang J, Gallagher D, Thornton JC, Yu W, Weil R, Kovac B, et al. Regional body volumes, BMI, waist circumference, and percentage fat in severely obese adults. Obesity (Silver Spring). 2007;**15**(11):2688–98.
26. Yasuda N, Lockhart SH, Eger EI, Weiskopf RB, Johnson BH, Freire BA, et al. Kinetics of desflurane, isoflurane, and halothane in humans. Anesthesiology. 1991;**74**(3):489–98.
27. Yasuda N, Lockhart SH, Eger EI, Weiskopf RB, Liu J, Laster M, et al. Comparison of kinetics of sevoflurane and isoflurane in humans. Anesth Analg. 1991;**72**(3):316–24.
28. Levitt DG. Heterogeneity of human adipose blood flow. BMC Clin Pharmacol. 2007;7(1):1.
29. Porhomayon J, Papadakos P, Singh A, Nader ND. Alteration in respiratory physiology in obesity for anesthesia-critical care physician. HSR Proc Intensive Care Cardiovasc Anesth. 2011;**3**(2):109–18.
30. Sprung J, Whalen FX, Comfere T, Bosnjak ZJ, Bajzer Z, Gajic O, et al. Alveolar recruitment and arterial desflurane concentration during bariatric surgery. Anesth Analg. 2009;**108**(1):120–27.
31. Martin JL, Plevak DJ, Flannery KD, Charlton M, Poterucha JJ, Humphreys CE, et al. Hepatotoxicity after desflurane anesthesia. Anesthesiology. 1995;**83**(5):1125–29.
32. Behne M, Wilke HJ, Harder S. Clinical pharmacokinetics of sevoflurane. Clin Pharmacokinet. 1999;**36**(1):13–26.
33. Higuchi H, Satoh T, Arimura S, Kanno M, Endoh R. Serum inorganic fluoride levels in mildly obese patients during and after sevoflurane anesthesia. Anesth Analg. 1993;**77**(5):1018–21.
34. Bailey JM. Context-sensitive half-times and other decrement times of inhaled anesthetics. Anesth Analg. 1997;**85**(3):681–86.
35. Eger EI, Shafer S. The complexity of recovery from anesthesia. J Clin Anesth. 2005;**17**(6):411–12.
36. Macario A, Dexter F, Lubarsky D. Meta-analysis of trials comparing postoperative recovery after anesthesia with sevoflurane or desflurane. Am J Health Syst Pharm. 2005;**62**(1):63–68.
37. Eger 2nd EI, Shafer SL. Tutorial: context-sensitive decrement times for inhaled anesthetics. Anesth Analg. 2005;**101**(3):688–96.
38. Liu F-L, Cherng Y-G, Chen S-Y, Su Y-H, Huang S-Y, Lo P-H, et al. Postoperative recovery after anesthesia in morbidly obese patients: a systematic review and meta-analysis of randomized controlled trials. Can J Anaesth. 2015;**62**(8):907–17.
39. Arain SR, Barth CD, Shankar H, Ebert TJ. Choice of volatile anesthetic for the morbidly obese patient: sevoflurane or desflurane. J Clin Anesth. 2005;**17**(6):413–19.
40. Vallejo MC, Sah N, Phelps AL, O'Donnell J, Romeo RC. Desflurane versus sevoflurane for laparoscopic gastroplasty in morbidly obese patients. J Clin Anesth. 2007;**19**(1):3–8.
41. La Colla G, La Colla L, Turi S, Poli D, Albertin A, Pasculli N, et al. Effect of morbid obesity on kinetic of desflurane wash-in wash-out curves and recovery times. Minerva Anestesiol. 2007;**73**(5):275–79.
42. Casati A, Marchetti C, Spreafico E, Mamo D. Effects of obesity on wash-in and wash-out kinetics of sevoflurane. Eur J Anaesthesiol. 2004;**21**(3):243–45.
43. Lemmens HJM, Saidman LJ, Eger EI, Laster MJ. Obesity modestly affects inhaled anesthetic kinetics in humans. Anesth Analg. 2008;**107**(6):1864–70.
44. Weber J, Eberhart L, Philip JH. Context-sensitive decrement times for inhaled anesthetics in obese patients. ESA 2016 Annual Meeting abstract 01AP13-5. 2016. http://journals.lww.com/ejanaesthesiology/Documents/ESA2016_LOW.pdf
45. McKay RE, Malhotra A, Cakmakkaya OS, Hall KT, McKay WR, Apfel CC. Effect of increased body mass index and anaesthetic duration on recovery of protective airway reflexes after sevoflurane vs desflurane. Br J Anaesth. 2010;**104**(2):175–82.
46. Katznelson R, Naughton F, Friedman Z, Lei D, Duppin J, Fedorko L, et al. Increased lung clearance of isoflurane shortens emergence in obesity: a prospective randomized-controlled trial. Acta Anaesthesiol Scand. 2011;**55**(8):995–1001.
47. Leeson S, Roberson RS, Philip JH. Hypoventilation after inhaled anesthesia results in reanesthetization. Anesth Analg. 2014;**119**(4):829–35.
48. De Wolf AM, Van Zundert TC, De Cooman S, Hendrickx JF. Theoretical effect of hyperventilation on speed of recovery and risk of rehypnotization following recovery—a GasMan® simulation. BMC Anesthesiol. 2012;**12**(1):22.
49. Brodsky JB, Lemmens HJ, Collins JS, Morton JM, Curet MJ, Brock-Utne JG, et al. Nitrous oxide and laparoscopic bariatric surgery. Obes Surg. 2005;**15**(4):494–96.
50. Myles PS, Leslie K, Chan MT V, Forbes A, Peyton PJ, Paech MJ, et al. The safety of addition of nitrous oxide to general anaesthesia in at-risk patients having major non-cardiac surgery (ENIGMA-II): a randomised, single-blind trial. Lancet. 2014;**384**(9952):1446–54.
51. Myles PS, Chan MT, Kasza J, Paech MJ, Leslie K, Peyton PJ, et al. Severe nausea and vomiting in the Evaluation of Nitrous Oxide in the Gas Mixture for Anesthesia II Trial. Anesthesiology.

2016;**124**(5):1032–40.
52. Peyton PJ, Chao I, Weinberg L, Robinson GJB, Thompson BR. Nitrous oxide diffusion and the second gas effect on emergence from anesthesia. Anesthesiology. 2011;**114**(3):596–602.
53. Peyton PJ, Horriat M, Robinson GJ, Pierce R, Thompson BR. Magnitude of the second gas effect on arterial sevoflurane partial pressure. Anesthesiology. 2008;**108**(3):381–87.
54. Peyton PJ, Stuart-Andrews C, Deo K, Strahan F, Robinson GJB, Thompson BR, et al. Persisting concentrating and second gas effects on oxygenation during N2O anaesthesia. Anaesthesia. 2006;**61**(4):322–29.
55. Diemunsch PA, Noll E, Pottecher J, Diana M, Geny B, Joshi GP. Impact of nitrous oxide on the haemodynamic consequences of venous carbon dioxide embolism: An experimental study. Eur J Anaesthesiol. 2016;**33**(5):356–60.
56. Eger EI II. Age, minimum alveolar anesthetic concentration, and minimum alveolar anesthetic concentration-awake. Anesth Analg. 2001;**93**(4):947–53.
57. Katoh T, Ikeda K, Bito H. Does nitrous oxide antagonize sevoflurane-induced hypnosis? Br J Anaesth. 1997;**79**(4):465–68.
58. Chortkoff BS, Bennett HL, Eger EI 2nd. Does nitrous oxide antagonize isoflurane-induced suppression of learning? Anesthesiology 1993;**79**(4):724–32.

第 7 章

神经肌肉阻滞剂在肥胖患者中的应用

Ajintha Pathmanathan , Paul Stewart

引言

15 世纪初，西班牙人观察到南美印第安人狩猎中使用箭毒的效果。然而，直到 19 世纪，这种毒物才被确定为箭毒，并开始研究将其用于动物和人类，以造成暂时性的瘫痪。1942 年，Griffith 和 Johnson 报道了 25 例患者使用箭毒提取物改善手术条件。这也是第一篇记录在肥胖患者身上使用神经肌肉阻滞剂以获得满意手术条件的论文。他们得出结论，这是一种具有潜在危险的毒药，只能由经验丰富的麻醉医师在设备齐全的手术室中使用[1,2]。

如今，我们对神经肌肉传递、神经肌肉疾病、药物阻滞剂和这些药物的拮抗有了广泛的了解。然而，关于肥胖患者的数据仍然相对缺乏，由于肥胖的患病率高，这一医学领域正受到越来越多的关注。

神经肌肉传递机制

肌肉收缩是对来自运动皮层和脊髓电信号高传输的响应，沿着轴突和运动神经到达神经终板（图 7.1）。去极化允许 Ca^{2+}通过突触前表面的电压门控 Ca^{2+}通道内流。Ca^{2+}的释放触发了数百个乙酰胆碱囊泡与突触前膜的融合，并将乙酰胆碱（约 5000 个分子）释放到突触间隙中[3]。

乙酰胆碱通过突触间隙扩散，与连接后的五聚体跨膜烟碱受体结合。乙酰胆碱分子同时占据乙酰胆碱受体的两个 α 亚基，导致受体核心的构象改变和离子通道的瞬时（1ms）开放。主要是 Na^+和一些 Ca^{2+}流经受体的活化核心，导致终板电位升高。累积超过阈值的电位最终导致动作电位。Na^+电压门控通道通过 T 管系统沿肌膜传播动作电位。从肌浆网释放的 Ca^{2+}扩散到肌原纤维中，导致肌纤维收缩。

K^+通过单独的 K^+通道外流，导致终板复极化和乙酰胆碱分子的分离。这些分子在突触间隙中被乙酰胆碱酯酶迅速水解为乙酰和胆碱。

乙酰胆碱释放的连接前调节由毒蕈碱、M1（易化）受体和 M2（抑制）受体介导的 Ca^{2+}内流完成。连接前烟碱受体通过正反馈机制发挥作用，在释放前增加乙酰胆碱的动员。

神经肌肉阻滞剂

在麻醉实践中常用的神经肌肉阻滞剂是通过对连接后受体的激动（去极化）或拮抗（非去极化）作用抑制乙酰胆碱作用，阻止肌肉收缩（表 7.1）。

神经肌肉阻滞剂的临床应用

1946 年，Gray 和 Halton 首次将平衡麻醉的现代概念描述为镇静、镇痛和肌肉松弛的三联征——利物浦技术[4]。尽管 1988 年，来自英国的 A Brain 医生引进喉罩减少了气管插管的需求，但在许多情况下，肌肉松弛是当前麻醉实践的基础。

肌肉松弛可改善高耗氧量患者（如肥胖和重症患

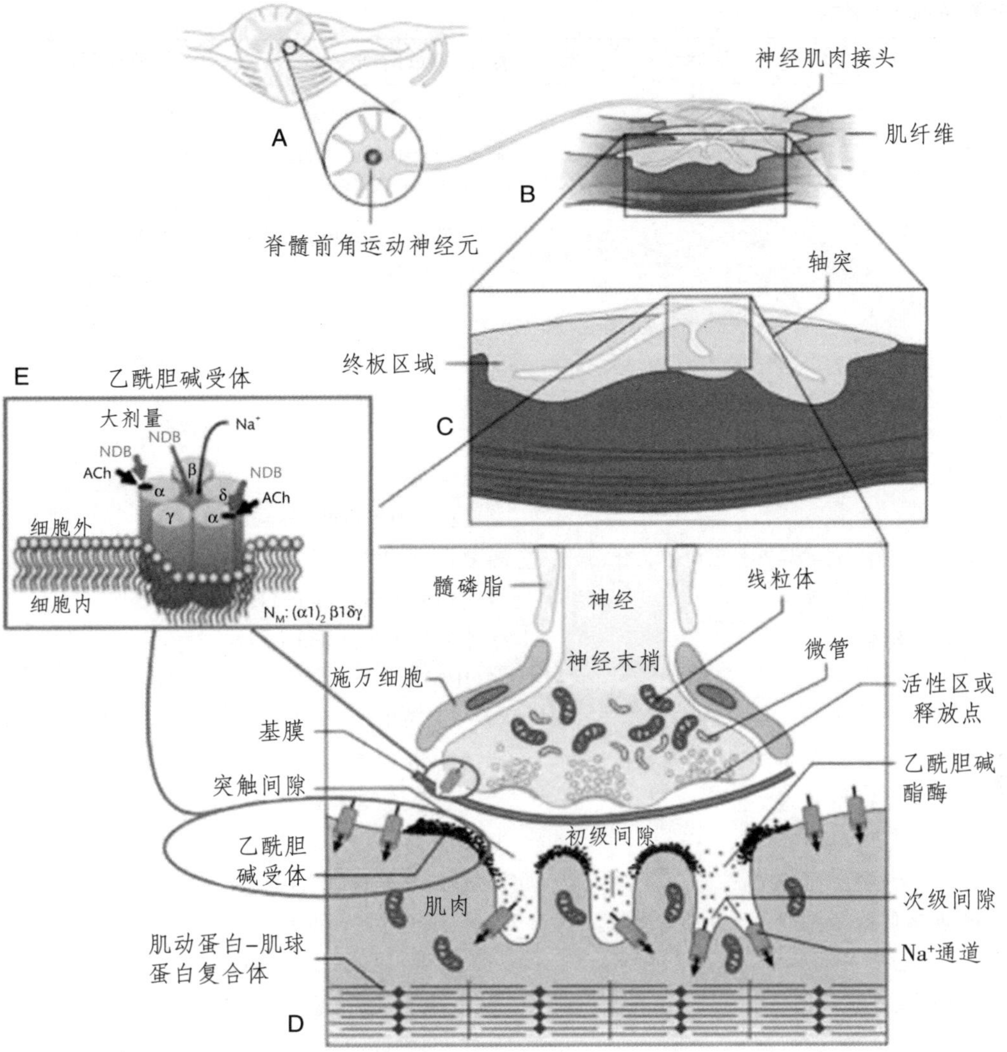

图 7.1　成人神经肌肉接头的结构显示构成突触的 3 种细胞：运动神经元（神经末梢）、肌纤维。（A）运动神经起自脊髓或脑干前角。（B）神经分裂成支配单个肌纤维的分支。（C）每个肌纤维只接受一个突触。运动神经进一步细分为许多突触前结，终止于肌纤维表面。（D）神经末梢有含乙酰胆碱的囊泡聚集在活性区。突触间隙将神经末梢与横纹肌分开。每个折叠肩部的致密区域含有烟碱型乙酰胆碱受体。Na^+通道存在于间隙底部和整个肌膜中。（E）乙酰胆碱受体是一种具有 5 个亚基的烟碱受体。乙酰胆碱同时附着在 2 个 α 亚基上，允许构象变化并使阳离子（Na^+和 Ca^{2+}）内流。非去极化阻滞剂可阻止乙酰胆碱作用于受体。[Reproduced with permission from Martyn, J.A.J. Neuromuscular Physiology and Pharmacology. In: Miller RD, ed. Miller's Anesthesia. 341–60. Copyright © 2010, Elsevier. (Inset) Adapted with permission from Karlin, A., Emerging structure of the nicotinic acetylcholine receptors, Nature Reviews Neuroscience, 3: 102–114. Copyright © 2002, Springer Nature.]

者）的通气参数和氧平衡。适当的阻滞深度也可通过减少全身麻醉剂的剂量来最大限度减少对血流动力学的影响[5]。

神经肌肉阻滞剂也用于为插管提供便利条件和优化手术操作条件。

为插管提供便利条件

神经肌肉阻滞剂的使用已被证实可将插管困难的发生率降低 12%~20%[6,7]。神经肌肉阻滞剂已被广泛认可用于促进面罩通气、增加胸廓顺应性、消除喉反射、改善声带可视化、限制喉镜阻力，以及降低插管后不良事件（如术后声嘶和喉部血肿）的频率[8,9]。

快速诱导插管

自 1961 年以来，Sellick 用琥珀胆碱定义的快速诱导插管仍在使用，以防止插管期间的误吸。与 IBW 相比，1~1.5mg/kg TBW 剂量已被证明能产生更有效和更可靠的神经肌肉阻滞[10]。

表 7.1 常用的神经肌肉阻滞剂

名称	成分和性质	消除	起效/持续时间/剂量	不良反应
去极化				
琥珀胆碱	琥珀酸二胆碱酯(2个乙酰胆碱分子连在一起)	血浆胆碱酯酶	起效快:30~60s 超短持续时间:5~10min 成人剂量:1~2mg/kg iv(TBW)	肌肉疼痛 过敏反应 高钾血症 窦房结阻滞(心动过缓) 恶性高热 胃内压升高、颅内压升高、眼压升高 长时间肌麻痹
非去极化				
美库溴铵	苄基异喹啉	血浆胆碱酯酶	起效慢、持续时间短 剂量:0.2~0.25mg/kg iv (IBW)	组胺释放
罗库溴铵	氨基类固醇。维库溴铵类似物且效力低6~8倍	无代谢。肝、肾	起效快、持续时间中等 成人剂量:0.6mg/kg iv (IBW) 快速诱导插管:1.2mg/kg iv (IBW) 拮抗=舒更葡糖钠	过敏反应
维库溴铵	与泮库溴铵相似但不含季铵甲基基团的氨基类固醇	肝肾活性代谢物	起效慢、持续时间中等 成人剂量:0.08~0.12mg/kg iv (IBW) 拮抗=舒更葡糖钠	心动过缓
顺阿曲库铵	阿曲库铵的苄基异喹啉立体异构体,4倍效力	霍夫曼消除。非活性代谢物	起效慢、持续时间中等 成人剂量:插管 0.1~0.15mg/kg iv (IBW),维持输注 1~2μg/(kg·min)	劳丹碱相关的癫痫发作(比阿曲库铵少) 无明显组胺释放 心血管稳定性
阿曲库铵	苄基异喹啉	非特异性酯酶和霍夫曼降解	起效慢、持续时间中等 剂量:0.3~0.6mg/kg iv (IBW)	剂量依赖的组胺释放 低血压和心动过速 支气管痉挛 劳丹碱相关的癫痫发作
泮库溴铵	氨基类固醇	肝、肾	起效慢、持续时间长 剂量:0.1mg/kg iv (IBW)	儿茶酚胺释放引起高血压、心动过速、室性心律失常、迷走神经阻滞 如果对溴化物过敏,会产生过敏反应

iv,静脉注射;TBW,总体重;IBW,理想体重。

罗库溴铵在20世纪90年代末出现,由于其起效快、副作用小,因而对其进行了大量的对照研究。与标准剂量的罗库溴铵(0.6mg/kg)相比,琥珀胆碱可持续提供良好的插管条件。使用大剂量罗库溴铵(1.2mg/kg)可能无显著差异[11-13]。

舒更葡糖钠的引入能够快速拮抗罗库溴铵诱导的任何深度的神经肌肉阻滞[14,15]。如图7.2所示,16 mg/kg的舒更葡糖钠可以在1.2mg/kg的罗库溴铵诱导致肌肉松弛3min后快速地拮抗其产生的强烈的神经肌肉阻滞作用,比琥珀胆碱的自发恢复更快。

深度或强烈的神经肌肉阻滞

如图7.3所示,阻滞深度定义为对4个成串刺激(TOF)或强直刺激后计数(PTC)的反应[16]。

在某些腹腔镜手术中使用深度神经肌肉阻滞可改善手术条件。在开腹手术中,神经肌肉阻滞可改善手术条件[17]。关于深度神经肌肉阻滞是否能缩短住院时间并改善患者或手术结局的争论仍在继续[18,19]。有一些证据表明,在腹腔镜手术中,较低的腹膜压力可减少术后疼痛,包括肩顶痛[20,21]。

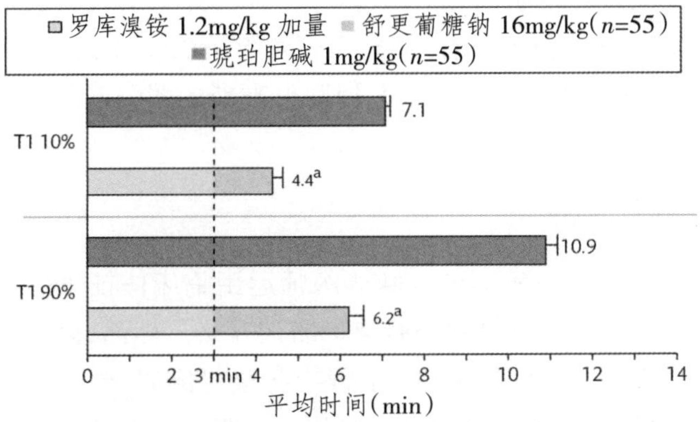

a $P<0.001$,与琥珀胆碱试验组相比,结果基于意向治疗人群

图 7.2 用舒更葡糖钠拮抗罗库溴铵诱导的强烈阻滞的时间与用琥珀胆碱诱导的阻滞自发恢复的时间比较。(Source:Data from Lee,C.,Jahr,J. S.,Candiotti,K. A. et al. Reversal of profound neuromuscular block by sugammadex administered three minutes after rocuronium:a comparison with spontaneous recovery from succinylcholine. Anesthesiology,110:1020-5,2009.)

肥胖患者神经肌肉阻滞剂和拮抗剂的剂量

然而,众所周知,肥胖患者的药代动力学和药效学特征不同。肥胖个体的心输出量增加、中央室和外周室容积增加、肥胖增加、瘦体重增加、肝脏和肾脏异常、内脏血流量增加以及血浆蛋白浓度和功能结合的变化。

由于肥胖患者的血浆胆碱酯酶浓度和细胞外液体积增加,在病态肥胖患者快速诱导时,琥珀胆碱给药的建议标量为TBW[22]。目前的证据表明,IBW可作为所有非去极化神经肌肉阻滞剂和拮抗剂合适给药的标量。使用TBW已被证明可显著延长非去极化阻滞剂的作用持续时间[23-26]。

然而,随着定量神经肌肉监测和拮抗剂舒更葡糖钠的使用,罗库溴铵和维库溴铵的剂量可以滴定到所需的深度,因为现在可以快速和完全拮抗了。

由于新斯的明不能逆转深度的神经肌肉阻滞,其他非去极化神经肌肉阻滞剂需要更加谨慎使用。新斯的明有天花板效应,在70μg/kg剂量(总剂量≤5mg)时对乙酰胆碱酯酶具有最大抑制作用[22]。具体而言,在肥胖患者中,与正常体重个体相比,新斯的明使TOF

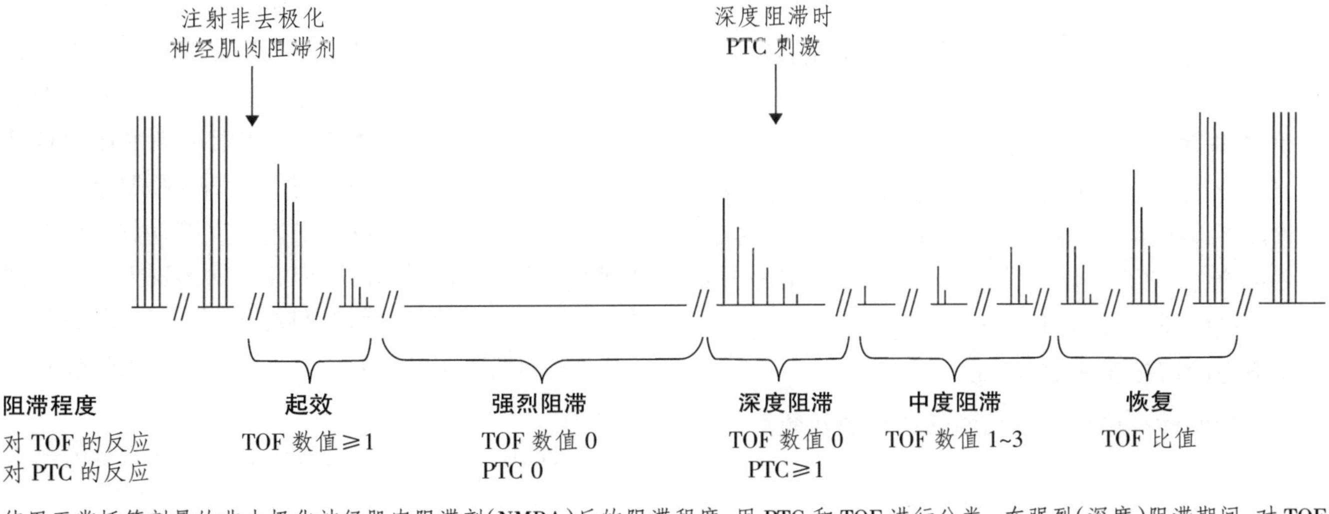

使用正常插管剂量的非去极化神经肌肉阻滞剂(NMBA)后的阻滞程度,用PTC和TOF进行分类。在强烈(深度)阻滞期间,对TOF或PTC刺激均无反应。在深度阻滞时,对PTC有反应,而对TOF刺激无反应。强烈(深度)阻滞和深度阻滞共同构成"对TOF刺激无反应期"。对TOF刺激反应的再次出现预示着中度阻滞的开始。最后,当所有4种对TOF刺激的反应都出现,并且可以测量TOF比值时,恢复期已经开始。

图 7.3 神经肌肉阻滞深度的分类。PTC,强直刺激后计数;TOF,成串刺激。[Adapted with permission from Viby-Mogensen,J.,Mirakhur,R.K.,Eriksson,L. I.,et al. Good clinical research practice in pharmacodynamic studies of neuromuscular blocking agents II:the Stockholm revision. Acta Anaesthesiologica Scandinavica,51 (7):789-808. Copyright © 2007 John Wiley and Sons. DOI:10.1111/j.1399-6576.1996.tb04389.x]

达到 0.9 的时间增加了 4 倍[27]。

神经肌肉阻滞的监测

神经肌肉监测提供关键信息，以便对神经肌肉阻滞的各个阶段进行再细化管理。这对于肥胖患者来说至关重要，因为他们有不同的药代动力学和药效学变化、阻塞性睡眠呼吸暂停发生率增加以及上呼吸道梗阻风险较高。

捷克共和国、英国、法国和澳大利亚麻醉协会发表的指南建议进行常规且最好是定量的神经肌肉功能监测[28-30]。英国和爱尔兰麻醉医师协会在 2016 年的指南中指出，神经肌肉阻滞的量化“对于使用神经肌肉阻滞药物的所有麻醉阶段都至关重要。最好使用客观、定量的周围神经刺激器进行监测[29]。监测可分为 5 个具体阶段。在给予神经肌肉阻滞剂诱导前、插管前、维持阻滞期间、拮抗前评估阻滞，以及确认恢复是否充分(图 7.4)。

1.神经肌肉阻滞剂诱导前

校准工作应在麻醉诱导过程中进行，但应在使用肌肉松弛剂前。这对于确定产生超强刺激所需的电流以及确认设备功能是否正常非常重要。

2.插管前的评估

足够深度的神经肌肉阻滞剂将降低插管困难的发生率[7]。由于阻滞起效存在个体差异，应在尝试插管前确认神经肌肉阻滞的深度。

3.维持阻滞期间的监测

在此期间监测阻滞将允许滴定肌肉松弛剂推注或输注，以提供恒定的阻滞程度和一致的手术条件。Madsen 等进行了一项系统性综述，发现与中度阻滞相比，深度阻滞可改善手术条件[16,17]。

4.拮抗前阻滞程度的评估

评估阻滞深度以选择适当的拮抗剂和剂量是至关重要的。

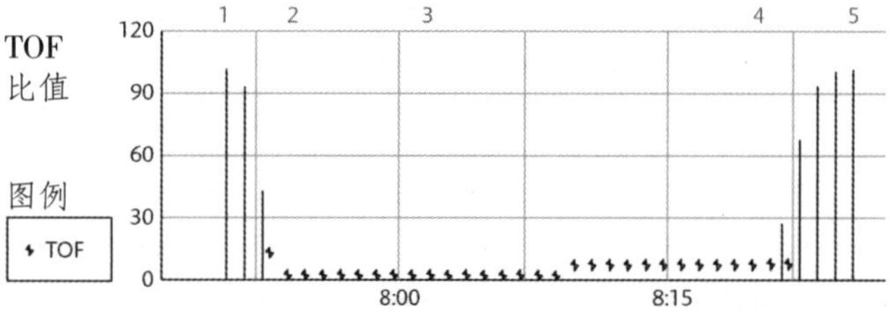

图 7.4 神经肌肉阻滞监测的各个阶段。TOF，成串刺激。

5.确认拮抗的充分性

只有用定量神经肌肉功能监测仪才能确认 TOF 比值(TOFR)>0.9，以排除残余神经肌肉阻滞剂的不良反应。

如果在神经肌肉阻滞完全恢复后使用新斯的明，可能会导致肌肉无力[31]。有人建议，如果出现 4 次抽搐且 TOF 监测没有减弱，则可以给予 20μg/kg 而不是 60~70μg/kg 的新斯的明，以降低新斯的明引起肌肉无力的可能性。

临床体征

传统的教学导致麻醉医师运用临床体征来确定拔管时间并排除神经肌肉阻滞剂残余。然而，诸如持续睁眼、5s 抬头、伸舌、手臂抬起至对侧肩部、持续压舌板试验、持续握手 5s、持续抬下肢 5s、正常潮气量和肺活量等体征是不敏感的，不能排除神经肌肉阻滞剂残余[32]。

其中许多体征需要患者是清醒的、配合的，在某些情况下，是已拔管的患者。单纯使用临床体征的局限性不仅在于不切实际，而且有证据表明，这种做法会使患者面临上呼吸道梗阻、误吸、术后肺部并发症以及发病率和死亡率增加的风险[33,34]。

此外，有可能在 TOFR<0.9 拮抗能力差的患者和 TOFR 为 0.4 的部分患者进行所有试验[35]。出现这种情况的原因是负责维持气道开放和协调吞咽的咽部肌肉和上呼吸道肌肉对神经肌肉阻滞剂的作用特别敏感，而且是最后恢复的肌肉[36,37]。因为膈肌是对松弛剂抵抗力最强的肌肉，也是最先恢复的，因此，患者可能能够呼吸，但会因咽部肌肉无力而出现上呼吸道梗阻。有证据表明，除非通过定量监测器(肌动图或肌电图)测量的拇收肌处 TOFR 至少为 0.9，否则呼吸和上呼吸道功能不会恢复正常。

因此，临床体征并不是神经肌肉功能充分恢复的有用指标。

需要监测的肌肉

通常刺激尺神经，通过第 1 背侧骨间肌、小指展肌或拇收肌的诱发反应来评估反应。这些肌群可能在膈肌恢复后 30min 内恢复，但比咽部肌肉恢复慢(图 7.5)[38]。因此，这是一块监测起来相对安全且容易接近的肌肉。

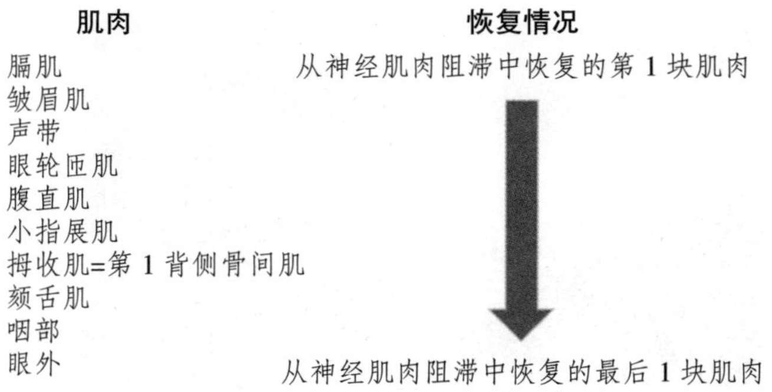

图 7.5 不同肌群的恢复情况。[Adapted from Phillips, S., Stewart, P.A., Freelander, N., Heller, G., Comparison of evoked electromyography in three muscles of the hand during recovery from non-depolarising neuromuscular blockade. Anaesthesia and Intensive Care, 40(4): 690-696. Copyright © 2012 SAGE. https://doi.org/10.1177/0310057X1204000416]

刺激面神经和监测面部肌肉(眼轮匝肌和皱眉肌)可导致肌肉松弛剂用药过量,甚至导致过早拔管,因为这些肌肉和膈肌一样,比咽部肌肉更有抵抗力并且恢复得更早[39]。不幸的是,面部肌肉也可能受到直接刺激,导致神经肌肉阻滞深度评估不准确[40]。

神经肌肉监测

神经肌肉监测仪可分为主观/定性刺激器或客观/定量监测仪。主观监测仪是传统的周围神经刺激器,通过视觉或触觉方式评估对刺激的反应。定量监测仪为肌动图、运动描记法、肌电图或加速度描记法(AMG),提供 TOFR 和颤搐高度的数字输出。

表 7.2 列出了最有用的刺激模式[41-43]。可使用 TOF 刺激和 PTC 评估阻滞深度。

定量神经肌肉监测

肌动图

在对尺神经的刺激中,使用力传感器来测量拇收肌的反应。已被用于研究,尚未上市销售。

肌电图

该监测仪(图 7.6)被一些人认为是肌动图的另一种金标准。当确定任何肌肉群的超强刺激时,在监视器上可以确认一个特征性的双相波形。这种双相波形随着肌肉松弛剂的开始而消失。

加速度描记法

AMG 可用于临床实践。小压电晶体产生电压与被刺激的肌肉加速有关。根据牛顿定律(力=质量×加速度),可计算出力。AMG 的 TOFR 肌电图和肌动图测定的比值恢复得更早。因此,直到 TOFR 达到 1.0 后的某个时间才能排除残余的神经肌肉阻滞剂。

有许多设备用于记录 AMG,每种设备具有不同

表 7.2 最有用的刺激模式

刺激类型	可接受的结果	备注
单刺激	基线定量评估	在确定超大刺激电流时使用每秒单次刺激(1Hz),也用于确定应用强直刺激后的 PTC
双短强直刺激(DBS) 间隔 750ms 的 2~3 个 50Hz 强直刺激的短阵,每个短阵有 2~3 个脉冲	视觉或触觉,无明显衰减	当 TOFR>0.6 时,经验丰富的麻醉医师无法检测 DBS 的衰减。不适合排除神经肌肉阻滞剂残余
4 个成串刺激 4 次频率为 2Hz 的刺激(每 2s 1 次),间隔>12s	视觉或触觉,衰减的测量——定性(视觉)或定量(TOFR)	当TOFR>0.4 时,经验丰富的麻醉医师无法检测到定性衰减。可用作阻断深度的计量。不适合排除神经肌肉阻滞剂残余 拔管前需要定量测量确认 TOFR>0.9,以排除神经肌肉阻滞剂残余
强直刺激后计数 计算在持续 5s 的 50Hz 强直刺激后施加持续 20s 1Hz 单刺激的反应次数	视觉或触觉,定量计数	极度疼痛(患者需要麻醉)。由于乙酰胆碱增加(假阳性),TOF 或额外的 PTC 不能继续使用 3~5min。这可能导致早期拔管或给予过量的肌肉松弛剂[40-42]

TOFR,成串刺激比值;PTC,强直刺激后计数。

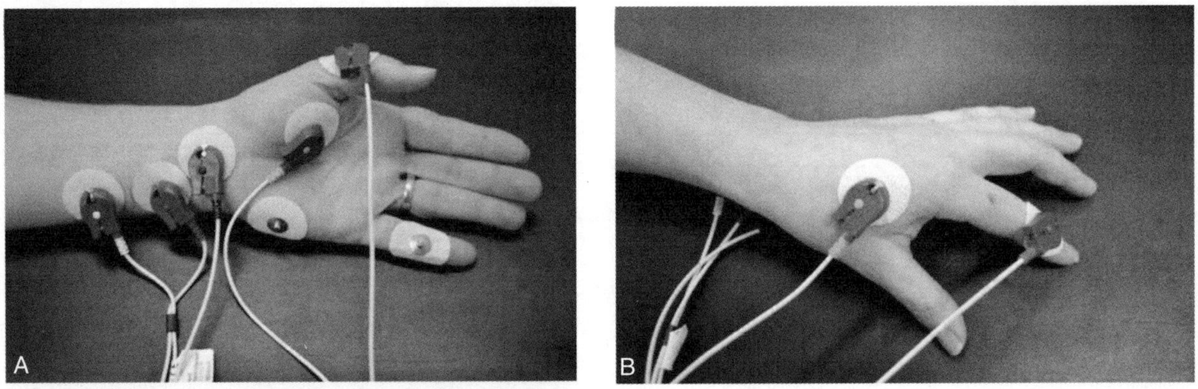

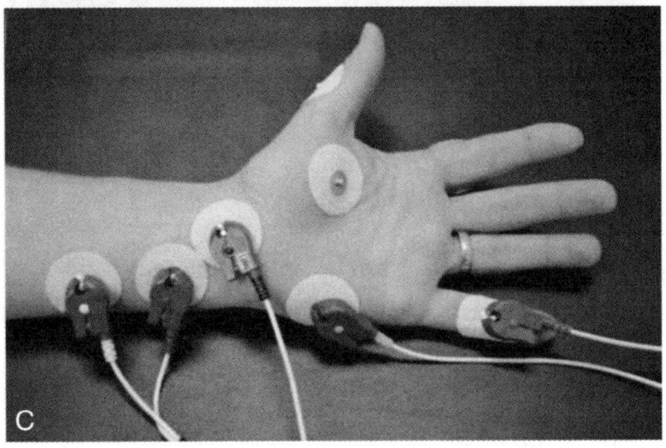

图 7.6 (A)拇收肌、(B)第 1 背侧骨间肌和(C)小指展肌的肌电图。[Adapted from Phillips,S.,Stewart,P.A.,Freelander,N.,Heller,G.,Comparison of evoked electromyography in three muscles of the hand during recovery from non-depolarising neuromuscular blockade. Anaesthesia and Intensive Care,40 (4):690–696. Copyright © 2012 SAGE. https://doi.org/10.1177/0310057X1204000416]

的特征。TOF-Watch SX®(Organon,爱尔兰)和 Stimpod™(Xavant Technology,南非,比勒陀利亚)可以在不使用神经肌肉阻滞剂的情况下提供 150%或更多的基线记录。因此,使用这些设备时,必须在神经肌肉阻滞之前评估基线,以便将该水平作为确认恢复的目标。使用带手持式适配器的预载荷可以提高读数的准确性。必须允许拇指自由活动以获得可靠的读数,因此,如果手臂放在铺巾下的侧面,这种监测形式可能不合适。

运动描记法

为了使用运动描记法进行测量,将 1 个压电片放置在拇指和第 2 根手指之间(图 7.7)。当刺激尺神经时,会产生与弯曲程度成比例的电信号。同样,必须允许拇指自由活动以获得准确的记录。运动描记法非常精确,在临床实践中使用简单。

提高监测质量的实用技巧

这些步骤包括皮肤准备(去除毛发和油脂)、确保电极湿润、将刺激电极放置在选定的刺激神经上的正确解剖位置、将负刺激电极放置在远端、确保刺激电极之间有 3~6cm 的距离、使用超强刺激、在给予神经肌肉阻滞剂之前校准设备,并将皮肤表面温度维持在 32℃以上。

在寒冷的手术室里,向手臂输注冷溶液,可能导致读数不准确。较低的体核温度也将延长肌肉松弛剂的作用持续时间,逆转可能不完全。

如果使用 AMG 或运动描记法监测仪,必须允许手部不受阻碍地运动,以提供准确的结果。如果 AMG 设备的基线 TOF 记录>100%,那么充分拮抗的目标应该是在使用肌肉松弛剂之前获得的。

拮抗剂

新斯的明

直到舒更葡糖钠最近进入市场,在此之前新斯的明一直是拮抗神经肌肉阻滞剂的主要药物。由于舒更葡糖钠成本高且获取途径受限,新斯的明目前仍被广泛使用。

新斯的明的主要缺点是起效缓慢且不可预测,并且在拮抗深度神经肌肉阻滞方面疗效较差。当剂量为 70μg/kg 时即表现出天花板效应。

此外,新斯的明还有继发于不良毒蕈碱反应的

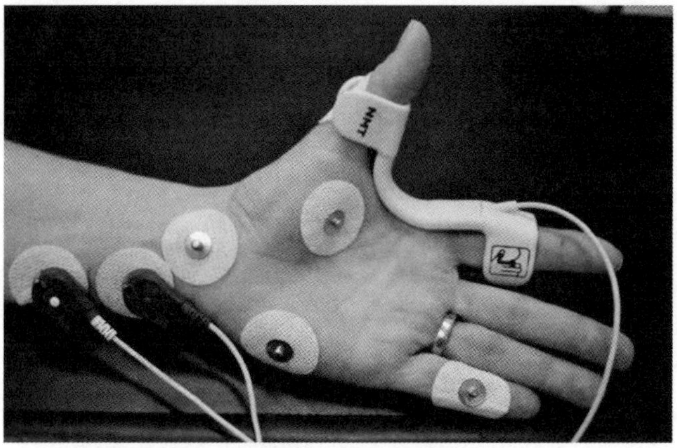

图 7.7 尺神经刺激后肌肉收缩的运动学测量。

严重不良反应，如心动过缓、支气管痉挛、分泌物增多、恶心和呕吐、胃肠道蠕动增加、排尿增多、肌肉痉挛、视觉障碍，以及在某些情况下，还可能出现抽搐[43]。因此，常同时给予抗毒蕈碱药物如阿托品或格隆溴铵。这些药物都有各自的不良反应，如口干、瞳孔散大、意识模糊、尿潴留、便秘、恶心和呕吐、严重的过敏反应、心律失常、心动过速和 QT 间期延长[44]。

如果选择新斯的明作为拮抗剂，则必须使用定量神经肌肉功能监测来确认拮抗是否充分。许多研究表明，当新斯的明的剂量>60μg/kg 时，或在无神经肌肉功能监测指导的情况下给药是不合理的，呼吸系统并发症发生的风险将增加[45-48]。Kirkegaard 等发现，一些接受新斯的明拮抗中度神经肌肉阻滞的患者可能需要 90min 以上才能达到 TOF>0.9[49]。即使在今天，研究也表明，超过 30%的患者在接受新斯的明拮抗后会出现神经肌肉阻滞的残余[50,51]。

目前有研究证据表明，即使加速度描记法 TOFR 恢复至 0.9，也可能发生上呼吸道功能障碍（例如，吞咽困难或部分上呼吸道梗阻）[52,53]。因此，目前推荐加速度描记法 TOFR 阈值为 1.0，且应至少持续 15min[54]。

当新斯的明作为拮抗剂使用时，吸入麻醉药也会影响恢复时间。Kim 等报道了接受七氟烷吸入麻醉的患者神经肌肉阻滞的拮抗时间是丙泊酚麻醉下的 3 倍。与此相反，舒更葡糖钠拮抗的时间保持不变[55]。

舒更葡糖钠

舒更葡糖钠自 2006 年推出以来，一直是麻醉实践中一个改变游戏规则的创新。与乙酰胆碱酯酶抑制剂相比，其起效快、安全且无不良反应。舒更葡糖钠是一种经过修饰的 γ-环糊精分子，其通过将罗库溴铵和维库溴铵以一对一的紧密复合体形式包裹在一起，发挥拮抗作用[56]。

舒更葡糖钠分子具有高度亲水性，可分布在中央室[56,57]。为了提供更大的安全范围和更快速的拮抗效果，说明书中推荐使用 TBW 剂量。强烈、深度或中度阻滞的剂量分别为 16mg/kg、4mg/kg 和 2mg/kg。

由于肥胖患者发生呼吸系统并发症的风险增加，需要快速和完全拮抗肥胖患者的神经肌肉阻滞。2015 年，Brueckmann 等报道了在麻醉后监测治疗室（PACU），通过使用适宜剂量的舒更葡糖钠拮抗罗库溴铵，并且在神经肌肉功能监测的指导下，能完全拮抗神经肌肉阻滞剂残余[50]。舒更葡糖钠是减少神经肌肉阻滞剂残余和麻醉后恢复室不良事件、缩短离开手术室和麻醉后恢复室的时间及提高所有患者（特别是肥胖患者）安全性的重要里程碑[49]。

图 7.8 提供了一种在定量神经肌肉监测下使用舒更葡糖钠和新斯的明拮抗神经肌肉阻滞剂的计算方法。值得注意的是，使用维库溴铵的患者对舒更葡糖钠的反应比罗库溴铵更慢。与使用新斯的明的患者相比，接受舒更葡糖钠的患者恢复得更快[56]。

神经肌肉阻滞剂残余

神经肌肉阻滞剂残余在麻醉后恢复室中十分常见（发生率为 30%~40%），但关于其发生率的报道甚少，因此，未引起麻醉医师和麻醉护士的充分重视。神经肌肉阻滞剂残余的定义为在拇收肌肌动图或肌电图测得的 TOFR<0.9。

神经肌肉阻滞剂残余的结局包括咽部功能障碍、上呼吸道梗阻、胃内容物误吸风险增加、低氧通气驱动受损、肌肉无力的不适症状、术后肺部并发症、康复出院延迟以及与严重并发症和死亡有关[58]。考虑到肥胖患者的需氧量和呼吸功能受损，其风险更大。

对每一个需要神经肌肉阻滞剂的肥胖患者进行

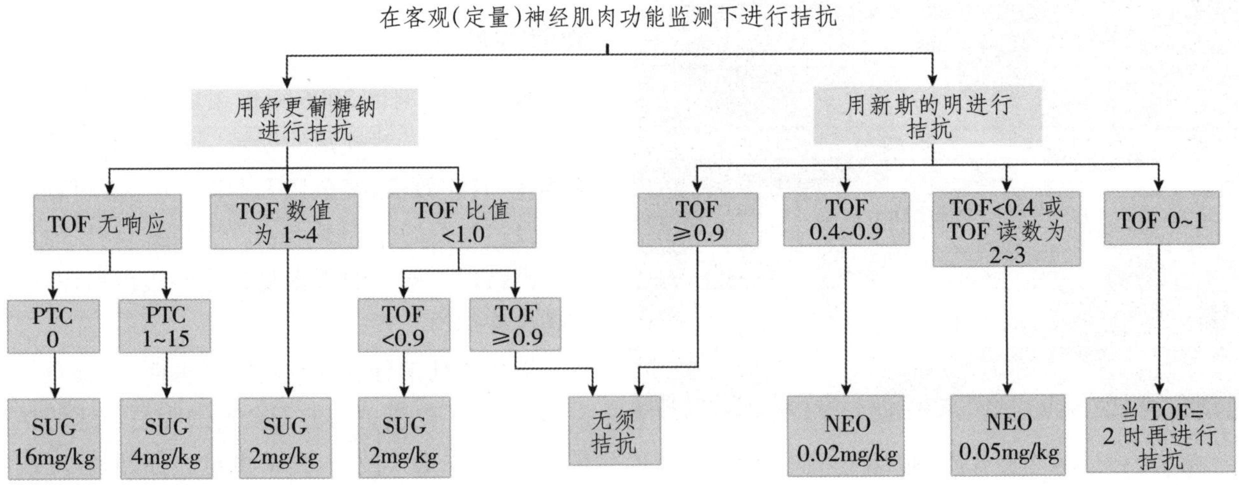

图 7.8 在定量神经肌肉监测下使用舒更葡糖钠和新斯的明拮抗神经肌肉阻滞剂的计算方法。SUG,舒更葡糖钠;NEO,新斯的明;TOF, 成串刺激。[Reproduced with permission from Miller,R.,Eriksson,L,Fleischer,L,et al. Miller's Anaesthesia,1060. Copyright © 2009 Elsevier. Adapted with permission from Eikermann,M.,Kopman,A. F.,Antagonism of non-depolarising neuromuscular block:current practice,Anaesthesia,64(s1):22–30. Copyright © 2009 John Wiley and Sons.]

定量神经肌肉功能监测,对于术后的安全护理和早期康复至关重要。监测和充分拮抗神经肌肉阻滞剂对降低恢复期的发病率和死亡率以及提高外科和门诊治疗中心的效率非常重要[59]。

结论

神经肌肉阻滞剂是平衡麻醉技术的重要组成部分,用于需要插管和肌肉松弛的手术。肥胖患者应考虑神经肌肉阻滞剂,以方便插管,降低插管困难的风险并优化手术条件。关于神经肌肉阻滞剂,目前没有特定的首选药物;然而,罗库溴铵、维库溴铵、阿曲库铵和顺阿曲库铵是肥胖人群最常用的药物。

神经肌肉阻滞剂和拮抗剂的药代动力学和药效学在肥胖患者中有所不同。虽然已有指南建议使用 IBW 作为非去极化阻滞剂的给药标量,但仍然建议利用监测来指导剂量。

对于快速序贯诱导和深度神经肌肉阻滞,建议联合使用大剂量罗库溴铵以及舒更葡糖钠进行拮抗。新斯的明不是深度神经肌肉阻滞适宜的拮抗剂。此外,由于拮抗时间较长且个体间变异性较高,特别是对有上呼吸道梗阻风险的肥胖患者来说,不推荐使用。

在肥胖人群中,由于阻滞不充分和神经肌肉阻滞剂残余而引起的并发症风险可能更大。因此,强烈建议进行定量的神经肌肉监测,以确认 TOFR>0.9 时拮抗是否充分。现在,许多国际指南建议对所有接受神经肌肉阻滞剂的患者在手术全程(包括诱导、维持和确认恢复)使用定量的神经肌肉监测。

病例报道

A 女士是体重为 92kg(BMI=39kg/m^2)的肥胖患者,拟行改良腹腔镜下袖状胃切除术。患者既往有高血压、糖尿病、胃食管反流和哮喘病史,否认阻塞性睡眠呼吸暂停病史。术中给予患者芬太尼 100μg、丙泊酚和 Precedex®(右美托咪定)持续输注,以及罗库溴铵 50mg 诱导。手术耗时 1.5h,患者使用定性神经肌肉监测(周围神经刺激器)进行深度神经肌肉阻滞。麻醉记录单记录给予拮抗剂前 TOF 计数为 0/4。将患者气管内插管更换为喉罩,并给予舒更葡糖钠 200mg(2mg/kg),此时 TOF 计数为 4/4,无衰减记录。

返回麻醉后恢复室时,由于患者变得烦躁,喉罩建立的气道似乎已被取出。在手术室呼叫麻醉医师,告知其患者情况:高血压(血压 254/105mmHg)以及低血氧饱和度 94%(使用 Hudson 面罩吸氧

15L的情况下)。麻醉医师建议静脉注射可乐定和纳洛酮。如果患者阿片类药物过量,再次给予可乐定治疗高血压和纳洛酮治疗低血氧饱和度。另一名麻醉医师也在麻醉后恢复室检查了患者,再次给予了患者可乐定和纳洛酮。

经过麻醉医师的进一步检查,诊断患者为神经肌肉阻滞剂残余(可能是由于再箭毒化或拮抗剂舒更葡糖钠剂量不足)。随后再次给予舒更葡糖钠200mg(2mg/kg),患者血压和血氧饱和度立即恢复正常。由于术后持续性高碳酸血症和潜在未确诊的阻塞性睡眠呼吸暂停,患者被送至重症监护室。

学习要点

面对低氧血症、气道梗阻和在麻醉后恢复室不适的患者,大多数麻醉医师和麻醉护士不会考虑到神经肌肉阻滞剂残余。在肥胖患者中,神经肌肉阻滞剂残余可能更加难以识别[60]。

1.由于膈肌功能的早期恢复,患者可表现为正常呼吸,但由于上呼吸道肌肉麻痹(上呼吸道肌肉是神经肌肉阻滞最后恢复的肌肉),患者可能窒息。

2.从麻醉诱导到麻醉苏醒都需要定量神经肌肉监测。只有定量神经肌肉监测才能明确TOFR>0.9的充分拮抗。

3.舒更葡糖钠的剂量基于阻滞深度。在深度阻滞中,舒更葡糖钠的推荐剂量为4mg/kg,在强烈阻滞中,舒更葡糖钠的推荐剂量为16mg/kg。

4.在使用主观周围神经刺激器并解释TOF计数为4/4而无衰减,应注意患者仍可有神经阻滞剂残余。PTC可以区分深度阻滞或强烈阻滞。

5.神经肌肉阻滞剂的持续时间存在显著的个体差异。即使是小剂量的罗库溴铵在部分患者中也能持续几个小时。因此,需要定量神经肌肉监测来识别此类情况[61]。对于PACU中的烦躁患者,要考虑神经肌肉阻滞剂残余。

6.仅在患者清醒且有反应时才进行拔管,可以降低麻醉后恢复室发生严重呼吸事件的风险[61]。

(廖芸茜 译 包晓航 审)

参考文献

1. Dale H. Chemical transmission of the effects of nerve impulses. Br Med J. 1934;**1**(3827):835–41.
2. Griffith HR, Enid Johnson G. The use of curare in general anesthesia. Anesthesiology. 1942;**3**(4):418–20.
3. Martyn JAJ. Neuromuscular physiology and pharmacology. In: Miller RD, ed. Miller's Anesthesia. Philadelphia, PA: Churchill Livingstone; 2010:341–60.
4. Gray TC, Halton J. Curarine with balanced anaesthesia. Br Med J. 1946;**2**(4469):293–95.
5. Leslie K, Myles PS, Forbes A, Chan MTV. The effect of bispectral index monitoring on long-term survival in the B-aware trial. Anesth Analg. 2010;**110**(3):816–22.
6. Schlaich N, Mertzlufft F, Soltesz S, Fuchs-Buder T. Remifentanil and propofol without muscle relaxants or with different doses of rocuronium for tracheal intubation in outpatient anaesthesia. Acta Anaesthesiol Scand. 2000;**44**(6):720–26.
7. Combes X, Andriamifidy L, Dufresne E, Suen P, Sauvat S, Scherrer E, et al. Comparison of two induction regimens using or not using muscle relaxant: impact on postoperative upper airway discomfort. Br J Anaesth. 2007;**99**(2):276–81.
8. Mencke T, Echternach M, Kleinschmidt S, Lux P, Barth V, Plinkert PK, et al. Laryngeal morbidity and quality of tracheal intubation: a randomized controlled trial. Anesthesiology. 2003;**98**(5):1049–56.
9. Frerk C, Mitchell VS, McNarry AF, Mendonca C, Bhagrath R, Patel A, et al. Difficult Airway Society 2015 guidelines for management of unanticipated difficult intubation in adults. Br J Anaesth. 2015;**115**(6):827–48.
10. Lemmens HJM, Brodsky JB. The dose of succinylcholine in morbid obesity. Anesth Analg. 2006;**102**(2):438–42.
11. Hunter JM. Rocuronium: the newest aminosteroid neuromuscular blocking drug. Br J Anaesth. 1996;**76**(4):481–83.
12. Furyk J. How does rocuronium compare with succinylcholine in people undergoing rapid sequence induction intubation? Cochrane Clinical Answers. March 2017. https://www.cochranelibrary.com/cca/doi/10.1002/cca.1513/full
13. Tran DTT, Newton EK, Mount VAH, Lee JS, Wells GA, Perry JJ. Rocuronium versus succinylcholine for rapid sequence induction intubation. Cochrane Database Syst Rev. 2015;**10**:CD002788.
14. Magorian T, Flannery KB, Miller RD. Comparison of rocuronium, succinylcholine, and vecuronium for rapid-sequence induction of anesthesia in adult patients. Anesthesiology. 1993;**79**(5):913–18.
15. Tang L, Li S, Huang S, Ma H, Wang Z. Desaturation following rapid sequence induction using succinylcholine vs. rocuronium in overweight patients. Acta Anaesthesiol Scand. 2011;**55**(2):203–208.
16. Fuchs-Buder T, Claudius C, Skovgaard LT, Eriksson LI, Mirakhur RK, Viby-Mogensen J, et al. Good clinical research practice in pharmacodynamic studies of neuromuscular blocking agents II: the Stockholm revision. Acta Anaesthesiol Scand. 2007;**51**(7):789–808.
17. Madsen MV, Staehr-Rye AK, Gätke MR, Claudius C. Neuromuscular blockade for optimising surgical conditions during abdominal and gynaecological surgery: a systematic review. Acta Anaesthesiol Scand. 2015;**59**(1):1–16.
18. Kopman AF, Naguib M. Laparoscopic surgery and muscle relaxants: is deep block helpful? Anesth Analg. 2015;**120**(1):51–58.
19. Martini CH, Boon M, Bevers RF, Aarts LP, Dahan A. Evaluation

of surgical conditions during laparoscopic surgery in patients with moderate vs deep neuromuscular block. Br J Anaesth. 2014;**112**(3):498–505.
20. Kopman AF, Naguib M. Laparoscopic surgery and muscle relaxants: is deep block helpful? Anesth Analg. 2015;**120**(1):51–58.
21. Torensma B, Martini CH, Boon M, Olofsen E, In 't Veld B, Liem RSL, et al. Deep neuromuscular block improves surgical conditions during bariatric surgery and reduces postoperative pain: a randomized double blind controlled trial. PLoS One. 2016;11(12):e0167907.
22. Ingrande J, Lemmens HJM. Dose adjustment of anaesthetics in the morbidly obese. Br J Anaesth. 2010;**105** Suppl 1:i16–23.
23. Tsueda K, Warren JE, McCafferty LA, Nagle JP. Pancuronium bromide requirement during anesthesia for the morbidly obese. Anesthesiology. 1978;**48**(6):438–39.
24. Schwartz AE, Matteo RS, Ornstein E, Halevy JD, Diaz J. Pharmacokinetics and pharmacodynamics of vecuronium in the obese surgical patient. Anesth Analg. 1992;**74**(4):515–18.
25. Leykin Y, Pellis T, Lucca M, Lomangino G, Marzano B, Gullo A. The effects of cisatracurium on morbidly obese women. Anesth Analg. 2004;**99**(4):1090–94.
26. Kirkegaard-Nielsen H, Helbo-Hansen HS, Lindholm P, Severinsen IK, Pedersen HS. Anthropometric variables as predictors for duration of action of atracurium-induced neuromuscular block. Anesth Analg. 1996;**83**(5):1076–80.
27. Suzuki T, Masaki G, Ogawa S. Neostigmine-induced reversal of vecuronium in normal weight, overweight and obese female patients. Br J Anaesth. 2006;**97**(2):160–63.
28. Czech Society of Anaesthesiology and Intensive Care Medicine. Practice parameters for the safe and effective use of neuromuscular blocking drugs in anaesthesia. 2010. https://www.akutne.cz/index.php?pg=vyukove-materialy--guidelines-old
29. Checketts MR, Alladi R, Ferguson K, Gemmell L, Handy JM, Klein AA, et al. Recommendations for standards of monitoring during anaesthesia and recovery 2015: Association of Anaesthetists of Great Britain and Ireland. Anaesthesia. 2016;**71**(1):85–93.
30. Anon. Indications of neuromuscular blockade in anaesthesia. Short text. Ann Fr Anesth Reanim. 2000;**19** Suppl 2:352s–355s.
31. Kent N, Liang S, Phillips S, Smith N, Khandkar C, Eikermann M, Stewart P. Therapeutic doses of neostigmine, depolarising neuromuscular blockade and muscle weakness in awake volunteers: a double-blind, placebo-controlled, randomised volunteer study. Anaesthesia. 2018;**73**(9):1079–89.
32. Stanec A, Heyduk J, Stanec G, Orkin LR. Tetanic fade and post-tetanic tension in the absence of neuromuscular blocking agents in anesthetized man. Anesth Analg. 1978;**57**(1):102–107.
33. Heier T, Caldwell JE, Feiner JR, Liu L, Ward T, Wright PMC. Relationship between normalized adductor pollicis train-of-four ratio and manifestations of residual neuromuscular block: a study using acceleromyography during near steady-state concentrations of mivacurium. Anesthesiology. 2010;**113**(4):825–32.
34. Cammu G, De Witte J, De Veylder J, Byttebier G, Vandeput D, Foubert L, et al. Postoperative residual paralysis in outpatients versus inpatients. Anesth Analg. 2006;**102**(2):426–29.
35. Heier T, Caldwell JE, Feiner JR, Liu L, Ward T, Wright PMC. Relationship between normalized adductor pollicis train-of-four ratio and manifestations of residual neuromuscular block: a study using acceleromyography during near steady-state concentrations of mivacurium. Anesthesiology. 2010;**113**(4):825–32.
36. Smith CE, Donati F, Bevan DR. Potency of succinylcholine at the diaphragm and at the adductor pollicis muscle. Anesth Analg. 1988;**67**(7):625–30.
37. Laycock JR, Donati F, Smith CE, Bevan DR. Potency of atracurium and vecuronium at the diaphragm and the adductor pollicis muscle. Br J Anaesth. 1988;**61**(3):286–91.
38. Phillips S, Stewart PA, Freelander N, Heller G. Comparison of evoked electromyography in three muscles of the hand during recovery from non-depolarising neuromuscular blockade. Anaesth Intensive Care. 2012;**40**(4):690–96.
39. Ungureanu D, Meistelman C, Frossard J, Donati F. The orbicularis oculi and the adductor pollicis muscles as monitors of atracurium block of laryngeal muscles. Anesth Analg. 1993;**77**(4):775–79.
40. Naguib M, Brull SJ, Johnson KB. Conceptual and technical insights into the basis of neuromuscular monitoring. Anaesthesia. 2017;72 Suppl 1:16–37.
41. Brull SJ, Silverman DG. Tetanus-induced changes in apparent recovery after bolus doses of atracurium or vecuronium. Anesthesiology. 1992;**77**(4):642–45.
42. Dupuis JY, Martin R, Tessonnier JM, Tétrault JP. Clinical assessment of the muscular response to tetanic nerve stimulation. Can J Anaesth. 1990;**37**(4 Pt 1):397–400.
43. Capron F, Fortier L-P, Racine S, Donati F. Tactile fade detection with hand or wrist stimulation using train-of-four, double-burst stimulation, 50-hertz tetanus, 100-hertz tetanus, and acceleromyography. Anesth Analg. 2006;**102**(5):1578–84.
44. Welliver M, McDonough J, Kalynych N, Redfern R. Discovery, development, and clinical application of sugammadex sodium, a selective relaxant binding agent. Drug Des Devel Ther. 2009;2:49–59.
45. Grosse-Sundrup M, Henneman JP, Sandberg WS, Bateman BT, Uribe JV, Nguyen NT, et al. Intermediate acting non-depolarizing neuromuscular blocking agents and risk of postoperative respiratory complications: prospective propensity score matched cohort study. BMJ. 2012;**345**:e6329.
46. Meyer MJ, Bateman BT, Kurth T, Eikermann M. Neostigmine reversal doesn't improve postoperative respiratory safety. BMJ. 2013;**346**:f1460.
47. Sasaki N, Meyer MJ, Malviya SA, Stanislaus AB, MacDonald T, Doran ME, et al. Effects of neostigmine reversal of nondepolarizing neuromuscular blocking agents on postoperative respiratory outcomes: a prospective study. Anesthesiology. 2014;**121**(5):959–68.
48. McLean DJ, Diaz-Gil D, Farhan HN, Ladha KS, Kurth T, Eikermann M. Dose-dependent association between intermediate-acting neuromuscular-blocking agents and postoperative respiratory complications. Anesthesiology. 2015;**122**(6):1201–13.
49. Kirkegaard H, Heier T, Caldwell JE. Efficacy of tactile-guided reversal from cisatracurium-induced neuromuscular block. Anesthesiology. 2002;**96**(1):45–50.
50. Brueckmann B, Sasaki N, Grobara P, Li MK, Woo T, de Bie J, et al. Effects of sugammadex on incidence of postoperative residual neuromuscular blockade: a randomized, controlled study. Br J Anaesth. 2015;**115**(5):743–51.
51. Stewart PA, Liang SS, Li QS, Huang ML, Bilgin AB, Kim D, et al. The impact of residual neuromuscular blockade, oversedation, and hypothermia on adverse respiratory events in a postanesthetic care unit. Anesth Analg. 2016;**123**(4):859–68.
52. Eikermann M, Blobner M, Groeben H, Rex C, Grote T, Neuhäuser M, et al. Postoperative upper airway obstruction after recovery of the train of four ratio of the adductor pollicis muscle from neuromuscular blockade. Anesth Analg. 2006;**102**(3):937–42.
53. Eikermann M, Vogt FM, Herbstreit F, Vahid-Dastgerdi M, Zenge MO, Ochterbeck C, et al. The predisposition to inspiratory upper airway collapse during partial neuromuscular blockade. Am J

Respir Crit Care Med. 2007;**175**(1):9–15.
54. Carron M, Freo U, Parotto E, Ori C. The correct dosing regimen for sugammadex in morbidly obese patients. Anaesthesia. 2012;**67**(3):298–99.
55. Kim KS, Cheong MA, Lee HJ, Lee JM. Tactile assessment for the reversibility of rocuronium-induced neuromuscular blockade during propofol or sevoflurane anesthesia. Anesth Analg. 2004;**99**(4):1080–85.
56. Mirakhur RK. Sugammadex in clinical practice. Anaesthesia. 2009;**64**:45–54.
57. Van Lancker P, Dillemans B, Bogaert T, Mulier JP, De Kock M, Haspeslagh M. Ideal versus corrected body weight for dosage of sugammadex in morbidly obese patients. Anaesthesia. 2011;**66**(8):721–25.
58. Berg H, Roed J, Viby-Mogensen J, Mortensen CR, Engbaek J, Skovgaard LT, et al. Residual neuromuscular block is a risk factor for postoperative pulmonary complications. A prospective, randomised, and blinded study of postoperative pulmonary complications after atracurium, vecuronium and pancuronium. Acta Anaesthesiol Scand. 1997;**41**(9):1095–103.
59. Butterly A, Bittner EA, George E, Sandberg WS, Eikermann M, Schmidt U. Postoperative residual curarization from intermediate-acting neuromuscular blocking agents delays recovery room discharge. Br J Anaesth. 2010;**105**(3):304–309.
60. Donati F. Neuromuscular monitoring: what evidence do we need to be convinced? Anesth Analg. 2010;**111**(1):6–8.
61. Debaene B, Plaud B, Dilly M-P, Donati F. Residual paralysis in the PACU after a single intubating dose of nondepolarizing muscle relaxant with an intermediate duration of action. Anesthesiology. 2003;**98**(5):1042–48.

第 2 部分

肥胖生理学

第 8 章

代谢综合征

Patrick J. Neligan

引言

2 例 58 岁的肥胖患者计划接受大手术，他们的 BMI 均为 38kg/m²，且均不吸烟。其中 1 例患者因肥胖引起潜在的心血管疾病（CVD），有较高的围术期并发症风险。患者风险评估中出现定向差异的原因不是体重和 BMI，而是脂肪分布和脂肪组织代谢活动。

脂肪分布

使用 BMI 作为未来疾病预测指标的主要问题是并非所有肥胖个体都是相同的。人体脂肪分布对代谢性疾病的发展有重要影响。肥胖个体大致被分为两组：外周型（梨形——臀部肥胖）脂肪分布，其中大部分为女性；以及中心型（苹果形——腹部肥胖）脂肪分布，其中大部分为男性。腹围反映内脏肥胖程度，可记录 WHR。男性 WHR>1.0，女性 WHR>0.85，可提示存在向心性肥胖[1]。

内脏脂肪分布在代谢性疾病和 CVD 的发病机制中起关键作用，而腰围比 BMI 更能预测代谢性疾病、CVD 及死亡的发展[2-5]。例如，在一项涉及 52 个国家共 27 098 名参与者的研究中，发现 WHR 显示出与心肌梗死分级的高度显著相关性，是较 BMI 更好的心脏事件预测指标[4]。欧洲癌症与营养前瞻性调查（EPIC）研究在 9 个欧洲国家的 359 387 名参与者中调查了 BMI、腰围和 WHR 与死亡风险的关系[5]。研究人员对参与者进行了将近 10 年的随访，有 14 723 人死亡。腰围和 WHR 以及内脏肥胖与死亡风险密切相关，BMI 也与死亡风险相关，但呈 J 形分布，低 BMI 和高 BMI 类别的死亡风险高于中间类别。无论 BMI 多少，腹部肥胖都会增加死亡风险。

非酒精性脂肪性肝病

肥胖患者肝脏中的糖和脂肪过多，导致胰岛素生成显著增加，但效能逐渐降低。脂肪在肝脏内堆积，脂肪肝（肝脂肪变性）对胰岛素产生抵抗性，且肝葡萄糖生成增加，导致高胰岛素血症，促进脂肪变性恶化，两餐之间的胰岛素水平仍然很高。超过 30%的美国成年人有肝脂肪变性[6]。随着体重减轻，肝脏体积随之缩小，脂肪含量减少，肝脏胰岛素敏感性提高，导致血糖降低。

2 型糖尿病（T2D）以肝脂肪变性和糖代谢紊乱为特征[7]，脂肪肝先于 T2D 的发病和诊断[8]。在内源性胰岛素无法抑制葡萄糖生成和促进肌肉储存时，出现胰岛细胞失代偿，发展为 T2D。在短期内，逆转肝脂肪变性似乎会导致 T2D 逆转。然而，从长期来看（>2 年或 3 年），胰岛细胞会发生不可逆的损伤，糖尿病将持续存在。非酒精性脂肪性肝病（NAFLD）普遍存在于病态肥胖的糖尿病患者中[9]，且与冠状动脉疾病相关[10,11]，应被视为危险指标。

非酒精性脂肪性肝炎（NASH）是一种由肝脂肪变性引起的炎性疾病，其特征为大疱性脂肪变性、小叶炎症和肝细胞气球样变[12]。在疾病早期阶段，随着体重减轻，NASH 是可逆的，然而，持续性的肝损伤将导致 10%~25%的受累个体出现纤维化和肝硬化[13]。据估计，12%~20%的肝脂肪变性患者将继续发展为 NASH[14]，其中约 1/8 将在未来 5 年内发展为肝硬化。

从胰岛素抵抗到2型糖尿病

胰岛素抵抗是一种对血液循环中胰岛素生物活性反应降低的临床状态。胰岛素主要是应对血糖的变化而分泌的。肥胖患者往往会摄入大量碳水化合物，血液循环中的胰岛素水平升高，继而导致一系列代谢异常。这些代谢异常包括代谢综合征（MetS）的各种综合征和NAFLD。出现胰岛素抵抗的患者可能是遗传易感人群，但许多环境因素也可能引发这一问题——包括生活方式、饮食、压力和吸烟[15-19]。

胰岛素抵抗的后果包括产生高血糖、血脂异常、内皮功能障碍、炎症和动脉粥样硬化的递进循环[20]。同时，为维持正常血糖水平，胰岛β细胞生成增加，这些细胞周围的脂肪沉积逐渐减少了合成储备[15]。患者最初可能表现出糖耐量减低，但随着时间推移，生理储备耗尽，β细胞耗尽，随后就会发展成糖尿病[21]。

代谢综合征

代谢综合征是一组临床综合征，单个疾病与总和相比，当这些临床疾病聚集在一起时，可增加发病和死亡的长期风险。这些临床疾病包括向心性肥胖、高血压、血脂异常、胰岛素抵抗或糖耐量减低等。

国际糖尿病联盟（IDF；https://idf.org/）将综合征描述为“一种可识别的复杂症状、生理或生化结果，其直接原因尚不清楚……这些组成部分共存的频率比预期的仅为偶然的频率更高。当因果机制被确定后，这种综合征就变成了一种疾病。”

1988年，Gerald Reaven将这组症状称为“X综合征”，并认为胰岛素抵抗和高胰岛素血症导致了代谢功能障碍，最终导致T2D和CVD[22-24]。在过去的25年里，对这些过程的理解得到了完善，胰岛素抵抗已经被边缘化，而更倾向于向心性肥胖。

MetS目前主要有3种定义：WHO（框8.1）定义[25]、国家胆固醇教育计划（NCEP）——成人治疗组Ⅲ定义（框8.2）[26-28]和IDF定义（框8.3）[29]。IDF和NCEP之间的主要区别是强调腰围（作为向心性肥胖的标志）及其针对种族的调整，以确保其普遍性。

NCEP和IDF定义的血压阈值（130/85mmHg对140/90mmHg）低于WHO；NCEP并不要求所有患者腰围都要增加，而WHO和IDF要求；NCEP不要求明确的葡萄糖耐受不良或糖尿病，而WHO和IDF要求；最后，NCEP和IDF不要求患者有微量白蛋白尿，而WHO要求[26,30]。

框8.1 代谢综合征——世界卫生组织标准（1999年）

1.必须存在葡萄糖代谢异常：

a.糖尿病

b.糖耐量减低

c.空腹血糖受损胰岛素抵抗

以及以下两项：

1.血压≥140/90mmHg

2.血脂异常：

a.甘油三酯≥1.695mmol/L

b.高密度脂蛋白胆固醇≤0.9mmol/L（男性），≤1.0mmol/L（女性）

3.向心性肥胖：腰臀比>0.90（男性）、腰臀比>0.85（女性）和（或）体重指数>30kg/m^2

4.微量白蛋白尿：尿白蛋白排泄率≥20mg/min或白蛋白和肌酐比值≥30mg/g

Source: Data from Alberti, K.G., Zimmet, P.Z. Definition, diagnosis and classification of diabetes mellitus and its complications. Part 1: diagnosis and classification of diabetes mellitus provisional report of a WHO consultation. Diabetic Medicine, 15(7):539-53, 1998 John Wiley & Sons.

根据使用的定义，25.1%（NCEP定义）[31]和27%（WHO定义）[32]的人口患有MetS。非洲裔美国女性、墨西哥裔美国男性和女性都面临着特定的风险。在芬兰男性中，MetS的患病率为8.8%（WHO定义）至14.3%（NCEP定义）[29]。

虽然肥胖不是MetS的关键组成部分，但内脏脂肪沉积与MetS之间存在着强烈的相关性。MetS的存在（不是BMI升高）预示着女性未来可能发生CVD[33]。因此，MetS的定义强调腰围而不是BMI，存在肥胖也可能没有MetS，有时被称为代谢“健康”肥胖[34]。

代谢综合征与炎症

内脏脂肪是一种内分泌、旁分泌和免疫器官，产生各种促炎和抗炎细胞因子。当脂肪组织质量随着肥胖而增加，平衡倾向于更高的炎症活性和更低的抗炎活性[35]。因此，肥胖是一种慢性炎症状态[36]。

框 8.2 代谢综合征——国家胆固醇教育计划(NCEP)(美国心脏协会)定义

NCEP I 2001 年

美国 NCEP—成人治疗组Ⅲ(2001 年版)要求至少满足以下 3 项:

1.根据腰围定义的向心性肥胖:

a.≥102cm(男性)

b.≥88cm(女性)

2.血脂异常:甘油三酯≥1.695mmol/L(150mg/dL)

3.血脂异常:

a.HDL<0.4g/L(男性)

b.HDL<0.5g/L(女性)

4.血压≥130/85mmHg

5.空腹血糖≥6.1mmol/L(110mg/dL)

NCEP II—ATP III/ 美国心脏协会 2005 年(更新定义)

1.向心性肥胖:

a.腰围:男性≥40 英寸(102cm)

b.腰围:女性≥35 英寸(88cm)

2.血脂异常:甘油三酯≥1.5g/L

3.血脂异常:HDL 降低

a.男性≤0.4g/L

b.女性≤0.5g/L

4.高血压:≥130/85mmHg 或使用抗高血压药物

5.空腹血糖升高:≥1g/L(5.6mmol/L)或使用药物治疗高血糖

HDL,高密度脂蛋白。[Adapted with permission from Third Report of the National Cholesterol Education Program (NCEP) Expert Panel on Detection, Evaluation, and Treatment of High Blood Cholesterol in Adults (Adult Treatment Panel III) Final Report, Circulation, 106 (25):3143. Copyright © 2002 Wolters Kluwer Health, Inc.; and Adapted with permission from Grundy, S. M., Brewer, H. B., Cleeman, J. I., et al, Definition of Metabolic Syndrome, Circulation, 109 (3):433–438. Copyright © 2004 Wolters Kluwer Health, Inc.; and Adapted with permission from Grundy, S. M., Cleeman, J. I., Daniels, S. R., et al, Diagnosis and Management of the Metabolic Syndrome, Circulation, 112 (17):2735–2752. Copyright © 2005 Wolters Kluwer Health, Inc.]

框 8.3 代谢综合征——国际糖尿病联盟 2006 年定义

对于被定义为患有 MetS 的患者,他们必须具备:

1.向心性肥胖:

a.欧洲男性腰围≥94cm

b.欧洲女性腰围≥80cm

c.(其他群体的种族特定值)

加上以下 4 个因素中的任意 2 个:

1.血脂异常,甘油三酯升高≥1.5g/L(1.7mmol/L)或存在针对血脂异常的特定治疗

2.血脂异常,HDL 降低:

a.男性<0.4g/L(1.03mmol/L)

b.女性<0.5g/L(1.29mmol/L)

c.或存在针对血脂异常的特定治疗

3.高血压:收缩压≥130mmHg 或舒张压≥85mmHg 或既往诊断的高血压

4.空腹血糖升高≥1g/L(5.6mmol/L)或既往诊断为 2 型糖尿病

如果>5.6mmol/L(1g/L),强烈建议进行口服葡萄糖耐量试验,但不一定要确定该综合征的存在

MetS, 代谢综合征;HDL, 高密度脂蛋白。[Source: Data from Alberti, K. G. M. M., Zimmet, P., Shaw, J., Metabolic syndrome—a new world-wide definition. A Consensus Statement from the International Diabetes Federation, Diabetic Medicine, 23 (5):469–480, 2006 John Wiley & Sons.]

胰岛素是一种抗炎激素。如我们所见,来源于高代谢内脏脂肪的循环游离脂肪酸的增加会降低胰岛素活性,促进肝脂肪变性。NAFLD 与 MetS 的发展之间存在密切关系[37],白细胞介素(IL)-6 和肿瘤坏死因子-α(TNF-α)分泌增加与脂肪组织甘油三酯储存周转增加、胰岛素抵抗和循环游离脂肪酸增加有关。肝脏产生的葡萄糖和极低密度脂蛋白增加,甘油三酯水平升高,这会降低高密度脂蛋白(HDL)的数量;较小的 HDL 更容易被肾脏滤过,增加排泄并降低血浆 HDL 水平;低密度脂蛋白的蛋白变小:这些更小、密度更低的颗粒更容易导致动脉粥样硬化。

内脏肥胖时,组织巨噬细胞侵入脂肪组织并释放 TNF-α,进而又导致 IL-1、IL-6 和其他细胞因子的释放。统称为“脂肪因子”的脂肪源性激素的相对浓度发生了变化(框 8.4):瘦素参与控制饱腹感,具有明显的促炎作用;脂联素具有抗炎作用并能增强胰岛素敏感性,减轻内脏肥胖;抵抗素是一种拮抗胰岛素的脂肪因子,增加内脏肥胖。纤溶酶原激活物抑制物-1(PAI-

框 8.4 与代谢综合征相关的脂肪细胞因子

急性期反应物

↑C 反应蛋白

↑血清淀粉样蛋白 A

脂肪因子

↓脂联素

↑瘦素

↑抵抗素

巨噬细胞衍生因子

↑抵抗素

↑白细胞介素-1β

促炎细胞因子和趋化因子

↑肿瘤坏死因子-α

↑白细胞介素-1、白细胞介素-6、白细胞介素-8、白细胞介素-10、白细胞介素-18

↑趋化细胞因子 2

血栓前因子

↑纤溶酶原激活物抑制物-1

↑纤维蛋白原

↑因子Ⅶ

1)水平升高,C 反应蛋白水平升高,与炎症激活一致。细胞因子和游离脂肪酸使肝脏和脂肪组织产生纤维蛋白原和 PAI-1 增加,导致出现凝血酶原状态[38]。这种脂肪细胞因子谱是 MetS 和 NAFLD 的特征,与心肌缺血和心肌梗死的风险增加有关[39-41]。

代谢综合征与心血管风险

MetS 使心血管和冠心病的风险增加 1.5~3 倍[42,43]。这可能是由活动性炎症、高凝状态、动脉粥样硬化形成、高血糖、胰岛素抵抗和循环中脂质增加的综合作用引起的。对 2 项心血管试验[斯堪的纳维亚辛伐他汀生存研究(4S)和空军/得克萨斯州冠状动脉粥样硬化预防研究]进行事后分析,发现 MetS 患者发生重大冠状动脉事件的可能性是无 MetS 患者的 1.5 倍[44]。

根据 2005 年版 NCEP 的定义,一项对 3585 名无糖尿病或冠心病的老年受试者进行为期 11 年的研究发现 MetS 患者比无 MetS 受试者发生心血管事件的可能性高 20%~30%[45]。

Sundström 等对 2322 名年龄为 50~70 岁的男性进行了 32.7 年的随访,并使用 NCEP 定义研究了心血管疾病的发病率[46],存在 MetS 可预测有无明确 CVD 和糖尿病患者的总死亡率和心血管死亡率。

荷兰一项对 1364 名既往无 CVD 或糖尿病的受试者进行了为期 10 年的研究,经年龄调整后,发现 MetS 与男性致死性 CVD 和女性非致死性 CVD 的风险增加约 2 倍有关[47]。

Huang 及其同事在中国台湾地区招募了 124 513 名年龄为 20~94 岁的参与者,并对其进行了 8 年随访[48]。根据 NCEPⅡ(2005)的定义,MetS 基线患病率为 22.4%,根据 IDF 的定义,MetS 基线患病率为 13.9%,两个系统都确定了总体死亡率和心血管死亡率的风险增加,NCEPⅡ的定义更为可靠:在男性参与者中,全因死亡率的风险比和心血管疾病死亡率的风险比分别为 1.21[95%置信区间(CI)1.09~1.34]和 1.77(95%CI 1.40~2.24),在女性参与者中分别为 1.30(95%CI 1.12~1.49)和 1.69(95%CI 1.19~2.42)。

Wilson 及其同事对 3323 名无明确 CVD 或 T2D 的中年人进行了 8 年随访[49],MetS 的基线患病率在男性中为 26.8%,在女性中为 16.6%。MetS 可预测男性和女性 CVD 和 T2D 的发展,在男性中,CVD 的风险比为 2.88 (95%CI 1.99~4.16),T2D 的风险比为 6.92(95%CI 4.47~10.81)。

一项对 4258 名既往无 CVD 的老年受试者进行了平均 15 年的随访研究,发现患有 MetS 受试者死亡率[相对危险度(RR)1.22;95%CI 1.11~1.34]比无心血管疾病受试者高 22%[50]。然而,存在高血糖和高血压比诊断 MetS 更能预测死亡率,同时有高血压和空腹血糖升高的受试者死亡率高出 82%(RR 1.82;95%CI 1.58~109)。

Finland 的一项研究在 1131 名无 CVD 或 DM 病史的男性中观察了脑血管疾病与 MetS 之间的关系,平均随访 14.3 年[51],发现所有原因导致脑卒中风险增加 2.05 倍,缺血性脑卒中风险增加 2.41 倍。

围术期代谢综合征

MetS 与 T2D、CVD、脑血管疾病等长期合并症有关,这是否会导致围术期风险升高?

Wei Pan 及其同事对 10 000 例在得克萨斯心脏研究所就诊的患者进行了 10 年的回顾性分析 [52],根据 BMI 将患者分为肥胖伴糖尿病和肥胖不伴糖尿病。BMI 升高合并糖尿病与术后呼吸衰竭、房性和室性心律失常、肾功能不全、下肢伤口感染的风险升高相关。这些数据表明在 MetS 中糖尿病和肥胖具有协同风险。

在一项对近 1200 例接受冠状动脉旁路移植术（CABG）超过 10 年的患者的研究中，在全因死亡（HR 1.34；95%CI 1.03~1.74；P=0.028）和心源性死亡（HR 2.31；95%CI 1.36~3.92；P=0.002）方面，术前患有 MetS（46.6%）与长期预后不良相关[53]。MetS 患者术后脑卒中的 HR 为 2.47（95%CI 1.22~4.99；P=0.012），术后急性肾损伤的 HR 为 3.81（95%CI 1.42~10.3；P=0.008）[54]。

在一项对 5304 例接受 CABG 的患者的研究中，2411 例（46%）患者有 MetS，发现合并 MetS 的患者 CABG 术后死亡率为 2.4%，而无 MetS 的患者为 0.9%（P<0.0001）。调整其他危险因素后：MetS 合并糖尿病的死亡率增加 2.7 倍（P=0.007），而 MetS 不合并 DM 的死亡率增加 2.36 倍（P=0.007）；糖尿病本身并不增加风险[55]。一项对 1,133 例接受血运重建的非糖尿病患者进行的类似研究表明，合并 MetS 和高血压的患者心源性死亡率的 HR 为 3.91（P=0.001），脑卒中的 HR 为 2.09（P=0.03）[56]。

不良结局不限于接受心血管手术的患者。一项对 114 例接受结直肠手术患者的研究表明，MetS 与较高的并发症发生率（40.5%对 11.1%；P<0.001）和较长的住院时间（11.2 天对 8.1 天；P=0.006）相关[57]。一项对接受脊柱融合术的患者的大型队列研究表明，MetS 患者的住院时间明显延长，住院费用更高，非常规出院率更高，严重危及生命的并发症发生率更高[58]。同样，接受大关节置换术的患者围术期风险升高，尤其是在 MetS 定义的一个或多个元素未得到控制的情况下[59]。一项对 430 例接受经皮肾镜取石术的患者的临床研究表明，与 MetS 相关的主要并发症的 HR 为 2.7（P<0.05）[60]。

美国外科医师协会（ACS）数据库中一项对 300 000 多例患者的大型队列研究观察了患者在不同 BMI 中的不良结局及其是否患有 MetS[61]。对于 BMI 升高至 40kg/m^2 但无 MetS 的患者，死亡率低于或等于体重正常的患者；对于所有 MetS 的肥胖患者，围术期死亡率有所增加。例如，BMI>40kg/m^2 的合并 MetS 的患者死亡风险增加了 2 倍[比值比（OR）1.99；95% CI 1.41~2.80]，同一队列的心脏事件（OR 2.66；95%CI 1.68~4.19）和急性肾损伤（OR 7.29；95%CI 5.27~10.1）的风险升高。与无 MetS 的肥胖患者相比，BMI>30kg/m^2 且合并 MetS 的患者发生心脏事件、急性肾损伤、中枢神经系统事件、伤口感染和败血症的风险升高。与正常体重对照组相比，代谢正常的肥胖人群中仅肺部并发症更常见。肥胖患者在围术期和危重症中具有相同或更少并发症的趋势，被称为“肥胖悖论”。

肥胖悖论

到目前为止，多项研究未能将 BMI 增加与接受手术或危重症患者的不良结局联系起来。例如，一系列针对肥胖和心脏手术的研究未能显示风险的增加[62-65]，只有一项大型队列研究报道了在 BMI 较高的患者中围术期风险增加[66]。

宾夕法尼亚的一项前瞻性研究观察了 2800 例重症监护室（ICU）患者 4 年来肥胖的影响[67]，发现 BMI 对住院时间、机械通气、无机械通气时间、费用等结果没有影响。然而，值得注意的是，肥胖患者更可能是年轻人和女性，这表明年龄相关偏倚和代谢性疾病患者的代表性不足。一项涉及 41 000 例危重症患者的大型研究证实，围术期研究中所见的低 BMI 与较差结局相关[61]，而非高 BMI[68]。一项对 10 000 例外科 ICU 患者进行的为期 5 年的研究显示，BMI 在 ICU 预后方面没有差异[69]，超重和肥胖患者（BMI 25~39.9kg/m^2）60 天死亡率更低（OR 0.83；95%CI 0.69~0.99；P<0.047），不过，BMI<20kg/m^2（17.8%对 11.1%；P=0.006）和 BMI>40kg/m^2 的患者预后最差。

2008 年[70]和 2009 年[71]的 2 项 Meta 分析对 ICU 中的肥胖患者结局进行了研究。Hogue 及其同事发现，与正常体重对照组相比，肥胖患者（RR 0.76；95%CI 0.59~0.92）和病态肥胖患者（RR 0.83；95% CI 0.66~1.04）的住院死亡率较低。Oliveros 及其同事发现了类似的结果，但 BMI>40kg/m^2 的患者住院时间更长[70]。

在围术期和重症监护之外的各种环境中已经证明了肥胖并非有害，即 BMI 较低的患者预后较差，而 BMI 较高的患者（≤40kg/m^2）预后较好，包括急性冠脉综合征[72]、慢性心力衰竭[73]、冠状动脉血运重建术后[74]、肺炎[75]、终末期肾病[76]和许多其他情况下的患者。

重要的是要了解，在人口基础上，无论患者的代谢是否健康，长期肥胖症的结果，都可能比“正常体重”的人更糟[77]。尽管如此，在围术期和危重症患者中，BMI 作为预测风险的工具显然不再适用，这可能与以下事实有关：随着整体营养状况改善，瘦体重与体脂量成比例增加，直至达到 BMI 约 $35kg/m^2$ 的拐点，这可能会增加生理储备，并可能改善危重症患者的预后。因此，在麻醉实践中明确的一点是，对于肥胖和病态肥胖患者，确定他们是否代谢健康或患有 MetS，可能会从根本上改变他们的围术期风险状况。

围术期筛查和治疗

一旦确诊，MetS 需要对生活方式进行重大调整，强调减少热卡摄取量，特别是精制碳水化合物，从而减轻体重。患者应接受针对 MetS 单个组分的干预治疗，包括严格控制高血压、血脂异常和糖尿病。然而，对于在术前评估中心遇到 MetS 患者的临床医生来说，开始这种治疗和这些干预措施以调节围术期风险是否合适？

从表面上看，术前对 MetS 的诊断应该可以提高我们对风险的界定能力。冠状动脉疾病的存在会增加围术期风险[78]。在一项大型患者队列研究中，MetS 和 T2D 患者的冠状动脉疾病患病率为 19.2%，仅有 MetS 的患者为 13.9%，仅有糖尿病的患者为 7.5%[79]。因此，人们会认为，术前识别 MetS 应确保心脏风险升高的患者也被考虑在内，并采取治疗干预措施来调节风险。不幸的是，到目前为止，还没有进行大规模流行病学研究来支持这一假设。此外，降低风险的围术期药物治疗试验结果也令人失望。

由此衍生出 2 个问题。首先是 MetS 的诊断：是否应该对所有存在向心性肥胖的围术期患者进行筛查？根据目前的定义，这需要测量空腹血糖和空腹血脂，这是否符合成本效益？

第二个问题是，一旦诊断出 MetS，什么干预措施才有可能降低围术期发病率？术前药物治疗的数据结果令人失望。POISE 试验数据削弱了早期使用围术期 β-受体阻滞剂的热度[80]，这是一项在 23 个国家 190 家医院的 8351 例患者中进行的大型、前瞻性、随机对照试验。接受非心脏手术的动脉粥样硬化性疾病患者或有动脉粥样硬化性疾病风险的患者被随机分为美托洛尔缓释剂组（n=4174）或安慰剂组（n=4177），术前 2~4h 开始用药并持续 30 天，使用美托洛尔降低了心肌梗死的发生率（绝对危险降低 1.2%；P<0.001），但死亡率（绝对危险增加 0.8%；P<0.04）和脑卒中的风险增加（绝对危险增加 0.5%；P<0.01）。POISE 研究人员对已发表的围术期 β-受体阻滞剂试验进行了一系列 Meta 分析，包括他们自己的试验。结果均显示，尽管 β-受体阻滞剂似乎降低了围术期心肌梗死的风险，但其死亡率和脑卒中风险升高[80]。

围术期 β-受体阻滞剂只能推荐用于已接受该疗法的患者，且不应在围术期停用。

血脂异常是 MetS 的核心组成部分。他汀类药物治疗是预防 CVD 的有效方法[81]。到目前为止，还没有任何随机对照试验能令人满意地证明他汀类药物在围术期的有效性，尽管回顾性分析表明其有益处，但这可能被高估了[82]。

他汀类药物在围术期的主要益处来自在不停用之前已开处方的药物。研究表明，他汀类药物急性停药会增加炎症和氧化应激标志物，并且在不稳定期停药与增加不良心脏事件风险相关[83-85]。

在临床领域，越来越多的数据表明，高血糖和糖尿病控制不佳会导致心肌缺血和脑卒中的预后更差[86-89]。胰岛素似乎在出现缺血时具有心脏保护作用[90,91]，在心脏手术中，严格控制血糖可显著降低胸骨深部伤口感染的发生率[92,93]和糖尿病患者死亡率[94]。Van den Berghe 及其同事发现，对于外科危重症患者，主要是接受过心胸外科手术的患者，输注胰岛素严格控制血糖可显著降低死亡率[95]。一项对内科重症监护的随访研究未能证实其疗效[96]。随后的试验发现，“严格控制血糖” 与主要由低血糖引起的发病率和死亡率过高相关[97,98]。

目前，尚无足够的数据支持大多数围术期患者需要严格控制血糖，也许心脏或神经外科手术的患者除外。

关键点

1.肥胖是一种能量消耗过度引起的代谢性疾病。

2.肥胖会增加罹患心血管、脑血管和肿瘤疾病的风险。

3. NAFLD 是内分泌和代谢功能障碍升级的早期指标；它发生在 T2D 和 MetS 之前，并可能进展为 NASH

或肝硬化。

4.向心性肥胖与心血管风险密切相关。证据显示，这是由代谢活跃的内脏脂肪引起的：存在持续的促炎、促血栓形成和致动脉粥样硬化状态。

5. MetS 包括向心性肥胖、血脂异常、高血压和胰岛素抵抗。

6.与 BMI 升高的患者相比，MetS 患者更容易发生 CVD 和脑血管疾病。

7. BMI 升高（BMI 达 40kg/m²）的患者不应被视为增加围术期风险或提高 ICU 死亡率。事实上，许多研究表明，与“正常体重”患者相比，这一风险更低：这被称为“肥胖悖论”。

8.肥胖合并 MetS 或糖尿病确实会增加围术期风险。

9.尚不清楚是否应在术前对患者进行 MetS 筛查，因为目前关于降低风险的治疗干预或改善可获得的数据很少。

（李加欣 梁燕 译 包晓航 审）

参考文献

1. Björntorp P. Aging and body composition. Nutrition. 1997;**13**(6):572–73.
2. Wang Y, Rimm EB, Stampfer MJ, Willett WC, Hu FB. Comparison of abdominal adiposity and overall obesity in predicting risk of type 2 diabetes among men. Am J Clin Nutr. 2005;**81**(3):555–63.
3. Folsom AR, Kaye SA, Sellers TA, Hong CP, Cerhan JR, Potter JD, et al. Body fat distribution and 5-year risk of death in older women. JAMA. 1993;**269**(4):483–87.
4. Yusuf S, Hawken S, Ȇunpuu S, Bautista L, Franzosi MG, Commerford P, et al. Obesity and the risk of myocardial infarction in 27,000 participants from 52 countries: a case-control study. Lancet. 2005;**366**(9497):1640–49.
5. Pischon T, Boeing H, Hoffmann K, Bergmann M, Schulze MB, Overvad K, et al. General and abdominal adiposity and risk of death in Europe. N Engl J Med. 2008;**359**(20):2105–20.
6. Browning JD, Szczepaniak LS, Dobbins R, Nuremberg P, Horton JD, Cohen JC, et al. Prevalence of hepatic steatosis in an urban population in the United States: impact of ethnicity. Hepatology. 2004;**40**(6):1387–95.
7. Taylor R. Pathogenesis of type 2 diabetes: tracing the reverse route from cure to cause. Diabetologia. 2008;**51**(10):1781–89.
8. Kotronen A, Yki-Jarvinen H. Fatty liver: a novel component of the metabolic syndrome. Arterioscler Thromb Vasc Biol. 2008;**28**(1):27–38.
9. Adams LA, Angulo P, Lindor KD. Nonalcoholic fatty liver disease. CMAJ. 2005;**172**(7):899–905.
10. Schindhelm RK, Dekker JM, Nijpels G, Heine RJ, Diamant M. No independent association of alanine aminotransferase with risk of future type 2 diabetes in the Hoorn study. Diabetes Care. 2005;**28**(11):2812.
11. Ekstedt M, Franzen LE, Mathiesen UL, Thorelius L, Holmqvist M, Bodemar G, et al. Long-term follow-up of patients with NAFLD and elevated liver enzymes. Hepatology. 2006;**44**(4):865–73.
12. Neuschwander-Tetri BA, Caldwell SH. Nonalcoholic steatohepatitis: summary of an AASLD Single Topic Conference. Hepatology. 2003;**37**(5):1202–19.
13. Moller DE, Kaufman KD. Metabolic syndrome: a clinical and molecular perspective. Annu Rev Med. 2005;**56**(1):45–62.
14. Day CP. Non-alcoholic fatty liver disease: current concepts and management strategies. Clin Med. 2006;**6**(1):19–25.
15. Boden G. Role of fatty acids in the pathogenesis of insulin resistance and NIDDM. Diabetes. 1997;**461**(1):3–10.
16. Bouchard C. Genetic factors in the regulation of adipose tissue distribution. Acta Med Scand Suppl. 1988;**732**:135–41.
17. Colditz G, Willett W, Rotnitzky A, Manson J. Weight gain as a risk factor for clinical diabetes mellitus in women. Ann Intern Med. 1995;**122**(7):481–6.
18. Ginsberg H. Insulin resistance and cardiovascular disease. J Clin Invest. 2000;**106**(4):453–8.
19. Hsueh W, Quinones M. Role of endothelial dysfunction in insulin resistance. Am J Cardiol. 2003;**92**(4A):10–17J.
20. DeFronzo RA, Ferrannini E. Insulin resistance: a multifaceted syndrome responsible for NIDDM, obesity, hypertension, dyslipidemia, and atherosclerotic cardiovascular disease. Diabetes Care. 1991;**14**(3):173–94.
21. Martyn JA, Kaneki M, Yasuhara S. Obesity-induced insulin resistance and hyperglycemia: etiologic factors and molecular mechanisms. Anesthesiology. 2008;**109**(1):137–48.
22. Reaven GM. Banting lecture 1988. Role of insulin resistance in human disease. Diabetes. 1988;**37**(12):1595–607.
23. Haffner S, Valdez R, Hazuda H. Prospective analysis of the insulin-resistance syndrome (syndrome X). Diabetes. 1992;**41**(6):715–22.
24. Björntorp P. Metabolic implications of body fat distribution. Diabetes Care. 1991;**14**(12):1132–43.
25. Alberti KG, Zimmet PZ. Definition, diagnosis and classification of diabetes mellitus and its complications. Part 1: diagnosis and classification of diabetes mellitus provisional report of a WHO consultation. Diabet Med. 1998;**15**(7):539–53.
26. Third report of the National Cholesterol Education Program (NCEP) expert panel on detection, evaluation, and treatment of high blood pressure in adults (Adult Treatment Panel III): final report. Circulation. 2002;**106**(25):3143–421.
27. Grundy SM, Brewer HB, Cleeman JI, Smith SC, Lenfant C. Definition of metabolic syndrome: Report of the National Heart, Lung, and Blood Institute/American Heart Association. Circulation. 2004;**109**(3):433–38.
28. Grundy SM, Cleeman JI, Daniels SR, Donato KA, Eckel RH, Franklin BA, et al. Diagnosis and management of the metabolic syndrome: an American Heart Association/National Heart, Lung, and Blood Institute Scientific Statement. Circulation. 2005;**112**(17):2735–52.
29. Alberti KGMM, Zimmet P, Shaw J. Metabolic syndrome—a new world-wide definition. A consensus statement from the International Diabetes Federation. Diabet Med. 2006;**23**(5):469–80.
30. Grundy S, Hansen B, Smith S. AHA/NHLBI/ADA conference proceedings: clinical management of metabolic syndrome. Report of the American Heart Association/National Heart, Lung, and Blood Institute/American Diabetes Association Conference on Scientific Issues Related to Management. Circulation. 2004;**109**(4):551–56.
31. Ford E, Giles W. A comparison of the prevalence of the metabolic

syndrome using two proposed definitions. Diabetes Care. 2003;**26**(3):575–81.
32. Ford ES, Giles WH, Mokdad AH. Increasing prevalence of the metabolic syndrome among U.S. Adults. Diabetes Care. 2004;**27**(10):2444–49.
33. Kip KE, Marroquin OC, Kelley DE, Johnson BD, Kelsey SF, Shaw LJ, et al. Clinical importance of obesity versus the metabolic syndrome in cardiovascular risk in women: a report from the Women's Ischemia Syndrome Evaluation (WISE) Study. Circulation. 2004;**109**(6):706–13.
34. Karelis AD, St Pierre DH, Conus F, Rabasa-Lhoret R, Poehlman ET. Metabolic and body composition factors in subgroups of obesity: what do we know? J Clin Endocrinol Metab. 2004;**89**(6):2569–75.
35. Matsuzawa Y, Funahashi T, Kihara S, Shimomura I. Adiponectin and metabolic syndrome. Arterioscler Thromb Vasc Biol. 2004;**24**(1):29–33.
36. Wisse BE. The inflammatory syndrome: the role of adipose tissue cytokines in metabolic disorders linked to obesity. J Am Soc Nephrol. 2004;**15**(11):2792–800.
37. Hamaguchi M, Kojima T, Takeda N, Nakagawa T, Taniguchi H, Fujii K, et al. The metabolic syndrome as a predictor of nonalcoholic fatty liver disease. Ann Intern Med. 2005;**143**(10):722–8.
38. Cornier MA, Dabelea D, Hernandez TL, Lindstrom RC, Steig AJ, Stob NR, et al. The metabolic syndrome. Endocr Rev. 2008;**29**(7):777–822.
39. Pischon T, Girman CJ, Hotamisligil GS, Rifai N, Hu FB, Rimm EB. Plasma adiponectin levels and risk of myocardial infarction in men. JAMA. 2004;**291**(14):1730–7.
40. Pai JK, Pischon T, Ma J, Manson JE, Hankinson SE, Joshipura K, et al. Inflammatory markers and the risk of coronary heart disease in men and women. N Engl J Med. 2004;**351**(25):2599–610.
41. Ridker PM, Rifai N, Pfeffer M, Sacks F, Lepage S, Braunwald E. Elevation of tumor necrosis factor-alpha and increased risk of recurrent coronary events after myocardial infarction. Circulation. 2000;**101**(18):2149–53.
42. Dandona P, Aljada A, Chaudhuri A. The potential influence of inflammation and insulin resistance on the pathogenesis and treatment of atherosclerosis-related complications in type 2 diabetes. J Clin Endocrinol Metab. 2003;**88**(6):2422–29.
43. Meigs J, Mittleman M, Nathan D. Hyperinsulinemia, hyperglycemia, and impaired hemostasis: the Framingham Offspring Study. JAMA. 2000;**283**(2):221–28.
44. Girman C, Rhodes T, Mercuri M. The metabolic syndrome and risk of major coronary events in the Scandinavian Simvastatin Survival Study (4S) and the Air Force/Texas Coronary Atherosclerosis Prevention Study (AFCAPS/TexCAPS). Am J Cardiol. 2004;**93**(2):136–41.
45. McNeill AM, Katz R, Girman CJ, Rosamond WD, Wagenknecht LE, Barzilay JI, et al. Metabolic syndrome and cardiovascular disease in older people: The Cardiovascular Health Study. J Am Geriatr Soc. 2006;**54**(9):1317–24.
46. Sundstrom J, Riserus U, Byberg L, Zethelius B, Lithell H, Lind L. Clinical value of the metabolic syndrome for long term prediction of total and cardiovascular mortality: prospective, population based cohort study. BMJ. 2006;**332**(7546):878–82.
47. Dekker JM, Girman C, Rhodes T, Nijpels G, Stehouwer CD, Bouter LM, et al. Metabolic syndrome and 10-year cardiovascular disease risk in the Hoorn Study. Circulation. 2005;**112**(5):666–73.
48. Huang KC, Lee LT, Chen CY, Sung PK. All-cause and cardiovascular disease mortality increased with metabolic syndrome in Taiwanese. Obesity (Silver Spring). 2008;**16**(3):684–89.
49. Wilson PW, D'Agostino RB, Parise H, Sullivan L, Meigs JB. Metabolic syndrome as a precursor of cardiovascular disease and type 2 diabetes mellitus. Circulation. 2005;**112**(20):3066–72.
50. Mozaffarian D, Kamineni A, Prineas RJ, Siscovick DS. Metabolic syndrome and mortality in older adults: the Cardiovascular Health Study. Arch Intern Med. 2008;**168**(9):969–78.
51. Kurl S, Laukkanen JA, Niskanen L, Laaksonen D, Sivenius J, Nyyssonen K, et al. Metabolic syndrome and the risk of stroke in middle-aged men. Stroke. 2006;**37**(3):806–11.
52. Pan W, Hindler K, Lee VV, Vaughn WK, Collard CD. Obesity in diabetic patients undergoing coronary artery bypass graft surgery is associated with increased postoperative morbidity. Anesthesiology. 2006;**104**(3):441–47.
53. Kajimoto K, Kasai T, Miyauchi K, Hirose H, Yanagisawa N, Yamamoto T, et al. Metabolic syndrome predicts 10-year mortality in non-diabetic patients following coronary artery bypass surgery. Circ J. 2008;**72**(9):1481–86.
54. Kajimoto K, Miyauchi K, Kasai T, Yanagisawa N, Yamamoto T, Kikuchi K, et al. Metabolic syndrome is an independent risk factor for stroke and acute renal failure after coronary artery bypass grafting. J Thorac Cardiovasc Surg. 2009;**137**(3):658–63.
55. Echahidi N, Pibarot P, Després JP, Daigle JM, Mohty D, Voisine P, et al. Metabolic syndrome increases operative mortality in patients undergoing coronary artery bypass grafting surgery. J Am Coll Cardiol. 2007;**50**(9):843–51.
56. Kasai T, Miyauchi K, Kajimoto K, Kubota N, Dohi T, Kurata T, et al. The adverse prognostic significance of the metabolic syndrome with and without hypertension in patients who underwent complete coronary revascularization. J Hypertens. 2009;**27**(5):1017–24.
57. Lohsiriwat V, Pongsanguansuk W, Lertakyamanee N, Lohsiriwat D. Impact of metabolic syndrome on the short-term outcomes of colorectal cancer surgery. Dis Colon Rectum. 2010;**53**(2):186–91.
58. Memtsoudis SG, Kirksey M, Ma Y, Chiu YL, Mazumdar M, Pumberger M, et al. Metabolic syndrome and lumbar spine fusion surgery: epidemiology and perioperative outcomes. Spine (Phila Pa 1976). 2012;**37**(11):989–95.
59. Zmistowski B, Dizdarevic I, Jacovides CL, Radcliff KE, Mraovic B, Parvizi J. Patients with uncontrolled components of metabolic syndrome have increased risk of complications following total joint arthroplasty. J Arthroplasty. 2013;**28**(6):904–907.
60. Tefekli A, Kurtoglu H, Tepeler K, Karadag MA, Kandirali E, Sari E, et al. Does the metabolic syndrome or its components affect the outcome of percutaneous nephrolithotomy? J Endourol. 2007;**22**(1):35–40.
61. Glance MD, Wissler MD, Mukamel P, Li P, Diachun MD, Salloum MD, et al. Perioperative outcomes among patients with the modified metabolic syndrome who are undergoing noncardiac surgery. Anesthesiology. 2010;**113**(4):859–72.
62. Birkmeyer NJ, Charlesworth DC, Hernandez F, Leavitt BJ, Marrin CA, Morton JR, et al. Obesity and risk of adverse outcomes associated with coronary artery bypass surgery. Northern New England Cardiovascular Disease Study Group. Circulation. 1998;**97**(17):1689–94.
63. Jin R, Grunkemeier GL, Furnary AP, Handy JR, Jr Is obesity a risk factor for mortality in coronary artery bypass surgery? Circulation. 2005;**111**(25):3359–65.
64. Kim J, Hammar N, Jakobsson K, Luepker RV, McGovern PG, Ivert T. Obesity and the risk of early and late mortality after coronary artery bypass graft surgery. Am Heart J. 2003;**146**(3):555–60.
65. Reeves BC, Ascione R, Chamberlain MH, Angelini GD. Effect of body mass index on early outcomes in patients undergoing coronary artery bypass surgery. J Am Coll Cardiol.

2003;**42**(4):668–76.
66. Prabhakar G, Haan CK, Peterson ED, Coombs LP, Cruzzavala JL, Murray GF. The risks of moderate and extreme obesity for coronary artery bypass grafting outcomes: a study from the Society of Thoracic Surgeons' database. Ann Thorac Surg. 2002;**74**(4):1125–30.
67. Ray DE, Matchett SC, Baker K, Wasser T, Young MJ. The effect of body mass index on patient outcomes in a medical ICU. Chest. 2005;**127**(6):2125–31.
68. Tremblay A, Bandi V. Impact of body mass index on outcomes following critical care. Chest. 2003 Apr;**123**(4):1202–1207.
69. Hutagalung R, Marques J, Kobylka K, Zeidan M, Kabisch B, Brunkhorst F, et al. The obesity paradox in surgical intensive care unit patients. Intensive Care Med. 2011;**37**(11):1793–99.
70. Oliveros H, Villamor E. Obesity and mortality in critically ill adults: a systematic review and meta-analysis. Obesity. 2008;**16**(3):515–21.
71. Hogue CW, Stearns JD, Colantuoni E, Robinson KA, Stierer T, Mitter N, et al. The impact of obesity on outcomes after critical illness: a meta-analysis. Intensive Care Med. 2009;**35**(7):1152–70.
72. Niedziela J, Hudzik B, Niedziela N, G-àsior M, Gierlotka M, Wasilewski J, et al. The obesity paradox in acute coronary syndrome: a meta-analysis. Eur J Epidemiol. 2014;**29**(11):801–12.
73. Sharma A, Lavie CJ, Borer JS, Vallakati A, Goel S, Lopez-Jimenez F, et al. Meta-analysis of the relation of body mass index to all-cause and cardiovascular mortality and hospitalization in patients with chronic heart failure. Am J Cardiol. 2015;**115**(10):1428–34.
74. Sharma A, Vallakati A, Einstein AJ, Lavie CJ, Arbab-Zadeh A, Lopez-Jimenez F, et al. Relationship of body mass index with total mortality, cardiovascular mortality, and myocardial infarction after coronary revascularization: evidence from a meta-analysis. Mayo Clin Proc. 2014;**89**(8):1080–100.
75. Nie W, Zhang Y, Jee SH, Jung KJ, Li B, Xiu Q. Obesity survival paradox in pneumonia: a meta-analysis. BMC Med. 2014;**12**:61.
76. Park J, Ahmadi SF, Streja E, Molnar MZ, Flegal KM, Gillen D, et al. Obesity paradox in end-stage kidney disease patients. Prog Cardiovasc Dis. 2014;**56**(4):415–25.
77. Kramer CK, Zinman B, Retnakaran R. Are metabolically healthy overweight and obesity benign conditions? A systematic review and meta-analysis. Ann Intern Med. 2013;**159**(11):758–69.
78. Eagle KA, Berger PB, Calkins H, Chaitman BR, Ewy GA, Fleischmann KE, et al. ACC/AHA guideline update for perioperative cardiovascular evaluation for noncardiac surgery—executive summary: a report of the American College of Cardiology/American Heart Association Task Force on Practice Guidelines (Committee to Update the 1996 Guidelines on Perioperative Cardiovascular Evaluation for Noncardiac Surgery). J Am Coll Cardiol. 2002;**39**(3):542–53.
79. Alexander CM, Landsman PB, Teutsch SM, Haffner SM. NCEP-defined metabolic syndrome, diabetes, and prevalence of coronary heart disease among NHANES III participants age 50 years and older. Diabetes. 2003;**52**(5):1210–14.
80. Devereaux PJ, Yang H, Yusuf S, Guyatt G, Leslie K, Villar JC, et al. Effects of extended-release metoprolol succinate in patients undergoing non-cardiac surgery (POISE trial): a randomised controlled trial. Lancet. 2008;**371**(9627):1839–47.
81. Colhoun HM, Betteridge DJ, Durrington PN, Hitman GA, Neil HA, Livingstone SJ, et al. Primary prevention of cardiovascular disease with atorvastatin in type 2 diabetes in the Collaborative Atorvastatin Diabetes Study (CARDS): multicentre randomised placebo-controlled trial. Lancet. 2004;**364**(9435):685–96.
82. Biccard BM. A peri-operative statin update for non-cardiac surgery. Part II: statin therapy for vascular surgery and peri-operative statin trial design. Anaesthesia. 2008;**63**(2):162–71.
83. Heeschen C, Hamm CW, Laufs U, Snapinn S, Bohm M, White HD. Withdrawal of statins increases event rates in patients with acute coronary syndromes. Circulation. 2002;**105**(12):1446–52.
84. Le MY, Godet G, Coriat P, Martinon C, Bertrand M, Fleron MH, et al. The impact of postoperative discontinuation or continuation of chronic statin therapy on cardiac outcome after major vascular surgery. Anesth Analg. 2007;**104**(6):1326–33.
85. Schouten O, Hoeks SE, Welten GM, Davignon J, Kastelein JJ, Vidakovic R, et al. Effect of statin withdrawal on frequency of cardiac events after vascular surgery. Am J Cardiol. 2007;**100**(2):316–20.
86. Capes SE, Hunt D, Malmberg K, Gerstein HC. Stress hyperglycaemia and increased risk of death after myocardial infarction in patients with and without diabetes: a systematic overview. Lancet. 2000;**355**(9206):773–78.
87. Wahab NN, Cowden EA, Pearce NJ, Gardner MJ, Merry H, Cox JL. Is blood glucose an independent predictor of mortality in acute myocardial infarction in the thrombolytic era? J Am Coll Cardiol. 2002;**40**(10):1748–54.
88. Iwakura K, Ito H, Ikushima M, Kawano S, Okamura A, Asano K, et al. Association between hyperglycemia and the no-reflow phenomenon in patients with acute myocardial infarction. J Am Coll Cardiol. 2003;**41**(1):1–7.
89. O'Neill PA, Davies I, Fullerton KJ, Bennett D. Stress hormone and blood glucose response following acute stroke in the elderly. Stroke. 1991;**22**(7):842–47.
90. Jonassen AK, Sack MN, Mjos OD, Yellon DM. Myocardial protection by insulin at reperfusion requires early administration and is mediated via Akt and p70s6 kinase cell-survival signaling. Circ Res. 2001;**89**(12):1191–98.
91. Lazar HL, Chipkin SR, Fitzgerald CA, Bao Y, Cabral H, Apstein CS. Tight glycemic control in diabetic coronary artery bypass graft patients improves perioperative outcomes and decreases recurrent ischemic events. Circulation. 2004;**109**(12):1497–502.
92. Zerr KJ, Furnary AP, Grunkemeier GL, Bookin S, Kanhere V, Starr A. Glucose control lowers the risk of wound infection in diabetics after open heart operations. Ann Thorac Surg. 1997;**63**(2):356–61.
93. Furnary AP, Zerr KJ, Grunkemeier GL, Starr A. Continuous intravenous insulin infusion reduces the incidence of deep sternal wound infection in diabetic patients after cardiac surgical procedures. Ann Thorac Surg. 1999;**67**(2):352–60.
94. Furnary AP, Gao G, Grunkemeier GL, Wu Y, Zerr KJ, Bookin SO, et al. Continuous insulin infusion reduces mortality in patients with diabetes undergoing coronary artery bypass grafting. J Thorac Cardiovasc Surg. 2003;**125**(5):1007–21.
95. van den Berghe G, Wouters P, Weekers F, Verwaest C, Bruyninckx F, Schetz M, et al. Intensive insulin therapy in the critically ill patients. N Engl J Med. 2001;**345**(19):1359–67.
96. van den Berghe G, Wilmer A, Hermans G, Meersseman W, Wouters PJ, Milants I, et al. Intensive insulin therapy in the medical ICU. N Engl J Med. 2006;**354**(5):449–61.
97. Brunkhorst FM, Engel C, Bloos F, Meier-Hellmann A, Ragaller M, Weiler N, et al. Intensive insulin therapy and pentastarch resuscitation in severe sepsis. N Engl J Med. 2008;**358**(2):125–39.
98. NICE-SUGAR Study Investigators. Intensive versus conventional glucose control in critically ill patients. N Engl J Med. 2009;**360**(13):1283–97.

第 9 章

肥胖的心肺生理学及气道改变

Jahan Porhomayon, Peter J. Papadakos

引言

肥胖是一种会导致严重健康后果的疾病,肥胖的成年人患急/慢性疾病的风险增加。在过去 30 年里,学龄儿童、青少年和年轻人肥胖率均上升,这是一场亟待解决的医疗危机。尽管美国最近的国家报告强调了低龄儿童肥胖率的乐观下降趋势,但仍面临着约 1270 万儿童与肥胖做斗争[1,2]。

在美国,临床上成年人重度肥胖患病率比中度肥胖患病率增长速度快得多,这与公共卫生观点一致,即人口体重分布正在发生变化,不成比例地增加了极端体重的类别。由于重度肥胖患者的合并症和由此产生的医疗服务使用率更高,广泛发布的超重/肥胖趋势低估了对人群健康的影响。近年来,积极而昂贵的减肥手术发展对控制美国的病态肥胖率没有产生明显效果[3],日益增长的肥胖群体涵盖了不同性别、种族、教育程度和社会经济地位的人群。

气道相关性肥胖

既往研究表明,颈围和肥胖是病态肥胖患者插管困难的预测因素[4],据报道,因为肥胖和颈短造成的解剖结构改变,即使是气管切开插管也可能会失败[5]。肥胖和解剖变异(如下颌后缩)通过改变上呼吸道的被动机械行为增加了上气道塌陷的可能性。脂肪沉积可在所有肥胖受试者的咽喉间隙前方和颏下区域观察到[6],这一特征取决于每个独立的上气道组织的力学特性、几何排列以及生理相互作用。最近对气道壁的呼吸相关变形的测量表明,在呼吸周期中,气道软组织运动有不同模式,与健康受试者(根据 BMI 匹配)相比,有 OSA 的肥胖患者气道扩张的协调性较差。有 OSA 的肥胖患者气道组织的固有力学性能发生了改变,但这些改变背后的因素尚未阐明。对气道扩张肌的神经驱动与上呼吸道的生物力学行为(运动和刚度)之间的关系尚不清楚[7]。此外,在低张状态而非激活状态下,颈围增加与青少年上气道塌陷增加有关[8]。尽管肥胖伴软组织结构肥大被认为是上呼吸道狭窄的主要机制,但遗传或发育基础上的异常颅面发育也发挥着重要作用[9]。

肥胖与呼吸系统

在过去的 30 年里,肥胖的患病率显著增加。肥胖对呼吸生理学的可能影响包括限制性障碍、改变通气机制和呼吸驱动的改变。除了肥胖与 OSA-低通气综合征之间的明确关系外,肥胖还和其他呼吸系统疾病有关。一方面,流行病学和动物研究数据表明肥胖和哮喘之间存在因果关系;另一方面,通过改变瘦素相关的呼吸驱动,病态肥胖与昼夜肺泡通气不足有关,这定义了肥胖-通气不足综合征[10]。

肥胖及其病理生理变化增加了术中和围术期呼吸道并发症的风险。肥胖影响每个器官系统并导致严重的慢性合并症,特别是由于呼气储备容量的减少,围术期低氧血症非常常见，且这种变化与体重指数增加成正比，为了避免全身麻醉诱导期间的低氧血症，评估困难气道非常重要。病态肥胖者由于胸壁和腹部的质量增加，会增加呼吸障碍。病态肥胖者可以通过增加吸气的神经肌肉驱动力和(或)通过改变中心呼吸时间来维持正常的二氧化碳浓度[11]。肥胖使总呼吸顺应性降低至非肥胖个体正常值的2/3[12,13]，顺应性降低主要与肋骨、横膈膜和腹部及其周围有关的脂肪沉积导致胸壁的顺应性降低有关。随后对健康肥胖受试者的研究显示，在肌肉自主放松时，总呼吸系统和胸壁弹性高于麻痹期间[14]，这表明不完全放松可能导致肺总容量(TLC)和肺活量(VC)的胸壁顺应性较低[14,15]，而胸壁顺应性随着体重指数的增加呈线性下降[16]；然而，这些变化很小，TLC通常维持在正常下限以上。除病态肥胖或过度向心性肥胖患者(腰臀比≥0.95)外，轻度至中度肥胖患者出现肺容量明显异常应怀疑有潜在的内在肺部疾病或神经肌肉病理变化[14]。

轻度肥胖患者肺活量测定正常。随着体重指数的增加，呼气流量、第1秒用力呼气量(FEV1)和用力肺活量(FVC)减少[15]，FEV1与FVC的比值保持不变甚至增加，这归因于外周气道闭合和气体陷闭从而降低了VC。然而，FEV1和FVC的降低与腹部肥胖密切相关，早期研究发现，上半身脂肪分布或向心性肥胖患者的FVC、FEV1和TLC显著降低。

肥胖与睡眠障碍

肥胖是OSA综合征的一个重要风险因素，在家中使用经鼻持续气道正压通气或双水平气道正压通气设备的患者应在麻醉后监护室接受治疗[17]。OSA-低通气综合征指的是睡眠期间反复出现的呼吸道完全阻塞(呼吸暂停)或部分阻塞(低通气)，主要影响肥胖患者，其定义为呼吸暂停-低通气指数每小时发作5次或5次以上且与日间嗜睡有关[18]。除解剖因素、神经肌肉及遗传因素外，睡眠障碍也与睡眠呼吸暂停的发病机制有关。由于脂肪沉积和脂肪组织的代谢活动，肥胖影响上呼吸道解剖结构。OSA-低通气综合征和代谢综合征具有几个特征，如内脏肥胖、高血压和胰岛素抵抗，炎性细胞因子可能与睡眠呼吸暂停和代谢综合征的发病机制有关。睡眠呼吸暂停的治疗包括肥胖治疗、使用持续气道正压通气机等设备、药物治疗以及对特定患者进行外科手术治疗。目前，还没有特效药可用于治疗OSA-低通气综合征，但减轻体重可改善睡眠呼吸暂停，必须重视肥胖治疗，包括改变生活方式、减重药物和减重手术[19]。MRI显示OSA患者的自发睡眠会导致咽部气道各部位的明显阻塞和变窄，而非OSA患者则不会。清醒状态下，非OSA患者咽部气道没有明显的变窄，而在OSA患者观察到短暂但明显的变窄。OSA患者的软腭横截面积和前后径平均值均因自发性睡眠而显著降低[20]。研究人员已经确定，与非OSA患者相比，OSA患者术后呼吸衰竭、心脏事件和转移至重症监护室的风险增加[21,22]。

麻醉管理

肥胖患者存在并发症、气道管理困难、呼吸功能受损及药物代谢改变，这些因素结合在一起，使得了解这种特殊疾病对临床麻醉医师至关重要[23,24]。肥胖患者的围术期发病率和死亡率显著增加[25-27]，由于心肺系统严重受损，极度肥胖患者发生心肺并发症的风险很高。目前建议对肥胖患者手术进行多学科协作，在治疗早期由麻醉医师参与，以改善预后[28](图9.1)。

在大量的病理生理性疾病中，功能残气量和总顺应性降低以及呼吸过程中氧气消耗增加了4~16

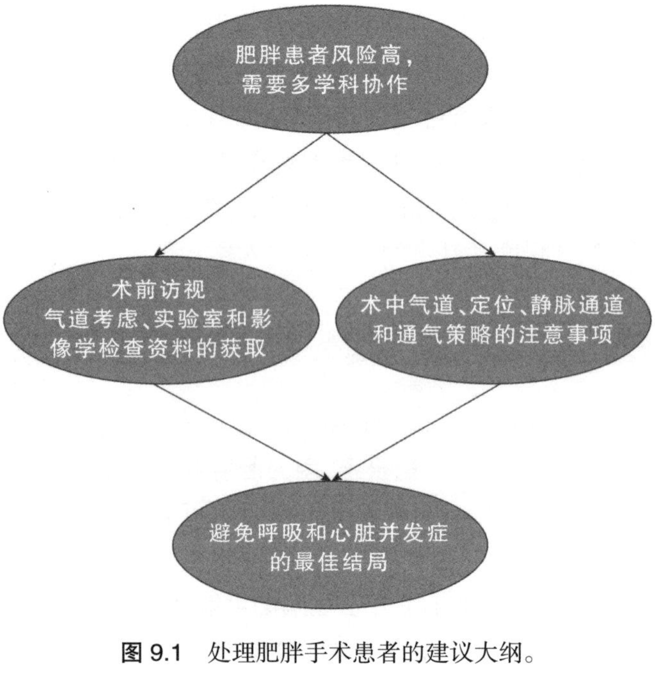

图9.1 处理肥胖手术患者的建议大纲。

倍[29]。静态和动态呼吸力学、上呼吸道解剖结构的改变以及多种术前合并症和药物代谢改变是肥胖患者的特征，并将在多个层面影响麻醉计划[30]。在术前评估期间，应对患者进行评估，以确定哪些患者存在通气困难和插管困难以及术后并发症的风险[31]。应根据实际体重调整苯二氮䓬类药物负荷剂量，根据理想体重调整维持剂量。丙泊酚剂量根据总体重计算。亲脂性阿片类药物的负荷剂量根据总体重计算，而维持剂量应谨慎减少，因为肥胖患者对其抑制作用更敏感。肌肉松弛剂的药代动力学参数受肥胖的影响最小，其剂量基于理想体重而不是总体重。吸入麻醉剂具有极低脂溶性，如七氟烷和地氟烷，使手术期间快速更改麻醉计划并在手术结束时快速苏醒成为可能，因此，可代表用于该患者群体中非常灵活的麻醉药物。药物剂量一般根据负荷剂量的分布容积和维持剂量的清除率来确定。在肥胖患者中，如果药物同时分布在肌肉和脂肪组织中，则分布量会增加，而麻醉药物的清除率通常正常或增加[32]。

最大限度减少插管和拔管并发症的有效策略应包括预先优化患者的状况，谨慎选择拔管时机，有受过高级气道管理培训的有经验的人员在场，并提供必要的设备和适当的气道监测[34]。即使在体重减轻后，胃手术后的患者在全身麻醉诱导期间发生误吸的风险仍然较高[35]。镇痛计划应从术前开始执行，以提高结束机械通气的成功率并防止再次插管。术中通气设置应根据特定患者和手术的呼吸力学变化进行定制[36]，最大限度地降低肺损伤风险。有几种无创通气模式[33]可用于提高患者拔管的成功率并防止再次插管[37]。应进行详细的术前检查和讨论，重点关注合并症及其对麻醉的影响，特定的检查如动脉血气、心电图、肺功能检查和血清肝功能指标可能非常有用。术中关注的问题包括呼吸道的选择（清醒与镇静或麻醉）[38]、患者体位[39]、手术室或麻醉后恢复室中是否有困难气道车[40]、局部麻醉与全身麻醉[41]、麻醉药物的生物转化以及影响术中氧合的变量[30]。肥胖和打鼾患者是围术期血氧饱和度下降的高危人群[42,43]。术后关注的重点是尽量减少术后低氧血症、外周静脉通路和体液失衡。麻醉药物和技术的具体选择有待于在这一独特人群中进行进一步的临床和实验室研究[44]。睡眠呼吸障碍患者必须根据机构原则进行治疗[45-47]。

总之，对接受手术和麻醉的肥胖或超肥胖患者的治疗需要团队合作来预防并发症。全面了解肥胖患者的病理生理学是必要的，以便对麻醉和手术计划进行适当的调整。

（李加欣 梁燕 译　包晓航 审）

参考文献

1. Karp SM, Gesell SB. Obesity prevention and treatment in school-aged children, adolescents, and young adults—where do we go from here? Prim Prev Insights. 2015;**5**:1–4.
2. Anandam A, Akinnusi M, Kufel T, Porhomayon J, El-Solh AA. Effects of dietary weight loss on obstructive sleep apnea: a meta-analysis. Sleep Breath. 2013;**17**(1):227–34.
3. Sturm R. Increases in morbid obesity in the USA: 2000–2005. Public Health. 2007;**121**(7):492–96.
4. Riad W, Vaez MN, Raveendran R, Tam AD, Quereshy FA, Chung F, et al. Neck circumference as a predictor of difficult intubation and difficult mask ventilation in morbidly obese patients: a prospective observational study. Eur J Anaesthesiol. 2016;**33**(4):244–49.
5. Hwang SM, Jang JS, Yoo JI, Kwon HK, Lee SK, Lee JJ, et al. Difficult tracheostomy tube placement in an obese patient with a short neck – a case report. Korean J Anesthesiol. 2011;**60**(6):434–36.
6. Horner RL, Mohiaddin RH, Lowell DG, Shea SA, Burman ED, Longmore DB, et al. Sites and sizes of fat deposits around the pharynx in obese patients with obstructive sleep apnoea and weight matched controls. Eur Respir J. 1989;**2**(7):613–22.
7. Bilston LE, Gandevia SC. Biomechanical properties of the human upper airway and their effect on its behavior during breathing and in obstructive sleep apnea. J Appl Physiol. 2014;**116**(3):314–24.
8. Yuan H, Schwab RJ, Kim C, He J, Shults J, Bradford R, et al. Relationship between body fat distribution and upper airway dynamic function during sleep in adolescents. Sleep. 2013;**36**(8):1199–207.
9. Shepard JW, Jr, Gefter WB, Guilleminault C, Hoffman EA, Hoffstein V, Hudgel DW, et al. Evaluation of the upper airway in patients with obstructive sleep apnea. Sleep. 1991;**14**(4):361–71.
10. Réthoret-Lacatis C, Janssens JP. Obesity and respiratory disorders. Rev Med Suisse. 2008;**4**(180):2512–14, 2516–17.
11. Burki NK, Baker RW. Ventilatory regulation in eucapnic morbid obesity. Am Rev Respir Dis. 1984;**129**(4):538–43.
12. von Ungern-Sternberg BS, et al. Comparison of perioperative spirometric data following spinal or general anaesthesia in normal-weight and overweight gynaecological patients. Acta Anaesthesiol Scand. 2005;**49**(7):940–48.
13. Naimark A, Cherniack RM. Compliance of the respiratory system and its components in health and obesity. J Appl Physiol. 1960;**15**:377–82.
14. Rubinstein I, Zamel N, DuBarry L, Hoffstein V. Airflow limitation in morbidly obese, nonsmoking men. Ann Intern Med. 1990;**112**(11):828–32.
15. von Ungern-Sternberg BS, Regli A, Schneider MC, Kunz F, Reber A. Effect of obesity and site of surgery on perioperative lung volumes. Br J Anaesth. 2004;**92**(2):202–207.
16. Söderberg M, Thomson D, White T. Respiration, circulation and anaesthetic management in obesity. Investigation before and after jejunoileal bypass. Acta Anaesthesiol Scand. 1977;**21**(1):55–61.
17. Takeda K. Preoperative assessment of obese patients. Masui.

2010;**59**(7):874–78.
18. Munish M, et al. The use of practice guidelines by the American Society of Anesthesiologists for the identification of surgical patients at high risk of sleep apnea. Chron Respir Dis. 2012;**9**(4):221–30.
19. de Sousa AG, Cercato C, Mancini MC, Halpern A. Obesity and obstructive sleep apnea-hypopnea syndrome. Obes Rev. 2008;**9**(4):340–54.
20. Ikeda K, Ogura M, Oshima T, Suzuki H, Higano S, Takahashi S, et al. Quantitative assessment of the pharyngeal airway by dynamic magnetic resonance imaging in obstructive sleep apnea syndrome. Ann Otol Rhinol Laryngol. 2001;**110**(2):183–89.
21. Hai F, Porhomayon J, Vermont L, Frydrych L, Jaoude P, El-Solh AA. Postoperative complications in patients with obstructive sleep apnea: a meta-analysis. J Clin Anesth. 2014;**26**(8):591–600.
22. Reddy R, Adamo D, Kufel T, Porhomayon J, El-Solh AA. Treatment of opioid-related central sleep apnea with positive airway pressure: a systematic review. J Opioid Manag. 2014;**10**(1):57–62.
23. Richards TA, Kaye AD, Fields AM. Morbid obesity—a review. Middle East J Anesthesiol. 2005;**18**(1):93–105.
24. Ortiz VE, Kwo J. Obesity: physiologic changes and implications for preoperative management. BMC Anesthesiol. 2015;**15**:97.
25. Wilson AT, Reilly CS. Anaesthesia and the obese patient. Int J Obes Relat Metab Disord. 1993;**17**(8):427–35.
26. Waisath TC, et al. Body mass index and the risk of postoperative complications with dentoalveolar surgery: a prospective study. Oral Surg Oral Med Oral Pathol Oral Radiol Endod. 2009;**108**(2):169–73.
27. Joshi GP, Ahmad S, Riad W, Eckert S, Chung F. Selection of obese patients undergoing ambulatory surgery: a systematic review of the literature. Anesth Analg. 2013;**117**(5):1082–91.
28. Lindauer B, Steurer MP, Müller MK, Dullenkopf A. Anesthetic management of patients undergoing bariatric surgery: two year experience in a single institution in Switzerland. BMC Anesthesiol. 2014;14:125.
29. Peters J, Steinhoff H. Anesthesia problems in extreme obesity. Anaesthesist. 1983;**32**(8):374–81.
30. Porhomayon J, et al. Strategies in postoperative analgesia in the obese obstructive sleep apnea patient. Clin J Pain. 2013;**29**(11):998–1005.
31. Weinberg L, Tay S, Lai CF, Barnes M. Perioperative risk stratification for a patient with severe obstructive sleep apnoea undergoing laparoscopic banding surgery. BMJ Case Rep. 2013;**2013**:bcr2012008336.
32. Casati A, Putzu M. Anesthesia in the obese patient: pharmacokinetic considerations. J Clin Anesth. 2005;**17**(2):134–45.
33. Nicholson A, Cook TM, Smith AF, Lewis SR, Reed SS. Supraglottic airway devices versus tracheal intubation for airway management during general anaesthesia in obese patients. Cochrane Database Syst Rev. 2013;**9**:CD010105.
34. Cavallone LF, Vannucci A. Review article: extubation of the difficult airway and extubation failure. Anesth Analg. 2013;**116**(2):368–83.
35. Koolwijk J, Schors M, el Bouazati S, Noordergraaf GJ. Airway management concerns in patient with gastric banding procedures. BMJ Case Rep. 2013;**2013**: bcr2013201009.
36. Watson RA, Pride NB. Postural changes in lung volumes and respiratory resistance in subjects with obesity. J Appl Physiol (1985). 2005;**98**(2):512–17.
37. Pedoto A. Lung physiology and obesity: anesthetic implications for thoracic procedures. Anesthesiol Res Pract. 2012;2012:154208.
38. Uakritdathikarn T, Asampinawat T, Wanasuwannakul T, Yoosamran B. Awake intubation with Airtraq laryngoscope in a morbidly obese patient. J Med Assoc Thai. 2008;**91**(4):564–67.
39. Ebert TJ, Shankar H, Haake RM. Perioperative considerations for patients with morbid obesity. Anesthesiol Clin. 2006;**24**(3):621–36.
40. Porhomayon J, El-Solh AA, Nader ND. National survey to assess the content and availability of difficult-airway carts in critical-care units in the United States. J Anesth. 2010;**24**(5):811–14.
41. Kim HJ, Kim WH, Lim HW, Kim JA, Kim DK, Shin BS, et al. Obesity is independently associated with spinal anesthesia outcomes: a prospective observational study. PLoS One. 2015;10(4):e0124264.
42. Uakritdathikarn T, Chongsuvivatwong V, Geater AF, Vasinanukorn M, Thinchana S, Klayna S. Perioperative desaturation and risk factors in general anesthesia. J Med Assoc Thai. 2008;**91**(7):1020–29.
43. Mendonca J, et al. Obese patients: respiratory complications in the post-anesthesia care unit. Rev Port Pneumol. 2014;**20**(1):12–19.
44. Vaughan RW. Anesthetic management of the morbidly obese patient. Contemp Anesth Pract. 1982;**5**:71–94.
45. Unetani H, et al. Perioperative management of a morbidly obese patient with sleep apnea syndrome. Masui. 2003;**52**(6):646–49.
46. Porhomayon J, et al. Respiratory perioperative management of patients with obstructive sleep apnea. J Intensive Care Med. 2014;**29**(3):145–53.
47. Porhomayon J, El-Solh A, Chhangani S, Nader ND. The management of surgical patients with obstructive sleep apnea. Lung. 2011;**189**(5):359–67.

第 10 章

阻塞性睡眠呼吸暂停：发病率、生理机制和管理

Raviraj Raveendran, Frances Chung

引言

阻塞性睡眠呼吸暂停(OSA)是最常见的睡眠呼吸障碍,其特征是反复发作的上呼吸道梗阻,并伴随反复的低氧和再氧合,导致睡眠碎片化,与日间的疲劳和嗜睡有关。OSA 的发病率与肥胖发病率增加成正比。大量的 OSA 患者在择期手术时未被诊断出来[1],高达 24%的手术患者在筛查的基础上发现为高危患者,其中 81%的患者此前未被诊断出 OSA[2,3]。关于手术人群的最新结局研究表明,术前对该人群进行诊断和优化非常重要[4,5]。由于 OSA 是高血压、缺血性心脏病、心律失常、肺动脉高压和脑卒中等其他疾病的重要危险因素,因此,近年来识别和管理 OSA 越来越受到重视。近来对睡眠生理学、OSA 病理机制和 OSA 对麻醉影响的了解,导致 OSA 患者围术期管理发生重大变化[6,7]。本章回顾了病态肥胖患者 OSA 的流行病学、病理生理学和管理。

阻塞性睡眠呼吸暂停的定义

夜间多导睡眠图或睡眠检查是诊断 OSA 的金标准。OSA 的严重程度由呼吸暂停低通气指数(AHI)决定,AHI 定义为每小时睡眠中异常呼吸事件的平均次数。呼吸暂停是指气流停止 10s,而低通气则伴有气流减少且氧饱和度至少降低 4%[8]。美国睡眠医学会 OSA 的诊断标准要求 AHI≥15,或 AHI≥5 并伴有日间嗜睡、大声打鼾或睡眠期间观察到有梗阻等症状[9]。加拿大胸科协会的 OSA 诊断指南要求多导睡眠图显示 AHI≥5,以及日间嗜睡或 OSA 其他 2 种症状(例如,睡眠时窒息或喘息、睡眠昏沉、反复觉醒、日间倦怠)[10]。AHI 值为 5~15 为轻度,AHI 值为 15~30 为中度,AHI>30 次/小时为重度[9]。

阻塞性睡眠呼吸暂停的流行病学和危险因素

OSA 的患病率随着肥胖的增加而增加,实际的发病率因 OSA 定义的变化而变化。美国威斯康星州睡眠队列研究将 OSA 定义为至少 5 次/时的 AHI,30~60 岁男性的患病率为 24%,女性的患病率为 9%[11]。根据北美的一项研究,OSA 被定义为 AHI>15 次/时,男性的发病率为 13%,女性为 6%[12]。在计划接受减重手术的病态肥胖患者中,OSA 的患病率高达 78%[13]。来自欧洲的最新数据显示,女性和男性的 OSA 发病率分别达到了令人震惊的 23.4%和 49%[14]。此外,发生率因研究人群的种族和民族而异。与白人相比,OSA 在非洲裔美国人中的患病率更高,但非肥胖性 OSA 的发病率在中国人中最高[15]。由于很难有一个严格的分界点来定义,OSA 应被视为类似于高血压和糖尿病的疾病。

OSA 的发病率随着年龄的增长而增加,男性患 OSA 的可能性是女性的 3 倍[16]。肥胖是 OSA 最重要的风险因素。BMI 每增加 10%,OSA 发病率就会增加 6 倍[17]。2015 年一项关于肥胖患者低氧血症的回顾性

研究中，OSA 的发生率为 80%[18]。与妇科类型的肥胖相比，向心性或腹部肥胖的男性更易患 OSA。颅面异常包括上颌骨畸形或下颌骨短小、颅面宽、腺样体和扁桃体肥大，都会增加 OSA 的风险[19]。吸烟者发生 OSA 的风险是不吸烟者的 3 倍[20]。一项研究显示，妊娠早期和晚期 OSA 发生率分别为 10.5%和 26.7%[21]。其他诱发 OSA 的疾病包括充血性心力衰竭、慢性阻塞性肺疾病（COPD）、肢端肥大症、甲状腺功能减退和终末期肾病。

阻塞性睡眠呼吸暂停的病理生理学

一般来说，睡眠降低了上呼吸道扩张肌的紧张性，导致气道顺应性增加和塌陷性增强，这在快速动眼睡眠时期更明显。在清醒状态下，通过舌前伸增加颏舌肌张力，从而维持上呼吸道的稳定和通畅[22]，但这种正常的生理变化在 OSA 患者中被放大，他们的气道更窄、更长且更易塌陷，在清醒时主要依靠气道扩张肌的紧张性来维持气道通畅。OSA 的发病机制有解剖学和非解剖学因素。非解剖因素包括神经肌肉调节机制、肺容量、呼吸机控制、觉醒阈值和液体向头颈部转移[23]。

对于解剖学因素，与非 OSA 对照组相比，OSA 患者的咽部气道更小，气道腔的横截面面积较窄，更容易塌陷[24]。此外，与对照组相比，他们的舌头更大，咽侧壁更宽，软腭更长[25]。肥胖是 OSA 的主要危险因素之一，其原因是咽旁脂肪和舌头脂肪沉积增加[26]。其他颅面异常，包括颅底较小、上颌骨较小和下颌后缩，可能会侵占上呼吸道软组织导致气道空间变小[27]。箱子模型描述了具有正常骨骼框架的多余软组织（肥胖）或具有受限骨骼框架的正常软组织（颅面部异常），两者都会增加上呼吸道的闭合压力[28]。这种解剖学失衡导致了 OSA[29]，OSA 进一步受性别和种族的影响。与侧卧位相比，仰卧位时上呼吸道更容易塌陷，这可能与仰卧位时上呼吸道扩张肌的反应性和肺容量减少有关。

非解剖学因素，上呼吸道咽部肌肉张力由化学感受器和机械感受器输入、脑干呼吸中心输出维持，且受睡眠和清醒状态的影响。与非 OSA 患者相比，OSA 患者在清醒状态下咽部肌肉活动增加。睡眠期间，OSA 患者扩张肌的活动比非 OSA 患者减少更多[30,31]，这种神经肌肉代偿的丧失导致了睡眠期间咽肌的塌陷。肺容积对于保持上呼吸道通畅很重要，肺容量的增加导致气管尾部牵引，从而增加咽腔大小并降低咽腔外组织压力[32]。腹部脂肪量的增加和卧姿的结合使肺容积显著减少，肺容量的减少可能会降低气管纵向牵引力和咽壁张力，易导致气道狭窄。此外，肥胖相关的瘦素抵抗可能会损害稳定呼吸所必需的神经解剖学上的相互作用，从而导致 OSA 的发病[33]。

虽然咽部肌肉活动的解剖学变化和代偿机制的缺陷是 OSA 上呼吸道塌陷的关键因素，但通气控制系统也发挥重要作用[34]。中枢呼吸发生器的神经元输出控制呼吸，以维持最佳的氧气和二氧化碳水平。OSA 患者很可能存在这种控制系统的不稳定性，从而导致周期性呼吸和气道梗阻[35]，这种不稳定性被称为环路增益。高环路增益会引起对缺氧的过度反应，从而导致过度换气和呼吸暂停增强。已有研究表明，高环路增益与非塌陷性上呼吸道 OSA 之间存在很强的相关性[36]。

觉醒是一种保护性反射，以避免在睡眠期间梗阻后缺氧，可以终止呼吸暂停并恢复呼吸。同时，这会导致过度换气，进一步加重呼吸暂停。一些 OSA 患者的觉醒阈值较低，这使他们能够在补偿机制被激活之前从睡眠中醒来。觉醒阈值高的 OSA 患者使用阿片类药物时，更容易发生呼吸抑制。了解 OSA 的表型对于这些患者的治疗至关重要[37]。

夜间头侧液体转移使心力衰竭和肾衰竭患者的 OSA 患病率增高。夜间仰卧位时，重力使积聚的下肢液体向头颈部移动，并增加颈部区域的液体量；这增加了组织压力和咽部的塌陷性[38]。

阻塞性睡眠呼吸暂停的相关并发症

OSA 反复发作会引起胸腔内压的显著变化以及心脏前负荷和后负荷的波动，从而导致心脏重构和心功能减退。OSA 引起的低氧血症还会促进急性期蛋白和活性氧的释放，导致介质的二次释放，以及高凝状态和炎症状态的加剧，从而加速动脉粥样硬化[39]。

OSA 是高血压的独立危险因素。睡眠障碍和反复低氧血症会导致交感神经过度活跃、睡眠期间急性血压波动、内皮损伤以及夜间和日间高血压，右心室大小和室壁厚度的增加与 OSA 有关，OSA 是顽固性高血压的常见原因之一[40]。OSA 也是冠状动脉疾病的重要危险因素。一般来说，在冠状动脉疾病患者中，OSA

的发病率为 30%[41]，未经治疗的 OSA 患者冠状动脉疾病发病率高达 57%，而接受治疗的 OSA 患者冠状动脉疾病发病率为 6.6%[42]。此外，呼吸暂停和低通气的频率也是冠状动脉疾病患者死亡的独立危险因素，2014 年的一项研究表明，OSA 的严重程度与心肌损伤有关[43]。

一项针对 700 例心力衰竭患者的大型前瞻性研究显示，76%的患者有睡眠呼吸障碍，其中 40%有中枢性睡眠呼吸暂停，36%有 OSA[44]。在射血分数正常的心力衰竭患者中，48%的患者 AHI 为 15 次/时，25%为临床 OSA[45]。头颈部水肿是心力衰竭中梗阻性和中枢性呼吸暂停的重要因素[38]。睡眠心脏健康研究显示，重度 OSA 患者的心力衰竭发病率为 58%（AHI>30 次/时）[46]。在同一项研究中，OSA 患者发生心房颤动的风险约为无 OSA 患者的 4 倍[47]，病理生理学机制包括心脏重塑、结构变化，如左心房扩张和电重塑以及自主神经调节障碍被认为是 OSA 患者心房颤动的诱发因素。重度 OSA 患者肺动脉高压的患病率高达 20%[48]。

2015 年的一项系统回顾显示，OSA 与血栓前标志物的增加有关，血栓栓塞并发症的发生率在 OSA 患者中高 2~3 倍[49]。OSA 是 β 细胞功能障碍和胰岛素抵抗的风险因素，与肥胖无关。OSA 与糖化血红蛋白和 2 型糖尿病患者的血管并发症有关。持续气道正压通气（CPAP）可能会改善胰岛素抵抗和血糖指标[50]。一项研究表明，重度 OSA 患者患糖尿病的风险高达 30%[51]。有新证据表明，OSA 与非酒精性脂肪性肝病的存在和严重程度有关[52]。

有证据表明 OSA 与 COPD 有关。两者同时存在也称为重叠综合征。一项研究显示，57%的中至重度 COPD 患者存在 OSA[53]，这组 OSA 患者心源性死亡的风险增加，而 CPAP 的使用与死亡率的降低有关[54]。在轻至中度睡眠呼吸暂停的男性中，缺血性脑卒中与 AHI 之间存在很强的相关性[55]。

妊娠期 OSA 发病率的增加与体重增加、血容量增加有关，血容量增加（促进液体向头颈部扩散从而引起上呼吸道水肿）以及激素变化导致呼吸中枢敏感性改变[56]。OSA 与先兆子痫或妊娠期高血压、子痫[57]和妊娠期糖尿病有关[58]。

肥胖低通气综合征是肥胖、日间低通气和睡眠呼吸障碍的三联征，无神经肌肉、机械或代谢原因导致的通气不足。OSA 肥胖患者的肥胖低通气综合征患病率为 10%~20%，一般成年人群为 0.15%~0.3%。与正常肥胖患者相比，肥胖低通气综合征患者表现为严重的上呼吸道梗阻、胸部生理受限、中枢呼吸驱动减弱、肺动脉高压和死亡率增加。治疗的主要手段是无创气道正压通气[59]（图 10.1）。恶性肥胖低通气综合征被定义为 BMI>40kg/m²、伴有清醒高碳酸血症（$PaCO_2$>45mmHg）、代谢综合征和与肥胖相关的多器官功能障碍[60]。

阻塞性睡眠呼吸暂停与麻醉

麻醉剂，包括镇静催眠药、阿片类药物和肌肉松弛药，会加重 OSA 相关的呼吸道不稳定，并加重呼吸暂停。手术后应激反应显著改变了睡眠结构[61]。近年来，由于主要研究结果的证据，麻醉对 OSA 患者的影响已逐渐为人所知。美国麻醉医师协会[62,63]、门诊麻醉学会[64]及麻醉和睡眠医学会[65,66]都发布了相关指南，强调 OSA 患者筛选和管理的重要性。

慢性未经治疗的 OSA 是普通人群死亡率增加的独立危险因素[67,68]。OSA 患者非心脏手术后发生肺部并

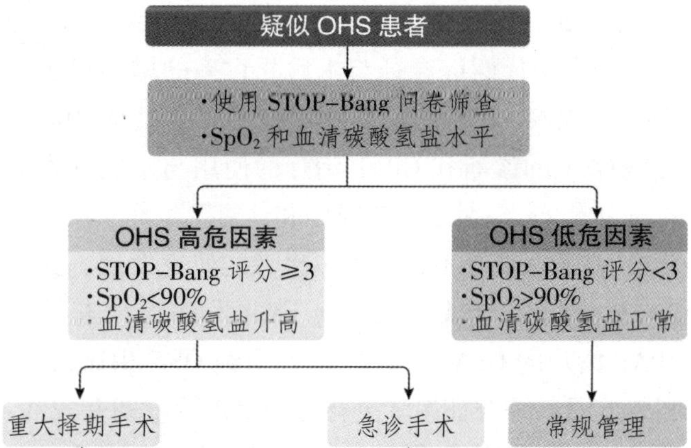

图 10.1　肥胖和阻塞性睡眠呼吸暂停导致慢性高碳酸血症的机制。[Reproduced with permission from Chau，E.H.L.，Lam，D.，et al. Obesity Hypoventilation Syndrome：A Review of Epidemiology，Pathophysiology，and Perioperative Considerations，Anaesthesia，117(1)：118-205. Copyright © 2012 Wolters Kluwer Health，Inc. doi：10.1097/ALN.0b013e31825add60.]

发症的风险是正常人的2倍[69]。在减重手术患者中，OSA是术后不良事件的独立风险因素[70]。Flink等报道OSA患者术后谵妄的发病率为53%，而非OSA患者术后谵妄的发病率为20%，启动CPAP可降低发病率[71,72]。

Kaw等的Meta分析显示，OSA的存在增加了术后心脏事件的发病率，包括心肌梗死、心搏骤停和心律失常（OR 2.1）、呼吸衰竭（OR 2.4）、血氧饱和度降低（OR 2.3）、ICU转移（OR 2.8）和重新插管（OR 2.1）[73]。Mokhlesi等回顾了具有全国代表性的大型队列研究，其中100万例涉及骨科、前列腺、腹部和心血管择期手术患者[4]，9万例接受减重手术的患者[74]。2项研究均显示并发症增加，但死亡率没有增加。一项大规模人口研究显示，OSA患者更有可能接受呼吸机支持、重症监护、降压和遥测服务，消耗更多的医疗资源，并且住院时间更长[5]。STOP-Bang>3分的患者发生术后不良事件的风险更大，住院时间更长[75]。最近一项针对心脏手术人群的Meta分析显示，OSA患者的严重心脏或脑血管不良事件的发病率为33.3%，而非OSA患者为18.1%[76]。

OSA的诊断和CPAP的使用与术后心血管并发症的减少相关[77,78]。代谢综合征是术后肺部并发症、深静脉血栓形成、心房颤动和充血性心力衰竭的风险因素[79,80]。2015年对减重手术人群的研究结果表明，肺部并发症和代谢综合征与术后死亡率的增加显著相关[81]。一项Meta分析显示了CPAP在外科患者中的益处[82]，OSA的诊断和CPAP治疗的使用与术后并发症的减少有关，特别是心搏骤停和休克[83]。另一项针对美国50家医院2000例OSA患者的研究发现，接受CPAP治疗的OSA患者的心肺并发症比没有接受CPAP治疗的OSA患者少[84]。与单纯OSA相比，合并肥胖低通气综合征患者更有可能出现围术期并发症。最近的一项研究表明，肥胖低通气综合征患者更有可能发生术后呼吸衰竭（OR 10.9）、术后心力衰竭（$P<0.0001$）、长时间插管（OR 5.4）、术后重症监护室转移（OR 3.8）和住院时间延长[85]。

阻塞性睡眠呼吸暂停的诊断工具

诊断OSA的金标准是夜间多导睡眠图。由于多导睡眠图是一项耗时且昂贵的检测，可以使用各种筛查工具，如STOP-Bang问卷、睡眠呼吸暂停临床评分、Berlin问卷和Epworth嗜睡评分[86]。在这些工具中，STOP-Bang问卷（图10.2）[87]在预测OSA诊断方面是最有效的方法[88,90]，STOP-Bang为5~8分的患者被确定为中度至重度OSA的可能性较高[91,92]。在血清HCO_3^-水平至少为28mmol/L时，STOP-Bang 3分或更高可提高特异性[93]。对于肥胖或病态肥胖患者，STOP-Bang为4分或更高可作为分界点[94]。最近的一项Meta分析显示，STOP-Bang在外科手术人群和睡眠诊所中具有很高的性能[95]，STOP-Bang评分阳性的患者术后并发症增加的可能性更大[96,97]。

高分辨率夜间血氧仪的氧去饱和指数（ODI）是一种敏感而特异的筛查工具，可用于识别外科手术患者的睡眠呼吸障碍[98]。ODI是AHI的一个很好的预测指标，ODI>10次/时显示出检测中度和重度OSA的高敏感性（93%）和合理的特异性（75%）。术前平均夜间SpO_2<93%或ODI>29次/时的患者出现术后不良事件的风险更高[99]。这些筛选测试不能将OSA与其他睡眠障碍（如中枢性睡眠呼吸暂停和肥胖低通气综合征）进行区分，因此，多导睡眠图和血气测试分别用于诊断高碳酸血症和轻松呼吸暂停。功能算法有助于指导OSA肥胖患者的筛选和管理[100]。

阻塞性睡眠呼吸暂停的治疗方式

治疗的目标是通过使AHI正常化来改善OSA的症状并提高睡眠质量，CPAP是治疗OSA的金标准。虽然CPAP是预防上气道塌陷的"万能"解决方案，但最近对OSA病理生理学的了解拓宽了治疗选择[101]。一般措施是对患者进行减肥和锻炼益处的教育，避免仰卧位睡觉，避免酒精和苯二氮䓬类镇静药物。CPAP的工作原理是产生正向咽部跨壁压力，增加呼气末肺容量。CPAP是最常见的模式，其他模式有双向气道正压通气和自动调整正压通气。不能遵从CPAP治疗的比例很高，20%~40%的患者无法开始和耐受CPAP治疗，这些患者可能受益于其他方法，如口腔矫治器和上呼吸道手术。悬雍垂腭咽成形术是最常见的外科手术之一，包括切除悬雍垂、多余的舌后软组织和腭扁桃体组织。其他外科治疗方法包括射频消融术、上下颌前移、鼻中隔成形术、鼻成形术、鼻甲缩小术、鼻息肉切除术、腭咽成形术、扁桃体切除术、腺样体切除术、腭部植入术、舌头缩短术（舌体部分切

是　否
☐　☐　**打鼾吗？**
你打鼾的声音很大吗？（鼾声大到隔着紧闭的门都能听到，或者床伴会因为晚上打鼾而提醒你）

是　否
☐　☐　**累了吗？**
你是否经常在日间感到疲倦、疲劳或困倦（如驾驶时睡着）

是　否
☐　☐　**是否被观察到？**
有人注意到你在睡觉时停止呼吸或窒息/喘息吗？

是　否
☐　☐　**是否存在压力？**
你是否患有高血压或正在接受高血压治疗？

是　否
☐　☐　**体重指数＞35kg/cm²？**

是　否
☐　☐　**年龄＞50 岁？**

是　否
☐　☐　**颈部尺寸较大？（围绕喉结测量）**
男性的衬衣领口>43.18cm
女性的衬衣领口>40.64cm

是　否
☐　☐　**是否为男性？**

评分标准：
普通人群
OSA 低危人群：与 0~2 个问题相符
OSA 中危人群：与 3~4 个问题相符
OSA 高危人群：与 5~8 个问题相符
或与 2~4 个问题相符+男性
或与 2~4 个问题相符+体重指数>35kg/cm²
或与 2~4 个问题相符+男性衬衣领口>43.18cm 或女性衬衣领口>40.64cm

图 10.2　STOP-Bang 调查问卷。（Reproduced courtesy of Dr Frances Chung and UHN. Copyright of University Health Network. Accurate at time of press. For up-to-date information and permission licensing, please access www.stopbang.ca）

除术、舌扁桃体切除术）和颧舌肌增高术。2010 年，美国睡眠医学会发布了《OSA 手术治疗指南》[102]，使用植入式神经刺激器刺激舌下神经是一种新的治疗方法，可能适用于患有中到重度 OSA 且不接受正压通气治疗的患者[103]。

阻塞性睡眠呼吸暂停患者围术期管理

围术期管理包括 OSA 患者的识别、优化、降低术中风险和术后监测。麻醉和睡眠医学会最近公布了《OSA 患者的术前和术中管理指南》[65,66]。美国麻醉学会根据 OSA 的严重程度、手术的侵袭性、麻醉方式和术后阿片类药物的需求程度发布了《OSA 患者围术期管理指南》[62,63]。基于近期系统回顾的证据，美国门诊麻醉学会推荐了一份关于 OSA 患者进行门诊手术的术前选择共识声明[64]。其建议将 STOP-Bang 问卷作为筛查工具。

OSA 患者的全身麻醉具有挑战性，因为使用镇静剂、麻醉剂和镇痛剂可能会进一步加重原有功能障碍的咽喉部梗阻。最近的一项 Meta 分析显示，OSA 患者插管困难的概率是对照组的 3.5 倍，面罩呼吸困难的概率是后者的 3.4 倍[104]。围术期可以使用各种方法来降低 OSA 患者的风险和不良结局（表 10.1）。在计划全身麻醉时，预计会插管困难，使用短效阿片类药物、异丙酚、地氟烷或七氟醚将最大限度地减少与呼吸道相关的并发症[100]。OSA 是阿片类药物所致呼吸功能损伤的诱发因素之一[105,106]，因此，术中使用非类固醇抗炎药、对乙酰氨基酚、曲马多、环氧合酶-2 抑制剂等非阿片类药物，以及抗惊厥药物普瑞巴林和加巴喷丁等佐剂有助于减少术后阿片类药物的需求。在半坐位、充分逆转神经肌肉阻滞情况下清醒拔管可减少术后即刻血氧饱和度降低的发生率。最近一项关于术中使用神经肌肉阻滞剂的 Meta 分析显示，与非 OSA 患者相比，OSA 患者术后出现低氧血症、呼吸衰竭和神经肌肉阻滞剂残留的风险更高[107]。局部和区域麻醉技术可能优于全身麻醉，以避免操纵气道并减少术后镇痛的需求[100]。对于需要深度镇静的手术，安全气道优于无保护气道。

对于所有接受全身麻醉的已知或疑似 OSA 患者，修正 Aldrete 评分达到离室标准后，应在麻醉后恢复室（PACU）观察 60min[100,108]。PACU 反复发生的呼吸事件（呼吸暂停 10s、呼吸迟缓<8 次/分、反复 SpO_2 <90%或疼痛-镇静不匹配）是术后持续监测的指征（图 10.3）[99]。上述任何事件在间隔 30min 内重复发生，

表 10.1 睡眠呼吸障碍患者的围术期注意事项和风险调控

麻醉问题	管理原则
术前	• OSA 筛查被推荐为标准麻醉前评估的一部分
筛查	• 在没有其他心肺疾病的情况下,对低通气综合征、严重肺动脉高压和静息性低氧血症进行额外评估
SASM 指南[65]	• 继续 PAP 治疗,建议患者携带 PAP 设备作为手术设施
门诊手术标准、SAMBA 指南[64]	• 合并症优化的 OSA 患者
	• 使用 PAP 疗法的患者
	• 主要通过非阿片类镇痛药控制术后疼痛
术中	• HELP 体位(头高喉镜检查体位)
气道管理(面罩通气困难和插管困难)	• 25°头高位预氧和 CPAP
	• 鼻腔吸氧或 THRIVE 技术
	• 预期困难气道-困难气道设备
	• 对 GORD 患者进行压迫环状软骨快速序贯诱导
通气	• 肺复张+PEEP 避免肺不张
	• 保护性通气-低 TV 和低平台压
	• 第二代密封性更好的声门上装置
阿片类药物相关的呼吸抑制	• 尽量减少阿片类药物的使用
	• 使用短效药物(如瑞芬太尼)
	• 多模式镇痛方法(非甾体抗炎药、对乙酰氨基酚、曲马多、氯胺酮、加巴喷丁、普瑞巴林、右美托咪定、可乐定、地塞米松)
	• 酌情考虑局部和区域麻醉
拔管	• 尽可能在坐位下完全清醒拔管
	• 使用舒更葡糖钠以防止肌肉松弛剂残留
麻醉监护	• 避免无保护气道的深度镇静
	• 术中二氧化碳图监测通气
术后	• 恢复 PAP 治疗,避免术后肺不张
	• 对伴有反复呼吸事件的 OSA、OHS 和重叠综合征(OSA 通气综合征和慢性阻塞性肺疾病同时并存的疾病类型)的患者进行睡眠监测
	• 避免给门诊手术患者开长效阿片类药物

CPAP,持续正压通气;GORD,胃食管反流病;OHS,肥胖低通气综合征;OSA,阻塞性睡眠呼吸暂停;PAP,气道正压通气;PEEP,呼气末正压;SAMBA,门诊麻醉学会;SASM,麻醉和睡眠医学会;THRIVE,经鼻湿化快速吹气通气交换;TV,潮气量。[Reproduced with permission from Raveendran, R., Wong, J., Singh, M., et al. Obesity hypoventilation syndrome, sleep apnea, overlap syndrome: perioperative management to prevent complications, Current Opinion in Anesthesiology, 30(1): 146–155. Copyright © 2017 Wolters Kluwer Health, Inc. doi: 10.1097/ACO.0000000000000421]

均被视为复发性 PACU 呼吸事件。疑似 OSA 且在 PACU 反复发生呼吸事件的患者术后呼吸并发症的风险增加[109,110]。这些患者术后可能需要使用监护设备进行 CPAP 治疗[111]。对于可能因药物引起呼吸抑制而需要肠外阿片类药物的患者,建议使用连续血氧仪进行监测[112]。术后持续 CPAP 治疗可降低术后并发症的风险[82]。除了口服或全身注射阿片类药物外,其他可选择的技术包括局部麻醉切口浸润、周围神经阻滞导管和局部麻醉药神经轴向输注。术后肠外阿片类药物应采用患者自控镇痛进行管理,无背景输注并严格控制每小时的剂量。

基于 PACU 顺序的方法有助于 OSA 患者的术后决策,这个顺序促使麻醉医师考虑与 OSA 高风险并发症相关的因素和事件、诊断性随访以及可能的睡眠

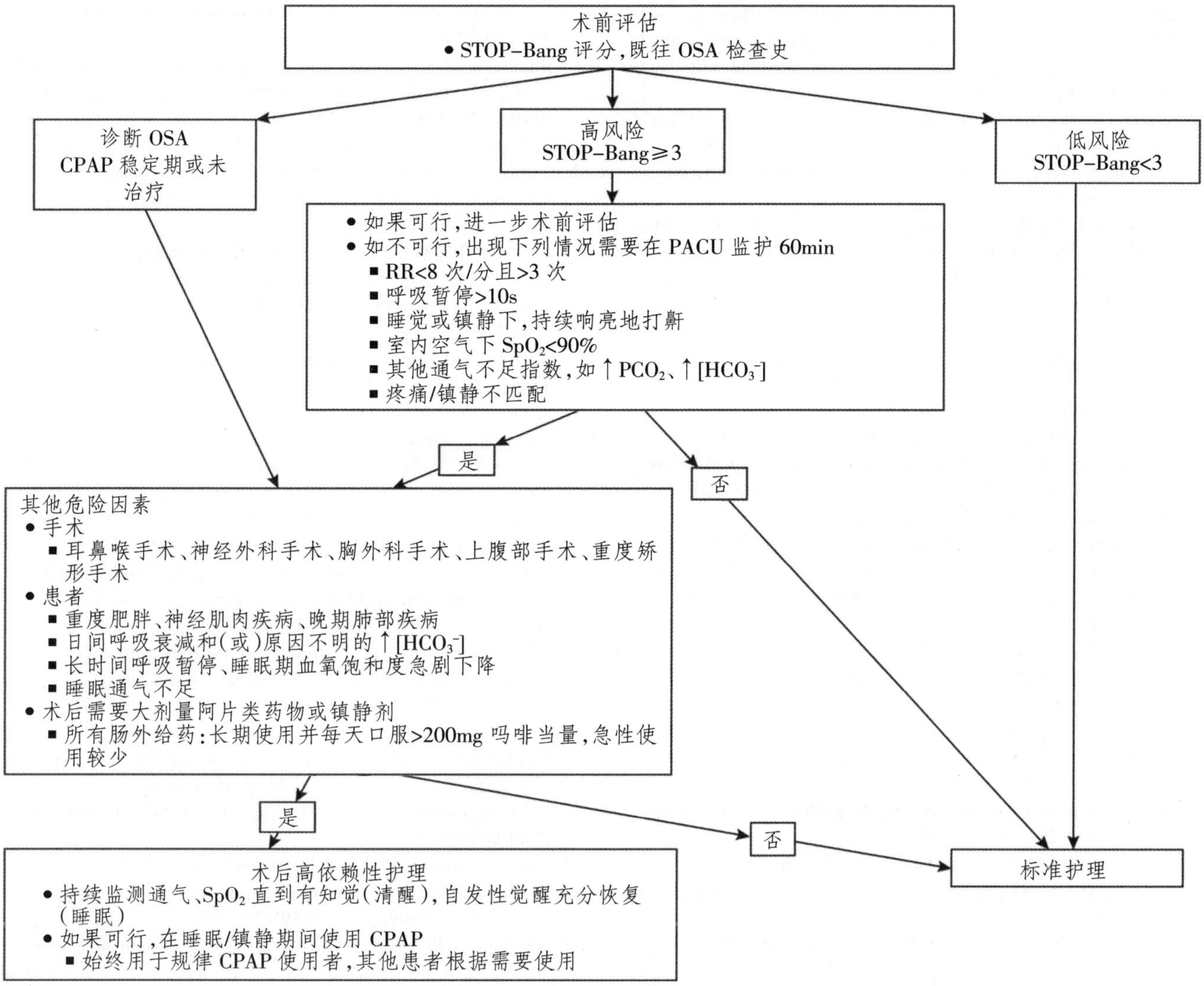

图 10.3　全身麻醉后诊断或疑似 OSA 患者的术后管理。OSA，阻塞性睡眠呼吸暂停；CPAP，持续正压通气；RR，呼吸频率。[Reproduced with permission from Chung，F.，Hillman，D. R.，Anaesthetic management of sleep-disordered breathing in adults，Respirology，22(2)：230-239. Copyright © 2016 John Wiley and Sons. https://doi.org/10.1111/resp.12967]

医学咨询[113]。一项研究发现，如果按照 OSA 风险管理方案进行管理，患者的术后并发症不会增加[114]。术后第一晚睡眠结构紊乱最严重，第三晚睡眠呼吸紊乱最严重[61]。术前 AHI、男性患者和 72h 阿片类药物剂量与术后 AHI 呈正相关[115]。最近的一项研究表明，在大多数 OSA 患者中，术后氧疗改善了氧合，而没有增加 AHI 和高碳酸血症[116]。有必要根据 OSA 风险进行适当的监测。

结论

无论在发达国家还是发展中国家，OSA 都是一个日益严重的问题。近年来对 OSA 病理生理学的了解导致治疗途径的重大改变，特别是在围术期的护理。尽管 OSA 患者围术期发病率显著，但基于算法的管理和 CPAP 的使用在围术期预后方面显示出良好的效果。麻醉医师在管理 OSA 患者中发挥着至关重要的作用，包括识别 OSA 患者和相关合并症的情况，确保术前优化，提供基于方案的围术期护理。

（梁燕　李佳欣　译　包晓航　审）

参考文献

1. Singh M, Liao P, Kobah S, Wijeysundera DN, Shapiro C, Chung F. Proportion of surgical patients with undiagnosed obstructive sleep apnoea. Br J Anaesth. 2013;**110**(4):629–36.

2. Finkel KJ, Searleman AC, Tymkew H, Tanaka CY, Saager L, Safer-Zadeh E, et al. Prevalence of undiagnosed obstructive sleep apnea among adult surgical patients in an academic medical center. Sleep Med. 2009;**10**(7):753–58.
3. Stierer TL, Wright C, George A, Thompson RE, Wu CL, Collop N. Risk assessment of obstructive sleep apnea in a population of patients undergoing ambulatory surgery. J Clin Sleep Med. 2010;**6**(5):467–72.
4. Mokhlesi B, Hovda MD, Vekhter B, Arora VM, Chung F, Meltzer DO. Sleep-disordered breathing and postoperative outcomes after elective surgery: analysis of the nationwide inpatient sample. Chest. 2013;**144**(3):903–14.
5. Memtsoudis SG, Stundner O, Rasul R, Chiu YL, Sun X, Ramachandran SK, et al. The impact of sleep apnea on postoperative utilization of resources and adverse outcomes. Anesth Analg. 2014;**118**(2):407–18.
6. Malhotra A, Orr JE, Owens RL. On the cutting edge of obstructive sleep apnoea: where next? Lancet Respir Med; 2015;**3**(5):397–403.
7. Pham L V, Schwartz AR. The pathogenesis of obstructive sleep apnea. J Thorac Dis.2015;**7**(8):1358–72.
8. Berry RB, Budhiraja R, Gottlieb DJ, et al. Rules for scoring respiratory events in sleep: update of the 2007 AASM manual for the scoring of sleep and associated events. J Clin Sleep Med. 2012;**8**(5):597–619.
9. Epstein LJ, Kristo D, Strollo PJ, Friedman N, Malhotra A, Patil SP, et al. Clinical guideline for the evaluation, management and long-term care of obstructive sleep apnea in adults. J Cinical Sleep Med. 2009;**5**(3):263–76.
10. Fleetham J, Ayas N, Bradley D, Fitzpatrick M, Oliver TK, Morrison D, et al. Canadian Thoracic Society 2011 guideline update: diagnosis and treatment of sleep disordered breathing. Can Respir J. 2011;**18**(1):25–47.
11. Young T, Palta M, Dempsey J, Skatrud J. The occurrence of sleep-disordered breathing among middle-aged adults. N Engl J Med. 1993;**328**(17):1230–35.
12. Peppard PE, Young T, Barnet JH, Palta M, Hagen EW, Hla KM. Increased prevalence of sleep-disordered breathing in adults. Am J Epidemiol. 2013;**177**(9):1006–14.
13. Lopez PP, Stefan B, Schulman CI, Byers PM. Prevalence of sleep apnea in morbidly obese patients who presented for weight loss surgery evaluation: more evidence for routine screening for obstructive sleep apnea before weight loss surgery. Am Surg. 2008;**74**(9):834–38.
14. Haba-Rubio J, Marques-Vidal P, Andries D, Tobback N, Preisig M, Vollenweider P, et al. Objective sleep structure and cardiovascular risk factors in the general population: the HypnoLaus Study. Sleep. 2015;**38**(3):391–400.
15. Chen X, Wang R, Zee P, Lutsey PL, Javaheri S, Alcántara C, et al. Racial/ethnic differences in sleep disturbances: the Multi-Ethnic Study of Atherosclerosis (MESA). Sleep. 2015;**38**(6):877–88.
16. Quintana-Gallego E, Carmona-Bernal C, Capote F, Sánchez-Armengol Á, Botebol-Benhamou G, Polo-Padillo J, et al. Gender differences in obstructive sleep apnea syndrome: a clinical study of 1166 patients. Respir Med. 2004;**98**(10):984–89.
17. Peppard PE, Young T, Palta M, Dempsey J, Skatrud J. Longitudinal study of moderate weight change and sleep-disordered breathing. JAMA. 2000;**284**(23):3015–21.
18. Povitz M, James MT, Pendharkar SR, Raneri J, Hanly PJ, Tsai WH. Prevalence of sleep-disordered breathing in obese patients with chronic hypoxemia. A cross-sectional study. Ann Am Thorac Soc. 2015;**12**(6):921–27.
19. Young T, Skatrud J, Peppard PE. Risk factors for obstructive sleep apnea in adults. JAMA. 2004;**291**(16):2013–16.
20. Wetter DW, Young TB, Bidwell TR, Badr MS, Palta M. Smoking as a risk factor for sleep-disordered breathing. Arch Intern Med. 1994;**154**(19):2219–24.
21. Pien GW, Pack AI, Jackson N, Maislin G, Macones GA, Schwab RJ. Risk factors for sleep-disordered breathing in pregnancy. Thorax. 2014;**69**(4):371–77.
22. Eckert DJ, White DP, Jordan AS, Malhotra A, Wellman A. Defining phenotypic causes of obstructive sleep apnea. Identification of novel therapeutic targets. Am J Respir Crit Care Med. 2013;**188**(8):996–1004.
23. Dempsey JA, Xie A, Patz DS, Wang D. Physiology in Medicine: obstructive sleep apnea pathogenesis and treatment—considerations beyond airway anatomy. J Appl Physiol. 2014;**116**(1):3–12.
24. Haponik EF, Smith PL, Bohlman ME, Allen RP, Goldman SM, Bleecker ER. Computerized tomography in obstructive sleep apnea. Correlation of airway size with physiology during sleep and wakefulness. Am Rev Respir Dis. 1983;**127**(2):221–26.
25. Schwab RJ, Pasirstein M, Pierson R, Mackley A, Hachadoorian R, Arens R, et al. Identification of upper airway anatomic risk factors for obstructive sleep apnea with volumetric magnetic resonance imaging. Am J Respir Crit Care Med. 2003;**168**(5):522–30.
26. Pahkala R, Seppä J, Ikonen A, Smirnov G, Tuomilehto H. The impact of pharyngeal fat tissue on the pathogenesis of obstructive sleep apnea. Sleep Breath. 2014;**18**(2):275–82.
27. Lee RW, Sutherland K, Cistulli P. Craniofacial morphology in obstructive sleep apnea: a review. Clin Pulm Med. 2010:**17**(4):189–95.
28. Watanabe T, Isono S, Tanaka A, Tanzawa H, Nishino T. Contribution of body habitus and craniofacial characteristics to segmental closing pressures of the passive pharynx in patients with sleep-disordered breathing. Am J Respir Crit Care Med. 2002;**165**(2):260–65.
29. Tsuiki S, Isono S, Ishikawa T, Yamashiro Y, Tatsumi K, Nishino T. Anatomical balance of the upper airway and obstructive sleep apnea. Anesthesiology. 2008;**108**(6):1009–15.
30. Mezzanotte WS, Tangel DJ, White DP. Influence of sleep onset on upper-airway muscle activity in apnea patients versus normal controls. Am J Respir Crit Care Med. 1996;**153**(6 Pt 1):1880–87.
31. Worsnop C, Kay A, Pierce R, Kim Y, Trinder J. Activity of respiratory pump and upper airway muscles during sleep onset. J Appl Physiol. 1998;**85**(3):908–20.
32. Amatoury J, Kairaitis K, Wheatley JR, Bilston LE, Amis TC. Peripharyngeal tissue deformation and stress distributions in response to caudal tracheal displacement: pivotal influence of the hyoid bone? J Appl Physiol. 2014;**116**(7):746–56.
33. Drager LF, Togeiro SM, Polotsky VY, Lorenzi-Filho G. Obstructive sleep apnea: a cardiometabolic risk in obesity and the metabolic syndrome. J Am Coll Cardiol. 2013;**62**(7):569–76.
34. Younes M. Role of respiratory control mechanisms in the pathogenesis of obstructive sleep disorders. J Appl Physiol. 2008;**105**(5):1389–405.
35. Dempsey JA, Veasey SC, Morgan BJ, O'Donnell CP. Pathophysiology of sleep apnea. Physiol Rev. 2010;**90**(1):47–112.
36. Wellman A, Jordan AS, Malhotra A, Fogel RB, Katz ES, Schory K, et al. Ventilatory control and airway anatomy in obstructive sleep apnea. Am J Respir Crit Care Med. 2004;**170**(11):1225–32.
37. Subramani Y, Singh M, Wong J, Kushida CA, Malhotra A, Chung F. Understanding phenotypes of obstructive sleep apnea: applications in anesthesia, surgery, and perioperative medicine. Anesth Analg. 2017;**124**(1):179–91.
38. White LH, Bradley TD. Role of nocturnal rostral fluid shift in the pathogenesis of obstructive and central sleep apnoea. J Physiol. 2013;**591**(Pt 5):1179–93.
39. Badran M, Golbidi S, Ayas N, Laher I. Nitric oxide

bioavailability in obstructive sleep apnea: interplay of asymmetric dimethylarginine and free radicals. Sleep Disord. 2015;**2015**:1–10.

40. Khan A, Patel NK, O'Hearn DJ, Khan S. Resistant hypertension and obstructive sleep apnea. Int J Hypertens. 2013;**2013**:193010.
41. Schäfer H, Koehler U, Ewig S, Hasper E, Tasci S, Lüderitz B. Obstructive sleep apnea as a risk marker in coronary artery disease. Cardiology. 1999;**92**(2):79–84.
42. Peker Y, Hedner J, Norum J, Kraiczi H, Carlson J. Increased incidence of cardiovascular disease in middle-aged men with obstructive sleep apnea: a 7-year follow-up. Am J Respir Crit Care Med. 2002;**166**(2):159–65.
43. Einvik G, Røsjø H, Randby A, Namtvedt SK, Hrubos-Strøm H, Brynildsen J, et al. Severity of obstructive sleep apnea is associated with cardiac troponin I concentrations in a community-based sample: data from the Akershus Sleep Apnea Project. Sleep. 2014;**37**(6):1111–16.
44. Oldenburg O, Lamp B, Faber L, Teschler H, Horstkotte D, Töpfer V. Sleep-disordered breathing in patients with symptomatic heart failure: a contemporary study of prevalence in and characteristics of 700 patients. Eur J Heart Fail. 2007;**9**(3):251–57.
45. Bitter T, Faber L, Hering D, Langer C, Horstkotte D, Oldenburg O. Sleep-disordered breathing in heart failure with normal left ventricular ejection fraction. Eur J Hear Fail. 2009;**11**(6):602–608.
46. Gottlieb DJ, Yenokyan G, Newman AB, O'Connor GT, Punjabi NM, Quan SF, et al. Prospective study of obstructive sleep apnea and incident coronary heart disease and heart failure: the Sleep Heart Health Study. Circulation. 2010;**122**(4):352–60.
47. Mehra R, Benjamin EJ, Shahar E, Gottlieb DJ, Nawabit R, Kirchner HL, et al. Association of nocturnal arrhythmias with sleep-disordered breathing: the sleep heart health study. Am J Respir Crit Care Med. 2006;**173**(8):910–16.
48. Sajkov D, McEvoy RD. Obstructive sleep apnea and pulmonary hypertension. Prog Cardiovasc Dis. 2009;**51**(5):363–70.
49. Lippi G, Mattiuzzi C, Franchini M. Sleep apnea and venous thromboembolism. A systematic review. Thromb Haemost. 2015;**114**(5):958–63.
50. Tahrani AA, Ali A, Stevens MJ. Obstructive sleep apnoea and diabetes: an update. Curr Opin Pulm Med. 2013;**19**(6):631–38.
51. Kendzerska T, Gershon AS, Hawker G, Tomlinson G, Leung RS. Obstructive sleep apnea and incident diabetes: a historical cohort study. Am J Respir Crit Care Med. 2014;**190**(2):1–43.
52. Musso G, Cassader M, Olivetti C, Rosina F, Carbone G, Gambino R. Association of obstructive sleep apnoea with the presence and severity of non-alcoholic fatty liver disease. A systematic review and meta-analysis. Obes Rev. 2013;**14**(5):417–31.
53. Soler X, Gaio E, Powell FL, Ramsdell JW, Loredo JS, Malhotra A, et al. High prevalence of obstructive sleep apnea in patients with moderate to severe COPD. Ann Am Thorac Soc. 2015;**12**(8):1219–25.
54. Stanchina ML, Welicky LM, Donat W, Lee D, Corrao W, Malhotra A. Impact of CPAP use and age on mortality in patients with combined COPD and obstructive sleep apnea: the overlap syndrome. J Clin Sleep Med. 2013;**9**(8):767–72.
55. Redline S, Yenokyan G, Gottlieb DJ, Shahar E, O'Connor GT, Resnick HE, et al. Obstructive sleep apnea-hypopnea and incident stroke: the sleep heart health study. Am J Respir Crit Care Med. 2010;**182**(2):269–77.
56. Abdullah HR, Nagappa M, Siddiqui N, Chung F. Diagnosis and treatment of obstructive sleep apnea during pregnancy. Curr Opin Anaesthesiol. 2016;**29**(3):317–24.
57. Louis JM, Mogos MF, Salemi JL, Redline S, Salihu HM. Obstructive sleep apnea and severe maternal-infant morbidity/mortality in the United States, 1998–2009. Sleep. 2014;**37**(5):843–49.
58. Reutrakul S, Zaidi N, Wroblewski K, Kay HH, Ismail M, Ehrmann DA,et al. Interactions Between Pregnancy, Obstructive Sleep Apnea, and Gestational Diabetes Mellitus. J Clin Endocrinol Metab. 2013;**98**(10):4195–202.
59. Chau EHL, Lam D, Wong J, Mokhlesi B, Chung F. Obesity hypoventilation syndrome: a review of epidemiology, pathophysiology, and perioperative considerations. Anesthesiology. 2012;**117**(1):188–205.
60. Marik PE, Varon J. The malignant obesity hypoventilation syndrome (MOHS). Curr Respir Med Rev. 2014;**24**:197–205.
61. Chung F, Liao P, Yegneswaran B, Shapiro CM, Kang W. Postoperative changes in sleep-disordered breathing and sleep architecture in patients with obstructive sleep apnea. Anesthesiology. 2014;**120**(2):287–98.
62. Gross JB, Bachenberg KL, Benumof JL, Diego S, Caplan RA, Connis RT, Cote CJ, et al. Practice guidelines for the perioperative management of patients with obstructive sleep apnea. Anesthesiology. 2006;**104**(5):1081–93.
63. American Society of Anesthesiologists Task Force on Perioperative Management of Patients with Obstructive Sleep Apnea. Practice guidelines for the perioperative management of patients with obstructive sleep apnea. An updated report by the American Society of Anesthesiologists Task Force on Perioperative Management of Patients with Obstructive Sleep Apnea. Anesthesiology. 2014;**120**(2):268–86.
64. Joshi GP, Ankichetty SP, Gan TJ, Chung F. Society for Ambulatory Anesthesia consensus statement on preoperative selection of adult patients with obstructive sleep apnea scheduled for ambulatory surgery. Anesth Analg. 2012;**115**(4):1060–68.
65. Chung F, Memtsoudis SG, Ramachandran SK, Nagappa M, Opperer M, Cozowicz C, et al. Society of Anesthesia and Sleep Medicine guidelines on preoperative screening and assessment of adult patients with obstructive sleep apnea. Anesth Analg. 2016;**123**:452–73.
66. Memtsoudis SG, Cozowicz C, Nagappa M, Wong J, Joshi GP, Wong DT, et al. Society of Anesthesia and Sleep Medicine guideline on intraoperative management of adult patients with obstructive sleep apnea. Anesth Analg. 2018;**127**(4):967–87.
67. Young T, Finn L, Peppard PE, Szklo-Coxe M, Austin D, Nieto FJ, et al. Sleep disordered breathing and mortality: eighteen-year follow-up of the Wisconsin sleep cohort. Sleep. 2008;**31**(8):1071–78.
68. Marshall NS, Wong KKH, Liu PY, Cullen SRJ, Knuiman MW, Grunstein RR. Sleep apnea as an independent risk factor for all-cause mortality: the Busselton Health Study. Sleep. 2008;**31**(8):1079–85.
69. Memtsoudis S, Liu SS, Ma Y, Chiu YL, Walz JM, Gaber-Baylis LK, et al. Perioperative pulmonary outcomes in patients with sleep apnea after noncardiac surgery. Anesth Analg. 2011;**112**(1):113–21.
70. Flum DR, Belle SH, King WC, Wahed AS, Berk P, Chapman W, et al. Perioperative safety in the longitudinal assessment of bariatric surgery. N Engl J Med. 2009;**361**(5):445–54.
71. Flink BJ, Rivelli SK, Cox EA, White WD, Falcone G, Vail TP, et al. Obstructive sleep apnea and incidence of postoperative delirium after elective knee replacement in the nondemented elderly. Anesthesiology. 2012;**116**(4):788–96.
72. Lam EWK, Chung F, Wong J. Sleep-disordered breathing, postoperative delirium, and cognitive impairment. Anesth Analg. 2017;**124**(5):1626–35.
73. Kaw R, Chung F, Pasupuleti V, Mehta J, Gay PC, Hernandez AV. Meta-analysis of the association between obstructive sleep apnoea and postoperative outcome. Br J Anaesth.

2012;**109**(6):897–906.
74. Mokhlesi B, Hovda MD, Vekhter B, Arora VM, Chung F, Meltzer DO. Sleep-disordered breathing and postoperative outcomes after bariatric surgery: Analysis of the nationwide inpatient sample. Obes Surg. 2013;**23**(11):1842–51.
75. Nagappa M, Patra J, Wong J, et al. Association of STOP-Bang Questionnaire as a screening tool for sleep apnea and postoperativecomplications:a systematic review and Bayesian meta-analysis of prospective and retrospective cohort studies. Anesth Analg. 2017;**125**(4):1301–308.
76. Nagappa M, Ho G, Patra J, Wong J, Singh M, Kaw R, Cheng D, Chung F. Postoperative outcomes in obstructive sleep apnea patients undergoing cardiac surgery: a systematic review and meta-analysis of comparative studies. Anesth Analg. 2017;**125**(6):2030–37.
77. Mutter TC, Chateau D, Moffatt M, Ramsey C, Roos LL, Kryger M. A matched cohort study of postoperative outcomes in obstructive sleep apnea: could preoperative diagnosis and treatment prevent complications? Anesthesiology. 2014;**121**(4):707–18.
78. Chung F, Nagappa M, Singh M, Mokhlesi B. CPAP in the perioperative setting: evidence of support. Chest 2016;**140**(2):586–97.
79. Tung A. Anaesthetic considerations with the metabolic syndrome. Br J Anaesth. 2010;**105** Suppl:i24–33.
80. Pomares J, Mora-García G, Palomino R, León Y De, Gómez-Alegría C, Gómez-Camargo D. Metabolic syndrome and perioperative complications during scheduled surgeries with spinal anesthesia. Open J Anesthesiol. 2014;**4**(7):167–76.
81. Schumann R, Shikora SA, Sigl JC, Kelley SD. Association of metabolic syndrome and surgical factors with pulmonary adverse events, and longitudinal mortality in bariatric surgery. Br J Anaesth. 2015;**114**(1):83–90.
82. Nagappa M, Mokhlesi B, Wong J, Wong DT, Kaw R, Chung F. The effects of continuous positive airway pressure on postoperative outcomes in obstructive sleep apnea patients undergoing surgery: a systematic review and meta-analysis. Anesthes Analg. 2015;**120**(5):1013–23.
83. Mutter TC, Chateau D, Moffatt M, Ramsey C, Roos LL, Kryger M. A matched cohort study of postoperative outcomes in obstructive sleep apnea: could preoperative diagnosis and treatment prevent complications? Anesthesiology 2014;**121**(4):707–18.
84. Abdelsattar ZM, Hendren S, Wong SL, Campbell DA, Ramachandran SK. The Impact of untreated obstructive sleep apnea on cardiopulmonary complications in general and vascular surgery: a cohort study. Sleep. 2015; **38**(8):1205–10.
85. Kaw R, Bhateja P, Paz Y, Mar H, Hernandez AV, Ramaswamy A, et al. Postoperative complications in patients with unrecognized obesity hypoventilation syndrome undergoing elective non-cardiac surgery. Chest. 2016;**149**(1):11–13.
86. El-Sayed IH. Comparison of four sleep questionnaires for screening obstructive sleep apnea. Egypt J Chest Dis Tuberc. 2012;**61**(4):433–41.
87. Chung F, Yegneswaran B, Liao P, Chung SA, Vairavanathan S, Islam S, et al. STOP questionnaire: a tool to screen patients for obstructive sleep apnea. Anesthesiology. 2008;**108**(5):812–21.
88. Abrishami A, Khajehdehi A, Chung F. A systematic review of screening questionnaires for obstructive sleep apnea. Can J Anesth. 2010;**57**(5):423–38.
89. Ramachandran SK, Josephs LA. A meta-analysis of clinical screening tests for obstructive sleep apnea. Anesthesiology. 2009;**110**(4):928–39.
90. Chung F, Abdullah HR, Liao P. STOP-Bang questionnaire: a practical approach to screen for obstructive sleep apnea. Chest; 2016;**149**(3):1–26.
91. Chung F, Subramanyam R, Liao P, Sasaki E, Shapiro C, Sun Y. High STOP-Bang score indicates a high probability of obstructive sleep apnoea. Br J Anaesth. 2012;**108**(5):768–75.
92. Chung F, Liao P, Farney R. Correlation between the STOP-Bang score and the severity of obstructive sleep apnea. Anesthesiology 2015;**122**(6):1436–37.
93. Chung F, Chau E, Yang Y, Liao P, Hall R, Mokhlesi B. Serum bicarbonate level improves specificity of STOP-bang screening for obstructive sleep apnea. Chest. 2013;**143**(12):1284–93.
94. Chung F, Yang Y, Liao P. Predictive performance of the stop-bang score for identifying obstructive sleep apnea in obese patients. Obes Surg. 2013;**23**(12):2050–57.
95. Nagappa M, Liao P, Wong J, Auckley D, Ramachandran SK, Memtsoudis S, et al. Validation of the STOP-Bang questionnaire as a screening tool for obstructive sleep apnea among different populations: a systematic review and meta-analysis. PLoS One. 2015;**10**(12):e0143697.
96. Vasu TS, Doghramji K, Cavallazzi R, Grewal R, Hirani A, Leiby B, et al. Obstructive sleep apnea syndrome and postoperative complications: clinical use of the STOP-BANG questionnaire. Arch Otolaryngol Head Neck Surg. 2010;**136**(10):1020–24.
97. Nagappa M, Patra J, Wong J, Subramani Y, Singh M, Ho G, Wong DT, Chung F. Association of STOP-Bang questionnaire as a screening tool for sleep apnea and postoperative complications: a systematic review and bayesian meta-analysis of prospective and retrospective cohort studies. Anesth Analg 2017;**125**(4):1301–308.
98. Chung F, Liao P, Elsaid H, Islam S, Shapiro CM, Sun Y. Oxygen desaturation index from nocturnal oximetry: a sensitive and specific tool to detect sleep-disordered breathing in surgical patients. Anesth Analg. 2012;**114**(5):993–1000.
99. Chung F, Zhou L, Liao P. Parameters from preoperative overnight oximetry predict postoperative adverse events. Minerva Anestesiol. 2014;**80**(10):1084–95.
100. Seet E, Chung F. Management of sleep apnea in adults—functional algorithms for the perioperative period: continuing professional development. Can J Anaesth. 2010;**57**(9):849–64.
101. Sutherland K, Cistulli PA. Recent advances in obstructive sleep apnea pathophysiology and treatment. Sleep Biol Rhythm. 2015;**13**(1):26–40.
102. Caples SM, Rowley JA, Prinsell JR, Pallanch JF, Elamin MB, Katz SG, et al. Surgical modifications of the upper airway for obstructive sleep apnea in adults: a systematic review and meta-analysis. Sleep. 2010;**33**(10):1396–407.
103. Certal VF, Zaghi S, Riaz M, Vieira AS, Pinheiro CT, Kushida C, et al. Hypoglossal nerve stimulation in the treatment of obstructive sleep apnea: a systematic review and meta-analysis. Laryngoscope. 2015;**125**(5):1254–64.
104. Nagappa M, Wong DT, Cozowicz C, Ramachandran SK, Memtsoudis SG, Chung F. Is obstructive sleep apnea associated with difficult airway? evidence from a systematic review and meta-analysis of prospective and retrospective cohort studies. PLoS One. 2018:**4**;13(10):e0204904.
105. Lam KK, Kunder S, Wong J, Doufas AG, Chung F. Obstructive sleep apnea, pain, and opioids: is the riddle solved? Curr Opin Anaesthesiol. 2015;**29**(1):134–40.
106. Cozowicz C, Chung F, Doufas AG, Nagappa M, Memtsoudis SG. Opioids for acute pain management in patients with obstructive sleep apnea: a systematic review. Anesth Analg. 2018;**127**(4):988–1001.
107. Hafeez KR, Tuteja A, Singh M, Wong DT, Nagappa M, Chung F, Wong J. Postoperative complications with neuromuscular blocking drugs and/or reversal agents in obstructive sleep apnea patients: a systematic review. BMC Anesthesiol. 2018;**18**(1):91.

108. Seet E, Chung F. Obstructive sleep apnea: preoperative assessment. Anesthesiol Clin. 2010;**28**(2):199–215.
109. Gali B, Whalen FX, Schroeder DR, Gay PC, Plevak DJ. Identification of patients at risk for postoperative respiratory complications using a preoperative obstructive sleep apnea screening tool and postanesthesia care assessment. Anesthesiology. 2009;**110**(4):869–77.
110. Orlov D, Ankichetty S, Chung F, Brull R. Cardiorespiratory complications of neuraxial opioids in patients with obstructive sleep apnea: a systematic review. J Clin Anesth. 2013;**25**(7):591–99.
111. Sundar E, Chang J, Smetana GW. Perioperative screening for and management of patients with obstructive sleep apnea. J Clin Outcomes Manag. 2011;**18**:399–411.
112. Weinger MB, Lee LA. No patient shall be harmed by opioid-induced respiratory depression. APSF Newsl. 2011;**26**(2):**21**, 26–28. http://www.apsf.org/newsletters/html/2011/fall/01_opioid.htm
113. Swart P, Chung F, Fleetham J. An order-based approach to facilitate postoperative decision-making for patients with sleep apnea. Can J Anesth. 2013;**60**(3):321–24.
114. Chong CT, Tey J, Leow SL, Low W, Kwan KM, Wong YL, et al. Management plan to reduce risks in perioperative care of patients with obstructive sleep apnoea averts the need for presurgical polysomnography. Ann Acad Med Singapore. 2013;**42**(3):110–19.
115. Chung F, Liao P, Elsaid H, Shapiro CM, Kang W. Factors associated with postoperative exacerbation of sleep-disordered breathing. Anesthesiology. 2014;**120**(2):299–311.
116. Liao P, Wong J, Singh M, Wong DT, Islam S, Andrawes M, et al. Postoperative oxygen therapy in patients with OSA: a randomized controlled trial. Chest 2017;**151**(3):597–611.

第 11 章

持续气道正压通气：生理机制和围术期意义

Rainer Lenhardt, Jerrad R. Businger

呼吸系统的病理生理学

与非肥胖患者相比，病态肥胖患者体重较大，主要由增加的体脂组成，而瘦体重增加很少。为了量化个人的组织质量（肌肉、脂肪和骨骼），BMI 已经被使用了很多年。BMI 越高的患者呼吸功能受损越严重，特别是当 BMI>45kg/m^2 时[1]。此外，脂肪分布的模式可能在降低呼吸功能中起重要作用，虽然外周或臀部脂肪沉积可能不会导致呼吸功能下降，但腹部脂肪沉积对呼吸功能有重大影响。由于腹内压力增加，腹内脂肪沉积降低了胸腔顺应性，肥胖患者的腹内压通常为 6~12mmHg，而非肥胖患者的腹内压通常为 0~6mmHg[2]。胸部脂肪沉积进一步对胸壁顺应性产生负面影响。总体而言，中央脂肪沉积导致静态和动态肺容积减少[3]，因此，FRC 和用力肺活量减少[4]。FRC 和用力肺活量减少可增加术后肺不张，并伴随发生低氧血症和高碳酸血症的风险。

肥胖与哮喘和 COPD 有关[5,6]，这 2 种疾病的特征是支气管气道阻力增加。支气管收缩可增加潮式呼吸时的呼气流量限制，这可能会加重术后呼吸症状。与非肥胖哮喘患者相比，肥胖哮喘患者在潮式呼吸期间更有可能出现呼气流量受限[7]。潮式呼吸期间的呼气流量限制与肺容量减少相结合可能会进一步增加术后症状的严重程度。

病态肥胖患者的代谢需求增加，导致血容量、左心室每搏做功和左心室每搏输出量增加，每搏输出量增加心输出量，心输出量随体重线性增加。儿茶酚胺和肾素-血管紧张素系统的活性增加，导致全身性高血压、肺动脉高血压和左心室肥大，随后导致左心室功能障碍，最终发生心力衰竭。左心室增加的每搏做功易使患者左心室充盈压、肺楔压升高，最终可能导致肺动脉高压[8]。

肺动脉高压会使右心室肥厚及右心室增大，随着这些症状的持续，最终将发生右心衰竭，偶尔可致猝死。病态肥胖患者发生肺动脉高压的另一个风险因素是 OSA 和肥胖低通气综合征（OHS）引起的持续性低氧血症和高碳酸血症。

OSA 是病态肥胖的一种常见的合并症，影响高达 90%的病态肥胖患者。过度脂肪组织沉积在咽部和喉部，尤其是在睡眠期间，减少了生理性呼吸道的开放度。咽部和喉部阻塞导致打鼾和呼吸减少（低通气）甚至完全呼吸停止（呼吸暂停）。呼吸中断发生在睡眠期间，继发暂时性气道关闭，因此，患者可能会出现低氧血症和高碳酸血症。此外，这些患者睡眠碎片化，并出现日间嗜睡。日间，OSA 患者看上去很正常。多导睡眠图的呼吸暂停-低通气指数是诊断 OSA 的金标准，然而，未确诊的手术患者 OSA 发病率很高。STOP-Bang 问卷作为一种简单的筛查工具，已被开发并验证用于术前诊断 OSA[9]。

OSA 可进展为 OHS，OHS 是日间高碳酸血症和睡眠呼吸障碍的组合，与任何其他肺部或神经肌肉疾病无关。OHS 在病态肥胖和超肥胖患者中的发病率约为 5%，除了 OSA 症状之外，OHS 患者广泛出现日间嗜睡，甚至在日间也存在高碳酸血症。OHS 可通过多导睡眠图和动脉血气分析来诊断，与 OSA 一样，可以使用改良的 STOP-Bang 问卷来评估术前患者[10]。OSA 和 OHS 这 2 种综合征使围术期发生低氧血症和高碳酸血症的风险显著增加。

在仰卧位诱导全身麻醉，因此，呼吸系统的弹性特征发生变化，横膈膜向头侧移位，随之胸壁和膈肌运动减少使肺容积减少，导致 70kg 患者约 25%的 FRC 损失。相比之下，仰卧位的肥胖患者 FRC 可能减少 50%。事实上，BMI 的增加与 FRC 和肺容积的减少呈线性关系[11]，这 2 种效应都导致了通气/灌注比的不匹配（V/Q 不匹配），与非肥胖患者相比，病态肥胖患者更容易发生低氧血症和高碳酸血症。

肺容量和 FRC 减少使肥胖患者在诱导、维持和麻醉苏醒期间容易出现氧气储备降低，全身麻醉诱导后几分钟内，依赖性肺不张的形成表明了这一点[12]，BMI 越大，诱导后血氧饱和度下降越快[13]。因此，肥胖症患者在诱导前和全身麻醉苏醒期间通常要用 100%的氧气进行预氧合[14]，这会导致麻醉期间吸入部分氧气浓度（FiO_2）升高，经常高于 0.5FiO_2。拔管后，病态肥胖患者表现肺容积和 FRC 减少，使其容易发生严重的肺不张。

高 FiO_2 会引起再吸收性肺不张[15]，有可能加重由仰卧位和全身麻醉引起的肺不张。围术期阿片类药物应用可进一步减少术后通气量，增加 V/Q 不匹配，使病态肥胖患者在全身麻醉苏醒后和在即刻恢复期内发生低氧血症和高碳酸血症。

综上所述，肥胖、手术和全身麻醉的结合会导致麻醉期间和术后呼吸力学恶化，这种呼吸机制的改变类似于限制性呼吸模式，并持续术后多天。限制性呼吸增加呼吸功、耗氧量，并可能进一步影响氧合和二氧化碳消除[16]。肥胖患者术后往往呼吸浅快，呼吸加快可增加无效腔量，减少肺泡通气量。肺泡-动脉梯度通常会增加[17]。因此，这些患者更有可能需要重新插管或需要长时间使用呼吸机。

无论是否合并 OSA 或 OHS，肥胖患者均有脂肪组织在咽部和咽旁沉积，多余的脂肪组织可能会在麻醉和拔管后导致呼吸道通畅度显著降低。仰卧位时，呼吸道阻塞更明显，上呼吸道狭窄会影响呼吸，使患者容易出现低氧血症和高碳酸血症。

无创通气

无创正压通气被证明可改善病态肥胖患者的氧合并降低再插管率[18]，美国麻醉医师协会建议术后对存在 OSA 的病态肥胖患者。进行无创正压通气[19]。无创通气（NIV）已广泛应用于 COPD 加重、哮喘发作和心源性肺水肿患者。在重症监护病房，有一部分呼吸衰竭患者受益于使用 NIV，包括正在脱离机械通气的慢性高碳酸血症呼吸衰竭患者[20,21]。NIV 是治疗 OSA 和 OHS 的主要方法，长期应用已被证明可降低该患者人群的死亡率和发病率[22,23]。

NIV 在围术期展开应用，主要用于术后低氧血症或高碳酸血症伴呼吸衰竭的患者和有再次插管风险的患者，还可用作术后高危患者和出现呼吸衰竭的病态肥胖患者的干预治疗，此外，也可以用于合并 OSA 或 OHS 肥胖患者的围术期预防。

NIV 被定义为整个呼吸周期中无创输送 CPAP，或者通过两个不同的正压水平进行传递，吸气期间的较高压力水平和呼气期间的较低压力水平[双水平正压通气（BiPAP）]。NIV 通过面罩应用于鼻子（鼻罩），或口鼻一起应用（图 11.1），或通过覆盖和密封整个头部的头罩应用。与气管插管不同，NIV 不直接干扰上呼吸道，与咽喉部或声带没有任何联系，保留患者吞咽和说话的能力，但说话可能会中断气道正压。最重要的是，患者可以咳嗽并保护其气道免于显性或隐性误吸。因此，有创通气的潜在并发症如插管后气管狭窄、呼吸机相关性肺炎或吸入性肺炎不太可能发生。

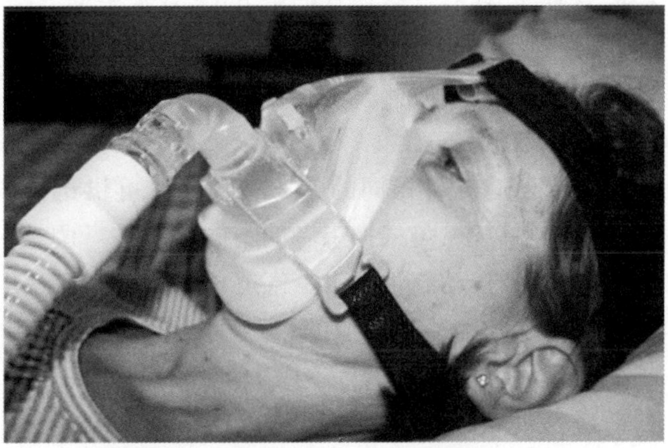

图 11.1　覆盖口鼻的 CPAP 面罩示意图。

如前所述，NIV以2种不同的方式应用：CPAP或BiPAP。CPAP描述的是一种在呼吸周期的整个阶段以气道压力升高为特征的通气模式，最重要的是，在呼气时提供气道正压通气，限制气流从肺泡外流，防止形成肺不张。保持上呼吸道正压可以使更小、更远端的气道开放，防止呼气时小支气管中的动态气道塌陷。同样，保持上呼吸道畅通可以在呼气期间保持恒定的气流，并减少在OSA和OHS中观察到的动态上呼吸道阻塞。最后，CPAP增加吸气时胸膜负压与气道压的差值，这种压力差显著减少了患者的呼吸功。因此，CPAP似乎对COPD或病态肥胖等胸腔泵功能较弱的患者有帮助。

CPAP是侵入性最小的无创通气形式，且可能不会减少有呼吸衰竭风险患者的呼吸功。对于有些患者合并COPD和病态肥胖或其他呼吸肌无力，CPAP不足以避免全身麻醉后即将发生的呼吸衰竭。在这种情况下，由于胸泵太弱不能单独使用CPAP，需要更具侵入性的NIV。

CPAP可与吸气压力支持相结合，压力支持通过增加每个潮气量来进一步减少呼吸功。由患者的呼吸努力触发（患者触发），支持是一种推动正压，由NIV设备的操作员设定（目标压力），通常以患者气流的25%结束（流量循环），压力支持通常设置为比CPAP高5~10cmH_2O，目标是增加约6mL/kg预测体重的潮气量。

当CPAP和压力支持联合使用时，将设置呼气正压通气（EPAP）和吸气正压通气（IPAP）。换句话说，在呼吸周期中使用2种不同的呼吸道压力，这被称为BiPAP。BiPAP通气不同于重症监护病房插管患者的双水平通气，在有气管插管的患者中，双水平通气提供了一种强制的呼吸模式，强制按设定的速度改变压力水平；而在自发呼吸、非插管的患者中，BiPAP通气仅由患者努力吸气触发。

目前已有几种不同的BiPAP呼吸机可供选择，其均有专用算法，可根据患者的不同需求进行调整。例如，在一个自动滴定双水平气道正压装置中，IPAP和EPAP是自动单独调节的，以克服由上气道阻塞或支气管收缩而增加的气道阻力。另一种设备仅通过适应性伺服通气调节IPAP，这意味着IPAP会根据每次吸气进行调整，目标是将移动目标通气量设置为患者近期平均每分通气量的90%。然而，另一种呼吸机具有内置算法，该算法使用先前的峰值流量来确定IPAP的水平，此外，还提供容量保证和容量控制的通气支持。调整容量保证压力支持IPAP以实现医疗保健提供者设定的目标潮气量。在容量控制通气中，无论肺的病理变化如何，患者都将接受预设的潮气量，类似用于插管患者的容量控制，这种方法似乎是所有可用的无创通气方法中最具侵入性的通气方法。

病态肥胖患者可以使用上述任何通气支持方法进行治疗。患者可以完全同步，并几乎可以立即感觉到呼吸负荷得到改善和减少。在任何时候，都必须保证患者的舒适性，因此，必须与患者保持密切的沟通，以确保患者的呼吸努力与NIV呼吸机提供的正压呼吸之间有足够的舒适性和同步性。

但是，如果患者感到不适，可以根据患者的要求进行调整。同样，当没有达到目标潮气量时，应该改变压力设置。如果动脉管路可用于频繁分析动脉血气，测量潮气量的替代方法是将气道正压滴定至目标二氧化碳分压。

无创呼吸机是独立的设备，其用途广泛，可用于每个带有墙壁氧源的房间，如麻醉恢复室、ICU或常规病房。基于医院的现代NIV呼吸机由微处理器驱动，具有快速响应的压力和流量计，可以立即调整气道流量以达到预设的气道压力。这种呼吸机能够检测和测量由于口罩不合适或留置鼻胃管造成密封不当而可能发生的空气泄漏。漏气纠正是指迅速响应泄漏，并增加空气流量，以维持在吸气和呼气期间预设的正压水平。

病态肥胖患者术后呼吸衰竭可单用CPAP或BiPAP治疗，然而，一些肥胖患者需要额外的氧气来改善低氧血症。现代无创呼吸机配备高吸入氧气，将FiO_2滴定至所需的氧饱和度，这与在家中用于OSA或OHS病态肥胖患者的简单CPAP或BiPAP呼吸机形成鲜明对比。NIV的适应证见框11.1。

无创通气的禁忌证

如前所述，病态肥胖患者术后可以从NIV中获益，具体来说，如果以适当的方式应用NIV，术后再插管率可能会降低。成功应用NIV最重要的先决条件是患者愿意并理解将面罩紧紧贴在面部的原因。患者配合要求患者保持清醒、警觉和自主呼吸。如果患者

框 11.1　无创通气的适应证

- 阻塞性呼吸暂停的气道阻塞治疗
- 术后低氧血症的治疗
- 术后高碳酸血症的治疗
- 慢性阻塞性肺疾病加重
- 心源性肺水肿
- 预防高危手术患者的肺不张

有高碳酸血症，精神状态的改变最初可能导致抵抗 CPAP 面罩，然而，随着高碳酸血症的纠正，精神状态通常在几分钟内得以改善。

如果患者不能遵循提供者的指示，则禁止使用 NIV。这包括任何形式的昏迷或警觉性降低，也包括躁动和不安，包括无法保护气道或术后出现恶心呕吐的患者。显然，呼吸暂停患者必须插管。无论何时使用 NIV，训练有素的工作人员必须随时准备好排除任何潜在的危险情况，例如，在 CPAP 面罩中呕吐。

此外，在某些外科手术后，如食管或胃手术，或合并气胸的肥胖患者，术后使用 NIV 可能是禁忌。面部骨折、颅底骨折或严重面部创伤的患者也不应在术后戴上口罩。

在 NIV 治疗期间，有大量分泌物的患者或频繁咳嗽的患者（如长期吸烟者）会经常张嘴，因此，会干扰佩戴鼻罩患者的 NIV 或导致面罩严重泄漏，两者均会阻碍气道正压通气的效果。使用 NIV 的禁忌证见框 11.2。

临床应用

如前所述，全身麻醉诱导导致 FRC 减少，最终导致氧气储备减少，这种现象在肥胖人群中更加突出，导致低氧血症和高碳酸血症的风险升高。为避免这种情况，肥胖患者通常用 100%氧气预充氧，然而，这并不是没有危害，因为这可能导致再吸收肺不张。NIV 是 100%氧气预充氧的替代方法，在麻醉诱导之前对肥胖患者实施 NIV 可以改善预氧合，与标准的预氧合技术相比，可有效降低血氧饱和度下降的发生率[24]。

术后 NIV 在麻醉恢复室的成功应用被广泛接受，其作为高碳酸血症或非高碳酸血症呼吸衰竭患者

框 11.2　无创通气的禁忌证

- 意识障碍/无法保护气道
- 焦躁不安或不合作
- 呼吸动力不足
- 医疗不稳定——低血压休克、上消化道出血
- 上呼吸道或上消化道手术
- 持续的恶心、呕吐
- 大量分泌物
- 面部创伤

治疗性干预的实用措施，已被证明是减少各种情况下有创通气的有效策略。此外，现在已知的某些手术，包括上腹部、心脏、胸部和减重手术，术后肺功能失代偿的风险更高，在已经表现出呼吸功能改变的肥胖患者中进行这些手术，会增加术后呼吸功能受损的风险。因此，以预防和逆转肺不张为目的的 NIV 在这些高风险手术患者中的预防性应用值得探索。

特别值得注意的是减重手术，因为所有患者都有一定程度的肥胖症。此外，近期全世界进行的减重外科手术数量显著增加。应该注意的是，尽管减重手术后的并发症发生率相对较低，但需要考虑该患者群体术后呼吸功能受损的可能性很高。为评估 NIV 的有效性，已在减重手术患者中进行了几项研究。

Gaszynski 等在 19 例接受胃旁路手术的病态肥胖患者中发现，与传统的经鼻插管输氧相比，CPAP 改善了氧合[25]。另一项在接受 Roux-en-Y 胃旁路手术的术后患者中使用 NIV 的研究显示了类似的结果，作者得出结论，NIV 可以改善氧合，而不会增加手术并发症，如吻合口裂开[26]。

在另一项研究中，Joris 等检查了 30 例接受减重手术的患者，并在手术后的前 24h 内将其分为面罩吸氧组、BiPAP 低支持组（8/4）或 BiPAP 高支持组（12/4），然后在特定的时间间隔测量肺功能和血氧饱和度。结果显示，术后 BiPAP 支持较高的患者肺功能和血氧饱和度有所改善。此外，这些益处在停用 NIV 后的第 2 天仍保持，并更快地恢复到初始肺功能[27]。

Ebeo 等还评估了在开腹胃旁路手术术后 24h 内使用 NIV 对患者术后肺功能是否存在益处，该研究表明，NIV 可提高术后用力肺活量、FEV1 和血氧饱和度，并且这些益处在停用 NIV 后仍会持续一段时间。

然而，尽管有这些好处，但作者注意到住院时间没有差异[28]。

尽管这些研究规模较小，但它们都提供了相同的信息：接受减重手术的病态肥胖患者在术后预防性应用 NIV 可以改善氧合。考虑到肥胖外科手术的指数增长和越来越多的病态肥胖患者接受其他外科手术，这些发现非常重要。

对于在接受不同类型手术和临床环境的肥胖患者中是否存在这种联系尚未完全确定。然而，已经表明在非肥胖患者的心脏、胸部和腹部手术术后成功应用 NIV 是一种可行的预防和治疗措施，那么可以推测，在肥胖患者群体中会有类似的结果。最后，在这点上，我们对围术期 NIV 全部潜在益处的理解还处于初级阶段，需要进一步的研究来阐明在这个似乎从 NIV 获益很大的患者亚组中，NIV 的最佳通气设置、应用时机和应用时间。

在麻醉后恢复室对肥胖患者急性呼吸窘迫的处理方式与非肥胖患者相同，但是，必须及时、细致地进行，因为考虑前面所概述的原因，肥胖患者可能比非肥胖患者更快地恶化到严重的低氧血症和高碳酸血症状态。术后，有一系列可能导致急性呼吸窘迫的问题，潜在的原因包括但不限于药物治疗，如残留麻醉剂、阿片类药物、苯二氮䓬类药物和神经肌肉阻滞剂。

肺部问题，如呼吸道阻塞、哮喘或 COPD 加重引起的支气管痉挛、气胸、肺不张、肺栓塞或黏液堵塞，以及焦虑、疼痛或谵妄等神经系统问题，可加重呼吸窘迫。患者的床旁评估十分重要，尤其要注意肺部听诊、呼吸道评估和患者的呼吸模式。应通过将患者置于 30°头高卧位来优化呼吸力学，以帮助促进肺复张和 FRC。应实施肺部治疗，如刺激性肺活量测定法、促进咳嗽和动员分泌物，如果无法实施，应该补充氧气。如果确定了任何可逆的原因，则应采取适当的干预措施来扭转这一过程。如果无法立即逆转，并且呼吸窘迫的根本原因被认为是暂时的，如严重肺不张，则必须考虑应用 NIV。

然而，对于昏迷、躁动或患有难以缓解疾病（如误吸）的患者，禁止使用 NIV，应立即通过插管和有创通气来保护气道。此外，对开始使用 NIV 的患者，如果在干预的第 1 个小时内症状、氧分压或二氧化碳分压仍未改善，则应考虑插管。

如何对患者进行无创通气

肥胖患者应该尽早接受无创通气的指导，如果拟将无创通气用于诱导前预防应用或作为术后的一种治疗选择，则应在术前进行指导。无论何时使用 NIV，必须使用标准监测，这包括氧饱和度和呼吸频率的监测以及基本的心血管监测。

在恢复室中，病态肥胖患者应处于半卧位，并充分控制疼痛，以改善 FRC。将该装置面罩固定在患者脸上，并调节至适当密封。通常，CPAP 开始于 5~8cmH_2O，FiO_2 为 0.4。在生命体征和动脉血气的引导下，CPAP 可以滴定到 10~12cmH_2O，目标是恢复正常血氧和二氧化碳浓度。

除了 CPAP 设定值外，将流量触发器设置为 -2~-1L/min 也同样重要。或者可以在 1~2cmH_2O 下使用压力触发。如果诱导自动触发，应使用比正常体重患者更高的流量或压力触发。

如果在初始设置下不能达到正常的血氧浓度和二氧化碳值，或者患者呼吸困难并伴有明显的呼吸急促，则应在 CPAP 模式中增加压力支持通气（PSV）。PSV 可从 3~5cmH_2O 开始，并应根据患者耐受情况逐渐增加至 CPAP 水平以上 10~15cmH_2O。CPAP 和 PSV 共同构成了 BiPAP 模式。患者与 CPAP 或 BiPAP 呼吸机的同步至关重要，如果患者仍然感到不舒服，并且呼吸负荷过高，应启动插管和正压通气，见图 11.2。

相反，如果呼吸状况改善，CPAP 或 BiPAP 应持续 3h，然后脱离紧贴的面罩。CPAP 或 BiPAP 的持续时间应根据患者的血氧饱和度、呼吸频率和模式以及动脉血气分析来确定。在恢复室呼吸功能不全、无明显改善的病态肥胖患者应被转移到重症监护病房，继续行 NIV 并密切监测是否需要重新插管。

市场上有许多不同的 NIV 呼吸机，所有的 NIV 呼吸机都非常精确，并且能够补偿潜在的泄漏。呼吸机设置类似于 ICU 呼吸机，FiO_2、CPAP/BiPAP 的压力水平以及流量或压力触发可以调节。没有数据显示一种 NIV 呼吸机优于另一种，然而，值得注意的是，在恢复室和 ICU 中的病态肥胖患者中，多功能医用呼吸机优于简单呼吸机。影响 NIV 应用的因素如框 11.3 所示。

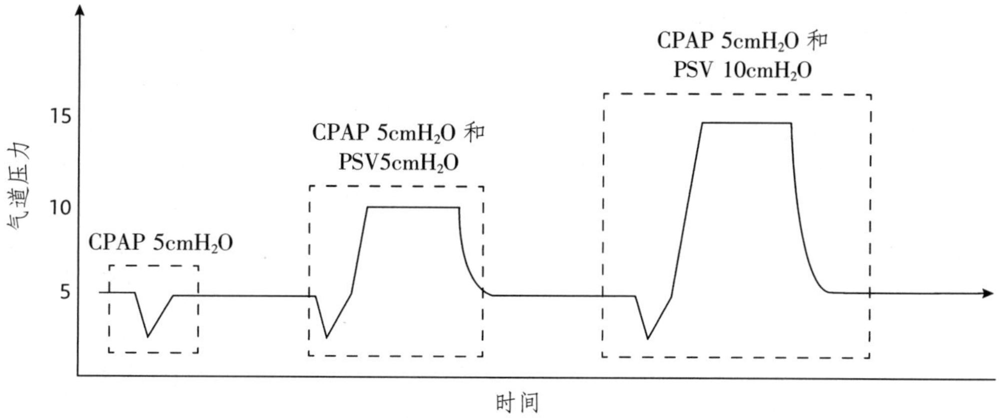

图 11.2　CPAP 的不同模式和 CPAP+PSV 的组合。

框 11.3　无创通气使用方法

- 压力触发设置为 $-2cmH_2O$
- 在 $6cmH_2O$ 启动 CPAP
- 根据需要将 CPAP 提高 $2cmH_2O$
- CPAP 最大值为 $10cmH_2O$
- 如果持续缺氧或高碳酸血症，在高于 CPAP $5cmH_2O$ 时开始 PSV
- 将 PSV 逐渐增加 $2cmH_2O$，最高可达 CPAP $15cmH_2O$ 以上
- 在血氧饱和度的引导下增加 FiO_2
- 每 3h CPAP/PSV 休息 1 次

结论

随着全球病态肥胖症患者持续增加，对患有这种疾病及其相关合并症的患者，进行常规麻醉管理的可能性越来越大。从围术期到 ICU，肥胖患者可能出现在各种临床环境中。如前所述，病态肥胖患者的一个重要并发症与呼吸系统有关——从基础的呼吸功能障碍到 OHS 和 OSA，肥胖、手术和全身麻醉的结合可导致麻醉期间和术后呼吸力学的恶化。因此，麻醉医师必须精通，不仅要了解病态肥胖（例如，上述呼吸功能障碍）患者的潜在病理生理学，还要了解如何最好地管理这一不断增长的患者群体，以确保最有利的结果。CPAP 和（或）BiPAP 的应用是一种重要的措施，已被证明不仅有利于病态肥胖患者的治疗干预，而且作为一种潜在的预防干预措施，可以避免不必要的围术期呼吸系统并发症，并确保最佳医疗服务和患者预后。

（梁燕　李加欣　译　包晓航　审）

参考文献

1. D'Ávila Melo SM, Melo VA de, Menezes Filho RS de, Santos FA. Effects of progressive increase in body weight on lung function in six groups of body mass index. Rev Assoc Med Bras. 2011;**57**(5):509–15.
2. Wilson A, Longhi J, Goldman C, McNatt S. Intra-abdominal pressure and the morbidly obese patients: the effect of body mass index. J Trauma. 2010;**69**(1):78–83.
3. Jones RL, Nzekwu MM. The effects of body mass index on lung volumes. Chest. 2006;**130**(3):827–33.
4. Mahadev S, Salome CM, Berend N, King GG. The effect of low lung volume on airway function in obesity. Respir Physiol Neurobiol. 2013;**188**(2):192–99.
5. Shore SA, Johnston RA. Obesity and asthma. Pharmacol Ther. 2006;**110**(1):83–102.
6. Behrens G, Matthews CE, Moore SC, Hollenbeck AR, Leitzmann MF. Body size and physical activity in relation to incidence of chronic obstructive pulmonary disease. CMAJ. 2014;**186**(12):E457–69.
7. Mahadev S, Farah CS, King GG, Salome CM. Obesity, expiratory flow limitation and asthma symptoms. Pulm Pharmacol Ther. 2013;**26**(4):438–43.
8. Alpert MA, Lavie CJ, Agrawal H, Kumar A, Kumar SA. Cardiac effects of obesity. J Cardiopulm Rehabil Prev. 2016;**36**(1):1–11.
9. Chung F, Subramanyam R, Liao P, Sasaki E, Shapiro C, Sun Y. High STOP-Bang score indicates a high probability of obstructive sleep apnoea. Br J Anaesth. 2012;**108**(5):768–75.
10. Bingol Z, Pıhtılı A, Kıyan E. Modified STOP-BANG questionnaire to predict obesity hypoventilation syndrome in obese subjects with obstructive sleep apnea. Sleep Breath. 2016;**20**(2):495–500.
11. Neligan PJ. Metabolic syndrome: anesthesia for morbid obesity. Curr Opinion Anaesthesiol. 2010;**23**(3):375–83.

12. Eichenberger AS, Proietti S, Wicky S, Frascarolo P, Suter M, Spahn DR, et al. Morbid obesity and postoperative pulmonary atelectasis: an underestimated problem. Anesth Analg. 2002;**95**(6):1788–92.
13. Jense HG, Dubin SA, Silverstein PI, O'Leary-Escolas U. Effect of obesity on safe duration of apnea in anesthetized humans. Anesth Analg. 1991;**72**(1):89–93.
14. Shah U, Wong J, Wong DT, Chung F. Preoxygenation and intraoperative ventilation strategies in obese patients: a comprehensive review. Curr Opinion Anaesthesiol. 2016;**29**(1):109–18.
15. Rothen HU, Sporre B, Engberg G, Wegenius G, Reber A, Hedenstierna G. Prevention of atelectasis during general anaesthesia. Lancet. 1995;**345**(8962):1387–91.
16. Parameswaran K, Todd DC, Soth M. Altered respiratory physiology in obesity. Can Respir J. 2006;**13**(4):203–10.
17. Salome CM, King GG, Berend N. Physiology of obesity and effects on lung function. J Appl Physiol. 2010;**108**(1):206–11.
18. Gupta RM, Parvizi J, Hanssen AD, Gay PC. Postoperative complications in patients with obstructive sleep apnea syndrome undergoing hip or knee replacement: a case-control study. Mayo Clin Proc. 2001;**76**(9):897–905.
19. American Society of Anesthesiologists Task Force on Perioperative Management of patients with obstructive sleep apnea. Practice guidelines for the perioperative management of patients with obstructive sleep apnea: an updated report by the American Society of Anesthesiologists Task Force on Perioperative Management of patients with obstructive sleep apnea. Anesthesiology. 2014;**120**(2):268–86.
20. Girault C, Bubenheim M, Abroug F, Diehl JL, Elatrous S, Beuret P, et al. Noninvasive ventilation and weaning in patients with chronic hypercapnic respiratory failure: a randomized multicenter trial. Am J Respir Crit Care Med. 2011;**184**(6):672–79.
21. Brochard L, Mancebo J, Elliott MW. Noninvasive ventilation for acute respiratory failure. Eur Respir J. 2002;**19**(4):712–21.
22. Kryger MH, Berry RB, Massie CA. Long-term use of a nasal expiratory positive airway pressure (EPAP) device as a treatment for obstructive sleep apnea (OSA). J Clin Sleep Med. 2011;**7**(5):449–53B.
23. Mokhlesi B, Kryger MH, Grunstein RR. Assessment and management of patients with obesity hypoventilation syndrome. Proc Am Thorac Soc. 2008;**5**(2):218–25.
24. Delay J-M, Sebbane M, Jung B, Nocca D, Verzilli D, Pouzeratte Y, et al. The effectiveness of noninvasive positive pressure ventilation to enhance preoxygenation in morbidly obese patients: a randomized controlled study. 2008;**107**(5):1707–13.
25. Gaszynski T, Tokarz A, Piotrowski D, Machala W. Boussignac CPAP in the postoperative period in morbidly obese patients. Obes Surg. 2007;**17**(4):452–56.
26. Pessoa KC, Araújo GF, Pinheiro AN, Ramos MRS, Maia SC. Noninvasive ventilation in the immediate postoperative of gastrojejunal derivation with Roux-en-Y gastric bypass. Rev Bras Fisioter. 2010;**14**(4):290–95.
27. Joris JL, Sottiaux TM, Chiche JD, Desaive CJ, Lamy ML. Effect of bi-level positive airway pressure (BiPAP) nasal ventilation on the postoperative pulmonary restrictive syndrome in obese patients undergoing gastroplasty. Chest. 1997;**111**(3):665–70.
28. Ebeo CT, Benotti PN, Byrd RP, Elmaghraby Z, Lui J. The effect of bi-level positive airway pressure on postoperative pulmonary function following gastric surgery for obesity. Respir Med. 2002;**96**(9):672–76.

第 3 部分

非减重手术

第12章

肥胖患者的胸腹部手术

Deepu S. Ushakumari, Stephanie Rayos Callison

引言

肥胖的患病率一直在稳步上升，麻醉医师在围术期处理肥胖患者很常见。此外，肺癌是男性和女性第二常见的癌症类型，也是癌症相关死亡的主要原因[1]。2006—2010年，接受肺叶切除术的肺癌患者中25%是肥胖患者[2]。肥胖伴随着包括高血压、冠状动脉疾病和糖尿病在内的严重合并症，这些因素提高了胸科手术患者围术期的发病率和死亡率。

本章将回顾肥胖给呼吸系统带来的独特的机体和生理变化，以及对研究解释的影响，并对相关心肺测试结果的临床检查和评价提出了建议；此外，还回顾了接受胸外科手术的肥胖患者在术中遇到的挑战，包括静脉(IV)通路、监测、肺隔离、定位和潜在的术后并发症、其危险因素以及降低这些风险的方法。

肥胖患者的肺生理变化及其在胸科麻醉中的意义

肺功能变化

肥胖患者在肺功能测试中具有浅、快呼吸模式的限制性特征。无效腔量(无效腔体积与潮气量之比)的相对增加导致呼吸氧耗增加，肥胖患者在肺功能测试中表现不佳[3]。

肺容量变化

肥胖患者的静态和动态肺容量均发生变化。肥胖的腹部将膈肌上移至胸部导致FRC[4]和补呼气量(ERV)减少，但残气量(RV)没有变化。ERV减少是肥胖患者一致的肺功能异常[3]。在仰卧位时，由于膈肌上移增加，ERV进一步减少。超过某一点时，ERV可能下降到小于闭合气量，导致较小的气道关闭和空气滞留[5]。在RV不变的情况下，FRC小于闭合容量的关系相当于ERV小于闭合气量的关系。

FRC与身高呈线性相关，与同样身高的瘦个体相比，肥胖患者的FRC降低。在25~65岁的白种人男性成年人中：

$$FRC=(5.95\times 身高)+(0.019\times 年龄)-(0.086\times BMI)-5.3$$

其中FRC以升为单位，身高以米为单位，年龄以岁为单位，BMI以kg/m^2为单位[6]。

麻醉诱导后的FRC与人体测量之间的拟定关系：

$$FRC(麻醉前的\%)=137.7-164.4\times[体重(kg)/身高(cm)]$$

因此，在诱导麻醉后，肥胖患者的FRC显著降低，但在非肥胖患者中并未显著降低[7]。

肺活量和总肺活量等动态肺容量在肥胖时通常是正常的[8]。RV/总肺活量正常或轻度升高[9]。肥胖患者FEV1、FVC、25%~75%呼气相用力呼气量和每分通气量等测量值均下降，但这些下降幅度很小，在健康儿童和成人中，这些值往往在正常范围内[10,11]。FEV1/FVC在肥胖患者中通常正常甚至轻微升高，有时尽管存在病态肥胖[12]。因此，肥胖患者肺活量的主要改变是肥胖对肺容量的影响，而不是气道阻塞[12]。病态肥胖患者会出现呼气中期气流阻塞的情况[11]。

轻度至中度肥胖患者的肺活量测定显示限制性的情况，而严重和病态肥胖患者则显示阻塞性的情况。其机制可能与肺容量减少、小气道塌陷或两者相结合有关[3]。

肺力学、气道阻力和顺应性

顺应性

肥胖患者的总呼吸顺应性降低至正常值的 2/3。肺顺应性降低(由肺血容量和肺泡表面张力的增加以及依赖性气道的关闭所引起)和胸壁顺应性降低(由胸部、腹部和膈肌的脂肪堆积所引起)都与之相关联,但后者的影响大于前者[14]。肺顺应性降低与肥胖呈指数关系[15]。有趣的是,肥胖患者的胸壁压力-容积曲线与正常受试者胸壁负荷相似[16]。因此,多余的脂肪充当吸气阈值负荷,一旦将其克服,胸壁运动即恢复正常[12]。

气道阻力

FRC 的降低会影响气道的阻力和电抗。虽然肥胖患者的气道阻力增加[17],但特定气道阻力(根据肺容量调整的阻力)在正常范围内。这种明显增加的气道阻力可能是由于肺容量减少[18,19]。然而,一些研究否决了这一点,并认为气道阻力的增加并不仅仅归因于肺容量的减少[20-22],提出的解释包括暴露于促炎性脂肪因子、依赖肺区域小气道的持续开放和关闭,以及肺内脂质沉积影响了表面活性物质功能[12,23]。

呼吸功

肥胖患者的耗氧量(VO_2)和二氧化碳产生量(VCO_2)均显著增加。多份研究报道表明,即使肥胖患者服用镇静剂,VO_2 也会增加[14,24]。一项关于麻醉后肌肉松弛剂的个体研究[24]表明,用于自主呼吸的 VO_2 百分比在瘦个体中可以忽略不计,但在肥胖患者中却很显著。如前所述,上气道力学的改变、肺力学的损害、神经激素的影响、呼吸驱动的改变、气体交换的损害、呼吸肌的过度使用都是导致呼吸功增加的因素[25,26]。

这些呼吸力学的改变在仰卧位时恶化,在全身麻醉和单肺通气(OLV)条件下将进一步恶化。再加上开胸和肺实质切除造成的手术创伤,呼吸力学在术后即刻发生显著变化,这种变化会持续 1~2 个月[27]。

呼吸肌

通过最大自主通气量测定呼吸肌耐力,在健康肥胖者中降低 20%,在患有 OHS 的肥胖者中降低 45%[28]。超负荷引起的纤维拉伸使膈肌处于长度-张力劣势,并导致膈肌功能障碍[29]。潮气呼气流量限制导致内源性呼气末正压(PEEP),进而对吸气肌施加了阈值负荷。此外,在病态肥胖患者中,吸气肌也经历了更多的神经驱动[30]。肥胖者呼吸肌的氧消耗也更大[26]。

通气 / 灌注分配、气体交换和气道闭合

健康非肥胖人群肺的通气量和灌注量在依赖区最高。肺泡通气的这种区域分布在某些肥胖患者中可能发生逆转。在 ERV 降低至预测值的 20%的肥胖者中,通气优先分布到肺的上部,使得依赖区通气不足和过度灌注[31]。这导致 V/Q 不匹配,其严重程度与 ERV 的降低相关[3]。这些发现在侧卧位时也能观察到[32],提出的机制之一是肺结构的改变(由胸壁和膈肌运动的限制引起),导致低肺容量时底部的空气滞留[5,33]。在一些肥胖者中,FRC 进一步降低,以至于可能降低至闭合容量以下,甚至在潮式呼吸时也可能发生小气道闭合[34,35]。潮式呼吸时气道的闭合程度与氧分压(PaO_2)有关[34]。

肥胖体重的增加导致了气体交换指标的增加,如一氧化碳弥散能力(DLCO)和 DLCO 与肺泡体积的比值(DLCO/VA)[8],随着体重的减轻,这 2 个指标将恢复至正常水平。DLCO 的增加可能是由于肺血容量和流量增加。正常或低于正常的 DLCO 和 DLCO/VA 可提示其他原因导致肺毛细血管床的丢失[3]。在病态肥胖者中,肺泡-动脉氧梯度($A-aO_2$)升高和 PaO_2 轻度降低,与腹部肥胖有关[12]。然而,体重减轻对气体交换的影响是可变的,且关于动脉血氧分压随体重减轻而变化的证据是相互矛盾的[35,36]。

呼吸和通气反应性的控制

轻度肥胖患者通过增加每分通气量来抵消运动和再呼吸过程中上升的 CO_2。然而,病态肥胖患者无法做到这一点,有些患者甚至可能在休息时出现高碳酸血症,即 OHS。提出的 CO_2 蓄积理论包括:对 CO_2 的通气反应降低、呼吸肌效率低下、中枢呼吸驱动受损、呼吸功增加、吸气阈值增加和呼吸负荷代偿异常[3,28]等。在 OHS 患者中,低氧驱动是非肥胖受试者的 1/6,高碳酸驱动是非肥胖受试者的 1/3[37]。对 CO_2 通气反应的降低(单纯性肥胖 40%和 OHS 65%)是在肥胖之前

还是在肥胖之后获得的，这是一个悬而未决的问题[3]。OHS在本书的其他章节进行了讨论(见第20章)。

睡眠呼吸暂停综合征

中枢性睡眠呼吸暂停综合征和阻塞型睡眠呼吸暂停综合征(OSAS)在肥胖患者中更常见[38]。周期性呼吸暂停或低通气会导致肺血管收缩和肺小动脉壁结构改变，导致永久性日间肺动脉高压[39]。

肥胖与运动肺生理学

健康的肥胖受试者表现出劳力性呼吸困难和较短的6min步行距离[40]。足部、关节和皮肤摩擦负荷的增加带来的不适限制了其运动能力[40]。超重受试者在休息时，虽然吸气持续时间(Ti)占总呼吸持续时间(Ti/Ttot)的比例正常，但呼吸频率比BMI正常的人高约40%。在无OHS的肥胖患者中，即使在最大运动量时潮气量也是正常的。然而，与单纯性肥胖者相比，OHS患者的反应率高25%，潮气量低25%，而Ti/Ttot在运动中保持正常[4]。

在肥胖受试者中，休息时的氧摄取量(VO_2)约增加25%，且随着运动的增加而增加[28]。在固定的工作负荷下，工作效率相对低下时，VO_2增加[41]。中度肥胖受试者的峰值运动能力、峰值VO_2、峰值氧脉搏(VO_2/心率)和无氧阈值均正常[42]。运动肺活量测定提示肥胖患者在运动过程中存在呼气流速限制[43]。这可能是由于肥胖患者运动时呼气末肺容量异常降低[3]。无效腔通气量在休息时可能增加，但随着运动降低至正常范围[44]。

肥胖性呼吸困难

休息时呼吸困难可能见于肥胖患者，但尚不清楚这是否仅由肥胖引起[45]。然而，近80%的肥胖患者在用力时都会出现呼吸困难。例如，心脏舒张功能障碍、冠状动脉疾病、肺动脉高压和胃食管反流疾病等合并症都是导致这种现象的原因[46]。在Ofir等的一项研究中，与肥胖相关的呼吸力学并没有导致肥胖患者的呼吸困难[12,47]。肥胖患者呼吸频率增加，呼吸耗氧量随呼吸频率呈抛物线增长。这种呼吸耗氧量的增加可能是运动时呼吸困难的原因[48]。低肺容量时气道阻塞引起的流量感受器兴奋增加了呼吸困难的感觉[3,49]。病态肥胖患者的端坐与仰卧位的呼气流量与ERV的进一步减少有关[50]。

肥胖与气道阻塞性疾病

长期以来，肥胖一直被认为是阻塞性肺疾病(包括哮喘)的危险因素[51]。可能的原因包括低肺容量时气道口径较小、气道高反应性和深吸气时缺乏支气管保护作用[3]，但因果关系尚未明确。哮喘在肥胖者中可能被过度诊断，建议对诊断进行客观的认识，以避免遗漏呼吸困难的其他病因[10]。肥胖和COPD之间的相关性被认为是矛盾的。低BMI与COPD的死亡率增加有关，但当BMI根据肌肉质量进行调整时，这种相关性就会消失[52]。最大运动能力的低值是COPD死亡率的一个强预测因子。最大运动能力随BMI的增加而增加，但当BMI进入肥胖范围时最大运动能力下降。肥胖对COPD具有保护作用的观点还需进一步研究[3]。体重增加和气道阻塞会显著降低中度COPD患者的呼吸生活质量，这表明即使是适度的体重减轻也可能特别获益[53]。

术前风险评估与准备

在简短的术前评估中，麻醉医师必须识别高风险患者，制订围术期管理方案，并集中资源改善预后[54]。由于他们的合并症和生理状态的改变，正如前面所讨论的，许多肥胖者被划分为高风险级别。

近年来随着麻醉、新型微创、肺保留手术及术后管理等的进步，显著降低了胸外科手术的发病率和死亡率。然而，这些进步也扩大了被认为“可手术”的患者群体数量，并继续对麻醉医师提出挑战。15%~20%的患者存在呼吸系统合并症，如肺不张、肺炎和呼吸衰竭，预计死亡率为3%~4%[55]。麻醉医师还必须考虑推迟或避免肺癌患者潜在的手术治疗风险。

术前评估始于完整的病史和体格检查，以及来自多种通路的信息概要：电子病例、实验室结果、放射学影像、其他会诊记录，以及旨在评估特定个体围术期风险的测试[56]。

患者评估及体格检查

对接受手术的肥胖患者进行全面的评估，以评估功能耐受性、呼吸生活质量、呼吸困难的可能原因和食欲抑制药物的使用是非常重要的。气道评估应侧重于识别通气困难或插管困难或两者兼有的高风险患者，并包括回顾既往的气道管理记录。虽然BMI

升高伴或不伴 OSAS 并不是喉镜检查困难的预测因素[57,58],但患有 OSAS 的肥胖患者存在面罩通气困难的风险[59]。肥胖患者的气道管理在本书的其他章节讨论(见第 21 章)。临床检查应注意 OSAS、OHS、静脉通路困难和区域麻醉技术困难的临床特征。

讨论吸烟史和戒烟的好处对肥胖患者特别重要。胸外科手术患者术前戒烟超过 8 周,肺部并发症减少[60]。在手术前戒烟 12h 以上的患者中,碳氧血红蛋白浓度降低[61]。戒烟增加了相对氧分压,较高的伤口组织氧浓度与较好的伤口愈合和抗感染能力有关。这些在肥胖的促炎环境中尤其重要。在戒烟时间少于 8 周的吸烟者中痰量较多,是肺部并发症的独立危险因素[62]。然而,在肺切除手术前几周内戒烟并没有增加肺部并发症的风险[63]。

心血管疾病

吸烟与心血管疾病及肺癌之间的密切联系使得吸烟的胸部手术患者围术期心脏并发症的风险更高[64]。心脏病的体征和症状可能被肺部症状掩盖。美国心脏病学会/美国心脏协会的《非心脏手术围术期心血管评估指南》为胸外科患者提供了一种极好的评估方法[65]。第 13 章详细讨论了肥胖患者的心血管变化和心血管疾病的危险因素。冠状动脉旁路移植术和肺癌手术的联合已被认为增加了发病和死亡的风险[66]。一项研究表明,非体外循环冠状动脉旁路移植术联合肺癌手术不会增加风险,但需要进一步的研究来证明这一观察结果[67]。非肥胖者肺切除术后第 1 周心律失常的发生率为 30%~50%[68]。肥胖患者由于心肌肥厚和低氧血症、冠状动脉疾病、血浆儿茶酚胺分泌增加、传导系统脂肪浸润、OSAS 和肺动脉高压导致自然发生心律失常的风险更高[69]。仔细评估肥胖胸外科患者的这些易感因素将有助于制订降低术后心律失常发生的策略。

肾功能不全

虽然肥胖未被列为术后肾功能不全的危险因素,但肥胖患者合并症(如高血压和糖尿病)发病率的增加,以及肾脏结构的改变增加了围术期急性肾损伤(AKI)的风险[70-72]。高 BMI 与慢性肾病的发病率呈正相关[73]。此外,肥胖患者更有可能服用改变肾小球压力的药物,如肾素-血管紧张素-醛固酮调节剂,增加肾功能不全的可能性[74]。

慢性阻塞性肺疾病

COPD 与肥胖并存时被认为是一种全身性炎症过程[75]。COPD 的生理效应与肥胖有一些相似之处。严重 COPD 患者由于无法维持为克服低效肺力学所需的呼吸功增加而导致 CO_2 蓄积——类似于肥胖症。这些患者的 $PaCO_2$ 的进一步升高与氧补充有关,因为高吸入氧浓度(FiO_2)导致肺泡通气相对减少,并增加 V/Q 失调[76]。与正常患者相比,COPD 患者在睡眠时低氧血症频率更高、氧分压更低[54]——类似于 OHS,但 COPD 患者睡眠呼吸暂停综合征的发生率并没有增加。此外,在 COPD 相关的周期性低氧血症过程中,肥胖患者的浅快呼吸模式会恶化。COPD 患者睡眠时氧饱和度的下降与肺动脉压的增加有关,在合并肥胖的患者中情况更糟。在 COPD 患者中,右心室功能不全的比例高达 50%[54]。当 OSAS/OHS 患者的右心室劳损和肺血管阻力增加并存时,功能失调的右心室可能无法耐受突然增加的后负荷[77]。COPD 患者通常由于气流受限和气道阻力增加而出现呼气不完全期,称为自动 PEEP(内源性 PEEP)——类似于肥胖。在自主呼吸过程中,内源性 PEEP 在已经增加的呼气负荷的基础上增加了吸气负荷,类似于肥胖。在评估严重 COPD 的病态肥胖胸外科患者的肺功能时,应考虑所有这些呼吸生理学上的相似性。

肺功能评估

肥胖患者胸部 X 线图像质量不佳可能是由于 X 线穿透不足、散射辐射对比度不足、患者移动的伪影或图像接收器不能适应整个感兴趣区域[78]。胸部 X 线检查和超声检查是受肥胖影响最大的成像方式[79]。开胸前呼吸评估主要集中在 3 个领域:呼吸力学、肺实质功能和心肺相互作用[54]。

呼吸力学

所有肺切除患者都应进行术前基线肺活量测定[54]。对呼吸力学检测结果的解读应考虑肥胖患者呼吸生理的改变。接受肺切除术的肥胖患者的基线肺活量测定值尚未阐明。预测术后 FEV1(ppoFEV1)被认为是预测开胸术后呼吸系统并发症最有效的单一测试,其中,并发症风险分层:ppoFEV1>40%为低风险;ppoFEV1<30%为高风险[55]。

预测术后并发症的传统方法是应用这些绝对值

而非体重指数，因此，不太适用于肥胖的胸部手术患者。然而，已证明 ppoFEV1 和 FVC 随 BMI 的增加而成比例降低[80]。

肺实质功能

通常，PaO_2<60mmHg 和 $PaCO_2$>45mmHg 作为肺切除的临界值[54]。然而，DLCO 已经发展成为肺气体交换能力最有用的测试，因其测量肺泡-毛细血管床的总功能表面积。术后 DLCO 的计算方法与先前描述的 ppoFEV1 相似，低于 40%的值有更高的术后呼吸系统并发症风险[81]。同样，这些值与体重无关，在肥胖的受试者中必须谨慎考虑。

全国肺气肿治疗试验表明，ppoFEV1 或 DLCO<20%的患者围术期死亡率高得令人无法接受[82]。Pierce 等建议使用 ppoFEV1 与术后 DLCO 的乘积来预测术后结局，<1650 是预测手术死亡率的最佳指标[83]。

心肺相互作用

心肺运动试验是目前评价心肺功能的金标准，而最大耗氧量（VO_2max）仍被认为是预测开胸术预后最有用的指标[54]。简单的床旁试验，如 6min 步行测试，显示出与 VO_2max 极好的相关性，可以用于资源有限的环境。VO_2max<10mL/（kg·min）或预测值的 40%被认为是肺切除的绝对禁忌证。肥胖患者运动试验显示，肥胖患者和非肥胖患者在 ST 段异常或用力诱发心绞痛方面无差异，但在一些肥胖患者中显示出非常低的功能性能力和复杂的心律失常[84]。在有氧运动中，肥胖患者表现出摄入、输送和消耗额外氧气的能力下降[85]。右心室功能不全的程度与功能正常的肺血管床的数量成正比，可见于肺切除术后[86]。这可能会恶化合并右心室劳损和肺动脉高压的肥胖患者的病情，如 OHS。

肺功能分离试验

放射性核素灌注扫描和氧增强 MRI 是较新的技术，已取代解剖学计算的术后肺功能评估，并被认为在肥胖受试者中更准确[87,88]。任何术前 FEV1 或 DLCO<80%的患者都应考虑进行 V/Q 肺扫描。由于这项测试是在静止状态下进行的，而肺活量测定是一种强迫动作，因此，它在有呼气流量限制的肥胖患者中可能更可靠[54]。

接受肺癌化疗的患者可能表现出 DLCO 降低和肺活量改善。然而，化疗后 DLCO/VA 的降低与肺部并发症的风险增加相关[89]。这些测量值可能会因接受化疗的肥胖患者的体重变化而改变。

最终术前评估

这通常在手术前立即进行，重要的评估包括气道评估、建立监测、区域麻醉计划、肺隔离的技术和设备，以及评估 OLV 期间低氧血症的风险[54]。

术中注意事项

监测

胸外科手术患者的术前准备包括建立标准的美国麻醉医师协会监测和为特殊患者或手术放置有创监测。肥胖患者可能在这些步骤中的一个或多个方面具有挑战性。

胸外科手术需要放置至少一个大口径外周静脉导管，肥胖患者通常难以建立静脉通路，因为他们增厚的皮下组织使外周静脉更难触诊或观察[90,91]。超声检查和静脉探查可以成为肥胖儿童和成人患者的一种有价值的工具[92]。

胸外科手术有时需要中心静脉置管，尤其是对于全肺切除术和预期失血量较大的大肿瘤。解剖结构的改变，包括颈短和多余的软组织，使得在肥胖患者中放置中心静脉导管具有挑战性[93]。此外，标准长度的中心静脉导管在肥胖患者中可能过短[94]。肺动脉导管的使用可能对肺心病、严重肺动脉高压和肺移植患者更有价值。

如果预计 OLV 时间延长，有创动脉血压监测是必要的。由于振荡器-袖带法对无创血压的测量不准确，因此，肥胖患者更有可能需要动脉穿刺置管。前文讨论的周围静脉通路建立困难的注意事项同样适用潜在困难的动脉置管。连续无创动脉血压监测设备显示出最初的前景，但这些设备的精确度值得怀疑[95]。

皮下和心外膜脂肪增加可能会影响对心电图监测的分析。肥胖患者在心肌梗死[96]、复极异常、QRS 时限和 QT 间期[97]方面的假阳性率较高。

区域麻醉

胸段硬膜外镇痛（TEA）和胸段椎旁阻滞（TPVB）等区域麻醉技术在使患者更快、更顺利地康复方面发挥了显著作用。连续硬膜外和椎旁导管常在开胸手术前放置。这些技术将在本章后文介绍。

预充氧

呼吸较高的 FiO_2(接近 1)的技术使 FRC 脱氮并延长呼吸暂停时间(延迟至 SpO_2 达到 90%)。这在预期面罩通气/插管困难的肥胖患者中尤为重要。当需要肺隔离时,会额外增加复杂性,最常见的是通过放置双腔气管内导管(DLT)来实现。与非肥胖患者相比,肥胖患者的 FRC 降低、耗氧量增加及 DLCO 增加易使其快速发生低氧血症[98]。正压通气和最佳体位可增强肥胖患者的预氧合[98,99]。最佳体位选择包括患者直立端坐(25°)、头高足低或倾斜位置[100]。另一种延长呼吸暂停时间的技术是在喉镜检查过程中,通过 10F 导管在鼻咽部以 5L/min 被动地吹入氧气[101]。

麻醉诱导

关于诱导方案(标准静脉对快速顺序诱导)和插管技术(诱导后对清醒纤维支气管镜)的决定是在个案基础上做出的[102]。剂量考虑因素包括药物分布体积的改变、瘦体重作为总体重一部分的不均匀分布,以及所用药物的油/水溶解度[103]。在肥胖患者中,在同一药物的药代动力学曲线在不同时间可能发生变化,麻醉医师监测临床终点的谨慎性往往比经验给药方案产生更好的结果[104]。胃食管反流病的高发生率和较高的静息胃容量,增加了肥胖患者的误吸风险。尽管如此,仍不建议常规使用快速序列诱导[105]。

插管和肺隔离技术

与非肥胖患者相比,患有 OSAS 的肥胖患者咽部面积较小,限制了有效通气和确保气道安全所需的最佳视野[106]。而且,肥胖患者颈部活动度和张口受限[107]。肥胖本身并没有被证明是插管困难的预测因素。然而,肥胖的 OSAS 患者,Mallampati 评分较高、颈围较大、超声检查声带水平气管前软组织增加,插管更加困难[108,109]。刚性 DLT 的放置可能更具挑战性,尽管从未对此进行过研究或记录。

将患者置于"嗅探位",将胸部和肩膀抬高,可减轻气道结构的软组织压迫,提高肺储备,便于插管[110]。使用面罩带、口腔气道和替代气道装置,如视频喉镜和纤维支气管镜,有助于确保气道安全。在考虑肺隔离技术之前,管理的优先事项应该是安全地保护气道。当放置 DLT 时,由于导管对于较小的咽区体积增加或软组织造成轴的不对称导致插管困难时,应放置单腔管以确保气道安全并防止低氧血症[111]。

左侧 DLT 是最常用的肺隔离设备。适当的 DLT 尺寸(可行的最大尺寸)是根据解剖结构的人体测量和放射学测量来选择的。然而,对于困难气道、气管切开插管和单叶阻断的患者,建议使用支气管封堵器[111,112]。另一种技术是使用气道交换导管(至少长 83cm)将单腔气管导管更换为 DLT。DLT 使非通气肺更容易萎陷;然而,在临床实践中,DLT 或支气管封堵器没有明确的优越性[113]。肺隔离策略应根据插管的难易程度、手术类型、习惯的偏好和设备使用经验为患者定制。无论采用哪种肺隔离技术,除了临床确认外,还必须进行灵活的纤维支气管镜置入确认[114]。X 线片提供了明确的证据。一种新的确认肺隔离的方法是用床旁超声检查来寻找胸膜/肺运动。

一旦气道被固定,任何用于抬高头部的固定装置(如坡道)应在患者进行手术之前被移除。

体位

侧卧位是大多数胸科手术所必需的。将病态肥胖患者从仰卧位转移到侧卧位的特殊要求包括更多搬动患者的人员、更大的腋垫、更大的沙袋,以及更大重量支撑能力的手术室床。将患者固定在手术床上的安全带、沙袋和不可滑动的手术床垫都有助于防止患者无意中从手术床上跌落。在颈部较短的病态肥胖患者中,保证颈椎在侧卧位的中线位置是很困难的。臂丛神经损伤是与侧卧位相关的最常见的神经损伤,包括非依赖臂的拉伸损伤和依赖臂的压迫损伤。压疮和神经损伤在糖尿病肥胖患者中更有可能发生[115]。手臂的位置不应超过 90-90 的位置,即弯曲和外展应<90°。对侧臂上的脉搏监测仪(动脉血压和脉搏血氧饱和度)将有助于早期发现血管压迫。气道装置的最佳定位应在位置发生任何改变后经临床和支气管镜检查确认。在患者定位后,支气管封堵器比 DLT 移位的可能性更大,且更可能发生在肥胖患者中。

麻醉管理

液体管理

胸外科文献建议谨慎输液,以避免通气侧肺的分流和肺水肿。淋巴紊乱在"下肺综合征"中起作用。由于手术暴露困难，肥胖患者更有可能进行长时间手术。肥胖患者（与BMI正常相比）细胞内、细胞外和绝对全身含水量相对较少[116]。指数血容量（以mL/kg计的血容量）随体重增加而非线性降低[117]。最近的证据表明，限制性液体管理后肾功能障碍的发生率更高。因此，建议采用目标导向的液体治疗并维持液体平衡[118]。目标导向的液体治疗是可能的，尽管使用侧卧位和OLV[119]。这在身体水分组成和血管通透性改变的肥胖患者中尤其重要[120]。减重手术文献表明，在BMI较高和术中低血压的患者中，原发性AKI的发病率较高[121]。需要研究证实肥胖胸外科患者肾衰竭的发生率。

体温管理

在接受开胸手术的体表面积较大的肥胖患者中，体温管理可能很困难，热量损失严重，低温抑制缺氧性肺血管收缩，并可能导致OLV期间的低氧血症[122,123]。多种干预措施有助于维持肥胖患者的正常体温，包括提高手术室环境温度，使用多种强制空气加热装置，以及使用液体和气道回路加热器。积极使用主动体表加热装置，会增加肥胖患者围术期体温过低的概率，但目前文献尚无定论[124]。

单肺通气

OLV是大多数胸部手术的必要条件，对于肺功能异常及合并限制性肺生理学的肥胖患者来说具有挑战性。由于FRC降低、V/Q关系改变，以及氧-血红蛋白解离曲线改变，预期会出现相对的低氧血症[125]。OLV被公认为是术后肺部并发症和急性肺损伤的危险因素，近来已被归类为轻度急性呼吸窘迫综合征[126]。保护性OLV策略将减少急性肺损伤、进入ICU和住院时间[127]。已知的触发呼吸机相关肺损伤的机制，如暴露于非生理潮气量和正常FRC的损失，几乎总是存在于OLV期间。当这叠加到OLV驱动的氧化应激、低灌注导致的毛细血管剪切力，以及OLV结束时重新扩张手术肺的缺血再灌注损伤时，胸外科手术为术后肺部并发症的发生提供了一个完整的闭环[128]。肥胖患者由于其促炎性生理状态、血容量的再分布及向通气肺输送更高的潮气量，更有可能遭受以上一种及全部的后果。因此，需要进一步的研究来证明这些联系。

单肺通气期间的低氧血症

OLV应尽可能控制在较短的时间内，并使用保护性通气策略，如低FiO_2、最佳潮气量、使用PEEP、肺泡复张和低平台压[129]。OLV期间低氧血症的发生率显著下降至10%左右[130]。连续脉搏血氧饱和度测定可辅以间歇动脉血气分析，以确保正常氧合。OLV期间的低氧血症可以通过以下方法来处理。

- 在低容量通气策略中，对非通气侧肺给予持续气道正压（5~10cmH_2O）更有效，并被推荐作为第一项措施[131]。
- 通气侧肺的PEEP——在OLV中通气侧肺的PEEP可能会使其移动到压力-容量环低位拐点以上的一点（最佳的PEEP）；由此引起的肺血管阻力增加会增加分流和低氧血症风险[132]。
- 与外科医生合作，定期对非通气侧肺进行再通气。

其他方法包括调整麻醉机参数、持续向非通气肺吹入氧气、清除通气肺的分泌物，以及重新定位DLT以确保正确位置。肥胖患者更有可能进行技术上具有挑战性的解剖，并有可能在通气侧发生气胸。在排除通气肺吸气峰压升高和低氧血症时，应考虑这一鉴别诊断。

在胸科麻醉中，有时作为OLV的其他替代技术，如呼吸暂停氧合、高频正压通气和高频喷射通气，对于病态肥胖患者不太适用，因为其$PaCO_2$上升速度更快。

气管拔管

肺部手术后，自主呼吸优于正压通气，以改善V/Q、肺部洁净并减少支气管内缝合线的张力。在病态肥胖患者中，最佳的拔管体位是头高足低位或坐位，以增加FRC。一旦符合拔管标准，支气管套囊可放气，然后将DLT退回主气管，或将DLT更换为单腔导管。这2种操作都能减少气流阻力，促进拔管[133]。

肥胖患者术后很可能需要立即使用无创正压通气，若涉及上消化道吻合或大量分泌物的情况，必须与外科医生进行讨论。

手术结束后，根据需要从手术室转移到麻醉后监护室或ICU。

术后注意事项

肺切除术后并发症和术后 30 天住院死亡的危险因素包括：较高的美国麻醉医师协会分级、冠状动脉疾病、充血性心力衰竭、既往急性心肌梗死、糖尿病、脑血管病、慢性肾功能不全、低 FEV1、营养不良、术中失血量>4 个单位、右侧全肺切除术和在低血容量状态下进行的手术[134]。虽然肥胖不是一个独立的危险因素，但肥胖患者更有可能拥有几个独立危险因素。有趣的是，低 BMI（$<18.5kg/m^2$）明显与开胸手术后并发症增加有关，与非开胸手术的报道相似[135]。然而，我们不能证实"肥胖悖论"的现象，即肥胖人群的并发症较少，在第 22 章已经讨论。

苏醒

肥胖患者更有可能需要更高剂量的神经肌肉阻滞剂和阿片类药物，并且苏醒速度更慢。使用血气分配系数较低的吸入麻醉剂可能有助于更快地恢复，但这一观察结果的证据尚未明确[136]。在病态肥胖患者中使用短效药物将有助于缩短立即恢复时间（从手术结束到拔管的时间）。立即恢复时间较长的病态肥胖患者术后呼吸道并发症的风险增加[137]。在计算神经肌肉阻滞剂剂量和使用神经肌肉监测设备时需要仔细考虑。如果腕围>18cm[138]，监测设备可能无法实现 70mA 以上的尺神经超临界刺激。新的阻滞剂——舒更葡糖钠（Sugammadex）已被证明能加快达到 90%四联免疫应答率所需的时间[139]。然而，已有文献表明，在肥胖患者中使用舒更葡糖钠后出现再箭毒化[140]。在肥胖患者中使用合适剂量舒更葡糖钠的指南很少，因为研究对此推荐了不同的剂量[141]。

早期低氧血症和肺功能障碍

呼吸衰竭是胸部手术后最常见的发病原因。COPD 的肥胖患者术后即刻容易出现气道阻塞和再插管[142]。提倡早期拔管以预防肺气压伤和感染风险[143]。目前，尚无证据表明肥胖增加了肺裂伤等罕见并发症的风险。在麻醉后监护室或 ICU 观察患者缺氧（$PaO_2<60mmHg$）和呼吸性酸中毒（$PaCO_2>45mmHg$）。建议对肥胖患者进行连续脉搏血氧饱和度监测，因为间歇性的临床观察可能无法检测到明显的血氧饱和度下降期[144]。饱和度降低的发作可能持续 30min，仅通过吸氧是无法消除的[145,146]。在胸腔手术后至少第 2~3 天内应进行吸氧，直到重新恢复正常的睡眠模式[144]。保持半直立体位（30°~45°）和其他减少肺不张的措施，如激励性肺活量测定、胸部物理治疗和早期下床活动，与积极的疼痛控制同时进行，以防止低氧血症。使用胸段硬膜外麻醉可减少高危患者的肺部并发症[147]，包括病态肥胖患者。电视胸腔镜手术（VATS）与开胸手术相比，VATS 患者术后肺炎明显减少，胸管拔除更快，ICU 出院时间更早[148]。VATS 方案有助于减少病态肥胖患者术后呼吸系统并发症。

较高的 BMI 增加了肺移植术后原发性移植物功能障碍的危重患者发生急性呼吸窘迫综合征的风险[149,150]。动物研究表明，肥胖患者易患肺不张，因为潮气量通气非常接近压力-容量曲线的下拐点[151]。

对于术后插管的肥胖患者，应使用预测体重和急性呼吸窘迫综合征网络建议计算的机械通气设置。肥胖患者可能具有较高的基线胸膜压，这导致人们认为肥胖患者在高平台压和高跨肺压条件下因肺泡扩张引起容积伤的风险较低。然而，对这一观察结果的研究却很少[152]。肥胖长期以来被认为是长时间机械通气和拔管失败的独立危险因素；然而，这在一项分析中被证明是错误的[153]。

心血管并发症

室上性心律失常在肺切除术后很常见，标准肺切除术后发生率为 4%~25%，胸外肺切除术后为 27%~44%[134]。术后第 1~4 天是发病高峰期[134]。术后新发心房颤动在肥胖患者中更为常见[154]。BMI 每增加 1 个单位，心房颤动的风险就增加 4%[155]。发生心房颤动的非心胸外科患者的住院时间更长，死亡率更高，住院费用也更高[156]。降低接受胸腔手术的病态肥胖患者的心房颤动发生率的方案似乎是合理的。

较高的 BMI 与增加的右心室质量和适度降低的右心室射血分数相关，与其他心血管危险因素和左心室功能无关[157]。右心室结构和功能的改变，以及肺血管阻力的增加，在 OSAS 或 OHS 的肥胖患者中更为常见[158]。

急性心脏疝是肺切除术或任何涉及打开心包的胸部手术后的罕见并发症[159,160]。这是一种外科急症，肥胖患者并没有增加其发生率。

术后出血

胸部外科手术有可能导致大量出血，特别是那些包括广泛解剖和操作的手术[161]。肥胖没有被证明会增加心脏手术的出血风险，但缺乏与此相关的胸外科文献。肥胖患者更有可能使用药物预防血栓栓塞，应仔细权衡这些药物的益处和出血风险。胸管引流增加（>200mL/h）、低血压和心动过速可能是开胸术后出血的征象。在全肺切除术后空的半边胸腔有可能容纳大量血液（2~3L，约等于预期血量的 1/2），肥胖患者血量的增加会产生这种潜在的情况，在这种情况下，大量的失血可能未被检测到。

疼痛管理

在开胸手术后会出现剧烈的疼痛，并因持续的呼吸运动而加剧。它具有很大的影响：胸部束缚带的固定导致肺不张和呼吸衰竭，咳嗽困难导致分泌物清除不充分和肺炎，同侧肩痛，有时还会导致慢性疼痛，被称为开胸后疼痛综合征[162]。肥胖患者更有可能从 VATS 手术转为开胸手术，并成为术后急性疼痛管理的挑战。即使是胸腔镜下的切口也会导致明显的疼痛[162]。对于肥胖者，特别是 OHS 患者，强烈推荐使用阿片类药物的多模式镇痛方案。

胸段硬膜外麻醉（TEA）被认为是开胸术后疼痛管理的金标准。连续硬膜外镇痛降低肥胖患者腹部手术后的需氧量和左心室做功[163]。然而，在肥胖患者的胸腔手术中还缺乏此类研究。TEA 的失败率为 15%，在无可触及骨性标志的肥胖患者中可能更高[164]。在妊娠肥胖患者中，硬膜外腔的药物向头侧扩散已被证明与 BMI 相关[165]。TEA 的呼吸系统益处包括术后 FEV1 和 FVC 增加、咳嗽和分泌物的清除改善、呼吸系统发病率降低[166]。FRC–闭合容量关系不明显的肥胖患者可以从中获益良多，因为接受 TEA 的患者肺活量恢复更快[135]。在 TEA 中使用局部麻醉药可降低术后心律失常的发生率[167]；这对于更容易发生心律失常的肥胖患者来说非常有利。TEA 所提供的优越的疼痛控制，以及其阿片类药物节约效应，可以最大限度地减少静脉注射阿片类药物的不良反应，并改善术后患者的活动能力[168]。TEA 的严重并发症如硬膜外血肿和脓肿在肥胖患者中很少见。TEA 是目前首选的胸腔疼痛管理技术，强烈推荐用于肥胖的胸科手术患者。一些医生建议使用 TEA 进行胸腔肺叶切除术[169]。

随着超声引导在神经阻滞操作中的应用越来越多，TPVB 逐渐普及。多项研究将 TEA 与 TPVB 进行了比较，并证明在术后疼痛评分、肺功能或呼吸系统并发症方面没有差异[169,170]。2 种区域阻滞技术之间的轻微差异见表 12.1[164]。TPVB 似乎对于肥胖患者更有前景；然而，在推荐常规使用这项技术之前，需要对这一患者群体进行专项研究。

其他疼痛管理技术包括鞘内阿片类药物镇痛、肋间镇痛、胸膜内镇痛、冷冻镇痛和静脉注射镇痛药物[164]。缺乏对肥胖患者进行这些干预的研究，对肥胖患者使用静脉注射阿片类药物也存在很多问题。对于易发生肾损伤的肥胖患者，在肺切除手术中进行限制性液体管理时使用非甾体抗炎药可能比较复杂。小剂量氯胺酮、右美托咪定、加巴喷丁和普瑞巴林等镇痛辅助剂在肥胖患者开胸术后的疼痛管理中发挥着重要作用。

肾脏系统

肥胖是慢性肾病[171]和 AKI 的一个众所周知的危

表 12.1　胸段硬膜外镇痛与胸段椎旁阻滞的比较

		TEA	TPVB
报道的失败率		6%	10%~15%
风险	硬脑膜穿刺	高	低
	胸膜穿刺	低	高
发生率	低血压	高	低
	尿潴留	高	低
	恶心	高	低
其他考虑因素	加用阿片类药物的疗效	改进疼痛管理	无额外的疼痛获益
	麻醉医师操作时的舒适度	高	低

险因素，因其与合并症及肾小球滤过率增加有关。肥胖引起的腹内高压会导致肾功能障碍[172]。开胸术后肌酐升高与死亡率增加有关，而肥胖患者由于有肾功能障碍的倾向，更有可能出现较高的肌酐值[173-175]。在肥胖人群中，肌酐定义的 AKI 标准比尿量指数标准更适用[176]。常用于肾小球滤过率估算的方程在肥胖患者中可能不准确[177]；相反，建议使用慢性肾病流行病学合作方程[178]。

血栓栓塞风险与预防

肥胖患者患静脉血栓栓塞的风险增加，因为他们中的许多人既往就存在下肢静脉瘀滞[179,180]。其他可能增加围术期风险的因素包括肺癌的可能性、活动能力下降，以及因应激反应而增加的循环促凝剂。药物预防可能是不充分的，因为固定剂量方案可能使 BMI 较高的患者剂量不足；推荐给予以体重为基础的低分子量肝素[181]。在活动能力下降的患者中，肺栓塞是真正的风险，应尽一切努力缩短制动时间[182]。

感染风险

肥胖本身就增加了术后感染的风险[183]。这些感染包括皮肤和软组织感染、伤口裂开、呼吸道感染、泌尿系统感染及血流感染[184]。导致这种情况的因素包括组织灌注不足、肥胖的促炎状态、免疫功能障碍、抗生素剂量不足和糖尿病的高患病率[144]。肥胖患者患压疮的风险并不会增加，因为多余软组织的缓冲作用可抵消额外体重施加的压力[185]。若 BMI>30kg/m^2，导管相关感染和医院获得性肺炎的风险将增加 2 倍以上[186]。

营养

肥胖患者的营养目标是维持正常血糖，获得足够的营养以促进伤口愈合，并提高内源性脂肪的利用[144]。肥胖患者在术后可能更容易接受生活方式和饮食的改变。建议危重症肥胖患者补充具有高蛋白、低热量、维生素和微量元素的食物[187]。

早期动员和物理治疗

早期动员的加速康复方案越来越多地应用于胸外科手术。这些措施同样适用于肥胖患者，因为当呼吸系统并发症、下肢血栓和压疮的发生率和风险降低时，肥胖患者的恢复可能会更快。TEA 不应被认为是动员的禁忌证，应调整给药方案以避免运动阻滞[144]。

横纹肌溶解在病态肥胖患者中更为常见[135]。危险因素包括病态肥胖、男性、高血压、糖尿病、周围血管疾病，最重要的是非生理体位（如左侧卧位）的长时间手术。横纹肌溶解综合征的局部症状包括疼痛、肿胀、麻木或无力，这些症状可能会被 TEA 掩盖。一旦诊断横纹肌溶解综合征，应积极补水和利尿来预防 AKI[135]。

为了获得肥胖开胸患者最佳预后，基于强化康复方案的术后管理和不同团队的贡献是必要的。

关键点

- 肥胖患者肺活量测定可能有限制性或阻塞性模式，并且由于 ERV 降低而导致 FRC 降低。这有时会使 FRC 小于闭合容量，甚至在仰卧位时也是如此，并导致空气滞留。
- 肥胖与肺顺应性下降、阻力增加、呼吸功和 V/Q 不匹配有关。
- OHS 患者对 CO_2 的通气反应降低，这容易导致阿片类药物诱导的呼吸抑制。
- 肥胖患者的 VO_2 增加，使其在没有任何潜在肺部病变的情况下，在休息和劳累时都可能出现呼吸困难。
- 吸烟史和 OSAS 史在肥胖患者中尤为重要。
- 患有 COPD 的肥胖患者术后肺部并发症的风险非常高，应在术前使用精心策划的最佳方案。
- 在肥胖者中建立有创监测和区域麻醉可能具有挑战性。
- 与 BMI 正常的患者相比，肥胖患者 OLV 的建立并不困难。但肥胖患者在建立 OLV 时更容易出现低氧血症。
- 在拔管期间，患者头抬高，并采取措施防止肺不张。此外，许多肥胖患者将受益于拔管后立即给予无创正压通气或持续气道正压通气。
- 术后早期低氧血症在肥胖的开胸手术后患者中很常见。结合 TEA 或 TPVB 的多模式镇痛方案对疼痛进行良好的控制，并有助于降低术后发病率和缩短住院时间。
- 肥胖患者术后更有可能出现室上性心律失常，并将受益于心律失常预防方案。
- 基于特定机构方案的术后管理将有助于在肥胖患者的胸部手术后获得最佳预后。

病例报道

患者，女，60岁，身高150cm，体重124kg（BMI 55kg/m²）；吸烟史：45包-年；患有COPD、OSAS和非小细胞肺癌；右侧胸腔镜下肺叶切除术，备开胸手术。她服用芬特明/托吡酯的药物组合，用于治疗癫痫发作和减轻体重。

该患者如何评估及进行手术准备？

系统的术前评估应包括呼吸生活质量、功能能力的客观测量（如Duke活动状态指数）、气道评估、OSAS的严重程度、术前强化戒烟、激励性肺活量测定的教学、抗惊厥和药物管理（不要突然停止食欲抑制剂和抗惊厥药物）。应重点回顾肺部影像学检查、肺功能检查和心脏检查。与患者讨论肺隔离技术，以及可能的神经和区域麻醉技术将有助于减轻焦虑。

预计会有哪些呼吸生理的变化？

COPD合并肥胖被认为是一个全身炎症过程。CO_2潴留、呼吸功增加、浅快呼吸模式、周期性低氧血症可导致肺血管阻力增加和右心室功能不全。我们可以预期FRC和呼气储备容量下降，闭合容量与FRC比值较高。仰卧位时V/Q不匹配、氧-血红蛋白解离曲线的变化和相对低氧血症可导致呼吸暂停时间缩短。侧卧位OLV时，由于肺生理上的限制，V/Q不匹配和低氧血症恶化，以及高碳酸血症伴$PaCO_2$和呼气末CO_2浓度增加。此外，使用DLT或带有支气管封堵器的单腔导管并通过光学纤维证实来确保和维持肺隔离可能具有挑战性。

如何处理单肺通气期间的低氧血症？

最大限度地缩短OLV持续时间、保护性通气策略（如低FiO_2、最佳潮气量、使用PEEP、肺复张策略和低平台压等）将减少肺部损伤。非通气侧肺给予持续正压通气，通气侧肺给予最佳PEEP，以及对非通气侧肺定期扩张，有助于最大限度地减少低氧血症。如果不成功，可以尝试对非通气侧肺持续吹入氧气，清除通气侧肺的分泌物，并重新定位DLT以确保正确位置。在具有挑战性的解剖结构中，要警惕通气侧肺的气胸。

如何处理手术中和手术后的疼痛？

强烈推荐使用减少阿片类药物的多模式镇痛方案，尤其是存在OHS的情况。该方案包括使用区域麻醉、持续局部麻醉伤口浸润技术、非甾体抗炎药、对乙酰氨基酚和镇痛药（如氯胺酮、加巴喷丁和右美托咪啶）。如果转换为开胸手术，TEA将非常有益。TEA可以提供优越的疼痛控制、减少阿片类药物的使用、改善患者的活动能力、提高术后FEV1和FVC、改善咳嗽和清除分泌物，从而降低呼吸系统发病率。

预计会有哪些术后并发症？

呼吸衰竭是胸部手术后并发症的最常见原因。预计在术后初期会出现气道阻塞和可能的重新插管。建议至少在术后24~48h内持续进行脉搏血氧饱和度监测和吸氧。保持半直立体位、激励性肺活量测量、胸部物理治疗和早期下床活动可以减少肺不张的发生。新发的心房颤动、右心室功能不全和肺动脉高压是可以预见的。通过优化容量状态和避免使用肾毒性药物，可以预防术后肾功能障碍和肌酐升高。患者静脉血栓栓塞和术后感染的风险会增加。早期动员，优化抗凝血剂的使用，早期停止导管的使用，将会减少可预见并发症的风险，并加速患者的恢复。

（方亮 译　包晓航 审）

参考文献

1. American Cancer Society (US). Key Statistics for Lung Cancer. Atlanta: American Cancer Society (US). http://www.cancer.org/cancer/lungcancer-non-smallcell/detailedguide/non-small-cell-lung-cancer-key-statistics
2. St. Julien JB, Aldrich MC, Sheng S, et al. Obesity increases operating room time for lobectomy in the society of thoracic surgeons database. Annals of Thoracic Surgery. 2012;**94**(6):1841–47.
3. Parameswaran K, Todd DC, Soth M. Altered respiratory physiology in obesity. Canadian Respiratory Journal. 2006;**13**(4):203–10.
4. Pelosi P, Gregoretti C. Perioperative management of obese patients. Best Practice & Research. Clinical Anaesthesiology. 2010;**24**(2):211–25.
5. Caro CG, Butler J, Dubois AB. Some effects of restriction of chest cage expansion on pulmonary function in man: an experimental study. Journal of Clinical Investigation. 1960;**39**:573–83.
6. Cotes JE Chin DJ, Miller MR. Lung Function, Physiology, Measurement and Application in Medicine. Oxford: Blackwell; 2006.
7. Don HF, Wahba M, Cuadrado L, Kelkar K. The effects of anesthesia and 100% oxygen on the functional residual capacity of the lungs. Anesthesiology. 1970;**32**(6):521–29.
8. Ray CS, Sue DY, Bray G, Hansen JE, Wasserman K. Effects of obesity on respiratory function. American Review of Respiratory Disease. 1983;**128**(3):501–506.

9. Jones RL, Nzekwu MM. The effects of body mass index on lung volumes. Chest. 2006;**130**(3):827–33.
10. Sin DD, Jones RL, Man SF. Obesity is a risk factor for dyspnea but not for airflow obstruction. Archives of Internal Medicine. 2002;**162**(13):1477–81.
11. Schachter LM, Salome CM, Peat JK, Woolcock AJ. Obesity is a risk for asthma and wheeze but not airway hyperresponsiveness. Thorax. 2001;**56**(1):4–8.
12. Salome CM, King GG, Berend N. Physiology of obesity and effects on lung function. Journal of Applied Physiology (Bethesda, MD: 1985). 2010;**108**(1):206–11.
13. Biring MS, Lewis MI, Liu JT, Mohsenifar Z. Pulmonary physiologic changes of morbid obesity. American Journal of the Medical Sciences. 1999;**318**(5):293–97.
14. Naimark A, Cherniack RM. Compliance of the respiratory system and its components in health and obesity. Journal of Applied Physiology. 1960;**15**:377–82.
15. Pelosi P, Croci M, Ravagnan I, et al. The effects of body mass on lung volumes, respiratory mechanics, and gas exchange during general anesthesia. Anesthesia and Analgesia. 1998;**87**(3):654–60.
16. Sharp JT, Henry JP, Sweany SK, Meadows WR, Pietras RJ. Effects of mass loading the respiratory system in man. Journal of Applied Physiology. 1964;**19**:959–66.
17. Yap JC, Watson RA, Gilbey S, Pride NB. Effects of posture on respiratory mechanics in obesity. Journal of Applied Physiology (Bethesda, MD: 1985). 1995;**79**(4):1199–205.
18. Zerah F, Harf A, Perlemuter L, Lorino H, Lorino AM, Atlan G. Effects of obesity on respiratory resistance. Chest. 1993;**103**(5):1470–76.
19. Nicolacakis K, Skowronski ME, Coreno AJ, et al. Observations on the physiological interactions between obesity and asthma. Journal of Applied Physiology (Bethesda, MD: 1985). 2008;**105**(5):1533–41.
20. King GG, Brown NJ, Diba C, et al. The effects of body weight on airway calibre. European Respiratory Journal. 2005;**25**(5):896–901.
21. Watson RA, Pride NB. Postural changes in lung volumes and respiratory resistance in subjects with obesity. Journal of Applied Physiology (Bethesda, MD: 1985). 2005;**98**(2):512–17.
22. Inselman LS, Chander A, Spitzer AR. Diminished lung compliance and elevated surfactant lipids and proteins in nutritionally obese young rats. Lung. 2004;**182**(2):101–17.
23. Milic-Emili J, Torchio R, D'Angelo E. Closing volume: a reappraisal (1967+2007). European Journal of Applied Physiology. 2007;**99**(6):567–83.
24. Kress JP, Pohlman AS, Alverdy J, Hall JB. The impact of morbid obesity on oxygen cost of breathing (VO(2RESP)) at rest. American Journal of Respiratory and Critical Care Medicine. 1999;**160**(3):883–86.
25. Sood A. Altered resting and exercise respiratory physiology in obesity. Clinics in Chest Medicine. 2009;**30**(3):445–54, vii.
26. Lin CK, Lin CC. Work of breathing and respiratory drive in obesity. Respirology (Carlton, Vic.). 2012;**17**(3):402–11.
27. Nakata M, Saeki H, Yokoyama N, Kurita A, Takiyama W, Takashima S. Pulmonary function after lobectomy: video-assisted thoracic surgery versus thoracotomy. Annals of Thoracic Surgery. 2000;**70**(3):938–41.
28. Koenig SM. Pulmonary complications of obesity. American Journal of the Medical Sciences. 2001;**321**(4):249–79.
29. Sharp JT, Druz WS, Kondragunta VR. Diaphragmatic responses to body position changes in obese patients with obstructive sleep apnea. American Review of Respiratory Disease. 1986;**133**(1):32–37.
30. Chlif M, Keochkerian D, Choquet D, Vaidie A, Ahmaidi S. Effects of obesity on breathing pattern, ventilatory neural drive and mechanics. Respiratory Physiology & Neurobiology. 2009;**168**(3):198–202.
31. Holley HS, Milic-Emili J, Becklake MR, Bates DV. Regional distribution of pulmonary ventilation and perfusion in obesity. Journal of Clinical Investigation. 1967;**46**(4):475–81.
32. Hurewitz AN, Susskind H, Harold WH. Obesity alters regional ventilation in lateral decubitus position. Journal of Applied Physiology (Bethesda, MD: 1985). 1985;**59**(3):774–83.
33. Demedts M. Regional distribution of lung volumes and of gas inspired at residual volume: influence of age, body weight and posture. Bulletin Europeen de Physiopathologie Respiratoire. 1980;**16**(3):271–85.
34. Hedenstierna G, Santesson J, Norlander O. Airway closure and distribution of inspired gas in the extremely obese, breathing spontaneously and during anaesthesia with intermittent positive pressure ventilation. Acta Anaesthesiologica Scandinavica. 1976;**20**(4):334–42.
35. Hakala K, Mustajoki P, Aittomaki J, Sovijarvi AR. Effect of weight loss and body position on pulmonary function and gas exchange abnormalities in morbid obesity. International Journal of Obesity and Related Metabolic Disorders. 1995;**19**(5):343–46.
36. Thomas PS, Cowen ER, Hulands G, Milledge JS. Respiratory function in the morbidly obese before and after weight loss. Thorax. 1989;**44**(5):382–86.
37. Zwillich CW, Sutton FD, Pierson DJ, Greagh EM, Weil JV. Decreased hypoxic ventilatory drive in the obesity-hypoventilation syndrome. American Journal of Medicine. 1975;**59**(3):343–48.
38. Bady E, Achkar A, Pascal S, Orvoen-Frija E, Laaban JP. Pulmonary arterial hypertension in patients with sleep apnoea syndrome. Thorax. 2000;**55**(11):934–39.
39. Kay JM, Suyama KL, Keane PM. Effect of intermittent normoxia on muscularization of pulmonary arterioles induced by chronic hypoxia in rats. American Review of Respiratory Disease. 1981;**123**(4 Pt 1):454–58.
40. Hulens M, Vansant G, Claessens AL, Lysens R, Muls E. Predictors of 6-minute walk test results in lean, obese and morbidly obese women. Scandinavian Journal of Medicine & Science in Sports. 2003;**13**(2):98–105.
41. Dempsey JA, Reddan W, Balke B, Rankin J. Work capacity determinants and physiologic cost of weight-supported work in obesity. Journal of Applied Physiology. 1966;**21**(6):1815–20.
42. American Thoracic Society; American College of Chest Physicians. ATS/ACCP Statement on cardiopulmonary exercise testing. American Journal of Respiratory and Critical Care Medicine. 2003;**167**(2):211–77.
43. Johnson BD, Weisman IM, Zeballos RJ, Beck KC. Emerging concepts in the evaluation of ventilatory limitation during exercise: the exercise tidal flow-volume loop. Chest. 1999;**116**(2):488–503.
44. Dempsey JA, Reddan W, Rankin J, Balke B. Alveolar-arterial gas exchange during muscular work in obesity. Journal of Applied Physiology. 1966;**21**(6):1807–14.
45. Bai J, Peat JK, Berry G, Marks GB, Woolcock AJ. Questionnaire items that predict asthma and other respiratory conditions in adults. Chest. 1998;**114**(5):1343–48.
46. Bulpitt CJ, Palmer AJ, Battersby C, Fletcher AE. Association of symptoms of type 2 diabetic patients with severity of disease, obesity, and blood pressure. Diabetes Care. 1998;**21**(1):111–15.
47. Ofir D, Laveneziana P, Webb KA, O'Donnell DE. Ventilatory and perceptual responses to cycle exercise in obese women. Journal of Applied Physiology (Bethesda, MD: 1985). 2007;**102**(6):2217–26.
48. Luce JM. Respiratory complications of obesity. Chest. 1980;**78**(4):626–31.

49. Pankow W, Podszus T, Gutheil T, Penzel T, Peter J, Von Wichert P. Expiratory flow limitation and intrinsic positive end-expiratory pressure in obesity. Journal of Applied Physiology (Bethesda, MD: 1985). 1998;**85**(4):1236–43.
50. Ferretti A, Giampiccolo P, Cavalli A, Milic-Emili J, Tantucci C. Expiratory flow limitation and orthopnea in massively obese subjects. Chest. 2001;**119**(5):1401–408.
51. Chinn S. Obesity and asthma: evidence for and against a causal relation. Journal of Asthma. 2003;**40**(1):1–16.
52. Oga T, Nishimura K, Tsukino M, Sato S, Hajiro T. Analysis of the factors related to mortality in chronic obstructive pulmonary disease: role of exercise capacity and health status. American Journal of Respiratory and Critical Care Medicine. 2003;**167**(4):544–49.
53. Swinburn CR, Cooper BG, Mould H, Corris PA, Gibson GJ. Adverse effect of additional weight on exercise against gravity in patients with chronic obstructive airways disease. Thorax. 1989;**44**(9):716–20.
54. Slinger PD, Campos JH. Anesthesia for thoracic surgery. In: Miller RD, ed. Miller's Anesthesia. Vol 2. 7th ed. Philadelphia, PA: Churchill Livingstone; 2010:1819–82.
55. Slinger PD, Johnston MR. Preoperative assessment: an anesthesiologist's perspective. Thoracic Surgery Clinics. 2005;**15**(1):11–25.
56. American Society of Anesthesiologists Task Force on Preanesthesia Evaluation. Practice advisory for preanesthesia evaluation: a report by the American Society of Anesthesiologists Task Force on Preanesthesia Evaluation. Anesthesiology. 2002;**96**(2):485–96.
57. Ezri T, Medalion B, Weisenberg M, Szmuk P, Warters RD, Charuzi I. Increased body mass index per se is not a predictor of difficult laryngoscopy. Canadian Journal of Anaesthesia. 2003;**50**(2):179–83.
58. Neligan PJ, Porter S, Max B, Malhotra G, Greenblatt EP, Ochroch EA. Obstructive sleep apnea is not a risk factor for difficult intubation in morbidly obese patients. Anesthesia and Analgesia. 2009;**109**(4):1182–86.
59. Leoni A, Arlati S, Ghisi D, et al. Difficult mask ventilation in obese patients: analysis of predictive factors. Minerva Anestesiologica. 2014;**80**(2):149–57.
60. Vaporciyan AA, Merriman KW, Ece F, et al. Incidence of major pulmonary morbidity after pneumonectomy: association with timing of smoking cessation. Annals of Thoracic Surgery. 2002;**73**(2):420–25.
61. Akrawi W, Benumof JL. A pathophysiological basis for informed preoperative smoking cessation counseling. Journal of Cardiothoracic and Vascular Anesthesia. 1997;**11**(5):629–40.
62. Yamashita S, Yamaguchi H, Sakaguchi M, et al. Effect of smoking on intraoperative sputum and postoperative pulmonary complication in minor surgical patients. Respiratory Medicine. 2004;**98**(8):760–66.
63. Barrera R, Shi W, Amar D, et al. Smoking and timing of cessation: impact on pulmonary complications after thoracotomy. Chest. 2005;**127**(6):1977–83.
64. Bernstein WK, Deshpande S. Preoperative evaluation for thoracic surgery. Seminars in Cardiothoracic and Vascular Anesthesia. 2008;**12**(2):109–21.
65. Fleisher LA, Fleischmann KE, Auerbach AD, et al. 2014 ACC/AHA guideline on perioperative cardiovascular evaluation and management of patients undergoing noncardiac surgery: executive summary. Journal of Nuclear Cardiology. 2015;**22**(1):162–215.
66. Johnson JA, Landreneau RJ, Boley TM, et al. Should pulmonary lesions be resected at the time of open heart surgery? American Surgeon. 1996;**62**(4):300–303.
67. Dyszkiewicz W, Jemielity MM, Piwkowski CT, Perek B, Kasprzyk M. Simultaneous lung resection for cancer and myocardial revascularization without cardiopulmonary bypass (off-pump coronary artery bypass grafting). Annals of Thoracic Surgery. 2004;**77**(3):1023–27.
68. Ritchie AJ, Bowe P, Gibbons JR. Prophylactic digitalization for thoracotomy: a reassessment. Annals of Thoracic Surgery. 1990;**50**(1):86–88.
69. Shenkman Z, Shir Y, Brodsky JB. Perioperative management of the obese patient. British Journal of Anaesthesia. 1993;**70**(3):349–59.
70. Chagnac A, Weinstein T, Korzets A, Ramadan E, Hirsch J, Gafter U. Glomerular hemodynamics in severe obesity. American Journal of Physiology. Renal Physiology. 2000;**278**(5):F817–22.
71. Amann K, Benz K. Structural renal changes in obesity and diabetes. Seminars in Nephrology. 2013;**33**(1):23–33.
72. Kumar AB, Bridget Zimmerman M, Suneja M. Obesity and post-cardiopulmonary bypass-associated acute kidney injury: a single-center retrospective analysis. Journal of Cardiothoracic and Vascular Anesthesia. 2014;**28**(3):551–56.
73. Kramer HJ, Saranathan A, Luke A, et al. Increasing body mass index and obesity in the incident ESRD population. Journal of the American Society of Nephrology. 2006;**17**(5):1453–59.
74. Arora P, Rajagopalam S, Ranjan R, et al. Preoperative use of angiotensin-converting enzyme inhibitors/angiotensin receptor blockers is associated with increased risk for acute kidney injury after cardiovascular surgery. Clinical Journal of the American Society of Nephrology. 2008;**3**(5):1266–73.
75. Rodrigues F, Papoila AL, Ligeiro D, Gomes MJ, Trindade H. Acute exercise amplifies inflammation in obese patients with COPD. Revista portuguesa de pneumologia. 2016;**22**(6):315–22.
76. Simpson SQ. Oxygen-induced acute hypercapnia in chronic obstructive pulmonary disease: what's the problem? Critical Care Medicine. 2002;**30**(1):258–59.
77. Schulman DS, Matthay RA. The right ventricle in pulmonary disease. Cardiology Clinics. 1992;**10**(1):111–35.
78. Uppot RN, Sahani DV, Hahn PF, Gervais D, Mueller PR. Impact of obesity on medical imaging and image-guided intervention. American Journal of Roentgenology. 2007;**188**(2):433–40.
79. Reynolds A. Obesity and medical imaging challenges. Radiologic Technology. 2011;**82**(3):219–39.
80. von Ungern-Sternberg BS, Regli A, Reber A, Schneider MC. Effect of obesity and thoracic epidural analgesia on perioperative spirometry. British Journal of Anaesthesia. 2005;**94**(1):121–27.
81. Wang J, Olak J, Ferguson MK. Diffusing capacity predicts operative mortality but not long-term survival after resection for lung cancer. Journal of Thoracic and Cardiovascular Surgery. 1999;**117**(3):581–86; discussion 586–87.
82. Fishman A, Martinez F, Naunheim K, et al. A randomized trial comparing lung-volume-reduction surgery with medical therapy for severe emphysema. New England Journal of Medicine. 2003;**348**(21):2059–73.
83. Pierce RJ, Copland JM, Sharpe K, Barter CE. Preoperative risk evaluation for lung cancer resection: predicted postoperative product as a predictor of surgical mortality. American Journal of Respiratory and Critical Care Medicine. 1994;**150**(4):947–55.
84. Fornitano LD, Godoy MF. Exercise testing in individuals with morbid obesity. Obesity Surgery. 2010;**20**(5):583–88.
85. Arena R, Cahalin LP. Evaluation of cardiorespiratory fitness and respiratory muscle function in the obese population. Progress in Cardiovascular Diseases. 2014;**56**(4): 457–64.
86. Kaplan JA, Slinger PD, eds. Thoracic Anesthesia. 3rd ed. Philadelphia, PA: Churchill Livingstone; 2003.
87. Smulders SA, Smeenk FW, Janssen-Heijnen ML, Postmus

PE. Actual and predicted postoperative changes in lung function after pneumonectomy: a retrospective analysis. Chest. 2004;**125**(5):1735–41.

88. Ohno Y, Hatabu H, Higashino T, et al. Oxygen-enhanced MR imaging: correlation with postsurgical lung function in patients with lung cancer. Radiology. 2005;**236**(2):704–11.
89. Leo F, Solli P, Spaggiari L, et al. Respiratory function changes after chemotherapy: an additional risk for postoperative respiratory complications? Annals of Thoracic Surgery. 2004;77(1):260–65; discussion 265.
90. Lapostolle F, Catineau J, Garrigue B, et al. Prospective evaluation of peripheral venous access difficulty in emergency care. Intensive Care Medicine. 2007;**33**(8):1452–57.
91. Nafiu OO, Burke C, Cowan A, Tutuo N, Maclean S, Tremper KK. Comparing peripheral venous access between obese and normal weight children. Paediatric Anaesthesia. 2010;**20**(2):172–76.
92. Costantino TG, Parikh AK, Satz WA, Fojtik JP. Ultrasonography-guided peripheral intravenous access versus traditional approaches in patients with difficult intravenous access. Annals of Emergency Medicine. 2005;**46**(5):456–61.
93. Ottestad E, Schmiessing C, Brock-Utne JG, Kulkarni V, Parris D, Brodsky JB. Central venous access in obese patients: a potential complication. Anesthesia and Analgesia. 2006;**102**(4):1293–94.
94. Thompson EC, Wilkins HE, 3rd, Fox VJ, Fernandez LG. Insufficient length of pulmonary artery introducer in an obese patient. Archives of Surgery (Chicago, IL: 1960). 2004;**139**(7):794–96.
95. Kim SH, Lilot M, Sidhu KS, et al. Accuracy and precision of continuous noninvasive arterial pressure monitoring compared with invasive arterial pressure: a systematic review and meta-analysis. Anesthesiology. 2014;**120**(5):1080–97.
96. Starr JW, Wagner GS, Behar VS, Walston A, 2nd, Greenfield JC, Jr Vectorcardiographic criteria for the diagnosis of inferior myocardial infarction. Circulation. 1974;**49**(5):829–36.
97. Garcia-Labbe D, Ruka E, Bertrand OF, Voisine P, Costerousse O, Poirier P. Obesity and coronary artery disease: evaluation and treatment. Canadian Journal of Cardiology. 2015;**31**(2):184–94.
98. Jense HG, Dubin SA, Silverstein PI, O'Leary-Escolas U. Effect of obesity on safe duration of apnea in anesthetized humans. Anesthesia and Analgesia. 1991;**72**(1):89–93.
99. Bouroche G, Bourgain JL. Preoxygenation and general anesthesia: a review. Minerva Anestesiologica. 2015;**81**(8):910–20.
100. Cullen A, Ferguson A. Perioperative management of the severely obese patient: a selective pathophysiological review. Canadian Journal of Anaesthesia. 2012;**59**(10):974–96.
101. Baraka AS, Taha SK, Siddik-Sayyid SM, et al. Supplementation of pre-oxygenation in morbidly obese patients using nasopharyngeal oxygen insufflation. Anaesthesia. 2007;**62**(8):769–73.
102. Kristensen MS. Airway management and morbid obesity. European Journal of Anaesthesiology. 2010;**27**(11):923–27.
103. Ingrande J, Lemmens HJ. Dose adjustment of anaesthetics in the morbidly obese. British Journal of Anaesthesia. 2010;**105**(Suppl 1):i16–23.
104. Coetzee JF. Total intravenous anaesthesia to obese patients: largely guesswork? European Journal of Anaesthesiology. 2009;**26**(5):359–61.
105. Mahajan V, Hashmi J, Singh R, Samra T, Aneja S. Comparative evaluation of gastric pH and volume in morbidly obese and lean patients undergoing elective surgery and effect of aspiration prophylaxis. Journal of Clinical Anesthesia. 2015;**27**(5):396–400.
106. Busetto L, Enzi G, Inelmen EM, et al. Obstructive sleep apnea syndrome in morbid obesity: effects of intragastric balloon. Chest. 2005;**128**(2):618–23.
107. Malhotra A, Hillman D. Obesity and the lung: 3. Obesity, respiration and intensive care. Thorax. 2008;**63**(10):925–31.
108. Brodsky JB, Lemmens HJ, Brock-Utne JG, Vierra M, Saidman LJ. Morbid obesity and tracheal intubation. Anesthesia and Analgesia. 2002;**94**(3):732–36.
109. Ezri T, Gewurtz G, Sessler DI, et al. Prediction of difficult laryngoscopy in obese patients by ultrasound quantification of anterior neck soft tissue. Anaesthesia. 2003;**58**(11):1111–14.
110. Collins JS, Lemmens HJ, Brodsky JB, Brock-Utne JG, Levitan RM. Laryngoscopy and morbid obesity: a comparison of the 'sniff' and 'ramped' positions. Obesity Surgery. 2004;**14**(9):1171–75.
111. Campos JH. Lung isolation techniques for patients with difficult airway. Current Opinion in Anaesthesiology. 2010;**23**(1):12–17.
112. Campos JH. Lung isolation techniques. Anesthesiology Clinics of North America. 2001;**19**(3):455–74.
113. Campos JH. Which device should be considered the best for lung isolation: double-lumen endotracheal tube versus bronchial blockers. Current Opinion in Anaesthesiology. 2007;**20**(1):27–31.
114. de Bellis M, Accardo R, Di Maio M, et al. Is flexible bronchoscopy necessary to confirm the position of double-lumen tubes before thoracic surgery? European Journal of Cardio-Thoracic Surgery. 2011;**40**(4):912–16.
115. Adams JP, Murphy PG. Obesity in anaesthesia and intensive care. British Journal of Anaesthesia. 2000;**85**(1):91–108.
116. Petersen VP. Body composition and fluid compartments in normal, obese and underweight human subjects. Acta Medica Scandinavica. 1957;**158**(2):103–111.
117. Feldschuh J, Enson Y. Prediction of the normal blood volume. Relation of blood volume to body habitus. Circulation. 1977;**56**(4 Pt 1):605–12.
118. Assaad S, Popescu W, Perrino A. Fluid management in thoracic surgery. Current Opinion in Anaesthesiology. 2013;**26**(1):31–39.
119. Haas S, Eichhorn V, Hasbach T, et al. Goal-directed fluid therapy using stroke volume variation does not result in pulmonary fluid overload in thoracic surgery requiring one-lung ventilation. Critical Care Research and Practice. 2012;**2012**:687018.
120. Yuan SY, Breslin JW, Perrin R, et al. Microvascular permeability in diabetes and insulin resistance. Microcirculation (New York, NY: 1994). 2007;**14**(4–5):363–73.
121. Sharma SK, McCauley J, Cottam D, et al. Acute changes in renal function after laparoscopic gastric surgery for morbid obesity. Surgery for Obesity and Related Diseases. 2006;**2**(3):389–92.
122. Fan M, Wang DX, Zhu ZH. Alteration in hypoxic pulmonary vasoconstriction during hypothermia in dogs. Journal of Tongji Medical University. 1992;**12**(3):134–38.
123. Benumof JL, Wahrenbrock EA. Dependency of hypoxic pulmonary vasoconstriction on temperature. Journal of Applied Physiology: Respiratory, Environmental and Exercise Physiology. 1977;**42**(1):56–58.
124. Fernandes LA, Braz LG, Koga FA, et al. Comparison of peri-operative core temperature in obese and non-obese patients. Anaesthesia. 2012;**67**(12):1364–69.
125. Purohit A, Bhargava S, Mangal V, Parashar VK. Lung isolation, one-lung ventilation and hypoxaemia during lung isolation. Indian Journal of Anaesthesia. 2015;**59**(9):606–17.
126. Ranieri VM, Rubenfeld GD, Thompson BT, et al. Acute respiratory distress syndrome: the Berlin Definition. JAMA. 2012;**307**(23):2526–33.
127. Lohser J. Evidence-based management of one-lung ventilation. Anesthesiology Clinics. 2008;**26**(2):241–72, v.
128. 130. Lohser J, Slinger P. Lung injury after one-lung ventilation: a review of the pathophysiologic mechanisms affecting the

ventilated and the collapsed lung. Anesthesia and Analgesia. 2015;**121**(2):302–18.
129. Della Rocca G, Coccia C. Acute lung injury in thoracic surgery. Current Opinion in Anaesthesiology. 2013;**26**(1):40–46.
130. Ishikawa S, Lohser J. One-lung ventilation and arterial oxygenation. Current Opinion in Anaesthesiology. 2011;**24**(1):24–31.
131. Badner NH, Goure C, Bennett KE, Nicolaou G. Role of continuous positive airway pressure to the non-ventilated lung during one-lung ventilation with low tidal volumes. HSR Proceedings in Intensive Care & Cardiovascular Anesthesia. 2011;**3**(3):189–94.
132. Michelet P, Roch A, Brousse D, et al. Effects of PEEP on oxygenation and respiratory mechanics during one-lung ventilation. British Journal of Anaesthesia. 2005;**95**(2):267–73.
133. Lohser J, Kulkarni V, Brodsky JB. Anesthesia for thoracic surgery in morbidly obese patients. Current Opinion in Anaesthesiology. 2007;**20**(1):10–14.
134. Groth SS, Burt BM, Sugarbaker DJ. Management of complications after pneumonectomy. Thoracic Surgery Clinics. 2015;**25**(3):335–48.
135. Brodsky JB. Thoracic Anesthesia for Morbidly Obese Patients and Obese Patients with Obstructive Sleep Apnea. **Vol 1**. New York: Springer; 2011.
136. Liu FL, Cherng YG, Chen SY, et al. Postoperative recovery after anesthesia in morbidly obese patients: a systematic review and meta-analysis of randomized controlled trials. Canadian Journal of Anaesthesia. 2015;**62**(8):907–17.
137. Sudre EC, de Batista PR, Castiglia YM. Longer immediate recovery time after anesthesia increases risk of respiratory complications after laparotomy for bariatric surgery: a randomized clinical trial and a cohort study. Obesity Surgery. 2015;**25**(11):2205–12.
138. Nazar C, de la Cuadra JC, Munoz H. Neuromuscular blockade monitoring in obese patients: A-131. European Journal of Anaesthesiology. 2005;**22**(Suppl 34):36.
139. Gaszynski T, Szewczyk T, Gaszynski W. Randomized comparison of sugammadex and neostigmine for reversal of rocuronium-induced muscle relaxation in morbidly obese undergoing general anaesthesia. British Journal of Anaesthesia. 2012;**108**(2):236–39.
140. Le Corre F, Nejmeddine S, Fatahine C, Tayar C, Marty J, Plaud B. Recurarization after sugammadex reversal in an obese patient. Canadian Journal of Anaesthesia. 2011;**58**(10):944–47.
141. Van Lancker P, Dillemans B, Bogaert T, Mulier JP, De Kock M, Haspeslagh M. Ideal versus corrected body weight for dosage of sugammadex in morbidly obese patients. Anaesthesia. 2011;**66**(8):721–25.
142. Pedoto A. Lung physiology and obesity: anesthetic implications for thoracic procedures. Anesthesiology Research and Practice. 2012;**2012**:154208.
143. Morgan EG Mikhail M, Murray MJ. Anesthesia for Thoracic Surgery. **Vol 1**. 4th ed. New York: McGraw-Hill; 2006.
144. Cullen A, Ferguson A. Perioperative management of the severely obese patient: a selective pathophysiological review. Canadian Journal of Anaesthesia. 2012;**59**(10):974–96.
145. Ahmad S, Nagle A, McCarthy RJ, Fitzgerald PC, Sullivan JT, Prystowsky J. Postoperative hypoxemia in morbidly obese patients with and without obstructive sleep apnea undergoing laparoscopic bariatric surgery. Anesthesia and Analgesia. 2008;**107**(1):138–43.
146. Gallagher SF, Haines KL, Osterlund LG, Mullen M, Downs JB. Postoperative hypoxemia: common, undetected, and unsuspected after bariatric surgery. Journal of Surgical Research. 2010;**159**(2):622–26.
147. Licker MJ, Widikker I, Robert J, et al. Operative mortality and respiratory complications after lung resection for cancer: impact of chronic obstructive pulmonary disease and time trends. Annals of Thoracic Surgery. 2006;**81**(5):1830–37.
148. Whitson BA, Andrade RS, Boettcher A, et al. Video-assisted thoracoscopic surgery is more favorable than thoracotomy for resection of clinical stage I non-small cell lung cancer. Annals of Thoracic Surgery. 2007;**83**(6):1965–70.
149. Gong MN, Bajwa EK, Thompson BT, Christiani DC. Body mass index is associated with the development of acute respiratory distress syndrome. Thorax. 2010;**65**(1):44–50.
150. Lederer DJ, Kawut SM, Wickersham N, et al. Obesity and primary graft dysfunction after lung transplantation: the Lung Transplant Outcomes Group Obesity Study. American Journal of Respiratory and Critical Care Medicine. 2011;**184**(9):1055–61.
151. Muscedere JG, Mullen JB, Gan K, Slutsky AS. Tidal ventilation at low airway pressures can augment lung injury. American Journal of Respiratory and Critical Care Medicine. 1994;**149**(5):1327–34.
152. Ventilation with lower tidal volumes as compared with traditional tidal volumes for acute lung injury and the acute respiratory distress syndrome. The Acute Respiratory Distress Syndrome Network. New England Journal of Medicine. 2000;**342**(18):1301–308.
153. O'Brien JM, Jr, Philips GS, Ali NA, Aberegg SK, Marsh CB, Lemeshow S. The association between body mass index, processes of care, and outcomes from mechanical ventilation: a prospective cohort study. Critical Care Medicine. 2012;**40**(5):1456–63.
154. Wang TJ, Parise H, Levy D, et al. Obesity and the risk of new-onset atrial fibrillation. JAMA. 2004;**292**(20):2471–77.
155. Wong CY, O'Moore-Sullivan T, Leano R, Hukins C, Jenkins C, Marwick TH. Association of subclinical right ventricular dysfunction with obesity. Journal of the American College of Cardiology. 2006;**47**(3):611–16.
156. Vaporciyan AA, Correa AM, Rice DC, et al. Risk factors associated with atrial fibrillation after noncardiac thoracic surgery: analysis of 2588 patients. Journal of Thoracic and Cardiovascular Surgery. 2004;**127**(3):779–86.
157. Chahal H, McClelland RL, Tandri H, et al. Obesity and right ventricular structure and function: the MESA-Right Ventricle Study. Chest. 2012;**141**(2):388–95.
158. Nakatsuka M. Pulmonary vascular resistance and right ventricular function in morbid obesity in relation to gastric bypass surgery. Journal of Clinical Anesthesia. 1996;**8**(3):205–209.
159. Rippey JC, Rao S, Fatovich D. Blunt traumatic rupture of the pericardium with cardiac herniation. CJEM. 2004;**6**(2):126–29.
160. Baisi A, Cioffi U, Nosotti M, De Simone M, Rosso L, Santambrogio L. Intrapericardial left pneumonectomy after induction chemotherapy: the risk of cardiac herniation. Journal of Thoracic and Cardiovascular Surgery. 2002;**123**(6):1206–207.
161. Thomas M, Shen KR. Coagulopathy and anticoagulation during thoracic surgery. Thoracic Surgery Clinics. 2015;**25**(3):309–23.
162. Gerner P. Postthoracotomy pain management problems. Anesthesiology Clinics. 2008;**26**(2):355–67, vii.
163. Gelman S, Laws HL, Potzick J, Strong S, Smith L, Erdemir H. Thoracic epidural vs balanced anesthesia in morbid obesity: an intraoperative and postoperative hemodynamic study. Anesthesia and Analgesia. 1980;**59**(12):902–908.
164. Elmore B, Nguyen V, Blank R, Yount K, Lau C. Pain management following thoracic surgery. Thoracic Surgery

Clinics. 2015;**25**(4):393–409.
165. Hodgkinson R, Husain FJ. Obesity, gravity, and spread of epidural anesthesia. Anesthesia and Analgesia. 1981;**60**(6):421–24.
166. Bauer C, Hentz JG, Ducrocq X, et al. Lung function after lobectomy: a randomized, double-blinded trial comparing thoracic epidural ropivacaine/sufentanil and intravenous morphine for patient-controlled analgesia. Anesthesia and Analgesia. 2007;**105**(1):238–44.
167. Oka T, Ozawa Y, Ohkubo Y. Thoracic epidural bupivacaine attenuates supraventricular tachyarrhythmias after pulmonary resection. Anesthesia and Analgesia. 2001;**93**(2):253–59.
168. Ali M, Winter DC, Hanly AM, O'Hagan C, Keaveny J, Broe P. Prospective, randomized, controlled trial of thoracic epidural or patient-controlled opiate analgesia on perioperative quality of life. British Journal of Anaesthesia. 2010;**104**(3):292–97.
169. Joshi GP, Bonnet F, Shah R, et al. A systematic review of randomized trials evaluating regional techniques for postthoracotomy analgesia. Anesthesia and Analgesia. 2008;**107**(3):1026–40.
170. Kotze A, Scally A, Howell S. Efficacy and safety of different techniques of paravertebral block for analgesia after thoracotomy: a systematic review and metaregression. British Journal of Anaesthesia. 2009;**103**(5):626–36.
171. Kramer HJ, Saranathan A, Luke A, et al. Increasing body mass index and obesity in the incident ESRD population. Journal of the American Society of Nephrology. 2006;**17**(5):1453–59.
172. Kim IB, Prowle J, Baldwin I, Bellomo R. Incidence, risk factors and outcome associations of intra-abdominal hypertension in critically ill patients. Anaesthesia and Intensive Care. 2012;**40**(1):79–89.
173. Chagnac A, Weinstein T, Korzets A, Ramadan E, Hirsch J, Gafter U. Glomerular hemodynamics in severe obesity. American Journal of Physiology. Renal Physiology. 2000;**278**(5):F817–22.
174. Amann K, Benz K. Structural renal changes in obesity and diabetes. Seminars in Nephrology. 2013;**33**(1):23–33.
175. Kumar AB, Bridget Zimmerman M, Suneja M. Obesity and post-cardiopulmonary bypass-associated acute kidney injury: a single-center retrospective analysis. Journal of Cardiothoracic and Vascular Anesthesia. 2014;**28**(3):551–56.
176. Soto GJ, Frank AJ, Christiani DC, Gong MN. Body mass index and acute kidney injury in the acute respiratory distress syndrome. Critical Care Medicine. 2012;**40**(9):2601–608.
177. Cirillo M, Anastasio P, De Santo NG. Relationship of gender, age, and body mass index to errors in predicted kidney function. Nephrology, Dialysis, Transplantation. 2005;**20**(9):1791–98.
178. Stevens LA, Schmid CH, Greene T, et al. Comparative performance of the CKD Epidemiology Collaboration (CKD-EPI) and the Modification of Diet in Renal Disease (MDRD) Study equations for estimating GFR levels above 60 mL/min/1.73 m2. American Journal of Kidney Diseases. 2010;**56**(3):486–95.
179. Rocha AT, de Vasconcellos AG, da Luz Neto ER, Araujo DM, Alves ES, Lopes AA. Risk of venous thromboembolism and efficacy of thromboprophylaxis in hospitalized obese medical patients and in obese patients undergoing bariatric surgery. Obesity Surgery. 2006;**16**(12):1645–55.
180. Eichinger S, Hron G, Bialonczyk C, et al. Overweight, obesity, and the risk of recurrent venous thromboembolism. Archives of Internal Medicine. 2008;**168**(15):1678–83.
181. Garcia DA, Baglin TP, Weitz JI, Samama MM. Parenteral anticoagulants: Antithrombotic Therapy and Prevention of Thrombosis, 9th ed: American College of Chest Physicians Evidence-Based Clinical Practice Guidelines. Chest. 2012;**141**(2 Suppl):e24S–43S.
182. World Health Organization. Obesity: Preventing and Managing the Global Epidemic. Report of a WHO consultation (World Health Organization technical report series 894). Geneva: World Health Organization; 2000.
183. Falagas ME, Kompoti M. Obesity and infection. Lancet. Infectious diseases. 2006;**6**(7):438–46.
184. Huttunen R, Syrjanen J. Obesity and the risk and outcome of infection. International Journal of Obesity (2005). 2013;**37**(3):333–40.
185. Compher C, Kinosian BP, Ratcliffe SJ, Baumgarten M. Obesity reduces the risk of pressure ulcers in elderly hospitalized patients. Journals of Gerontology. Series A, Biological Sciences and Medical Sciences. 2007;**62**(11):1310–12.
186. Bochicchio GV, Joshi M, Bochicchio K, Nehman S, Tracy JK, Scalea TM. Impact of obesity in the critically ill trauma patient: a prospective study. Journal of the American College of Surgeons. 2006;**203**(4):533–38.
187. Kaafarani HM, Shikora SA. Nutritional support of the obese and critically ill obese patient. Surgical Clinics of North America. 2011;**91**(4):837–55, viii–ix.

第13章

肥胖患者的心脏手术

Deepu S. Ushakumari, Kelly A. Machovec

引言

肥胖是一种可预防的疾病，随着其发病率不断上升，已影响世界13%的成年人口。WHO和NIH的NHLBI认为肥胖是一种流行病[1,2]，甚至达到大流行程度[3]。肥胖的分类有几种方案。胸外科医师协会遵循美国代谢和减重外科学会的指南，使用BMI进行分类[4-6]（表13.1）。BMI是最常用和最有效的衡量人群肥胖水平的指标[7]。最近的一项国家健康和营养调查评估显示，美国20岁以上成年人的肥胖患病率为35%[8]。

心脏手术患者人口结构的变化反映了普通人群的肥胖情况。虽然不知道心脏手术患者肥胖的具体患病率，但肥胖是心血管疾病的独立危险因素[9]，不仅增加了心脏合并症的风险，还导致需要心脏手术患者的肥胖可能性增加[9]。在一项中心性肥胖患者行2型糖尿病旁路血管成形术血管重建研究（BARI 2D）试验的队列研究中，已证明BMI和腰围与动脉粥样硬化血栓形成风险的增加独立相关[10]。糖尿病、高血压和高脂血症等常见合并症，以及肥胖引起的全身性炎症对心脏外科手术，尤其对于需要体外循环（CPB）的手术护理提出了挑战。与其他并发症无关，糖尿病和冠状动脉疾病患者的生活质量因肥胖而显著降低[11]。

表13.1 肥胖的BMI分类

类别	BMI（kg/m²）
正常体重	18.9~24.9
超重	25~29.9
肥胖	≥30
第Ⅰ类	30~34.9
第Ⅱ类	35~39.9
第Ⅲ类	≥40

所有肥胖患者（BMI>30kg/m²）的代谢风险特征并不一致。“代谢正常的肥胖”指没有血脂异常、高血压、全身炎症和胰岛素抵抗，这一模糊和令人费解的概念反映了这种差异。尽管没有表现出相关的疾病，但仍存在争议[12]，这些患者发生心脏事件的风险可能仍在增加[12,13]。

麻醉医师管理肥胖心脏病患者所面临的困难包括所有手术过程中常见的挑战：潜在的通气或插管困难、误吸风险增加、药代动力学改变及定位困难。心胸外科手术所特有的考虑因素包括血管通路建立困难、插管部位定位困难、泵流量改变、微创心脏手术中的肺隔离困难、手术时间延长、术后心律失常及胸骨伤口感染[14,15]。CPB和阻断时间延长可能会增加术后即刻并发症的发生率（框13.1）。瓣膜置换和修复术（开

框13.1 肥胖患者心脏手术的特殊考虑因素

- 合并症多
- 误吸风险增加
- 困难气道及安全的呼吸暂停时间较短
- 血管通路建立困难
- 插管部位困难
- CPB泵流量机制改变
- CPB和阻断时间延长
- 术后心律失常和伤口感染增加
- 围术期全程血糖控制不佳

放、微创或经皮)可能由于入路困难而具有挑战性,患者人工瓣膜不匹配和死亡率增加使这一问题更加复杂[16,17]。本章回顾了肥胖患者心脏手术的围术期准备、术中管理、术后注意事项和相关结论。

术前准备

肥胖患者因心绞痛、心肌梗死、心力衰竭和心血管疾病猝死的风险较高,因此,可能会进行心脏介入和手术治疗[5,18]。来自 Framingham 心脏研究所的数据表明,超重和肥胖患者患高血压、高胆固醇(甘油三酯升高和高密度脂蛋白降低)和糖尿病的风险增加[19]。虽然肥胖必须存在 20 年才能成为动脉粥样硬化性疾病的独立危险因素[20],但年轻人的肥胖加速了这一过程,导致更复杂的冠状动脉病变[21]。肥胖是早期发生非 ST 段抬高型心肌梗死的明确危险因素,肥胖患者发生急性冠状动脉事件的时间比正常体重者早 4~12 年[22]。内脏脂肪组织水平在肥胖患者心血管风险中起着关键作用,因此,必须结合 BMI、腰围和腰臀比来评估过度肥胖的风险[20,23]。此外,肥胖患者不仅在术前表现出更高的血小板反应性,还有可能对阿司匹林和氯吡格雷这 2 种最常见的抗血栓形成药物产生耐药性。抗血小板治疗抵抗的机制包括胰岛素抵抗、细胞内钙增加和氧化应激[24-26]。

术前评估应从完整的病史和体格检查开始,评估肥胖的代谢原因和结果,并特别关注肥胖患者的合并症情况(框 13.2)。肥胖患者的主观病史资料,如劳力性呼吸困难或端坐呼吸,以及体格检查发现的外周水肿,并不一定表明其来源于心脏。肥胖患者可能有久坐的习惯,稍微活动就会出现呼吸困难,使得功能性体能评估不可靠。事实上,除了心肺功能限制外,运动能力与 BMI 呈负相关[27]。应评估包括高血压、高脂血症、糖尿病和胃食管反流在内的心脏合并症情况。所有药物均应该审核,并评估药物方案的一致性。

框 13.2 与肥胖相关的合并症

- 糖尿病
- 冠状动脉疾病
- 高血压
- 高胆固醇血症
- 哮喘
- 阻塞性睡眠呼吸暂停
- 肥胖低通气综合征
- 骨关节炎

肥胖患者在进行心脏手术前,可能已有重要的诊断评估。皮下和心外膜脂肪可能影响心电图(ECG)结果。肥胖患者在心肌梗死、复极异常、QRS 时限和 QT 间期方面的假阳性率较高[20,28]。某些心电图结果与体重有关:体重每增加 10%,心率预计增加 0.76 次/分,PR 间期增加 0.5ms,电轴向左偏移 1.8°[20]。传统心电图诊断左心室肥厚(LVH)的标准会导致对 LVH 的低估。Cornell 电压标准中 aVL 导联的 R 波和 V3 导联的 S 波在男性>28mm 或女性>20mm 时对诊断肥胖患者的 LVH 特异性更高[29],尽管最近的数据表明这也是不完善的[30]。

脂肪组织过多限制了超声心动图的评估;由于回声相似,心外膜脂肪可能表现为心包液,使积液的诊断复杂化[31,33]。有趣的是,心外膜脂肪反映了内脏脂肪的含量[34,35]。LVH 在肥胖患者中很常见,一系列病例研究表明其发病率为 20%~85%[36]。偏心性肥厚比向心性肥厚更常见,提示慢性容量超负荷的影响[36]。由于血容量增加对每搏功和心输出量的影响,单纯 BMI 升高可导致 LVH[37]。一些研究表明,在无高血压的情况下,压力超负荷可导致向心性肥厚的发生率增加[38,39]。此外,Framingham 心脏研究所的研究显示,肥胖与左心室重量有关,即使在控制高血压的情况下,高 BMI 也与左心室壁厚度和心室大小的增加有关[40]。超声心动图可能显示射血分数不变,但舒张功能受损[38]。心脏 MRI 可以替代超声心动图来评估心脏结构问题和功能[41,42],尽管现代机器的承重极限增加了 152kg[20],但这项技术仍受限于患者对机器的适应性。

心脏负荷试验的挑战是前面列出的心电图和超声心动图局限性的延伸。总体而言,糟糕的身体条件和高发的骨关节炎患病率降低了肥胖患者在运动测试中得到令人满意结果的能力。肥胖患者由于耗氧量增加,心肺储备降低[44],许多患者甚至无法达到根据年龄预测的最大心率,导致无法得到运动负荷试验的有效结果[20]。一项对无症状肥胖者的研究显示,与正常体重者相比,他们在运动能力达峰值时心率有降低的趋势,心率恢复速度减慢,计时指数降低[45]。这些信息可能有预后意义:在一系列接受减重手术的超级肥胖患者中发现，那些无法达到至少 15.8mL/(kg·min)的峰值氧消耗患者的并发症发生率增加[46]。

然而，负荷超声心动图试验（运动或多巴酚丁胺）对于病态肥胖患者冠状动脉疾病的检测很敏感[47]，但患者可能需要更多的造影剂且声窗欠佳[48]。一项针对减重手术患者队列的研究表明，经食管多巴酚丁胺负荷超声心动图无缺血表现与围术期的低发病风险相关[49]。

在病态肥胖患者中，包括单光子发射计算机断层扫描（SPECT）在内的核成像受到衰减伪影的限制。尽管使用司他比锝和衰减协议方案提高了这项技术的实用性，异常的胸部几何形状仍会导致灌注缺陷被遗漏或错误出现[50]。SPECT 心肌灌注成像成功预测了肥胖患者心血管疾病的长期结局，因为在进行试验后数年的随访队列中，成像正常的患者比成像异常的患者生存率更高[51]。正电子发射断层扫描（PET）心肌灌注显像与 SPECT 相比，由于使用半衰期更短的放射性核素如铷，使患者暴露在更少的辐射下[52]。PET 能够更好地衰减软组织，并提供冠状动脉循环信息，包括每克心脏组织每分钟的血流量[52]。最近对铷 PET 心肌灌注成像的评价证实了这项技术是预测肥胖患者心源性死亡的有效工具。PET 心肌灌注成像正常的肥胖患者在 2 年的随访期内心源性死亡率非常低[53]。

肥胖患者的心脏血管造影评估是一项特殊的挑战。一项对成人心导管实验室的调查显示，血管造影床的最大重量限制为 250kg[54]。然而，即使患者满足了血管造影床的重量限制，正确定位以获得高质量的图像仍是一项挑战。对于超级肥胖患者，建议将其放置在垂直于成像设备的担架上，以便胸部成像更容易进行[55]。尽管血管超声设备可能有助于有创压力导管或鞘管置入，但无论是股动脉还是桡动脉入路都可能是一个挑战[56]。

来自 CathPCI 注册中心的数据表明，ST 段抬高型心肌梗死后接受经皮血运重建的肥胖患者死亡率增加；这项研究还揭示了肥胖患者适量肝素指导意见的难题[57]。另一项对于接受经皮心脏血管重建术的肥胖患者的调查研究显示，重度肥胖与造影剂所致肾病、需透析的肾病和增加血管并发症的发生率之间存在联系[58]。有趣的是，“肥胖悖论”（参见“心脏外科和心脏病学的结果”）也会影响经皮介入治疗，BMI 较低的患者在 PCI 术后的发病率高于 BMI>30kg/m^2 的患者，但 BMI>35kg/m^2 的患者并发症发生率最高[59,60]。关于经皮心脏介入治疗，肥胖患者药物洗脱支架的早期研究表明，肥胖与支架内血栓形成的高发生率有关，但这可能是由于氯吡格雷剂量不足所造成的[61]。随后对肥胖患者进行的药物洗脱支架的研究证实了其安全性[62,63]。

肥胖患者血管穿刺置管困难，使心导管置入术复杂化。过多的皮下脂肪可能会妨碍血管的可视化和（或）触诊。法国麻醉和重症监护学会于 2015 年发布了《超声引导下成人血管穿刺指南》[64]。虽然该小组仅发现在外周动脉（即桡动脉）置管中使用超声的微弱证据，但他们的研究结果表明，如果预期有置管困难，则应使用超声，因其在第一次尝试时提供了更高的成功概率并产生的血肿更少。然而，他们基于一项 Meta 分析发现了强有力的证据，表明应该放弃这一里程碑式的技术，转而采用超声引导下的颈内静脉置管技术[64]。事实上，与正常体重的人相比，肥胖患者的颈内静脉和颈动脉重叠更多，颈部均处于中间位置，尤其是旋转 60°时，实际上这是中心静脉通路的位置[65]。因此，利用超声进行中心静脉置管有助于静脉定位，并降低颈动脉穿刺和其他穿刺相关并发症的风险[66]。有趣的是，超声可能不会改善锁骨下静脉置管；即使在超声引导下，肥胖患者锁骨下静脉也很难定位，因此，除非医生经验丰富，否则不应尝试置管[67]。超声引导对于既往有血管置管行起搏器放置或建立血流动力学通路的患者有额外的获益。在穿刺前用超声检查目标血管可以评估血管的大小、位置和通畅性。

在肥胖患者甚至正常体重患者身上置入肺动脉导管（PAC）仍有争议。由于缺乏发病率或死亡率改善的证据，近年来，心脏外科手术中常规 PAC 的使用有所减少。Cochrane 回顾了 13 项是否行 PAC 的危重患者的结局研究，发现其在 ICU 停留时间或住院时间上没有差异，组间死亡率也没有差异[66]。也有评论称这篇综述并不能代表心脏手术患者。最近一项对该人群数据库的回顾性分析发现，即使调整了合并症后，接受心脏手术的 PAC 患者也会出现死亡率升高、呼吸机使用时间增加及住院时间延长[68]。一项对英国重症监护患者使用 PAC 的经济学评价表明，将 PAC 从常规临床使用中剔除可以降低成本[69]。

然而只要收集的数据正确应用于特定的患者，PAC 可以提供有关血流动力学和休克状态的信息[70]。

如果适当利用这些信息，PAC可以管理复杂的心脏和血流动力学变化。然而，审核PAC使用的研究缺乏通用方案和管理策略，使观察结果难以在人群中应用[69]。而PAC提供的信息尤其有利于肥胖患者。肥胖患者的慢性炎症，即使对于没有日间缺氧的患者也可能增加肺静脉阻力[71]，这一信息可应用于围术期治疗。肥胖人群中的前瞻性数据对于评估该队列中PAC的疗效是必需的。

术中管理

体外循环前：麻醉诱导与气道管理

全身麻醉诱导前应使用达到ASA标准的监护仪。在患者进入手术室之前，在专门设计的术前隔间中，可以在最低程度镇静或无镇静的情况下建立血管通路和侵入性监测。这样可以有效利用在手术室的时间，降低导管放置期间血流动力学不稳定的概率，并能够获得关于心输出量和动脉血气的即时信息，以便在诱导前建立基线值。也可以选择在手术室内麻醉诱导后建立通路，需要在完全麻醉、患者体位固定、无菌的环境中置管，并使用经食管超声心动图（TOE）来确定导管的位置。当初级麻醉医师放置导管，置入有创监测通路时需要其他人员来监测和维持血流动力学。两种方法都可用于肥胖患者；但医师的实践之间存在相当大的差异。最佳方法是在对手术室流程干扰最小的情况下，最大限度地利用手术室时间。通常在麻醉诱导后放置额外的监测器械，包括核心温度探头、导尿管和TOE。脑血氧饱和度和脑电双频指数监测仪也是可选的。它们的使用在各个机构之间差异很大，尚没有证据支持或反对将其应用于肥胖患者。

在诱导和插管过程中，肥胖相关的心脏和呼吸生理学变化，使维持血流动力学稳定和防止血压剧烈波动变得更加困难。重要的是避免缺氧、高碳酸血症和交感神经过度兴奋。肥胖导致肺功能的生理性变化，特别是FRC的下降，缩短了呼吸暂停期间建立气道的安全时间。诱导前有效的预给氧至关重要。患者直立（坐位、头高足低位或斜坡位）可改善预给氧效果[65]且不影响血流动力学[72,73]。最佳策略是允许清醒患者通过面罩进行深呼吸，使用5~10cmH_2O CPAP增加FRC，或使用7~10cmH_2O的双相气道正压通气，使其压力>7cmH_2O PEEP[74-76]。这使得有潜在气道管理问题的肥胖患者能维持更长时间的氧合。在麻醉诱导过程中使用PEEP被认为是增加非缺氧性窒息时间的一种机制[77]，但这一发现未在随后的研究中得到复制[78]。对于心肌氧供需比较低的患者，尤其是对不能耐受缺氧或高碳酸血症引起的肺血管阻力（PVR）增加的右心室功能不全患者，预防缺氧是至关重要的。

全身麻醉诱导后需要立即进行有效的气道管理。虽然BMI升高伴或不伴OSA不是困难气道的预测因素[79,80]，但患有OSA的肥胖患者有面罩通气困难的风险[81]。此外，尽管胃排空时间正常，但肥胖与胃食管反流疾病的发病率和较高的静息胃容量有关，这增加了误吸的风险[82]。尽管如此，并不特别推荐常规使用琥珀胆碱和快速序贯插管。有趣的是，与普通手术相比，心脏外科手术喉镜视野暴露不良的发生率更高，而与是否肥胖无关[83]。如果根据临床病史和检查预期会出现困难气道，应立即使用视频喉镜和其他先进的气道设备，因为它们可能会挽救心脏灌注不足、安全呼吸暂停时间短的病态肥胖患者的生命。病态肥胖患者并不需要较大尺寸的气管导管，最近一项对气管大小的影像学评估显示，BMI和气道管径之间成反比，这可能是由增加的脂肪组织对气管的物理影响[84]所致。

肥胖患者的诱导尤须特别考虑，药物的选择取决于医生的偏好、心脏的病理生理情况、手术计划及预期的拔管时间。但是，必须重视每种药物基于体重发生的分布容积和剂量的改变。病态肥胖患者体重的增长是脂肪量和瘦体重共同增加造成的；然而，随着肥胖的增加，LBW与TBW的比值下降[85]。有几个公式可以根据TBW计算LBW和IBW[65]。麻醉诱导时应根据LBW给予丙泊酚和依托咪酯等镇静催眠药；丙泊酚的维持剂量应按照TBW给药[86]。芬太尼、舒芬太尼和瑞芬太尼应按照LBW给药，以避免呼吸和血流动力学的不良影响；目前并没有肥胖患者使用阿芬太尼剂量的数据。非去极化神经肌肉阻滞药物（维库溴铵、罗库溴铵、顺式阿曲库铵、阿曲库铵）应按照IBW给药，因为TBW会延长作用时间[86]。泮库溴铵应按照IBW给药，但考虑到肥胖患者需要比非肥胖者高得多的剂量来维持神经肌肉阻滞，这种药物可能不是肥胖患者的首选药物[87]。与非去极化神经肌肉阻滞药物不同，琥珀胆碱应按照TBW给药，而不是按照IBW或LBW，因为病态肥胖患者的假胆碱酯酶水平和细胞外液量较高[88]（表13.2）。用于预防手术部位感染的抗生素应按照TBW给药。许多机构已经采用剂量方案来解决病态肥胖患者抗生素需求的增加。根据外科护理改进项目（SCIP）指南的要求，抗生素应在适当的时间内记录（框13.3）。

定位

肥胖患者心脏手术的定位是很困难的。需要能够支撑更高重量的专用手术床。大多数开胸心脏手术都是在仰卧位下进行的，双臂在两侧收拢，有时还需要外延一部分。肩胛骨的轴性转动可能有助于暴露前胸。气道固定后，应去除插管时用的任何楔形或倾斜物体，因为长时间的斜坡位会增加周围神经损伤的风险。仰卧位与"肥胖仰卧死亡综合征"有关，这种现象据称是由内源性PEEP和腹腔对胸部外源性压迫所致。这些因素导致小气道塌陷、呼吸功增加、低氧血症、前负荷增加，并使已衰竭心脏的心输出量减少[89,90]。有报道称，在病态肥胖患者中也有类似于妊娠子宫对下腔静脉压迫的情况。长时间的仰卧位手术可能会导致液体从下肢转移到包括颈部在内的身体其他区域，使颈围增加[91]，如果计划术后立即拔管，应考虑这一点。糖尿病肥胖患者更容易出现压疮和神经损伤[92]；体外循环期间的低温和灌注减少可加重压力性损伤。需要注意的是，肥胖患者在手术中发生尺神经损伤的风险高于正常体重患者[93]。一旦患者处于最终体位，应检查所有受力点并适当填塞，检查所有静脉和动脉导管是否通畅。可以使用无创血压监测来确认动脉波形衰减情况。但是由于很难找到尺寸合适的袖带绑于上肢，使无创血压测量变得困难[94]。

从插管到CPB开始这段时间的特点是手术刺激水平变化很大。在此期间麻醉医师负责维持血流动力学稳定。病态肥胖患者的血管敏感性改变、体循环和肺循环压力升高导致的心室形态学改变均使血流动力学变化更明显。术前TOE通常在此期间进行，以证实早期评估的结果，这对经胸超声心动图窗口欠佳和经胸图像不佳的肥胖患者特别有用。本章之前已讨论了关于病态肥胖患者TOE的具体问题。旁路手术前的时间还包括获取血管导管（包括隐静脉和乳内动脉），这在肥胖患者中可能十分耗时。

维持药物的选择基于机构和个人偏好。最常用的是卤代吸入麻醉剂、阿片类药物和中效肌松药。任何

框13.3 SCIP指南对肥胖的重要性

10项SCIP措施中有7项适用于围术期：

1.在手术切皮前1h内预防性使用抗生素

2.根据国家指南和机构方案选择抗生素

3.心脏手术结束后48h内停止使用抗生素，其他手术在手术结束后24h内停止使用

4.根据《围术期登记注册护士协会指南》进行适当的脱毛

5.维持血糖稳定，特别是术后晨间样本

6.至少在术后第2天拔除导尿管

7.术前良好的体温管理

Data from Fry, Donald E., Surgical site infections and the Surgical Care Improvement Project (SCIP): evolution of national quality measures. Surgical Infections, 9(6): 578–584, 2008.

表13.2 常用麻醉药：剂量和重要注意事项

药物	负荷剂量	维持剂量	注意事项
异丙酚	1~2.5mg/kg	15~100μg/(kg·min)	快速推注-心肺抑制
依托咪酯	0.3~0.6mg/kg	不推荐	肾上腺抑制
咪达唑仑	0.02~0.05mg/kg	0.5~3mg/h	老年人群谵妄增加
芬太尼	1~5μg/kg	50~300μg/h	输注快速耐受
舒芬太尼	1~2μg/kg	0.3~1.5μg/(kg·h)	长时间镇静
吗啡	0.05~0.1mg/kg	PCA 0.02mg/(kg·10min)	肾衰竭代谢产物
氢吗啡酮	0.005~0.01mg/kg	PCA 0.002mg/(kg·10min)	
右美托咪定	0.5~1μg/kg >20min	0.2~0.7μg/(kg·h)	快速输注时心动过缓、高血压

吸入性药物都可以使用。地氟醚具有降低亲脂性和溶解度的优点，但并没有研究明确表明，使用地氟醚代替七氟醚或异氟醚，病态肥胖患者的觉醒或苏醒速度更快[86]。在心脏手术中，氧化亚氮并非绝对禁忌，尽管基线PVR升高和二尖瓣狭窄的患者在临床上使用氧化亚氮会显著增加PVR[95]。在诊断或未诊断PVR升高和右心室压力升高的肥胖心脏手术患者中使用氧化亚氮时应谨慎。在通气策略方面，已经证明减重手术中使用高PEEP并定期肺复张或增加肺活量比单独应用PEEP更能改善氧合[96,97]。然而，这种操作所产生的血流动力学变化（特别是右心室前负荷降低和PVR增加，可导致低血压），以及肺扩张干扰手术视野，使得这些策略在心脏麻醉中的作用较小。有趣的是，在容量负荷充足的病态肥胖患者中，肺复张和高PEEP可能不会显著改变血流动力学[98]。

体外循环（CPB）

关于CPB方面的注意事项，见框13.4。

抗凝管理

CPB开始前充分的抗凝是必要的。肝素是最常用的抗凝剂，初始剂量为300~400IU/kg。这种剂量策略基于肝素代谢对于瘦组织和脂肪组织是相同的假设[99]。然而，在肥胖患者中，脂肪组织的灌注比瘦组织少；根据TBW使用这种标准的剂量策略可导致约25%的肥胖患者肝素过量[100,101]。使用LBW代替TBW作为肝素负荷剂量降低了输血率及肝素和鱼精蛋白相关不良事件的发生率[20,102]。根据预测的血肝素浓度计算肝素剂量的专用设备被证明比单独监测凝血时间更有效，可抑制凝血系统的激活和由CPB诱导的炎症反应[103]。然而，一项对近4000例心脏手术患者的回顾性研究显示，这些患者使用血肝素浓度的检测设备不能准确地预测体外循环前肝素的剂量需求[104]。这项研究的作者认为，在使用这些设备管理抗凝治疗时，血容量的估计错误是一个潜在的错误来源。进一步的前瞻性分析，特别对于肥胖患者是必要的。尽管各机构抗凝管理制度存在差异，体外循环开始前给予肝素使活化凝血时间>480s的传统策略仍然是许多机构的标准做法。

框13.4 体外循环注意事项

体外循环前检查表

- 抗凝情况
- 麻醉药物
- 泵流体力学流动良好，无空气
- 输注——血管活性药物和其他药物

体外循环期间

- 射血停止/全流量时麻醉呼吸机待机状态
- 必要时额外追加肌肉松弛剂/阿片类药物/镇静剂
- 监测平均动脉压
- 经过处理的脑电图监测仪和脑血氧监测仪
- 通过CPB使用麻醉药物
- 血糖/动脉血气/血红蛋白监测

肥胖患者的停机问题

- 由于循环容量增加而复温缓慢
- 长时间转机的并发症——出血、心肌功能障碍
- 血糖控制
- 血管麻痹综合征
- 心房颤动增多

体外循环的插管与维护

充分抗凝后即可开始动脉和静脉插管。由于肥胖患者体外循环流量需求增加，应仔细考虑插管的尺寸。组织灌注最佳的最小安全泵流量取决于BSA、低温程度、pH值状态、氧气输送和消耗的平衡、麻醉深度和神经肌肉阻滞程度。然而，由于每个患者的缺血耐受性不同，“安全”的泵流量差异很大。在CPB开始时，灌注医师根据BSA和预期温度确定初始流速[105]。低流量时器官低灌注的风险必须与高流量时空气栓塞和全身炎症反应的风险相平衡[106]。BSA的流速为2.2~2.5L/（min·m^2），接近于体温和血细胞比容正常的麻醉患者的心脏指数[107]。使用BSA计算流速基于每平方米体重具有相同代谢率的假设，而不考虑组织成分[99]。但BSA与代谢率之间并不呈线性关系；瘦组织（如肌肉）是代谢率的主要决定因素。在肥胖患者中，脂肪对体重的贡献比瘦组织或肌肉更大，基于BSA的计算可能会高估代谢率。此外，脂肪细胞灌注可能不均匀，因为血管增加与脂肪细胞增生并不同时发生[108]。50例BMI>30kg/m^{2}的患者的小型队列研究结果表明，与基于TBW计算CPB流速相比，基于理想BSA计算CPB流速，围术期更少发生并发症和输血[109]。然而，更大规模的研究还没有证实这一说法。病态肥胖患者深低温停循环期间CPB的管理尤其具有挑战

性。放血阶段需要大容量静脉储血器来收集大量的循环血液。此外,标准CPB不能用于维持病态肥胖患者灌注所需的极高的CPB流速(当使用TBW计算时)[110]。最后,在复温阶段,由于分布容积增加,可能需要额外剂量的肌肉松弛剂或镇静催眠剂。CPB时的麻醉维持通常是通过CPB回路给予吸入性麻醉剂来实现的。

在CABG过程中,病态肥胖患者更容易发生心肌保护不良,导致急性缺血和再灌注损伤。心肌保护不良是围术期心肌梗死增加的一个可能机制[111]。有趣的是,尽管病态肥胖患者手术难度大,并可能出现过度肝素化,但肥胖患者术中输血的概率比正常体重者低[101,112]。

心脏旁路手术中需要特别注意维持良好的血糖。糖尿病是肥胖患者常见的并发症。体外循环引起的全身炎症反应和肥胖导致的炎性介质的综合作用使肥胖患者维持正常血糖非常困难[113]。波特兰糖尿病项目组在对近5000例行心脏手术的患者,术中静脉注射胰岛素维持正常血糖的影响这一项前瞻性非随机研究中发现,高血糖是CABG术后死亡的一个独立危险因素[114]。严格控制血糖可以降低心脏直视手术后胸骨伤口感染的发生率[115]。胰岛素治疗也被发现能有效降低术后房性心律失常的发生率[116]。

体外循环后

CPB停机前需要麻醉医师、外科医生和灌注医师之间进行明确沟通达成共识。准备停机的要求包括体温正常、存在灌注心律、充分通气、优化心脏功能、纠正酸碱失衡和纠正凝血障碍(在适用的情况下)[117]。像"CVP"这样的助记法已经使用了几十年[118]。最近,模拟培训已被证明可以提高医生在CPB脱机中的表现[119]。

TOE是体外循环时极为重要的仪器。TOE可用于评估瓣膜的完整性、心肌灌注情况、空气存在与否及实时心脏功能成像。熟练使用TOE可以快速识别现有病情,并实施目标导向的治疗决策[117]。与体外循环相关问题的详细解释超出了本文讨论范围,读者可参考文献中可用的算法[120]。虽然病态肥胖患者与正常体重患者旁路分流的步骤没有差异,但肥胖心脏手术患者存在特殊的问题。如前所述,考虑到循环容量过多可能会减缓复温过程,由于巨大的体重导致手术暴露困难可能会延长体外循环和阻断时间,血糖控制可能会更加困难。

此外,肥胖患者发生血管麻痹综合征的风险增加,使其可能更难脱机。去甲肾上腺素抵抗性血管麻痹的危险因素包括长期使用血管紧张素受体阻滞剂或钙离子通道阻滞剂、既往存在心力衰竭、糖尿病、长时间CPB、残余低体温;肥胖患者很可能至少含有这些因素之一。初步认为血管麻痹的机制是炎症介质的过度表达和内皮功能障碍[120]。病态肥胖患者由于其生理原因而处于促炎状态,更易造成血管麻痹。将桡动脉测量的血压与主动脉根部压力相关联,对体外循环时间延长和血管麻痹的病例可能有帮助。

最后,在与CPB分离时,必须识别肥胖引起的心肌改变,包括LVH和PVR增加并伴随右心室功能障碍。肥胖者肺动脉高压发生率高于正常体重者;肺动脉高压是心脏手术后死亡率增加的独立危险因素[121]。体外循环可使肺动脉高压急性加重并加速右心室衰竭。鉴于这些挑战,在与CPB分离时,一名熟练掌握TOE的麻醉医师非常重要。

成功终止CPB后,麻醉医师必须保持警惕,因为心律失常、肺部并发症和心血管失代偿可能随时发生。代谢紊乱和凝血障碍较为常见,必须积极治疗。除了前面提到的例外情况,没有证据表明肥胖患者体外循环后的并发症有任何不同。

病态肥胖患者由于皮下组织增加,放置胸腔导管和关胸可能更耗时。胸腔关闭后,根据机构流程,患者被运送至ICU。大多数患者在ICU转运和恢复期间仍使用插管和镇静剂,但在手术室拔管可降低长期和短期的发病率及缩短住院时间,改善患者结局[122]。事实上,早期拔管的心脏病患者的快速通道管理缩短了住院时间,降低了费用。肥胖不是快速通道管理失败的预测因素[123]。

术后管理

转运至ICU是一个关键时间点,可能发生血流动力学变化及气道支持系统、有创导管或血管活性药物输注意外断开的情况。麻醉医师应携带急救药物和气道设备,根据需要注射血管升压药或强心剂。插管患者在运输过程中应给予镇静。到达ICU时,如果没有可靠的连续监测系统使转运监护仪平稳过渡至ICU监护仪,建议将监护仪串联断开。机构为患者量身定制的护理转移记录单或方案将确保准确、全面的沟通和护理的连续性。术后即刻需要注意几种可能的并发症，包括低心输出量综合征（LCOS）、心律失常、肾功能不全、认知功能障碍、呼吸衰竭和术后出血。

低心输出量综合征

LCOS 的部分原因是心肌缺血-灌注损伤，造成心肌能量缺乏，心肌无法利用外源性能量底物[124,125]。LCOS 的诊断标准包括心脏指数<2.4L/(min·m²)、乳酸水平升高、尿量<0.5mL/(kg·h)持续 1h 以上、混合静脉血氧饱和度降低。最初的治疗策略是支持性措施，包括给予强心剂、血管升压药或降低后负荷，以及优化心肌氧供需比例。既往存在的舒张功能障碍与 CPB 脱机困难及 ICU 中血管升压药用量增加有关[126]。虽然肥胖本身并不是 LCOS 的独立危险因素，但肥胖患者比 BMI 正常的患者更有可能存在这些危险因素。主动脉瓣术后 LCOS 的术前独立预测因素与合并肾衰竭的 CABG 相同[127]。令人惊讶的是，二尖瓣手术后 LCOS 的独立预测因素是相同的，包括 BSA<1.7m²、二尖瓣病理性缺血和 CPB 时间[128]。CABG 术后 LCOS 的术前独立预测因素包括左心室功能不全（左心室射血分数<20%）、心源性休克、急诊手术、再次 CABG 手术、早期手术和女性患者[129,130]。术前肾功能不全的肥胖患者发生 LCOS 和术后心肌梗死的风险增加[131]。

心律失常

心脏手术后最常见的心律失常是心房颤动[术后心房颤动（POAF）]。尽管在治疗方面取得了进展，但仍有 20%~40%的心脏手术患者发生 POAF。POAF 与发病率和死亡率增加有关，包括脑卒中、室性心律失常、术后心肌梗死、充血性心力衰竭、肾衰竭、强心剂用量、机械循环支持装置需求、住院时间延长和费用增加[132]。

Wang 及其同事最初报道称 BMI 升高是心房颤动的一个独立危险因素[133]。这项前瞻性观察性队列研究的结果表明，肥胖患者的心房颤动是由左心房增大所致。随后的研究调查了心脏手术后的这种关联；2 项 Meta 分析报道了相互矛盾的结果。2008 年，Wanahita 等[134]报道称肥胖与 POAF 风险增加无关。值得注意的是，这项 Meta 分析涉及既往存在心房颤动的患者。2013 年，Hernandez 等[14]发表了一项排除术前心房颤动患者后的 Meta 分析，结果显示，肥胖患者的 POAF 发生率高于非肥胖患者。在年龄<50 岁的患者中，代谢综合征、腰围增加和 C 反应蛋白水平升高都是心房颤动的危险因素[135,136]。此外，患有 OSA 的肥胖患者可能具有其他非心脏机制的 POAF。阻塞气道的气管负压是 OSA 猪模型中迷走神经介导的心房颤动易感性增加的机制[137]。其他心律失常，包括缓慢性心律失常和室性心律失常，均未显示在肥胖人群中增加。

肾功能不全

肥胖患者合并症（如高血压和糖尿病）的患病率增加，加上肾脏结构改变，增加了围术期 AKI 的风险[138-140]。高 BMI 与慢性肾脏疾病也呈正相关[141]。合并肥胖和术前肾功能不全增加了术后不良结局的风险，包括术后心肌梗死、LCOS、脑卒中、术后慢性肾衰竭、呼吸机依赖、胸骨伤口感染和初次 CABG 手术后住院天数增加[131]。一项对猪的研究表明，肥胖、高脂肪饮食可以保护动物免受 CABG 术后 AKI 的影响，但尚未在人类身上复制或证实[142]。此外，肥胖患者更有可能服用影响肾素-血管紧张素-醛固酮系统的药物，其本身与术后 AKI 发病率的增加有关；由这些药物引起的肾小球压力变化是一个可能的致病因素[143]。可惜的是，由于研究肥胖和术后 AKI 的设计和终点各不相同，尽管有证据表明肥胖和术后 AKI 之间存在关联，但没有证据表明存在因果关系。

中枢神经系统功能障碍

一项心脏术后脑损伤的前瞻性多中心研究发现，在接受冠状动脉血运重建的心脏手术患者中，超过 1/6 的患者发生神经系统功能障碍的风险增加[144]。尽管在此项研究中肥胖并非中枢神经系统功能障碍的独立危险因素，但围术期心律失常、未控制的高血压和 CPB 后 LCOS 都是出院时新发认知功能障碍或持续癫痫发作的危险因素[144]。肥胖患者更有可能有其中一个或多个危险因素。这个问题对临床疗效和经济情况都有直接和长期影响。一项神经学研究小组的研究发现，CABG 术后认知功能减退的发生率为 53%，其中 5 年发生率为 42%。作者得出结论，早期中枢神经系统功能障碍预示了长期的认知结果[145]。神经保护的干预措施可能是有益的，包括主动脉成像以识别和避免对主动脉粥样硬化病变的操作，在 CPB 期间维持较高的平均动脉压，α 稳态血气管理，以及采用搏动灌注策略，尤其是在老年肥胖患者的心脏手术中[146]。

呼吸衰竭

通常，心脏外科患者需在手术后继续机械通气至次日。然而，旨在术后2~6h内拔管的快速通道心脏手术方案已经很常见。研究预测肥胖患者心脏手术后快速追踪的结果并不一致。尽管早期研究推测肥胖患者早期拔管失败的概率高于非肥胖患者，但最近的文献并未将肥胖作为快速通道心脏手术方案失败的预测因素[123,147]。非体外循环下的CABG已证明比体外循环下的CABG更有效[148]；这应该能加强快速通道方案的使用。然而，对于非体外循环CABG后血流动力学不稳定的肥胖患者，在进行超快速通道（立即拔管）治疗时仍需谨慎[149]。患者只有在满足所有拔管标准后才能拔管，并立即采取措施确保气道安全，尤其是困难气道患者，因为肥胖、胸骨切开术后患者的去饱和时间极短。

对于病态肥胖患者，建议拔管后立即补充少量氧气或在无氧气情况下进行CPAP通气。单独补充氧气可能会加重OSA患者的呼吸暂停或呼吸减弱[94]。胸骨正中切开术后肺总量、肺活量、FEV1和FRC明显降低，导致术后肺不张和低氧血症[150]。肥胖患者FRC与闭合能力之间的关系使其特别容易发生低氧血症，在术后脆弱期可能会出现显著的血流动力学影响。

出血/凝血障碍

病态肥胖患者在CABG及心脏瓣膜手术后出血减少、再次手术出血风险降低及输血减少[6,151]。与正常体重患者相比，肥胖患者的失血减少归因于肥胖患者较高的基线纤维蛋白原浓度和血栓前状态。这种血栓前状态是由促炎性瘦素和细胞因子、组织因子的生成上调、Ⅶ和Ⅷ因子增加及纤溶酶原激活物抑制剂的增加所致。CPB的过度炎症反应和术后较多的血小板计数也是原因之一。有趣的是，这种血栓前状态与血栓栓塞事件的风险增加无关[152,153]。然而，尽管观察到了这些趋势，在解释这些研究时仍需谨慎，因为评价的终点和过程不同，因此，很难得出明确的结论[152]。

重症监护管理

肥胖患者的术后镇痛需求预期不会很高，但在确定剂量时应谨慎。基于TBW给予阿片类药物或镇静剂可能会导致无意中用药过量，并产生严重的副作用。推荐患者进行自控镇痛[154]，不需要持续背景输注，以最大限度地减少呼吸影响。病态肥胖患者更有可能延长ICU住院时间，从而增加医疗资源的使用，部分原因是呼吸机依赖、伤口感染或心律失常[155]。肥胖患者更容易感染，包括纵隔炎症和胸骨伤口感染，这是由肥胖引起的免疫功能障碍和组织灌注不足所致[156]。肥胖导致树突状表皮T细胞数量和功能改变，阻碍皮肤屏障功能及创面再上皮化，减缓伤口愈合[156,157]。围术期抗生素方案应慎重考虑，并注意时机和剂量。

最后，血糖控制必须延伸到术后阶段。在伴或不伴有胰岛素抵抗的糖尿病肥胖患者中，达到正常血糖可能是很困难的。高血糖，特别是在术后的前几天，与发病率的增加有关[113]。针对低血糖的方案将改善肥胖患者的结局。作为快速康复计划的一部分，应鼓励肥胖患者进行心脏术后早期康复[65]。

心脏外科和心脏病学的结果

"肥胖悖论"最初是用来描述超重和肥胖血液透析患者相比正常体重患者具有巨大优势[158]。这种现象也见于其他疾病状态，包括心脏疾病——心力衰竭、心肌梗死、急性冠状动脉综合征、心脏手术和心脏介入手术。肥胖悖论和更具包容性的术语"反向流行病学"[159]指的是肥胖患者在各种临床情况下比正常体重患者有更好的结果，包括心脏手术和其他心脏干预措施。支持这一理论的流行病学证据表明，与低肥胖患病率社会相比，超重和肥胖患病率高的社会预期寿命较长[160,161]。

虽然对心脏手术中"肥胖悖论"的回顾超出了本章的范围，但仍有必要进行一些讨论。有趣的是，在引入"肥胖悖论"一词之前，Birkmeyer等[151]已经在心脏手术中注意到了这种现象。几项研究的结果似乎表明高BMI具有保护作用。在一项超过2400例患者接受CABG手术的队列研究中，超重患者（BMI 25~29.9kg/m^2）比正常体重患者的5年生存率更高，但这并没有扩展到肥胖患者（BMI≥30kg/m^2）[6]。然而，另一项回顾性研究表明，与正常体重患者相比，超重患者（BMI 25~29.9kg/m^2）CABG术后30天和长期死亡率相近；肥胖和病态肥胖患者的长期死亡率高于正常体重患者[162]。在比较肥胖和正常体重患者的研究中，一项对近2000例患者的回顾性分析发现，与正常体重患者相比，肥胖患者 CABG 术后并发症发生率和住院死亡率没有差异[163]。

在心导管实验室和微创心脏手术中观察到了类似的结果。BARI 试验研究了 BMI 对经皮冠状动脉腔内成形术和 CABG 冠状动脉重建术后短期和长期结局的影响。结果表明，在经皮冠状动脉腔内成形术分组中，发生重大术后事件的风险与 BMI 呈负相关；在 CABG 组中，结果与 BMI 无关[164]。此外，一项对接受经皮冠状动脉介入治疗的冠心病患者的研究指出，与超重和肥胖患者相比，体重过低（BMI<18.5kg/m^2）和体重正常（BMI 18.5~24.5kg/m^2）的患者住院并发症和 1 年死亡风险最高[165]。超重和肥胖患者经导管主动脉瓣植入术后的发病率、30 天和 1 年死亡率风险较低[166,167]。

高 BMI 的明显生存获益有几种原因。首先，正如前文提到的一些研究所证明的那样，超重患者可能有生存益处，但这可能不会延伸到肥胖患者。其次，这种回顾性分析的不严谨之处是，每个体重类别中的患者年龄可能不太匹配，因为正常体重队列通常比超重或肥胖队列的年龄更大。这在数据中产生前置时间偏差[167]。不稳定心绞痛患者的快速危险分层能否通过早期实施美国心脏病学会/美国心脏协会指南来抑制不良结局（CRUSADE）登记注册了一项超过 80 000 例患者结果的研究表明，在出现急性冠状动脉事件时，肥胖患者（BMI>30kg/m^2）平均年龄比正常体重患者更小[168]。肥胖患者也可能更早出现此类事件，需要更多的强化干预[169]。最后，为"肥胖悖论"提供证据的研究可能缺乏足够的效力和随访时间来提供有意义的结果[170]。对 57 项肥胖与 BMI 之间结果研究的协作数据表明，BMI 22.5~25kg/m^2 死亡率最低，有必要进行大规模的前瞻性研究，并进行充分的长期随访，以确定"肥胖悖论"是否真实存在[171]。

BMI 与 CABG 术后生存率之间的抛物线关系是明确的，体重过轻患者和病态肥胖患者生存率较低[169]。对胸外科医师协会数据库中 50 多万患者的回顾性分析指出，极度肥胖患者（BMI>40kg/m^2）发生主要围术期并发症的风险显著增加，包括肾衰竭、通气时间延长、胸骨感染、再次手术和住院时间延长[172]。这一系列结果表明，极度肥胖患者的风险调整后死亡率增加了 50%；即使是中度肥胖患者（BMI 35~39.9kg/m^2）风险调整后死亡率也略有增加[172]。在心脏外科及其他医学专业的外科中，肥胖与更多的资源使用有关[173]。强烈建议在 CABG 手术后积极参与减肥计划，以降低长期发病率和死亡率[162]。

结论

肥胖的日益流行，坚实的理论知识基础加上与肥胖相关的心脏合并症，使得麻醉医师在心脏手术室和介入心脏治疗室遇到更多这类人群。为了向他们提供最佳的护理，有必要具备坚实的理论知识基础，包括代谢综合征、肥胖症的生理结局，以及护理这类人群时可能遇到的挑战。这个领域未来的研究方向包括肥胖和心脏干预的结局筛查及麻醉管理可能改变的结局。

病例报道

患者，女，69 岁，身高 160cm，体重 139.5kg。某天下午开始出现严重的胸痛，服用阿司匹林和舌下含硝酸甘油无效。遂至急诊科就诊，胸部 X 线片发现纵隔增宽，胸部 CT 血管造影显示为 Stanford 主动脉夹层 A 型。立即进行深低温停循环下胸主动脉夹层修补术。

将如何评估和准备这个患者的手术?

胸主动脉夹层的早期处理旨在降低主动脉壁压力，防止夹层的扩散，同时确保重要器官的灌注。这是通过使用血管扩张剂（硝普钠、硝酸甘油或非诺多泮）和静脉注射 β-受体阻滞剂或钙离子通道阻滞剂降低左心室射血力（dP/dT）来实现的。直到目标心率<60 次/分，血管扩张剂将收缩压滴定至<100mmHg。

术前应确定麻醉病史、快速气道评估和确保气道安全的计划，无重大血流动力学波动、药物过敏、至少 8~10 单位匹配的交叉配型血制品，细胞保护技术的可用性，以及禁食史。对 CT 血管造影进行重点回顾，以确定冠状动脉、脑或肾血管损伤。病态肥胖患者在这种高压情况下应该考虑高误吸风险。抗焦虑药物和止痛药应根据目标血压水平使用。

需在建立两条动脉管路前行 ASA 标准监测，即左桡动脉（右锁骨下动脉可能参与疾病过程或被外科医生用于腋动脉插管）和股动脉（如果时间允许）。在诱导和插管前，无论是否有 PAC，都可以建立大口径中心静脉通路。TOE 和神经监测通常在麻醉诱导后进行。

麻醉诱导和插管计划是什么？

使用改良快速序贯诱导平衡气道保护和血流动力学波动。头部抬高25°，CPAP预给氧和视频喉镜的应用可能有助于减少血氧饱和度下降的发生，并使气道迅速安全稳定。使用非颗粒抗酸剂和H2受体阻滞剂将有助于降低误吸的风险。静脉注射血管加压剂和血管扩张剂以避免血压变化。

该患者的病态肥胖影响麻醉计划和决策吗？

是的。病态肥胖使该患者极有可能发生其他并发症，如糖尿病、高血压、高脂血症、胃食管反流、OSA综合征、肥胖低通气综合征、深静脉血栓形成和肺动脉高压。所有这些情况都可能对围术期的处理和患者在紧急心脏外科手术后的发病率和死亡率产生重大影响。肥胖可以改变心电图和TOE的诊断解释。肥胖的呼吸变化将影响术中和术后的呼吸机管理。必须对每种药物的药物分布容积的改变和基于体重的剂量变化加以重视。应在手术开始前及时给予足量的基于体重的抗生素，并需考虑因失血和输血引起的血容量变化而重新给药。

能预见到在体外循环管理或停循环方面有什么挑战吗？

最佳泵流可平衡低灌注和过度灌注的风险。传统的2.4L/(min·m²)BSA没有考虑到患者的瘦体重，可以通过控制流量来控制组织灌注指标(合并静脉血氧饱和度、尿量和脑氧测定)。动脉和静脉插管应具有高流速。储血器容量应能承受停循环放血阶段的巨大循环容量。使用α稳态温度管理应该允许更长的时间来实现低温和复温。肝素管理系统将有助于肝素和鱼精蛋白的充分给药。深低温停循环伴顺行或逆行脑灌注即缓慢复温可降低脑血管意外的风险。

该患者术后并发症的风险是否较高？

该患者更有可能进行长时间的CPB，其固有的术后并发症风险更高。这些并发症包括凝血障碍、脑卒中、肾功能不全、心律失常、肺功能不全、多次输血和认知功能障碍。此外，肥胖本身使该患者更易发生胸骨伤口感染、血糖控制困难、深静脉血栓形成、术后呼吸机依赖和ICU住院时间延长。

参考文献

1. National Institutes of Health. Clinical guidelines on the identification, evaluation, and treatment of overweight and obesity in adults—the evidence report. National Institutes of Health. Obesity Research. 1998;6 Suppl 2:51–209S.
2. World Health Organization. Obesity: Preventing and Managing the Global Epidemic. Report of a WHO Consultation. World Health Organization Technical Report Series 894. Geneva: World Health Organization; 2000.
3. Swinburn BA, Sacks G, Hall KD, et al. The global obesity pandemic: shaped by global drivers and local environments. Lancet. 2011;**378**(9793):804–14.
4. Standards Committee, American Society for Bariatric Surgery. Guidelines for reporting results in bariatric surgery. Obesity Surgery. 1997;**7**(6):521–22.
5. Hubert HB, Feinleib M, McNamara PM, Castelli WP. Obesity as an independent risk factor for cardiovascular disease: a 26-year follow-up of participants in the Framingham Heart Study. Circulation. 1983;**67**(5):968–77.
6. Stamou SC, Nussbaum M, Stiegel RM, et al. Effect of body mass index on outcomes after cardiac surgery: is there an obesity paradox? Ann Thorac Surg. 2011;**91**(1):42–47.
7. World Health Organization. Obesity and overweight. Fact sheet no. 311. Updated 2016. https://www.who.int/news-room/fact-sheets/detail/obesity-and-overweight
8. National Center for Health Statistics. Obesity. 2014. http://www.cdc.gov/nchs/data/factsheets/factsheet_obesity.htm
9. Fontaine KR, Redden DT, Wang C, Westfall AO, Allison DB. Years of life lost due to obesity. JAMA. 2003;**289**(2):187–93.
10. Albu JB, Lu J, Mooradian AD, et al. Relationships of obesity and fat distribution with atherothrombotic risk factors: baseline results from the Bypass Angioplasty Revascularization Investigation 2 Diabetes (BARI 2D) trial. Obesity. 2010;**18**(5):1046–54.
11. Hlatky MA, Chung SC, Escobedo J, et al. The effect of obesity on quality of life in patients with diabetes and coronary artery disease. American Heart Journal. 2010;**159**(2):292–300.
12. Roberson LL, Aneni EC, Maziak W, et al. Beyond BMI: the 'metabolically healthy obese' phenotype & its association with clinical/subclinical cardiovascular disease and all-cause mortality—a systematic review. BMC Public Health. 2014;**14**:14.
13. Kramer CK, Zinman B, Retnakaran R. Are metabolically healthy overweight and obesity benign conditions?: A systematic review and meta-analysis. Annals of Internal Medicine. 2013;**159**(11):758–69.
14. Hernandez AV, Kaw R, Pasupuleti V, et al. Association between obesity and postoperative atrial fibrillation in patients undergoing cardiac operations: a systematic review and meta-analysis. Annals of Thoracic Surgery. 2013;**96**(3):1104–16.
15. Akinnusi ME, Pineda LA, El Solh AA. Effect of obesity on intensive care morbidity and mortality: a meta-analysis. Critical Care Medicine. 2008;**36**(1):151–58.
16. Wang B, Yang H, Zhu W, Zhang X, Cao G, Wu S. Obesity is associated with higher long-term mortality after aortic valve replacement with small prosthesis. Heart, Lung & Circulation. 2013;**22**(9):731–37.
17. Bakir I, Casselman FP, Onan B, Van Praet F, Vermeulen Y, Degrieck I. Does a minimally invasive approach increase the incidence of patient-prosthesis mismatch in aortic valve replacement? Journal of Heart Valve Disease. 2014;**23**(2):161–67.

(李阳 译 包晓航 审)

18. Plourde B, Sarrazin JF, Nault I, Poirier P. Sudden cardiac death and obesity. Expert Review of Cardiovascular Therapy. 2014;**12**(9):1099–10.
19. Wilson PW, D'Agostino RB, Sullivan L, Parise H, Kannel WB. Overweight and obesity as determinants of cardiovascular risk: the Framingham experience. Archives of Internal Medicine. 2002;**162**(16):1867–72.
20. Garcia-Labbe D, Ruka E, Bertrand OF, Voisine P, Costerousse O, Poirier P. Obesity and coronary artery disease: evaluation and treatment. Canadian Journal of Cardiology. 2015;**31**(2):184–94.
21. McGill HC, Jr, McMahan CA, Herderick EE, et al. Obesity accelerates the progression of coronary atherosclerosis in young men. Circulation. 2002;**105**(23):2712–18.
22. Madala MC, Franklin BA, Chen AY, et al. Obesity and age of first non-ST-segment elevation myocardial infarction. Journal of the American College of Cardiology. 2008;**52**(12):979–85.
23. Emerging Risk Factors Collaboration, Wormser D, Kaptoge S, et al. Separate and combined associations of body-mass index and abdominal adiposity with cardiovascular disease: collaborative analysis of 58 prospective studies. Lancet. 2011;**377**(9771):1085–95.
24. Anfossi G, Russo I, Trovati M. Platelet dysfunction in central obesity. Nutrition, metabolism, and cardiovascular diseases: NMCD. 2009;**19**(6):440–49.
25. Salama MM, Morad AR, Saleh MA, Sabri NA, Zaki MM, ElSafady LA. Resistance to low-dose aspirin therapy among patients with acute coronary syndrome in relation to associated risk factors. Journal of Clinical Pharmacy and Therapeutics. 2012;**37**(6):630–36.
26. Feher G, Koltai K, Alkonyi B, et al. Clopidogrel resistance: role of body mass and concomitant medications. International Journal of Cardiology. 2007;**120**(2):188–92.
27. Gallagher MJ, Franklin BA, Ehrman JK, et al. Comparative impact of morbid obesity vs heart failure on cardiorespiratory fitness. Chest. 2005;**127**(6):2197–2203.
28. Starr JW, Wagner GS, Behar VS, Walston A, 2nd, Greenfield JC, Jr Vectorcardiographic criteria for the diagnosis of inferior myocardial infarction. Circulation. 1974;**49**(5):829–36.
29. Abergel E, Tase M, Menard J, Chatellier G. Influence of obesity on the diagnostic value of electrocardiographic criteria for detecting left ventricular hypertrophy. American Journal of Cardiology. 1996;77(9):739–44.
30. Rodrigues JC, McIntyre B, Dastidar AG, et al. The effect of obesity on electrocardiographic detection of hypertensive left ventricular hypertrophy: recalibration against cardiac magnetic resonance. Journal of Human Hypertension. 2016; **30**(3):197–203.
31. Ansari A, Rholl AO. Pseudopericardial effusion: echocardiographic and computed tomographic correlations. Clinical Cardiology. 1986;**9**(11):551–55.
32. Savage DD, Garrison RJ, Brand F, et al. Prevalence and correlates of posterior extra echocardiographic spaces in a free-living population based sample (the Framingham study). American Journal of Cardiology. 1983;**51**(7):1207–12.
33. House AA, Walley VM. Right heart failure due to ventricular adiposity: 'adipositas cordis'—an old diagnosis revisited. Canadian Journal of Cardiology. 1996;**12**(5):485–89.
34. Iacobellis G, Willens HJ. Echocardiographic epicardial fat: a review of research and clinical applications. Journal of the American Society of Echocardiography. 2009;**22**(12):1311–19.
35. Iacobellis G, Willens HJ, Barbaro G, Sharma AM. Threshold values of high-risk echocardiographic epicardial fat thickness. Obesity. 2008;**16**(4):887–92.
36. Cuspidi C, Rescaldani M, Sala C, Grassi G. Left-ventricular hypertrophy and obesity: a systematic review and meta-analysis of echocardiographic studies. Journal of Hypertension. 2014;**32**(1):16–25.
37. Lavie CJ, Milani RV, Ventura HO. Obesity and cardiovascular disease: risk factor, paradox, and impact of weight loss. Journal of the American College of Cardiology. 2009;**53**(21): 1925–32.
38. Wong CY, O'Moore-Sullivan T, Leano R, Byrne N, Beller E, Marwick TH. Alterations of left ventricular myocardial characteristics associated with obesity. Circulation. 2004;**110**(19):3081–87.
39. Lavie CJ, Milani RV, Ventura HO, Cardenas GA, Mehra MR, Messerli FH. Disparate effects of left ventricular geometry and obesity on mortality in patients with preserved left ventricular ejection fraction. American Journal of Cardiology. 2007;**100**(9):1460–64.
40. Lauer MS, Anderson KM, Kannel WB, Levy D. The impact of obesity on left ventricular mass and geometry. The Framingham Heart Study. JAMA. 1991;**266**(2):231–36.
41. Rider OJ, Francis JM, Ali MK, et al. Beneficial cardiovascular effects of bariatric surgical and dietary weight loss in obesity. Journal of the American College of Cardiology. 2009;**54**(8):718–26.
42. Avelar E, Cloward TV, Walker JM, et al. Left ventricular hypertrophy in severe obesity: interactions among blood pressure, nocturnal hypoxemia, and body mass. Hypertension. 2007;**49**(1):34–39.
43. Palazzo C, Nguyen C, Lefevre-Colau MM, Rannou F, Poiraudeau S. Risk factors and burden of osteoarthritis. Annals of Physical and Rehabilitation Medicine. 2016; **59**(3):134–38.
44. Gondoni LA, Liuzzi A, Titon AM, et al. A simple tool to predict exercise capacity of obese patients with ischaemic heart disease. Heart. 2006;**92**(7):899–904.
45. Aneni EC, Oni ET, Osondu CU, et al. Obesity modifies the effect of fitness on heart rate indices during exercise stress testing in asymptomatic individuals. Cardiology. 2015;**132**(4):242–48.
46. McCullough PA, Gallagher MJ, Dejong AT, et al. Cardiorespiratory fitness and short-term complications after bariatric surgery. Chest. 2006;**130**(2):517–25.
47. Madu EC. Transesophageal dobutamine stress echocardiography in the evaluation of myocardial ischemia in morbidly obese subjects. Chest. 2000;**117**(3):657–61.
48. Supariwala A, Makani H, Kahan J, et al. Feasibility and prognostic value of stress echocardiography in obese, morbidly obese, and super obese patients referred for bariatric surgery. Echocardiography. 2014;**31**(7):879–85.
49. Legault S, Senechal M, Bergeron S, et al. Usefulness of an accelerated transoesophageal stress echocardiography in the preoperative evaluation of high risk severely obese subjects awaiting bariatric surgery. Cardiovascular Ultrasound. 2010;**8**:30.
50. Barnden LR, Ong PL, Rowe CC. Simultaneous emission transmission tomography using technetium-99m for both emission and transmission. European Journal of Nuclear Medicine. 1997;**24**(11):1390–97.
51. Korbee RS, Boiten HJ, Ottenhof M, Valkema R, van Domburg RT, Schinkel AF. What is the value of stress (99m)Tc-tetrofosmin myocardial perfusion imaging for the assessment of very long-term outcome in obese patients? Journal of Nuclear Cardiology. 2013;**20**(2):227–33.
52. Flachskampf FA, Dilsizian V. Leaning heavily on PET myocardial perfusion for prognosis. JACC. Cardiovascular Imaging. 2014;**7**(3):288–91.
53. Chow BJ, Dorbala S, Di Carli MF, et al. Prognostic value of PET myocardial perfusion imaging in obese patients. JACC.

Cardiovascular Imaging. 2014;**7**(3):278–87.
54. Vanhecke TE, Berman AD, McCullough PA. Body weight limitations of United States cardiac catheterization laboratories including restricted access for the morbidly obese. American Journal of Cardiology. 2008;**102**(3):285–86.
55. Kussmaul WG, 3rd, Bowers B, Dairywala I. Method for coronary angiography in morbidly obese patients. Catheterization and Cardiovascular Interventions. 2005;**65**(2):268–70.
56. Zaremski L, Quesada R, Kovacs M, Schernthaner M, Uthoff H. Prospective comparison of palpation versus ultrasound-guided radial access for cardiac catheterization. Journal of Invasive Cardiology. 2013;**25**(10):538–42.
57. Payvar S, Kim S, Rao SV, et al. In-hospital outcomes of percutaneous coronary interventions in extremely obese and normal-weight patients: findings from the NCDR (National Cardiovascular Data Registry). Journal of the American College of Cardiology. 2013;**62**(8):692–96.
58. Buschur ME, Smith D, Share D, et al. The burgeoning epidemic of morbid obesity in patients undergoing percutaneous coronary intervention: insight from the Blue Cross Blue Shield of Michigan Cardiovascular Consortium. Journal of the American College of Cardiology. 2013;**62**(8):685–91.
59. Lancefield T, Clark DJ, Andrianopoulos N, et al. Is there an obesity paradox after percutaneous coronary intervention in the contemporary era? An analysis from a multicenter Australian registry. JACC. Cardiovascular Interventions. 2010;**3**(6):660–68.
60. Mehta L, Devlin W, McCullough PA, et al. Impact of body mass index on outcomes after percutaneous coronary intervention in patients with acute myocardial infarction. American Journal of Cardiology. 2007;**99**(7):906–10.
61. Sarno G, Garg S, Onuma Y, et al. The impact of body mass index on the one year outcomes of patients treated by percutaneous coronary intervention with Biolimus- and Sirolimus-eluting stents (from the LEADERS Trial). American Journal of Cardiology. 2010;**105**(4):475–79.
62. Wang ZJ, Zhou YJ, Zhao YX, et al. Effect of obesity on repeat revascularization in patients undergoing percutaneous coronary intervention with drug-eluting stents. Obesity. 2012;**20**(1):141–46.
63. Akin I, Tolg R, Hochadel M, et al. No evidence of 'obesity paradox' after treatment with drug-eluting stents in a routine clinical practice: results from the prospective multicenter German DES.DE (German Drug-Eluting Stent) Registry. JACC. Cardiovascular Interventions. 2012;**5**(2):162–69.
64. Bouaziz H, Zetlaoui PJ, Pierre S, et al. Guidelines on the use of ultrasound guidance for vascular access. Anaesthesia, Critical Care & Pain Medicine. 2015;**34**(1):65–69.
65. Cullen A, Ferguson A. Perioperative management of the severely obese patient: a selective pathophysiological review. Canadian Journal of Anaesthesia. 2012;**59**(10):974–96.
66. Rajaram SS, Desai NK, Kalra A, et al. Pulmonary artery catheters for adult patients in intensive care. Cochrane Database of Systematic Reviews. 2013;**2**:CD003408.
67. McGrath TM, Farabaugh EA, Pickett MJ, Wagner DK, Griswold-Theodorson S. Obesity hinders ultrasound visualization of the subclavian vein: implications for central venous access. Journal of Vascular Access. 2012;**13**(2):246–50.
68. Chiang Y, Hosseinian L, Rhee A, Itagaki S, Cavallaro P, Chikwe J. Questionable benefit of the pulmonary artery catheter after cardiac surgery in high-risk patients. Journal of Cardiothoracic and Vascular Anesthesia. 2015;**29**(1):76–81.
69. Harvey S, Harrison DA, Singer M, et al. Assessment of the clinical effectiveness of pulmonary artery catheters in management of patients in intensive care (PAC-Man): a randomised controlled trial. Lancet. 2005;**366**(9484):472–77.
70. Evans DC, Doraiswamy VA, Prosciak MP, et al. Complications associated with pulmonary artery catheters: a comprehensive clinical review. Scandinavian Journal of Surgery. 2009;**98**(4):199–208.
71. Her C, Cerabona T, Baek SH, Shin SW. Increased pulmonary venous resistance in morbidly obese patients without daytime hypoxia: clinical utility of the pulmonary artery catheter. Anesthesiology. 2010;**113**(3):552–59.
72. Perilli V, Sollazzi L, Bozza P, et al. The effects of the reverse Trendelenburg position on respiratory mechanics and blood gases in morbidly obese patients during bariatric surgery. Anesthesia and Analgesia. 2000;**91**(6):1520–25.
73. Lane S, Saunders D, Schofield A, Padmanabhan R, Hildreth A, Laws D. A prospective, randomised controlled trial comparing the efficacy of pre-oxygenation in the 20 degrees head-up vs supine position. Anaesthesia. 2005;**60**(11):1064–67.
74. Herriger A, Frascarolo P, Spahn DR, Magnusson L. The effect of positive airway pressure during pre-oxygenation and induction of anaesthesia upon duration of non-hypoxic apnoea. Anaesthesia. 2004;**59**(3):243–47.
75. Futier E, Constantin JM, Pelosi P, et al. Noninvasive ventilation and alveolar recruitment maneuver improve respiratory function during and after intubation of morbidly obese patients: a randomized controlled study. Anesthesiology. 2011;**114**(6):1354–63.
76. Harbut P, Gozdzik W, Stjernfalt E, Marsk R, Hesselvik JF. Continuous positive airway pressure/pressure support pre-oxygenation of morbidly obese patients. Acta Anaesthesiologica Scandinavica. 2014;**58**(6):675–80.
77. Gander S, Frascarolo P, Suter M, Spahn DR, Magnusson L. Positive end-expiratory pressure during induction of general anesthesia increases duration of nonhypoxic apnea in morbidly obese patients. Anesthesia and Analgesia. 2005;**100**(2):580–84.
78. Coussa M, Proietti S, Schnyder P, et al. Prevention of atelectasis formation during the induction of general anesthesia in morbidly obese patients. Anesthesia and Analgesia. 2004;**98**(5):1491–95.
79. Ezri T, Medalion B, Weisenberg M, Szmuk P, Warters RD, Charuzi I. Increased body mass index per se is not a predictor of difficult laryngoscopy. Canadian Journal of Anaesthesia. 2003;**50**(2):179–83.
80. Neligan PJ, Porter S, Max B, Malhotra G, Greenblatt EP, Ochroch EA. Obstructive sleep apnea is not a risk factor for difficult intubation in morbidly obese patients. Anesthesia and Analgesia. 2009;**109**(4):1182–86.
81. Leoni A, Arlati S, Ghisi D, et al. Difficult mask ventilation in obese patients: analysis of predictive factors. Minerva Anestesiologica. 2014;**80**(2):149–57.
82. Mahajan V, Hashmi J, Singh R, Samra T, Aneja S. Comparative evaluation of gastric pH and volume in morbidly obese and lean patients undergoing elective surgery and effect of aspiration prophylaxis. Journal of Clinical Anesthesia. 2015;**27**(5):396–400.
83. Heinrich S, Ackermann A, Prottengeier J, Castellanos I, Schmidt J, Schuttler J. Increased rate of poor laryngoscopic views in patients scheduled for cardiac surgery versus patients scheduled for general surgery: a propensity score-based analysis of 21,561 cases. Journal of Cardiothoracic and Vascular Anesthesia. 2015; **29**(6):1537–43.
84. D'Anza B, Knight J, Greene JS. Does body mass index predict tracheal airway size? Laryngoscope. 2015;**125**(5):1093–97.
85. Janmahasatian S, Duffull SB, Ash S, Ward LC, Byrne NM, Green B. Quantification of lean bodyweight. Clinical Pharmacokinetics.

2005;**44**(10):1051–65.

86. Ingrande J, Lemmens HJ. Dose adjustment of anaesthetics in the morbidly obese. British Journal of Anaesthesia. 2010;105 Suppl 1:i16–23.
87. Tsueda K, Warren JE, McCafferty LA, Nagle JP. Pancuronium bromide requirement during anesthesia for the morbidly obese. Anesthesiology. 1978;**48**(6):438–39.
88. Bentley JB, Borel JD, Vaughan RW, Gandolfi AJ. Weight, pseudocholinesterase activity, and succinylcholine requirement. Anesthesiology. 1982;**57**(1):48–49.
89. Lemyze M, Guerry MJ, Mallat J, Thevenin D. Obesity supine death syndrome revisited. European Respiratory Journal. 2012;**40**(6):1568–69.
90. Tsueda K, Debrand M, Zeok SS, Wright BD, Griffin WO. Obesity supine death syndrome: reports of two morbidly obese patients. Anesthesia and Analgesia. 1979;**58**(4):345–47.
91. Jafari B, Mohsenin V. Overnight rostral fluid shift in obstructive sleep apnea: does it affect the severity of sleep-disordered breathing? Chest. 2011;**140**(4):991–97.
92. Adams JP, Murphy PG. Obesity in anaesthesia and intensive care. British Journal of Anaesthesia. 2000;**85**(1):91–108.
93. Warner MA, Warner ME, Martin JT. Ulnar neuropathy. Incidence, outcome, and risk factors in sedated or anesthetized patients. Anesthesiology. 1994;**81**(6):1332–40.
94. Sinha AC, Singh PM. Controversies in perioperative anesthetic management of the morbidly obese: I am a surgeon, why should I care? Obesity Surgery. 2015;**25**(5):879–87.
95. Schulte-Sasse U, Hess W, Tarnow J. Pulmonary vascular responses to nitrous oxide in patients with normal and high pulmonary vascular resistance. Anesthesiology. 1982;**57**(1):9–13.
96. Futier E, Constantin JM, Pelosi P, et al. Intraoperative recruitment maneuver reverses detrimental pneumoperitoneum-induced respiratory effects in healthy weight and obese patients undergoing laparoscopy. Anesthesiology. 2010;**113**(6):1310–19.
97. Chalhoub V, Yazigi A, Sleilaty G, et al. Effect of vital capacity manoeuvres on arterial oxygenation in morbidly obese patients undergoing open bariatric surgery. European Journal of Anaesthesiology. 2007;**24**(3):283–88.
98. Bohm SH, Thamm OC, von Sandersleben A, et al. Alveolar recruitment strategy and high positive end-expiratory pressure levels do not affect hemodynamics in morbidly obese intravascular volume-loaded patients. Anesthesia and Analgesia. 2009;**109**(1):160–63.
99. Du Bois D, Du Bois EF. A formula to estimate the approximate surface area if height and weight be known. 1916. Nutrition. 1989;**5**(5):303–11; discussion 312–303.
100. Cheymol G. Clinical pharmacokinetics of drugs in obesity. An update. Clinical Pharmacokinetics. 1993;**25**(2):103–14.
101. Baker MS, Skoyles JR, Shajar FM, Skinner H, Richens D, Mitchell IM. Can lean body mass be used to reduce the dose of heparin and protamine for obese patients undergoing cardiopulmonary bypass? Journal of Extra-Corporeal Technology. 2005;**37**(2):153–56.
102. Lindblad B. Protamine sulphate: a review of its effects: hypersensitivity and toxicity. European Journal of Vascular Surgery. 1989;**3**(3):195–201.
103. Koster A, Fischer T, Praus M, et al. Hemostatic activation and inflammatory response during cardiopulmonary bypass: impact of heparin management. Anesthesiology. 2002;**97**(4):837–41.
104. Garvin S, FitzGerald DC, Despotis G, Shekar P, Body SC. Heparin concentration-based anticoagulation for cardiac surgery fails to reliably predict heparin bolus dose requirements. Anesthesia and Analgesia. 2010;**111**(4):849–55.
105. Murphy GS, Hessel EA, 2nd, Groom RC. Optimal perfusion during cardiopulmonary bypass: an evidence-based approach. Anesthesia and Analgesia. 2009;**108**(5):1394–1417.
106. Paparella D, Yau TM, Young E. Cardiopulmonary bypass induced inflammation: pathophysiology and treatment. An update. European Journal of Cardio-Thoracic Surgery. 2002;**21**(2):232–44.
107. Cook DJ, Proper JA, Orszulak TA, Daly RC, Oliver WC, Jr Effect of pump flow rate on cerebral blood flow during hypothermic cardiopulmonary bypass in adults. Journal of Cardiothoracic and Vascular Anesthesia. 1997;**11**(4):415–19.
108. Sotornik R, Brassard P, Martin E, Yale P, Carpentier AC, Ardilouze JL. Update on adipose tissue blood flow regulation. American Journal of Physiology. Endocrinology and Metabolism. 2012;**302**(10):E1157–70.
109. Santambrogio L, Leva C, Musazzi G, et al. Determination of pump flow rate during cardiopulmonary bypass in obese patients avoiding hemodilution. Journal of Cardiac Surgery. 2009;**24**(3):245–49.
110. Molnar J, Colah S, Larobina M, Large SR, Arrowsmith JE, Klein AA. Cardiopulmonary bypass and deep hypothermic circulatory arrest in a massively obese patient. Perfusion. 2008;**23**(4):243–45.
111. Hausenloy DJ, Boston-Griffiths E, Yellon DM. Cardioprotection during cardiac surgery. Cardiovascular Research. 2012;**94**(2):253–65.
112. Nolan HR, Davenport DL, Ramaiah C. BMI is an independent preoperative predictor of intraoperative transfusion and postoperative chest-tube output. International Journal of Angiology. 2013;**22**(1):31–36.
113. Cunningham GR, Daoud D, Baimbridge S, Baimbridge C, Abdelnour S. Effects of glycemia on immediate complications following CABG. Endocrine Practice. 2013;**19**(6):928–36.
114. Furnary AP, Wu Y, Bookin SO. Effect of hyperglycemia and continuous intravenous insulin infusions on outcomes of cardiac surgical procedures: the Portland Diabetic Project. Endocrine Practice. 2004;10 Suppl 2:21–33.
115. Zerr KJ, Furnary AP, Grunkemeier GL, Bookin S, Kanhere V, Starr A. Glucose control lowers the risk of wound infection in diabetics after open heart operations. Annals of Thoracic Surgery. 1997;**63**(2):356–61.
116. Kirdemir P, Yildirim V, Kiris I, et al. Does continuous insulin therapy reduce postoperative supraventricular tachycardia incidence after coronary artery bypass operations in diabetic patients? Journal of Cardiothoracic and Vascular Anesthesia. 2008;**22**(3):383–87.
117. Cui WW, Ramsay JG. Pharmacologic approaches to weaning from cardiopulmonary bypass and extracorporeal membrane oxygenation. Best practice & research. Clinical Anaesthesiology. 2015;**29**(2):257–70.
118. Romanoff ME aLD. Weaning from cardiopulmonary bypass. In: Hensley FA Jr, Martin DE, Gravlee GP, ed. A Practical Approach to Cardiac Anesthesia. 3rd ed. Philadelphia, PA: Lippincott Williams and Wilkins; 2003.
119. Bruppacher HR, Alam SK, LeBlanc VR, et al. Simulation-based training improves physicians' performance in patient care in high-stakes clinical setting of cardiac surgery. Anesthesiology. 2010;**112**(4):985–92.
120. Licker M, Diaper J, Cartier V, et al. Clinical review: management of weaning from cardiopulmonary bypass after cardiac surgery. Annals of Cardiac Anaesthesia. 2012;**15**(3):206–23.
121. Roques F, Nashef SA, Michel P, et al. Risk factors and outcome in European cardiac surgery: analysis of the EuroSCORE multinational database of 19,030 patients. European Journal of Cardio-Thoracic Surgery. 1999;**15**(6):816–22; discussion

822–813.
122. Badhwar V, Esper S, Brooks M, et al. Extubating in the operating room after adult cardiac surgery safely improves outcomes and lowers costs. Journal of Thoracic and Cardiovascular Surgery. 2014;**148**(6):3101–109.
123. Youssefi P, Timbrell D, Valencia O, et al. Predictors of failure in fast-track cardiac surgery. Journal of Cardiothoracic and Vascular Anesthesia. 2015; **29**(6):1466–71.
124. Hakanson E, Svedjeholm R, Vanhanen I. Physiologic aspects in postoperative cardiac patients. Annals of Thoracic Surgery. 1995;**59**(2 Suppl):S12–14.
125. Gillies M, Bellomo R, Doolan L, Buxton B. Bench-to-bedside review: Inotropic drug therapy after adult cardiac surgery—a systematic literature review. Critical Care. 2005;**9**(3):266–79.
126. Bernard F, Denault A, Babin D, et al. Diastolic dysfunction is predictive of difficult weaning from cardiopulmonary bypass. Anesthesia and Analgesia. 2001;**92**(2):291–98.
127. Maganti MD, Rao V, Borger MA, Ivanov J, David TE. Predictors of low cardiac output syndrome after isolated aortic valve surgery. Circulation. 2005;**112**(9 Suppl):I448–52.
128. Maganti M, Badiwala M, Sheikh A, et al. Predictors of low cardiac output syndrome after isolated mitral valve surgery. Journal of Thoracic and Cardiovascular Surgery. 2010;**140**(4):790–96.
129. Algarni KD, Maganti M, Yau TM. Predictors of low cardiac output syndrome after isolated coronary artery bypass surgery: trends over 20 years. Annals of Thoracic Surgery. 2011;**92**(5):1678–84.
130. Ding W, Ji Q, Shi Y, Ma R. Predictors of low cardiac output syndrome after isolated coronary artery bypass grafting. International Heart Journal. 2015;**56**(2):144–49.
131. Tolpin DA, Collard CD, Lee VV, Elayda MA, Pan W. Obesity is associated with increased morbidity after coronary artery bypass graft surgery in patients with renal insufficiency. Journal of Thoracic and Cardiovascular Surgery. 2009;**138**(4):873–79.
132. Shantsila E, Watson T, Lip GY. Atrial fibrillation post-cardiac surgery: changing perspectives. Current Medical Research and Opinion. 2006;**22**(8):1437–41.
133. Wang TJ, Parise H, Levy D, et al. Obesity and the risk of new-onset atrial fibrillation. JAMA. 2004;**292**(20):2471–77.
134. Wanahita N, Messerli FH, Bangalore S, Gami AS, Somers VK, Steinberg JS. Atrial fibrillation and obesity—results of a meta-analysis. American Heart Journal. 2008;**155**(2):310–15.
135. Echahidi N, Mohty D, Pibarot P, et al. Obesity and metabolic syndrome are independent risk factors for atrial fibrillation after coronary artery bypass graft surgery. Circulation. 2007;**116**(11 Suppl):I213–19.
136. Girerd N, Pibarot P, Fournier D, et al. Middle-aged men with increased waist circumference and elevated C-reactive protein level are at higher risk for postoperative atrial fibrillation following coronary artery bypass grafting surgery. European Heart Journal. 2009;**30**(10):1270–78.
137. Linz D, Schotten U, Neuberger HR, Bohm M, Wirth K. Negative tracheal pressure during obstructive respiratory events promotes atrial fibrillation by vagal activation. Heart Rhythm. 2011;**8**(9):1436–43.
138. Chagnac A, Weinstein T, Korzets A, Ramadan E, Hirsch J, Gafter U. Glomerular hemodynamics in severe obesity. American Journal of Physiology. Renal Physiology. 2000;**278**(5):F817–22.
139. Amann K, Benz K. Structural renal changes in obesity and diabetes. Seminars in Nephrology. 2013;**33**(1):23–33.
140. Kumar AB, Bridget Zimmerman M, Suneja M. Obesity and post-cardiopulmonary bypass-associated acute kidney injury: a single-center retrospective analysis. Journal of Cardiothoracic and Vascular Anesthesia. 2014;**28**(3):551–56.
141. Kramer HJ, Saranathan A, Luke A, et al. Increasing body mass index and obesity in the incident ESRD population. Journal of the American Society of Nephrology. 2006;**17**(5):1453–59.
142. Sleeman P, Patel NN, Lin H, et al. High fat feeding promotes obesity and renal inflammation and protects against post cardiopulmonary bypass acute kidney injury in swine. Critical Care. 2013;**17**(5):R262.
143. Arora P, Rajagopalam S, Ranjan R, et al. Preoperative use of angiotensin-converting enzyme inhibitors/angiotensin receptor blockers is associated with increased risk for acute kidney injury after cardiovascular surgery. Clinical Journal of the American Society of Nephrology. 2008;**3**(5):1266–73.
144. Wolman RL, Nussmeier NA, Aggarwal A, et al. Cerebral injury after cardiac surgery: identification of a group at extraordinary risk. Multicenter Study of Perioperative Ischemia Research Group (McSPI) and the Ischemia Research Education Foundation (IREF) Investigators. Stroke. 1999;**30**(3):514–22.
145. Newman MF, Kirchner JL, Phillips-Bute B, et al. Longitudinal assessment of neurocognitive function after coronary-artery bypass surgery. New England Journal of Medicine. 2001;**344**(6):395–402.
146. Hogue CW, Jr, Palin CA, Arrowsmith JE. Cardiopulmonary bypass management and neurologic outcomes: an evidence-based appraisal of current practices. Anesthesia and Analgesia. 2006;**103**(1):21–37.
147. Parlow JL, Ahn R, Milne B. Obesity is a risk factor for failure of 'fast track' extubation following coronary artery bypass surgery. Canadian Journal of Anaesthesia. 2006;**53**(3):288–94.
148. Scott BH, Seifert FC, Grimson R, Glass PS. Resource utilization in on- and off-pump coronary artery surgery: factors influencing postoperative length of stay—an experience of 1,746 consecutive patients undergoing fast-track cardiac anesthesia. Journal of Cardiothoracic and Vascular Anesthesia. 2005;**19**(1):26–31.
149. Borracci RA, Dayan R, Rubio M, Axelrud G, Ochoa G, Rodriguez LD. [Operating room extubation (ultra fast-track anesthesia) in patients undergoing on-pump and off-pump cardiac surgery]. Archivos de Cardiologia de Mexico. 2006;**76**(4):383–89.
150. van Belle AF, Wesseling GJ, Penn OC, Wouters EF. Postoperative pulmonary function abnormalities after coronary artery bypass surgery. Respiratory Medicine. 1992;**86**(3):195–99.
151. Birkmeyer NJ, Charlesworth DC, Hernandez F, et al. Obesity and risk of adverse outcomes associated with coronary artery bypass surgery. Northern New England Cardiovascular Disease Study Group. Circulation. 1998;**97**(17):1689–94.
152. Kindo M, Minh TH, Gerelli S, et al. The prothrombotic paradox of severe obesity after cardiac surgery under cardiopulmonary bypass. Thrombosis Research. 2014;**134**(2):346–53.
153. Faber DR, de Groot PG, Visseren FL. Role of adipose tissue in haemostasis, coagulation and fibrinolysis. Obesity Reviews. 2009;**10**(5):554–63.
154. Grodofsky SR, Sinha AC. The association of gender and body mass index with postoperative pain scores when undergoing ankle fracture surgery. Journal of Anaesthesiology, Clinical Pharmacology. 2014;**30**(2):248–52.
155. Kuduvalli M, Grayson AD, Oo AY, Fabri BM, Rashid A. Risk of morbidity and in-hospital mortality in obese patients undergoing coronary artery bypass surgery. European Journal of Cardio-Thoracic Surgery. 2002;**22**(5):787–93.
156. Falagas ME, Kompoti M. Obesity and infection. Lancet Infectious Diseases. 2006;**6**(7):438–46.
157. Cheung KP, Taylor KR, Jameson JM. Immunomodulation at epithelial sites by obesity and metabolic disease. Immunologic

Research. 2012;**52**(3):182–99.

158. Schmidt DS, Salahudeen AK. Obesity-survival paradox—still a controversy? Seminars in Dialysis. 2007;**20**(6):486–92.
159. Kalantar-Zadeh K, Block G, Humphreys MH, Kopple JD. Reverse epidemiology of cardiovascular risk factors in maintenance dialysis patients. Kidney International. 2003;**63**(3):793–808.
160. Murray CJ, Lopez AD. Alternative projections of mortality and disability by cause 1990–2020: Global Burden of Disease Study. Lancet. 1997;**349**(9064):1498–504.
161. Menotti A, Blackburn H, Kromhout D, Nissinen A, Adachi H, Lanti M. Cardiovascular risk factors as determinants of 25-year all-cause mortality in the seven countries study. European Journal of Epidemiology. 2001;**17**(4):337–46.
162. Benedetto U, Danese C, Codispoti M. Obesity paradox in coronary artery bypass grafting: myth or reality? Journal of Thoracic and Cardiovascular Surgery. 2014;**147**(5):1517–23.
163. Le-Bert G, Santana O, Pineda AM, Zamora C, Lamas GA, Lamelas J. The obesity paradox in elderly obese patients undergoing coronary artery bypass surgery. Interactive Cardiovascular and Thoracic Surgery. 2011;**13**(2):124–27.
164. Gurm HS, Whitlow PL, Kip KE. The impact of body mass index on short- and long-term outcomes in patients undergoing coronary revascularization. Insights from the bypass angioplasty revascularization investigation (BARI). Journal of the American College of Cardiology. 2002;**39**(5):834–40.
165. Gruberg L, Weissman NJ, Waksman R, et al. The impact of obesity on the short-term and long-term outcomes after percutaneous coronary intervention: the obesity paradox? Journal of the American College of Cardiology. 2002;**39**(4):578–84.
166. Yamamoto M, Mouillet G, Oguri A, et al. Effect of body mass index on 30- and 365-day complication and survival rates of transcatheter aortic valve implantation (from the FRench Aortic National CoreValve and Edwards 2 [FRANCE 2] registry). American Journal of Cardiology. 2013;**112**(12):1932–37.
167. van der Boon RM, Chieffo A, Dumonteil N, et al. Effect of body mass index on short- and long-term outcomes after transcatheter aortic valve implantation. American Journal of Cardiology. 2013;**111**(2):231–36.
168. Diercks DB, Roe MT, Mulgund J, et al. The obesity paradox in non-ST-segment elevation acute coronary syndromes: results from the Can Rapid risk stratification of Unstable angina patients Suppress ADverse outcomes with Early implementation of the American College of Cardiology/American Heart Association Guidelines Quality Improvement Initiative. American Heart Journal. 2006;**152**(1):140–48.
169. Hastie CE, Padmanabhan S, Slack R, et al. Obesity paradox in a cohort of 4880 consecutive patients undergoing percutaneous coronary intervention. European Heart Journal. 2010;**31**(2):222–26.
170. Amundson DE, Djurkovic S, Matwiyoff GN. The obesity paradox. Critical Care Clinics. 2010;**26**(4):583–96.
171. Whitlock G, Lewington S, Sherliker P, et al. Body-mass index and cause-specific mortality in 9,00,000 adults: collaborative analyses of 57 prospective studies. Lancet. 2009;**373**(9669):1083–96.
172. Prabhakar G, Haan CK, Peterson ED, Coombs LP, Cruzzavala JL, Murray GF. The risks of moderate and extreme obesity for coronary artery bypass grafting outcomes: a study from the Society of Thoracic Surgeons' database. Annals of Thoracic Surgery. 2002;**74**(4):1125–30.
173. Totaro P. Obesity and coronary surgery: new concepts for an old problem. Expert Review of Cardiovascular Therapy. 2008;**6**(6):897–903.

第14章

肥胖与脊柱和神经外科手术的麻醉

Anurag Tewari，Mahmood Ghazanwy，Eugenia Ayrian

定义

肥胖有多种定义，包括体重>IBW 的 120%。国家卫生统计中心将肥胖定义为>BMI 的第 85 百分位。这一数值相当于 20~29 岁男性 BMI>27.8kg/m^2，女性 BMI>27.3kg/m^2。BMI>27kg/m^2 通常用来定义所有年龄段的肥胖。WHO 将超重定义为 BMI 为 25~30kg/m^2，肥胖定义为 BMI>30kg/m^2（表 14.1）[1]。

除皮褶厚度、双能 X 线吸收仪、氘代稀释法、全身钾、水下称重、CT 和 MRI 等方法外，BMI 是最常用的测量肥胖的方法[2]，但这些方法在常规使用时大多不是很实用。

流行病学

肥胖是美国最常见的慢性健康问题[3]。美国医疗保险将其归类为一种疾病，帮助人们获得肥胖相关疾病的医疗保险。然而，将肥胖归类为一种疾病存在争议[4,5]。美国 20 岁以上人群中有 50%超重，约 1/3 肥胖[6,7]。不良饮食和缺乏体育活动可导致超重和肥胖。在美国，肥胖也是导致死亡的主要原因（缺血性心脏病、脑卒中和癌症）。1988 年，Finkelstein 等指出，肥胖的医疗费用约 785 亿美元（1 美元=7.18 人民币）。到 2006 年，肥胖发生率的增加使医疗开支增加了近 400 亿美元。他们预测，到 2008 年，肥胖的医疗费用将增加至每年 1470 亿美元[8]。

表 14.1　基于 BMI 的体重分类

分类	BMI（kg/m^2）	并发症风险
低体重	<18.5	低（其他临床问题的相关风险）
正常体重	18.5~24.9	正常
超重	25.0~29.9	增加
肥胖		
1 级	30.0~34.9	中等
2 级	35.0~39.9	严重
3 级	40.0~49.9	最高

BMI 为患者体重除以身高的平方（kg/m^2）。

病因

导致肥胖的原因复杂多样（脂肪储存、遗传和心理机制）（表 14.2）[9]。

对饮食的控制是由来自脂肪和内分泌、神经和消化道系统的内分泌和神经冲动来调节的[10]。下丘脑腹内侧的弓状核和室旁核在体重调节方面尤为重要。它们接受来自迷走神经、儿茶酚胺能神经、激素（胰岛素、缩胆囊素、瘦素、糖皮质激素）的信息输入。作为回应，它们调节影响食物摄入的肽的释放，向垂体发出信号以调节卡路里的使用，并影响自主神经系统从而影响能量消耗和胰岛素的释放。

第三脑室区（尤其是颅咽管瘤）术后的下丘脑损伤可能与肥胖有关。双腹内侧下丘脑的破坏导致饮食过多、肥胖和发怒行为[11]。Hoffman 等指出，在随访期间，颅咽管瘤根治术导致 52%的儿童肥胖[12]。基于

表 14.2 肥胖的病因

原因	
遗传	Prader-Willi 综合征、Lawrence-Moon-Biedl 综合征、Alström 综合征、额骨内板增生症、假性甲状旁腺功能减退症
月经/生殖	妊娠、绝经后、多囊卵巢综合征、Turner 综合征
内分泌	糖尿病、胰岛素瘤、垂体功能障碍、低促性腺素性性功能减退症(Kallman 综合征)、库欣病、垂体功能减退症、生长激素缺乏症、原发性甲状腺功能减退症、库欣综合征、Klinefelter 综合征、Noonan 综合征
下丘脑	下丘脑肿瘤、下丘脑性腺功能减退症、医源性或自然创伤
药物	皮质醇、胰岛素、磺胺类、乙醇、吩噻嗪类、丙戊酸钠、卡马西平、加巴喷丁、苯二氮䓬类、苯噻啶
其他	唐氏综合征、家族性肥胖

Reproduced with permission from Knecht, S., Ellger, T., Levine, J. A. Obesity in Neurobiology, Progress in Neurobiology, 84(1):85-103. Copyright © 2008 Elsevier. https://doi.org/10.1016/j.pneurobio.2007.09.003

MRI 的下丘脑损伤程度与术后体重增加有关[13]。

各种药物治疗方案(芬特明、西布曲明和奥利司他)和手术治疗肥胖症的方法包括阻塞性和限制性手术,以缩小胃的大小并建立肠道旁路以减少食物吸收。

生理效应

肥胖及其相关的生理和解剖紊乱提示需要仔细考虑麻醉方案,因为人体结构的变化对麻醉医师和外科医师都提出了挑战,增加了术中管理的复杂性,并增加了术后并发症的发生率。肥胖对多器官系统有不同程度影响(表 14.3)[9,14-16]。BMI 的增加与发病率和死亡率的增加直接相关。相反,BMI 越低,死亡率越低[17]。

代谢和生理异常的总和被称为代谢综合征,具有腹型肥胖、高密度脂蛋白水平降低、高胰岛素血症、葡萄糖耐受不良、高血压和其他特征[18]。代谢综合征的诊断至少需要符合 3 项临床诊断标准:腹型肥胖、空腹血糖升高、高血压、高密度脂蛋白水平降低和高甘油三酯血症(表 14.4)[19]。

表 14.3 肥胖引起的生理紊乱

系统	影响
呼吸	阻塞性睡眠呼吸暂停、肥胖低通气综合征、限制性肺疾病
心血管	系统性高血压、心脏肥大、充血性心力衰竭、缺血性心脏病、心肌梗死、缺血性和出血性脑卒中、周围血管疾病、肺动脉高压、深静脉血栓、肺栓塞、猝死
内分泌	多囊卵巢综合征、库欣综合征、甲状腺功能减退、男性性腺功能减退症
代谢	糖耐量减低、2 型糖尿病、高胆固醇血症、高甘油三酯血症
消化	非酒精性脂肪肝、胃-食管反流、胆石症、腹股沟疝、食管裂孔疝
肌肉骨骼	腰椎间盘突出症、背痛、承重关节的骨关节炎
神经	腕管综合征、假性脑瘤、痴呆
肿瘤	肝癌、大肠癌、宫颈癌、子宫内膜癌、乳腺癌、卵巢癌、胰腺癌、前列腺癌
心理	躯体障碍、进食障碍、抑郁症
皮肤	褶皱处皮炎
生殖	原发性不孕症

Data from Knecht, S., Ellger, T., Levine, J. A., Obesity in neurobiology. Prog Neurobiol 2008, 84 (1):85-103; data from Beydoun, M. A., Beydoun, H. A., Wang, Y., Obesity and central obesity as risk factors for incident dementia and its subtypes: A systematic review and meta-analysis. Obes Rev 2008; 9:204-218; data from Nigam, A., Wright, R. S., Allison, T. G. et al., Excess weight at time of presentation of myocardial infarction is associated with lower initial mortality risks but higher longterm risks including recurrent re-infarction and cardiac death. Int J Cardiol 2006; 110:153-159; data from World Health Organization: Obesity: Preventing and Managing the Global Epidemic. Report on a WHO Consultation Technical Report Series. Geneva, World Health Organization, 1997.

表 14.4 代谢综合征的临床诊断标准

标准	界定值
腹型肥胖	男性腰围>102cm,女性腰围>88cm
甘油三酯	≥1.5g/L
高密度脂蛋白胆固醇	男性<0.4g/L,女性<0.5g/L
血压	≥130/85mmHg
空腹血糖	≥1.1g/L

注意:5 项标准中必须满足 3 项。

(Reproduced with permission from National Heart, Lung, and Blood Institute; National Institutes of Health; U.S. Department of Health and Human Services.)

软组织增加所致颈部活动能力下降及口咽解剖变窄使气道控制可能受限[20,21]。肺力学受损和胸壁顺应性降低干扰氧合和通气[22]。病态肥胖导致仰卧位功能残气量和补呼气量大幅度降低。由于胸壁顺应性降低,呼吸功增加[23]。在肥胖患者中,即使提高氧合,术中和术后氧分压也可能较基线水平显著降低[24]。肥胖患者的闭合容量接近或可能低于功能残气量,尤其在仰卧位或斜坡位。由于这种潜在的生理功能,肥胖患者更容易出现氧饱和度快速下降,尤其是呼吸暂停期间,如全身麻醉诱导过程中发生的呼吸暂停。

麻醉注意事项

术前评估

脊柱和神经外科肥胖患者的术前评估包括冠状动脉疾病、高血压、糖尿病、骨关节炎和阻塞性睡眠呼吸暂停。围术期应对患者进行优化管理,以获得更好的预后。睡眠研究对阻塞性睡眠呼吸暂停具有重大诊断意义。呼吸暂停-低通气指数>30 提示严重睡眠呼吸暂停[25]。这是一个重要而危险的信号,预示诱导期间会出现快速而严重的饱和度下降。患者使用>10cmH_2O的持续气道正压通气可能导致潜在的面罩通气困难。非酒精性脂肪肝常见于肥胖患者,其严重程度是围术期风险和术后结局的预测因素。

调查既往手术史、麻醉面临的挑战(气道和静脉通路的获得的难易程度)、进入 ICU 的需要、外科结局及患者当时的体重,可能有助于麻醉医师更好地对患者即将进行的手术做准备。术前需进行的实验室检查包括空腹血糖、血脂、血清生化、全血细胞计数、铁蛋白、维生素 B_{12}、促甲状腺激素和 25-羟维生素 D。

术中管理

肥胖对术中气道管理、患者体位、监测、麻醉药物和剂量的选择、液体管理、疼痛控制及各种并发症提出了特殊的挑战。最关键的步骤是气道管理,包括气管插管、肺生理和维持充足的氧合与肺容量的技术。

气道管理

肥胖更有可能出现面罩通气、喉镜检查和插管困难。这归因于颈部粗短、寰枢关节受限、胸骨前脂肪沉积、舌体肥大及口咽软组织明显。体重或 BMI 只是气道评估需要考虑的几个因素之一[26]。甲状软骨水平的颈围>43cm 与困难插管风险增加相关。通过清醒插管、快速序贯插管或常规插管来确保气道安全取决于对患者的评估[27]而不仅仅是存在肥胖。如果 Mallampati 分级、甲颏距离、颈部活动范围等困难插管的预测指标正常,即使 BMI 较高,困难插管的风险仍较低[26]。

肥胖患者在诱导时呼吸暂停期间供氧减少。呼吸暂停期间的低氧血症和进一步的高碳酸血症是脑血流和颅内压升高的强刺激因素。Stosic 等发现与水平仰卧位相比,30°头高足低位提供了更长的呼吸暂停安全期[28]。这段额外的时间可以避免肥胖神经外科患者在诱导期间因低氧血症而导致的不良后遗症。

体位对肥胖患者进行喉镜检查和气管插管是一个重要和关键的步骤。斜坡位或抬高上半身和头部使病态肥胖患者耳朵与胸骨水平对齐,已被证实可改善喉镜视野[29]。Collins 及其同事研究了病态肥胖患者,其被分为嗅探位和斜坡位进行气道管理,结果显示喉部视野有显著差异,斜坡位提供了更好的视野。这些患者在围术期需要针对性治疗的另一个方面是呼吸生理紊乱,因为在诱导和拔管过程中,他们更容易发生更快和更严重的氧饱和度下降。为克服这些问题,患者应在诱导前接受 100%氧气脱氮,在预充氧期间和拔管后立即行持续气道正压通气,并在围术期通过呼气末正压通气维持氧合和肺容量[30-32]。

患者体位

病态肥胖患者在开颅和脊柱手术时需特别注意体位。仰卧位时,臀肌受压引起横纹肌溶解可导致肾衰竭甚至死亡[33,34]。即使受力点被仔细垫上护理装置,皮肤损害仍可发生。这导致组织坏死和感染,特别是在长时间的手术中[35]。肥胖患者腋窝组织过多,这使得侧卧位时较难放置腋垫。

脊柱外科的手术暴露需要俯卧位。仰卧位更改为俯卧位可能对肥胖患者硬膜外静脉压和气道压产生不利影响,因为腹壁压可加剧肺部疾病的限制性[36,37]。肥胖患者需关注的主要问题是胸腹运动受限所致的心功能障碍和通气困难。肥胖加剧了俯卧位时肺顺应性的降低。这类患者可能需要非常高的气道压来实现充分通气。相反,高气道压可减少静脉回心血量,降低心输出量,并增加全身静脉压,这可能加剧手术出血并降低脊髓灌注压，增加神经并发症的风险。已经设计了多种手术框架以最大限度地减少俯卧位的心肺不良反应。

严重肥胖患者在俯卧位行脊柱手术时有臂丛神经损伤的风险[38]。这些位置性麻痹可能是由于上肢重量的增加，对受影响的神经血管束造成牵引压力而发生。减少这些潜在的并发症需要特别注意围术期的体位，对上肢进行支撑和固定，并在上下肢所有受力点周围进行充分垫压。

麻醉药物和剂量

肥胖患者糖尿病、高血压、阻塞性睡眠呼吸暂停和心肺疾病等并发症发生率增加，降低了麻醉药物的安全性。肥胖患者的麻醉剂药代动力学和药效学的变化是由心输出量增加、瘦体重增加、脂肪量增加和细胞外液量增加所致。随着神经外科中清醒开颅手术增多，使用短效药物和非抑制通气的药物增多，如α2-受体激动剂右美托咪啶。其可以作为麻醉的辅助手段，因为可以减少术中和术后的阿片类药物需求[39]。

瘦体重（IBW 的 120%）是亲水性药物给药时一个良好的体重近似值。常用的麻醉药物可根据脂溶性按照 TBW 或 IBW 给药。丙泊酚、维库溴铵、罗库溴铵和瑞芬太尼依据 IBW 给药。相反，硫喷妥钠、咪达唑仑、琥珀胆碱、阿曲库铵、顺式阿曲库铵、芬太尼和舒芬太尼应依据 TBW 给药。丙泊酚的维持量应依据 TBW，而舒芬太尼依据 IBW[40]。维库溴铵和罗库溴铵依据神经肌肉阻滞状态追加用药。肥胖患者服用脂溶性药物，分布容积发生改变。地高辛、普鲁卡因、和瑞芬太尼是 3 个特例，它们的药物属性和分布容积之间没有联系[40-43]。

氧化亚氮具有一定的麻醉作用，且消除迅速，但由于肥胖时需氧量高，最好避免使用。挥发性麻醉剂的选择依据血-气分配系数和血-脂分配系数。

超重和肥胖患者一般外科术后苏醒延迟的风险很高[44-46]。在肥胖患者中，麻醉后早期通常伴有动脉二氧化碳分压（$PaCO_2$）升高，导致高碳酸血症和脑充血[47]。在神经外科手术中，脑充血可能通过增加脑水肿、颅内压和脑出血的风险而导致不良脑预后[48-50]。Bilotta 等[51]指出，在接受幕上扩张性脑损伤开颅术的超重和肥胖患者中，吸入麻醉剂七氟醚和地氟醚均提供了较佳的血流动力学条件，适用于快通道神经麻醉。

液体管理

肥胖患者液体平衡定义不明确。容量状态和组织灌注的评估是最重要的决定因素。严重肥胖患者术中和围术期液体管理策略旨在维持液体平衡[52]。

监测

患者的并发症和手术类型指导术中的监测范围[52]。对于大多数患者来说，标准的术中监测包括氧合、通气、血压、心率和体温。如果有心血管合并症和神经肌肉手术，有创血压监测的门槛较低。经处理的脑皮层电图学可用于评估麻醉深度，为病态肥胖患者在麻醉诱导和复苏期提供有用信息[53,54]。这些方法有助于输注麻醉药物，以达到并维持最佳麻醉水平。

疼痛控制

疼痛控制的多模式方法减少了呼吸系统并发症和阿片类药物相关副作用的不良事件。多模式镇痛包括强效非甾体抗炎镇痛药（如酮咯酸）、局部浸润麻醉和皮层阻滞。为了进一步加强多模式镇痛，可使用氯胺酮、α2-受体激动剂和超短效阿片类药物（瑞芬太尼）。Hansen[55]等已对成功的皮层神经阻滞进行了阐述，基于脑神经阻滞的清醒开颅手术，术中可以保持与患者之间的联系，并对患者进行不断安慰及沟通性治疗。镇静对任何患者都不是必需的，只有 2/3 的患者需要进行镇静。

右美托咪定通过持续输注的方式给药，是病态肥胖患者全身麻醉的辅助用药。其减少围术期阿片类药物需求和复苏室停留时间[54]。Ard 等[56]对清醒开颅手术患者进行的一项前瞻性研究证实了右美托咪定能降低不良事件的发生率。他们还发现，使用右美托咪定可减少其他药物的必要剂量，改善手术效果，这可能与诱导脑血流减少有关[57]。Hassan 等通过右美托咪定和瑞芬太尼联合皮层阻滞为一系列脑肿瘤患者施行清醒开颅手术[58]。他们发现患者在手术过程中是舒适的，没有任何神经功能缺陷。所有肿瘤均成功切除，所有患者均处于可被唤醒和配合状态。Rajan 等[59]在一项回顾性研究中比较了清醒开颅与全身麻醉下行开颅手术的患者。他们观察发现，与全身麻醉相比，丙泊酚-右美托咪定输注的开颅手术在固定头架和麻醉苏醒时有稳定的血流动力学反应，总体麻醉用药更少，但观察到短暂饱和度下降和通气不足的发生率更高。

Lettieri 等[60]使用以氯胺酮为基础的麻醉方案进行全身麻醉，结果表明不仅可以为帕金森病的深部脑刺激手术提供良好的临床条件，而且不会干扰微电极记录。

肥胖对非神经外科手术的影响

肥胖增加了 ICU 患者围术期死亡与并发症的风险，以及感染（如肺炎、导管感染、尿路感染、多器官功能衰竭）的风险[4,61–63]。Strandberg 等注意到肥胖与麻醉诱导后立即出现的肺透光度减低相关[64]。研究发现，全身麻醉期间，病态肥胖患者与非肥胖患者相比，更易出现持续 24h 的肺不张[65]。肺不张可导致动脉低氧血症和肺力学显著改变，导致术后并发症增多。一项对 94 853 例非心脏手术患者术后 30 天内出现 7271 例并发症的回顾性研究显示，肥胖患者心肌梗死、周围神经损伤、伤口感染和尿路感染的风险增加[66]。肥胖患者死亡、再次插管及心搏骤停的风险也更高。肥胖（2.1%）和非肥胖（2%）神经外科手术患者总体并发症发生率并不高，但肥胖患者感染风险增加[67]。接受心脏手术的极度肥胖患者与正常体重患者相比，恢复时间更长，术后并发症发生率更高[68]。肥胖患者术后伤口并发症是主要的不良并发症。尽管存在相关并发症，减重术后 30 天内死亡率仅为 0.3%[69]。少数研究发现，肥胖患者择期手术与围术期并发症小幅度增加相关，主要为伤口并发症[4]。病态肥胖患者术后血栓栓塞、肺不张及肺炎的发生率更高[70]。

一项纳入 1471 例患者的回顾性研究发现，病态肥胖与 ICU 住院超过 4 天患者的死亡率增加相关[71]。进入 ICU 的 1167 例创伤患者中，BMI>30kg/m^2 的患者死亡率增加了 7 倍[61]。肥胖创伤患者损伤特点各不相同，头部损伤风险较小，胸部损伤风险较高[72,73]。Brown 等指出，患有神经系统疾病的肥胖患者（如头部损伤）与非肥胖患者相比预后和死亡率相同[73]。

对于儿科肥胖患者，麻醉注意事项也至关重要，根据 Chidambaran 等的研究，针对这类患者，围术期需进一步提升管理策略[74]。

肥胖对神经外科手术的影响

Aghi 等回顾性分析了因良性脑膜瘤接受开颅手术的男性患者[75]。他们发现患有脑膜瘤的男性更容易肥胖，这表明无论男性还是女性荷尔蒙都对脑膜瘤有影响。他们还得出结论，这些患者发生术后并发症的风险较高。

肥胖会增加脊柱术后感染的风险[76,77]。Gepstein 等[78]和 Telfeian 等[79]报道，随着 BMI 增加，腰椎减压术的并发症发生率升高，但整体临床预后无明显差异。肥胖患者的伤口感染率和肺栓塞发生率可能更高[78–82]。在一项择期胸腰椎融合术的回顾性分析中，Patel 等[38]报道了 BMI 增加与围术期严重并发症增加的关系。他们回顾分析了 332 例因退行性疾病行择期胸腰椎手术的患者，并报道了 BMI 增加与严重并发症之间的关系。Takrouri 等[83]也报道了病态肥胖患者俯卧位颈椎固定术后股静脉血栓形成和限制性通气的发生率。

Shamji 等[84]对胸腰椎融合术的并发症进行了基于人群的评估，得出的结论是肥胖患者相关合并症的风险更高，且伤口并发症和术后感染的发生率也更高。有趣的是，他们还提到，其总体并发症发生率相似，BMI 的影响有限。Rosen 等[85]报道了 110 例接受微创腰椎融合术的患者，发现 BMI 对并发症和患者预后没有影响。另一项对 404 例接受脊柱神经外科手术患者的回顾发现，BMI 与术后发病率（包括伤口感染）没有相关性[84]。

Schultheiss 等[86]在一项回顾性和前瞻性研究中发现，肥胖与蛛网膜下隙出血（SAH）后的不良预后无关。相反，他们发现 BMI 较低患者（31%）与肥胖患者（27%）相比预后更差——肥胖悖论。Juvela 等[87,88]发现，BMI 升高对 SAH 预后无影响，但 BMI 升高与随访 CT 扫描显示的脑梗死相关。肥胖可能影响动脉瘤形成和破裂的风险和（或）动脉瘤性 SAH 患者的预后。SAH 最公认的危险因素包括吸烟和高血压。一项来自亚太地区的纳入 306 620 例患者的 26 项前瞻性研究报道了 236 例 SAH（中位随访时间为 8.2 年）[89]。对于这些患者，吸烟和高血压是 SAH 的危险因素，而不是 BMI、饮酒或血清胆固醇。在一项韩国患者的研究中也有类似的结果[90]。低 BMI 倾向于与 SAH 相关[91]。在一项针对日本 SAH 死亡患者的大型研究中，低 BMI 仅在男性中是危险因素[92]。

结论

神经外科肥胖患者的最优麻醉管理需要全面的术前评估和严密的围术期管理。麻醉方案应针对相关合并症进行个性化设计，并增强对围术期可能风险和并发症的认识。

病例报道

52 岁女性，既往高血压、糖尿病、频发头痛和病态肥胖（BMI 48kg/m^2）史，以“一生中最严重的头痛”为主诉就诊于急诊科，伴右侧面部疼痛和敏感发作。患者初始生命体征为血压 174/89 mmHg，脉搏 92 次/分，呼吸 21 次/分，体温 37.6℃，SpO_2 100%（室内空气）。

头颈部即刻 CT 血管成像提示右侧后交通动脉（PCOM）动脉瘤和 SAH。患者被送入 ICU，外科医生在 ICU 放置了脑室外引流。患者病情持续恶化。

患者被紧急送往手术室行右侧开颅手术，以夹闭破裂的 PCOM 动脉瘤。当患者到达手术室时，已不能被唤醒。她被放置在手术台上，头部以嗅探位固定，以丙泊酚和罗库溴铵行改良的快速序列诱导。快速序列诱导后，视频喉镜辅助成功插管，使用 7.5mm 气管导管，固定深度为 22cm。放置动脉导管和额外的外周静脉导管，患者头转向右侧并固定在 Mayfield 头架上。经仔细的暴露和精细的剥离，定位了 PCOM 动脉瘤的位置。

硬脑膜打开后给予甘露醇，同时维持 $PaCO_2$ 为 37mmHg，并使用丙泊酚使患者保持暴发抑制从而保护大脑。血压维持在正常水平的 10%以上。在应用一次性血管夹 8min 后，成功夹闭动脉瘤。患者从暴发抑制中恢复，关闭硬脑膜和皮肤。将患者从 Mayfield 头架中取出，并置于仰卧位。

这时，患者血氧饱和度突然下降。立即给予 100%氧气，改为手控通气，但血氧饱和度并没有增加到 84%以上。听诊肺部，左侧胸部可闻及呼吸音减弱。诊断为气管导管移位到右主支气管。立即断开呼吸机，套囊放气，气管导管拔除 2cm。气管导管套囊充气后将患者连接至麻醉机后，血氧饱和度恢复至 100%。医生决定将患者带呼吸机转运至 ICU。24h 后患者在 ICU 成功拔管。患者精神状态良好，但主诉残留头痛，次日消失。患者顺利康复，术后无血管痉挛症状，几天后出院。

（黄丽 译 包晓航 审）

参考文献

1. WHO Expert Consultation. Appropriate body mass index for Asian populations and its complications for policy and intervention strategies. Lancet. 2004;**363**:157–63.
2. Kopelman PG. Investigation of obesity. Clin Endocrinol (Oxf). 2004;**41**:703–708.
3. Choban PS, Flancbaum L. The impact of obesity on surgical outcomes: a review. J Am Coll Surg. 1997;**185**:593–603.
4. Heshka S, Allison DB. Is obesity a disease? Int J Obes Relat Metab Disord. 2001;**25**:1401–1404.
5. Kopelman PG, Finer N. Reply: Is obesity a disease? Int J Obes Relat Metab Disord. 2001;**25**:1405–406.
6. World Health Organization. Obesity and overweight. Fact sheet no. 311. Updated March 2013. https://www.who.int/news-room/fact-sheets/detail/obesity-and-overweight
7. Ogden CL, Carroll MD, Curtin LR, McDowell MA, Tabak CJ, Flegal KM. Prevalence of overweight and obesity in the United States, 1999–2004. JAMA. 2006;**295**:1549–55.
8. Finkelstein EA, Trogdon JG, Cohen JW, et al. Annual medical spending attributable to obesity: payer-and service-specific estimates. Health Affairs. 2009;**5**:822–31.
9. Knecht S, Ellger T, Levine JA. Obesity in neurobiology. Prog Neurobiol. 2008;**84**:85–103.
10. Rosenbaum M, Leibel RL, Hirsch J. Obesity. N Engl J Med. 1997;**337**:396–407.
11. Reeves AG, Plum F. Hyperphagia, rage, and dementia accompanying a ventromedial hypothalamic neoplasm. Arch Neurol. 1969;**20**:616–24.
12. Hoffman HJ, De Silva M, Humphreys RP, Drake JM, Smith ML, Blaser SI. Aggressive surgical management of craniopharyngiomas in children. J Neurosurg. 1992;**76**:47–52.
13. de Vile CJ, Grant DB, Hayward RD, Kendall BE, Neville BG, Stanhope R. Obesity in childhood craniopharyngioma: relation to post-operative hypothalamic damage shown by magnetic resonance imaging. J Clin Endocrinol Metab. 1996;**81**:2734–37.
14. Beydoun MA, Beydoun HA, Wang Y. Obesity and central obesity as risk factors for incident dementia and its subtypes: a systematic review and meta- analysis. Obes Rev. 2008;**9**:204–18.
15. Nigam A, Wright RS, Allison TG, et al. Excess weight at time of presentation of myocardial infarction is associated with lower initial mortality risks but higher longterm risks including recurrent re-infarction and cardiac death. Int J Cardiol. 2006;**110**:153–59.
16. World Health Organization. Obesity: Preventing and Managing the Global Epidemic. Report on a WHO Consultation Technical Report Series 894. Geneva: World Health Organization; 1997.
17. Stevens J, Cai J, Pamuk ER, Williamson DF, Thun MJ, Wood JL. The effect of age on the association between body-mass index and mortality. N Engl J Med. 1998;**338**:1–7.
18. Liberopoulos EN, Mikhailidis DP, Elisaf MS. Diagnosis and management of the metabolic syndrome in obesity. Obes Rev. 2005;**6**:283–96.
19. National Heart, Lung, and Blood Institute. Third Report of the National Cholesterol Education Program (NCEP) Expert Panel on Detection, Evaluation, and Treatment of High Blood Cholesterol in Adults (Adult Treatment Panel III). Final Report. NIH Publication No. 02-5215. Bethesda, MD: National Heart, Lung, and Blood Institute; 2002.
20. Gonzalez H, Miniville V, Delanoue K, et al. The importance of increased neck circumference to intubation difficulties in obese

patients. Anesth Analg. 2008;**106**:1132–36.
21. Isono S. Obstructive sleep apnea of obese adults: pathophysiology and perioperative airway management. Anesthesiology. 2009;**110**:908–21.
22. Pelosi P, Gregoretti C. Perioperative management of obese patients. Best Pract Res Clin Anesthesiol. 2010;**24**:211–25.
23. Ladosky W, Botelho MA, Albuquerque JP Jr. Chest mechanics in morbidly obese non-hypoventilated patients. Respir Med. 2001;**95**:281–86.
24. Kabon B, Nagele A, Reddy D, et al. Obesity decreases perioperative tissue oxygenation. Anesthesiology. 2004;**100**:274–80.
25. Patil SP, Schneider H, Schwartz AR, Smith PL. Adult obstructive sleep apnea. Chest. 2007;**132**:325–37.
26. El-Ganzouri AR, McCarthy RJ, Tuman KJ, et al. Preoperative airway assessment: predictive value of a multivariate risk index. Anesth Analg. 1996;**82**:1119–204.
27. American Society of Anesthesiologists Task Force on Management of the Difficult Airway. Practice guidelines for management of the difficult airway: an updated report by the American Society of Anesthesiologists Task Force on Management of the Difficult Airway. Anesthesiology. 2003;**98**:1269–77.
28. Stosic M, Milakovic B, Dostanic M, Baljozovic B. Reverse Trendelenburg's position vs. supine-horizontal position for induction of general anesthesia in obese neurosurgical patients. Srp Arh Celok Lek. 2006;**134**:208–12.
29. Collins JS, Lemmens HJ, Brodsky JB, et al. Laryngoscopy and morbid obesity: a comparison of the 'sniff' and 'ramped' positions. Obes Surg. 2004;**14**:1171–75.
30. Coussa M, Proietti S, Schnyder P, et al. Prevention of atelectasis formation during the induction of general anesthesia in morbidly obese patients. Anesth Analg. 2004;**98**:1491–95.
31. Cressey DM, Berthoud MC, Reilly CS. Effectiveness of continuous positive airway pressure to enhance pre-oxygenation in morbidly obese women. Anaesthesia. 2001;**56**:680–84.
32. Gander S, Frascarolo P, Suter M, et al. Positive end-expiratory pressure during induction of general anesthesia increases duration of nonhypoxic apnea in morbidly obese patients. Anesth Analg. 2005;**100**:580–84.
33. Bostanjian D, Anthone GJ, Hamouti N, et al. Rhabdomyolysis of gluteal muscles leading to renal failure: a potentially fatal complication of surgery in the morbidly obese. Obes Surg. 2003;**13**:302–305.
34. Collier B, Goreja MA, Duke III BE. Postoperative rhabdomyolysis with bariatric surgery. Obes Surg. 2003;**13**:941–43.
35. Passannante AN, Rock P. Anesthetic management of patients with obesity and sleep apnea. Anesthesiol Clin North Am. 2005;**23**:479–91.
36. Pearce DJ. The role of posture in laminectomy. Proc R Soc Med. 1957;**50**:109–12.
37. Smith RH, Gramling ZW, Volpitto PP. Problems related to the prone position for surgical operations. Anesthesiology. 1961;**22**:189–93.
38. Patel N, Bagan B, Vadera S, et al. Obesity and spine surgery: relation to perioperative complications. J Neurosurg Spine. 2007;**6**:291–97.
39. Pawlik MT, Hansen E, Waldhauser D, et al. Clonidine premedication in patients with sleep apnea syndrome: a randomized, double blind, placebo-controlled study. Anesth Analg. 2005;**101**:1374–80.
40. Ogunnaike BO, Jones SB, Jones DB, et al. Anesthetic considerations for bariatric surgery. Anesth Analg. 2002;**95**:1793–805.
41. Abernethy DR, Greenblatt DJ, Smith TW. Digoxin disposition in obesity: clinical pharmacokinetic investigation. Am Heart J. 1981;**102**:740–44.
42. Christoff PB, Conti DR, Naylor C, Jusko WJ. Procainamide disposition in obesity. Drug Intell Clin Pharm. 1983;**17**:516–22.
43. Egan TD, Huizinga B, Gupta SK, et al. Remifentanil pharmacokinetics in obese versus lean patients. Anesthesiology. 1998;**89**:562–73.
44. Suzuki T, Masaki G, Ogawa S. Neostigmine-induced reversal of vecuronium in normal weight, overweight and obese female patients. Br J Anaesth. 2006;**97**:160–63.
45. Deepak R, Biswas G. Morbid obesity and anaesthesia. Anaesthesia. 2007;**62**:1299–1300.
46. La Colla L, Albertin A, La Colla G, et al. Faster wash-out and recovery for desflurane versus sevoflurane in morbidly obese patients when no premedication is used. Br J Anaesth. 2007;**99**:353–58.
47. Ito H, Kanno I, Ibaraki M, et al. Changes in human cerebral blood flow and cerebral blood volume during hypercapnia and hypocapnia measured by positron emission tomography. J Cereb Blood Flow Metab. 2003;**23**:665–70.
48. Bruder N, Pellissier D, Grillot P, et al. Cerebral hyperemia during recovery from general anesthesia in neurosurgical patients. Anesth Analg. 2002;**94**:650–54.
49. Constantini S, Cotev S, Rappaport ZH, et al. Intracranial pressure monitoring after elective intracranial surgery. A retrospective study of 514 consecutive patients. J Neurosurg. 1988;**69**:540–44.
50. Young WL, Kader A, Ornstein E, et al. Cerebral hyperemia after arteriovenous malformation resection is related to "breakthrough" complications but not to feeding artery pressure. The Columbia University Arteriovenous Malformation Study Project. Neurosurgery. 1996;**38**:1085–93.
51. Bilotta F, Doronzio A, Cuzzone V et al. Early postoperative cognitive recovery and gas exchange patterns after balanced anesthesia with sevoflurane or desflurane in overweight and obese patients undergoing craniotomy: a prospective randomized trial. J Neurosurg Anesthesiol. 2009;**21**:207–13.
52. Schumann R, Jones SB, Cooper B, et al. Update on best practice recommendations for anesthetic perioperative care and pain management in weight loss surgery, 2004–2007. Obesity. 2009;**17**:889–994.
53. Feld JM, Hoffman WE, Stechert MM, et al. Fentanyl or dexmedetomidine combined with desflurane for bariatric surgery. J Clin Anesth. 2006;**18**:24–28.
54. Tufanogullari B, White PF, Peixoto MP, et al. Dexmedetomidine infusion during laparoscopic bariatric surgery: the effect on recovery outcome variables. Anesth Analg. 2008;**106**:1741–48.
55. Hansen E, Seemann M, Zech N, Doenitz C, Luerding R, Brawanski A. Awake craniotomies without any sedation: the awake-awake-awake technique. Acta Neurochir. 2013;**155**:1417–24.
56. Ard JL, Bekker AY, Doyle WK. Dexmedetomidine in awake craniotomy: a technical note. Surg Neurol. 2005;**63**:114–17.
57. Zornow MH, Maze M, Dyck JB, Shaker SL. Dexmedetomidine decreases cerebral blood flow velocity in humans. J Cereb Blood Flow Metab. 1993;**13**:350–53.
58. Hassan WMZW, Lukman MH, Mukmin LA, Idris Z, Ghani ARI, Zaini RHM. Awake craniotomy: a case series of anaesthetic management using a combination of scalp block, dexmedetomidine and remifentanil in hospital University Sains Malaysia. Med J Malaysia. 2013:**68**:64–66.
59. Rajan S, Cata JP, Nada E, Weil R, Pal R, Avitsian R. Asleep-awake-asleep craniotomy: a comparison with general anesthesia for resection of supratentorial tumors. J Clin Neurosci. 2013;**20**:1068–73.
60. Lettieri C, Rinaldo S, Devigili G, et al. Deep brain stimulation:

subthalamic nucleus electrophysiological activity in awake and anesthetized patients. Clin Neurophysiol. 2012;**123**:2406–13.
61. Bochicchio GV, Joshi M, Bochicchio K, et al. Impact of obesity in the critically ill trauma patient: a prospective study. J Am Coll Surg. 2006;**203**:533–38.
62. Choban PS, Heckler R, Burge JC, Flancbaum L. Increased incidence of nosocomial infections in obese surgical patients. Am Surg. 1995;**61**:1001–1005.
63. Ciesla DJ, Moore EE, Johnson JL, Burch JM, Cothren CC, Sauaia A. Obesity increases risk of organ failure after severe trauma. J Am Coll Surg. 2006;**203**:539–45.
64. Strandberg A, Tokics L, Brismar B, et al. Constitutional factors promoting developmental of atelectasis during anesthesia. Acta Anesthesiol Scand. 1987;**31**:21–24
65. Eichenberger A, Proietti S, Wicky S, et al. Morbid obesity and postoperative pulmonary atelectasis: an underestimated problem. Anesth Analg. 2002;**95**:1788–92.
66. Bamgbade OA, Rutter TW, Nafiu OO, Dorje P. Postoperative complications in obese and nonobese patients. World J Surg. 2007;**31**:556–61.
67. Namba RS, Paxton L, Fithian DC, Stone ML. Obesity and perioperative morbidity in total hip and total knee arthroplasty patients. J Arthroplasty. 2005;**20**:46–50.
68. Wigfield CH, Lindsey JD, Munoz A, et al. Is extreme obesity a risk factor for cardiac surgery? An analysis of patients with a BMI >40. Eur J Cardiothorac Surg. 2006;**9**:34–40.
69. Flum DR, Belle SH, King WC, et al. Perioperative safety in the longitudinal assessment of bariatric surgery. N Engl J Med. 2009;**361**:445–54.
70. Flier S, Knape JT. How to inform a morbidly obese patient on the specific risk to develop postoperative pulmonary complications using evidence-based methodology. Eur J Anaesthesiol. 2006;**23**:154–59.
71. Nasraway SA Jr, Albert M, Donnelly AM, et al. Morbid obesity is an independent determinant of death among surgical critically ill patients. Crit Care Med. 2006;**34**:964–70.
72. Boulanger BR, Milzman D, Mitchell K, Rodriguez A. Body habitus as a predictor of injury pattern after blunt trauma. J Trauma. 1992;**33**:228–32.
73. Brown CV, Rhee P, Neville AL, Sangthong B, Salim A, Demetriades D. Obesity and traumatic brain injury. J Trauma. 2006;**61**:572–76.
74. Chidambaran V, Tewari A, Mahmoud M. Anesthetic and pharmacologic considerations in perioperative care of obese children. J Clin Anesth. 2018;**45**:39–50.
75. Aghi MK, Eskandar EN, Carter BS, Curry WT Jr, Barker FG 2nd. Increased prevalence of obesity and obesity-related postoperative complications in male patients with meningiomas. Neurosurgery. 2007;**61**:754–60.
76. Capen DA, Calderone RR, Green A. Perioperative risk factors for wound infections after lower back fusions. Orthop Clin North Am. 1996;**27**:83–86.
77. Friedman ND, Sexton DJ, Connelly SM, Kaye KS. Risk factors for surgical site infection complicating laminectomy. Infect Control Hosp Epidemiol. 2007;**28**:1060–65.
78. Gepstein R, Shabat S, Arinzon ZH, et al. Does obesity affect the results of lumbar decompressive spinal surgery in the elderly? Clin Orthop Relat Res. 2004;**426**:138–44.
79. Telfeian A, Reiter T, Durham SR, Marcotte P. Spine surgery in morbidly obese patients. J Neurosurg. 2002;**97**:20–24.
80. Olsen MA, Nepple JJ, Riew KD, et al. Risk factors for surgical site infection following orthopaedic spinal operations. J Bone Joint Surg Am. 2008;**90**:62–69.
81. Wimmer C, Gluch H, Franzreb M, Ogon M. Predisposing factors for infection in spine surgery: a survey of 850 spinal procedures. J Spinal Disord. 1998;**11**:124–28.
82. Olsen MA, Mayfield J, Lauryssen C, et al. Risk factors for surgical site infection in spinal surgery. J Neurosurg. 2003;**98**:149–55.
83. Takrouri MSM, Shubbak F, Al-Musrea K, Ghanem N. Problems faced during anesthesia in morbidly obese patient with cervical injury presented for fixation in prone position. Internet J Anesthesiol. 2008;**19**:1–4.
84. Shamji M, Parker S, Cook C, et al. Impact of body habitus on perioperative morbidity associated with fusion of the thoracolumbar and lumbar spine. Neurosurgery. 2009;**65**:490–98.
85. Rosen D, Ferguson S, Ogden A, et al. Obesity and self-reported outcome after minimally invasive lumbar spinal fusion surgery. Neurosurgery. 2008;**63**:956–60.
86. Schultheiss KE, Jang YG, Yanowitch RN, et al. Fat and neurosurgery: does obesity affect outcome after intracranial surgery? Neurosurgery. 2009;**64**:316–27.
87. Juvela S, Siironen J, Kuhmonen J. Hyperglycemia, excess weight, and history of hypertension as risk factors for poor outcome and cerebral infarction after aneurysmal subarachnoid hemorrhage. J Neurosurg. 2005;**102**:998–1003.
88. Juvela S, Siironen J, Varis J, Poussa K, Porras M. Risk factors for ischemic lesions following aneurysmal subarachnoid hemorrhage. J Neurosurg. 2005;**102**:194–201.
89. Feigin V, Parag V, Lawes CM, et al. Smoking and elevated blood pressure are the most important risk factors for subarachnoid hemorrhage in the Asia-Pacific region: an overview of 26 cohorts involving 306,620 participants. Stroke. 2005;**36**:1360–65.
90. Suh I, Jee SH, Kim HC, et al. Low serum cholesterol and haemorrhagic stroke in men: Korea Medical Insurance Corporation Study. Lancet. 2001;**357**:922–25.
91. Broderick JP, Viscoli CM, Brott T, et al. Major risk factors for aneurysmal subarachnoid hemorrhage in the young are modifiable. Stroke. 2003;**34**:1375–81.
92. Yamada S, Koizumi A, Iso H, et al. Japan Collaborative Cohort Study Group: Risk factors for fatal subarachnoid hemorrhage: the Japan Collaborative Cohort Study. Stroke. 2003;**34**:2781–88.

第 4 部分

减重手术

第15章

患者选择及其选择流程概述

Matthew E. Pontell, Alvaro Galvez, Elizabeth Renza-Stigone, Andres Castellanos

患者选择

病态肥胖的手术治疗是一项快速发展的治疗手段，随着对这些手术长期预后的观察，适应证仍是讨论的主题。在美国，国立卫生研究院于1991年发表了关于减重手术适应证的初步共识声明[1]。2013年，美国临床内分泌学家协会、肥胖学会和美国代谢和减重外科学会发表了一项共识更新，目前，减重手术的适应证包括以下情况：BMI≥40kg/m² 患者有合理的手术适应证（A级），BMI≥35kg/m² 且至少有一种与病态肥胖相关的严重合并症的患者（表15.1）[3-8]，以及BMI为30~34.9kg/m²，且患有2型糖尿病或代谢综合征的患者[2-6]。应该注意的是，缺乏长期随访数据证明哪些属于最后一个适应证患者的净获益，并且没有足够证据表明存在心血管疾病风险、控制血糖和（或）控制血脂是减重手术的适应证[3-6]。

表15.1 BMI为35~39.9kg/m² 的减重手术患者合并症

病态肥胖相关疾病	
2型糖尿病	非酒精性脂肪肝疾病
高血压	非酒精性脂肪肝炎
阻塞性睡眠呼吸暂停	无力性关节炎
肥胖低通气综合征	严重尿失禁
Pickwickian 综合征（阻塞性睡眠呼吸暂停及肥胖低通气综合征）	假性脑瘤
重度哮喘	胃食管反流性疾病
多囊卵巢综合征	高胆固醇血症

该共识声明还建议对BMI>35kg/m² 的患者进行减重手术，治疗目标包括控制体重和减少心血管风险因素（A级）[2]。B级证据支持是对BMI为30~34.9kg/m² 且具有相同治疗目的的患者实施减重手术治疗，而C级证据支持为BMI在此范围内且以改善血糖控制为目标的患者进行减重手术[2]。截至2014年，国家健康和护理卓越研究所（英国）的新建议扩大了患者选择标准，将过去10年内诊断BMI≥35kg/m² 且存在2型糖尿病的患者纳入其中[7]。其他作者也主张对BMI为30~34.9kg/m² 的患者实施减重手术[7]。

上述选择标准不能确保最佳临床结局，这些建议需要全面、多学科的术前评估。多学科团队至少应包括营养学家、心理健康专家[心理学家和（或）精神病学家]及受过减重医学和外科专业培训的医学专科医生。所有已知的合并症都应在手术前进行评估，并在术前优化治疗计划，还应完善心肺、胃肠道、心理和精神疾病情况的评估[1,8]。

在我们的机构中，术前计划需要3~6个月，这取决于患者所购买保险的要求和建议的强制营养咨询时长。所有患者在初次咨询前必须参加减重手术研讨会，我们发现这有助于挑选出那些只是在寻找快速解决问题的方法的患者。在此期间，所有患者都要接受由心脏病学、呼吸疾病学、精神病学和胃肠道疾病专家联合进行的全面医学评估，然后完善必要的术前检查。

根据外科医生的偏好，对于 BMI 为 40~55kg/m² 的患者，我们建议手术前立即进行“肝脏缩小”、高蛋白、流质饮食 2 周。我们在手术切开前 30min 常规给予基于体重的依诺肝素、围术期应用序贯压缩泵装置并鼓励所有患者术后早期下床活动以降低肺栓塞的风险。术后随访预约在 1~2 周、4 周、3 个月、6 个月、9 个月、1 年，如果患者在上述时间点随访有困难，可以在上述 2 个时间节点之间的任何时间进行随访。互助小组会由我们的减重护士协调员每月组织一次，且需要患者在术前和术后定期参加。

与大多数其他择期手术类似，减重手术的禁忌证只是相对的，包括严重心力衰竭、不稳定性冠状动脉疾病、不受控制的药物和(或)酒精依赖、活动性精神疾病、严重智力功能障碍、伴有门静脉高压的肝硬化、终末期肺病和进展性癌症。提示减重手术术后并发症的术前高危因素包括男性、BMI>45kg/m²、高血压、右心衰竭、肥胖低通气综合征或下腔静脉过滤器置入史[9]。此外，病态肥胖增加了肺栓塞的风险；早期诊断为血管血栓形成和(或)肺栓塞的个体风险增加。

患者选择流程概述

引言

减重手术领域在过去的几年里有了长足的发展，并且还在继续。作为这一领域前沿的术式在不断改进并运用于当前减重手术实践中。尽管外科医生有许多选择，但仍然没有基于证据的算法推荐一种术式优于另一种术式，也没有经过验证的唯一最佳手术方式[8]。手术方式的选择最终取决于多种因素，包括治疗目标、减重的期望值、代谢和(或)血糖控制、个性化风险分层、是否存在某些合并症及主治外科医生的专业知识[10-12]。一般来说，腹腔镜手术比开放手术更受青睐，因其术后并发症发生率低，死亡风险低[9]。此外，腹腔镜手术还可降低病态肥胖人群常见的伤口感染和术后切口疝的发生率[8]。人们普遍认为，对于初始 BMI>50kg/m² 的患者，采用限制食物摄入方式的减重失败率很高，因此，通常推荐会导致部分吸收不良的手术[8]。最后，最终的决定取决于患者，外科医生应建议从官方研讨会、术前咨询和独立研究中获得适当的信息后再做出决定[13]，家庭支持在术前和术后也起着至关重要的作用。3 种最常用的手术方式是腹腔镜可调节胃束带术(LAGB)、腹腔镜袖状胃切除术(LSG)和腹腔镜 Roux-en-Y 胃旁路术(RYGB)[14,15]。

常见术式

腹腔镜可调节性胃束带术

LAGB 于 20 世纪 20 年代推出，是外科减重领域最常用的 3 种手术方式之一。近 10 年来，全国范围内 LAGB 手术比例随着袖状胃切除术的增多而有所下降。手术从建立胃后隧道开始，然后将口胃校准球囊通过口腔插入，并在球囊进入胃后注入 15mL 生理盐水使之膨胀，轻拉校准球囊至其卡在胃食管交界处，然后通过胃后窗将胃束带放置在胃内校准球囊下方近端胃周围，将校准球囊内水抽出后取出，在腹腔镜下将束带固定到位。使用间断缝合，将胃重叠在束带上以进一步将其固定到位，然后将连接到束带的插管通过其中一个端口的切口引出并连接到皮下校准端口(图 15.1)[16]。

LAGB 很受患者欢迎，因其是完全可逆的。如果后续建议或需要，这种术式允许患者选择转换为替代

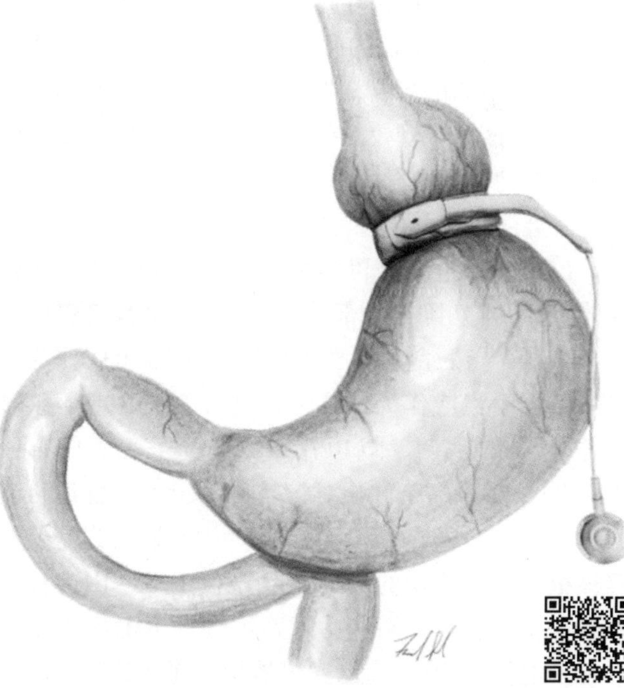

图 15.1　腹腔镜可调节性胃束带术。将 1 个可调节大小的束带固定在胃食管交界下方胃周围用于束缚胃管径，1 根用盐水填充的管道用于连接束带和皮下校准器。(Reproduced courtesy of Frank Scali，Matthew E. Pontell，and Alvaro Galvez.)(扫码见彩图)

手术[17,18]。该束带通过诱导早期饱腹感来限制胃功能容量的方式发挥作用。

临床医生在后续的随访中进行评估，并根据饱腹感和（或）体重减轻程度通过添加盐水以调整患者束带的大小。随着身体适应胃大小的变化，这些调整会在整个术后期间进一步减轻体重[9]。正如预期的那样，该手术要求密切和终身随访，因此，让患者配合完成该术式到最后是非常困难的[9]。LAGB 术适合任何 BMI 患者[9]；但由于其并发症发生率高、失访率高及减重效果不佳，本机构不推荐该术式为常规术式。此外，该术式高度依赖于患者的饮食习惯，并且可以通过维持富含高热量液体和软食的饮食习惯来克服限制因素，这些食物在到达胃食管交界处之前会发生大量液化，且过早被消化，不受新建胃出口的限制。

腹腔镜下袖状胃切除术

LSG 于 20 世纪 80 年代后期首次实施，是胆胰分流术的第一步。在 20 世纪 90 年代后期，LSG 成为主要术式，现在则常规提供给那些考虑减重手术的患者[8]。LSG 是通过腹腔镜进入腹部并识别幽门来进行的，通常在靠近幽门 5~6cm 的区域采用电灼或超声技术结扎胃短血管，完善止血后移除温度探头和鼻胃管，并通过口腔将探条导管置入幽门。探条导管的确切尺寸是一个有争议的问题，然而，在该手术实践中通常推荐 32~40F 导管。然后使用切割吻合器切除一侧胃，使用探条导管校准剩余“胃袖”的大小。要特别注意的是确保探条导管不被钉在吻合线中，一些外科医生还会注气进行泄漏测试（图 15.2）[19]。

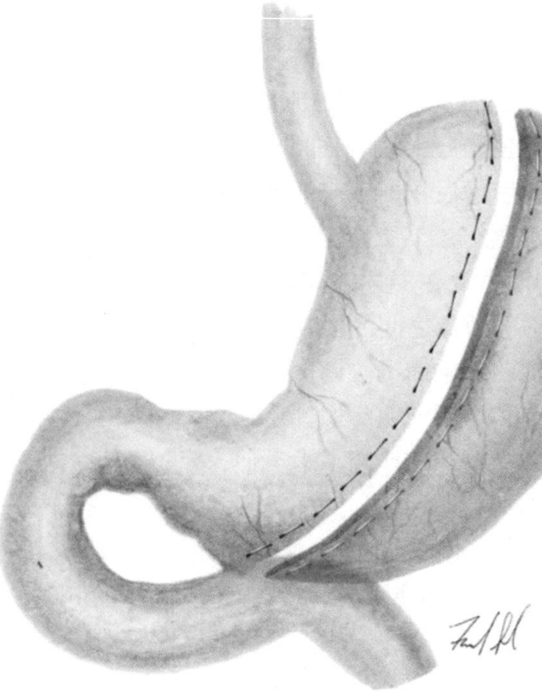

图 15.2 袖状胃切除术示意图。离断胃短动脉，切割吻合器从幽门近端 5~6cm 的点向 His 角紧贴校准探条导管以袖状切除胃组织。（Reproduced courtesy of Frank Scali，Matthew E. Pontell，and Alvaro Galvez.）（扫码见彩图）

该手术通过降低胃容量以一种限制性的方式减轻体重，手术切除了大部分胃底，胃底含有负责促进胃饥饿素介导的食欲刺激的腺体[8]。LSG 可以作为主要的减重手术或作为最终考虑进行 RYGB 或胆胰转流并十二指肠转位术（BPD-DS）的高危患者的第一步[20]，同样在手术条件相对较差或不想进行肠道转流的患者中也发挥着特殊作用。某些中心还会为需要器官移植或关节置换的患者施行 LSG 手术，因为移植外科医生和整形外科医生通常不会为 BMI≥40kg/m² 的患者进行手术。LSG 已安全地用于无严重门静脉高压的肝硬化患者、过去多次腹部手术导致严重粘连的患者，对于既往有憩室病史或炎症性肠病史，且预期未来可能需要肠道手术的患者也是一个极好的选择。无边缘溃疡、内疝等并发症；然而，RYGB 手术造成微量元素和药物吸收不良常常是一个令人担忧的问题[21]，但 LSG 对正常消化过程的影响较小。

LSG 的相对禁忌证包括伴或不伴 Barrett 食管的严重胃食管反流病，因为残余袖状胃将增加胃内压，加剧既往存在的胃食管反流病。任何可能最终需要进行食管切除术的情况，即具有高度异性增生或食管肿瘤的 Barrett 食管，也是 LSG 的禁忌证。除了增加整体死亡率外，伴有严重门静脉高压的 Child B 级或 C 级肝硬化患者不适合 LSG，因为一旦胃短血管结扎导致静脉容量降低，门静脉压可能会进一步升高[8]。

Roux-en-Y 胃旁路手术

第一例胃旁路手术完成于 20 世纪 60 年代后期，该手术从胃部分切除术开始，形成一个 150mL 的胃袋，并以胃空肠环状吻合结束[8]，这种手术术式因频发胆汁反流性胃炎等并发症逐渐转换为目前的 RYGB 手术术式。RYGB 最常通过腹腔镜进入腹部进行，可以作为主要手术或由于主要手术失败[即垂直带状胃成形术（VBG）或 LAGB]而进行的二次手术。

RYGB 以 Treitz 韧带为解剖标志，在距离 Treitz

韧带 30~50cm 处将空肠离断，并在距空肠横断面 75~150cm 以端侧方式吻合胆胰支，这就允许有数米的共同通道，然后通过结肠前或结肠后路径将 Roux 肠袢带入上腹部。Roux 肠袢可以根据患者的 BMI 进行调整（即为更肥胖的患者余留更长的 Roux 肠袢）。此时，暴露胃食管交界处，创建胃后窗，拔出所有温度探头和鼻胃管，并使用切割吻合器创建 15~20mL 胃袋，残余胃保留在原解剖学位置，Roux 肠袢与胃袋吻合，通过将胃空肠吻合口处浸入无菌盐水中，并用内镜或胃管向吻合口呼气来进行泄漏测试（图 15.3）[8]。

这种肠道结构结合了小胃囊的限制作用和 Roux-en-Y 吻合术的吸收不良作用。除了绕过 75~150cm 的肠道吸收外，向远端小肠输送营养物已被证明会触发放大的肠促胰岛素反应，从而刺激胰腺 β 细胞和饱腹感介质[8]。目前有 Ⅱ 级证据表明，保留长 Roux 肠袢（>150cm）可以减轻术后即刻的体重。然而，长 Roux 肠袢也可能与更严重的营养并发症有关[9]。美国国立卫生研究院目前建议将 RYGB 作为 $BMI>40kg/m^2$ 且伴或不伴合并症患者的金标准术式[1,8]。鉴于理论上的“低压”胃空肠吻合术，它经常作为术前存在严重胃食管反流病患者的推荐备选手术方式[8]。在作者所在机构，通常会为那些适合手术且患有严重术前胃食管反流病和（或）喜欢食用高热量和高糖食物的人群提供这种手术。我们发现术后倾倒综合征是饮食复发的重要原因。

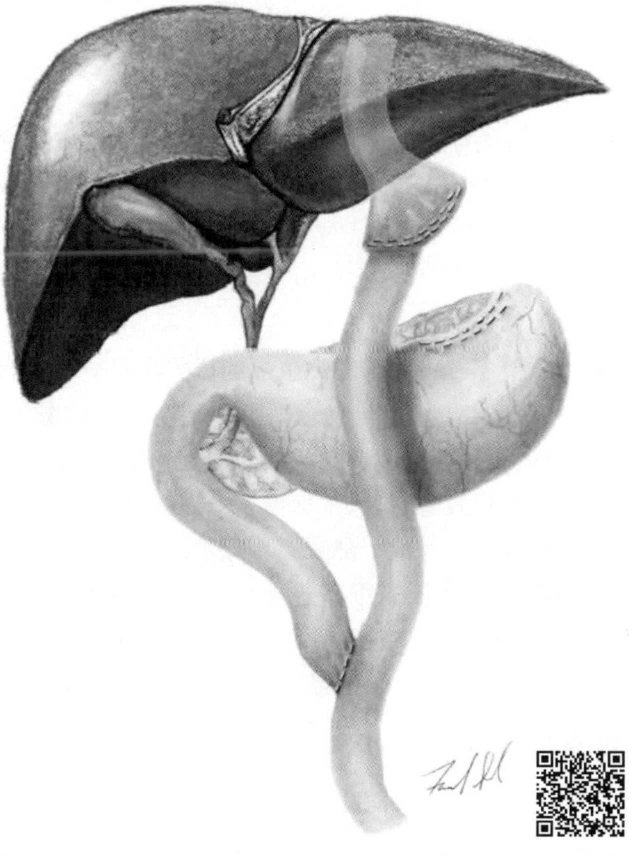

图 15.3　Roux-en-Y 胃旁路术示意图。在 Treitz 韧带远端 30~50cm 处离断空肠，在原始空肠离断远端 75~150cm 处进行空肠-空肠吻合，形成一个 15~20mL 的胃袋，并将胃残余物留在原有解剖位置，然后将 Roux 肠袢与胃袋吻合。（Reproduced courtesy of Frank Scali, Matthew E. Pontell, and Alvaro Galvez.）（扫码见彩图）

胆胰转流并十二指肠转位术

胆胰转流术从其初始形式进一步改进为包括十二指肠转位在内的胆胰转流并十二指肠转位术，增加了十二指肠转位部分有助于减少 BPD 术后常见的并发症（如边缘溃疡和倾倒综合征）[9]。BPD-DS 于 20 世纪 90 年代后期首次实施，可以作为单次手术或两阶段手术进行，第一阶段仅包括垂直袖状胃切除术[8,9]。完成第一阶段手术后在十二指肠第一段远端处切断，然后在距 Treitz 韧带远端 150~200cm 的位置横断回肠，保持十二指肠的第一部分与胃“袖”连续，然后将十二指肠第一段与远端回肠做端端吻合，再对胆胰支与回肠远端行端侧吻合，保留 50~100cm 的共同通道[9,22]（图 15.4）。

BPD-DS 手术既有限制性作用，也有很大的吸收不良作用，虽然有益，但由于该术式绕过大量的小肠吸收表面积，患者面临更高的营养缺乏风险[9,22]。因此，这些患者在术前应被告知并充分理解这些风险，术后应进行严格的营养补充和饮食调整并进行密切的术后监测[8,9]。BPD-DS 是一种非常有效的减重手术方式，特别是对于超级肥胖者和之前尝试减重手术失败的患者[23,24]。尽管 BPD-DS 具有更大程度的减重潜力，但该术式与显著的围术期并发症发病率相关，并被认为是所有减重手术中死亡率最高的术式[9]。由于上述原因，本机构不常规开展该术式，然而该术式在该地区的其他机构取得了成功。

历史观点

空肠回肠旁路术

值得一提的是，那些已经不再受欢迎的手术，因为它们是今天进行的更常见手术的基础。减重手术领

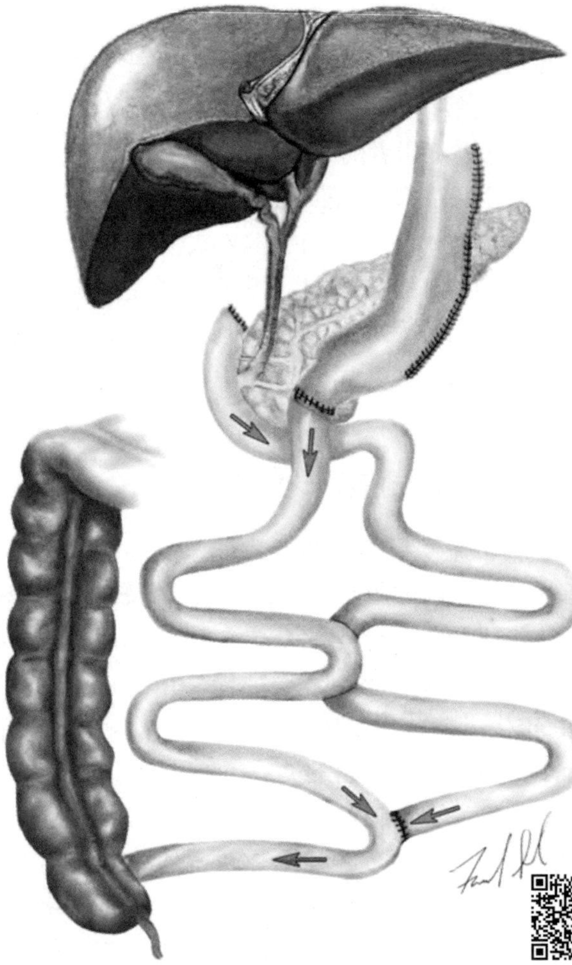

图 15.4　胆胰转流并十二指肠转位示意图。首先，进行袖状胃切除术，将第一和第二部分之间的十二指肠离断，回肠也在距离 Treitz 韧带远端 150~200cm 处离断，然后，进行十二指肠回肠造口术和空肠回肠造口术并创建一个 50~100cm 的公共通道。(Reproduced courtesy of Frank Scali, Matthew E. Pontell, and Alvaro Galvez.)(扫码见彩图)

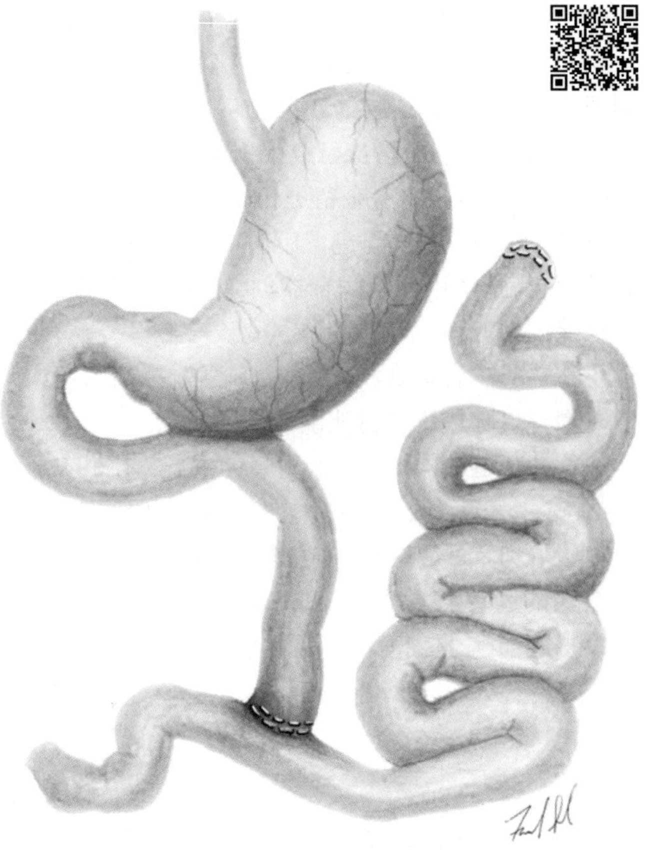

图 15.5　空肠回肠旁路术示意图。空肠在距 Treitz 韧带约 35cm 处被切断，并与回盲瓣近端约 10cm 处的回肠段吻合。(Reproduced courtesy of Frank Scali, Matthew E. Pontell, and Alvaro Galvez.)(扫码见彩图)

域的首批手术之一是空肠旁路手术，该手术通过识别 Treitz 韧带并在距离其约 35cm 处离断空肠，然后将离断的空肠近端与回盲瓣近端约 10cm 处的一段回肠做端侧吻合(图 15.5)。该手术的作用机制在于造成患者显著的营养吸收不良；然而，该术式具有严重的并发症，如旁路肠段的细菌过度生长、维生素缺乏及肝肾衰竭，由于该手术较高的并发症发病率，其在 20 世纪 60 年代基本被废弃了[8]。

胆胰分流术

胆胰分流术(BPD)是一种旨在改善空肠回肠旁路术后并发症且同时最大限度地发挥有效作用的手术。该手术包括远端位切除并分离幽门十二指肠交界处，并在距 Treitz 韧带 30~40cm 的位置横断空肠，然后将 Roux 肠袢与残余胃吻合。胆胰支在胃空肠吻合口远端 250cm 处与 Roux 肠袢吻合，回盲瓣近端保留约 50cm 的共同通道。该手术保留了空回肠旁路吸收不良的特点，同时还增加了部分胃切除术的限制性作用。此外，消除盲袢降低了细菌过度生长的风险，胃窦部切除还可减少胃酸分泌，从而降低了边缘溃疡的风险。该手术通过不断改进逐渐形成了目前采用的术式[8]。

垂直带状胃成形术

本节最后一个值得一提的手术是垂直带状胃成形术(VBG)，该手术创建于 1982 年。首先使用圆形吻合器在胃食管交界外下方几厘米处通过胃做一个小通道，然后将非切割吻合器从圆形窗口上方垂直钉合胃前后壁至 His 角，然后将一块网状物(通常是聚丙烯) 穿过圆形通道并包裹在胃食管交界处下方胃的内侧部分，形成一个“胃袋”，其大小约为正常胃的

10%(图 15.6)。这种限制性手术会在不影响正常消化生理的情况下引起早期饱腹感。然而,患者可以通过调节不良的饮食习惯来克服其限制性,类似于 LAGB 手术提到的。由于不适应的饮食模式和并发症(如主食线开裂、储袋扩大和网状腐蚀)导致其失败率高,因此,VBG 已被弃用。在临床上经常遇见有 VBG 手术史的患者,其主诉是体重持续增加或慢性腹痛,此时建议采用 RYGB 或十二指肠转位进行二次手术[25,26]。

病例报道

腹腔镜可调节胃束带术后食管扩张及 Barrett 食管

引言

LAGB 是一种用于治疗肥胖症的手术,于 2001 年获得 FDA 的批准。因其具有微创性、可逆性和可调节性,在推出时取得了巨大的成功,但现在该术式因存在越来越多的并发症报道和长期减重效果不佳而应用越来越少[27]。

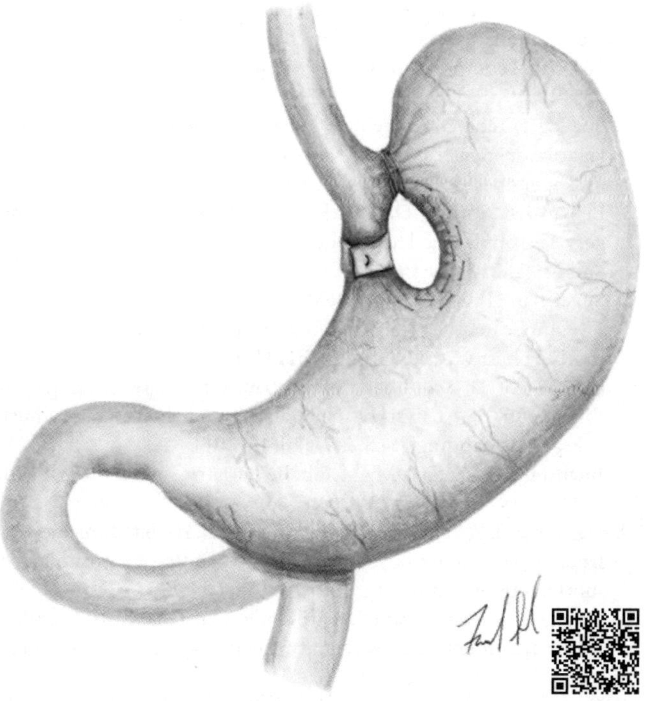

图 15.6 垂直带状胃成形术示意图。通过使用圆形吻合器在胃上创建窗口,非切割吻合器经此"窗口"垂直钉合胃前后壁至 His 角,将胃底部与贲门流入道分开。并经"窗口"将流入道用聚乙烯网片缝合约束,使其功能性胃约为正常胃大小的 10%。(Reproduced courtesy of Frank Scali, Matthew E. Pontell, and Alvaro Galvez.)(扫码见彩图)

病例报道

49 岁女性患者,于 2008 年接受了胃束带术,在 5 年内减重约 45kg。尽管使用了质子泵抑制剂,但在减重门诊就诊时仍诉有胃灼热、消化不良、上腹痛和间歇性恶心和呕吐等不适。患者目前体重 76.5kg,BMI 为 27.4kg/m^2,诊断为束带不耐受,抽出 4mL 生理盐水,将束带完全放松后所有症状都消失了。

2 年时间里,患者因为体重增加要求重新收紧束带、不耐受而放松束带多次往返医院,最终,束带完全放松,并在讨论后移除束带。

初次就诊 3 年后,她因一个不相关的问题入院,咨询减重手术团队后仍然被诊断为束带不耐受,尽管束带已完全放松。发现 Barrett 食管前 3 个月的食管胃十二指肠镜检查提示:无不典型增生、远端食管扩张和胃束带近端胃袋内食物堆积。

重复食管胃十二指肠镜检查报告了相同结果,并提出移除束带以缓解上述不适症状并阻止 Barrett 食管进展。患者拒绝另一种减重手术方案,顺利接受了腹腔镜下束带移除,并在术后第 2 天出院。

2 周后门诊复诊患者切口部位愈合,疼痛、反流和恶心症状完全消失。

讨论

胃束带术是一种限制性减重手术,通过限制食物摄入量以减轻体重。该手术在腹腔镜下将可调节硅胶带植入贲门周围,使之形成胃"袋"。束带连接到植入腹部皮下组织的硅胶端口,可通过此装置将生理盐水注入皮下组织端口来调整束带松紧。

目前,胃束带术占美国所有减重手术的 17.8%,仅次于 RYGB(46.6%)和 LSG(27.8%)。该手术在减重手术中的比例由 2008 年的 42.3%急剧下降到 2011 年的 17.8%,其主要原因是对体重反弹的担忧及较高的早期、晚期并发症发生率[28]。

早期并发症包括急性造口阻塞、束带感染、胃穿孔、出血、顽固性恶心、呕吐及因运动障碍引起的胃排空延迟。晚期并发症包括束带侵蚀、滑脱、感染、端口和束带功能障碍,以及伴有食管炎的食管扩张[29],再次手术率为 16%~60%,且再次手术率随时间延长而增加[30-32]。总体上减重满意度差,尤其是超级肥胖症(BMI>50kg/m^2)患者。2011 年发表的一项研究发现,在 144 例患者中,只有 8%的患者在1年内体重减轻达到了估计减重重量的50%[32]。如果患者需要再次手术以移除束带，我们还可提供安全、可实施的备用减重手术方案。

我们详细描述了一例LAGB术后有两种晚期机械性并发症的患者，同时也做了腹腔镜下束带移除术。基于最新文献研究，我们鼓励外科医生将最新研究结果告知患者，并建议患者实行LSG或RYGB手术（尤其是那些BMI较高的患者），以期获得更好的长期结果和更少的并发症。

（邓友良 译 杨贵英 审）

参考文献

1. National Institutes of Health. Gastrointestinal surgery for severe obesity: consensus statement. NIH Consens Dev Conf Consens Statement. 1991;**9**(1):1–10.
2. Mechanick JI, Youdim A, Jones DB, et al. Clinical practice guidelines for the perioperative nutritional, metabolic and nonsurgical support of the bariatric surgery patient—2013 Update: cosponsored by American Association of Clinical Endocrinologists, The Obesity Society, and American Society for Metabolic and Bariatric Surgery. Surg Obes Relat Dis. 2013;**9**(2):159–91.
3. Ogden CL, Carroll MD, Kit BK, et al. Prevalence of obesity in the United States, 2009–2020. NCHS Data Brief. 2012;**82**:1–8.
4. Berrington de Gonzalez A, Hartge P, Cerhan JR, et al. Body-mass index and mortality among 1.46 million white adults. N Engl J Med. 2010;**363**(23):2211–19. Erratum in: N Engl J Med. 2011;365(9):869.
5. Mechanick JI, Garber AJ, Handelsman Y, et al. American Association of Clinical Endocrinologists (AACE) position paper on obesity and obesity medicine. Endocr Pract. 2012;**18**(5):642–48.
6. Ryan DH, Johnson WD, Myers VH, et al. Nonsurgical weight loss for extreme obesity in primary care settings: results of the Louisiana Obese Subjects Study. Arch Intern Med. 2010;**170**(2):146–54.
7. National Institute for Health and Care Excellence. Obesity: Identification, Assessment and Management of Overweight and Obesity in Children, Young People and Adults. Clinical Guideline 43. London: National Institute for Health and Care Excellence; 2014.
8. Fischer JE. Morbid obesity. In: Fischer JE, ed. Fischer's Mastery of Surgery. 6th ed. Philadelphia, PA: Wolters Kluwer Health/ Lippincott Williams & Wilkins; 2012:1097–50.
9. SAGES. Guidelines for clinical application of laparoscopic bariatric surgery. 2008. http://www.sages.org/publications/guidelines/guidelines-for-clinical-application-of-laparoscopic-bariatric-surgery/
10. Livingston EH. The incidence of bariatric surgery has plateaued in the U.S. Am J Surg. 2010;**200**(3):378–85.
11. American Society for Metabolic and Bariatric Surgery. Metabolic and bariatric surgery. 2013. https://asmbs.org/resources/metabolic-and-bariatric-surgery
12. Mechanick JI, Kushner RF, Sugerman HJ, et al. American Association of Clinical Endocrinologists, The Obesity Society, and the American Society for Metabolic & Bariatric Surgery medical guidelines for clinical practice for the perioperative nutritional, metabolic, and nonsurgical support of the bariatric surgery patient. Endocr Pract. 2008;14 Suppl 1:1–83.
13. Weinstein AL, Marascalchi BJ, Spiegel MA, et al. Patient preferences and bariatric surgery procedure selection; the need for shared decision-making. Obes Surg. 2014;**24**(11):1933–39.
14. Hutter MM, Schirmer BD, Jones D, et al. First report from the American College of Surgeons Bariatric Surgery Center network: laparoscopic sleeve gastrectomy has morbidity and effectiveness positioned between the band and the bypass. Ann Surg. 2011;**254**(3):410–20.
15. Tice J, Karliner L, Walsh J, et al. Gastric banding or bypass? A systematic review comparing the two most popular bariatric procedures. Am J Med. 2008;**121**(10):885–93.
16. Ren CJ, Fielding GA. Laparoscopic adjustable gastric banding: surgical technique. J Laparoendosc Adv Surg Tech A. 2003;**13**(4):257–63.
17. Allen JW, Coleman MG, Fielding GA. Lessons learned from laparoscopic gastric banding for morbid obesity. Am J Surg. 2001;**182**(1):10–14.
18. Dixon JB, O'Brien PE. Selecting the optimal patient for lap-band placement. Am J Surg. 2002;184 Suppl 6B:S17–20.
19. Roa PE, Kaldar-Person O, Pinto D, et al. Laparoscopic sleeve gastrectomy as treatment for morbid obesity: technique and short-term outcome. Obes Surg. 2006;**16**(10):1323–26.
20. Regan JP, Inabnet WB, Gagner M, et al. Early experience with two-stage laparoscopic Roux-en-Y gastric bypass as an alternative in the super-super obese patient. Obes Surg. 2003;**13**(6):861–64.
21. Tucker O, Szomstein S, Rosenthal RJ. Indications for sleeve gastrectomy as a primary procedure for weight loss in the morbidly obese. J Gastrointest Surg. 2008;**12**(4):662–67.
22. Anthone GJ, Lord R, DeMeester TR, et al. The duodenal switch operation for the treatment of morbid obesity. Ann Surg. 2003;**238**(4):618–27.
23. Prachand VN, DaVee RT, Alverdy JC. Duodenal switch provides superior weight loss in the super-obese (BMI > or = 50 kg/m²) compared with gastric bypass. Ann Surg. 2006;**244**(4): 611–19.
24. Suvik TT, Taha O, Aasheim ET, et al. Randomized clinical trial of laparoscopic gastric bypass versus laparoscopic duodenal switch for super obesity. Br J Surg. 2010;**97**(2):160–66.
25. Behrns KE, Smith CD, Kelly KA, et al. Reoperative bariatric surgery. Lessons learned to improve patient selection and results. Ann Surg. 1993:**218**(5):646–53.
26. Sugerman HJ, Kellum JM, DeMaria EJ, et al. Conversion of failed or complicated vertical banded gastroplasty to gastric bypass in morbid obesity. Am J Surg. 1996;**171**(2):263–69.
27. Chiapaikeo D, Schultheis M, Protyniak B, Pearce P, Borao FJ, Binenbaum SJ. Analysis of reoperations after laparoscopic adjustable gastric banding. JSLS. 2014;**18**(4):e2014.
28. Buchwald H, Oien DM. Metabolic/bariatric surgery worldwide 2011. Obes Surg. 2013;**23**(4):427–36.
29. DeMaria EJ, Sugerman HJ, Meador JG, et al. High failure rate after laparoscopic adjustable silicone gastric banding for treatment of morbid obesity. Ann Surg. 2001;**233**(6):809–18.
30. Singhal R, Super P. Role of laparoscopic adjustable gastric banding in the treatment of obesity and related disorders. Br J Diabetes Vasc Dis. 2009;**9**(3):131–33.
31. Lanthaler M, Aigner F, Kinzl J, Sieb M, Cakar-Beck F, Nehoda H. Long-term results and complications following adjustable gastric banding. Obes Surg. 2010;**20**(8):1078–85.
32. Kasza J, Brody F, Vaziri K, et al. Analysis of poor outcomes after laparoscopic adjustable gastric banding. Surg Endosc. 2011; **25**(1):41–7.

第 16 章

减重手术相关的结局指标

Gabriel Mekel, Elizabeth Renza-Stingone, Andres Castellanos

引言

尽管不是所有减重外科医生都将 RYGB 视为"黄金标准",但其仍然是美国常用的第二种减重手术方式[1]。近年来,LSG 超越了 RYGB,其成功率和并发症发生率介于 RYGB 和 LAGB 之间[2]。Altieri 及其同事在 2015 年的一份报道显示,20%的 LAGB 患者需要去除束带或进行翻修,分别有 5%和 12%的病例改做 LSG 和 RYGB[3]。最初,LAGB 由于高安全性和可逆性,受到患者和外科医生的青睐[3];然而,近年来 LAGB 应用逐渐减少,植入频率越来越低(2011 年为 17%,而 LSG 和 RYGB 分别为 28%和 46%)[4]。这可能与其较低的减重率(%EWL)及长期植入装置相关并发症有关,包括但不限于胃脱垂("滑带")、胃食管扩张、束带松动和束带侵蚀[5]。在过去 10 年中,由于并发症相似,RYGB 的数量减少,而 LSG 的数量增加[4]。

结局指标

EWL 概率是减重手术中最常用的结局指标之一。病态肥胖相关疾病的改善和解决与 EWL 概率[6]直接相关。LAGB 术后 5 年内体重减轻达到约 50% EWL,之后 3 年逐渐趋于稳定[6-8]。在大多数主流研究中,预期术后 5 年体重减轻范围为 RYGB 术后 EWL 概率的 50%~80%[1,9]。Christou 等在为期 12 年的随访研究中发现,RYGB 术后 2 年体重减轻最明显,然而在随后几年中缓慢而稳定地增加[10]。Shi 及其同事的文献综述表明,预期 LSG 后 1 年 EWL 概率为 59%,3 年后增加到 66%[11],这些发现与美国外科医师协会的一份报道结果一致,即 LSG 术后体重减轻效果在 LAGB 和胃肠短路手术之间[2],并且也与 Bohdjalian 及其同事获得的结果一致,他们报道了术后 5 年 EWL 概率为 60%,而第 1 年减重效果最明显[12]。

尽管缺乏长期随访研究,在过去几年中,接受胃束带翻修或移除的患者数量有所增加。对于从 LAGB 转换为 LSG 或 RYGB 后的并发症发生率也存在一些争议[13],在一项研究中,翻修手术与更多的并发症相关;然而,接受初次手术的患者更年轻、体重更大且合并症更多[14]。相反,Courcoulas 等发现在合并症较少的年轻女性中,从 LAGB 到 RYGB 转换更为常见,因此,其与较少的并发症相关[15]。因而,需要对可比较的人群进行长期研究[13]以明确初次与再次减重手术的结局和预后。

胰岛素抵抗和糖尿病与肥胖直接相关,然而,RYGB 对糖尿病的益处不能仅用体重减轻来解释,还应归因于口服摄入量减少、食物无法通过十二指肠及对激素的影响[16,17]。一项包含 136 项研究涉及 22 000 多例患者的系统 Meta 分析显示,RYGB 治愈了 84%肥胖患者的糖尿病[18]。还有研究发现,LAGB 治愈了 2/3 肥胖患者的糖尿病,其余患者的血糖控制也得到了改善[6],这与 Tice 及其同事的结果一致,他们将 LAGB 与 RYGB 进行了比较,发现 LAGB 的血糖正常化率为 40%,而接受 RYGB 的患者血糖正常恢复率为 100%[19]。尽管 LSG 长期随访的数据很少,据报道,糖尿病在手术后 1 年的完全缓解率为 50.7%,随着时间的推移体重显著恢复且糖尿病缓解率降低[20]。然而,也有研究表明其糖尿病缓解率高达 78%[21]。因此,LSG

治疗糖尿病缓解的持久性仍需要更长期的随访研究来明确。

尽管减重手术后糖尿病的治愈率很高，但从长远来看，胃扩张和胃排空的变化可能会导致脂肪量增加、胰岛素抵抗并最终导致糖尿病复发[22]。目前，治疗RYGB后体重复增和糖尿病复发的方案不多，包括十二指肠转位术，这会导致高的并发症发病率，因此，只能严格筛选患者进行该手术；以及最近的腹腔镜空肠袖管切除手术，其BMI可在短期内减少5%~10%[23]。由于糖尿病是一种慢性疾病，与LSG相比，RYGB术后仅在5~10年具有更高的糖尿病消退率，随着更长时间随访研究的进行，LSG可能成为解决和预防糖尿病复发的最佳首选方法[22]。在一项极度肥胖（BMI>50kg/m²）患者接受LSG后进行十二指肠转位与单次十二指肠转位的糖尿病缓解率的比较研究中，术后合并症缓解率在单次十二指肠转位手术与分两阶段手术之间差异无统计学意义[24]，这可能表明，仅LSG就可以缓解合并症，而没有十二指肠转位带来的并发症。

减重手术后高血压也得到显著改善，其效果与体重减轻的百分比直接相关[6]。LAGB后5年的高血压消退率约为21%，但少数杂志报道消退率高达70%[7,8]。来自瑞典的肥胖研究表明，旁路手术后糖尿病和高血压明显改善；然而，10年后对高血压的影响往往会降低[1]。Golomb及其同事对LSG报道了类似的结果，虽然80%的患者在3年时达到了高血压的部分缓解，但在5年时只有54%的患者部分缓解，45%的患者完全缓解[20]。

就高脂血症而言，在接受LSG术后1年，35%的患者高脂血症得到缓解，而LAGB后为33%，RYGB后为66%[2,25]。长期研究也发现了减重手术对高脂血症的益处。Yang等发现在手术后3年，56%的LSG和53%的RYGB患者的血脂状况改善至不需要使用降脂药物的程度[21]。

阻塞性睡眠呼吸暂停也是影响肥胖人群的合并症之一。一项比较手术与非手术减重后阻塞性睡眠呼吸暂停缓解率的Meta分析表明，这2种方式对阻塞性睡眠呼吸暂停均有获益。然而，根据呼吸暂停-低通气指数[26]的测量结果，减重手术效果更佳。LSG和RYGB后1年阻塞性睡眠呼吸暂停的缓解率>60%。然而，与LAGB相比，其仅在38%的患者中实现了这一目标[2]，这些发现与Carlin等的结果一致，他们发现RYGB、LSG和LAGB的阻塞性睡眠呼吸暂停缓解率分别为66%、57%和29%[21]。

合并症的缓解率似乎有一定范围，这可能与患者及手术相关因素有关。在大多数糖尿病、高血压和睡眠呼吸暂停患者中可以获得有希望的结果（表16.1）。

表16.1 减重手术后肥胖相关疾病缓解率估计值

	腹腔镜下胃束带术(%)	袖状胃切除术(%)	R-Y胃空肠吻合术(%)
高血压	18	40	45
糖尿病	40	50	84
高脂血症	33	35	66
阻塞性睡眠呼吸暂停	38	62	66

病例报道

64岁女性患者，在多次尝试保守减重办法失败后来减重门诊就诊。患者BMI为41.9kg/m²，有高血压、类风湿性关节炎病史。经过全面讨论后决定进行LSG手术。手术当天，在顺利诱导麻醉和插管后，将患者置于仰卧位，套管针以常规方式置入（图16.1）。将胃大弯从大网膜的附着处游离至His角，首先置入36F探条，然后用60mm内镜吻合器沿胃走行切除并缝合胃，最后轻松移除探条，完成上述操作后用生理盐水进行泄漏试验，结果为阴性。确认了钉线处彻底止血后用纤维蛋白密封剂（Evicel®）进一步加强了止血作用。用聚氨酯袋（™Endo Catch）取出标本，15mm和12mm端口部位的筋膜缺损采用内翻缝合关闭。患者麻醉苏醒后无并发症。手术当天即开始予以患者流质饮食，并在术后第一天出院回家，手术后2、4、8和12周回减重门诊复诊。

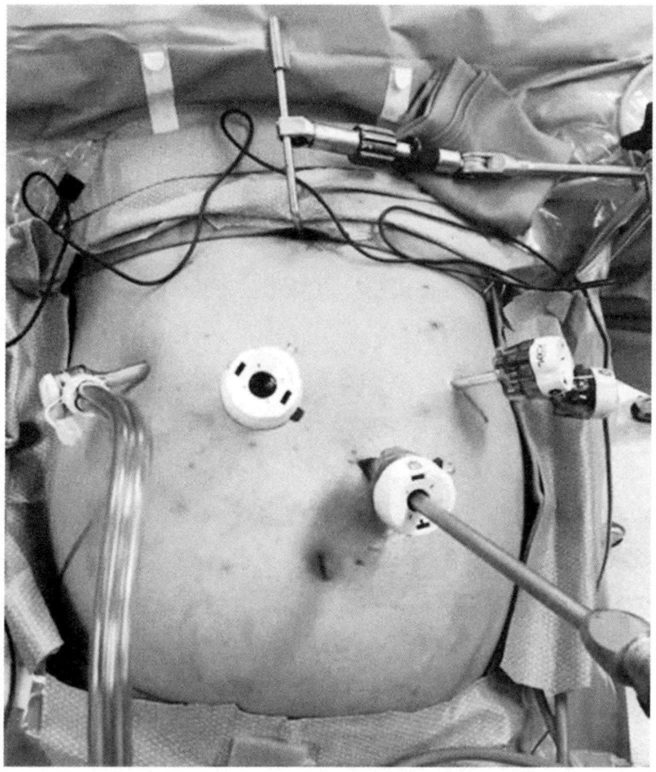

图 16.1　腹腔镜袖状胃切除术的端口放置。

（邓友良 译　杨贵英 审）

参考文献

1. Leslie D, Kellogg T, Ikramuddin S. Laparoscopic Roux-en-Y gastric bypass. In: Soper NJ, Swanstrom LS, Eubanks WS, eds. Mastery of Endoscopic and Laparoscopic Surgery. Philadelphia, PA: Lippincott Williams & Wilkins; 2009:262–71.
2. Hutter MM, Schirmer BD, Jones DB, Ko CY, Cohen ME, Merkow RP, et al. First report from the American College of Surgeons Bariatric Surgery Center Network: laparoscopic sleeve gastrectomy has morbidity and effectiveness positioned between the band and the bypass. Ann Surg. 2011;**254**(3):410–20.
3. Altieri MS, Yang J, Telem DA, Meng Z, Frenkel C, Halbert C, et al. Lap band outcomes from 19,221 patients across centers and over a decade within the state of New York. Surg Endosc. 2015;**30**(5):1725–32.
4. Buchwald H, Oien DM. Metabolic/bariatric surgery worldwide 2011. Obes Surg. 2013;**23**(4):427–36.
5. Allen JW. Laparoscopic gastric band complications. Med Clin North Am. 2007;**91**(3):485–97
6. Ghandhi T, Patterson E. Restrictive procedures for morbid obesity. In: Soper NJ, Swanstrom LS, Eubanks WS, eds. Mastery of Endoscopic and Laparoscopic Surgery. Philadelphia, PA: Lippincott Williams & Wilkins; 2009:249–61.
7. Boza C, Gamboa C, Perez G, Crovari F, Escalona A, Pimentel F, et al. Laparoscopic adjustable gastric banding (LAGB): surgical results and 5-year follow-up. Surg Endosc. 2011;**25**(1):292–97.
8. Al Khalifa K, Violato C, Al Ansari A. Reduction in weight and BMI and changes in co-morbidities following laparoscopic adjustable gastric banding procedure for morbidly obese patients in Bahrain: a five year longitudinal study. Springerplus. 2013;**2**(1):19.
9. Gumbs AA, Gagner M, Dakin G, Pomp A. Sleeve gastrectomy for morbid obesity. Obes Surg. 2007;**17**(7):962–69.
10. Christou NV, Look D, Maclean LD. Weight gain after short- and long-limb gastric bypass in patients followed for longer than 10 years. Ann Surg. 2006;**244**(5):734–40.
11. Shi X, Karmali S, Sharma AM, Birch DW. A review of laparoscopic sleeve gastrectomy for morbid obesity. Obes Surg. 2010;**20**(8):1171–77.
12. Bohdjalian A, Langer FB, Shakeri-Leidenmühler S, Gfrerer L, Ludvik B, Zacherl J, Prager G. Sleeve gastrectomy as sole and definitive bariatric procedure: 5-year results for weight loss and ghrelin. Obes Surg. 2010;**20**(5):535–40.
13. Gagner M. Conversion of adjustable gastric banding to Roux-en-Y gastric bypass: not as optimal as primary gastric bypass? JAMA Surg. 2014;**149**(8):786–87.
14. Inabnet WB 3rd, Belle SH, Bessler M, Courcoulas A, Dellinger P, Garcia L, et al. Comparison of 30-day outcomes after non-LapBand primary and revisional bariatric surgical procedures from the Longitudinal Assessment of Bariatric Surgery study. Surg Obes Relat Dis. 2010;**6**(1):22–30.
15. Courcoulas AP, Christian NJ, Belle SH, Berk PD, Flum DR, Garcia L, et al. Weight change and health outcomes at 3 years after bariatric surgery among individuals with severe obesity. JAMA. 2013 Dec 11;**310**(22):2416–25.
16. Cummings DE, Overduin J, Shannon MH, Foster-Schubert KE; 2004 ABS Consensus Conference. Hormonal mechanisms of weight loss and diabetes resolution after bariatric surgery. Surg Obes Relat Dis. 2005;**1**(3):358–68.
17. Cho JM, Kim HJ, Menzo EL, Park S, Szomstein S, Rosenthal RJ. Effect of sleeve gastrectomy on type 2 diabetes as an alternative treatment modality to Roux-en-Y gastric bypass: systemic review and meta-analysis. Surg Obes Relat Dis. 2015;**11**(6):1273–80.
18. Buchwald H, Avidor Y, Braunwald E, Jensen MD, Pories W, Fahrbach K, et al. Bariatric surgery: a systematic review and meta-analysis. JAMA. 2004;**292**(14):1724–37.
19. Tice JA, Karliner L, Walsh J, Petersen AJ, Feldman MD. Gastric banding or bypass? A systematic review comparing the two most popular bariatric procedures. Am J Med. 2008;**121**(10):885–93.
20. Golomb I, Ben David M, Glass A, Kolitz T, Keidar A. Long-term metabolic effects of laparoscopic sleeve gastrectomy. JAMA Surg. 2015;**150**(11):1051–57.
21. Yang J, Wang C, Cao G, Yang W, Yu S, Zhai H, et al. Long-term effects of laparoscopic sleeve gastrectomy versus Roux-en-Y gastric bypass for the treatment of Chinese type 2 diabetes mellitus patients with body mass index 28–35 kg/m(2). BMC Surg. 2015;**15**:88.
22. Gagner M. Effect of sleeve gastrectomy on type 2 diabetes as an alternative to Roux-en-Y gastric bypass: a better long-term strategy. Surg Obes Relat Dis. 2015;**11**(6):1280–81.
23. Gagner M. Laparoscopic jejunal sleeve: a simple and ideal new technique for revision of Roux-en-Y gastric bypass after weight regains technical aspects. Surg Technol Int. 2010;**20**:147–52.
24. Iannelli A, Schneck AS, Topart P, Carles M, Hébuterne X, Gugenheim J. Laparoscopic sleeve gastrectomy followed by duodenal switch in selected patients versus single-stage duodenal switch for superobesity: case-control study. Surg Obes Relat Dis. 2013;**9**(4):531–38.
25. Carlin AM, Zeni TM, English WJ, Hawasli AA, Genaw JA, Krause KR, et al. The comparative effectiveness of sleeve gastrectomy, gastric bypass, and adjustable gastric banding procedures for the treatment of morbid obesity. Ann Surg. 2013;**257**(5):791–97.
26. Ashrafian H, Toma T, Rowland SP, Harling L, Tan A, Efthimiou E, et al. Bariatric surgery or non-surgical weight loss for obstructive sleep apnoea? A systematic review and comparison of meta-analyses. Obes Surg. 2015;**25**(7):1239–50.

第 5 部分

具体临床问题

第 17 章

病态肥胖患者的术前评估

Rajeshwari Subramaniam, Hemkumar Pushparaj, Ajisha Aravindan

引言

全世界肥胖人群急剧增加，包括发达国家病态肥胖和极度肥胖人群，以及发展中国家经济水平为“中产阶级”的人口。肥胖患者的手术麻醉将成为常规操作。减重手术越来越高的发生率反映了这一点，即使在儿童患者中也是如此[1]。

肥胖患者通常会出现全身合并症。由于合并症和手术相关风险的存在，肥胖手术被归类为中-高风险的非心脏手术。由于减重手术可显著逆转高血压、糖尿病、阻塞性睡眠呼吸暂停和肺动脉高压[2]，因此，对患有此类合并症的患者进行术前优化可最大限度地降低围术期风险。

术前心脏评估

与非肥胖患者相比，病态肥胖患者患心血管疾病的风险更高。在 Framingham 心脏研究中[3]，通过 15 年的随访得出：BMI>30kg/m^2 后，每增加一个单位，男性患心力衰竭的风险就增加 5%，女性增加 7%。与肥胖相关的心血管疾病包括动脉粥样硬化、高血压、心肌病、肺动脉高压、运动能力受限、心律失常和深静脉血栓形成（DVT）[4]。肥胖引起的心脏病也与猝死有关[5]。由于这些患者经常出现多种合并症，因此，腹腔镜下减重手术被归类为中等风险。心血管合并症的早期诊断和治疗可降低术后死亡率[6]。此外，据报道，肥胖患者的腹腔镜手术可导致明显的心脏重塑，并逆转其他合并症（如全身性高血压、葡萄糖耐受不良和肺动脉高压）[7]。

病史

肥胖患者的病史采集应包括心绞痛、端坐呼吸、运动耐量、夜间呼吸困难、心悸、冠心病药物治疗和干预措施的相关问题。呼吸困难、胸部不适和足部水肿等症状可能经常出现在肥胖患者中，但这些与临床心脏病无关。尽管患者心输出量增加，但导致通气需求增加的劳力性呼吸困难可能归因于非心脏因素、右心室充盈压升高或腹内压升高。如果伴有肺部疾病、关节炎和身体功能减退，诊断冠状动脉疾病（CAD）将变得更加困难。肥胖还可能掩盖颈静脉扩张。肥胖患者的心音可能低沉和（或）遥远，这将会影响 S3 奔马律的鉴别质量甚至掩盖其存在。

心电图和胸部 X 线检查的应用

体格检查和心电图可能会低估肥胖患者心脏病理和功能障碍的存在和程度。准备减重手术的患者应常规考虑 12 导联心电图和胸部 X 线检查。在心脏评估中，近 62%的肥胖患者的 ECG 变化被认为无明显异常[8]。然而，术前 ECG 异常与 RYGB 术后 48h 或更长时间的 ICU 护理需求相关[9]。ECG 异常可能提示患者存在隐匿性 CAD，需要进一步评估，应评估 QTc 间期是否异常。

后前位胸部 X 线检查可为术后对比评估提供基线数据，并可能会提示未确诊的心力衰竭、心腔扩大或肺动脉高压的肺血管异常[4,8]。

静息动脉血气分析（ABG）可以反映低氧血症和（或）高碳酸血症的严重程度。

心肌病

近 31%的长期肥胖患者有罹患“肥胖性心肌病”的风险。肥胖性心肌病的症状和体征最常见于 BMI>40kg/m² 的患者。严重肥胖持续 10 年以上，肥胖性心肌病导致心力衰竭的风险将急剧增加[4]。长期的胰岛素抵抗、高瘦素水平、脂肪变性和神经体液过度激活会产生直接的心脏毒性，导致结构重塑和机械损伤。与反复气道阻塞相关的夜间低氧血症和高碳酸血症会导致不可逆的肺血管改变、肺动脉高压，并最终导致双心室心力衰竭[10]。在病态肥胖和超级肥胖患者中，BMI 增加也与左心室向心性肥厚有关而非偏心性肥厚，并加重左心室舒张功能障碍。

“年轻”或儿童肥胖患者可能看起来心脏功能尚好；然而，1 例 19 岁病态肥胖男性在袖状胃切除术后因未确诊的扩张型心肌病而死亡的病例报道表明，年轻人并不能幸免于肥胖型心肌病[11]。

高血压

对于 BMI>30kg/m² 的患者，其高血压患病率为 42%。高血压是 CAD、脑卒中和终末器官损伤的独立危险因素。遗传因素、胰岛素抵抗、钠潴留、交感肾上腺系统激活和肾素-血管紧张素-醛固酮系统相互作用可导致高血压[3,10]。在肥胖引起的高血压患者中使用血管紧张素转换酶抑制剂和血管紧张素受体阻滞剂可能是有益的，因为它们可以提高胰岛素敏感性。使用 β-受体阻滞剂（例如，美托洛尔）可能会使体重进一步增加。已发现卡维地洛在肥胖患者高血压治疗方面的表现优于美托洛尔[12]。

应使用合适的袖带记录血压。根据美国心脏协会的建议，当臂围为 35~44cm 时，应使用 16cm 宽的袖带，而当臂围为 45~52cm 时，应使用 20cm 宽的袖带[13]。

冠状动脉疾病

肥胖患者的 CAD 患病率为 7%~11.5%。在病态肥胖患者进行急诊髋关节手术后的前 90 天内，研究发现其心脏并发症增加[4]。患者的腹部脂肪和 BMI 与冠状动脉和腹主动脉中斑块和溃疡的程度直接相关。病态肥胖患者还有许多 CAD 危险因素，如 2 型糖尿病（T2DM）、高血压、血脂异常，以及血栓前状态和炎症状态[3]。

心律失常

肥胖患者可能会出现特发性心房颤动（AF）、心房扑动和室性心动过速，或由窦房结功能障碍导致的心动过缓。肥胖患者中近 10%的心律失常是由心房/心室肥大、利尿剂治疗引起的电解质失衡、低氧血症和（或）通气不足/OSA 引起的高碳酸血症导致的。目前有研究提出心房后壁脂肪浸润是机制之一[14]。尽管 BMI 与术后 AF 有很强的相关性（BMI>40kg/m²，AF 风险增加 2.3 倍），但 AF 本身导致的死亡率增加尚不明确[15]。在一项独立研究中，与 CAD 相比，术前 AF 与围术期死亡率增加有关。肥胖使 AF 的发生风险增加 49%，是导致心脑血管事件的致病因素[16]。对于合并 AF 的患者，建议控制心室率≤80bpm 或≤110bpm（对于保留左心室功能的患者）；或转为窦性心室率。近8%的肥胖患者 QTc>0.44s。QTc>0.42s 与肥胖患者的死亡率相关，甚至包括“健康”肥胖者[3]。

心血管自主神经功能障碍导致静息心率增加和心率变异性降低。这是心肌梗死后猝死的危险因素。心率变异性反应的变化是心血管健康受损有价值的早期指标[17]。

进阶心脏评估的适应证

由于减重手术的特点（位置、长时间的内脏操作、气腹）和显著的合并症，减重手术仍然被评为中等风险手术。改良 Lee 心脏风险评分可用于需要进一步心脏评估患者的分级。评分≥3 分或有充血性心力衰竭的患者必须进行进一步评估[4]。

病态和超级病态肥胖患者的功能状态、体型和生活方式无法得到准确地测量。重要的是区分因肥胖引起的预期失调和严重心脏病。大多数肥胖患者的心脏功能容量较低，因此，必须进行心脏风险评估[18]。负荷心电图和心肌灌注检查是两种常用的无创检查技术。

经胸多巴酚丁胺负荷超声心动图

如果存在 3 个或 3 个以上的改良 Lee 心脏风险评分因素，并且活动耐量<4 个代谢当量（MET），建议

进行负荷试验。无法承受超重的设备、无法运动和超声心动图图像质量差是患者不能完成负荷试验的几个原因。回声对比可以改善心脏边界的可视化[19]。诱导性缺血和射血分数<50%是长期预后的可靠预测指标[20]。负荷超声心动图的优点是高阴性预测值和无躯干直径限制。

在611例接受经胸多巴酚丁胺负荷超声心动图(DSE)的肥胖患者中,1.2%的患者DSE结果呈阳性。其中,只有1/7的患者经血管造影确诊患有严重的CAD[21]。另一项包含87例接受减重手术的病态肥胖患者的研究显示,左心室肥厚的患病率(12.6%)和左心室舒张末期直径指数(32.7%)提示舒张功能障碍[22]。这些研究与较早一项纳入30例肥胖患者的研究形成对比,该研究报道,无症状严重肥胖患者的超声心动图可以检测到肥胖性心肌病的典型表现(心腔扩大、舒张功能障碍、左心室肥厚),这表明肥胖患者有更高的心血管风险[23]。

针对超声心动图成像窗口不良的病态肥胖患者,经食管DSE已被证明是一种有用的术前筛查方法,可提供优质的图像。然而,使用该技术的研究数量很少。

心肌灌注成像

运动/多巴酚丁胺 ^{99m}锝-替曲膦-SPECT可用于有心脏症状或危险因素的肥胖患者。由于肥胖会影响SPECT的准确性,一种称为“衰减校正”的新软件可能会提高SPECT对CAD检测的特异性。正电子发射断层扫描在诊断CAD方面具有更好的特异性,尤其针对右冠状动脉供血区。但是,需要注意肥胖患者可能会超过核成像台的重量限制,并且控制台可能无法容纳其躯干[18]。

CT冠状动脉造影

多层螺旋CT虽然与传统血管造影术相比具有更高的敏感性和特异性,但在病态肥胖患者中可能提供的空间分辨率较低。此外,CT扫描台可能有重量限制。

心导管检查仍然是评估的金标准。肥胖患者对其耐受良好,并发症发生率似乎低于一般人群。它可能比临床或ECG更早发现继发于肥胖性通气不足/OSA的肺动脉高压和肺心病[4]。

在包含193例病态肥胖患者的研究中,常规术前检查显示15%的受试者心电图异常和4%的受试者胸部X线异常,均不需要进行术前干预。我们应当谨慎地将肺功能和心脏负荷试验限制在有症状的患者中[24]。

肺栓塞和深静脉血栓

病态肥胖患者术后最常见的死亡原因是肺栓塞,发生率为0.1%~2%。术前血栓预防特别适用于预先存在AF或使用非生物瓣膜的患者。

低分子肝素最好每天给药2次[4]。对于合并AF的肥胖患者的术前抗凝,可以使用 CHA_2DS_2VASc[8]评分。评分>2的AF患者应接受抗凝治疗(表17.1)。

其他检查

脑钠肽(BNP)是预测非心脏手术患者短期和长期心血管事件的有效标志物。BNP是心脏风险评估中一项常规、廉价和准确的一线术前指标[12]。但是,有研究认为BNP和NT-proBNP的水平与BMI呈负相关,这导致其在肥胖患者中的效用受到质疑[25]。上述体液因子的水平在胃旁路手术后似乎有所增加。有研究使用5个合并症变量验证肥胖手术死亡风险评分(OS-MRS)[4](框17.1)。

- A级(低风险):没有或只有一种合并症的患者。

表17.1　CHA_2DS_2VASc 评分

参数	得分
充血性心力衰竭	1
高血压	1
年龄≥75岁	2
年龄为65~74岁	1
糖尿病	1
脑卒中、短暂性脑缺血发作	2
血管疾病(既往心肌梗死、外周血管疾病、主动脉斑块)	1
女性	1

框 17.1　胃旁路手术的肥胖患者死亡风险评分

- BMI>50kg/m^2
- 年龄>45 岁
- 高血压
- 肺栓塞的危险因素：
  - –既往静脉血栓栓塞症
  - –腔静脉过滤器
  - –通气不足（睡眠呼吸障碍）
  - –肺动脉高压
- 男性

Reproduced with permission from Poirier, P., Alpert, M. A., Fleisher, L. A. et al.,Cardiovascular Evaluation and Management of Severely Obese Patients Undergoing Surgery, Circulation, 120 (1):86–95. Copyright © 2009 Wolters Kluwer Health, Inc.ttps://doi.org/ 10.1161/ CIRCULATIONAHA.109.192575.

- B 级（中风险）：有 2 种或 3 种合并症的患者。
- C 级（高风险）：有 4~5 种合并症的患者。

据报道，A 级患者的死亡率为 0.2%~0.3%，B 级患者为 1.1%~1.5%，C 级为 2.4%~3%[4]。Poirier 及其合著者提出一个临床指南，用于接受择期非心脏手术的严重肥胖患者的心肺评估[4]（图 17.1）。综合病史采集、体格检查和血液生化检验可提供临床指导。

总之，病态肥胖患者的病史和临床评估可能需要进一步的心脏评估指标。OS-MRS 和改良心脏风险评分可用于确定需要心脏负荷试验的人群。

呼吸系统

肥胖患者的肺生理和解剖都发生了相当大的变化。肺和胸壁的顺应性降低导致呼吸系统的顺应性降低。其原因主要是胸部、腹部和隔膜上的脂肪沉积[26]，以及肺血容量过多[27]。耗氧量增加、呼吸潮气量降低和呼吸频率增加以补偿每分通气量[28]，可引起患者主

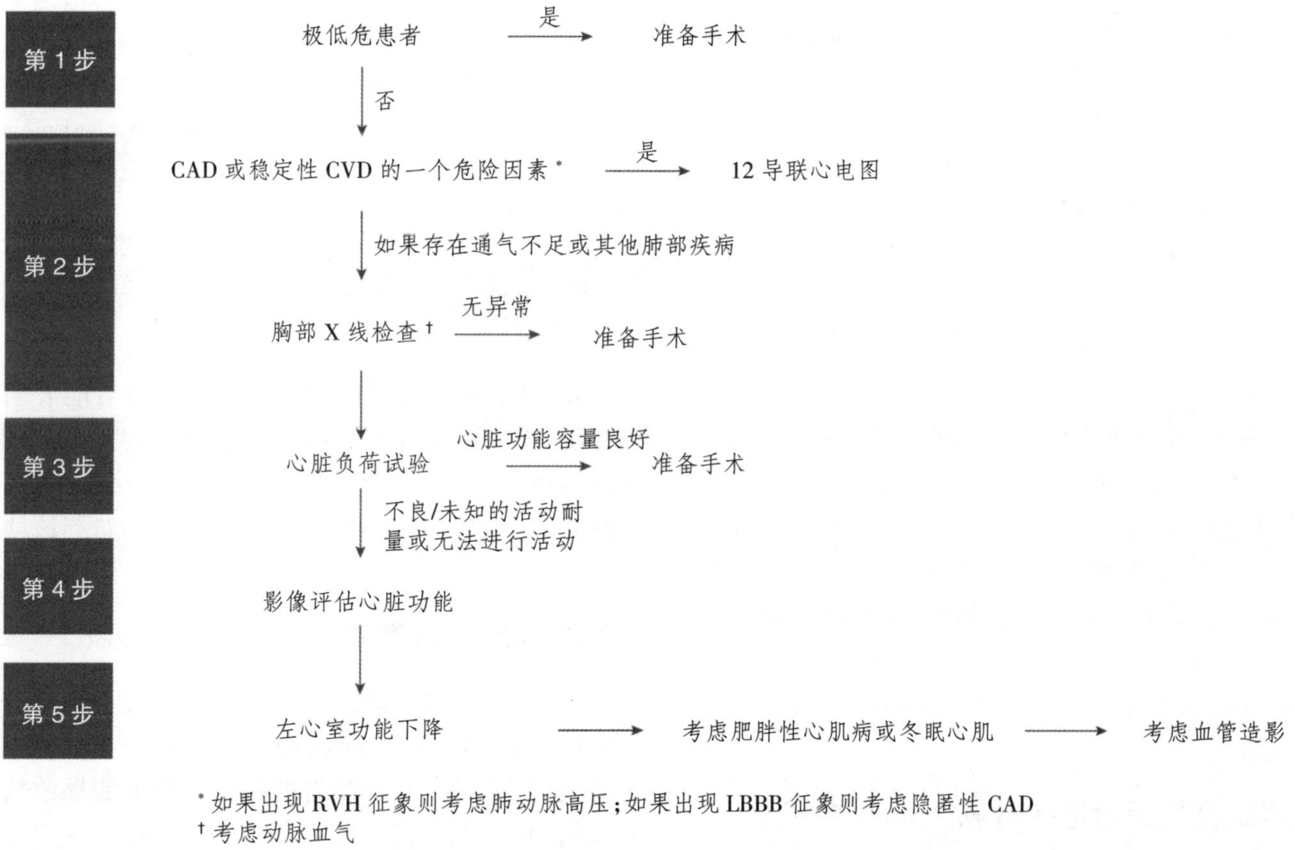

图 17.1　严重肥胖患者择期非心脏手术的心脏和肺部评估流程。[Reproduced with permission from Standards Committee，American Society for Bariatric Surgery，Guidelines for Reporting Results in Bariatric Surgery，Obesity Surgery，7 (6)：521–522. Copyright © 1997 Springer Nature. https：//doi.org/10.1381/096089297765555322]

观上的呼吸困难。

肺活量

大部分肥胖患者都可以维持肺活量，直至达到病态肥胖的程度。脂肪沉积导致肺总量、肺活量下降，以及更显著的呼气储备量下降。残气量和总量的比例维持不变，因此，呼气储备容量的减少主要见于功能残气量[26,29,30]。BMI 的进一步增加导致功能残气量急剧下降，残气量和闭合容量进一步降低，最终损害气体交换[28,29]。在严重病态肥胖患者中，潮气量减少导致浅快呼吸模式，以维持每分通气量[26]。

哮喘和肥胖

肥胖患者的气道高反应性可能是由气道口径降低、气道平滑肌收缩力受损或慢性炎症所致[31]。脂肪组织可能产生导致哮喘的促炎细胞因子。气道塌陷是由闭合容量低于功能残气量所致，这可能导致病态肥胖患者(尤其是仰卧位时)的呼气流量受限[27]。这些较小气道的打开和关闭，以及通过狭窄口径的湍流气流可能会使肥胖患者表现出喘息症状[30,32]，他们这种"哮喘病"在减肥后会有所改善[33]。肺活量测定显示 FEV1 和用力肺活量均下降[28,29,32]。两者同时下降使 FEV1/用力肺活量相对不变。使用支气管扩张剂后的肺活量测定可将两者区分开来。肥胖人群中的哮喘更为严重，无法接受标准治疗[29]。因为使用皮质类固醇治疗哮喘可能会使肥胖进一步恶化，所以有必要进行正确的诊断。

肺动脉高压常见于 OSA 引起的病态肥胖、OHS、肺血栓栓塞和肺血容量增加[8]。2/3 的肥胖患者的肺动脉收缩压>30mmHg[29]。与没有肺动脉高压的病态肥胖相比，患有肺动脉高压的病态肥胖患者发生术后并发症和死亡的风险更高[34]。术前心电图、胸部 X 线检查和超声心动图是诊断的必要检查。建议对有肺动脉高压的患者行右心导管检查，以评估对血管扩张剂的反应性和对心输出量的影响[35]。尽管肺不张可能导致通气量减少，但一些患者可能会因肺血容量增加而出现通气/血流比增加和肺泡-动脉氧分压梯度增宽[36]。

肥胖低通气综合征(Pickwickian 综合征)

OHS 的别称由查尔斯·狄更斯的《匹克威克外传》中的"胖男孩"(Joe)而来，并因此广为人知，OHS 是越来越被认可的一种病态肥胖的临床症状。OHS 的特征是肥胖、睡眠呼吸障碍和高碳酸血症[28]。OHS 的定义要求 BMI≥30kg/m^2，日间清醒时 $PaCO_2$≥45 mmHg，呼吸室内空气时 PaO_2≤70mmHg，且需排除睡眠呼吸障碍和其他导致通气不足原因的诊断[37]。通常的特征表现是多血性病态肥胖伴口咽塌陷、颈围增大和第二心音突出[38]。

OHS 的病理生理学与肥胖、呼吸动力不良、OSA 伴上气道阻力增加，以及对高碳酸血症和瘦素抵抗的不良反应有关[30,38,39]。这类患者往往合并更严重的上呼吸道塌陷、呼吸动力不良、肺动脉高压、心绞痛和肺心病。一项历时 50 个月的随访研究报道，这类患者如果不治疗死亡率会增加[39]。慢性低氧血症和高碳酸血症会增强这些患者对麻醉剂和阿片类药物的敏感性。术后，这些患者更容易出现通气不足，需要通气支持，并且更容易发生术后肺部并发症[28]。OS-MRS 显示 OHS 和肺动脉高压与肺血栓栓塞和术后死亡率增加相关，如框 17.1 所示。

主要治疗方法包括气道正压通气治疗和通过手术或药物减轻体重[39]。近 50%的 OHS 患者需要补充氧疗。改善肺换气不足通常可以降低红细胞增多症，而不需要静脉切开放血。对于不能耐受气道正压通气治疗的患者，气管切开术可能是一种选择[38]。室内低氧血症(SpO_2<90%)或血清碳酸氢盐水平>27mEq/L(1mEq/L=1mg/L×原子价/化学结构式量）显示筛查 OHS 的敏感性为 92%，这需要进行血气分析[40]。

是否所有接受手术的病态肥胖患者都需要进行肺活量测定?

异常的 ABG 测量值或肺活量测定值可能表明患者存在较高的围术期肺部并发症风险，但无法对其进行分级[41]。肺活量测定非侵入性、易于执行、快速且廉价，所有接受手术的病态肥胖患者均应进行该项检查。

阻塞性睡眠呼吸暂停

OSA 的特征是睡眠期间咽部气道反复出现部分或完全塌陷。睡眠会使咽部扩张反射对负压的反应明显减弱。此外，肥胖患者的脂肪沉积可能导致气道塌陷，多发生在腭后或舌后区域。呼吸暂停定义为气流完全停止>10s，以及通气量减少 50%以上并超过 10s——与血氧饱和度下降 4%相关。AHI 是每小时呼吸暂停和低通气发作的总次数。AHI>5 且存在日间嗜睡可诊断为 OSA[42]。OSA 在中年女性和男性中的发病率分别为 2%~3%和 4%~5%[43]。在肥胖患者中，发病率>30%[44,45]，而在病态肥胖患者中发病率高达 50%~98%[46,47]。

BMI>30kg/m^2 是 OSA 最重要的危险因素，体重减轻后，OSA 显著改善证明了这一点[42]。其他易感因素包括年龄>50 岁、男性、女性颈围>40cm 和男性颈围>43cm、鼻/咽/喉阻塞、颅面畸形（多见于儿童）、饮酒和使用镇静药物。

与睡眠呼吸暂停相关的阻塞和低氧血症会导致吸气功增加，表现为鼾声渐响、过度通气时的突然觉醒及清醒时梗阻缓解。这会导致睡眠碎片化、日间过度嗜睡、早晨头痛、疲劳和易怒，使患者容易发生机动车事故。血气分析通常表现为动脉低氧血症、高碳酸血症和红细胞增多症。交感神经系统因缺氧而激活可引起全身性高血压、肺动脉高压、心律失常和右心衰竭。

肥胖的 OSA 患者对安眠药和阿片类药物的抑制作用更敏感，应在围术期严格监测和合理使用。气道困难将在后面的章节中讨论。围术期心肺事件的风险与 OSA 的严重程度成正比。

术前评估应从详细的病史采集开始。响亮的鼾声、从睡梦中突然醒来伴有窒息感、伴侣或父母见证的呼吸暂停、日间嗜睡、早晨头痛、易怒和高血压都是 OSA 的典型特征。询问 CPAP 或 BiPAP 装置的使用情况并评估患者的依从性至关重要。悬雍垂腭咽成形术后的患者应被视为仍有发生 OSA 及其并发症的风险。

目前已有许多筛查 OSA 的问卷调查，例如，ASA 检查表、Berlin 问卷、Epworth 嗜睡量表、Flemons 标准等。STOP-Bang 问卷是经过验证适用于手术患者的最方便的筛查工具[48]。

S（Snore）：您是否打鼾很大声，即使关上门也能听到？

T（Tired）：您是否几乎每天都在日间感到疲倦或疲劳？

O（Observed）：有没有人观察到你在睡觉时发生呼吸暂停？

P（Pressure）：你有高血压病史吗，有没有进行治疗？

B（BMI）：体重指数>35kg/m^2。

A（Age）：年龄>50 岁。

N（Neck）：颈围>40cm。

G（Gender）：男性[1]。

0~3 分表示 OSA 低风险，4~5 分表示 OSA 中风险，6~8 分表示 OSA 高风险。当临界分数≥3 时，它对 AHI>15 的患者具有 93%的敏感性和 47%的特异性。对于 AHI>15 的患者，STOP-Bang 敏感性为 100%，特异性为 37%[49]。这意味着较高的分数提示患者存在更高的 OSA 可能性，以及合并更严重疾病的可能性更高。

由于临床诊断的敏感性和特异性（50%~60%）较差，大多数（80%）患者在术前仍未得到诊断[34]。BMI、颈围、肺功能试验、日间室内空气 ABG 或筛查睡眠呼吸障碍的问卷无法可靠地预测 OSA 的存在及其严重程度。在无法进行详细睡眠检查时，夜间血氧测定可用作筛查工具。

多导睡眠图是诊断 OSA 的金标准。减重手术前单独进行常规多导睡眠监测显示 OSA 的患病率为 91%，而仅使用临床参数和 Epworth 嗜睡量表评分筛查 OSA 的患病率为 58%[34]。在临床条件允许的情况下，应该对高危患者进行正式的多导睡眠图检查。

多导睡眠图包括对心电图、脑电图、肌电图、胸部运动（体积描记术）、口鼻气流和脉搏血氧仪的夜间监测。然后使用 AHI 对 OSA 的严重程度进行分级：AHI 5~15，轻度 OSA；15~30，中度 OSA；>30，严重 OSA。Peppard 等的研究表明体重变化 10%，AHI 将相应的平行变化约 30%[50]。

AHI 还可用于确定改善患者 OSA 症状所需的最佳 CPAP。术前采取 CPAP 或 BiPAP 可以有效减少高碳酸血症、低氧血症和高血压，但是实现这些益处的最佳治疗持续时间仍有争议。患者可将他们的 CPAP 设备带到医院，因其对设备及面罩的熟悉，有助于在围术期实现更好的依从性。

OSA 患者常因慢性低氧血症和高碳酸血症引起交感神经过度驱动而出现全身性和肺动脉高压。日间卧位 SpO_2<96%提示有肺动脉高压，应通过肺功能检查、ABG、胸部 X 线和超声心动图进行详细的肺部评估[34]。在没有特征性症状和肺部疾病的情况下，病态肥胖或 OSA 不是进行肺功能测试和 ABG 的指征[51,52]。

OSA 会增加 CAD、心律失常和充血性心力衰竭的风险，这些风险在 CPAP 治疗 4 周后均有所改善[53]。

[1] Reproduced courtesy of Dr Frances Chung and UHN. Copyright of University Health Network. Accurate at time of press. For up-to-date information and permission licensing, please access www.stopbang.ca.

OSA 患者还应检查是否存在脑血管疾病、脑卒中和胃食管反流病(GORD)。

肥胖患者的气道

我们通常在直觉上会将肥胖患者归为困难气道。因为皮球面罩通气困难(DBMV)的外部标志,如短粗颈、厚舌、水牛背和下颌骨下多余脂肪("双下巴")在大多数肥胖患者中非常明显(图 17.2)。此外,>50%(在 BMI≥60kg/m^2 的患者中高达 95%)[54]的病态肥胖患者患有 OSA,其对气道力学、肺血管系统、右心室功能和呼吸中枢均有影响,这可能导致诱导期间低氧血症的迅速发展和拔管后气道阻塞。肥胖患者的气道管理非常困难,主要是因为面罩通气和(或)插管失败时氧饱和度会迅速下降。肥胖/病态肥胖患者困难气道的病因是多因素的。准确预测肥胖患者可能出现的"困难气道",然后进行细致的管理,仍然是安全实施肥胖患者麻醉的基本。肥胖人群插管困难的发生率为10%~15%。然而,这些数据是从嗅探位插管的病例中获得的。在使用斜坡位[55-57]和仰卧位[58]插管的病例中,发生率现已降至 1%。

气道评估:病史

获得与气道有关的病史不仅有助于发现困难气道,而且有助于制订明确的麻醉预案。既往插管失败/手术入路失败的患者需要通过影像学进一步评估气道,并考虑清醒插管。取得患者同意、准备和安排可用的技术援助、设备(包括手术通道)等都是正确管理肥胖患者的重要因素。近期体重增加、肥胖女性患者妊娠、头部和颈部最近接受放射治疗,这些都表明进入气道的难度增加。如前所述,如果有打鼾史,应进行 OSA 的评估。如果既往有麻醉记录,应分析之前的插管方式,以及各种插管方式的失败或成功案例。

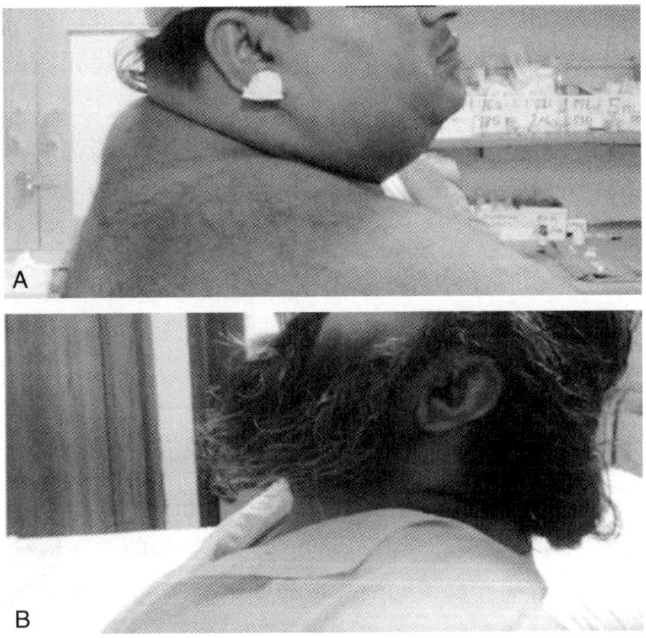

图 17.2 病态肥胖患者的气道概况:(A)水牛背和(B)颈部伸展受限。

体重指数和困难气道

虽然关于肥胖本身是否与困难插管有关的证据是相互矛盾的,但是许多研究发现 BMI 可以预测"困难气道"。BMI>29kg/m^2 被视为 DBMV 的 5 个独立标准之一,另外还有年龄>55 岁、胡须、牙齿缺失和打鼾史。任意 2 个因素的存在即表明 DBMV 的可能性很高——敏感性为 0.72,特异性为 0.73[59]。在来自丹麦麻醉登记处的 91 332 例接受气管插管的患者中,发现 BMI≥35kg/m^2 是一个较弱但具有统计学意义的插管困难和失败的预测指标[60]。

与非肥胖患者(BMI<30kg/m^2)相比,使用插管困难量表评分的插管困难发生率在肥胖患者(BMI>35kg/m^2)中显著升高[61,62]。有研究回顾了 4303 例接受气管插管腹部手术的患者,其中 1673 例是病态肥胖患者[BMI 为(29.7±8.2)kg/m^2]。该研究中 BMI 可靠地预测了潜在插管困难,且主要为男性患者[63]。下文描述的 2 项研究不认可 BMI 增加与插管困难和(或)插管失败之间的关系。

Ezri 等的一项研究发现 BMI 增加本身并不是插管困难的预测因素,但它与异常牙列的关联增加了气管插管的难度。同样,在 915 例接受腹腔镜 Roux-en-Y 胃旁路手术的患者中,预测插管困难的因素(在该系列中占 6.3%)包括 Mallampati 分级、甲颏距离异常、下颌活动度和插管困难史[64,65]。

BMI 通常与 ICU 插管困难有关,低氧血症是导致气道困难的因素之一。ICU 和 OR 中发生主要气道并发症的患者分别有 47%和 40%是肥胖患者[66]。不合理的气道管理会导致低氧血症的风险增加,这会显著增加肥胖患者麻醉相关的发病率和死亡率。在最近一项涉及困难气道的结案索赔分析中,肥胖患者占所有索赔的 42%[67]。

阻塞性睡眠呼吸暂停和困难气道

MRI 研究表明，与不打鼾的受试者相比，非肥胖的 OSA 受试者和肥胖的 OSA 受试者的总体脂肪量分别增加了 30%和 44%，颈部组织体积分别增加了 10%和 28%[68]。OSA 与困难插管发生率之间不呈线性关系。

在包含 180 例平均 BMI 为 49.4kg/m² 的肥胖患者的研究中，有 68%患有多导睡眠图诊断的 OSA，未发现 OSA 及其严重程度与喉镜检查和（或）插管困难之间存在相关性。该研究报道的插管困难发生率仅为 8.3%。所有患者均以斜坡位插管。在一个较小的队列中观察到类似的结果，其中 OSA 患者的 Mallampati 评分更有利于插管困难的预测[69,70]。

然而，大量研究发现 OSA 与插管困难呈正相关。OSA 和困难气道患者的 AHI 可能>50，颈围>40cm[71,72]。高 STOP-Bang 评分与肥胖患者的插管困难相关，并且可以预测插管困难[73-75]。建议进行术前 OSA 筛查以预测气道通路的情况。

与病态肥胖相关的解剖学变化可导致气道困难，包括颈部和寰枕关节的屈曲和伸展受限、下颈椎和上胸椎脂肪垫、大乳房、张口受限、咽部脂肪增多、高前喉位和婴儿喉位。由 Samsoon 和 Yoong 修改的 Mallampati 评分易于实施，要求受试者张口并最大限度地伸出舌头而不发声。腭弓、舌头、软腭和悬雍垂的视图按照喉镜检查潜在困难度的递增顺序分为Ⅰ~Ⅳ级（图 17.3）。

改良 Mallampati 评分已广泛应用于肥胖受试者的评估。大多数研究都一致同意Ⅲ级和Ⅳ级改良 Mallampati 评分预测插管困难的敏感性和预测价值。然而，尽管改良 Mallampati Ⅲ/Ⅳ级是插管困难的独立危险因素，但该量表的特异性为 62%，阳性预测值为 29%[61]。Brodsky 认为虽然病态肥胖本身可能不是困难气道的危险因素，但其与改良 Mallampati Ⅲ/Ⅳ级的相关性显著增加了插管困难的发生率[76]。有趣的是，即使在用于喉镜检查的斜坡位出现之后，改良 Mallampati Ⅲ/Ⅳ级仍能预测插管困难[69]。如果改良 Mallampati 分级≥Ⅲ级、颈围>40cm、AHI>50，那么该患者发生困难气道的可能性很高[72]。

在甲状软骨水平用标准皮尺测量颈围（图 17.4）。颈围>40cm、打鼾与通气和插管困难风险增加有关。

颈围作为插管困难的预测指标已在许多研究中进行了评估。肥胖和非肥胖打鼾者的颈围均会增加，喉前软组织的数量也同样增加，后者主要由脂肪组成[68,77]。OSA 患者的气道和咽孔径狭窄是由于支撑气道的坚硬颅面骨外围的软组织数量相对增加，从而导致气道狭窄[78]。颈围是肥胖患者插管困难的有用预测指标，当>43cm 作为预测插管困难的标志时，其敏感性为

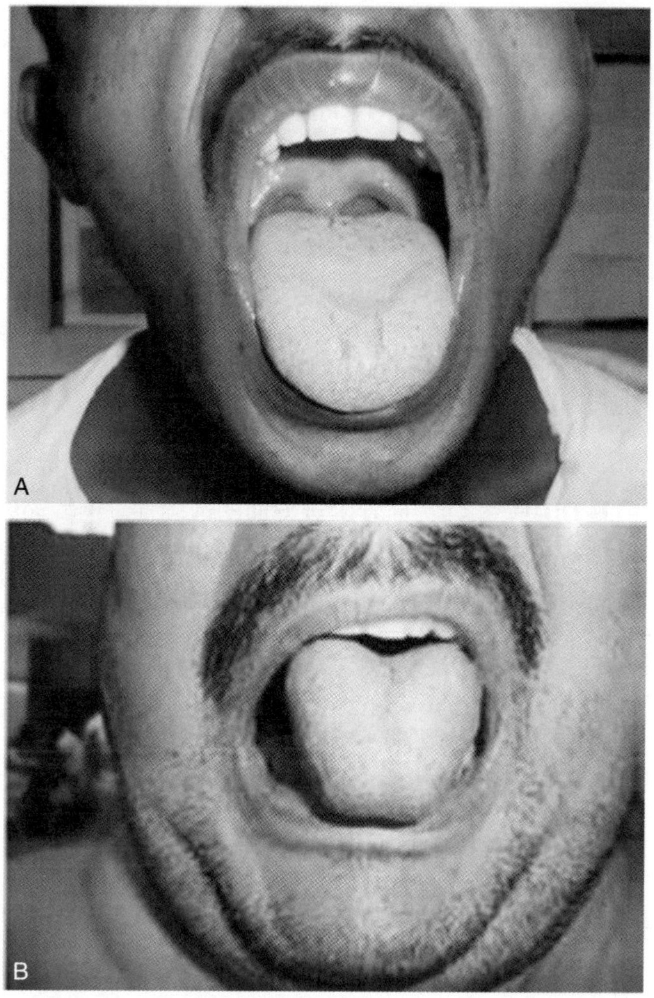

图 17.3 Mallampati Ⅰ级（A）和 Mallampati Ⅳ级（B）。

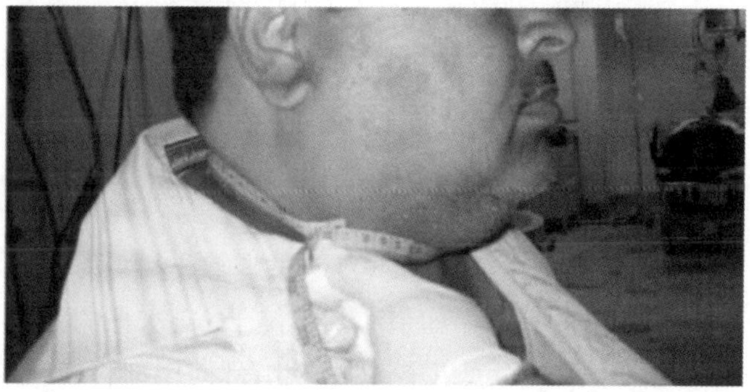

图 17.4 甲状软骨水平的颈围（该患者为 51cm）。

92%,与 Mallampati 评分相结合时的特异性为 92%[78]。然而,这项研究因女性患者人数过多而受到一些争议。同样,研究认为颈围>44cm 并伴有严重的 OSA 可以非常敏感地预测肥胖患者的困难气道[71,72]。一项涉及 125 例病态肥胖患者的研究显示,颈围/甲颏距离>5 具有最高的敏感性、最高的阴性预测值和最大的 ROC 曲线下面积[79]。临床气道评估包括甲颏距离和胸颏距离、颞下颌关节功能和颈部活动度。

组合评估的价值

有许多研究评估了肥胖患者的一组解剖变量在预测 DBMV 和(或)插管困难方面的准确性。年龄>49 岁、脖子短和颈围>43cm 已被认为与肥胖人群中的 DBMV 高度相关。同样,张口小、年龄增加、男性和颞下颌关节病变都是肥胖患者插管困难的独立预测因素。颈围>35cm、胸颏距离<12.5cm 和颈部活动度降低与高插管难度量表评分相关[77,80]。与正常患者相比,肥胖患者的插管难度量表评分更高[80]。

气道成像

超声

利用超声测量舌骨、甲状舌骨膜和前连合水平处的前颈部软组织厚度,发现其减低是喉镜检查困难的独立预测因素,并可作为额外信息。超声检查的额外好处是评估病态肥胖患者手术气道的难度,并准确标测环甲膜[81,82]。

颈部 X 线检查

侧位 X 线片可以显示舌头的厚度、会厌及喉部相对于颈椎的位置。如果通常应位于 C2 水平的舌骨向尾部移位至 C4 或以下,则表明喉部向尾部移位,预示着可能难以进行直接喉镜检查(图 17.5)。

镜面间接喉镜检查

在坐位进行间接喉镜检查已被视为可以预测肥胖患者的插管困难。镜面喉镜检查在预测这些患者的困难喉镜检查方面具有统计学意义[83]。

术前内镜气道评估

这种评估法已用于计划在麻醉下进行气管插管的患者。麻醉诱导前的初步内镜气道评估可导致 26% 的患者改变气道管理计划。对于病态肥胖者,这似乎是一个潜在有用的工具[84]。

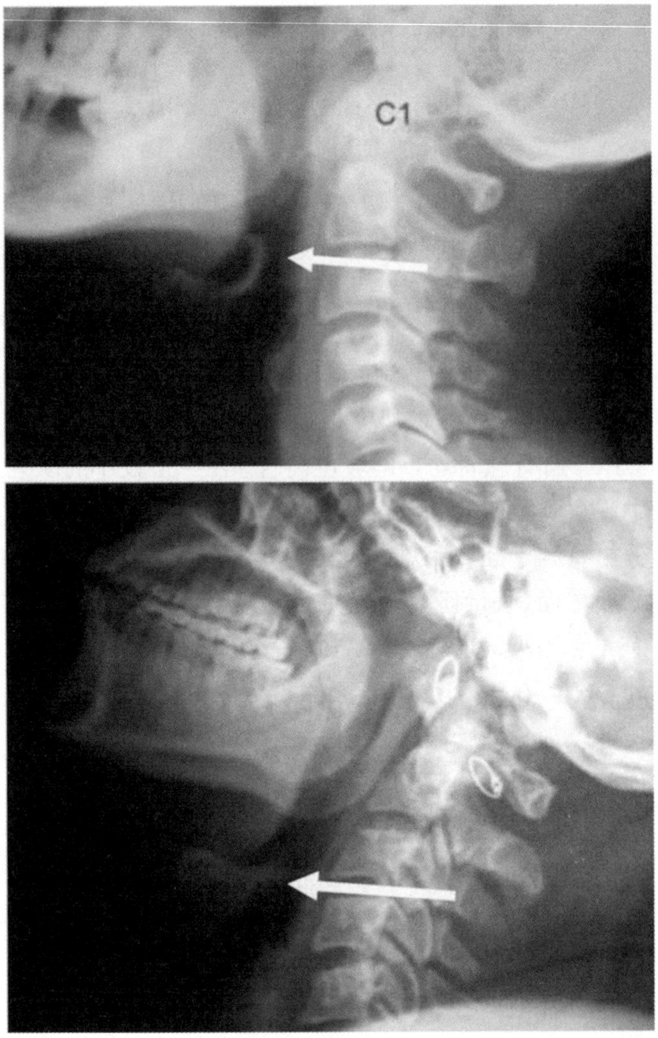

图 17.5 病态肥胖患者的喉部(A)和尾部移位(B)的正常水平。

Mallampati 评分≥Ⅲ级、颈围>40cm、颈围/甲颏距离>5 及存在 OSA 的组合应该是面罩通气和(或)气管插管可能存在困难的重要指标。

胃肠道系统

肥胖与各种级别的肝胆疾病有关,从无症状的转氨酶升高、胆结石到肝硬化、肝衰竭。最显著的肝脏变化是 NAFLD 和 NASH。NAFLD 是最常见的肝脏病理,随着肥胖的增加而呈对数增长。组织学范围从轻度单纯性脂肪变性到晚期纤维化和肝硬化。葡萄糖耐受不良和 T2DM 会增加 NASH 的可能性。"二次打击假说"描述了导致炎症和纤维化的初始脂肪堆积[85]。

临床表现可能从慢性疲劳和肝酶升高到伴有肝衰竭的凝血功能障碍。NASH和NAFLD是排除性诊断，必须积极寻找肝功能障碍的其他原因。天冬氨酸氨基转移酶和丙氨酸氨基转移酶水平可能与γ-谷氨酰转移酶和碱性磷酸酶一起升高，但凝血酶原时间和白蛋白水平保持正常直至疾病晚期[85]。由于肥胖患者腹部触诊困难，肝大可能经常被漏诊。最常见的诊断方法是肝脏成像，以及被偶然发现[8]。尽管这种疾病在病态肥胖患者中的高患病率不会增加术后并发症（除非是晚期），但这些患者术后容易出现肾损伤[86]。在NAFLD中观察到的肝脏代谢改变可能会影响药物代谢并影响术后病程，但目前尚无相关建议[8]。

胃排空时间

病态肥胖可能会延长胃排空时间。可能的原因是胃底张力降低、牵张感受器敏感性改变、胃扩张和高脂肪饮食[87]。胃底和胃窦张力不良会延迟食物在整个胃中的分布，从而延迟排空[88]。这些改变可能是病态肥胖患者越来越多被下达“禁食”医嘱的原因，但最近的研究表明情况并非如此。在检查肥胖者胃排空的研究中，并未检测到胃动力延迟[89]。因此，根据目前的情况，无GORD的病态肥胖患者与非肥胖患者的禁食指南相同[90,91]。

误吸风险

通常将DM视为病态肥胖患者代谢综合征的一部分，它可能导致胃轻瘫并抑制胃排空[92]。近50%的患者可见食管裂孔疝，1/3的病态肥胖患者被诊断为GORD[93]。这是由胃食管交界处的解剖变异、激素因素和腹压增加引起的胃内压增加使食管括约肌张力降低[93]所致。由于病态肥胖患GORD和食管裂孔疝的风险可能更高，因此，他们吸入胃内容物的风险也可能高于正常人群[94]。用H2受体阻滞剂或质子泵抑制剂和柠檬酸钠进行双重预防可能是有效的预防措施。质子泵抑制剂需要双剂量才能达到峰值作用，而使用单剂量H2受体阻滞剂即可达到治疗的活性浓度[92]。

肥胖与内分泌失调

研究发现，肥胖与T2DM、甲状腺功能减退症和代谢综合征有关[95]。躯干脂肪潴留增加脂肪细胞因子产生、异位脂肪沉积（在肝脏和骨骼肌中）和线粒体功能障碍都被认为是肥胖诱导胰岛素抵抗的可能机制[96-98]。糖尿病会增加围术期并发症的风险。因此，围术期T2DM的管理至关重要。通常的管理建议包括将糖化血红蛋白浓度维持在6.5%~7%，空腹血糖≤1.1g/L，餐后2h血糖≤1.4g/L。糖化血红蛋白浓度>8%会增加术后伤口感染和急性肾损伤的风险[99]。术前糖化血红蛋白浓度升高也会增加术后血糖升高的可能性，并降低肥胖患者手术后T2DM的消退率[99]。术前应开始调整饮食、减肥和口服降糖药。

甲状腺功能减退会导致体重增加、代谢率降低和产热减少。甚至已发现亚临床甲状腺功能减退症与肥胖有关[100]。血清促甲状腺激素（TSH）和血清瘦素水平与BMI呈正相关[101]。病因是瘦素诱导的脱碘酶活性增加，促使T4向T3的转化增加和组织反应性降低，导致TSH水平的代偿性增加[102]。这可能是一种改善肥胖个体能量消耗的适应性机制。显著的体重减轻会导致TSH和游离T3恢复至正常水平。大多数减肥方案包括在手术前进行常规甲状腺功能测试，以排除导致肥胖的器质性原因。

腹围或腰臀比增加与代谢综合征、T2DM和心血管疾病有关[103]。代谢综合征被定义为存在以下至少3个标准[104]，伴或不伴糖尿病。

1.中心性/躯干性肥胖（男性腰围>102cm，女性腰围>88cm）。

2.高甘油三酯血症（≥1.5g/L）。

3.低高密度脂蛋白胆固醇（男性<0.4g/L，女性<0.5g/L）。

4.空腹血糖升高（>1.1g/L）。

5.高血压（≥130/85mmHg）[2]。

肥胖易导致胰岛素抵抗，是代谢综合征和进行性β细胞功能障碍的关键诱发因素。患有代谢综合征的肥胖症患者发生CAD、充血性心力衰竭、OSA、肺功能障碍、高凝状态和深静脉血栓形成的风险更高[105]。术前评估应侧重于识别和管理代谢综合征的各个组成部分和并发症。

如果进行得当，术前测试可以降低对病态肥胖患者的风险麻醉，并有助于为这类患者制订术中和术后护理计划。

病例报道

肥胖患者的术前评估

IMS先生是首批接受减重手术的患者之一。患者65岁，体重115kg，身高155cm，BMI为47.8kg/m²。按照我们机构的做法，患者在外科咨询后立即进行了麻醉评估。患者显得很沮丧，并花时间回答问题。患者有一系列合并症。

1. DM病史20年，通过联合使用胰岛素、二甲双胍和维格列汀控制血糖。患者有糖尿病性神经病变的症状和体征。

2.高血压病史12年，服用氯沙坦-氢氯噻嗪合剂控制血压，口服他汀类药物治疗血脂异常。

3. 7年前被诊断为帕金森病，服用普拉克索3mg，每天3次，并服用噻奈普汀治疗抑郁症。

4.有陪护人员帮他穿鞋、系睡衣等。在询问患者时，他承认打鼾很重，早上感到疲倦和头晕，健忘，而且大部分时间都在头痛。

5.气道显示改良的Mallampati Ⅳ级，颈部伸展受限。医生告知并建议其进行清醒时纤维支气管镜气管插管。

6.患者在室内的SpO_2为92%。

7.医生给出了以下建议：

a.多导睡眠图监测，并开始持续气道正压通气10cmH_2O。

b.冠状动脉疾病的心脏评估。患者的超声心动图和铊负荷试验均正常。

c.内分泌评估以排除甲状腺功能减退症，建议血糖控制并帮助制订饮食计划。

d.要求患者在2周后向术前访视门诊提供这些结果。

2周后回来复查时，我们很难认出他来。他已经接受了OSA测试，现在晚上使用CPAP。他高兴地大步走进诊所，多年来他晚上一直睡不了整觉，并且一直感觉不好，CPAP改变了他的生活。他的评价如下：

1.多导睡眠图监测显示AHI为57。

2.ABG显示PaO_2为80mmHg，$PaCO_2$为54mmHg；轻度慢性呼吸性酸中毒。

3.调整胰岛素剂量将血糖维持在1.2~1.4g/L。

室内空气SpO_2为95%。2周后，患者接受了腹腔镜袖状胃切除术。使用清醒纤维支气管镜气管插管。插管后喉镜检查显示Cormack-Lehane Ⅳ级视图。术后，他通过气管插管接受呼气末正压通气，并于第二天早上拔管。经造影测试排除了胃吻合口漏，他开始口服液体和下床活动。于3天后出院。他不再需要CPAP，也停用了胰岛素和噻奈普汀。1个月后，他减掉了5kg。

讨论

OSA经常发生于病态肥胖患者，并且对围术期产生许多影响。使用CPAP进行短暂的术前优化可降低肺动脉压力和全身血压，并改善患者的健康状况和增加手术依从性。

（吴卓熙 译 杨贵英 审）

参考文献

1. Zwintscher NP, Azarow KS, Horton JD, Newton CR, Martin MJ. The increasing incidence of adolescent bariatric surgery. J Pediatr Surg. 2013;**48**(12):2401–407.
2. Buchwald H, Avidor Y, Braunwald E, Jensen MD, Pories W, Fahrbach K, et al. Bariatric surgery. JAMA. 2004;**292**(14):1724–37.
3. Mathew B, Francis L, Kayalar A, Cone J. Obesity: effects on cardiovascular disease and its diagnosis. J Am Board Fam Med. 2008;**21**(6):562–68.
4. Poirier P, Alpert MA, Fleisher LA, Thompson PD, Sugerman HJ, Burke LE, et al. Cardiovascular evaluation and management of severely obese patients undergoing surgery: a science advisory from the American Heart Association. Circulation. 2009;**120**(1):86–95.
5. Duflou J, Virmani R, Rabin I, Burke A, Farb A, Smialek J. Sudden death as a result of heart disease in morbid obesity. Am Heart J. 1995;**130**(2):306–13.
6. Morino M, Toppino M, Forestieri P, Angrisani L, Allaix ME, Scopinaro N. Mortality after bariatric surgery. Ann Surg. 2007;**246**(6):1002–1009.
7. Cavarretta E, Casella G, Calì, B, Dammaro C, Biondi-Zoccai G, Iossa A, et al. Cardiac remodeling in obese patients after laparoscopic sleeve gastrectomy. World J Surg. 2013;**37**(3):565–72.
8. Catheline JM, Bihan H, Le Quang T, Sadoun D, Charniot JC, Onnen I, et al. Preoperative cardiac and pulmonary assessment in bariatric surgery. Obes Surg. 2008;**18**(3):271–77.
9. Gonzalez R, Bowers SP, Venkatesh KR, Lin E, Smith CD. Preoperative factors predictive of complicated postoperative management after Roux-en-Y gastric bypass for morbid obesity. Surg Endosc Other Interv Tech. 2003;**17**(12):1900–1904.
10. Ortiz VE, Kwo J. Obesity: physiologic changes and implications for preoperative management. BMC Anesthesiol. 2015;**15**(1):97.
11. Michalsky M, Teich S, Rana A, Teeple E, Cook S, Schuster D. Surgical risks and lessons learned: mortality following gastric bypass in a severely obese adolescent. J Pediatr Surg Case Rep. 2013;**1**(9):321–24.
12. Katkhouda N, Mason RJ, Wu B, Takla FS, Keenan RM, Zehetner J. Evaluation and treatment of patients with cardiac

disease undergoing bariatric surgery. Surg Obes Relat Dis. 2012;**8**(5):634–40.

13. Palatini P, Parati G. Blood pressure measurement in very obese patients: a challenging problem. J Hypertens. 2011;**29**(3):425–29.
14. Hatem SN. Atrial fibrillation and obesity not just a coincidence. J Am Coll Cardiol. 2015;**66**(1):12–13.
15. Magnani JW, Hylek EM, Apovian CM. Obesity begets atrial fibrillation: a contemporary summary. Circulation. 2013;**128**(4):401–405.
16. Wanahita N, Messerli FH, Bangalore S, Gami AS, Somers VK, Steinberg JS. Atrial fibrillation and obesity-results of a meta-analysis. Am Heart J. 2008;**155**(2):310–15.
17. Anna Junior M de S, Carneiro JRI, Carvalhal RF, Torres D de FM, Cruz GG da, Quaresma JC do V, et al. Cardiovascular autonomic dysfunction in patients with morbid obesity. Arq Bras Cardiol. 2015;580–87.
18. Gugliotti D, Grant P, Jaber W, Aboussouan L, Bae C, Sessler D, et al. Challenges in cardiac risk assessment in bariatric surgery patients. Obes Surg. 2008;**18**(1):129–33.
19. Supariwala A, Makani H, Kahan J, Pierce M, Bajwa F, Dukkipati SS, et al. Feasibility and prognostic value of stress echocardiography in obese, morbidly obese, and super obese patients referred for bariatric surgery. Echocardiography. 2014;**31**(7):879–85.
20. Shah BN, Zacharias K, Pabla JS, Karogiannis N, Calicchio F, Balaji G, et al. The clinical impact of contemporary stress echocardiography in morbid obesity for the assessment of coronary artery disease. Heart. 2016;**102**(5):370–75.
21. Lerakis S, Kalogeropoulos AP, El-Chami MF, Georgiopoulou VV, Abraham A, Scott A, et al. Transthoracic dobutamine stress echocardiography in patients undergoing bariatric surgery. Obes Surg. 2007;**17**(11):1475–81.
22. Nuria Vilarrasa TM. Role of echocardiography in bariatric surgery: preoperative assessment of non-cardiopathic morbidly obese patients. J Anesth Clin Res. 2015;**6**(1):1–6.
23. Rocha I, Victor E, Braga M. Echocardiography evaluations for asymptomatic patients with severe obesity. Arq Bras Cardiol. 2007;**88**(1):48–53.
24. Ramaswamy A, Gonzalez R, Smith CD. Extensive preoperative testing is not necessary in morbidly obese patients undergoing gastric bypass. J Gastrointest Surg. 2004;**8**(2):159–65.
25. Vest AR, Schauer PR, Young JB. Failure and fatness. J Am Coll Cardiol. 2016;**67**(8):904–906.
26. Porhomayon J, Papadakos P, Singh a, Nader ND. Alteration in respiratory physiology in obesity for anesthesia-critical care physician. HSR Proc Intensive Care Cardiovasc Anesth. 2011;3(2):109–18.
27. Pankow W, Podszus T, Gutheil T, Penzel T, Peter JH, Von Wichert P, et al. Expiratory flow limitation and intrinsic positive end-expiratory pressure in obesity. J Appl Physiol. 1998;**85**(4):1236–43.
28. Nightingale CE, Margarson MP, Shearer E, Redman JW, Lucas DN, Cousins JM, et al. Peri-operative management of the obese surgical patient 2015: Association of Anaesthetists of Great Britain and Ireland Society for Obesity and Bariatric Anaesthesia. Anaesthesia. 2015;**70**(7):859–76.
29. Brazzale DJ, Pretto JJ, Schachter LM. Optimizing respiratory function assessments to elucidate the impact of obesity on respiratory health. Respirology. 2015;**20**(5):715–21.
30. Hodgson LE, Murphy PB, Hart N. Respiratory management of the obese patient undergoing surgery. J Thorac Dis. 2015;7(5):943–52.
31. Dixon AE, Holguin F, Sood A, Salome CM, Pratley RE, Beuther DA, et al. An Official American Thoracic Society Workshop Report: obesity and asthma. Proc Am Thorac Soc. 2010;7(5):325–35.
32. Schachter LM. Obesity is a risk for asthma and wheeze but not airway hyperresponsiveness. Thorax. 2001;**56**(1):4–8.
33. Sikka N, Wegienka G, Havstad S, Genaw J, Carlin AM, Zoratti E. Respiratory medication prescriptions before and after bariatric surgery. Ann Allergy Asthma Immunol. 2010;**104**(4):326–30.
34. Kaw R, Gali B, Collop N. Perioperative care of patients with obstructive sleep apnea. Curr Treat Options Neurol. 2011;**13**(5):496–507.
35. Minai OA, Yared JP, Kaw R, Subramaniam K, Hill NS. Perioperative risk and management in patients with pulmonary hypertension. Chest. 2013;**144**(1):329–40.
36. Vaughan RW, Cork RC, Hollander D. The effect of massive weight loss on arterial oxygenation and pulmonary function tests. Anesthesiology. 1981;**54**(4):325–28.
37. Mokhlesi B, Kryger MH, Grunstein RR. Assessment and management of patients with obesity hypoventilation syndrome. Proc Am Thorac Soc. 2008;**5**(2):218–25.
38. Mokhlesi B. Obesity hypoventilation syndrome: a state-of-the-art review. Respir Care. 2010;**55**(10):1347–65.
39. Chau EHL, Lam D, Wong J, Mokhlesi B, Chung F. Obesity hypoventilation syndrome: a review of epidemiology, pathophysiology, and perioperative considerations. Anesthesiology. 2012;**117**(1):188–205.
40. Mandal S, Hart N. Respiratory complications of obesity. Clin Med. 2012;**12**(1):75–78.
41. Rock P, Passannante A. Preoperative assessment: pulmonary. Anesthesiol Clin North Am. 2004;**22**(1):77–91.
42. Pillar G, Shehadeh N. Abdominal fat and sleep apnea: the chicken or the egg? Diabetes Care. 2008;31 Suppl:S303–309.
43. Young T, Palta M, Dempsey J, Skatrud J, Weber S, Badr S. The occurrence of sleep-disordered breathing among middle-aged adults. N Engl J Med. 1993;**328**(17):1230–35.
44. Formiguera X, Cantón A. Obesity: epidemiology and clinical aspects. Best Pract Res Clin Gastroenterol. 2004;**18**(6):1125–46.
45. Gami AS, Caples SM, Somers VK. Obesity and obstructive sleep apnea. Endocrinol Metab Clin North Am. 2003;**32**(4):869–94.
46. Resta O, Foschino-Barbaro MP, Legari G, Talamo S, Bonfitto P, Palumbo A, et al. Sleep-related breathing disorders, loud snoring and excessive daytime sleepiness in obese subjects. Int J Obes Relat Metab Disord. 2001;**25**(5):669–75.
47. Valencia-Flores M, Orea A, Castaño VA, Resendiz M, Rosales M, Rebollar V, et al. Prevalence of sleep apnea and electrocardiographic disturbances in morbidly obese patients. Obes Res. 2000;**8**(3):262–69.
48. Nagappa M, Liao P, Wong J, Auckley D, Ramachandran SK, Memtsoudis S, et al. Validation of the STOP-Bang questionnaire as a screening tool for obstructive sleep apnea among different populations: a systematic review and meta-analysis. PLoS One. 2015;**10**(12):e0143697.
49. Chung F, Subramanyam R, Liao P, Sasaki E, Shapiro C, Sun Y. High STOP-Bang score indicates a high probability of obstructive sleep apnoea. Br J Anaesth. 2012;**108**(5):768–75.
50. Peppard PE, Young T, Dempsey J. Longitudinal study of moderate weight change and sleep-disordered breathing. JAMA. 2000;**284**(23):3015–21.
51. Hnatiuk OW, Dillard TA, Torrington KG. Adherence to established guidelines for preoperative pulmonary function testing. Chest. 1995;**107**(5):1294–97.
52. Roche N, Herer B, Roig C, Huchon G. Prospective testing of two

models based on clinical and oximetric variables for prediction of obstructive sleep apnea. Chest. 2002;**121**(3 Suppl):747–52.
53. Kaneko Y, Floras JS, Usui K, Plante J, Tkacova R, Kubo T, et al. Cardiovascular effects of continuous positive airway pressure in patients with heart failure and obstructive sleep apnea. N Engl J Med. 2003;**348**(13):1233–41.
54. Lopez PP, Stefan B, Schulman CI, Byers PM. Prevalence of sleep apnea in morbidly obese patients who presented for weight loss surgery evaluation. Am Surg. 2008;**74**(9):834–8.
55. Brodsky JB, Lemmens HJM, Brock-Utne JG, Saidman LJ. Anesthetic considerations for bariatric surgery: proper positioning is important for laryngoscopy. Anesth Analg. 2003;**96**(6):1841–42.
56. Collins JS, Lemmens HJM, Brodsky JB, Brock-Utne JG, Levitan RM. Laryngoscopy and morbid obesity: a comparison of the 'sniff' and 'ramped' positions. Obes Surg. 2004;**14**(9):1171–75.
57. Zvara DA, Calicott RW, Whelan DM. Positioning for intubation in morbidly obese patients. Anesth Analg. 2006;**102**(5):1592.
58. Fox WTA, Harris S, Kennedy NJ. Prevalence of difficult intubation in a bariatric population, using the beach chair position. Anaesthesia. 2008;**63**(12):1339–42.
59. Langeron O, Masso E, Huraux C, Guggiari M, Bianchi A, Coriat P, et al. Prediction of difficult mask ventilation. Anesthesiology. 2000;**92**(5):1229–36.
60. Lundstrøm LH, Møller AM, Rosenstock C, Astrup G, Wetterslev J. High body mass index is a weak predictor for difficult and failed tracheal intubation. Anesthesiology. 2009;**110**(2):266–74.
61. Juvin P, Lavaut E, Dupont H, Lefevre P, Demetriou M, Dumoulin J-L, et al. Difficult tracheal intubation is more common in obese than in lean patients. Anesth Analg. 2003;**97**(2):595–600.
62. Fotopoulou G, Vasileiou I, Dre K, Ntoka P, Lampadariou A, Tsinari K. Can we predict difficult intubation in obese patients? 19AP4-7. Eur J Anaesthesiol. 2011;**24**:234.
63. Uribe AA, Zvara DA, Puente EG, Otey AJ, Zhang J, Bergese SD. BMI as a predictor for potential difficult tracheal intubation in males. Front Med. 2015;**2**(June):38.
64. Ezri T, Medalion B, Szmuk P, Charuzi I. Increased body mass index per se is not a predictor of difficult laryngoscope. Can J Anesth. 2003;**2**(50):179–83.
65. Sheff SR, May MC, Carlisle SE, Kallies KJ, Mathiason MA, Kothari SN. Predictors of a difficult intubation in the bariatric patient: does preoperative body mass index matter? Surg Obes Relat Dis. 2013;**9**(3):344–49.
66. De Jong A, Molinari N, Pouzeratte Y, Verzilli D, Chanques G, Jung B, et al. Difficult intubation in obese patients: incidence, risk factors, and complications in the operating theatre and in intensive care units. Br J Anaesth. 2015;**114**(2):297–306.
67. Peterson GN, Domino KB, Caplan. RA, Posner. KL, Lee. LA, Cheney FW. Management of the difficult airway. A closed claims analysis. Anesthesiology. 2005;(103):33–39.
68. Mortimore IL, Marshall I, Wraith PK, Sellar RJ, Douglas NJ. Neck and total body fat deposition in nonobese and obese patients with sleep apnea compared to that in control subjects. Am J Respir Crit Care Med. 1998;**157**(6):280–83.
69. Neligan PJ, Porter S, Max B, Malhotra G, Greenblatt EP, Ochroch EA. Obstructive sleep apnea is not a risk factor for difficult intubation in morbidly obese patients. Anesth Analg. 2009;**109**(4):1182–86.
70. Vest D, Lee D, Newcome K, Stamper H. A retrospective review of difficult intubations. Clin Nurse Spec. 2013;**27**(3):128–31.
71. Iyer US, Koh KF, Chia NCH, Macachor J, Cheng A. Perioperative risk factors in obese patients for bariatric surgery: a Singapore experience. Singapore Med J. 2011;**52**(2):94–99.
72. Lee SJ, Lee JN, Kim TS, Park YC. The relationship between the predictors of obstructive sleep apnea and difficult intubation. Korean J Anesthesiol. 2011;**60**(3):173–78.
73. Toshniwal G, McKelvey GM, Wang H. STOP-Bang and prediction of difficult airway in obese patients. J Clin Anesth. 2014;**26**(5):360–67.
74. Acar HV, Yarkan Uysal H, Kaya A, Ceyhan A, Dikmen B. Does the STOP-Bang, an obstructive sleep apnea screening tool, predict difficult intubation? Eur Rev Med Pharmacol Sci. 2014;**18**(13):1869–74.
75. Kim JA, Lee JJ. Preoperative predictors of difficult intubation in patients with obstructive sleep apnea syndrome. Can J Anaesth. 2006;**53**(4):393–97.
76. Brodsky JB, Lemmens HJM, Brock-Utne JG, Vierra M, Saidman LJ. Morbid obesity and tracheal intubation. Anesth Analg. 2002;**94**(3):732–36.
77. Magalhaes E, Oliveira Marques F, Sousa Goveia C, Araujo Ladeira LC, Lagares J. Use of simple clinical predictors on preoperative diagnosis of difficult endotracheal intubation in obese patients. Rev Bras Anesthesiol. 2013;**63**(3):262–66.
78. Isono S. Obstructive sleep apnea of obese adults. perioperative airway management. Anesthesiology. 2009;**110**(4):908–21.
79. Kim WH, Ahn HJ, Lee CJ, Shin BS, Ko JS, Choi SJ, et al. Neck circumference to thyromental distance ratio: a new predictor of difficult intubation in obese patients. Br J Anaesth. 2011;**106**(5):743–48.
80. Shailaja S, Nichelle SM, Shetty AK, Hegde BR. Comparing ease of intubation in obese and lean patients using intubation difficulty scale. Anesth Essays Res. 2014;**8**(2):168.
81. Ezri T, Gewurtz G, Sessler DI, Medalion B, Szmuk P, Hagberg C, et al. Prediction of difficult laryngoscopy in obese patients by ultrasound quantification of anterior neck soft tissue. Anaesthesia. 2003;**58**(11):1111–14.
82. Rosero-Britton B, Lopez-Gomez A, Shabsigh M. Ultrasonography of the airway: a bedside predictor of difficult to intubate obese patients. Int J Anesth Res. 2015;**3**(11):172–75.
83. Budde AO, Desciak M, Reddy V, Falcucci OA, Vaida SJ, Pott LM. The prediction of difficult intubation in obese patients using mirror indirect laryngoscopy: a prospective pilot study. J Anaesthesiol Clin Pharmacol. 2013;**29**(2):183–86.
84. Rosenblatt W, Ianus AI, Sukhupragarn W, Fickenscher A, Sasaki C. Preoperative endoscopic airway examination (PEAE) provides superior airway information and may reduce the use of unnecessary awake intubation. Anesth Analg. 2011;**112**(3):602–607.
85. Abd El-Kader SM, El-Den Ashmawy EMS. Non-alcoholic fatty liver disease: the diagnosis and management. World J Hepatol. 2015;7(6):846–58.
86. Weingarten TN, Swain JM, Kendrick ML, Charlton MR, Schroeder BJ, Lee REC, et al. Nonalcoholic steatohepatitis (NASH) does not increase complications after laparoscopic bariatric surgery. Obes Surg. 2011;**21**(11):1714–20.
87. Jackson SJ, Leahy FE, Mcgowan AA, Bluck LJC, Coward WA, Jebb SA. Delayed gastric emptying in the obese: an assessment using the non-invasive 13 C-octanoic acid breath test. Obesity. 2004;**6**(4):264–70.
88. Maddox A, Horowitz M, Wishart J, Collins P. Gastric and oesophageal emptying in obesity. Scand J Gastroenterol. 1989;**24**(5):593–98.
89. Buchholz V, Berkenstadt H, Goitein D, Dickman R, Bernstine H, Rubin M. Gastric emptying is not prolonged in obese patients. Surg Obes Relat Dis. 2013;**9**(5):714–17.
90. Brenn BR. Anesthesia for pediatric obesity. Anesthesiol Clin

North Am. 2005;**23**(4):745–64.

91. Cartagena R. Preoperative evaluation of patients with obesity and obstructive sleep apnea. Anesthesiol Clin North Am. 2005;**23**(3):463–78.
92. Kalinowski CPH, Kirsch JR. Strategies for prophylaxis and treatment for aspiration. Best Pract Res Clin Anaesthesiol. 2004;**18**(4):719–37.
93. Suter M, Dorta G, Giusti V, Calmes JM. Gastro-esophageal reflux and esophageal motility disorders in morbidly obese patients. Obes Surg. 2004;**14**(7):959–66.
94. Vaughan RW, Bauer S, Wise L. Volume and pH of gastric juice in obese patients. Anesthesiology. 1975;**43**(6):686–89.
95. Jankovic D, Wolf P, Anderwald C-H, Winhofer Y, Promintzer-Schifferl M, Hofer A, et al. Prevalence of endocrine disorders in morbidly obese patients and the effects of bariatric surgery on endocrine and metabolic parameters. Obes Surg. 2012;**22**(1):62–69.
96. Deng Y, Scherer PE. Adipokines as novel biomarkers and regulators of the metabolic syndrome. Ann N Y Acad Sci. 2010;1212:E1–19.
97. Bournat JC, Brown CW. Mitochondrial dysfunction in obesity. Curr Opin Endocrinol Diabetes Obes. 2010;**17**(5):446–52.
98. Larson-Meyer DE, Newcomer BR, Ravussin E, Volaufova J, Bennett B, Chalew S, et al. Intrahepatic and intramyocellular lipids are determinants of insulin resistance in prepubertal children. Diabetologia. 2011;**54**(4):869–75.
99. Matharoo GS, Renick E, Afthinos JN, Straker T, Gibbs KE. Preoperative evaluation of bariatric surgery patients, essentials and controversies in bariatric surgery. InTech. 2014;3–32.
100. Longhi S, Radetti G. Thyroid function and obesity. J Clin Res Pediatr Endocrinol. 2013;**5**(Suppl 1):40–44.
101. Biondi B. Thyroid and obesity: an intriguing relationship. J Clin Endocrinol Metab. 2010;**95**(8):3614–17.
102. Iacobellis G, Ribaudo MC, Zappaterreno A, Iannucci CV, Leonetti F. Relationship of thyroid function with body mass index, leptin, insulin sensitivity and adiponectin in euthyroid obese women. Clin Endocrinol (Oxf). 2005;**62**(4):487–91.
103. Björntorp P. Metabolic implications of body fat distribution. Diabetes Care. 1991;**14**(12):1132–43.
104. National Cholesterol Education Program (NCEP) Expert Panel on Detection, Evaluation and Treatment of High Blood Cholesterol in Adults (Adult Treatment Panel III). Third Report of the National Cholesterol Education Program (NCEP) Expert Panel on Detection, Evaluation, and Treatment of High Blood Cholesterol in Adults (Adult Treatment Panel III). Circulation. 2002;**106**(25):3143–421.
105. Tung A. Anaesthetic considerations with the metabolic syndrome. Br J Anaesth. 2010;105 Suppl:i24–33.

第 18 章

围术期镇痛

Dipty Mangla

引言

术后疼痛是患者最恐惧和最不愉快的体验之一。尽管已有急性疼痛小组的建立、特殊镇痛方案的运用和疼痛管理设备的进步，但报道显示术后疼痛发生率仍高达 41%[1]。疼痛管理不当会导致患者疾病复发率增加、恢复缓慢、住院时间延长、医疗保健成本增加、患者满意度评分降低及慢性疼痛问题。术后疼痛的有效管理涉及多学科和多模式的整合。麻醉医师作为围术期团队的领导者，在术后疼痛管理中发挥着重要作用。

疼痛评估

由于疼痛是一种主观评估结果，因此，最有效的疼痛评估方法仍然是患者的自我评估报告。视觉模拟量表和麦吉尔疼痛问卷是临床上最常用的疼痛评估工具，可在围术期使用。然而，手术后的自我评估报告可能会受到残余麻醉药品和苯二氮䓬类药物作用的限制。在这样的临床环境中，人们需要寻找客观的标准，如不明原因的血压增高、呼吸增快和心动过速。

手术疼痛的生理学

实验数据

既往研究已经证明，辣椒素或福尔马林刺激建立的临床前大鼠模型不能反映手术疼痛的炎症机制[2-4]。Brennan 等观察到，大鼠后爪切开后会导致大鼠原发性机械性热痛觉过敏和机械痛觉过敏[5]。这些反应与人类相似，因此，大鼠成为术后疼痛实验的合理动物模型。大鼠实验也表明，切开皮肤、深层组织和肌肉会比单独切开皮肤引起更高的伤害性反应[6,7]。在体研究表明，手术刺激后痛觉感受器敏感性增加可导致自发性痛觉感受器活动增加、反应阈值降低、对超阈值刺激的反应增加、感受野增加，甚至对伤害性刺激做出反应的伤害感受器数量增加[8]。手术刺激也会使背角神经元敏感，这可以通过在手术部位注射丁哌卡因来缓解[5,9]。人体研究也报道了一些类似的发现，例如，健康志愿者的前臂皮肤切口导致机械性痛觉过敏[10,11]。Dorr 等的研究表明，与传统的髋关节置换术相比，微创髋关节手术和最小的深层组织刺激产生的疼痛更小[12]。

从实验数据可以推断，手术切口（尤其是深部组织和肌肉）会导致外周痛觉感受器过度敏感。这些信息通过 A 和 C 纤维传输到背角神经节。背角神经元再传输到顶叶皮层，并接收来自大脑皮层的调节信息（图 18.1）。背根神经元也接收来自大脑皮层的调节信息。

影响围术期疼痛的因素

接受小手术的患者主诉剧烈疼痛（定义为吗啡或其等效物消耗量>0.15mg/kg）的情况并不少见。早期识别有术后疼痛风险的患者有助于更有效地进行疼痛管理。术后疼痛的预测因素可分为 4 类：人口统计学、心理因素、术前疼痛、手术相关。

1.人口统计学：ASA 表明患者状况、体重指数、体重和教育水平对术后疼痛影响不大[13-15]。年龄已被证

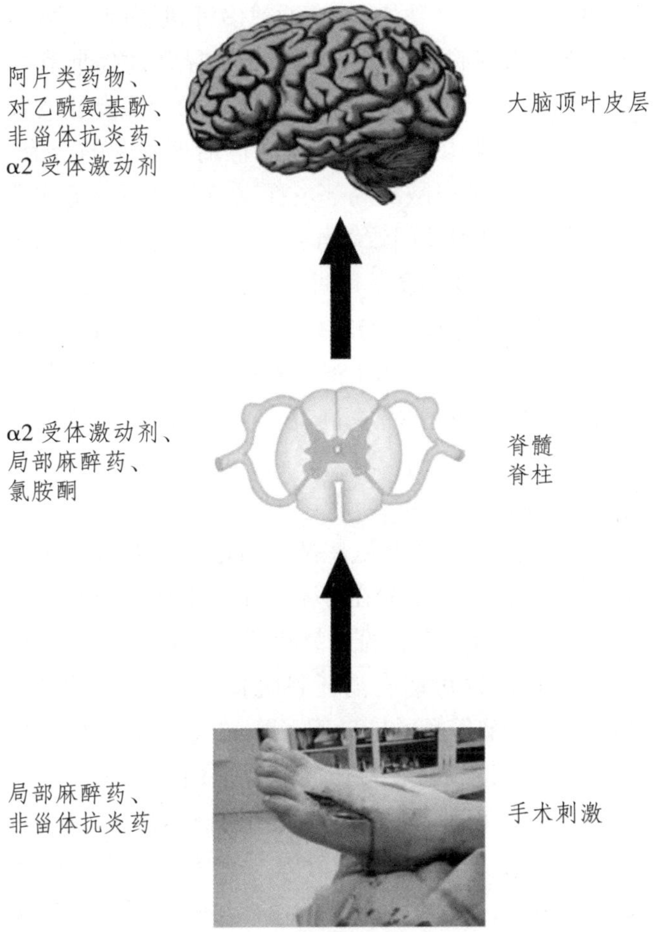

图 18.1　手术刺激后的疼痛通路。

明与手术后的疼痛呈负相关。这意味着年轻患者的疼痛评分可能更高，因此，年轻患者较年长患者使用的麻醉药品会更多[16-20]。男性或女性对疼痛的影响尚无定论。

2.心理因素：三大心理因素包括焦虑、社会心理压力和应对机制[21]。焦虑是与疼痛相关的最常见因素，并且还与术后镇痛药的使用量增加有关[13,14,22-24]。心理困扰与术后疼痛呈正相关[25,26]。可以根据患者的情绪、情感和人格特征评估心理压力[27,28]。应对策略也有助于预测术后疼痛[13,29-31]。自我怀疑和疼痛灾难化与较高的术后疼痛评分相关[13,32]。研究还发现，寻求更多信息的患者疼痛可能性更小[13]。术前疼痛耐受性也与术后疼痛减轻有关。

3.手术：众所周知，腹部、胸部和骨科手术与术后的剧烈疼痛有关[13-15]。此外，急诊手术、创伤手术、癌症相关手术和持续时间较长的手术会导致更严重的疼痛[33,34]。

总之，与疼痛相关的主要因素包括年龄较小，预先存在的疼痛，腹部、胸部、骨科手术，急诊或创伤手术，以及患者焦虑。

术后疼痛管理方式

从术后疼痛的病理生理学可以看出，疼痛通路可以在不同水平上进行调节以减轻疼痛。麻醉药品是治疗疼痛的主要手段，然而，同时采用局部麻醉可以显著减少镇痛药物剂量。围术期的疼痛缓解可采取以下形式：

1.静脉内给药：推注或患者自控镇痛的形式。

2.局部浸润。

3.周围神经阻滞：单次注射或置入导管连续输注。

4.区域麻醉：脊髓麻醉或硬膜外麻醉。

5.口服给药。

6.透皮给药。

用于围术期镇痛的药物包括：

1. μ-受体激动剂。

2.非阿片类 μ 受体激动剂。

3.环氧合酶抑制剂。

4. Na^+通道拮抗剂。

5. α2 受体激动剂。

6. NMDA 受体拮抗剂。

7.抗惊厥药。

8.瞬时受体电位阳离子通道亚家族 V 成员 1(TRPV1)激动剂。

围术期镇痛药物

μ 受体激动剂

作用机制

阿片类药物是围术期最常用的镇痛药物。吗啡等阿片类药物作用于神经元膜上的 μ、κ 或 δ 受体以产生镇痛作用。这些受体分布于整个中枢神经系统，在孤束核、导水管周围灰质区、大脑皮层、丘脑和脊髓的胶状质中的浓度较高。阿片类受体是 G 蛋白偶联受体，它们的激活会产生以下作用：关闭电压敏感性钙离子通道，刺激 K^+流出引起超极化和减少环磷酸腺苷的产生。阿片类药物主要作用于突触前神经元，导致神经递质释放减少。从而导致突触后神经元的反应降低。最终结果是神经元细胞兴奋性降低，进而导致伤害性冲动的传递减少[35]。

根据其作用机制，阿片类药物可分为激动剂、部分激动剂、激动-拮抗剂或拮抗剂。

- 激动剂：包括吗啡、美沙酮、芬太尼、哌替啶、海洛因和氢吗啡酮。
- 部分激动剂：包括丙氧芬和可待因。
- 激动-拮抗剂：喷他佐辛、丁丙诺啡和纳布啡。
- 拮抗剂：纳洛酮和纳曲酮。

阿片类 μ 受体激动剂

他喷他多和曲马多是两种通过阿片受体起作用的镇痛药。曲马多和他喷他多不仅作用于阿片类药物 μ 受体，还抑制受体对 5-羟色胺和去甲肾上腺素的再摄取[36-38]。

曲马多在肝脏中被细胞色素 P450 2A6 转化为其活性代谢产物，其对 μ 受体的亲和力高于曲马多本身[38]。口服曲马多后疼痛在 1h 内开始缓解，并在 2h 内达到峰值。曲马多适用于缓解成人中度至重度疼痛，剂量为每 4~6h，50~100mg[39]。

他喷他多于 2008 年获得 FDA 的批准，用于治疗成人中度至重度疼痛。它的剂量是每 4~6h，50~100mg，类似于曲马多。它对 μ 受体的亲和力是吗啡的 18 倍。然而，它的效力是吗啡的 1/3~1/2。曲马多的口服给药途径限制了其在术后即时镇痛中的应用。此外，一些数据显示他喷他多在拇囊炎切除术和牙科手术后的疼痛控制方面特别有效[40,41]。

这些药物的双重作用减少了与阿片类药物相关的常见副作用，如恶心、呕吐、便秘、呼吸抑制、欣快感和耐受性[42-45]。5-羟色胺摄取抑制可导致服用其他 5-羟色胺能药物（如选择性 5-羟色胺再摄取抑制剂抗抑郁药）的患者出现 5-羟色胺综合征，表现为精神状态改变（如幻觉、昏迷），自主神经紊乱（如心动过速、高热），以及神经肌肉异常（如反射亢进和不协调）。

环氧合酶抑制

NSAID 已被用于小手术和大手术后 2~3 天即刻缓解疼痛。手术破坏细胞膜功能，导致前列腺素的产生，前列腺素刺激周围神经末梢产生疼痛。NSAID 不可逆地抑制环氧合酶（COX），从而导致前列腺素生成减少[46]。NSAID 抑制 COX-1 酶会导致包括肾损伤、胃肠道黏膜损伤和血小板抑制等副作用，而抑制 COX-2 产生镇痛作用[47-49]。NSAID 通过多种机制调节疼痛。通过减少前列腺素的合成可以防止异常性疼痛和痛觉过敏；通过降低局部白细胞反应减少炎症介质的释放；在穿过血脑屏障后能减少中枢前列腺素的合成。因此，NSAID 可以减少局部炎症反应并可能降低伤害感受器的中枢和外周致敏作用[50]。口服 NSAID 常用于术后轻度至中度疼痛。最近，有证据支持超前使用它们可降低伤害感受器的超敏反应。肠外应用酮咯酸（ketorolac，Toradol®）和布洛芬对可能无法耐受口服药物的手术患者更适用。静脉注射 Toradol®于 1989 年获得 FDA 批准。推荐用于持续时间少于 5 天的中、重度手术疼痛[51]。

几十年来，对乙酰氨基酚一直用于缓解轻度至中度疼痛。对乙酰氨基酚在分子水平上的作用虽然不清楚，但可能与 COX-2 的过氧化物酶功能产生反应性代谢物有关，这可能会消耗谷胱甘肽，谷胱甘肽是前列腺素 E 合酶等酶的辅助因子[52]。在 Grocos 等的一项研究中，与安慰剂相比，在接受择期门诊手术的患者中，在手术结束前静脉注射对乙酰氨基酚可提高患者满意度[53]。在 Salihglu 等进行的一项类似的研究中，与安慰剂相比，在接受腹腔镜胆囊切除术的患者，接受静脉注射对乙酰氨基酚的患者视觉模拟量表评分较低，患者满意度评分较高，住院时间较短[54]。尽管口服对乙酰氨基酚与静脉制剂一样有效，但围术期静脉制剂因其良好的药代动力学，使其更常用于手术患者。事实证明，对乙酰氨基酚和非甾体抗炎药的组合在缓解疼痛方面比单独使用其中任何一种药物更有效[55,56]。

钠离子通道拮抗剂

局部麻醉药通过阻断电压依赖性钠离子通道来减轻疼痛。在临床剂量下，它们会阻断电压依赖性钾离子通道和钙离子通道[57]。切皮前使用局部麻醉药可阻断痛觉感受器，从而减少传递到中枢神经系统的疼痛信号并改善术后疼痛控制[58]。局部浸润、区域麻醉（脊髓或硬膜外）和各种使用局部麻醉药的神经阻滞可以减轻或缓解各种手术中的疼痛。当注射到硬膜外隙时，局部麻醉药通过作用于神经根、背根神经节或脊髓发挥镇痛作用[59]。局部麻醉通常将短效局部麻醉药（如利多卡因）与长效局部麻醉药（如丁哌卡因）联合使用。硬膜外麻醉的局部麻醉药包括罗哌卡因和丁哌卡因。FDA 批准脂质体丁哌卡因用于接受痔切除术和拇囊炎切除术患者的局部浸润。它是丁哌卡因的长效制剂,有效镇痛时间可长达术后 48h[60-62]。

α2 受体激动剂

中枢和周围神经系统中的突触前和突触后神经元具有 α2 受体。激活突触前神经元去甲肾上腺素释放减少。同时刺激中枢神经系统中的突触后受体会抑制交感神经活动。蓝斑存在高浓度 α2 肾上腺素能受体。蓝斑是脊髓上水平神经调节的主要部位。在脊髓水平,刺激背角胶质中的 α2 受体会导致伤害性神经元的抑制和 P 物质的释放。可乐定和右美托咪定是最常用的两种 α2 受体激动剂。通过激活 G-蛋白连接的 K^+通道,导致膜超极化。还通过 G0 蛋白偶联的 N 型电压门控 Ca^{2+}通道,减少 Ca^{2+}进入细胞内。由于这些作用,它们不仅可以防止神经元放电,还可以防止局部信号传播。鞘内或硬膜外 α2 受体激动剂被用作局部麻醉药的辅助药物,治疗术后疼痛。Blaudszun 等的系统回顾发现,全身使用可乐定和右美托咪定与疼痛强度、阿片类药物消耗和术后早期恶心(需要治疗的人数约为 9 例)的程度降低有关。与恢复时间延长无关。目前尚无研究报道对其他阿片类药物的影响,例如,呼吸抑制、谵妄和对免疫系统的影响[63]。

NMDA 受体拮抗剂

最近,人们越来越关注使用 NMDA 受体拮抗剂作为术后疼痛多模式管理的辅助手段。NMDA 受体参与疼痛的中枢处理过程。氯胺酮是一种 NMDA 受体拮抗剂,一直受到特别关注,被誉为既可用作单独的止痛药,又可作为其他药物的辅助药物来治疗术后疼痛。氯胺酮的麻醉作用归因于它与大脑中 NMDA 受体的相互作用。使用缺血性疼痛模型时,氯胺酮的脑浓度与镇痛作用直接相关,并减少了次级躯体感觉皮层、岛叶、丘脑和前扣带回皮层的疼痛激活。Pacheco 等发现,氯胺酮的中枢镇痛作用也是激活 μ 和 κ 阿片受体[64]。Himmelseher 等建议在全身麻醉诱导前或诱导后缓慢推注氯胺酮 0.5mg/kg,但在疼痛较重的手术中,应在切皮前和继后每隔 30min 反复注射 0.25mg/kg 的氯胺酮或连续输注 0.1~0.2mg/(kg·h)。对于持续时间超过 2h 的手术,应至少在手术结束前 60min 停止,以防止麻醉恢复时间延长。在预计疼痛较小的手术中,建议在切皮前推注 0.25mg/kg 氯胺酮,然后每隔 30min 注射 1 次(0.125mg/kg)氯胺酮或持续输注[2μg/(kg·min)][65]。已证明术中使用氯胺酮可减轻腰椎手术、口面部手术[66]、胸部手术[67]、骨科手术[68]和妇科手术[69]后的疼痛。这些剂量的氯胺酮是安全的,通常耐受性良好。然而,据报道,其使用后会产生不良反应:包括长期使用会导致醉酒、恶心、拟精神病效应和头痛,可能导致认知、记忆和情绪受损[70]。氯胺酮的拟精神病作用通常是短时间的,在给药后持续 60min[71],但可以通过在给氯胺酮之前给予苯二氮䓬类药物来减轻症状。氯胺酮引起的其他副作用包括尿路病变[72]、肝毒性和中枢神经系统副作用:如复视、幻觉、头晕和精神病。

抗惊厥药

加巴喷丁和普瑞巴林通过含有 α2δ1 亚基的高压激活通道抑制钙电流,减少神经递质释放并减弱突触后兴奋性。这些抗惊厥药已用于缓解慢性疼痛。与单独使用吗啡相比,加巴喷丁在预防伤害性刺激后的机械性痛觉过敏方面特别有效[73]。研究发现,1200mg 加巴喷丁可减少炎症皮肤模型[74]和辣椒素模型[75]灼伤引起的痛觉过敏。加巴喷丁还显示可降低大鼠模型对吗啡镇痛作用的耐受性[76,77]。Dahl 等最近的一篇综述纳入了 7 项高质量的研究。口服加巴喷丁后,6 项研究(经腹子宫切除术、脊柱手术、阴式子宫切除术、根治性乳房切除术和腹腔镜胆囊切除术)表明,术后 24h 的镇痛需求显著降低[78-83]。在一项研究中观察到类似的镇痛效果,但镇痛效果持续时间更长,持续到乳房切除术后 48h[84]。在区域麻醉和丙泊酚镇静下,鼻整形术或内镜鼻窦手术前 1h 给予加巴喷丁1200mg,可减少术后疼痛评分和镇痛药用量[85]。Gilron 等表明在接受腹部子宫切除术的患者中罗非考昔和加巴喷丁的组合比安慰剂和任何一种单一药物更有效[86]。

在 Menigaux 等的一项研究中,在接受膝关节手术的患者中,加巴喷丁在患者手术前 2h 口服给药[87]。加巴喷丁组的诱导前视觉模拟量表焦虑评分显著降低(28mm 对 68mm;$P<0.0001$);术后疼痛控制和早期膝关节活动度也明显更好。

2007 年 FDA 批准普瑞巴林被用于治疗周围神经性疼痛。其作用机制与加巴喷丁相同,但在生物利用度和吸收速度方面具有更优的药代动力学特征[88]。在接受腹腔镜胆囊切除术的患者中,术前 150mg 的普瑞巴林与较低的疼痛评分和术后使用较少的镇痛药有关[89]。Buvanendra 等比较了 240 例接受全膝关节置换术的患者使用普瑞巴林(术前 300mg,术后逐渐减量，持续14天）与安慰剂的差异，发现普瑞巴林组术后第0天和第1天硬膜外药物使用减少，镇静和意识模糊增多。长期结局包括术后3个月和6个月的神经性疼痛减轻[90]。Zhang等发现了类似的结果。他们证明使用普瑞巴林可以减少吗啡的用量[91]。围术期使用普瑞巴林和加巴喷丁可能伴有头晕，它们与其他药物相互作用的资料不足。因此，加巴喷丁和普瑞巴林，在治疗术后疼痛方面可能具有重要作用。

TRPV1激动剂

辣椒素是辣椒的活性成分，是外周TRPV1激动剂。它选择性地刺激无髓鞘C纤维传入神经元，从而引起P物质的释放。辣椒素给药后P物质的持续释放导致其在无髓鞘C纤维中耗尽。它可以用作乳膏或注射。在轻度至中度疼痛的情况下，它可以用作其他镇痛药的辅助药物。可注射辣椒素用于控制术后疼痛，例如，全膝关节置换术、全髋关节置换术、疝修补术[92]、肩关节镜检查和拇囊炎切除术后。它还可用于减少手术或外伤后发生的神经性疼痛。在注射辣椒素之前预先进行神经阻滞可能会显著减少灼烧不适感。

辣椒素是一种相对安全的药物，唯一的绝对禁忌证是患者过敏。相对禁忌证包括年龄<2岁、肝酶升高、服用血管紧张素转换酶抑制剂的患者，以及出现化脓性关节炎和关节感染迹象的患者[93]。

围术期镇痛的方法

静脉内给药

围术期对口服药物的耐受性有限，这使静脉给药成为最受青睐和最常用的术后镇痛药物给药方法。尽管存在诸如呼吸抑制、恶心、呕吐，以及尿潴留等不良反应，但麻醉药品是围术期镇痛的主要药物。麻醉药品可采用静脉推注药物、缓慢控制输注或以患者自控镇痛（PCA）的方式给药。

麻醉药品

最常用于术后镇痛的静脉阿片类药物是吗啡、氢吗啡酮（hydromorphone，Dilaudid®）和芬太尼（表18.1）[94-97]。吗啡广泛用于中度至重度术后疼痛，小剂量静脉内滴注可充分缓解疼痛。它起效迅速，在1~2h达到高峰。芬太尼和氢吗啡酮是吗啡的合成衍生物，与吗啡相比更有效，起效时间更短，半衰期更短。

阿片类药物常用于术后早期的PCA。PCA是一种给药系统，患者可以自行给予预定剂量的止痛药来减轻疼痛（表18.2）。PCA可以更好地控制疼痛、提高患者满意度、减少镇静作用并减少术后并发症。所有PCA模式都包含以下变量：初始剂量、追加剂量、锁定时间、背景输注速率和1h或4h限制剂量。对于未使用过阿片类药物的患者和其他一些患者，例如，有睡眠呼吸暂停的患者，不建议使用基础剂量。吗啡是PCA术后最常用的药物。阿片类PCA的副作用包括镇静、呼吸抑制、恶心、呕吐、瘙痒和尿潴留。

哌替啶以前曾用于PCA，但现在不再推荐使用，尤其是老年人、有肾脏问题的患者，以及使用MAO抑制剂或选择性5-羟色胺再摄取抑制剂的患者。当使用静脉麻醉药治疗术后疼痛时，应在给药前后评估患者的疼痛、镇静和心肺状况。

非甾体抗炎药

酮咯酸®和布洛芬（ibuprofen，Caldolor®）是两种非甾体抗炎药，可通过静脉内途径注射以缓解围术期疼痛。这些药物被推荐用于轻度至中度疼痛或作为阿片类药物的辅助药物治疗重度疼痛。酮咯酸®是一种抗

表18.1 术后镇痛常用麻醉药品的推荐剂量

药品	推荐剂量每5~10min，直至疼痛充分缓解
吗啡	0.025~0.05mg/kg[94]
氢吗啡酮	0.0075~0.015mg/kg[95]
芬太尼	0.25~0.5μg/kg[96]
哌替啶	一次性剂量1~1.5mg/kg[97]

表18.2 PCA推荐剂量

药品	初始剂量	追加剂量	锁定时间	上限剂量/4h
吗啡	1~5mg	0.5~3mg	6~8min	30mg
氢吗啡酮	0.1~0.5mg	0.5~3mg	6~8min	6mg
芬太尼	25~50μg	10~50μg	6~8min	300mg

炎药，其药效与吗啡和哌替啶相当；但是，它有天花板效应。它与血浆蛋白的结合率为99%，酮咯酸®及其活性代谢物通过肾脏系统消除。酮咯酸®的推荐剂量为每8h静脉注射30mg，最多2天。不良反应包括消化不良、肾功能障碍和血小板功能障碍。一项针对接受骨科手术的患者进行的双盲随机试验发现，与安慰剂相比，使用Caldolor®具有节省阿片类药物的效果[98]。Caldolor®的推荐剂量为每6h 400~600mg，根据需要，最大剂量为4200mg/d。最常见的不良反应包括恶心、贫血、呕吐、胃肠胀气、菌血症、低蛋白血症和头痛。Caldolor®禁用于接受心脏直视手术的患者、哮喘患者和已知对非甾体抗炎药过敏的患者。

对乙酰氨基酚

与口服或直肠给药相比，静脉注射对乙酰氨基酚起效更快，吸收更好[99,100]。静脉给药途径似乎也避免了肝脏首过代谢[101]。静脉注射对乙酰氨基酚可以单次或多次给药。成人静脉注射对乙酰氨基酚的推荐剂量为每6h 1000mg。2岁以上儿科患者的推荐剂量为15mg/kg。对乙酰氨基酚的禁忌证为严重肝损伤或肝衰竭。对肝功能不全或活动性肝病、酒精中毒、慢性营养不良、严重低血容量（例如，由于脱水或失血）或严重肾功能不全（即肌酐清除率≤30mL/min）的患者使用对乙酰氨基酚时必须谨慎。常见不良反应包括恶心、头痛和失眠[101,102]。

局部浸润

局麻药浸润是在切皮之前或之后在手术切口部位周围注射局部麻醉药。在局部麻醉药中加入肾上腺素可延长镇痛持续时间，还可以增加用于浸润的局部麻醉药的药品容积。该技术已被用于一系列外科手术（整形外科、普通外科、妇科和乳房外科手术）的术后镇痛。局部麻醉药在浸润时会与伤害性传入神经的快速钠离子通道结合。这可以防止动作电位的传播，从而直接抑制疼痛的传递。局部麻醉药还可以抑制损伤导致的炎症反应。这是一种简单且经济高效的止痛技术。局麻药浸润特别适用于内脏疼痛较少的手术，例如，疝修补术和其他小手术[103]。然而，它有一个主要缺点：镇痛持续时间仅取决于局部麻醉药的作用持续时间。对于丁哌卡因和罗哌卡因，持续时间是4~8h。脂质体丁哌卡因作用持续时间约为72h，它重新引起了人们对局部浸润的兴趣。脂质体丁哌卡因已被FDA批准用于单次切口浸润，以减轻接受痔疮切除术和拇囊炎切除术的患者的术后疼痛。如果大剂量使用丁哌卡因，可能会产生危及生命的副作用。最常见的是心血管和中枢神经系统副作用[104]。其心脏毒性比利多卡因强，其机制是导致心脏传导阻滞。神经系统的副作用包括头痛、头晕、口周刺痛和麻木。除对症治疗外，丁哌卡因中毒的具体治疗方法是20%脂肪乳剂（Intralipid®）[2~4mL/kg推注，然后以0.25~0.5mL/（kg·min）]输注。本试剂不应与任何其他局部麻醉药共同给药，因其可能会增加脂质体中丁哌卡因的释放。本试剂不允许接触消毒剂，如氯己定或聚维酮碘，因为它们可能会破坏脂质层，导致丁哌卡因不受控制地释放。

周围神经阻滞

与区域麻醉或全身麻醉相比，选择性外周神经阻滞可提供更长的镇痛持续时间、更具选择性的作用区域和更少的副作用[105]。与单次神经阻滞相比，经神经阻滞导管连续输注可使镇痛持续时间延长。一项大型、多中心的前瞻性研究发现训练有素的麻醉医师进行连续阻滞可带来高质量的术后镇痛，同时减少感染和神经系统并发症。连续周围神经阻滞是膝、足和肩手术的首选方法[104-109]。据报道，与静脉PCA相比，持续周围神经阻滞能提供更好的镇痛效果，促进快速的功能康复[108,110]。特定部位手术的神经阻滞取决于手术的解剖位置（表18.3）。

经导管连续神经阻滞目前仍存在技术挑战。这些包括导管置入困难、放置后导管移位和导管脱出。严重的副作用包括神经损伤、急性呼吸衰竭和喉返神经阻滞（肌间沟阻滞）、局麻药中毒、癫痫发作、脓肿形成和严重低血压。

鞘内阻滞

在各种外科手术中单独或联合其他技术进行中枢神经阻滞，以减少手术引起的应激和炎症反应，改善肺功能，并缩短下床时间，更好地控制疼痛。椎管内麻醉技术包括蛛网膜下隙阻滞麻醉、硬膜外麻醉（推荐剂量见表18.4）、腰硬联合麻醉和骶管麻醉。蛛网膜下隙阻滞由于持续时间较短（最多4h），以及低血压和强烈运动阻滞等副作用，对术后疼痛缓解的作用有限。硬膜外导管具有持续时间更长、选择性强，以及提供患者自控硬膜外镇痛的机会。硬膜外镇痛具减少患

表 18.3　手术部位与相应的神经阻滞

手术部位	神经阻滞
肩	肌间沟神经阻滞
肘	腋神经阻滞
手	腋神经阻滞
髋	股神经阻滞
膝	股神经阻滞
足	腘窝神经阻滞

表 18.4　硬膜外麻醉推荐剂量

药品	容积(mL/h)
0.125%丁哌卡因	4~12
0.0625%丁哌卡因+芬太尼 5μg/mL	4~12
0.2%罗哌卡因	6~14
0.1%罗哌卡因+芬太尼 5μg/mL	6~14

者运动阻滞的额外优势,从而降低血栓栓塞事件的风险[111,112]。在腹部和结直肠手术后,与阿片类药物相比,硬膜外镇痛可提供更好的镇痛质量、更早恢复排便及更好地维持心肺功能。在硬膜外隙使用局部麻醉药会导致低血压;加用阿片类药物可以降低药物剂量并减少药物容量。但是在硬膜外隙给予阿片类药物时具有瘙痒、镇静、呼吸抑制和尿潴留等副作用[113]。硬膜外导管也可用于依从性好的患者的自控硬膜外镇痛。Moawad 等发现芬太尼 PCA 和硬膜外 PCA 对腹部大手术后的疼痛管理均有效;而且,硬膜外镇痛的镇静作用较弱,患者满意度更高[114]。硬膜外镇痛可能伴有低血压和呼吸抑制等副作用,因此,建议至少每 4h 监测一次患者的心肺状况。

罗哌卡因是提倡常规用于硬膜外持续输注的药物,因为它的心脏毒性低于丁哌卡因;虽然它比丁哌卡因更昂贵且疗效更差。既往硬膜外麻醉曾经是首选的麻醉方式,但最近在缓解术后疼痛方面,区域麻醉由于并发症较少更优于硬膜外麻醉。

口服给药

口服药物(如对乙酰氨基酚、NSAID、阿片类药物、α2 受体激动剂和抗惊厥药)是用于轻度至中度疼痛的单用药物。它们也是用于剧烈疼痛的辅助用药。有证据表明,在手术前使用口服药物超前镇痛有助于减轻术后疼痛的严重程度。这些药物已在本章前面讨论过。

透皮给药

透皮给药使用非侵入性离子电渗技术——基于类似电荷相互排斥的电传输原理来输送药物。最常用作透皮贴剂的药物是芬太尼。这种给药方法的效果由于不确切,限制了它在急性疼痛中的应用。然而,芬太尼透皮贴可用于缓解慢性疼痛患者的急性疼痛[115]。

结论

术后疼痛是手术后最严重的并发症之一。就疼痛而言,外科医生、麻醉医师、围术期护士和患者之间的适当沟通可以带来更好的结果。手术前使用对乙酰氨基酚和非甾体抗炎药等口服术前药物、手术切皮前超前进行局部麻醉药浸润、神经阻滞的使用,以及通过放置导管进行硬膜外导管给药可提高患者满意度并改善术后疼痛评分。肥胖症患者可以特别受益于基于非阿片类药物的疼痛管理方案。

病例报道

1.患者,男,35 岁,身高 189cm,体重 150kg,当天进行右膝关节镜手术。经进一步询问,患者主诉膝关节和下背部有慢性疼痛。患者正在服用羟考酮/对乙酰氨基酚,每 6h 服用 2 片来缓解疼痛。除此之外,患者每 8h 服用 600mg 布洛芬来缓解疼痛。患者很关心疼痛问题。因此,为患者制订围术期疼痛管理方案。

鉴于患者的慢性疼痛病史,其更有可能对阿片类药物产生耐受性。在术前,让患者口服常规剂量的布洛芬和 650mg 对乙酰氨基酚。由于该手术通常伴有轻度至中度疼痛,用芬太尼等短效阿片类药物治疗患者的术中疼痛。同时要求外科医生使用长效脂质体丁哌卡因进行切口浸润。在患者出院回家之前,还建议其继续服用羟考酮/对乙酰氨基酚。

2.患者,女,50 岁,身高 152cm,体重 185kg,行腹腔镜胆囊切除术。有阻塞性睡眠呼吸暂停病史。患者否认有任何慢性疼痛病史;有高血压和糖尿病病史。您将如何处理该患者的疼痛?

有阻塞性睡眠呼吸暂停病史的肥胖患者是一

个具有挑战性的病例，阻塞性睡眠呼吸暂停是这类患者的常见合并症。除了其他麻醉问题外，对阿片类药物的敏感性使术后疼痛管理变得困难。对病态肥胖患者进行手术可能会增加术后出血的可能性。应尽可能避免术前使用非甾体抗炎药。但是，如果手术与出血增加无关，可静脉注射Toradol®。另外，在术中静脉注射对乙酰氨基酚和芬太尼。如果患者在接受阿片类药物后镇静，在术后安排持续气道正压和双水平气道正压。此外，鉴于患者有睡眠呼吸暂停病史，建议整晚观察患者的呼吸和通气情况。

3.患者，55岁，身高189cm，体重150kg，拟行全膝关节置换术。除了肥胖之外，无特殊病史。外科医生要求您帮助控制患者的术后疼痛。

该患者适合股神经阻滞，向患者解释并在术前进行股神经阻滞，在术后使用连续导管进行持续神经阻滞。

(李东梅 译 杨贵英 审)

参考文献

1. Mwaka G, Thikra S, Mung'ayi V. The prevalence of postoperative pain in the first 48 hours following day surgery at a tertiary hospital in Nairobi. Afr Health Sci. 2013;**13**(3):768–76.
2. Honore P, Wade CL, Zhong C, Harris RR, Wu C, Ghayur T, et al. Interleukin-1alphabeta gene-deficient mice show reduced nociceptive sensitivity in models of inflammatory and neuropathic pain but not post-operative pain. Behav Brain Res. 2006;**167**(2):355–64.
3. Zahn PK, Brennan TJ. Primary and secondary hyperalgesia in a rat model for human postoperative pain. Anesthesiology. 1999;**90**(3):863–72.
4. Zahn PK, Pogatzki-Zahn EM, Brennan TJ. Spinal administration of MK-801 and NBQX demonstrates NMDA-independent dorsal horn sensitization in incisional pain. Pain. 2005;**114**(3):499–505.
5. Brennan TJ. Pathophysiology of postoperative pain. Pain. 2011;**152**(3 Suppl):S33–40.
6. Xu J, Brennan TJ. Comparison of skin incision vs. skin plus deep tissue incision on ongoing pain and spontaneous activity in dorsal horn neurons. Pain. 2009;**144**(3):329–39.
7. Xu J, Brennan TJ. Guarding pain and spontaneous activity of nociceptors after skin versus skin plus deep tissue incision. Anesthesiology. 2010;**112**(1):153–64.
8. Meyer RA, Ringkamp M, Campbell JN, Raja SN. Peripheral mechanisms of cutaneous nociception. In: McMahon SB, Koltzenburg M, eds. Wall and Melzack's Textbook of Pain. Amsterdam: Elsevier/Churchill Livingstone; 2006:3–34.
9. Xu J, Richebe P, Brennan TJ. Separate groups of dorsal horn neurons transmit spontaneous activity and mechanosensitivity one day after plantar incision. Eur J Pain. 2009;**13**(8):820–28.
10. Kawamata M, Takahashi T, Kozuka Y, Nawa Y, Nishikawa K, Narimatsu E, et al. Experimental incision-induced pain in human skin: effects of systemic lidocaine on flare formation and hyperalgesia. Pain. 2002;**100**(1–2):77–89.
11. Kawamata M, Watanabe H, Nishikawa K, Takahashi T, Kozuka Y, Kawamata T, et al. Different mechanisms of development and maintenance of experimental incision-induced hyperalgesia in human skin. Anesthesiology. 2002;**97**(3):550–59.
12. Dorr LD, Maheshwari AV, Long WT, Wan Z, Sirianni LE. Early pain relief and function after posterior minimally invasive and conventional total hip arthroplasty. A prospective, randomized, blinded study. J Bone Joint Surg Am. 2007;**89**(6):1153–60.
13. Kalkman CJ, Visser K, Moen J, Bonsel GJ, Grobbee DE, Moons KG. Preoperative prediction of severe postoperative pain. Pain. 2003;**105**(3):415–23.
14. Mamie C, Bernstein M, Morabia A, Klopfenstein CE, Sloutskis D, Forster A. Are there reliable predictors of postoperative pain? Acta Anaesthesiol Scand. 2004;**48**(2):234–42.
15. Caumo W, Schmidt AP, Schneider CN, Bergmann J, Iwamoto CW, Adamatti LC, et al. Preoperative predictors of moderate to intense acute postoperative pain in patients undergoing abdominal surgery. Acta Anaesthesiol Scand. 2002;**46**(10):1265–71.
16. Cohen L, Fouladi RT, Katz J. Preoperative coping strategies and distress predict postoperative pain and morphine consumption in women undergoing abdominal gynecologic surgery. J Psychosom Res. 2005;**58**(2):201–209.
17. Chang KY, Tsou MY, Chiou CS, Chan KH. Correlations between patient-controlled epidural analgesia requirements and individual characteristics among gynecologic patients. Acta Anaesthesiol Taiwan. 2006;**44**(3):135–40.
18. Coulbault L, Beaussier M, Verstuyft C, et al. Environmental and genetic factors associated with morphine response in the postoperative period. Clin Pharmacol Ther. 2006;**79**:316–24.
19. Gagliese L, Gauthier LR, Macpherson AK, Jovellanos M, Chan VW. Correlates of postoperative pain and intravenous patient-controlled analgesia use in younger and older surgical patients. Pain Med. 2008;**9**(3):299–314.
20. Taenzer P, Melzack R, Jeans ME. Influence of psychological factors on postoperative pain, mood and analgesic requirements. Pain. 1986;**24**(3):331–42.
21. Ip HY, Abrishami A, Peng PW, Wong J, Chung F. Predictors of postoperative pain and analgesic consumption: a qualitative systematic review. Anesthesiology. 2009;**111**(3):657–77.
22. Hsu YW, Somma J, Hung YC, Tsai PS, Yang CH, Chen CC. Predicting postoperative pain by preoperative pressure pain assessment. Anesthesiology. 2005;**103**(3):613–18.
23. Kain ZN, Sevarino F, Alexander GM, Pincus S, Mayes LC. Preoperative anxiety and postoperative pain in women undergoing hysterectomy. A repeated-measures design. J Psychosom Res. 2000;**49**(6):417–22.
24. Pud D, Amit A. Anxiety as a predictor of pain magnitude following termination of first-trimester pregnancy. Pain Med. 2005;**6**(2):143–48.
25. Coulbault L, Beaussier M, Verstuyft C, Weickmans H, Dubert L, Trégouet D, et al. Environmental and genetic factors associated with morphine response in the postoperative period. Clin Pharmacol Ther. 2006;**79**(4):316–24.
26. Taenzer P, Melzack R, Jeans ME. Influence of psychological factors on postoperative pain, mood and analgesic requirements. Pain. 1986;**24**(3):331–42.
27. Jamison RN, Taft K, O'Hara JP, Ferrante FM. Psychosocial and pharmacologic predictors of satisfaction with intravenous patient-controlled analgesia. Anesth Analg. 1993;**77**(1):121–25.
28. Bachiocco V, Rucci P, Carli G. Request of analgesics in post-surgical pain. Relationships to psychological factors and pain-related variables. Pain Clinic. 1996;**9**:169–79.

29. Cohen L, Fouladi RT, Katz J. Preoperative coping strategies and distress predict postoperative pain and morphine consumption in women undergoing abdominal gynecologic surgery. J Psychosom Res. 2005;**58**:201–09.
30. Granot M, Ferber SG. The roles of pain catastrophizing and anxiety in the prediction of postoperative pain intensity: a prospective study. Clin J Pain. 2005;**21**(5):439–45.
31. Strulov L, Zimmer EZ, Granot M, Tamir A, Jakobi P, Lowenstein L. Pain catastrophizing, response to experimental heat stimuli, and post-cesarean section pain. J Pain. 2007;**8**(3):273–79.
32. Cohen L, Fouladi RT, Katz J. Preoperative coping strategies and distress predict postoperative pain and morphine consumption in women undergoing abdominal gynecologic surgery. J Psychosom Res. 2005;**58**(2):201–209.
33. Dahmani S, Dupont H, Mantz J, Desmonts JM, Keita H. Predictive factors of early morphine requirements in the post-anaesthesia care unit (PACU). Br J Anaesth. 2001;**87**(3):385–89.
34. Chang KY, Tsou MY, Chan KH, Sung CS, Chang WK. Factors affecting patient-controlled analgesia requirements. J Formos Med Assoc. 2006;**105**(11):918–25.
35. Bovill JG. Mechanisms of actions of opioids and non-steroidal anti-inflammatory drugs. Eur J Anaesthesiol Suppl. 1997;15:9–15.
36. Vanderah TW. Pathophysiology of pain. Med Clin North Am. 2007;**91**(1):1–12.
37. Tzschentke TM, Christoph T, Kögel B, Schiene K, Hennies HH, Englberger W, et al. (-)-(1R,2R)-3-(3-dimethylamino-1-ethyl-2-methyl-propyl)-phenol hydrochloride (tapentadol HCl): a novel mu-opioid receptor agonist/norepinephrine reuptake inhibitor with broad-spectrum analgesic properties. J Pharmacol Exp Ther. 2007;**323**(1):265–76.
38. Lewis KS, Han NH. Tramadol: a new centrally acting analgesic. Am J Health Syst Pharm. 1997;**54**(6):643–52.
39. Charlton JE. Tramadol hydrochloride. Prescr J. 1999;**39**(2):109–12.
40. Daniels S, Upmalis D, Okamoto A, Lange C, Häeussler J. A randomized, double-blind, phase III study comparing multiple doses of tapentadol IR, oxycodone IR, and placebo for postoperative (bunionectomy) pain. Curr Med Res Opin. 2009;**25**(3):765–76.
41. Kleinert R, Lange C, Steup A, Black P, Goldberg J, Desjardins P. Single dose analgesic efficacy of tapentadol in postsurgical dental pain: the results of a randomized, double-blind, placebo-controlled study. Anesth Analg. 2008;**107**(6):2048–55.
42. Hartrick C, Van Hove I, Stegmann JU, Oh C, Upmalis D. Efficacy and tolerability of tapentadol immediate release and oxycodone HCl immediate release in patients awaiting primary joint replacement surgery for end-stage joint disease: a 10-day, phase III, randomized, double-blind, active- and placebo-controlled study. Clin Ther. 2009;**31**(2):260–71.
43. Hale M, Upmalis D, Okamoto A, Lange C, Rauschkolb C. Tolerability of tapentadol immediate release in patients with lower back pain or osteoarthritis of the hip or knee over 90 days: a randomized, double-blind study. Curr Med Res Opin. 2009;**25**(5):1095–104.
44. Wilder-Smith CH, Schimke J, Osterwalder B, Senn HJ. Oral tramadol, a mu-opioid agonist and monoamine reuptake-blocker, and morphine for strong cancer-related pain. Ann Oncol. 1994;**5**(2):141–46.
45. Osipova NA, Novikoy GA, Beresnev VA. Analgesic effect of tramadol in cancer patients with chronic pain: a comparison with prolonged-action morphine sulphate. Curr Ther Res. 1991;**50**:812–21.
46. Cashman J, McAnulty G. Nonsteroidal anti-inflammatory drugs in perisurgical pain management. Mechanisms of action and rationale for optimum use. Drugs. 1995;**49**(1):51–70.
47. Vane JR, Botting RM. Mechanism of action of nonsteroidal anti-inflammatory drugs. Am J Med. 1998;**104**(3A):2S–8S.
48. Warner TD, Giuliano F, Vojnovic I, Bukasa A, Mitchell JA, Vane JR. Nonsteroid drug selectivities for cyclo-oxygenase-1 rather than cyclo-oxygenase-2 are associated with human gastrointestinal toxicity: a full in vitro analysis. Proc Natl Acad Sci U S A. 1999;**96**(13):7563–68.
49. Vardeh D, Wang D, Costigan M, Lazarus M, Saper CB, Woolf CJ, et al. Cox 2in CNS neural cells mediates mechanical inflammatory pain hypersensitivity in mice. J Clin Invest. 2009;**119**(2):287–94.
50. Golan DE. Principles of Pharmacology: The Pathophysiologic Basis of Drug Therapy. 2nd ed. Baltimore, MD: Lippincott Williams & Wilkins; 2008.
51. Drugs.com. Toradol prescribing information. 2015. https://www.drugs.com/pro/ketorolac-tromethamine.html
52. Graham GG, Scott KF. Mechanism of action of paracetamol. Am J Ther. 2005;**12**(1):46–55.
53. Göröcs TS, Lambert M, Rinne T, Krekler M, Modell S. Efficacy and tolerability of ready-to-use intravenous paracetamol solution as monotherapy or as an adjunct analgesic therapy for postoperative pain in patients undergoing elective ambulatory surgery: open, prospective study. Int J Clin Pract. 2009;**63**(1):112–20.
54. Salihoglu Z, Yildirim M, Demiroluk S, Kaya G, Karatas A, Ertem M, et al. Evaluation of intravenous paracetamol administration on postoperative pain and recovery characteristics in patients undergoing laparoscopic cholecystectomy. Surg Laparosc Endosc Percutan Tech. 2009;**19**(4):321–23.
55. Hong JY, Won Han S, Kim WO, Kil HK. Fentanyl sparing effects of combined ketorolac and acetaminophen for outpatient inguinal hernia repair in children. J Urol. 2010;**183**(4):1551–55.
56. Ong CK, Seymour RA, Lirk P, Merry AF. Combining paracetamol (acetaminophen) with nonsteroidal antiinflammatory drugs: a qualitative systematic review of analgesic efficacy for acute postoperative pain. Anesth Analg. 2010;**110**(4):1170–79.
57. Scholz A. Mechanisms of (local) anaesthetics on voltage-gated sodium and other ion channels. Br J Anaesth. 2002;**89**(1):52–61.
58. Ke RW, Portera SG, Bagous W, Lincoln SR. A randomized, double-blinded trial of preemptive analgesia in laparoscopy. Obstet Gynecol. 1998;**92**(6):972–75.
59. Liu SS, Bernards CM. Exploring the epidural trail. Reg Anesth Pain Med. 2002;**27**(2):122–24.
60. Gorfine SR, Onel E, Patou G, Krivokapic ZV. Bupivacaine extended-release liposome injection for prolonged postsurgical analgesia in patients undergoing hemorrhoidectomy: a multicenter, randomized, double-blind, placebo-controlled trial. Dis Colon Rectum. 2011;**54**(12):1552–59.
61. Golf M, Daniels SE, Onel E. A phase 3, randomized, placebo-controlled trial of DepoFoam®bupivacaine (extended-release bupivacaine local analgesic) in bunionectomy. Adv Ther. 2011;**28**(9):776–88.
62. Smoot JD, Bergese SD, Onel E, Williams HT, Hedden W. The efficacy and safety of DepoFoam bupivacaine in patients undergoing bilateral, cosmetic, submuscular augmentation mammaplasty: a randomized, double-blind, active-control study. Aesthet Surg J. 2012;**32**(1):69–76.
63. Blaudszun G, Lysakowski C, Elia N, Tramèr MR. Effect of perioperative systemic α2 agonists on postoperative morphine consumption and pain intensity: systematic review and meta-analysis of randomized controlled trials. Anesthesiology. 2012;**116**(6):1312–22.

64. da Fonseca Pacheco D, Romero TR, Duarte ID. Central antinociception induced by ketamine is mediated by endogenous opioids and μ- and δ-opioid receptors. Brain Res. 2014;**1562**:69–75.
65. Himmelseher S, Durieux ME. Ketamine for perioperative pain management. Anesthesiology. 2005;**102**(1):211–20.
66. Jha AK, Bhardwaj N, Yaddanapudi S, Sharma RK, Mahajan JK. A randomized study of surgical site infiltration with bupivacaine or ketamine for pain relief in children following cleft palate repair. Paediatr Anaesth. 2013;**23**(5):401–406.
67. D'Alonzo RC, Bennett-Guerrero E, Podgoreanu M, D'Amico TA, Harpole DH, Shaw AD. A randomized, double blind, placebo controlled clinical trial of the preoperative use of ketamine for reducing inflammation and pain after thoracic surgery. J Anesth. 2011;**25**(5):672–78.
68. Cengiz P, Gokcinar D, Karabeyoglu I, Topcu H, Cicek GS, Gogus N. Intraoperative low-dose ketamine infusion reduces acute postoperative pain following total knee replacement surgery: a prospective, randomized double-blind placebo-controlled trial. J Coll Phys Surg Pak. 2014;**24**(5):299–303.
69. Thomas M, Tennant I, Augier R, Gordon-Strachan G, Harding H. The role of pre-induction ketamine in the management of postoperative pain in patients undergoing elective gynaecological surgery at the University Hospital of the West Indies. West Indian Med J. 2012;**61**(3):224–29.
70. Azari P, Lindsay DR, Briones D, Clarke C, Buchheit T, Pyati S. Efficacy and safety of ketamine in patients with complex regional pain syndrome: a systematic review. CNS Drugs. 2012;**26**(3):215–28.
71. Katalinic N, Lai R, Somogyi A, Mitchell PB, Glue P, Loo CK. Ketamine as a new treatment for depression: a review of its efficacy and adverse effects. Aust N Z J Psychiatry. 2013;**47**(8):710–27.
72. Subramaniam K, Subramaniam B, Steinbrook RA. Ketamine as adjuvant analgesic to opioids: a quantitative and qualitative systematic review. Anesth Analg. 2004;**99**(2):482–95.
73. Eckhardt K, Ammon S, Hofmann U, Riebe A, Gugeler N, Mikus G. Gabapentin enhances the analgesic effect of morphine in healthy volunteers. Anesth Analg. 2000;**91**(1):185–91.
74. Werner MU, Perkins FM, Holte K, Pedersen JL, Kehlet H. Effects of gabapentin in acute inflammatory pain in humans. Reg Anesth Pain Med. 2001;**26**(4):322–28.
75. Dirks J, Petersen KL, Rowbotham MC, Dahl JB. Gabapentin suppresses cutaneous hyperalgesia following heat-capsaicin sensitization. Anesthesiology. 2002;**97**(1):102–107.
76. Gilron I, Biederman J, Jhamandas K, Hong M. Gabapentin blocks and reverses antinociceptive morphine tolerance in the rat paw-pressure and tail-flick tests. Anesthesiology. 2003;**98**(5):1288–92.
77. Hansen C, Gilron I, Hong M. The effects of intrathecal gabapentin on spinal morphine tolerance in the rat tail-flick and paw pressure tests. Anesth Analg. 2004;**99**(4):1180–84.
78. Turan A, Karamanlioğlu B, Memiş D, et al. Analgesic effects of gabapentin after spinal surgery. Anesthesiology. 2004;**100**(4):935–38.
79. Turan A, Karamanlioğlu B, Memiş D, Usar P, Pamukçu Z, Türe M. The analgesic effects of gabapentin after total abdominal hysterectomy. Anesth Analg. 2004;**98**(5):1370–73.
80. Dierking G, Duedahl TH, Rasmussen ML, et al. Effects of gabapentin on postoperative morphine consumption and pain after abdominal hysterectomy: a randomized, double-blind trial. Acta Anaesthesiol Scand. 2004;**48**(3):322–27.
81. Dirks J, Fredensborg BB, Christensen D, Fomsgaard JS, Flyger H, Dahl JB. A randomized study of the effects of single-dose gabapentin versus placebo on postoperative pain and morphine consumption after mastectomy. Anesthesiology. 2002;**97**(3):560–64.
82. Pandey CK, Priye S, Singh S, Singh U, Singh RB, Singh PK. Preemptive use of gabapentin significantly decreases postoperative pain and rescue analgesic requirements in laparoscopic cholecystectomy. Can J Anesth. 2004;**51**(4):358–63.
83. Rorarius MGF, Mennander S, Suominen P, Rintala S, Puura A, Pirhonen R, et al. Gabapentin for the prevention of postoperative pain after vaginal hysterectomy. Pain. 2004;**110**(1–2):175–81.
84. Fassoulaki A, Patris K, Sarantopoulos C, Hogan Q. The analgesic effect of gabapentin and mexiletine after breast surgery for cancer. Anesth Analg. 2002;**95**(4):985–91.
85. Turan A, Memiş D, Karamanlioğlu B, Yağiz R, Pamukçu Z, Yavuz E. The analgesic effects of gabapentin in monitored anesthesia care for ear-nose-throat surgery. Anesth Analg. 2004;**99**(2):375–78.
86. Gilron I, Orr E, Tu DS, O'Neill JP, Zamora JE, Bell AC. A placebo-controlled randomized clinical trial of perioperative administration of gabapentin, rofecoxib and their combination for spontaneous and movement-evoked pain after abdominal hysterectomy. Pain. 2005;**113**(1–2):191–200.
87. Ménigaux C, Adam F, Guignard B, Sessler DI, Chauvin M. Preoperative gabapentin decreases anxiety and improves early functional recovery from knee surgery. Anesth Analg. 2005;**100**(5):1394–99.
88. Ben-Menachem E. Pregabalin pharmacology and its relevance to clinical practice. Epilepsia. 2004;**45** (Suppl 6):13–18.
89. Agarwal A, Gautam S, Gupta D, Agarwal S, Singh PK, Singh U. Evaluation of a single preoperative dose of pregabalin for attenuation of postoperative pain after laparoscopic cholecystectomy. Br J Anaesth. 2008;**101**(5):700–704.
90. Buvanendran A, Kroin JS, Della Valle CJ, Kari M, Moric M, Tuman KJ. Perioperative oral pregabalin reduces chronic pain after total knee arthroplasty: a prospective, randomized, controlled trial. Anesth Analg. 2010;**110**(1):199–207.
91. Zhang J, Ho KY, Wang Y. Efficacy of pregabalin in acute postoperative pain: a meta-analysis. Br J Anaesth. 2011;**106**(4):454–62.
92. Aasvang EK, Hansen JB, Malmstrøm J, Asmussen T, Gennevois D, Struys MM, et al. The effect of wound instillation of a novel purified capsaicin formulation on post herniotomy pain: a double-blind, randomized, placebo-controlled study. Anesth Analg. 2008;**107**(1):282–91.
93. Vadivelu N, Mitra S, Narayan D. Recent advances in postoperative pain management. Yale J Biol Med. 2010;**83**(1):11–25.
94. Lvovschi V, Aubrun F, Bonnet P, et al. Intravenous morphine titration to treat severe pain in the ED. Am J Emerg Med. 2008;**26**:676–82.
95. Chang AK, Bijur PE, Baccelieri A, Gallagher EJ. Efficacy and safety profile of a single dose of hydromorphone compared with morphine in older adults with acute, severe pain: a prospective, randomized, double-blind clinical trial. Am J Geriatr Pharmacother. 2009;**7**(1):1–10.
96. Kurihara Y, Kagawa T, Suzuki T, Ohnishi H, Ikeshima N. Efficacy and complications of fentanyl intravenous infusions in postoperative pediatric patients. Masui. 2008;**57**(11):1414–20.
97. Clark RF, Wei EM, Anderson PO. Meperidine: therapeutic use and toxicity. J Emerg Med. 1995;**13**:797–802.
98. Southworth S, Peters J, Rock A, Pavliv L. A multicenter, randomized, double-blind, placebo-controlled trial of intravenous ibuprofen 400 and 800 mg every 6 hours in the management of postoperative pain. Clin Ther. 2009;**31**(9):1922–35.

99. Bertolini A, Ferrari A, Ottani A, Guerzoni S, Tacchi R, Leone S. Paracetamol: new vistas of an old drug. CNS Drug Rev. 2006;**12**(3–4):250–75.
100. Singla NK, Parulan C, Samson R, Hutchinson JL, Bushnell R, Beja EG, et al. Plasma and cerebrospinal fluid pharmacokinetic parameters after single-dose administration of intravenous, oral or rectal acetaminophen. Presented at the 10th Annual American Society of Regional Anesthesia Pain Medicine Meeting and Workshops, 17–20 November, 2011.
101. Jahr JS, Lee VK. Intravenous acetaminophen. Anesthesiol Clin. 2010;**28**(4):619–45.
102. Food and Drug Administration. Cadence Pharmaceuticals. Ofirmev (acetaminophen) injection. 2010. https://www.accessdata.fda.gov/drugsatfda_docs/label/2010/022450lbl.pdf
103. Moiniche S, Mikkelsen S, Wetterslev J, Dahl JB. A qualitative systematic review of incisional local anaesthesia for post-operative pain relief after abdominal operations. Br J Anaesth. 1998;**81**:377–83.
104. Tucker GT, Mather LE. Clinical pharmacokinetics of local anaesthetics. Clin Pharmacokinet. 1979;**4**(4):241–78.
105. Grossi P, Urmey WF. Peripheral nerve blocks for anaesthesia and postoperative analgesia. Curr Opin Anaesthesiol. 2003;**16**(5):493–501.
106. Borgeat A, Tewes E, Biasca N, Gerber C. Patient-controlled interscalene analgesia with ropivacaine after major shoulder surgery: PCIA vs PCA. Br J Anaesth. 1998;**81**(4):603–605.
107. Borgeat A, Schäppi B, Biasca N, Gerber C. Patient-controlled analgesia after major shoulder surgery: patient-controlled interscalene analgesia versus patient-controlled analgesia. Anesthesiology. 1997;**87**(6):1343–47.
108. Capdevila X, Barthelet Y, Biboulet P, Ryckwaert Y, Rubenovitch J, d'Athis F. Effects of perioperative analgesic technique on the surgical outcome and duration of rehabilitation after major knee surgery. Anesthesiology. 1999;**91**(1):8–15.
109. Grant SA, Nielsen KC, Greengrass RA, Steele SM, Klein SM. Continuous peripheral nerve block for ambulatory surgery. Reg Anesth Pain Med. 2001;**26**(3):209–14.
110. Capdevila X, Barthelet Y, Biboulet P, Ryckwaert Y, Rubenovitch J, d'Athis F. Effects of perioperative analgesic technique on the surgical outcome and duration of rehabilitation after major knee surgery. Anesthesiology. 1999;**91**(1):8–15.
111. Singelyn FJ, Deyaert M, Joris D, Pendeville E, Gouverneur JM. Effects of intravenous patient-controlled analgesia with morphine, continuous epidural analgesia, and continuous three-in-one block on postoperative pain and knee rehabilitation after unilateral total knee arthroplasty. Anesth Analg. 1998;**87**(1):88–92.
112. Rodgers A, Walker N, Shug S, McKee A, Kehlet H, van Zundert A, et al. Reduction of postoperative mortality and morbidity with epidural and spinal anaesthesia: results from overview of randomized trials. Br Med J. 2002;**321**:1493–96.
113. Rigg JR, Jamrozik K, Myles PS, Silbert BS, Peyton PJ, Parsons RW, et al. Epidural anaesthesia and analgesia and outcome of major surgery: a randomised trial. Lancet. 2002;**359**(9314):1276–82.
114. Staren ED, Cullen ML. Epidural catheter analgesia for the management of postoperative pain. Surg Gynecol Obstet. 1986;**162**(4):389–404.
115. Moawad HS, Mokbel EM. Postoperative analgesia after major abdominal surgery: fentanyl–bupivacaine patient controlled epidural analgesia versus fentanyl patient controlled intravenous analgesia. Eur J Anaesth. 2014;**30**(4):393–97.
116. Sathyan G, Jaskowiak J, Evashenk M, Gupta S. Characterisation of the pharmacokinetics of the fentanyl HCl patient-controlled transdermal system (PCTS): effect of current magnitude and multiple-day dosing and comparison with IV fentanyl administration. Clin Pharmacokinet. 2005;**44** (Suppl 1):7–15.

第19章

肥胖患者的术后并发症及治疗

Sara Bowman, S. R. Moonesinghe

引言

本章讨论临床医生在参与肥胖或减重手术患者术后护理时所面临的手术、医学和管理方面的挑战。肥胖本身就是术后并发症发生率和死亡率的一个独立危险因素。这一部分是由于肥胖的直接影响,另一部分是由于肥胖患者合并症的增加,包括心血管、呼吸和内分泌系统疾病,所有这些疾病也可能与不良后果独立相关。更具体地说,随着世界范围内肥胖症的增加和越来越多的证据表明减重手术的益处,使减重手术越来越多,最常见的是腹腔镜胃旁路手术或袖状胃切除术。手术通常在专科中心进行,且住院时间一般较短;因此,这些患者可能会在非专科医院出现晚期并发症,而普通外科医生、麻醉医师或内科医生可能不熟悉减重手术的技术。因此,全科医生可能会在急诊中面临减重手术的急性或慢性并发症的治疗,因此,了解手术和肥胖患者的护理对后续治疗很重要。

手术后的并发症可认为是外科的(即与手术过程直接相关)或医学的(与手术间接相关的生理恶化)。下文将对这些问题进行讨论。

手术并发症

伤口感染

肥胖是手术部位感染(SSI)的一个危险因素。有8%~15%的减重手术患者发生术后SSI,使住院时间从5天延长至20天[1,2]。腹腔镜手术后的感染发生率较低,据报道感染率为1%~4%。美国疾病控制和预防中心将手术伤口分为浅表切口SSI、深部切口SSI和器官/间隙SSI[1]。病原体包括皮肤共生微生物,如金黄色葡萄球菌和链球菌(包括耐甲氧西林的病原体)。最常见的是链球菌,其次是肠杆菌科和革兰阴性厌氧菌,它们与来自腹腔内的更严重的感染有关,可能继发于吻合口瘘[2]。

对于肥胖患者SSI发生率增加的解释已有几种假说。脂肪组织血供相对少,导致组织灌注不足和氧分压降低。中性粒细胞的氧化杀伤是对抗SSI的第一道防线,并随着氧分压的升高而增加。这在细菌污染后的初期尤其重要,因为这是感染建立的时间。不仅在手术期间,而且在术后降低组织氧合的因素也会影响感染率。这些患者中许多还有OSA,睡眠时伴有相关氧饱和度下降,而阿片类镇痛药会加重这种症状[1]。在一些随机研究中,围术期辅助供氧已被证明可以减少伤口感染的发生率,但在其他研究中却没有报道[1]。

术后SSI应使用广谱抗生素治疗,覆盖革兰阳性和革兰阴性的需氧菌和厌氧菌。抗生素治疗应根据培养和药敏试验的结果,按照微生物学建议调整。延误正确的抗生素治疗和外科手术都会增加死亡率[2];然而,美国疾病控制和预防中心仅在有证据表明存在蜂窝织炎或全身性感染的情况下才赞同使用抗生素[3]。如果有更严重的感染,则应遵循《存活脓毒症指南》。许多手术策略被推荐用于预防和治疗 SSI。除非伤口被污染，否则一期缝合比延迟缝合更可取。对于脓肿、血清瘤或血肿，需要进行切开引流。酶清创术和负压伤口治疗已被测验过，但使用这些方法的高质量证据很少[3,4]。

出血

术后出血是肥胖患者任何手术后一种潜在的威胁生命的并发症。减重手术后，出血相对少见，腹腔镜 Roux-en-Y 胃旁路术（RYGB）后的出血发生率为 4.4%，腹腔镜袖状胃切除术后的出血发生率为 3.5%[5,6]。插入可调节胃束带后出血的情况很少见。在减重手术中，早期出血（手术后 30 天内）通常源于缝合钉或缝合线，可分为腔内出血或腔外出血[7]。腹腔镜 RYGB 术后晚期出血罕见，通常是由边缘溃疡或造口溃疡引起的[7,8]。一项系统回顾显示，开腹 RYGB 的术后出血率（约 0.5%）低于腹腔镜手术[5,9,10]，其原因被认为是利用缝合加固了胃导管[10]。

提示出血的体征和症状包括低血压、心动过速、血性引流、血红蛋白浓度下降、呕血、黑便、便鲜血及罕见的小肠梗阻[5-7]。容易导致围术期出血的外部影响因素包括患者因素，如潜在的凝血功能异常（先天性或药物引起的）、感染或溃疡，以及手术因素，如术中止血不充分，以及更复杂和更长时间的手术[5]。

对这些患者的治疗最初是及时、有效地复苏，包括监测生命体征，建立良好的静脉通道、补液、停止和逆转抗凝剂、连续血液检测、必要时输注血液和血液制品[7]。如果患者血流动力学稳定，可以用对比 CT 来检测腔内、腔外或腹壁出血的来源[6]。最终的治疗受出血部位的影响。如果患者病情稳定，腔外出血可以保守治疗。腔内出血可通过内镜处理，并通过注射肾上腺素、电凝或钛夹控制出血[5,7,8]。如果内镜检查发现有困难或患者腔外出血情况不稳定，则可采用腹腔镜探查术或剖腹探查手术[5]。

吻合口漏

腹腔镜减重手术后吻合口瘘通常比相应的开放性手术更常见，但随着外科医生对腹腔镜技术的运用越来越熟练，这种情况逐渐减少[11]。漏被定义为“两个中空脏器吻合口不完整而导致的消化道内容物外渗”[12]。腹腔镜袖状胃切除术后吻合口漏的发生率为 0.7%~7%，最常发生在胃食管吻合处[12,13]。在开腹或腹腔镜胃旁路术后，有高达 6.1%的病例发生漏，通常发生在胃空肠吻合处、残胃或胃囊处[10,14]。大多数患者在术后 7~10 天出现急性症状，但也可出现晚期、极晚期或慢性症状[10,15]。

在获得病史后，应确定关于手术类型和手术时间的细节。败血症和腹膜炎可以在吻合口漏的最后阶段出现[7]。患者的体征和症状在诊断中起着关键作用[16]。应提醒主治医生诊断吻合口漏的症状：包括心动过速>120 次/分（可能是最早的征兆），简单的镇痛剂治疗对腹痛无效、发热、低血压、呼吸急促、尿量减少、左侧胸腔积液和缺氧[6,12,13,17-19]。腹部检查的价值有限，患者可能没有腹膜炎的症状[10]。血液检测可能显示 C 反应蛋白浓度升高和白细胞增多（白细胞计数>11 000/mm^3）[20]。应使用不含葡萄糖的溶液开始进行液体复苏。可能同时存在硫胺素缺乏症，在输注葡萄糖溶液之前应先补充硫胺素，以避免诱发韦尼克脑病[7]。最好是由减重手术外科医生提供意见。腹部 X 线检查不太可能有助于诊断，增强 CT 和口服泛影葡胺测试给出了显著的假阴性率[6,15,19,21,22]；然而，结合这两种检查方法可以将检出率提高到约 70%。

如果早期出现漏液或多发漏液且伴有弥漫性积液时，应紧急进行腹腔镜或剖腹探查手术，以冲洗腹腔，此时修复漏口在极少数情况下组织条件是满意的，因此，应在漏口处周围放置引流管，并建立进食路径[12,13,20,22]。对于病情比较稳定的患者，可以考虑保守治疗，包括禁食、液体复苏、广谱抗生素、置入鼻饲管以提供肠内营养支持及镇痛[5,12]。一项研究建议采用肠内喂养，因为在需要长期全肠外营养的肥胖患者中观察到中心静脉导管相关感染率为 40%[21]。内镜支架置入术是一种公认的治疗腹腔镜袖状胃术后漏的方法，但可能存在支架远端移位的问题[6,7,10,12]。那些出现晚期漏的患者，除了采取辅助措施外，还可以在 CT 或超声引导下进行经皮穿刺引流[12,23]。漏发生得越晚，越容易治疗，效果也越好[14]。

医疗并发症

心脏并发症

肥胖是术后心脏并发症的一个危险因素，如心肌梗死、心力衰竭和心律失常[24]。肥胖患者血容量的增加会导致心脏结构的变化，这是为了增加每搏量以满足多余脂肪的灌注导致的。其结果是高血压和肺动脉高压，引起左、右心室扩张，左、右心室肥厚，最终造成双侧心肌病。OSA 加剧了肺动脉高压和右心室变化，可能导致右心衰竭[25,26]。向心性肥胖患者更容易出现心脏并发症。术前诊断有心脏高危风险的患者应进行围术期有创监测[24]。

心房颤动是心脏和非心脏手术后最常见的心律失常，发病率约 4%。心房颤动的发生与住院时间延长、并发症发生发病率和死亡率增加有关[25,27]。较少发生的心律失常包括心房扑动和室性心动过速。肥胖患者术后发生心律失常的原因包括高碳酸血症、电解质失衡、儿茶酚胺分泌过多、脂肪浸润或影响心脏传导系统的围术期炎症、继发于左心室肥厚的左心房肥厚，以及慢性缺氧。后者在 OSA 患者中会加重，可以通过 CPAP 缓解[17,26]。

术后新发心房颤动的治疗包括初步纠正血流动力学或电解质失衡。如果患者病情不稳定，应给予高级生命支持，并立即尝试心脏电复律。更常见的情况是，对于病情稳定的患者，或对心脏电复律有抵抗的不稳定患者，应使用胺碘酮或地高辛等药物进行心脏药物复律。一般来说，治疗肥胖患者的心律失常比较困难，因为他们对治疗的抵抗力更强。患者血栓栓塞和脑卒中的风险很高。当术后心房颤动超过 48h，应该权衡抗凝与出血的风险。

呼吸系统并发症

在肥胖患者中，呼吸系统的生理变化容易引起肺部术后并发症。1992 年减重手术的统计研究发现，最常见的术后并发症是呼吸系统疾病，发生率为 5%[28]。术后肺部并发症包括误吸、肺不张、肺炎、长时间带管和再插管[28,29]。在制订预防和治疗术后肺部并发症的策略时，应考虑到肥胖患者呼吸系统生理的变化。这些患者的胸壁比较肥厚，肺容积受限，导致肺顺应性降低。由于补呼气量的减少，FRC 也随之减少[24-27,30]。这些变化随着 BMI 的增加而加重。

最佳的术中管理是实现良好术后呼吸管理的第一步。全身麻醉会导致术后肺不张和低氧血症，特别是病态肥胖患者[26]。当患者仰卧时，FRC 会进一步降低。如果可能的话，在围术期让患者保持反式 Trendelenburg 体位，可以使膈肌下移增加 FRC 并提高氧合。目前，最佳的呼吸机策略包括给予适当的呼气末正压通气，这应有助于预防肺不张。在拔管和术后期间，患者应保持坐位来增加 FRC，直到可以早期下床活动[19,24]。研究表明，病态肥胖患者的肺不张至少持续 24h，而在非肥胖患者数小时内就会消失[24,25,30]。

当肌松完全逆转时，需要尽早拔管。术后可能加重肺不张的因素包括镇痛不良导致的呼吸困难或术中残留的呼吸抑制药物[24]。特别是对 OSA 患者，应采用多模式镇痛来避免这些副作用。硬膜外技术可以解决这两个问题，并可能减少术后肺不张、再插管和肺炎的风险[30]。所有这些因素加在一起可以减少住院时间[25]。

术后应继续吸氧，直到不再出现低氧血症[29]。术前使用 CPAP 的病态肥胖患者应在术后尽快重新开始使用[26]。然而，Jensen 等[30]的研究表明，如果采用其他呼吸策略，如胸部物理治疗或早期运动，则术后 CPAP 并不是必需的。Ahmad 等[30]认为，术后 CPAP 支持的需求大于在家的需求。因此，其他呼吸策略可能没有那么有效。从本质上讲，CPAP 可以改善氧合和减少呼吸做功，但应在严密监测下使用[30]。

肥胖患者在术后发生肺炎需要进行支持治疗。适当地选择抗生素种类和剂量是成功治疗的必要条件。许多已经提到的策略及严格的胸部物理治疗仍然适用。无创通气和最终再插管可能是必要的。Wie Nie 等[31]的一项 Meta 分析揭示了肺炎患者的“肥胖生存悖论”，部分原因可能是肺炎肥胖患者具有更丰富的营养储备。

血栓性疾病

肥胖和任何类型的手术都与术后血栓事件独立相关[9,19,24,32,33]。静脉血栓栓塞（VTE）包括深静脉血栓和肺栓塞，在肥胖患者中的发生率为 0.3%~3%[5,6,15,23,32]。肺栓塞是这类患者主要的死因，死亡率高达 50%[15]。患者在术后早期风险最大，但 VTE 仍可在术后 2 个月内发生[2,11]。

肥胖患者 VTE 风险增加的生理基础与血容量增加和相对红细胞增多有关[26]。其他因素则包括循环中抗凝血酶Ⅲ减少和纤维蛋白溶解活性降低[24]。

VTE 的预防策略包括早期活动、水化、分级弹力袜、小腿间歇性充气加压，以及皮下注射普通肝素或低分子肝素[2,15,19,24,29,33]。关于肝素的剂量或类型，治疗的开始和持续时间各不相同[2,4]。一些研究表明，替地肝素和依诺肝素的标准剂量已经足够，不需要根据体重调整[33]。对于高风险患者，深静脉血栓的预防应在术前开始，并持续到术后早期，但对持续时间还没有达成共识[15,24,32,33]。

在高危患者中，可选择手术前放置下腔静脉过滤器。适应证包括：既往有深静脉血栓/肺栓塞病史的患者，BMI>60kg/m²，确诊有静脉淤血，充分的抗凝禁忌证，以及预期长时间的制动[19,23,24,26]。然而，最近的研究表明，在置入预防性下腔静脉过滤器后没有任何益处的情况下并发症的发生率增加[2,23]。

肺栓塞最常见的表现是心动过速和呼吸困难。然而，吻合口漏可能表现出类似的症状，应与肺不张、肺炎一起作为鉴别诊断[11,15,26]。肥胖患者术后的VTE治疗没有变化[11]。当高度怀疑有肺栓塞时，CT肺动脉造影是首选的检查方法。但这种检查可能会受到肥胖患者体型和仪器大小的限制[15]。对VTE进行药物治疗，但对治疗的剂量或持续时间并无共识[2,34]。术后接受正规抗凝治疗的患者有出血的风险，应保持高度警惕[15]。

营养后果

在病态肥胖患者中，预先存在的营养缺乏很常见[35,36]。减重手术导致消化和吸收方面的解剖和生理变化会加重营养缺乏，并可能危及生命。所以术前和术后的营养监测和补充至关重要[35]。

这些营养缺乏背后的病因是复杂的。在RYGB的限制性手术中，由此产生的胃小囊使足够的液体、卡路里、蛋白质和营养物质难以消耗[10]。在35%~65%的患者中，食物不耐受导致恶心、呕吐或反胃，使情况更加严重[36]。硫胺素缺乏通常与这种症状的持续存在有关[35]。维生素和矿物质缺乏是由RYGB的吸收不良造成的，因为术后胃和十二指肠的主体已经成为旁路了。这些微量元素包括铁、维生素B_{12}、叶酸、维生素D，但较少涉及脂溶性维生素、钙、钾、镁和硫胺素[10,36]。其他因素包括手术后胰腺和胆道功能的改变，短肠综合征导致的肠道运输时间减少，胃酸分泌减少[35,37]，以及尽管有相反的饮食建议，但患者术后可能会选择高热量、低蛋白或低微量元素的食物[35-37]。

25%~40%的患者胃旁路部分也可能出现小肠细菌过度生长。患者可能无症状，也可能出现腹泻、恶心、呕吐、腹痛、消化不良、体重减轻和吸收不良等典型症状，这些症状由多种机制引起。细菌过度生长的诊断可通过许多技术进行，金标准是空肠抽出物的细菌浓度。治疗方法是要素饮食和抗生素，尽管后者的最佳方案还没有确定[35]。在宏量营养素方面，蛋白质营养不良最常发生在吸收不良的手术中，如胆胰分流术（4%~18%）或远端胃旁路术（1%~5%）[10,35,37]。减重手术的目的是减少体脂量[35]。如果每天平均蛋白质摄入量不足，就会有更多的肌肉质量，并导致蛋白质营养不良。肌肉质量随着时间的推移而减少，临床症状包括脱发和水肿[35]。每年有1%的严重患者需要住院治疗，可能需要至少3~4周的肠外营养[37]。

微量营养素缺乏的症状包括脱发、皮肤干燥、肌肉疼痛和疲劳。对于所有类型的减重手术，术后第1年的发病率为28%~59%[37]。虽然目前没有关于治疗剂量和持续时间的指南，但建议术后补充矿物质和多种维生素。对特定缺乏症的治疗也缺少证据基础。维生素B_{12}缺乏症应采用口服替代疗法350~1000μg/d，严重时可能需要肌内注射或皮下注射[35,37]。维生素D的补充范围为800~150 000IU/d。严重的硫胺素（维生素B_1）缺乏可能表现为韦尼克脑病，需要住院进行静脉输注硫胺素治疗。个别微量元素缺乏，如锌、维生素C、维生素A、硒和铜，应通过密切监测加以识别和补充[35,37]。

神经系统并发症

在所有类型的手术中，肥胖患者发生周围神经系统并发症的风险增加。总体发生率为4.6%~8.6%，其中包括单神经病（最常见的是腕管综合征）、周围神经病、神经丛病和肌病[11]。机械性原因是长时间的手术和患肢固定，导致过多的脂肪组织对周围神经的压力增加。此外，上肢或下肢的过度外展也会导致臂丛或腰骶丛的拉伸损伤。容易受伤的周围神经包括肘部的尺神经、臂丛神经、膝关节处的腓神经、坐骨神经和股外侧皮神经[17,24,32,33]。这些患者中糖尿病的高发病率是发生神经系统并发症的另一个危险因素。

预防措施包括注意患者体位，避免四肢过度外展，并对暴露的压力区域进行填充，如肘部尺神经[24,33,38]。当发生这种损伤时，应记录完整的神经系统检查，并尽快获得神经学专家的意见。研究神经传导可能是有意义的。一般来说，大多数这种类型的周围神经伤害无须干预就能及时恢复。

如果患者表现为多发性神经病，应考虑是系统性疾病而不是机械性损伤。如果肥胖患者术后自述长时间呕吐，应考虑营养素的缺乏，通常是硫胺素（维生素 B_1）缺乏。减重手术患者术后 3~20 个月可出现神经系统并发症，其中包括韦尼克脑病[11,17]。

横纹肌溶解

横纹肌溶解症（RML）是病态肥胖患者术后一种罕见的、威胁生命的并发症。这是由长时间的手术压迫骨骼肌造成的。这会导致缺血性坏死，并将细胞内肌红蛋白和肌酸磷酸激酶释放到体循环。当肌红蛋白超过肾脏的滤过范围，就会发生急性肾损伤[19,26,39]。

RML 的危险因素包括手术时间过长、过度肥胖（BMI>50kg/m^2）、男性，以及合并高血压、糖尿病或周围血管病变。病例报道 RML 可累及肩带和上臂肌肉、臀肌、臀部或腰部区域。术后应高度怀疑任何有肌肉疼痛和麻木的患者。其他症状还包括四肢无力、肿胀和瘀伤。预防措施包括术中填充压力点，仔细摆放患者体位，由有经验的外科医生缩短手术时间，并在围术期进行充分的液体治疗[19,26,39]。

术后出现任何提示 RML 症状的患者都应该检测肌酸磷酸激酶。超过 5000IU/d 则表明有 RML，而超过 16 000IU/d 则可能发生急性肾损伤。早期积极的治疗将最大限度地减少发生急性肾损伤的风险。在无血红蛋白血症和血尿的情况下，引起棕色尿液的肌红蛋白尿也可以诊断为 RML。电解质异常（如高钾血症）是骨骼肌膜被破坏的结果[19,26,39]。

治疗包括积极的液体疗法和利尿剂，如甘露醇或呋塞米，以使目标尿量>1.5mL/（kg·h）。使用碳酸氢钠碱化尿液可以增加肌红蛋白的溶解度，并有助于治疗。在严重的急性肾损伤、高钾血症或酸中毒的情况下，可能需要进行透析。RML 的管理应在重症监护室环境下进行[19,26,39]。

管理挑战

镇痛

无论是否合并有 OSA 的肥胖患者，术后镇痛都是一个挑战。更多的手术是在腹腔镜下进行的，这使术后镇痛需求减少，从而减少了住院时间[2,40]。尽管有其他镇痛药，阿片类药物仍在术后镇痛中发挥着重要作用[2]。术后疼痛会使病态肥胖患者因通气不足而导致低氧血症、高碳酸血症，也可能导致肺不张。任何抑制通气的镇痛药都会引起类似的作用，尤其是合并有 OSA 患者[26]。阿片类药物在肥胖和非肥胖患者中都会引起中枢性睡眠呼吸暂停。在 OSA 患者中，阿片类药物在开始治疗时会增加深睡眠引起的呼吸暂停，此外，在停止使用阿片类药物后，自然深度快速眼动睡眠反弹会进一步导致呼吸暂停[40,41]。应该考虑联合使用具有不同机制的镇痛药，减少术后对阿片类镇痛药的需求及其副作用。良好的镇痛除了能减少肺部并发症外，还能促进早期活动，这对于容易发生血栓栓塞的人群至关重要[29,32,40]。

简单的镇痛药（如对乙酰氨基酚和非甾体抗炎药）具有阿片类药物保留效应，广泛应用于普通外科。在减重手术中，普遍共识是避免使用非甾体抗炎药，因为会增加吻合口溃疡和穿孔的风险。全身佐剂包括诱导前的小剂量氯胺酮，它与阿片类药物有协同作用而不引起呼吸抑制。研究表明，术中输注右美托咪定、利多卡因或补充镁可减少术中和术后阿片类药物用量[2,26,40,42]。到目前为止，普瑞巴林作为单剂量的预防用药已被证明可减少最初 24h 内的镇痛需求[40,42]。

与非肥胖患者相比，肥胖患者中枢神经阻滞在技术上更有难度，失败率更高，但在开放性腹部和胸部手术中，联合中枢神经阻滞与全身麻醉技术是术后镇痛的金标准[26,29,43,44]。当作为一个单独的技术使用时，它避免了困难气道和肺部并发症的风险。周围神经阻滞难度更大，而且很可能失败，但它们显著减少了术后阿片类药物的使用[40]。

术后可采用静脉阿片类药物患者自控镇痛，使用理想体重来调节剂量[26,33]。由于前面提到的原因，应避免使用大剂量，因此，在使用背景剂量时应特别小心[26,43]。然而，在这些患者中，镇痛所需的阿片类药物剂量可能差别很大，需要增加阿片类药物的用量。需要密切监测以防止呼吸抑制。有望减少阿片类药物使用量的技术包括在手术伤口处或直接向腹膜注入长效局麻药[32,40]。

腹腔镜手术后，用于充气的残留二氧化碳会刺激或拉伸腹膜，从而引起疼痛。对二氧化碳进行加温和加湿是否能够减少术后疼痛和镇痛需求尚不清楚。然而，在这种情况下给予更多的阿片类药物并不能缓解疼痛，反而可能抑制通气[26,42]。

影像学检查

放射科在为肥胖患者成像时面临着几个挑战。首先是所涉及的技术问题,因为每种成像方式都有自己的重量和大小限制。典型的限制包括CT的宽度限制为70cm,重量限制为200kg;MRI的宽度限制为60cm,重量限制为200kg;介入放射学的重量限制为200kg。在提供减肥服务的医院,这些重量限制应在政策文件中公布,并让所有相关工作人员知晓[24,45]。其次,由于脂肪组织较多,产生的图像质量可能较差,这给放射科医生的准确诊断加大了难度[24]。

放射科医生还需要接受适当培训,了解他们在减重手术后可能会看到的解剖学变化,以及哪种治疗方式适合哪种可疑并发症。当这些患者的临床症状不典型时,则更需要增加影像学的使用[24]。

结论

接受手术的肥胖患者面临着一些术后并发症的巨大风险,这给参加围术期治疗的临床医生带来了巨大的挑战,也给医疗机构带来了巨大的成本。关于一些重要的治疗方法,包括那些旨在预防血栓栓塞和呼吸系统并发症的方法,在证据基础上存在着差距。在这一迅速扩大的患者队伍中,基于围术期干预措施的随机试验的高质量数据将有助于解决这些领域的需求。

病例报道

患者,女,44岁,因腹泻、呕吐、进行性乏力、上下肢点状出血和右上肢震颤入院。现体重80kg,在接受减重手术前,体重130kg,身高170cm,BMI 44.9kg/m²。

既往减重手术包括10年前行胃旁路术,1年后又因十二指肠穿孔和吻合口瘘行腹腔镜检查和网膜成形术。在首次减重手术6年后再次行十二指肠转位术,以进一步减轻体重。2周前行食管胃十二指肠镜检查,发现有食管炎和溃疡。

因患者有腓骨肌萎缩症,在进行减重手术前,上下肢已出现乏力症状。患者还有慢性背痛,规律服用普瑞巴林和曲马多。

患者一直在加强饮食,直到4个月前才开始进食固体食物。同时服用蛋白质、铜和硫胺素补充剂。

患者表现出营养不良,血液检验也证实了这一点:总蛋白43g/L,白蛋白14g/L,Ca^{2+} 1.11mmol/L,铜元素(4.8μmol/L)、硒元素(49.9μg/L)、锌元素(4.1μmol/L)和维生素D(53nmol/L)均降低。检测出正常细胞性贫血(94g/L),但由于同时存在低白蛋白血症和极低的转铁蛋白,患者的铁谱无法解释。

鉴于有低钙表现,为患者进行心电图检查,结果是正常的。给予患者口服10%葡萄糖酸钙10mL。当天晚上重复1次。第2天右上肢抽搐症状得到缓解。

给患者插入鼻空肠管。通过鼻空肠管再摄入富含蛋白质的食物。在患者可以耐受的情况下,口服蛋白质补充剂。患者鼻空肠管喂养的耐受性很差,因此,外周置入中央导管,开始行全肠外营养。一旦蛋白质和液体需求通过全肠外营养得到满足,停止鼻空肠喂养和静脉输液。

手术计划在入院后2周进行。术前,试图优化患者的电解质。必要时补充镁元素,大剂量的维生素D补充剂会消耗体内的镁储存。在手术前补充了铜和锌。由于血液稀释,患者血红蛋白下降到72g/L,因此,输注2个单位红细胞。术前白蛋白水平只有10g/L。

手术进展顺利,为解决吸收不良的问题,腹腔镜下对患者十二指肠转位术进行了修补。术中发现腹水。

当患者重新开始进食时,能很好地耐受,停止全肠外营养。腹泻次数开始减少,凹陷性水肿也有所改善。出院时,白蛋白水平上升到14g/L,初次发病2个月后,白蛋白水平上升到20g/L。

讨论

该病例表明,进行减重手术可能会发生复杂的代谢后遗症,需要终身监测[35,37]。

该患者需要多学科参与治疗,不仅要进行术前优化,还要讨论正确的手术时机。专门研究肥胖症的多学科团队包括外科团队、营养师、物理治疗师、肠道专科护士、化学病理学家、肥胖治疗学和脂质学专家,以及麻醉医师。所有这些都是此类患者管理中必不可缺的。

延迟手术计划是为了让白蛋白提高到一个令人满意的水平。术前的低白蛋白血症可能与术后的并发症有关,包括感染,而感染可因铜元素和锌元素水平下降而进一步加重[37]。总的来说,手术被认为是解决患者营养不良的唯一且有效的治疗方式,如果不进行手术,患者的病情可能会进一步恶化。

(陈 凤 译 杨贵英 审)

参考文献

1. Wadhwa A, Kabon B, Fleischmann E, Kurz A, Sessler DI. Supplemental postoperative oxygen does not reduce surgical site infection and major healing-related complications from bariatric surgery in morbidly obese patients: a randomized, blinded trial. Anesth Analg. 2014;**119**(2):357–65.
2. Quidley AM, Bland CM, Bookstaver PB, Kuper K. Perioperative management of bariatric surgery patients. Am J Health Syst Pharm. 2014;**71**(15):1253–64.
3. Tipton AM, Cohen SA, Chelmow D. Wound infection in the obese pregnant woman. Semin Perinatol. 2011;**35**(6):345–49.
4. Matthews KJ, Brock E, Cohen SA, Chelmow D. Hysterectomy in obese patients: special considerations. Clin Obstet Gynecol. 2014;**57**(1):106–14.
5. Hussain A, EL-Hasani S. Bariatric emergencies: current evidence and strategies of management. World J Emerg Surg. 2013;**8**(1):58.
6. Weiner RA, El-Sayes IA, Theodoridou S, Weiner SR, Scheffel O. Early post-operative complications: incidence, management, and impact on length of hospital stay. A retrospective comparison between laparoscopic gastric bypass and sleeve gastrectomy. Obes Surg. 2013;**23**(12):2004–12.
7. Campanile FC, Boru CE, Rizzello M, Puzziello A, Copaescu C, Cavallaro G, et al. Acute complications after laparoscopic bariatric procedures: update for the General Surgeon. Langenbecks Arch Surg. 2013;**398**(5):669–86.
8. Hamdan K, Somers S, Chand M. Management of late postoperative complications of bariatric surgery. Br J Surg. 2011;**98**(10):1345–55.
9. Mourelo R, Kaidar-Person O, Fajnwaks P, Roa PE, Pinto D, Szomstein S, et al. Hemorrhagic and thromboembolic complications after bariatric surgery in patients receiving chronic anticoagulation therapy. Obes Surg. 2008;**18**(2):167–70.
10. Ellison SR, Ellison SD. Bariatric surgery: a review of the available procedures and complications for the emergency physician. J Emerg Med. 2008;**34**(1):21–32.
11. Luber SD, Fischer DR, Venkat A. Care of the bariatric surgery patient in the emergency department. J Emerg Med. 2008;**34**(1):13–20.
12. de Aretxabala X, Leon J, Wiedmaier G, Turu I, Ovalle C, Maluenda F, et al. Gastric leak after sleeve gastrectomy: analysis of its management. Obes Surg. 2011;**21**(8):1232–37.
13. Sakran N, Goitein D, Raziel A, Keidar A, Beglaibter N, Grinbaum R et al. Gastric leaks after sleeve gastrectomy: a multicenter experience with 2,834 patients. Surg Endosc. 2013;**27**(1):240–45.
14. Csendes A, Burgos AM, Braghetto I. Classification and management of leaks after gastric bypass for patients with morbid obesity: a prospective study of 60 patients. Obes Surg. 2012;**22**(6):855–62.
15. Monkhouse SJW, Morgan JDT, Norton SA. Complications of bariatric surgery: presentation and emergency management—a review. Ann R Coll Surg Engl. 2009;**91**(4):280–86.
16. Lehnert B, Moshiri M, Osman S, Khandelwal S, Elojeimy S, Bhargava P, et al. Imaging of complications of common bariatric surgical procedures. Radiol Clin North Am. 2014;**52**(5):1071–86.
17. McGlinch BP, Que FG, Nelson JL, Wrobleski DM, Grant JE, Collazo-Clavell ML. Perioperative care of patients undergoing bariatric surgery. Mayo Clin Proc. 2006;**81**(10 Suppl):S25–33.
18. Jacobsen HJ, Nergard BJ, Leifsson BG, Frederiksen SG, Agajahni E, Ekelund M, et al. Management of suspected anastomotic leak after bariatric laparoscopic Roux-en-Y gastric bypass. Br J Surg. 2014;**101**(4):417–23.
19. Pieracci FM, Barie PS, Pomp A. Critical care of the bariatric patient. Crit Care Med. 2006;**34**(6):1796–804.
20. Lacy A, Ibarzabal A, Pando E, Adelsdorfer C, Delitala A, Corcelles R et al. Revisional surgery after sleeve gastrectomy. Surg Laparosc Endosc Percutan Tech. 2010;**20**(5):351–56.
21. Moszkowicz D, Arienzo R, Khettab I, Rahmi G, Zinzindohoué F, Berger A, et al. Sleeve gastrectomy severe complications: is it always a reasonable surgical option? Obes Surg. 2013;**23**(5):676–86.
22. Tan JT, Kariyawasam S, Wijeratne T, Chandraratna HS. Diagnosis and management of gastric leaks after laparoscopic sleeve gastrectomy for morbid obesity. Obes Surg. 2010;**20**(4):403–409.
23. Corona M, Zini C, Lucatelli P, D'Adamo A, Rosignuolo M, Salvatori FM. Complications of bariatric surgery: what can IR do? OMICS J Rad. 2013;**2**(8):148.
24. Lascano CA, et al. Challenges of laparoscopic colectomy in the obese patient: a review. Am J Surg. 2006;**192**:357–65.
25. Cooper L. Postoperative complications after thoracic surgery in the morbidly obese patient. Anesthesiol Res Pract. 2011;**2011**:865634.
26. Brodsky JB. Post-operative complications following bariatric surgery. Mex Anestesiol. 2008;**31**:93–6.
27. Doyle SL, Lysaght J, Reynolds JV. Obesity and post-operative complications in patients undergoing non-bariatric surgery. Obes Rev. 2010;**11**(12):875–86.
28. Blouw EL, Rudolph AD, Narr BJ, Sarr MG. The frequency of respiratory failure in patients with morbid obesity undergoing gastric bypass. AANA J. 2003;**71**(1):45–50.
29. Tanaka M, Watanabe S, Nishikawa T. Anesthetic management in obese parturients. J Anesth. 1999;**13**:217–29.
30. Rovira Soriano L, Belda Nácher J. Postoperative respiratory management of morbidly obese patient. Trends Anaesth Crit Care. 2013;**3**(1):49–54.
31. Nie W, et al. Obesity survival paradox in pneumonia: a meta-analysis. BMC Medicine. 2014;**12**:61.
32. Abir F, Bell R. Assessment and management of the obese patient. Crit Care Med. 2004;**32**(4 Suppl):S87–91.
33. Guss D, Bhattacharyya T. Perioperative management of the obese orthopaedic patient. J Am Acad Orthop Surg. 2006;**14**(7):425–32.
34. Kebede S, Prakasa KR, Shermock K, Shihab HM, Brotman DJ, Sharma R et al. A systematic review of venous thromboembolism prophylaxis strategies in patients with renal insufficiency, obesity, or on antiplatelet agents. J Hosp Med. 2013;**8**(7):394–401.
35. Stein J, Stier C, Raab H, Weiner R. Review article: the nutritional and pharmacological consequences of obesity surgery. Aliment Pharmacol Ther. 2014;**40**(6):582–609.
36. Moizé VL, Pi-Sunyer X, Mochari H, Vidal J. Nutritional pyramid for post-gastric bypass patients. Obes Surg. 2010;**20**(8):1133–41.
37. Strohmayer E, Via MA, Yanagisawa R. Metabolic management following bariatric surgery. Mt Sinai J Med. 2010;**77**(5):431–45.
38. Bamgbade OA, Rutter TW, Nafiu OO, Dorje P. Postoperative complications in obese and nonobese patients. World J Surg. 2007;**31**(3):556–60.
39. Ankichetty S, Angle P, Margarido C, Halpern SH. Case report: rhabdomyolysis in morbidly obese patients: anesthetic considerations. Can J Anaesth. 2013;**60**(3):290–93.
40. Singh PM, Wadhwa A. Multimodal analgesia in patients with morbid obesity. Bariatric Times. 26 November 2013. http://bariatrictimes.com/multimodal-analgesia-in-patients-with-morbid-obesity/
41. Porhomayon J, Leissner KB, El-Solh AA, Nader ND. Strategies

in postoperative analgesia in the obese obstructive sleep apnea patient. Clin J Pain. 2013;**29**(11):998–1005.
42. Lloret-Linares C, Lopes A, Declèves X, Serrie A, Mouly S, Bergmann JF, et al. Challenges in the optimisation of post-operative pain management with opioids in obese patients: a literature review. Obes Surg. 2013;**23**(9):1458–75.
43. Schumann R, Jones SB, Ortiz VE, Connor K, Pulai I, Ozawa ET, et al. Best practice recommendations for anesthetic perioperative care and pain management in weight loss surgery. Obes Res. 2005;**13**(2):254–66.
44. Gaszynski T. Anesthetic complications of gross obesity. Curr Opin Anaesthesiol. 2004;**17**(3):271–76.
45. Shah S, Shah V, Ahmed AR, Blunt DM. Imaging in bariatric surgery: service set-up, post-operative anatomy and complications. Br J Rad. 2011;**84**(998):101–11.

第 20 章

肥胖和肥胖低通气综合征的通气策略

Ranjani Venkataramani, Scott R. Coleman, Ashish C. Sinha

引言

诱导后肥胖患者通气的关键环节包括：

- 低潮气量通气(6~8mL/kg 理想体重)。
- 采用 PEEP 通气，在可能的情况下，使用跨肺压(P_{tp})估计最佳 PEEP。
- 吸入的氧浓度<80%，尽量减少吸收性肺不张。
- 尽可能保持反式 Trendelenburg 体位，以提高 FRC(这有助于抵消腹腔内容物和外科牵拉器的重量影响)。

随着肥胖症逐渐成为一种更重要的医学合并症，它对人体产生的生理后遗症也更令人感兴趣。呼吸系统发生的变化已被广泛研究。本章将讨论肥胖如何影响肺功能，麻醉如何改变临床情况，以及有助于改善围术期和重症监护室肥胖患者预后的技术。

生理变化

肺容积

肥胖在许多方面影响着呼吸功能。最被认可的变化是 ERV 和 FRC，随着 BMI 的增加而减少[1-7]。增加的腹部内脏脂肪会使横膈进一步向胸腔移位，限制肺扩张并影响肺容积[2]。对肺容积和肺容量的基本了解对理解这些概念很重要。FRC 是由 ERV 和残气量组成的。ERV 是指被动呼气后能够呼出的容积。残气量是指最大呼气后留在肺部的容积。肥胖症患者 FRC 的减少与 ERV 的减少，而残气量保持不变或略有增加有关[3,4]。这一点的重要性与闭合容积和闭合容量有关。闭合容积是气道开始闭合时，超过残气量的容积。闭合容量是残气量和闭合容积的总和[8]。因此，如果闭合容积大于 ERV，在正常潮式呼吸时气道就会闭合。因此，在肥胖人群中，气道闭合的阈值降低。在肺容积较低时关闭远端气道不仅会因为空气滞留和无效腔增加减少气体交换量，还会降低气道顺应性[1]。这将导致 PaO_2 下降和呼吸做功增加。

肺和胸壁顺应性

顺应性是指肺部随着容积增加，伸展和扩张的能力。气道和胸壁顺应性的降低也会导致通气不足和 PaO_2 下降。前面提到的 FRC 的减少导致气道顺应性下降。肥胖患者的肺部血容量也会增加，而限制了气道顺应性[7]。胸壁顺应性降低也是通气不足的原因之一。脂肪在胸腔上的沉积限制了胸部正常扩张的能力。在肥胖患者中，增加的负荷使呼吸肌过度用力来扩张胸壁，因此，呼吸做功增加，耗氧量增加，并出现通气不足[9]。

脂肪组织的分布

研究还表明，脂肪沉积的分布很重要[1,2]。那些腰臀比和肱二头肌皮褶厚度增加的患者，表明上半身体重更大，受影响更大。事实上，在预测呼吸功能下降方面，脂肪沉积的部位似乎比 BMI 更重要[2]。

气道阻力

肥胖也与气道阻力增加有关。然而，这其中的机制尚未被完全阐明。以往认为是由肺容积减少导致的气道直径减小[10]。然而，Littleton[3]指出，一些研究表明，气道阻力仅因肺容积少而部分减小。因此，多种额外的因素可能导致阻力增加。其他被提出的因素包括继发于气道直径长期变化的平滑肌功能障碍，肥胖特有的气道高敏反应，以及与脂肪组织相关的促炎症过程[1]。事实上，白细胞介素-6 和环氧化酶-2 活性的增加已被证实与脂肪细胞有关[5]。促炎因子造成气道重塑，增加气道反应性。尽管有证据清楚地表明肥胖会增加患者的气道阻力，但发生这种情况的动力学仍有待确定。

通气血流比失调

根据肺泡、静脉和动脉的相对压力，可以在肺部区分出 3 个不同的区域。在第一区，肺泡压力大于动脉压和静脉压。在该区域，只有通气没有灌注。在第二区，肺泡压力介于动脉和静脉压力之间，灌注压取决于动脉和肺泡压力之间的梯度。在第三区，肺泡压力小于静脉压力，灌注压由动脉和静脉压力之差决定[8]。这意味着流向肺部的大部分血液依赖于这些区域。遗憾的是，肥胖患者的通气倾向于向上转移[1,11]。这意味着依赖区域的肺通气减少，血流灌注增加。因此，V/Q 失调将导致动脉到静脉（A-a）的梯度增宽和 PaO_2 降低。

耗氧量

之前提到的所有生理变化都会影响氧气到达血液的能力，导致 PaO_2 下降。更糟的是，肥胖患者的耗氧量和需求量都有所增加。直观地说，肥胖患者的基础代谢率较高，因为需要更多的能量来供应较大的体型。呼吸做功也需要更多的能量。呼吸肌普遍较为脆弱，需要移动更大的幅度以达到充分的通气[6]。这会导致更大的氧耗量，所以患者经常感到呼吸困难[3]。

肥胖低通气综合征

OHS 的模糊定义是动脉二氧化碳分压（$PaCO_2$）>45mmHg，BMI>30kg/m²，且没有其他原因导致通气不足[12,13]。患者白天出现低氧血症和高碳酸血症，可能导致肺动脉高压和右心衰竭[12,13]。在 OHS 患者中已经确定了几个风险因素，这些因素与体重相似的非 OHS 患者不同。OHS 患者颈部较粗，中心/外周脂肪比例较高，肺顺应性下降[13]。然而，OHS 的病理生理学并不清楚，多种生理学变化似乎都有影响。OHS 与之前肥胖患者描述的变化相同，只是影响更大。气道受到更大的限制，顺应性进一步下降，因为小气道更容易闭合，肺内分流增加。这增加了呼吸做功，导致更多的氧气消耗和 CO_2 产生[14]。

关于瘦素参与其中的理论也得到了支持。瘦素是由脂肪细胞产生的，已知它能通过集中作用于下丘脑，能够降低食欲并刺激呼吸[14]。与体重相近的非 OHS 患者相比，OHS 患者的瘦素水平有所增加。因此，研究者认为 OHS 患者已产生瘦素抵抗，瘦素对 OHS 患者无效[15]。

此外，OSA 被认为会增加 OHS 的风险。事实上，当有 OSA 和 OHS 的患者与只有 OHS 的患者比较时，尽管每分通气量和无效腔变化相似，但两种诊断的患者 $PaCO_2$ 都有增加。这表明，除了通气不足造成的 CO_2 潴留外，OSA 还有助于产生 CO_2[13]。一种可能的解释是，在夜间呼吸时，OSA 患者会刺激肾脏保留碳酸氢盐，以应对呼吸暂停引起的 $PaCO_2$ 升高。碳酸氢盐离子水平的增加将有助于代偿此期间产生的酸碱紊乱。然后，在白天，由于体内已经通过保留的碳酸氢盐产生了补偿，所以对高碳酸血症的过度通气反应会减弱[14]。

肥胖患者的通气

肥胖症历来是一种高潮气量机械通气的临床表现[16]。肺的大小并不随体重的增加而增加，因此，需要提供与预测体重（PBW）相适应的潮气量，以防止肺萎陷伤和肺气压伤。

与使用理想体重相反，使用实际体重往往会高估患者应接受的通气量。

重要的是使用 PBW 来计算预估潮气量，如下所示。

男性：PBW（kg）=50+2.3[身高（英寸）-60]；

或者，PBW（kg）=50+0.91×[身高（cm）-152.4]；

女性：PBW（kg）=45.5+2.3[身高（英寸）-60]；

或者，PBW（kg）=45.5+0.91×[身高（cm）-152.4]。

在没有肺部疾病的受试者中，已发现潮气量增加与急性呼吸窘迫综合征（ARDS）/炎症增加之间的关联[17]。最近的研究显示，对于无 ARDS 的机械通气患者，采用小潮气量通气可改善临床预后（ARDS 发生率和死亡率较低）[18]。

最近关于普通人群的研究得到了好坏参半的结果。IMPROVE 试验[19]显示，与非保护性策略（潮气量 10~12mL/kg PBW，PEEP 0cmH_2O，不联合程式化肺复张策略）相比，采用保护性通气管理方法（潮气量 6~8mL/kg PBW，PEEP 6~8cmH_2O，联合程式化肺复张策略）进行择期腹部大手术的患者，改善了肺部预后（肺炎、急性呼吸衰竭、肺不张），并缩短了住院时间。

然而，PROVHILO 试验[20]显示，在全身麻醉和潮气量为 8mL/kg PBW 通气下接受开腹手术的患者，在术后前 5 天内的各种肺部并发症（包括低氧血症或 ARDS，也包括气胸或心源性肺水肿）的综合情况没有差异。在这项研究中，一组接受高 PEEP（12cmH_2O 联合肺复张策略），另一组接受低 PEEP（2cmH_2O 不联合肺复张策略）。术中，PROVHILO 低 PEEP 组需要更多的干预措施来调整氧饱和度，高 PEEP 组需要更多的干预措施来调控低血压。

虽然小潮气量对肥胖患者通气的好处是合理的，但目前还缺乏结论性的证据。PROBESE 研究考察了高 PEEP 联合肺复张策略与低 PEEP 不联合肺复张策略的好处。研究发现两组间肺部并发症差异无统计学意义[21]。

减重腹腔镜手术意味着在气腹和 Trendelenburg 体位等外部因素的影响下，肺顺应性会迅速改变。此外，仰卧位使肺顺应性降低和阻力增加，还会导致通气困难。

传统的通气模式[如压力控制通气（PCV）]和容量控制通气（VCV）已经得到了较好的应用，但两者在研究中没有明显的优势[22]。

据了解，虽然 PCV 有助于减少因平台压力增加造成的气压性损伤，但小潮气量可能会导致肺通气不足和心房扩张。VCV 在保证潮气量输送的同时，可能会诱发气压性损伤。

在一项比较肥胖患者 PCV 和 VCV 的系统综述中，没有发现术中潮气量、平均气道压或氧合的差异。

PCV-容量保证（VG）是一种时间循环、压力调节的模式，通过可变的吸气流量以达到预设的潮气量。PCV-VG 或类似模式利用压力控制的优点，同时确保以较低的峰值吸气压力输送目标潮气量，从而避免低通气。

在一项针对青少年接受减重腹腔镜手术的研究中，发现这 3 种通气模式在氧合、通气或血流动力学变量方面没有差异。然而，观察到在 PCV-VG 和 PCV 模式中的吸气峰值压力较低[23]。

PEEP 设置

在完成麻醉状态下基本的插管和通气后，应注意预防肺泡萎缩，这将导致顺应性和氧合的降低。与非肥胖人群不同，肥胖人群的非均匀通气阈值更高。在肺复张之前加用 PEEP 有利于改善肺容量、减少肺不张，这是帮助患者拔管后减少肺不张和 FRC 的一个重要主题。这种“肺开放概念”现象对于通过稳定开放肺泡来防止呼吸机引起的肺损伤非常重要，特别是在接受大手术的患者中。此外，在不提高平台压力的情况下，应用 PEEP 还可以有效地抵消仰卧位时的气流受限，消除内源性 PEEP[24]。

PEEP 滴定

传统上，30~35cmH_2O 的平台压一直被视为肥胖患者通气的上限。然而，这可能代表肥胖患者的肺通气不足，由于胸壁压力增加，该人群的 P_{tp} 更低：

$$P_{tp}=肺泡内压（P_{alv}）-胸膜腔内压（P_{ip}）$$

P_{tp} 是理解肥胖人群呼吸力学的关键。P_{tp} 已被证明在给予目标潮气量和 PEEP 时非肥胖患者的效果更好。考虑到胸壁的非顺应性改变，这可以作为肥胖患者通气的一种肺保护策略。

食管压或 Pes 通常是通过往鼻腔或口腔插入带有空气球囊的食管导管来测量，并用来替代胸膜压力。P_{alv} 要么是平台压，要么是压力波形上显示的 PEEP。

用 Pes 使 P_{tp}>0cmH_2O，有助于防止肺泡的周期性萎陷和重新开放。将 P_{tp} 限制在 20cmH_2O 以下可作为肺扩张的上限。

Pirrone 等研究了在 14 例 BMI>35kg/m^2 的危重患者中使用 P_{tp} 引导呼气末正压的方法，联合或不联合肺复张策略。肺复张策略后滴定 PEEP 能有效地增加呼气末肺容积，同时减少吸气末 P_{tp}，提示改善了肺通气分布，减少了肺过度扩张[25]。

对肥胖患者和急性肺损伤患者食管球囊的详细研究表明，食管压力值符合生理预期和胸膜压预测[26]。

肺复张策略

小气道的开放可以通过间歇性膨肺来实现[27]。一些常见的已报道的技术如下[28]。

Almarakbi 等[29]的一项研究比较了腹腔镜手术中肥胖患者 4 种不同的通气策略(单纯 PEEP、单次肺复张策略、单次肺复张策略+PEEP,每 10min 1 次肺复张策略+PEEP)。研究显示,PEEP 为 10cmH_2O 时,每 10min 进行一次肺复张策略,术中氧合和呼吸顺应性最佳。

Talab 等[30]确定,在维持 40cmH_2O 压力 7~8s 的肺容量调整后,最佳 PEEP 为 10cmH_2O。结果显示,在腹腔镜减重手术的肥胖患者中,接受肺复张策略并在操作后将 PEEP 维持在 10cmH_2O 的患者表现出更好的氧合、更短的麻醉后护理单元停留时间,以及更少的术后肺部并发症。

在拔管前进行肺复张同样是有益的。Cakmakkaya 等[31]的研究表明,腹腔镜根治性肾切除术中,在气腹结束后通过单次手动膨肺至气道压 40cmH_2O 并维持 10s 能够改善肺顺应性。

在实施肺复张时,很有可能出现平均动脉压的短暂下降,对此应有所准备。肺复张的理想时机和持续时间仍然是目前研究的课题。

患者体位

在可能的情况下,将肥胖患者摆放至适当体位以改善其 FRC 和氧合是至关重要的。沙滩椅位[32]、反式 Trendelenburg 体位[33]和侧卧位[34]有助于避免腹腔内容物和腹壁脂肪皱襞对胸腔造成压迫,改善肺顺应性。

吸收性肺不张

虽然在拔管期间维持充分氧合并为低血氧事件做好准备很重要,但为了谨慎起见,还应当考虑发生吸收性肺不张的可能性。一些研究建议术中维持吸入氧气浓度(FiO_2)<80%[35],而 Hovagimian 等的 Meta 分析[36]并未找到支持该建议的统计学证据。

术后管理

鉴于麻醉药物可能导致 OSH 或 OSA 加重,因此,采用少阿片类药物的镇痛方案是明智且被推荐的。在可行的情况下,必须考虑进行诱因肺活量测定及无创通气(NIV)或 CPAP。

无创通气

在术后早期和自主呼吸期间,肥胖手术患者比正常体重的患者更容易发生严重的肺泡塌陷和气体交换障碍。CPAP 能够提供通气支持,通过肺复张来恢复和维持肺容量,进而改善氧合并减少呼吸做功。

拔管后使用 NIV 能够减少术后肺部并发症、肺不张和肺炎,尤其是腹部手术后。拔管后立即使用能够更好地获益,并且至少能够在接下来的 24h 内增强肺功能。肥胖患者急性高碳酸血症引起的呼吸衰竭的治疗流程见图 20.1。

设置压力支持为 5~10cmH_2O,PEEP 为 10cmH_2O,调整 FiO_2 为 50%,并将患者置于 30°头高位,能够改善术后 24h 的肺活量和氧合[37]。

此外,采用坐姿可以降低逆转呼气气流受限和恢复 FRC 所需的 PEEP[32]。

重症监护室内的通气治疗

基于机械通气的非肥胖危重症患者的研究,开放肺的概念可扩展到肥胖人群,重点是需要注意设置适

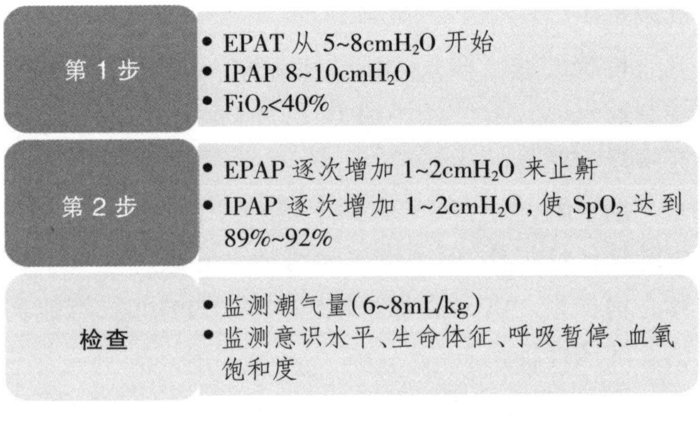

图 20.1 高碳酸血症型呼吸衰竭治疗流程。[Adapted with permission from Sequeira, T. C., BaHammam, A. S., Esquinas, A. M., Noninvasive Ventilation in the Critically Ill Patient With Obesity Hypoventilation Syndrome: A Review, Journal of Intensive Care Medicine, 32 (7): 421–428. Copyright © 2017 SAGE. doi: 10.1177/0885066616663179]

当的潮气量以防止肺损伤。肥胖患者更容易发生术后急性呼吸衰竭和(或)急性高碳酸血症型呼吸衰竭,需要 NIV 或气管插管进行机械通气。令人惊讶的是,肥胖患者机械通气的持续时间与非肥胖患者相当,但是由于脱机失败导致气管切开率较高[38]。

重症监护室内肥胖患者通气的关键问题包括:

• 采用 PBW 目标潮气量[1]的肺保护性通气,以防止气压性损伤/萎陷伤。

• 使用 P_{tp} 和最佳/靶向 PEEP 引导均匀的肺扩张,而不是预设的平台压/峰压。

• 头高坐位,鼓励深呼吸,清醒拔管,以及非阿片类镇痛方案。

• NIV 作为拔管前的过渡。

在非肥胖人群中,可将平台压限制在预设的 $35cmH_2O$ 范围内[39]用于防止气压性损伤,但是考虑到前述肥胖人群呼吸力学的变化,这一限值并不是最佳的。肥胖患者使用低于这一限值的 PEEP 会导致肺泡周期性塌陷和重新开放。

使用食管球囊导管有助于确定患者的胸膜腔压力,反映机械通气患者的 P_{tp}。然后,以 $P_{tp}>0cmH_2O$ 为目标进行肺复张之后,可以确定最佳 PEEP。

头高位有助于物理上减轻腹部内容物压力,增加呼气末肺容量,从而最大限度地减少对高水平 PEEP 的需求[25]。

无创通气作为拔管前的过渡

对于 $BMI>35kg/m^2$ 的患者使用 NIV 能够显著缩短重症监护室的住院时间,使拔管后急性呼吸衰竭的绝对风险降低 16%[40]。

在出现呼吸窘迫之前早期应用 NIV 可有效避免呼吸衰竭,并可降低慢性高碳酸血症患者的死亡率。

口鼻面罩由于其气体泄漏更少,能够提供理想的潮气量,并最大限度地减少通气不足,使其耐受性更好,在紧急场景中也更受欢迎。这也是一种克服大多数肥胖患者使用口腔呼吸模式的方法。目前已经设计了头盔等替代品作为更好的通气接口,用以提高患者的接受度并减少口鼻装置的气体泄漏。

[1] 潮气量以 PBW 为基础,按照理想体重,以 6~8mL/kg 计算。根据总体重计算的潮气量可能会导致气道压力过高、肺泡过度扩张,以及气压性损伤/萎陷伤。

病例报道

患者,女,50 岁,有病态肥胖症,准备行腹腔镜子宫切除术。患者身高 165cm,体重 120kg($BMI\ 44kg/m^2$,理想体重 57kg),术前评估显示患者有高血压和 OSA。该患者在家中使用 CPAP 呼吸机,但不知道具体设置参数。由于膝关节和背部疼痛,该患者运动耐量受限。听诊肺部呼吸音清。Mallampati 分级Ⅱ级,张口度良好,甲颏距离正常,颈部伸展度良好。

1.外科技术和体位如何影响患者的呼吸生理?

• 腹腔镜子宫切除术需要使用 CO_2 气腹和 Trendelenburg 体位。气腹会增加腹内压,从而推动膈肌上抬,降低患者的 FRC 并增加正压通气期间的气道压力。使用 CO_2 气腹会使患者面临高碳酸血症的风险。在 OHS 或 OSA 患者中,这种风险可能更大,因为这类患者本身已经存在 CO_2 潴留。

• 头低足高位也会将腹部内容物移向胸腔。这类似于限制性肺疾病的生理特点。气道压力会升高,在避免高气道压力造成气压性损伤的同时实现充分的通气可能会变得困难。

2. 麻醉诱导后可采用哪些通气策略以尽量减少通气不足和肺不张?如何应对气道峰值升高?

• 肺不张通常发生在气管插管期间,呼吸暂停导致肺泡塌陷。采用肺复张策略有助于患者重新打开塌陷的肺泡。肺复张策略可以使用 $30cmH_2O$ 压力的 CPAP/肺活量呼吸 30s 来实现。此外,将 PEEP 调整为 $10cmH_2O$ 也有助于复张塌陷的肺泡。

• 肺不张也可能是由吸入高浓度氧导致。麻醉诱导后,使用最低可耐受 FiO_2(40%~60%)有利于减少吸收性肺不张。

• 应不断地重新评估驱动压力、压力-容积环和静态顺应性。低静态顺应性和高于 $14cmH_2O$ 的驱动压(平台压与 PEEP 之差)提示需要重复肺复张并将 PEEP 上调至 $15\sim20cmH_2O$。

• 在这种情况下,此类患者因气道压力升高继发通气受限十分常见。使用 VCV 且吸气和呼气比例调整为 1:1.5~1:1 有助于在较低的吸气压力下输送气流,同时可以改善通气并降低气压性损伤风险。

3.可以使用哪些策略来优化拔管和拔管后即刻时间段内患者的状态？

- 应纠正该患者因气腹或通气减少而出现的高碳酸血症。高碳酸血症可导致嗜睡和麻醉苏醒延迟。
- 将患者置于坐位/头高足低位有助于改善呼吸力学。
- 在拔管后使用鼻面罩或口鼻面罩进行 CPAP 有助于重新建立充分的肺复张。

（陈凤 译 杨贵英 审）

参考文献

1. Porhomayon J, Papadakos P, Singh A, Nader ND. Alteration in respiratory physiology in obesity for anesthesia-critical care physician. HSR Proc Intensive Care Cardiovasc Anesth. 2011;**3**(2):109–18.
2. Sue D. Obesity and pulmonary function. Chest. 1997;**111**(4):844–45.
3. Littleton S. Impact of obesity on respiratory function. Respirology. 2011;**17**(1):43–49.
4. Jones R, Nzekwu M. The effects of body mass index on lung volumes. Chest. 2006;**130**(3):827–33.
5. Jubber A. Respiratory complications of obesity. Int J Clin Pract. 2004;**58**(6):573–80.
6. Luce J. Respiratory complications of obesity. Chest. 1980;**78**(4):626–31.
7. Ray C, Sue D, Bray G, Hansen J, Wasserman K. Effects of obesity on respiratory function. Am Rev Resp Dis. 1983(3);**128**:501–506.
8. Miller RD. Respiratory physiology. In: Miller's Anesthesia. 7th ed. Philadelphia, PA: Elsevier; 2010:**368**, 371–72.
9. Lourenço R. Diaphragm activity in obesity. J Clin Invest. 1969;**48**(9):1609–14.
10. Rubinstein I, Zamel N, Dubarry L, Hoffstein V. Airflow limitation in morbidly obsese, nonsmoking men. Ann Intern Med. 1990;**112**(11):828–32.
11. Holley H, Milic-Emili J, Becklake M, Bates D. Regional distribution of pulmonary ventilation and perfusion in obesity. J Clin Invest. 1967;**46**(4):475–81.
12. Sequeira T, BaHammam A, Esquinas A. Noninvasive ventilation in the critically ill patient with obesity hypoventilation syndrome: a review. J Intensive Care Med. 2016;**32**(7):421–28.
13. Javaheri S, Simbartl L. Respiratory determinants of diurnal hypercapnia in obesity hypoventilation syndrome. What does weight have to do with it? Ann Am Thorac Soc. 2014;**11**(6):945–50.
14. Pierce A, Brown L. Obesity hypoventilation syndrome. Curr Opin Pulm Med. 2015;**21**(6):557–62.
15. Phipps P. Association of serum leptin with hypoventilation in human obesity. Thorax. 2002;**57**(1):75–76.
16. Fernandez-Bustamante A, Wood CL, Tran ZV, Moine P. Intraoperative ventilation: incidence and risk factors for receiving large tidal volumes during general anesthesia. BMC Anesthesiol. 2011;**11**(1):22.
17. Gajic O, Frutos-Vivar F, Esteban A, Hubmayr RD, Anzueto A. Ventilator settings as a risk factor for acute respiratory distress syndrome in mechanically ventilated patients. Intensive Care Med. 2005;**31**(7):922–26.
18. Serpa Neto A, Cardoso SO, Manetta JA, et al. Association between use of lung-protective ventilation with lower tidal volumes and clinical outcomes among patients without acute respiratory distress syndrome: a meta-analysis. JAMA. 2012;**308**(16):1651–59.
19. Futier E, Constantin JM, Paugam-Burtz C, et al. A trial of intraoperative low-tidal-volume ventilation in abdominal surgery. N Engl J Med. 2013;**369**(5):428–37.
20. Hemmes SN, Gama de Abreu M, Pelosi P, Schultz MJ, PROVE Network Investigators for the Clinical Trial Network of the European Society of Anaesthesiology. High versus low positive end-expiratory pressure during general anaesthesia for open abdominal surgery (PROVHILO trial): a multicentre randomised controlled trial. Lancet. 2014;**384**(9942):495–503.
21. Writing Committee for the PROBESE Collaborative Group of the PROtective VEntilation Network (PROVEnet) for the Clinical Trial Network of the European Society of Anaesthesiology. Effect of intraoperative high positive end-expiratory pressure (PEEP) with recruitment maneuvers vs low PEEP on postoperative pulmonary complications in obese patients: a randomized clinical trial. JAMA. 2019;**321**(23):2292–305.
22. Aldenkortt M, Lysakowski C, Elia N, Brochard L, Tramèr MR. Ventilation strategies in obese patients undergoing surgery: a quantitative systematic review and meta-analysis. Br J Anaesth. 2012;**109**(4):493–502.
23. Dion JM, McKee C, Tobias JD, et al. Ventilation during laparoscopic-assisted bariatric surgery: volume-controlled, pressure-controlled or volume-guaranteed pressure-regulated modes. Int J Clin Exp Med. 2014;**7**(8):2242–47.
24. Lemyze M, Mallat J, Duhamel A, et al. Effects of sitting position and applied positive end-expiratory pressure on respiratory mechanics of critically ill obese patients receiving mechanical ventilation. Crit Care Med. 2013;**41**(11):2592–99.
25. Pirrone M, Fisher D, Chipman D, et al. Recruitment maneuvers and positive end-expiratory pressure titration in morbidly obese ICU patients. Crit Care Med. 2016;**44**(2):300–307.
26. Owens RL, Campana LM, Hess L, Eckert DJ, Loring SH, Malhotra A. Sitting and supine esophageal pressures in overweight and obese subjects. Obesity. 2012;**20**(12):2354–60.
27. Reinius H, Jonsson L, Gustafsson S, et al. Prevention of atelectasis in morbidly obese patients during general anesthesia and paralysis: a computerized tomography study. Anesthesiology. 2009;**111**(5):979–87.
28. Forgiarini Júnior LA, Rezende JC, Forgiarini SG. Alveolar recruitment maneuver and perioperative ventilatory support in obese patients undergoing abdominal surgery. Rev Bras Ter Intensiva. 2013;**25**(4):312–18.
29. Almarakbi WA, Fawzi HM, Alhashemi JA. Effects of four intraoperative ventilatory strategies on respiratory compliance and gas exchange during laparoscopic gastric banding in obese patients. Br J Anaesth. 2009;**102**(6):862–68.
30. Talab HF, Zabani IA, Abdelrahman HS, et al. Intraoperative ventilatory strategies for prevention of pulmonary atelectasis in obese patients undergoing laparoscopic bariatric surgery. Anesth Analg. 2009;**109**(5):1511–16.
31. Cakmakkaya OS, Kaya G, Altintas F, Hayirlioglu M, Ekici B. Restoration of pulmonary compliance after laparoscopic surgery using a simple alveolar recruitment maneuver. J Clin Anesth. 2009;**21**(6):422–26.
32. Valenza F, Vagginelli F, Tiby A, et al. Effects of the beach chair position, positive end-expiratory pressure, and

pneumoperitoneum on respiratory function in morbidly obese patients during anesthesia and paralysis. Anesthesiology. 2007;**107**(5):725–32.
33. Perilli V, Sollazzi L, Bozza P, et al. The effects of the reverse Trendelenburg position on respiratory mechanics and blood gases in morbidly obese patients during bariatric surgery. Anesth Analg. 2000;**91**(6):1520–25.
34. Brodsky JB, Wyner J, Ehrenwerth J, Merrell RC, Cohn RB. One-lung anesthesia in morbidly obese patients. Anesthesiology. 1982;**57**(2):132–34.
35. Pelosi P, Gregoretti C. Perioperative management of obese patients. Best Pract Res Clin Anaesthesiol. 2010;**24**(2):211–25.
36. Hovaguimian F, Lysakowski C, Elia N, Tramèr MR. Effect of intraoperative high inspired oxygen fraction on surgical site infection, postoperative nausea and vomiting, and pulmonary function: systematic review and meta-analysis of randomized controlled trials. Anesthesiology. 2013;**119**(2):303–16.
37. Zoremba M, Kalmus G, Begemann D, et al. Short term non-invasive ventilation post-surgery improves arterial blood-gases in obese subjects compared to supplemental oxygen delivery—a randomized controlled trial. BMC Anesthesiol. 2011;**11**:10.
38. Lee CK, Tefera E, Colice G. The effect of obesity on outcomes in mechanically ventilated patients in a medical intensive care unit. Respiration. 2014;**87**(3):219–26.
39. El-Solh AA. Clinical approach to the critically ill, morbidly obese patient. Am J Respir Crit Care Med. 2004;**169**(5):557–61.
40. El-Solh AA, Aquilina A, Pineda L, Dhanvantri V, Grant B, Bouquin P. Noninvasive ventilation for prevention of post-extubation respiratory failure in obese patients. Eur Respir J. 2006;**28**(3):588–95.

第 21 章

困难气道管理

Jeremy Collins, Brita M. Mittal

引言

随着病态肥胖症在世界范围内的流行，麻醉医师遇到此类患者的概率越来越高。病态肥胖与其他几种疾病相关，包括高血压、糖尿病、缺血性心脏病、心力衰竭、外周血管疾病、OSA、癌症和骨关节炎。这些疾病都增加了肥胖患者对住院医疗和外科干预的需求。病态肥胖患者在术后发生并发症的风险也更高，如心脏骤停、静脉血栓栓塞、急性肾损伤、横纹肌溶解和伤口感染，这增加了他们进行额外手术和有创呼吸支持的概率[1]。因此，麻醉医师必须做好处理病态肥胖患者的准备，不仅在手术室，还需要在紧急情况下做好准备，通常使用较少的设备，并重点注意胃内容物误吸。

必须谨慎处理病态肥胖患者的气道。根据美国麻醉医师协会（ASA）结案诉讼数据库可知，在麻醉诱导时发生的所有不良气道事件中，37%涉及肥胖患者，而在拔管后发生的不良气道事件中，肥胖患者占 58%。在呼吸暂停期间，气道解剖和呼吸生理学的改变会导致血氧饱和度快速降低，从而限制了建立气道的时间。在正常情况下，与非肥胖患者相比，肥胖患者的耗氧量更高，功能残气量（FRC）和肺总量减少，分钟通气量增加，肺顺应性降低[3]。麻醉诱导后，随着腹部内容物向头侧的移动和膈肌松弛，FRC 显著降低。这会导致严重的肺内分流，当与高代谢率结合时，往往会引起缺氧。其结果是限制了氧合失败后的抢救时间，增加了缺氧性脑损伤的可能性[4]。

尽管已经有了许多报道，但关于 BMI 升高与困难气道风险之间的关系尚未达成明确的共识，可能是因为过量的脂肪组织在肥胖患者中的分布存在差异。然而，当出现可预期的明显困难气道时，可以使用预测特征进行风险分层，从而确定病态肥胖患者的亚型。在这些患者中，上半身脂肪组织的不均匀分布会对气道解剖产生严重影响。在处理此类患者时，应着重考虑在麻醉诱导过程中优化氧合策略。后面将讨论如何实现这一目标，以及能够最大程度缩短插管时间和提高成功率的插管技术。

识别病态肥胖患者困难气道的危险因素

ASA 困难气道管理工作组将困难气道定义为“受过常规培训的麻醉医师遇到面罩通气困难或气管插管困难，或是两者兼有的临床状况”[5]。这是故意含糊其词，因为这两种技能的难度都很难衡量。这一部分将回顾病态肥胖患者特有的面罩通气困难和喉镜检查困难的危险因素。

面罩通气困难

令人欣慰的是，面罩通气困难发生率（1.4%）和通气失败发生率（0.15%）仍然很低[6,7]。即便如此，Kherpal 等的一项研究发现，肥胖（BMI>30kg/m²）是困难面罩通气（面罩通气不稳定、不充分或需要两个人提供通气）的 5 个独立危险因素之一[6]。此外，该团队在一项后续研究中发现，OSA 是无法进行面罩通气的独立危险因素[7]。虽然只有小部分病态肥胖患者可能被正式诊断为 OSA，但考虑到病态肥胖患者中打鼾的发生率很高，许多人很可能仍然没有得到确诊。因此，许多病态肥胖患者存在多个可能导致面罩通气困难或无法面罩通气的危险因素。

同样需要注意的是，现有数据可能低估了困难通气的发生率和极度肥胖对它的影响。因为对于预计有通气特别困难的患者，临床判断表明最安全的方法是清醒状态下保护气道，这类患者通常会被排除在研究之外。对困难气道的研究始终受到安全临床管理条例的限制，而不仅是将患者纳入科学价值的研究。在9年的时间里，Hagberg等发现，多达4.2%的肥胖患者采用这种方式进行管理，并且多数为男性，Mallampati分级为3或4级，以及极度肥胖（BMI>60kg/m²）的患者[8]。

当面罩和面部之间无法做到密闭，出现呼吸道部分或完全塌陷和（或）由此导致气体交换难以保持足够的氧合时，就会发生面罩通气困难。病态肥胖和困难通气之间的联系与肥胖患者的解剖学变化和病理生理学一致。由于面部和颊部过多的脂肪组织削弱了面罩施加的压力，缓冲了骨骼对面罩的支撑作用，导致难以维持面罩的密闭性。

保持气道通畅也更有难度。咽部面积与肥胖成反比。咽部气道的大小取决于形成它的软组织与支撑它的颅面骨骼间的平衡。当软组织大量增加时，会出现明显的塌陷倾向。MRI显示，肥胖患者几乎将多余的脂肪组织沉积到了所有的咽部结构中，包括悬雍垂、扁桃体、扁桃体柱、舌、杓状会厌襞，以及最主要的咽外侧壁[9]。这些组织沉积导致的气道狭窄可能会因颈部浅表组织产生的外部压迫进一步加剧，尤其是在男性患者中。麻醉诱导后，随着腹部内容物上移，这种局部效应会因为肺容量减少的远期损害而进一步加重。在肺呼气期间，气管随着纵隔一起向头侧移动，导致施加于上呼吸道的纵向张力减小，并可能导致咽黏膜的展开[10]。

直接喉镜检查困难

导致面罩通气困难的解剖学变化也可能导致难以建立最终气道。男性和女性患者的乳房过大都会侵入颌下区域，限制喉外操作、喉镜手柄和其他插管装置的应用。脂肪沉积也会发生于颈后和枕后。严重时会降低头颈部活动度，影响插管时最佳头位的摆放并减小最大张口度。对于有糖尿病的病态肥胖患者，颈椎关节糖化胶原蛋白的沉积也会限制头部伸展度。喉部脂肪组织沉积会极大地改变喉镜检查时的正常外观，甚至可能难以识别声门的解剖结构。增加肥胖患者喉镜检查困难风险的其他因素包括高Mallampati评分（3级或4级）、颈围增加（>43cm）及气管前脂肪组织过多[11,12]。

尽管并非所有研究都表明病态肥胖与插管困难相关，但由于以下3个原因，这种关联的强度可能被低估[13]。首先，如前所述，一些患者采用了清醒插管策略，这使他们无法参与研究。其次，病态肥胖患者的气道研究中招募的大部分患者为减重手术人群，通常以女性患者为主。与女性患者常见的体表脂肪沉积相比，男性脂肪通常更多地沉积于内脏和躯干。由于气道周围脂肪积聚较多，男性的OSA患病率更高。因此，在病态肥胖患者的气道研究中，多数肥胖患者的解剖学变化较小。第三，对于如何将肥胖作为评价困难气道的危险因素尚缺乏共识。许多研究都以BMI>35kg/m²作为定义病态肥胖的临床阈值而不是40kg/m²。然而，这可能并不合适，并且可能会缩小超重对气道解剖和管理的整体影响。例如，对于平均体重的男性患者，额外的16kg体重会使BMI从35kg/m²变为40kg/m²，这种不明显的变化却会进一步导致的通气困难，尤其是这些额外的脂肪分布于上半身时。

然而，应该指出的是，前面讨论的风险因素的阴性预测值很高。因此，当Mallampati评分为1或2、非颈短、颈粗且活动范围正常、甲颏距离正常时，高BMI患者直接喉镜检查应该也不会有困难。由于男性和女性脂肪分布模式的不同，这种临床类型常见于病态肥胖的女性患者。根据笔者的经验，在气道检查不存在其他不利条件的情况下，这些患者在喉镜检查时没有遇到任何困难。

优化可变因素

优化可变的危险因素是所有气道管理策略的重要组成部分，例如，在全身麻醉诱导前进行预充氧、患者体位安放和窒息氧合。这能够延长缺氧发生前的可利用时间，即“安全呼吸暂停时间（SAP）”。

预充氧

病态肥胖患者的SAP缩短，主要是因为FRC减少，同时也是因为氧耗和肺内分流的增加。因此，对病态肥胖患者进行充分的预充氧是非常重要的，以便尽可能地延长SAP。对于平均BMI为43kg/m²的患者，SAP为2.7min，而非肥胖对照组患者为6.1min[14]。虽然 FRC 降低后可以更快地交换氧气，但肺活量也会降低，因此，相较于传统的潮气量呼吸 3min，不建议使用 30s 内 4 次深呼吸的快捷方法。尽管两种技术获得的动脉氧合值相似，但传统方法能获得更长的 SAP[15]。这是因为组织和静脉组分需要 30s 以上才能充满氧气；这些组分能够在呼吸室内空气时获得额外的氧气。

面罩应该与患者的面部紧密贴合，以防止混入室内空气。应使用纯氧进行预充氧。持续应用 10cmH_2O 压力的 PEEP 有助于维持肺泡开放，以抵消高浓度氧气导致的肺不张的影响。

患者体位

应充分强调优化患者体位对成功的气道管理的影响。适当的患者体位对充分进行预充氧和成功进行直接喉镜检查都有显著影响。一项研究表明，在 25° 头高位姿势进行预充氧的肥胖患者，其 SAP 比仰卧位延长 46s，这可能归因于 FRC 增加[16]。

除了头高位，还应该用毯子将病态肥胖患者上半身、头部和颈部垫高成斜坡位，使其外耳道与胸骨切迹平齐。与“嗅物位”相比，这个体位改善了直接喉镜下喉部的暴露和操作者视野[17]。一些手术台也可以设置成斜坡状，便于摆放合适的体位。

窒息氧合

最近的数据显示，经鼻高流量给氧延长了困难气道患者的呼吸暂停时间[18]。在呼吸暂停期间，肺泡中的氧气被吸收，但由于高效的血液缓冲系统，只有少部分的 CO_2 被交换。但如果输送氧气，只要维持上呼吸道开放，即使没有通气，窒息通气的方式也能够补充从肺泡吸收的氧气并维持氧合。Patel 和 Nouraei 证明，对 25 例接受全身麻醉的困难气道患者以 70L/min 经鼻高流量给氧后，能够将血氧饱和度维持于 90%以上的平均呼吸暂停时间为 17min[18]。高流量给氧同样被认为可以产生持续的气道正压，帮助维持上气道开放。在病态肥胖患者中，经鼻高流量氧合不太可能显著延长 SAP，但应被视为延长呼吸暂停时间的一种策略。Patel 和 Nouraei 的系列研究中包含了 BMI 高达 52kg/m^2 的患者。

气道管理策略

在计划麻醉诱导时，循证方法必须考虑那些被确定为通气失败和困难插管的独立预测因素。这表明颈部较粗和下颌前伸受限的肥胖 OSA 患者是潜在的严重气道并发症的高危人群。在面罩通气和直接喉镜气管插管时，下颌前移是维持气道的一个关键操作。因此，对于有严重 OSA 的肥胖患者，当下颌前移、颈部伸展度和张口度在内的 3 种气道操作要素都受到影响时，应考虑清醒插管。

如果无法确定是进行清醒插管还是麻醉诱导，麻醉医师可以使用纤维支气管软镜（FOB）进行鼻内镜检查，以获取关于患者气道解剖的更多信息。这种术前鼻内镜检查可以在清醒患者实施鼻腔局部麻醉后快速进行，并且一般具有良好的耐受性。术前经内镜气道检查能够提供有关气道的关键信息，这些信息可能无法通过标准的术前气道评估获取。具体地说，它可以用来确定通往喉部的光学通路，观察是否存在可能阻碍声门上气道（SGA）有效放置的肿物或畸形，以及放置直接喉镜或视频喉镜过程中可能造成损伤的呼吸道病变[19]。在 Rosenblatt 等人的研究中，术前内镜气道检查的结果使 26%的择期气道手术患者改变了气道管理计划，并减少了不必要的清醒插管[19]。

可靠的气道策略应包括在直接喉镜检查失败时进行气管插管的替代方法。当计划进行麻醉后插管时，还需要准备 Macintosh 和 Miller 喉镜片备用。传统教学侧重于 FOB，但这种特殊技术可能并不适用于病态肥胖患者的气道。病态肥胖患者的咽部空间缩小和组织冗余，可能会严重影响视野，因此，FOB 暴露可能很困难，尤其是当对患者实施了麻醉且咽扩张肌失去活动时。通常需要使用辅助技术（如 SGA）来提供引导，以支撑周围组织并改善视野[20]。即使有经验的术者操作，FOB 也可能比其他技术更加耗时，并且如果在尝试插管期间没有通气手段，可能会发生氧合降低。这使得 FOB 难以作为救援技术在临床应用。在清醒操作时，当纤维支气管镜进入声门时，可用气道的横截面积减小，呼吸可能会受限。由于这些患者需要选择内径足够大的气管导管，因此，非直视条件将导管送入气管时，导管更容易被声门结构阻碍。

目前有许多可用的视频和光学喉镜，能够为病态肥胖患者提供更好的 FOB 替代方案。2013 年 ASA 发布的《困难气道管理实践指南》和更新的困难气道处理流程建议将视频辅助喉镜作为首选方法用于可预测的困难插管[5]。目前已经证明视频喉镜能够显著改善病态肥胖患者的喉部视野和插管条件，已发表的报道也表明在直接喉镜检查失败后，视频辅助喉镜的成功率很高[21-23]。视频喉镜的弯曲镜片可以更好地观察声门，而无须使口、咽和气管成一直线，这也使视频喉镜在颈部活动受限的患者中很实用[24]。一项针对Airtraq®(Prodol Meditec S.A.，西班牙)的研究表明，即使与传统喉镜相比，这种喉镜也很容易掌握且缩短了成功插管的时间[22]，尽管使用 Glidescope®(Verathon Inc.，美国)插管时可能并非如此[24]。视频喉镜也可用于清醒插管，因为它们暴露声门所使用的力量比直接喉镜小得多。在这种情况下，设备的刚性允许操作者快速控制喉镜尖端并轻松穿过软组织。Pentax-AWS®(Pentax Corporation，日本)的可移动屏幕专为清醒插管而设计，可在操作者面向坐姿患者的情况下使用[25]。与所有视频喉镜一样，气管导管的递送均在直视控制下进行。

SGA 也被证明能够有效用于插管前通气，并作为病态肥胖患者的抢救工具。特别是第二代或新型的装置应作为肥胖人群的首选，因为它们能够提供更高的泄漏压力阈值、更好的气道密闭性，以及隔离胃肠道和呼吸道，使误吸风险最小化。一项使用 Proseal™(Teleflex Medical Europe Ltd.，爱尔兰)喉罩作为病态肥胖患者临时通气工具的研究显示，有 90%的患者能够在 15s 内进行有效放置，平均口咽泄漏压为 32cmH_2O，超过 95%的患者可以采用 8mL/kg 潮气量的正压通气[26]。研究还表明，插管型喉罩用于盲探气管插管，首次尝试成功率为 96%，可以安全地用于病态肥胖患者，以便在插管前进行安全有效的通气[27,28]。此外，与非肥胖患者相比，病态肥胖患者需要更少的调整操作，这可能是因为咽部空间减少导致初次放置更易成功，以及更好的装置稳定性[28]。

如前所述，SGA 也可用作 FOB 引导下气管插管的通道。已有多个案例报道证明了在有直接喉镜检查困难病史的患者中，在 FOB-气道交换导管(AEC)的辅助下，通过 SGA 进行气道工具交换的安全性和有效性。使用这种方法时，FOB 携带 AEC 通过正确放置的 SGA 进入气管，撤出 FOB 而保留 AEC 在气管内。然后通过 AEC 将 SGA 更换为气管导管。回顾性分析显示，在 128 例应用该技术进行困难气道管理的患者中，93%插管成功且未出现并发症[29]。

鉴于上述原因，如果病态肥胖患者无法进行直接喉镜检查，笔者始终倾向于使用视频喉镜和 SGA 进行抢救，而不是 FOB。

拔管

制订安全的拔管策略是困难气道管理的关键组成部分，也是最终步骤[30,31]。根据皇家麻醉医师学院和困难气道协会第四次审计项目报道提供的数据，1/3的严重气道并发症发生在拔管期间或拔管后即刻，且发现其均与预期和计划不足有关[31,32]。病态肥胖患者，尤其是 OSA 患者，在接受麻醉药物和阿片类药物治疗后容易出现呼吸抑制、上气道陷闭和气道阻塞，因此，拔管时出现呼吸系统并发症的风险更高[31,33]。在拔管之前，重要的是要确保病态肥胖患者完全清醒并听从指令，同时重新插管所需的设备随时可用。应注意将患者重新置于“斜坡”位，这样既能够改善肺功能，也能在需要时便于重新插管。如果预计重新插管困难，应强烈考虑在放置 AEC 的基础上拔管。AEC 通常具有较好的耐受度，并能够提供引导，便于重新插管。AEC 的置入深度应与气管插管相同，建议使用半刚性、中空的 AEC，以尽可能地降低创伤风险，也能够在必要时吹入氧气[31]。最后，所有病态肥胖患者在拔管后都应密切监护，防止发生呼吸失代偿。

结论

由于发生困难气道及缺氧迅速恶化的可能性增加，病态肥胖患者的气道管理可能具有一定的挑战性。重要的是能够识别病态肥胖患者的亚类，识别哪些患者是困难面罩通气和直接喉镜检查困难的高危人群，以便谨慎制订适当的气道管理计划。应当优化可变因素，如体位、预充氧和窒息氧合等，以尽可能地延长呼吸暂停时间，增加成功插管的概率。直接喉镜的替代方法，如视频喉镜，可作为首选治疗策略，FOB 和 SGA 等其他技术作为后备手段也应当随时可用。一旦成功建立气道，还应当注意制订安全的拔管策略。

(任玉坤 译 杨贵英 审)

参考文献

1. Tsai A, Schumann R. Morbid obesity and perioperative complications. Curr Opin Anesthesiol. 2016;**29**(1):103–108.
2. Peterson GN, Domino KB, Caplan RA, Posner KL, Lee LA, Cheney FW. Management of the difficult airway: a closed claims analysis. Anesthesiology. 2005;**103**(1):33–39.
3. Littleton SW. Impact of obesity on respiratory function. Respirology. 2012;**17**(1):43–49.
4. Wadhwa A, Singh PM, Sinha AC. Airway management in patients with morbid obesity. Int Anesthesiol Clin. 2013;**51**(3):26–40.
5. Apfelbaum JL, Hagberg CA, Caplan RA, Blitt CD, Connis RT, Nickinovich DG, et al. Practice guidelines for management of the difficult airway: an updated report by the American Society of Anesthesiologists Task Force on Management of the Difficult Airway. Anesthesiology. 2013;**118**(2):251–70.
6. Kheterpal S, Han R, Tremper KK, Shanks A, Tait AR, O'Reilly M, et al. Incidence and predictors of difficult and impossible mask ventilation. Anesthesiology. 2006;**105**(5):885–91.
7. Kheterpal S, Martin L, Shanks AM, Tremper KK. Prediction and outcomes of impossible mask ventilation: a review of 50,000 anesthetics. Anesthesiology. 2009;**110**(4):891–97.
8. Hagberg CA, Vogt-Harenkamp C, Kamal J. A retrospective analysis of airway management in obese patients at a teaching institution. J Clin Anesth. 2009;**21**(5):348–51.
9. Horner R, Mohiaddin R, Lowell D, Shea S, Burman E, Longmore D, et al. Sites and sizes of fat deposits around the pharynx in obese patients with obstructive sleep apnoea and weight matched controls. Eur Respir J. 1989;**2**(7):613–22.
10. Tagaito Y, Isono S, Remmers JE, Tanaka A, Nishino T. Lung volume and collapsibility of the passive pharynx in patients with sleep-disordered breathing. J Appl Physiol. 2007;**103**(4):1379–85.
11. Gonzalez H, Minville V, Delanoue K, Mazerolles M, Concina D, Fourcade O. The importance of increased neck circumference to intubation difficulties in obese patients. Anesthes Analg. 2008;**106**(4):1132–36.
12. Ezri T, Gewürtz G, Sessler D, Medalion B, Szmuk P, Hagberg C, et al. Prediction of difficult laryngoscopy in obese patients by ultrasound quantification of anterior neck soft tissue. Anaesthesia. 2003;**58**(11):1111–14.
13. Brodsky JB, Lemmens HJ, Brock-Utne JG, Vierra M, Saidman LJ. Morbid obesity and tracheal intubation. Anesthes Analg. 2002;**94**(3):732–36.
14. Jense HG, Dubin SA, Silverstein PI, O'Leary-Escolas U. Effect of obesity on safe duration of apnea in anesthetized humans. Anesthes Analg. 1991;**72**(1):89–93.
15. Gambee AM, Hertzka RE, Fisher DM. Preoxygenation techniques: comparison of three minutes and four breaths. Anesthes Analg. 1987;**66**(5):468–70.
16. Dixon BJ, Dixon JB, Carden JR, Burn AJ, Schachter LM, Playfair JM, et al. Preoxygenation is more effective in the 25° head-up position than in the supine position in severely obese patients: a randomized controlled study. Anesthesiology. 2005;**102**(6):1110–15.
17. Collins JS, Lemmens HJ, Brodsky JB, Brock-Utne JG, Levitan RM. Laryngoscopy and morbid obesity: a comparison of the "sniff" and "ramped" positions. Obes Surg. 2004;**14**(9):1171–75.
18. Patel A, Nouraei S. Transnasal Humidified Rapid-Insufflation Ventilatory Exchange (THRIVE): a physiological method of increasing apnoea time in patients with difficult airways. Anaesthesia. 2015;**70**(3):323–29.
19. Rosenblatt W, Ianus AI, Sukhupragarn W, Fickenscher A, Sasaki C. Preoperative endoscopic airway examination (PEAE) provides superior airway information and may reduce the use of unnecessary awake intubation. Anesthes Analg. 2011;**112**(3):602–607.
20. Doyle DJ, Zura A, Ramachandran M, Lin J, Cywinski JB, Parker B, et al. Airway management in a 980-lb patient: use of the Aintree intubation catheter. J Clin Anesth. 2007;**19**(5):367–69.
21. Dhonneur G, Ndoko S, Amathieu R, el Housseini L, Poncelet C, Tual L. Tracheal intubation using the Airtraq® in morbid obese patients undergoing emergency cesarean delivery. J Am Soc Anesthesiol. 2007;**106**(3):629–30.
22. Ndoko S, Amathieu R, Tual L, Polliand C, Kamoun W, El Housseini L, et al. Tracheal intubation of morbidly obese patients: a randomized trial comparing performance of Macintosh and Airtraq™ laryngoscopes. Br J Anaesth. 2008;**100**(2):263–68.
23. Marrel J, Blanc C, Frascarolo P, Magnusson L. Videolaryngoscopy improves intubation condition in morbidly obese patients. Eur J Anaesthesiol. 2007;**24**(12):1045–49.
24. Sun D, Warriner C, Parsons DG, Klein R, Umedaly H, Moult M. The GlideScope® video laryngoscope: randomized clinical trial in 200 patients. Br J Anaesth. 2004;**94**(3):381–84.
25. Suzuki A, Terao M, Aizawa K, Sasakawa T, Henderson JJ, Iwasaki H. Pentax-AWS airway Scope as an alternative for awake flexible fiberoptic intubation of a morbidly obese patient in the semi-sitting position. J Anesth. 2009;**23**(1):162–63.
26. Keller C, Brimacombe J, Kleinsasser A, Brimacombe L. The laryngeal mask airway ProSeal™ as a temporary ventilatory device in grossly and morbidly obese patients before laryngoscope-guided tracheal intubation. Anesth Analg. 2002;**94**(3):737–40.
27. Frappier J, Guenoun T, Journois D, Philippe H, Aka E, Cadi P, et al. Airway management using the intubating laryngeal mask airway for the morbidly obese patient. Anesth Analg. 2003;**96**(5):1510–15.
28. Combes X, Sauvat S, Leroux B, Dumerat M, Sherrer E, Motamed C, et al. Intubating laryngeal mask airway in morbidly obese and lean patients: a comparative study. Anesthesiology. 2005;**102**(6):1106–109.
29. Berkow LC, Schwartz JM, Kan K, Corridore M, Heitmiller ES. Use of the laryngeal mask airway-Aintree intubating catheter-fiberoptic bronchoscope technique for difficult intubation. J Clin Anesth. 2011;**23**(7):534–39.
30. Langeron O, Amour J, Vivien B, Aubrun F. Clinical review: management of difficult airways. Crit Care. 2006;**10**(6):243.
31. Cavallone LF, Vannucci A. Extubation of the difficult airway and extubation failure. Anesth Analg. 2013;**116**(2):368–83.
32. Cook T, Woodall N, Frerk C, Project FNA. Major complications of airway management in the UK: results of the Fourth National Audit Project of the Royal College of Anaesthetists and the Difficult Airway Society. Part 1: anaesthesia. Br J Anaesth. 2011;**106**(5):617–31.
33. Benumof J. Obesity, sleep apnea, the airway and anesthesia. Curr Opin Anaesthesiol. **2004**(17):21–30.

第22章

健康型肥胖：悖论？

Anupama Wadhwa，Detlef Obal

引言

在美国，“肥胖”患者至少占手术人群的30%，这反映了普通人群中患肥胖症的人很多[1-3]。在美国外科学院的国家外科质量改进计划中，近74%的参与者有异常的高BMI[4]，其中17%的患者年龄在18岁以下[5]。这种进展尤其令人担忧，因为肥胖与代谢综合征、高血压、冠状动脉疾病和糖尿病的风险增加有关。然而，医生、营养学家和普通民众都在为肥胖的定义纠结，因为该定义只基于总体重与身高的比例，也就是BMI。这就引出了一个问题：BMI是否足以描述患者的身体状况和潜在风险？

体重指数：过时的衡量标准？

根据WHO的定义，肥胖是“体脂百分比增加到损害健康和幸福的程度”。根据体重指数（kg/m^2），如果患者的总体重比理想体重高出20%，则被视为肥胖。然而，近年来BMI，又称为Quetelet指数（首次由比利时统计学家Adolphe Quetelet提出）的有效性受到了质疑，因为这种近200年历史的分级方法仅仅基于算术。它忽略了遗传、生活方式、饮食习惯、能量暴露、营养和代谢因素，以及脂肪代谢之间复杂的相互作用导致的机体成分（如骨架和肌肉发达、体液潴留、衰老或疾病导致的肌肉减少、脊柱畸形）和体脂率的差异。脂肪组织的百分比和分布类型，以及肥胖的持续时间可能是确定代谢异常的主要因素，某些亚类患者会面临更高的心血管风险和更高的死亡率[6,7]。腰围已经被用来预测内脏脂肪的累积程度，其与胰岛素抵抗增加（继发2型糖尿病）、肝脏脂肪变性、高血压、高脂血症，以及血栓形成和炎症发生的风险增加有关，从而导致更高的死亡率[8]。然而，这些都不能反映患者的代谢和炎症情况。因此，引入了肥胖的新定义，强调了脂肪病这一术语，并认同个体的体脂成分和功能[9]。根据这一术语的定义，可以区分4种不同的表型：体重正常型肥胖（NWO）、体重正常的代谢性肥胖（MONW）、代谢健康型肥胖（MHO），以及代谢不健康型肥胖（MUO）或有肥胖直接相关并发症的“高危”肥胖患者。

代谢健康型肥胖患者的特征

在20世纪80年代，首次将MHO患者作为肥胖患者的一个亚类提出，此类患者没有高血压、高脂血症或以胰岛素抵抗为特征的2型糖尿病[10,11]。MHO的发病率为25%~40%[6,8]。这些患者的特点是胰岛素敏感性尚存[8]。胰岛素抵抗可以通过胰岛素抵抗的稳态模型评估法（HOMA-IR）进行计算。该方法通过空腹血糖和空腹胰岛素水平进行计算。HOMA-IR值<3.16被归类为MHO，≥3.16被归类为MUO[12]。MHO患者以健康的白色脂肪组织扩张为基础，此类患者受到肥胖相关的病理性后果和脂毒性副作用的影响相对较小[13,14]。其C反应蛋白较低，而脂联素水平较高[15-17]。此外，这些患者的特点是具有更高的体能水平，定义为在跑步机上的最大运动能力[18]。Ortega及其同事[18]从一项有氧运动中心的纵向研究中提取数据，其中包括43 265名BMI≥18.5kg/m²的成年白人，主要为男性。在调整了BMI、体脂百分比和运动水平后，MHO患者的全因死亡风险比MUO患者低38%。有趣的

是，MHO 患者和代谢健康体重正常的受试者之间没有差异。此外，躯干、胸部、腹部和上半身皮下区域的脂肪分布（男性肥胖）与糖尿病、冠状动脉疾病、痛风和尿酸性肾结石的相关性更强[19]，而 MHO 患者肝周和内脏脂肪沉积减少的情况更常见。MHO 患者的其他特征包括无高血压，颈动脉内膜与中膜的厚度比降低，以及良好的血脂、炎症、激素和肝酶谱[18,20]。在调整了体能水平和几个混杂因素后，MHO 患者的全因死亡率、非致命性和致命性心血管疾病，以及癌症死亡率的风险均低于 MUO 患者[根据风险比（HR）预计为 30%~50%][21]。

据估计，MHO 在儿童和青少年中的发病率为 6%~19%[12]，在美国有 10%的人口 BMI 正常，但体脂含量高[22,23]。

最近，MHO 患者在灾难性疾病后可能具有更高生存率的观点得到支持。然而，MHO 患者的心血管风险特征与正常体重患者相似，并且比体重过轻者更有利于生存的概念（"肥胖悖论"）受到了一些研究者的质疑。在最近一项基于人群的前瞻性队列研究中，纳入了 6299 名没有心血管疾病证据的男性和女性受试者，MHO 患者与正常体重者相比，罹患急性心肌梗死的风险没有增加，但发生心力衰竭的风险增加[24]。Prado 与其同事批判了肥胖悖论的概念，因为在针对肥胖悖论的研究中，只有不到 10%的研究真正对身体成分进行了直接测量。他们提出，瘦组织减少或肌肉质量丢失实际上会消除高 BMI 的保护优势，并且肌肉含量低与预后不良相关[25,26]。Banack 等在建立"肥胖悖论"假设的研究中发现了 4 个主要缺陷：①不正确的参考值（即较低的总体 BMI 参考范围）；②分层偏倚，这是一种选择偏倚，通常可以观察到受暴露因素影响的变量与预期结局存在相同的原因；③数据大多来源于观察性和横断面研究设计，文献中缺少随机、前瞻性对照试验；④如引言中所述，在大多数研究中使用 BMI 来支撑"肥胖悖论"的存在，而不是体脂和瘦组织[27]。

根据现有数据，肥胖悖论似乎是一种"潜在疾病"特有的现象，在这种情况下，患者的疾病状态以分解代谢为主，如果患者属于"轻微"肥胖，他们看上去似乎有生存优势。例如，Lee 及其同事发现，在中国养老院的入住人群中，与体重正常者相比，肥胖者（BMI>25kg/m²，按照亚太地区分界值）的死亡率最低[28]。低体重者的死亡率明显更高（HR 1.53，95%可信区间 1.33~1.76）[28]。在老年患者中也有类似发现[29]，无论是因为慢性阻塞性肺疾病加重[30]或有痴呆症的患者[31]，还是肺动脉高压患者[32]、冠状动脉疾病加重或充血性心力衰竭患者[33-36]，以及围术期需要重症监护的患者[37]。

相比之下，有非分解代谢疾病的患者不会从肥胖或额外的能量支持中获益。例如，Galesanu 研究了参与慢性阻塞性肺疾病康复计划患者中肥胖对其生存的影响[38]。在肺功能得到控制后，之前观察到的肥胖带来的益处消失了。Zafrir 在调查 BMI 对心力衰竭首诊患者（也就是在疾病的早期阶段）的意义时，也发现了类似的结果。在根据患者年龄进行调整后，没有发现肥胖患者的优势[39]。即使是首次罹患器官缺血（如心肌梗死或脑卒中）的患者，肥胖也不会改善其结局或预后，在这几项研究中均未观察到"肥胖悖论"[40-44]。

这些发现综合了不同的医学专科领域对生存和死亡率获益进行的广泛调查研究。择期手术中，外科操作对患者及其代谢状态造成了明显的刺激，急诊手术更是如此。因此，在这些情况下是否存在"肥胖悖论"，以及肥胖是否能为外科手术患者提供生存获益，是特别值得讨论的。

肥胖悖论——肥胖是常规手术后的生存因素吗?

这是一个有趣且吸引人的概念：患有急性分解代谢疾病时，脂肪可能提供潜在的额外能量储备，这可能会降低手术患者的死亡率[45]。Jorgen 及其同事在一项小型研究中观察到，手术患者的基础脂肪分解率加倍，儿茶酚胺的脂肪分解作用增加了 50%。手术创伤对脂肪分解调节的影响是通过离体的脂肪细胞进行研究的，这些细胞取自 12 例择期胆囊切除术且无其他疾病的非肥胖患者，分别在术前和术后 24h 获取。手术后各类因子的作用也增加了约 50%（$P<0.01$），这些因子越过肾上腺素能受体，在环磷酸腺苷系统的早期或后期不同阶段选择性地刺激脂类分解。这些变化没有改变 β-肾上腺素能受体密度，这表明在没有肥胖导致的副作用情况下，具有额外脂肪储备的患者可能比正常体重的患者更能够动员额外的能量，这反过来可能促成了术后的有益结局[46]。

手术应激使循环儿茶酚胺水平升高,导致脂肪细胞中的脂肪分解增加,以满足不断上升的能量需求[47]。然而,儿茶酚胺激活 β 和 α2 受体,这意味着应激的净效应取决于两种受体系统之间的平衡。在正常情况下,β 受体介导的脂肪分解占主导地位[46]。有趣的是,在接受胆囊切除术的患者中,根据放射性配体的结合情况和异丙肾上腺素的敏感性可以确定,β 肾上腺素能受体的功能没有发生变化。与未手术的对照组受试者相比,给予与手术患者相同类型的术后营养时,儿茶酚胺的抗脂解能力也没有发生变化[46]。因此,脂肪细胞中脂肪分解活性的增加似乎是由于中度手术创伤(如胆囊切除术)后改变了环磷酸腺苷系统更远端的修饰步骤,这可能涉及蛋白激酶/激素敏感性脂肪酶复合物。

另一个问题是脂肪组织的分布是否在这个现象中发挥作用。Patel 和 Abate 提出脂肪组织的位置(皮下或内脏)可能是游离脂肪酸流动的主要影响因素。循环中游离脂肪酸水平升高会阻碍骨骼肌摄取葡萄糖,从而导致胰岛素抵抗[48,49]。此外,每生成 1mol ATP,游离脂肪酸氧化消耗的氧气比碳水化合物更多,从而打乱了能量平衡。相比之下,皮下脂肪沉积是降低心血管和糖尿病相关死亡率的独立预测因子,并能够防止葡萄糖代谢受损[50,51]。有趣的是,去除内脏脂肪(如网膜)能够改善口服葡萄糖耐量、胰岛素敏感性和空腹血糖,胰岛素水平可提高 1~2 倍[52]。McLaughlin 及其同事也得到了类似的数据[53],他们发现内脏脂肪组织增加会导致胰岛素抵抗,而皮下脂肪组织增加似乎可以防止胰岛素抵抗。Wang 及其同事[54]提出,内脏和皮下脂肪组织在脂毒性和胰岛素抵抗方面的差异是基于脂肪细胞内被扰乱的脂质扩张和脂质储存。扩张可以通过已有脂肪细胞体积的增加(肥大)或通过募集新的前脂肪细胞进行增生来实现。来自啮齿类动物的数据表明,内脏脂肪扩张主要依靠脂肪细胞肥大,而皮下脂肪扩张则依靠脂肪细胞增生。这种差异非常重要,因为增生会导致脂肪细胞变小,这些细胞对胰岛素更敏感,并具有更强的脂质储存能力[54]。有趣的是,初步数据表明,脂肪分布可能由雌激素的表达决定,雌激素通过增加脂肪干细胞来诱导脂肪细胞向皮下增生[55]。从血供来看,与内脏脂肪相比,皮下脂肪组织毛细血管密度更高,血管生成更多[56],这可以防止脂肪扩张过程中的组织缺氧,以及改变后续由缺氧导致的脂肪表达因子活化、促炎巨噬细胞募集和胰岛素抵抗。

雌激素不仅影响脂肪组织的分布和质量,还通过选择性神经调节影响脂肪组织的代谢活动,这种调节会导致"褐变",即线粒体数量增加导致对光的反射增强而使细胞呈现棕色[55]。由于线粒体数量增加,棕色脂肪组织的代谢更加活跃。这些观察结果很重要,因为哺乳期女性的脂肪组织会在皮下区域积累作为能量储备,为哺乳所需的脂肪组织动员做准备。因此,可以推测这些机制能够为手术患者及围术期应激水平升高的患者提供额外能量。因此,在未来的研究中可能会通过测量皮下脂肪库的活跃度来预测患者应对手术应激的能力。对脂肪细胞的经典观点已经扩展到它在糖脂代谢中的重要作用,它能够释放生物活性前肽(如脂肪因子和肌源性因子)[57],并调节与肥胖相关的心血管危险因素[58]。然而在这个问题上,目前尚不清楚不同的脂肪组织成分(即棕色或白色脂肪组织、皮下脂肪和内脏脂肪)能够在多大程度上改善术后结局。早期研究调查了围术期通过全胃肠外营养进行过度营养的影响,表明脂肪生成和脂肪分解同时发生[47];然而,来自同一作者的实验证据表明,为手术应激个体提供额外的能量会激活脂肪生成和分解的无效循环,主要涉及棕色脂肪组织,而不是内脏的白色脂肪组织[59]。

目前的研究和观念(如术后加速康复)试图确定术前高碳水化合物为主的热量摄入结合适当的围术期疼痛管理是否会改善术后结局。因此,MHO 个体自带的"内源性"能量"包袱"对于围术期应激/分解代谢的恢复可能是必要的。

手术人群中的肥胖悖论

麻醉药物会改变胰岛素敏感性吗?

先前的动物研究表明,挥发性麻醉剂可能会抑制基础胰岛素分泌及葡萄糖刺激的胰岛素分泌,增加围术期胰岛素抵抗[60]。这些变化是剂量依赖性的且完全可逆,但仍无法确定其是否会影响患者的术后结局。Yasuda 及其同事利用高胰岛素-正葡萄糖钳夹技术,研究了丙泊酚麻醉大鼠的胰岛素敏感性、胰岛素刺激的葡萄糖摄取和肝葡萄糖输出[61]。与清醒大鼠相比,丙泊酚降低了骨骼肌和心脏中胰岛素刺激的葡萄糖摄取，但没有降低肝脏或脂肪组织中的摄取，这表明在全身麻醉期间脂肪组织可能不受丙泊酚的影响。有趣的是，麻醉动物的肝葡萄糖输出显著增加，这表明丙泊酚麻醉会诱发系统性胰岛素抵抗。

代谢健康型肥胖患者的手术结局

减重手术的标准基于体重、BMI 和患有代谢综合征进行判断。对于代谢健康型患者没有进行减重手术的具体标准。随着脂肪量的增加和体脂百分比的升高，许多医师建议患者进行减重手术。关于减重和非减重手术患者预后和结局，以及在不同代谢特征患者中的差异，目前已经有了新的研究数据。MHO 患者的颈围较小，空腹血糖较低，胰岛素和甘油三酯水平较低，高密度脂蛋白水平较高[62]。对 710 例代谢健康型患者的回顾性分析显示，约 150 例患者没有高血压或糖尿病。然而，这些患者中几乎 89%出现了肝脂肪变性，20%出现了肝纤维化，7%出现了非酒精性脂肪性肝炎。这与 MHO 真正的代谢健康概念相悖。目前认为减重手术是实现有效的体重降低和代谢改变，从而治愈 2 型糖尿病和其他合并症的最佳选择之一[3,4]。推荐 BMI≥40kg/m^2 的成年人，以及 BMI 达到 35kg/m^2 且并存其他疾病的成年人进行减重手术[18]。目前认为这是治疗病态肥胖及其相关代谢异常和睡眠呼吸障碍的最有效方法。减重手术还可以改善非酒精性脂肪性肝病的组织学和生化参数，如胰岛素抵抗、葡萄糖代谢改变、高血压、血浆游离脂肪酸、转氨酶，以及脂肪性肝炎和肝纤维化[63]。减重手术能有效缩小严重肥胖患者的颈部和腰围，增加最大通气压力，改善睡眠结构，并减少阻塞性睡眠呼吸暂停[64]。

Pelascini 等的回顾性研究分析了 MHO 和代谢异常型肥胖（MUHO）患者胃旁路手术的结局，以探讨肥胖表型是否会影响减重手术的结局。他们的目标是确定是否可以根据肥胖者的代谢健康表型对其进行分层[65]，从而进行手术管理。MHO 患者通常是有减重手术史的女性患者。MHO 组最常见的代谢紊乱是低水平炎症。研究发现，与 MUHO 患者相比，MHO 患者的血糖水平和 HOMA-IR 有所改善。Roux-en-Y 手术减重对代谢综合征所涵盖的代谢改变具有有益影响，但是这种影响在 MHO 组更明显，甚至持续到术后 24个月。作者认为，这两种表型只是疾病发展的不同阶段。

在欧洲白人和亚洲人群中观察到了种族差异，表明后者在相同 BMI 下具有更高的代谢风险，体脂和中心脂肪更高，空腹血糖更高，高密度脂蛋白水平更低[66-68]。

需要进行非减重手术的肥胖相关疾病越来越多[69,70]。虽然体重增加与心脏风险增加相关，但预计会导致更高的围术期并发症发生率。一些研究表明，住院时间、术后手术部位感染和再次手术增加[4]。尽管如此，在外科手术肥胖人群中，无论是心脏手术[34,49,71-74]还是非心脏手术[42,75-81]，以及在不同种族人群[82,83]中，都观察到生存获益的矛盾现象。因此，尽管较高的脂肪含量显示出生存优势，但在调整瘦组织体重后，这种优势就消失了，这表明非脂肪组织在赋予更高的生存率方面起着主要作用[84]。

心脏和肾脏疾病中的肥胖悖论

在成人心脏中，产生 ATP 的主要途径是脂肪酸氧化，而在应激或损伤时，如运动或缺血，葡萄糖的相对贡献会增加[85-86]。事实上，在病理条件下，心脏表现出不同代谢途径的严重功能障碍，如三羧酸循环和 β-氧化[87,88]。Benedetto 等对接受冠状动脉旁路移植术（CABG）的患者进行回顾性分析，发现肥胖和严重肥胖患者的长期生存率比正常体重患者更低，这表明血管健康状况不佳的冠状动脉疾病患者不存在肥胖悖论[73]。这些数据与 Davenport 的观察结果形成鲜明对比，即如果接受血管手术的患者的 BMI 为 25~30kg/m^2，即使与正常体重的对照患者相比，他们的 30 天死亡率也较低[89]。此外，Takagi 的数据表明，超重而非肥胖与 CABG 手术后中长期死亡率降低 10%相关[90]。

为什么在这几项研究之间会有这些类型的差异？Lopez-Delgado 等人最近的观察表明，超重患者的 1 年生存率比正常患者高。在一项前瞻性研究中，根据 BMI 将 2499 例患者分为 4 组。尽管 BMI 较高的患者出现了较差的氧合情况，围术期心肌梗死的风险也较高，但没有发现体重指数组之间的院内死亡率有任何差异，因此，此研究质疑肥胖是否能保护接受心脏手术的患者[91]。Ho 及其同事得出了类似的结果，他们没有发现 BMI 较高的患者有任何生存优势[92]。然而，Ho 在澳大利亚的小组描述了 BMI 和新发心房颤动之间的强相关性，BMI 是仅次于年龄的第二重要预测因素[93]。相比之下，Johnson 及其同事发现，在 78 762 例首次接受 CABG 或 CABG/主动脉瓣置换术的患者中，与正常体重、体重不足和病态肥胖患者相比，超重和肥胖患者的死亡率和围术期不良结局的发生率较低[74]。为了解释他们的发现，该研究认为营养不良或恶病质的患者年龄较大，合并症的患病率较高[18,93,94]，BMI 较高的患者似乎更早得到治疗[95,96]。

结论

关于轻度肥胖对围术期的结局有好处，目前的数据还不确定。一些研究表明，可能存在肥胖悖论，即轻度肥胖患者在术后比体重指数正常或"降低"的患者有更好的结果。然而，对有分解代谢紊乱的患者群体进行研究，结果发现所取得积极结果可能无法支持具有正常代谢特征的正常患者群体。事实上，目前对于术前提供高热量摄入的术后加速康复（ERAS）概念提出了一个问题，即"内源性"能量储备是否有必要提供一个有益的结果偏倚。麻醉医师也没有用即时护理检测设备测量代谢情况的好方法，因此，认为肥胖在围术期医学中提供的任何优势可能弊大于利，众所周知，肥胖患者的合并症增加会导致并发症的发生率增加，从而造成一定的伤害。尽管肥胖悖论似乎是一个有吸引力的概念，但它在现代围术期医学中的应用仍然值得怀疑。

（任玉坤　曹磊　译　杨贵英　审）

参考文献

1. Myles PS, et al. The safety of addition of nitrous oxide to general anaesthesia in at-risk patients having major non-cardiac surgery (ENIGMA-II): a randomised, single-blind trial. Lancet. 2014;**384**(9952):1446–54.
2. Devereaux PJ, et al. Clonidine in patients undergoing noncardiac surgery. N Engl J Med. 2014;**370**(16):1504–13.
3. Devereaux PJ, et al. Aspirin in patients undergoing noncardiac surgery. N Engl J Med. 2014;**370**(16):1494–503.
4. Sood A, et al. The effect of body mass index on perioperative outcomes after major surgery: Results from the National Surgical Quality Improvement Program (ACS-NSQIP) 2005-2011. World J Surg. 2015;**39**(10): 2376–85.
5. Ogden CL, et al. Prevalence of obesity in the United States, 2009-2010. NCHS Data Brief. 2012;**82**:1–8.
6. Wallenius V, et al. Interleukin-6-deficient mice develop mature-onset obesity. Nat Med. 2002;**8**(1):75–79.
7. Janssen I, Katzmarzyk PT, Ross R. Waist circumference and not body mass index explains obesity-related health risk. Am J Clin Nutr. 2004;**79**(3):379–84.
8. Ni Y, et al. Circulating unsaturated fatty acids delineate the metabolic status of obese individuals. EBioMedicine. 2015;**2**(10):1513–22.
9. De Lorenzo A, et al. New obesity classification criteria as a tool for bariatric surgery indication. World J Gastroenterol. 2016;**22**(2):681–703.
10. Ruderman NB, Schneider SH, Berchtold P. The 'metabolically-obese,' normal-weight individual. Am J Clin Nutr. 1981;**34**(8):1617–21.
11. Ruderman NB, et al. The metabolically obese, normal-weight individual revisited. Diabetes. 1998;**47**(5):699–713.
12. Bervoets L. Massa G. Classification and clinical characterization of metabolically 'healthy' obese children and adolescents. J Pediatr Endocrinol Metab. 2016;**29**(5):553–60.
13. Unger RH, Scherer PE. Gluttony, sloth and the metabolic syndrome: a roadmap to lipotoxicity. Trends Endocrinol Metab. 2010;**21**(6):345–52.
14. Rayner JJ, Neubauer S, Rider OJ. The paradox of obesity cardiomyopathy and the potential for weight loss as a therapy. Obes Rev. 2015;**16**(8):679–90.
15. Karelis AD, et al. Clinical markers for the identification of metabolically healthy but obese individuals. Diabetes Obes Metab. 2004;**6**(6):456–57.
16. Stefan N, et al. Identification and characterization of metabolically benign obesity in humans. Arch Intern Med. 2008;**168**(15):1609–16.
17. Stefan N, et al. Metabolically healthy obesity: epidemiology, mechanisms, and clinical implications. Lancet Diabetes Endocrinol. 2013;**1**(2):152–62.
18. Ortega FB, et al. The intriguing metabolically healthy but obese phenotype: cardiovascular prognosis and role of fitness. Eur Heart J. 2013;**34**(5):389–97.
19. Garg A. Regional adiposity and insulin resistance. J Clin Endocrinol Metab. 2004;**89**(9): 4206–10.
20. Bluher M. Are metabolically healthy obese individuals really healthy? Eur J Endocrinol. 2014;**171**(6):209–19.
21. Guo F. Garvey WT. Cardiometabolic disease risk in metabolically healthy and unhealthy obesity: Stability of metabolic health status in adults. Obesity. 2016;**24**(2):516–25.
22. Romero-Corral A, et al. Normal weight obesity: a risk factor for cardiometabolic dysregulation and cardiovascular mortality. Eur Heart J. 2010;**31**(6):737–46.
23. Main ML, Rao SC, O'Keefe JH. Trends in obesity and extreme obesity among US adults. JAMA. 2010;**303**(17):1695–96.
24. Morkedal B, et al. Risk of myocardial infarction and heart failure among metabolically healthy but obese individuals: HUNT (Nord-Trondelag Health Study) Norway. J Am Coll Cardiol. 2014;**63**(11):1071–78.
25. Prado CM, Gonzalez MC, Heymsfield SB. Body composition phenotypes and obesity paradox. Curr Opin Clin Nutr Metab Care. 2015;**18**(6):535–51.
26. Despres JP. Obesity and cardiovascular disease: weight loss is not the only target. Can J Cardiol. 2015;**31**(2):216–22.
27. Banack HR, Kaufman JS. Does selection bias explain the obesity paradox among individuals with cardiovascular disease? Ann Epidemiol. 2015;**25**(5):342–49.
28. Lee JS, et al. Obesity can benefit survival-a 9-year prospective study in 1614 Chinese nursing home residents. J Am Med Dir Assoc. 2014;**15**(5):342–48.
29. Perna S, et al. Association between muscle mass and adipo-metabolic profile: a cross-sectional study in older subjects. Clin Interv Aging. 2015;**10**:499–504.
30. Yamauchi Y, et al. Paradoxical association between body mass

index and in-hospital mortality in elderly patients with chronic obstructive pulmonary disease in Japan. Int J Chron Obstruct Pulmon Dis. 2014;**9**:1337–46.
31. Garcia-Ptacek S, et al. Body-mass index and mortality in incident dementia: a cohort study on 11,398 patients from SveDem, the Swedish Dementia Registry. J Am Med Dir Assoc. 2014;**15**(6):447.
32. Hu EC, et al. Survival advantages of excess body mass index in patients with idiopathic pulmonary arterial hypertension. Acta Cardiol. 2014;**69**(6):673–78.
33. Khalid U, et al. Pre-morbid body mass index and mortality after incident heart failure: the ARIC Study. J Am Coll Cardiol. 2014;**64**(25):2743–49.
34. Konigstein M, et al. The obesity paradox in patients undergoing transcatheter aortic valve implantation. Clin Cardiol. 2015;**38**(2):76–81.
35. Littnerova S, et al. Positive influence of being overweight/obese on long term survival in patients hospitalised due to acute heart failure. **PLoS One.** 2015;**10**(2): e0117142.
36. Wang J, et al. Obesity paradox in patients with atrial fibrillation and heart failure. Int J Cardiol. 2014;**176**(3):1356–58.
37. Utzolino S, et al. The obesity paradox in surgical intensive care patients with peritonitis. J Crit Care. 2014;**29**(5):887.
38. Galesanu RG, et al. Obesity in chronic obstructive pulmonary disease: is fatter really better? Can Respir J. 2014;**21**(5):297–301.
39. Zafrir B, et al. Comparison of body mass index and body surface area as outcome predictors in patients with systolic heart failure. Cardiol J. 2015;**22**(4):375–81.
40. Witassek F, et al. Impact of body mass index on mortality in Swiss hospital patients with ST-elevation myocardial infarction: does an obesity paradox exist? Swiss Med Wkly. 2014;144:w13986.
41. Wohlfahrt P, et al. The obesity paradox and survivors of ischemic stroke. J Stroke Cerebrovasc Dis. 2015;**24**(6):1443–50.
42. Tawk RG, et al. Influence of body mass index and age on functional outcomes in patients with subarachnoid hemorrhage. Neurosurgery. 2015;**76**(2):136–41.
43. Kim Y, et al. Obesity-stroke paradox and initial neurological severity. J Neurol Neurosurg Psychiatry. 2015;**86**(7):743–47.
44. Dehlendorff C, Andersen KK, Olsen TS. Body mass index and death by stroke: no obesity paradox. JAMA Neurol. 2014;**71**(8):978–84.
45. Clark DO, et al. Obesity and 10-year mortality in very old African Americans and Yoruba-Nigerians: exploring the obesity paradox. J Gerontol A Biol Sci Med Sci. 2014;**69**(9):1162–69.
46. Jorgen N, et al. Catecholamine regulation of adipocyte lipolysis after surgery. Surgery. 1991;**109**(4):488–96.
47. Nordenström J, et al. Free fatty acid mobilization and oxidation during total parenteral nutrition in trauma and infection. Ann Surg. 1983;**198**(6):725–35.
48. McNulty PH, et al. Cardiovascular implications of insulin resistance and non-insulin-dependent diabetes mellitus. J Cardiothorac Vasc Anesth. 2001;**15**(6):768–77.
49. Patel P, Abate N. Body fat distribution and insulin resistance. Nutrients. 2013;**5**(6):2019–27.
50. Van Pelt RE, et al. Contributions of total and regional fat mass to risk for cardiovascular disease in older women. Am J Physiol Endocrinol Metab. 2002;**282**(5):1023–28.
51. Tanko LB, et al. Central and peripheral fat mass have contrasting effect on the progression of aortic calcification in postmenopausal women. Eur Heart J. 2003;**24**(16):1531–37.
52. Thorne A, et al. A pilot study of long-term effects of a novel obesity treatment: omentectomy in connection with adjustable gastric banding. Int J Obes Relat Metab Disord. 2002;**26**(2):193–99.
53. McLaughlin T, et al. Preferential fat deposition in subcutaneous versus visceral depots is associated with insulin sensitivity. J Clin Endocrinol Metab. 2011;**96**(11):1756–60.
54. Wang QA, et al. Tracking adipogenesis during white adipose tissue development, expansion and regeneration. Nat Med. 2013;**19**(10):1338–44.
55. Palmer BF, Clegg DJ. The sexual dimorphism of obesity. Mol Cell Endocrinol. 2015;**402**:113–19.
56. Gealekman O, et al. Depot-specific differences and insufficient subcutaneous adipose tissue angiogenesis in human obesity. Circulation. 2011;**123**(2):186–94.
57. Hajer GR, van Haeften TW, Visseren FL. Adipose tissue dysfunction in obesity, diabetes, and vascular diseases. Eur Heart J. 2008;**29**(24):2959–71.
58. Shah A, Mehta N, Reilly MP. Adipose inflammation, insulin resistance, and cardiovascular disease. J Parenter Enteral Nutr. 2008;**32**(6):638–44.
59. Felländer G, et al. Lipolysis during abdominal surgery. J Clin Endocrinol Metab. 1994;**78**(1):150–55.
60. Saho S, et al. The effects of sevoflurane anesthesia on insulin secretion and glucose metabolism in pigs. Anesth Analg. 1997;**84**(6):1359–65.
61. Yasuda Y, et al. Anesthesia with propofol induces insulin resistance systemically in skeletal and cardiac muscles and liver of rats. Biochem Biophys Res Commun. 2013;**431**(1):81–85.
62. Bachmayer C, et al. Healthy obese and post bariatric patients—metabolic and vascular patterns. Exp Clin Endocrinol Diabetes. 2013;**121**(8):483–87.
63. Aguilar-Olivos NE, et al. The role of bariatric surgery in the management of nonalcoholic fatty liver disease and metabolic syndrome. Metabolism. 2016;**65**(8):1196–207.
64. Aguiar IC, et al. Obstructive sleep apnea and pulmonary function in patients with severe obesity before and after bariatric surgery: a randomized clinical trial. Multidiscip Respir Med. 2014;**9**(1):43.
65. Pelascini E, et al. Should we wait for metabolic complications before operating on obese patients? Gastric bypass outcomes in metabolically healthy obese individuals. Surg Obes Relat Dis. 2016;**12**(1):49–56.
66. Consultation, WHOE. Appropriate body-mass index for Asian populations and its implications for policy and intervention strategies. Lancet. 2004;**363**(9403):157–63.
67. Deurenberg P, Deurenberg-Yap M, Guricci S. Asians are different from Caucasians and from each other in their body mass index/body fat per cent relationship. Obes Rev. 2002;**3**(3):141–46.
68. Wang D, et al. Ethnic differences in body composition and obesity related risk factors: study in Chinese and white males living in China. PLoS One. 2011;**6**(5):e19835.
69. Flegal KM, et al. Association of all-cause mortality with overweight and obesity using standard body mass index categories: a systematic review and meta-analysis. JAMA. 2013;**309**(1):71–82.
70. Hawn MT, et al. Impact of obesity on resource utilization for general surgical procedures. Ann Surg. 2005;**241**(5):821–26.
71. Vaduganathan M, et al. Relation of body mass index to late survival after valvular heart surgery. Am J Cardiol. 2012;**110**(11):1667–78.
72. Benedetto U, Danese C, Codispoti M. Obesity paradox in coronary artery bypass grafting: myth or reality? J Thorac Cardiovasc Surg. 2014;**147**(5):1517–23.
73. Gruberg L, et al. Impact of body mass index on the outcome of patients with multivessel disease randomized to either coronary artery bypass grafting or stenting in the ARTS trial: The obesity paradox II? Am J Cardiol. 2005;**95**(4):439–44.
74. Johnson AP, et al. Body mass index, outcomes, and mortality

following cardiac surgery in Ontario, Canada. J Am Heart Assoc. 2015;**4**(7):e002140.

75. Whiting PS, et al. Body mass index predicts perioperative complications following orthopaedic trauma surgery: an ACS-NSQIP analysis. Eur J Trauma Emerg Surg. 2017;**43**(2):255–264.
76. Valentijn TM, et al. Impact of obesity on postoperative and long-term outcomes in a general surgery population: a retrospective cohort study. World J Surg. 2013;**37**(11):2561–68.
77. Valentijn TM, et al. The obesity paradox in the surgical population. Surgeon. 2013;**11**(3):169–76.
78. Platz J, et al. The impact of the body mass index on outcome after subarachnoid hemorrhage: is there an obesity paradox in SAH? A retrospective analysis. Neurosurgery. 2013;**73**(2):201–8.
79. Jackson RS, et al. Class I obesity is paradoxically associated with decreased risk of postoperative stroke after carotid endarterectomy. J Vasc Surg. 2012;**55**(5):1306–12.
80. Mullen JT, Moorman DW, Davenport DL. The obesity paradox: body mass index and outcomes in patients undergoing nonbariatric general surgery. Ann Surg. 2009;**250**(1):166–72.
81. Morgan MA, et al. Prognostic significance of body mass indices for patients undergoing esophagectomy for cancer. Dis Esophagus. 2007;**20**(1):29–35.
82. Aasheim ET, et al. Effect of bariatric surgery on sulphur amino acids and glutamate. Br J Nutr. 2011;**106**(3):432–40.
83. Andrews TG, et al. Cardiac assessment in pediatric mice: strain analysis as a diagnostic measurement. Echocardiography. 2014;**31**(3):375–84.
84. De Schutter A, Lavie CJ, Milani RV. The impact of obesity on risk factors and prevalence and prognosis of coronary heart disease—the obesity paradox. Prog Cardiovasc Dis. 2014;**56**(4):401–8.
85. Wisneski JA, et al. Myocardial metabolism of free fatty acids. Studies with 14C-labeled substrates in humans. J Clin Invest. 1987;**79**(2):359–66.
86. Bing RJ, et al. Metabolism of the human heart. II. Studies on fat, ketone and amino acid metabolism. Am J Med. 1954;**16**(4):504–15.
87. Neubauer S. The failing heart—an engine out of fuel. N Engl J Med. 2007;**356**(11):1140–51.
88. Stanley WC, Recchia FA, Lopaschuk GD. Myocardial substrate metabolism in the normal and failing heart. Physiol Rev. 2005;**85**(3):1093–129.
89. Davenport DL, et al. The influence of body mass index obesity status on vascular surgery 30-day morbidity and mortality. J Vasc Surg. 2009;**49**(1):140–7.
90. Takagi H, Umemoto T, ALICE (All-Literature Investigation of Cardiovascular Evidence) Group. Overweight, but not obesity, paradox on mortality following coronary artery bypass grafting. J Cardiol. 2016;**68**(3):215–21.
91. Lopez-Delgado JC, et al. The influence of body mass index on outcomes in patients undergoing cardiac surgery: does the obesity paradox really exist? PLoS One. 2015;10(3):e0118858.
92. Klattenhoff CA, et al. Braveheart, a long noncoding RNA required for cardiovascular lineage commitment. Cell. 2013;**152**(3):570–83.
93. Janssen I. Heart disease risk among metabolically healthy obese men and metabolically unhealthy lean men. CMAJ. 2005;**172**(10):1315–16.
94. Kramer CK, Zinman B, Retnakaran R. Are metabolically healthy overweight and obesity benign conditions?: A systematic review and meta-analysis. Ann Intern Med. 2013;**159**(11):758–69.
95. Hastie CE, et al. Obesity paradox in a cohort of 4880 consecutive patients undergoing percutaneous coronary intervention. Eur Heart J. 2010;**31**(2):222–26.
96. Diercks DB, et al. The obesity paradox in non-ST-segment elevation acute coronary syndromes: results from the Can Rapid risk stratification of Unstable angina patients Suppress ADverse outcomes with Early implementation of the American College of Cardiology/American Heart Association Guidelines Quality Improvement Initiative. Am Heart J. 2006;**152**(1):140–48.

第 23 章

病态肥胖患者的神经阻滞

Ammar Mahmoud, Mansoor M. Aman, Fahad Aman

引言

与超重或肥胖相比，病态肥胖的发病率呈指数增长[1,2]。在临床上，通常使用 BMI 量化分类体重。它是对人体脂肪含量进行精确测量的替代工具。过多的脂肪组织与心血管疾病、糖尿病、癌症和过早退行性关节疾病的风险增加有关[3-6]。当这些患者需要进行手术时，需要认识到他们与非肥胖患者的生理差异。病态肥胖患者解剖性气道阻塞、耗氧量增加和 FRC 降低的趋势增加。这些因素可能导致他们迅速出现低氧血症。常用的抗焦虑药和阿片类药物的协同作用会加重呼吸抑制[7,8]。包括区域麻醉技术在内的多模式镇痛的应用，在优化疼痛控制的同时有助于最大限度地减少阿片类药物和苯二氮䓬类药物的不良影响[9,10]。本章将回顾有关病态肥胖症患者的区域麻醉，以及用于手术麻醉或术后疼痛控制的各种上、下肢阻滞的特殊思考。

肥胖患者进行区域麻醉的特殊考虑

在开始任何区域麻醉之前，必须按照 ASA 的监测指南进行标准化检测，包括血氧饱和度、循环和心率监测。应随时准备好急救设备和抢救药物，以应对任何可预期的潜在并发症。建议使用安全核查表或暂停表，核查内容至少应包括将要进行哪种区域麻醉、手术部位和手术过程[11]。成功的区域阻滞可用作唯一的手术麻醉方式，也可以联合使用全麻药或镇静药。是否给予镇静药来保证患者的舒适度应根据患者对手术的预期耐受性、患者的合并症和医生的经验来决定。

区域麻醉的基础

局麻药的剂量应以标准化的体重为基础。对于需要大剂量局麻药的阻滞，如髂筋膜阻滞（FICB），可将最大剂量局麻药与生理盐水混合稀释以达到所需的容量。操作时应采用多种技术（包括超声引导、频繁的负压抽吸、添加血管内标记物和间断性给药等方式）最大限度地降低局麻药误入血管的风险[12]。如果发生血管内给药，出现的症状可能不易察觉，包括口周麻木和耳鸣，癫痫样活动，心电变化和心血管衰竭等[13]。如果不及时发现和治疗局麻药的全身毒性反应会产生灾难性后果。除了可用的急救设备及基本和高级心脏生命支持的知识之外，在使用大剂量局部麻醉药时，麻醉小组应随时备有脂肪乳剂。局部麻醉药全身毒性的详细处理可参考美国区域麻醉和疼痛医学学会提供的一份关于局麻药中毒管理的深入实践建议和清单[14,15]。

在开始任何神经阻滞之前，都应该用消毒液（如氯己定或聚维酮碘）对操作部位进行消毒，以最大限度地降低感染风险。任何存在于皮肤上的感染都是进行周围神经阻滞的绝对禁忌证，因为理论上针头可能会将感染转移到更深的组织中[16]。如果有术后筋膜室综合征可能或创伤程度未知时，建议谨慎操作。在这种情况下，通过与外科团队进行术前沟通来解决这些问题是必要的。

周围神经阻滞后的神经损伤虽不常见，但也可能发生[17]。幸运的是，这种严重的并发症通常是短暂的，预计会在几周到几个月恢复[18]。然而，也有报道称，周围神经阻滞后会出现永久性神经病变。可能的机制包括穿刺针引起的机械损伤、局部麻醉药的神经内注射、高注射压力和血管收缩性辅剂的使用[19]、患者本身的风险因素(包括既往神经损伤史和已存在的周围神经病变)[20]。综合评估此类损伤是必要的,不应局限于神经阻滞的操作细节。还应考虑其他因素,如术中患者的体位、长时间使用止血带、外科医生术中是否对神经进行了长时间操作或术后石膏造成的神经压迫[20]。

可以利用周围神经电刺激来提高安全性,同时也可确保目标神经的定位。将阻滞针连接到神经电刺激仪,并在肢体上放置一个电极片以完成回路。当针尖向目标神经进针时,施加 0.8~1mA 的“寻找”电流,直到记录到所需神经支配肌肉的抽动。当针尖处于合适的注射位置时,电流慢慢降低到 0.2~0.4mA,抽动应消失。如果在这么低的电流下抽动仍然存在,那么针尖很可能位于神经内,有神经麻痹/损伤的风险。此时应退针直到抽动消失,然后注入局麻药。

最后,在进行任何区域麻醉之前,应评估特定的风险。例如,有严重肺部损害性疾病的患者进行肩部手术时,可能无法耐受膈神经阻滞导致的横膈肌麻痹。下文将讨论上肢和下肢阻滞的个体风险因素。

上肢

有效的上肢麻醉/镇痛需要对臂丛神经的解剖结构有一个全面的了解。此外,熟练使用所尝试的阻滞技术(神经电刺激仪、超声或联合使用)对于确保阻滞成功至关重要。最后,应考虑不同组织间脂肪堆积的个体差异,它们可能会使重要标志的识别更加困难[21]。

臂丛神经支配上肢感觉和运动。C5/T1 的神经根穿出椎间孔,之后会聚形成干、股、束和终末神经。上肢麻醉可以通过在臂神经丛的任何一点注入局麻药来完成(表 23.1)。除了单次神经阻滞外,还可以经皮放置导管术中重复给药以延长神经阻滞的效果,并为术后镇痛提供途径。上肢阻滞主要有 4 种:肌间沟阻滞、锁骨上阻滞、锁骨下阻滞和腋路阻滞。

表 23.1　上肢阻滞

神经阻滞	位置
肌间沟	根/干
锁骨上	股
锁骨下	束
腋路	终末神经

肌间沟臂丛神经阻滞

肌间沟臂丛神经阻滞的适应证包括肩部和手臂近段手术。患者置于半坐卧位,即仰卧在床上、床头抬高 30°~45°。头部转向非手术侧。传统上,环状软骨(位于 C6 水平)被用作超声探头放置和进针的体表标记。如果识别环状软骨有困难,可将超声探头放置在更偏向尾侧的位置(锁骨上阻滞水平),并向头侧移动对获得前斜角肌和中斜角肌之间的 C5/C6 神经根的图像。在直视下,阻滞针通过中斜角肌由外向内进针,通过中段锁骨向目标神经的神经根进针,并在目标神经根注入局麻药(图 23.1)。

阻滞的成功可能伴随着令人担忧的并发症,即同侧的膈肌瘫痪,这是由相关膈神经麻痹造成的。这对于有潜在 OSA 的病态肥胖患者群体尤为重要,因为随之而来的呼吸困难、高碳酸血症和低氧血症的概率会增加。与超声引导的肌间沟臂丛神经阻滞相比,神经电刺激技术与较高的膈肌麻痹发生率相关[22]。为了降低膈神经麻痹的发生率,已经进行了大量的研究。虽然已经证明注入麻醉药的总量与膈神经麻痹的程度之间存在直接关系,但事实上即使低至 5mL 的局麻药也可以引起膈神经麻痹[23]。因此,了解膈神经与 C5 神经根的解剖关系及它继续向尾部移动的路径是至关重要的。在超声引导下,可以确定膈神

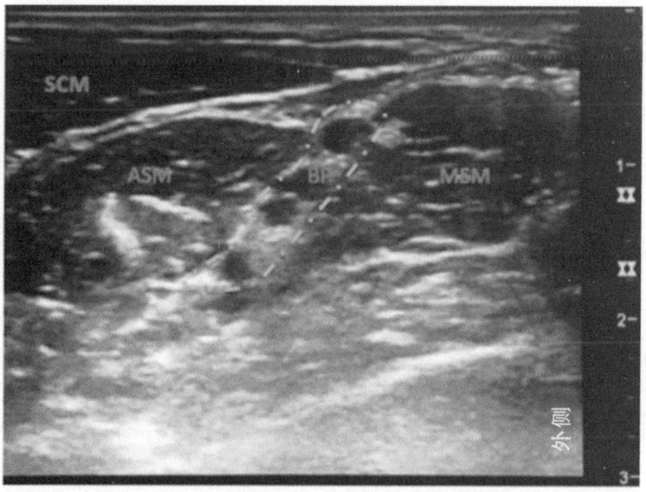

图 23.1　肌间沟臂丛(BP)的位置在中斜角肌(MSM)和前斜角肌(ASM)之间。胸锁乳突肌(SCM)覆盖在前斜角肌上。可以看到胸锁乳突肌(SCM)覆盖在前斜角肌上。

经位于环状软骨水平的臂丛神经2mm范围内，每向尾侧移动1cm，间隔就增加3mm[24]。考虑到这一点，一种改良的肌间沟臂丛神经阻滞方法被提了出来，称为上主干阻滞。这种方法是追踪C5/C6神经根，然后向尾侧移动，直到其汇合形成上主干，在上主干的外侧、肩胛上神经分支的近端注入局麻药[25]。

除了单次注射技术外，当预计会出现严重疼痛和术后需要阿片类药物治疗时(开放式肩袖修复、非肩关节镜检查)，应考虑连续性导管输注。理论上，与沿着臂丛远端放置的导管相反，导管放置在神经根/干的水平上需要更少的量来实现相当的镇痛效果。此外，导管输注可以改善疼痛，减少阿片类药物的消耗，缩短麻醉恢复室停留时间，并提高患者满意度[26]。在术后早期，减少阿片类药物的消耗具有显著的益处，因为阿片类药物的呼吸抑制作用可能会与残留麻醉药物的作用叠加。有趣的是，放置导管不会明显延长膈肌麻痹，并显示出对肺部几乎没有影响[27]。

锁骨上臂丛神经阻滞

锁骨上臂丛神经阻滞通常被称为“上肢的脊髓麻醉”，成功的锁骨上臂丛神经阻滞(SCB)能够持续提供强效可靠的上肢手术麻醉。它适用于肩关节远端的上肢手术。患者置于半坐卧位，头部转向非手术侧，同侧肩部向下移。超声探头平行于锁骨，放置在锁骨中点上方。在识别胸膜顶之后，将探头向位于锁骨下动脉浅层和外侧的臂丛神经移动。如果识别胸膜有困难，观察胸膜随呼吸的移动有助于区分胸膜与周围其他结构。调整图像深度，可以识别锁骨上阻滞的4个关键组成部分(臂丛神经、锁骨下动脉、第1肋骨和胸膜)。

在直视下，由外向内进针，目标是到达第1肋骨和锁骨下动脉之间形成的“角袋”。在该位置注入局麻药，利用锁骨下动脉对第1肋骨的搏动将局麻药扩散到更浅的神经丛。为了安全到达该位置，有必要识别第1肋骨位于锁骨下动脉下方的超声图像，从而保护下层的胸膜(图23.2)。如果第1肋骨没有位于锁骨下动脉下方，胸膜就不再受到保护，增加了该部位胸膜意外损伤的可能性。

在超声引导下区域麻醉出现之前，与锁骨上阻滞相关的最令人担忧的并发症是同侧医源性气胸。当时报道的发病率为0.2%~6.1%[28]。更令人震惊的是，在阻滞成功后数天内发生的“延迟性气胸”报道[29]。由于这些原因，当时的麻醉医师在病态肥胖人群中都尽量

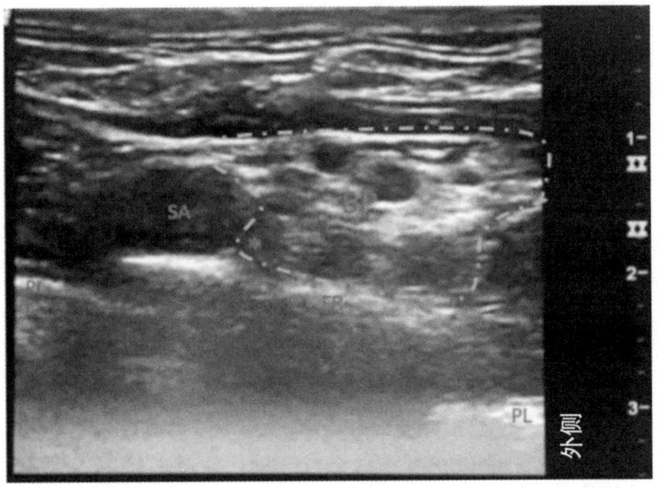

图23.2　锁骨上臂丛(BP)位于锁骨下动脉(SA)表层和外侧。在第1肋骨(FR)的外侧和内侧，可以看到较深的胸膜(PL)。中斜角肌(MSM)。* 表示FR和SA之间的“角袋”。

避免使用这种阻滞方式，以保护肺功能。

在超声引导下的区域麻醉时代，麻醉医师重新对锁骨上阻滞产生兴趣。锁骨上阻滞已被再次证明是一种可以安全进行有效的阻滞。超声引导下锁骨上阻滞引起医源性气胸的发生率已被广泛研究。大型观察性研究报道气胸发病率为0~0.06%[30,31]。

尽管超声引导显著降低了气胸的风险，但病态肥胖患者的锁骨上阻滞在技术上仍然具有挑战性，需要特别考虑。已经发现肥胖会增加锁骨上阻滞的难度并降低成功率[31]。其中的原因是为了观察更深层的结构，必须增加超声图像的深度，从而产生低质量的超声图像。这使得识别关键结构和整个阻滞针更具挑战性，潜在地解释了难度增加和成功率下降的原因。有趣的是，病态肥胖患者在阻滞后急性并发症发生率没有差异[31]。

锁骨下臂丛神经阻滞

锁骨下臂丛神经阻滞(ICB)的适应证与锁骨上臂丛神经阻滞相似，即肩关节远端的上肢手术。锁骨下阻滞是在胸肌深处环绕腋动脉的臂丛神经束的水平上进行的。患者置于半坐卧位，头部转向非手术侧。同侧手臂轻微外展30°。这种轻微的外展(30°)使底层神经丛在向前壁伸展时移动到更浅的位置。更大的外展(110°)已被证明可以降低操作相关气胸的发生率[32]。超声探头放置在锁骨下方喙突内侧的矢状位方向。建议肥胖患者使用凸面的低频超声探头，因其能提供宽

阔的视野和对深层结构可视化[33]。阻滞针向着头侧超声探头进针，朝向围绕腋动脉周围的臂丛神经束（外侧、后部和内侧）（图 23.3）。

即使在体重指数正常的患者中，锁骨下阻滞也是一个相对较深的阻滞，目标束 3~5cm 深。在病态肥胖患者中，由于增加了皮下组织，对这些结构的识别在技术上会变得具有挑战性。简单地识别腋动脉并通过假定神经束的位置来进行这种阻滞是无效的，更重要的是，这是很危险的。此外，当进行锁骨下阻滞时，当阻滞针横穿胸肌时，患者的不适感是常见问题。这种不适通常可以通过术前麻醉用药来克服。术前用药采用滴注方式是合理的，因为病态肥胖患者更容易受到不良反应的影响，主要是呼吸抑制。考虑到这一点，如果对病态肥胖患者安全地进行锁骨下阻滞是困难的，麻醉医师应该用另一个不同位置的上肢阻滞来代替锁骨下阻滞。

由于位置较深，锁骨下阻滞的位置是整个臂丛神经置管的最佳位置。由胸肌提供的支撑结构可以最大限度地减少导管的移位和脱落。与锁骨上导管相比，锁骨下导管在上肢手术的术后镇痛效果更好[34]。

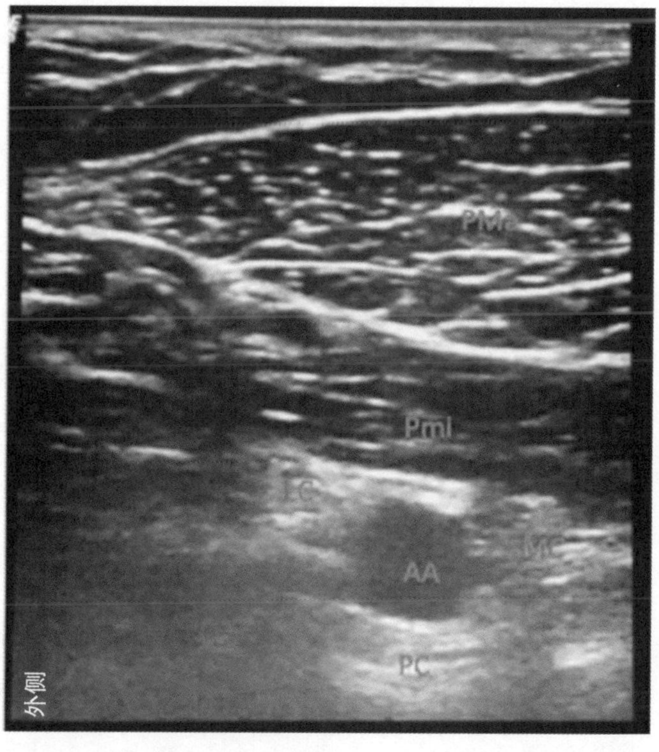

图 23.3　锁骨下阻滞，可见腋动脉（AA）与周围的臂丛神经束：外侧束（LC）、后束（PC）和内侧束（MC）。表面可以看到胸小肌（Pmi）和胸大肌（PMa）。

腋路臂丛神经阻滞

腋路臂丛神经阻滞（AB）的适应证包括肘关节远端的上肢手术。腋路阻滞是在臂丛神经终末分支水平进行的。虽然单次注射可能就足够了，但更常见的是，需要多次注射阻滞所有终末分支（桡神经、尺神经、正中神经和肌皮神经）以提供完整的上肢阻滞。

患者置于半坐卧位，头部转向非手术侧。同侧手臂外展（90°）肘部弯曲。超声探头垂直于胸大肌的肱骨附着点下层神经走向放置。在这个位置可以很容易识别腋动脉。4 个终末分支中的 3 个围绕腋动脉。通常情况下，正中神经位于动脉上外侧，尺神经位于动脉的上内侧，桡神经位于动脉的后外侧。臂丛神经的第 4 个终末分支，即肌皮神经，位于肱二头肌和喙肱肌之间的筋膜层中（图 23.4）。通常需要沿着手臂的长轴向远端扫描以清楚地识别该神经。在远端识别之后，在近端重新扫描神经路径，可以用单个注射点进行阻滞。在直视下，阻滞针由头侧向目标终末分支进针，因为它们围绕腋动脉。

在肥胖人群中，与腋动脉相关的神经位置可能存在相当大的个体解剖学变异。在超声引导下的阻滞出现之前，对肥胖患者进行腋路阻滞需要多个注射点，并且与失败率增加、更大的直接并发症和总体患者不满意度相关[35]。超声出现以后，探究超声下肥胖相关的变化的研究出现了。在肥胖患者中，腋动脉和桡神经的位置更深。正中神经和尺神经与腋动脉之间的距离与非肥胖患者相似。此外，肌皮神经离腋动脉更远，这表明肥胖患者可能需要更长的阻滞针[36]。这些变化有助于解释肥胖患者在超声引导出现前腋路臂丛神经阻滞效果的问题。

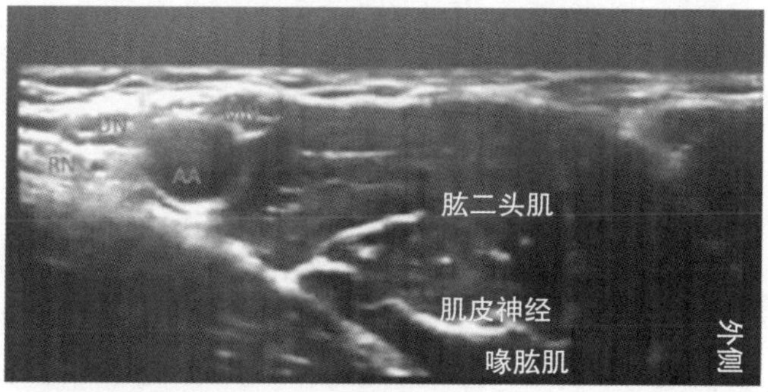

图 23.4　腋窝阻滞显示桡神经（RN）、尺神经（UN）、正中神经（MN）与腋动脉（AA）关系。肌皮神经位于肱二头肌和喙肱肌之间。

腋路阻滞对有潜在肺部疾病、需要上肢麻醉的病态肥胖患者特别有益。由于其位于远端，胸膜完整性和膈神经功能在成功的腋路阻滞后得以维持。此外，在意外穿刺的情况下，还可以直接压迫腋动脉止血。

下肢

肥胖被认为是骨关节炎的一个独立危险因素，因为中轴骨骼的重量负担增加[37]。因此，这些患者通常会接受全髋关节置换术和全膝关节置换术，这与严重的术后疼痛有关。区域麻醉技术旨在减少阿片类药物的消耗并提供足够的镇痛，同时将对功能恢复的影响降至最低。本节将讨论的常见区域阻滞有股神经、髂筋膜、内收肌管和腘窝坐骨神经阻滞方法。

股神经阻滞

股神经阻滞的适应证包括大腿前部手术和膝关节置换术[38]。与硬膜外和口服镇痛药相比，它作为术中区域麻醉和术后疼痛控制是有效的，患者的满意度更高[39,40]。历史上，股神经阻滞和坐骨神经阻滞分别用于覆盖膝关节前内侧和后外侧的镇痛[40,41]。虽然受影响关节得到了广泛覆盖，但股神经阻滞使股四头肌力量降低了80%以上[42]。这种副作用对患者的手术恢复有深远的影响，因其延迟了康复，并增加了跌倒和制动相关并发症的风险。

股神经是腰丛最大的分支，来源于L2~L4神经。它向下走行于腰大肌和髂肌之间，穿过腰大肌，然后穿过腹股沟韧带下方。在腹股沟韧带以下，股神经位于股动脉的外侧和深处(图23.5)。股神经发出许多运动支和感觉分支。前皮支产生中间皮支、内侧皮支和肌肉分支到股四头肌。后支提供支配股四头肌、髋关节和膝关节的分支，止于隐神经。充分的阻滞会导致大腿前部、股骨和膝关节的重要部分及膝关节以下的下肢内侧皮肤和肌肉麻痹。

阻滞针的进针位置应该在股骨皱褶的水平，腹股沟韧带下方几厘米，股动脉搏动的外侧。在肥胖的患者中，推开多余的腹部脂肪组织，因其会使触摸股动脉搏动变得困难，并掩盖针尖的穿刺点。虽然可以接受仅用超声引导进行神经阻滞，但也可以同时使用周围神经电刺激仪。当使用刺激仪时，应该注意缝匠肌的分支起源于股神经的前内侧。缝匠肌抽动可能是刺激该分支而引出，而并非一定是股神经。应将针尖转

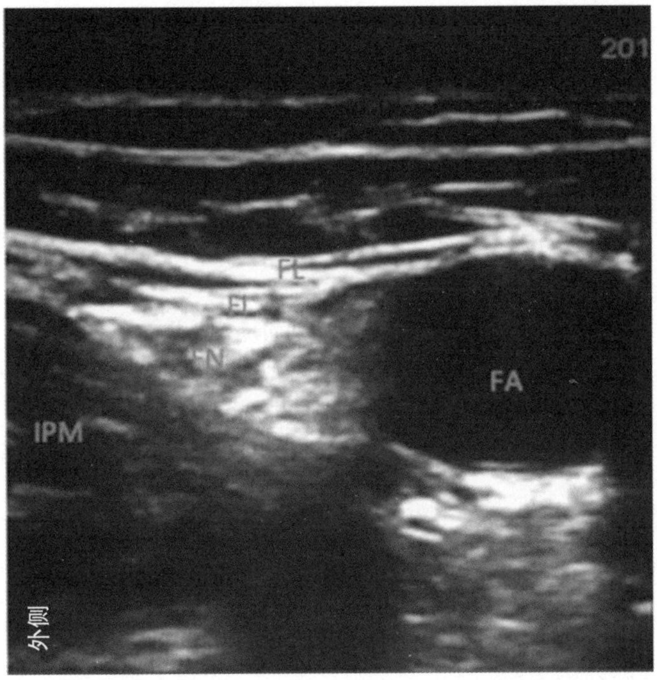

图23.5　股神经(FN)位于股动脉(FA)的外侧，其表面覆盖髂筋膜(FI)和阔筋膜(FL)。髂腰肌位于股神经的后外侧。

向侧面，并向深处再进针几毫米。然后应该注意股四头肌抽动，因其显示更可靠的阻滞。用15~20mL的局麻药可以达到充分的阻滞。由于跌倒风险增加，建议不要使用连续股神经阻滞进行术后疼痛控制[43-44]。肥胖和高龄是使用连续股神经阻滞置管导致跌倒的独立危险因素[45]。

髂筋膜阻滞

髂筋膜间隙阻滞适用于大腿前外侧和膝关节的手术，以及髋关节和膝关节置换术后的疼痛控制[46-47]。它是股神经阻滞的一种替代方法，具有类似的镇痛效果[48]。与股神经阻滞相比，筋膜间隙阻滞需要相对较大剂量的局麻药(30mL)，因为局部麻醉药沉积在神经所在的筋膜平面内。成功的阻滞将可靠地麻醉股神经和股外侧皮神经。在临床上，对闭孔神经的覆盖不太可靠，最近MRI数据也显示局麻药不能成功将其覆盖[49]。

髂筋膜位于髂肌的前方，起自髂嵴的上外侧，内侧以腰大肌的筋膜结合为界。

传统阻滞方法是从髂前上棘到股动脉画一条线，然后分成三等份。当针尖进入该线的外侧1/3时，它将穿过皮肤、皮下脂肪、阔筋膜(第一次“穿透感”)，然后是髂筋膜(第二次“穿透感”)。文献中描述了这种盲

法“双穿”技术，但由于局麻药可能被注射到不正确的位置，导致假阳性发生率很高，因此，产生了不同的结果[50]。

探头应从髂前上棘朝向耻骨结节侧向放置。然后识别股动脉并横向移动，以观察缝匠肌（外侧）和髂腰肌（内侧）。在穿刺点进行局部麻醉后，采用平面内进针，穿过前面描述的组织，直到它穿过髂筋膜。在髂筋膜和髂肌之间注射 30~40mL 的局麻药。

收肌管阻滞

由于其注射点在远端，收肌管阻滞具有保留股四头肌功能的优势，同时还能充分覆盖前内侧膝关节囊，前内侧膝关节囊是切口疼痛的主要部位[51]。收肌管阻滞适用于膝关节手术、膝关节以下截肢和踝关节内侧切口[52]。有效的阻断取决于操作者对超声检查的熟练程度，以及对各种注射点及其局限性、解剖结构和神经根支配的理解。

收肌管从股骨三角的顶点延伸至大收肌的内收肌裂孔。它可以被分成 3 份，中间的 1/3 大约位于髂前上棘和髌骨基部之间。缝匠肌形成收肌管的前缘，股内侧肌形成其外侧缘，长收肌和大收肌形成后缘（图 23.6）。在收肌管的前面也有一层称为股内收肌膜的厚腱膜。收肌管延伸约 15cm，并作为股浅动脉和股浅静脉从大腿前部过渡到后部的通道。穿出收肌管后，它们被称为腘动脉和腘静脉。隐神经和股内侧肌神经（NVM）也穿过内收肌管。一项尸体研究检查了穿过内收肌管支配膝关节的所有神经的路线，证明了阻滞股内侧肌神经的重要性。研究发现，在所有标本中，股内侧肌神经在股三角顶点处进入股动脉外侧，并穿过股内侧肌腹以支配膝关节前侧囊和内侧囊[53]。此外，在 90%的标本中发现由隐神经和股内侧肌神经共同支配形成的深层神经丛。它位于股动脉和股骨之间，产生膝前神经和膝内侧神经。膝神经最终支配深前内侧关节囊[53]。

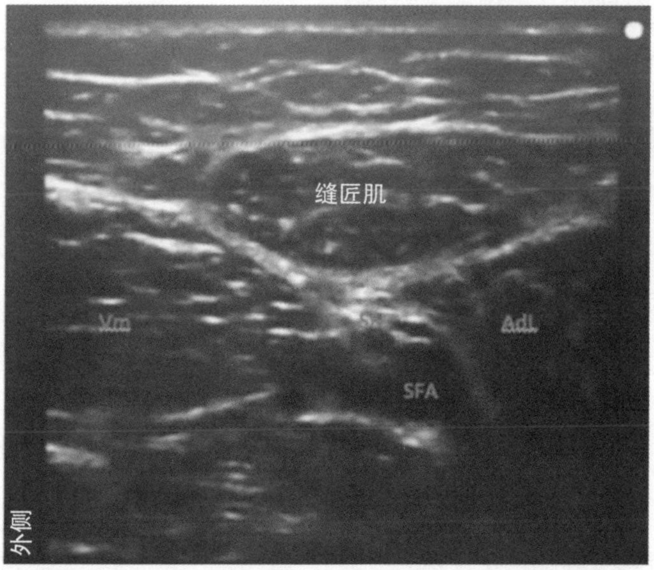

图 23.6　可见收肌管、缝匠肌、股内侧肌（Vm）和长内收肌（AdL）分别形成其上、外侧和内侧边界。识别股浅动脉（SFA）的搏动，并可见隐神经（SN）位于动脉上方。

相对于股神经阻滞，收肌管阻滞需要更严格的超声检查。阻滞的成功取决于收肌管内局麻药的最佳位置。收肌管中间 1/3 是首选位置，该位置包括股内侧肌和隐神经的所有分支。平面内视图允许阻滞针在穿过各种结构时被可视化。将下肢略微外展并向外旋转，以便将穿刺针放置在内收肌管中间 1/3 的内侧，如前所述。找到缝匠肌的腹侧，即收肌管的前缘，下面是股浅动脉。负压抽吸后，注入 15~20mL 局麻药，以便充分扩散。可以放置导管用于连续输注或间歇性给药。导管的抽吸会激起回声气泡，使用超声更容易观察到导管的情况。当注射的量较大时，可能会发生向神经管外的非特异性扩散。大剂量注入可以提供优越的镇痛作用；然而，这也会造成继发于股中间肌、股外侧肌和股直肌阻滞的股四头肌无力。不建议在收肌管的近端 1/3 注药，因为这可能导致明显的股四头肌无力。

腘窝－坐骨神经阻滞

腘窝处坐骨神经阻滞的适应证包括足部和踝部的手术。当与隐神经阻滞结合使用时，可以实现下肢的完全麻醉。

腘窝的上内侧由半膜肌形成，上外侧由股二头肌形成。大的腓肠肌占据了腘窝的内侧和外侧。腘窝的内容包括胫神经、腘窝静脉、腘窝动脉和腓总神经。

腘窝处坐骨神经阻滞可以在仰卧和俯卧两种姿势下进行。对于病态肥胖的患者，仰卧位的方法是有益的，因为俯卧位可能难以实现，而且往往不舒服。此外，鉴于俯卧位带来的呼吸变化，肥胖患者在整个阻滞时间内对保持这种体位的耐受性很差。仰卧位可以获得可靠的图像超过了俯卧位提高图像质量的理论好处。最后，如果发生需要控制气道的紧急情况，仰卧位阻滞可以使麻醉医师更容易控制患者的气道。

患者取仰卧位，用一个枕头垫高患肢。对于较重的患者可能需要一个凸阵的低频超声探头。传统上，超声探头放在腘窝处，可以识别腘窝动脉、腘窝静脉和胫神经（图 23.7）。考虑到这些神经在该位置的浅层位置，从腘窝皮纹处开始对肥胖患者特别有利[54]。识别这些结构后，探头向上移，将腓总神经（位于侧面）带入超声图像中。通过追踪胫神经和腓总神经的近端，可以确定坐骨神经的分叉处（近端 7~10cm）位置。

试图在这个近端位置进行阻滞对肥胖患者来说是一个挑战。脂肪组织的堆积会增加皮肤到神经的距离。为了适应这些变化，通常需要增加超声图像深度。这将导致低质量的超声图像，使这种方法在技术上具有挑战性。为了避免这种情况，有人描述了在病态肥胖的患者中采用远端腘神经阻滞。鉴于胫神经和腓总

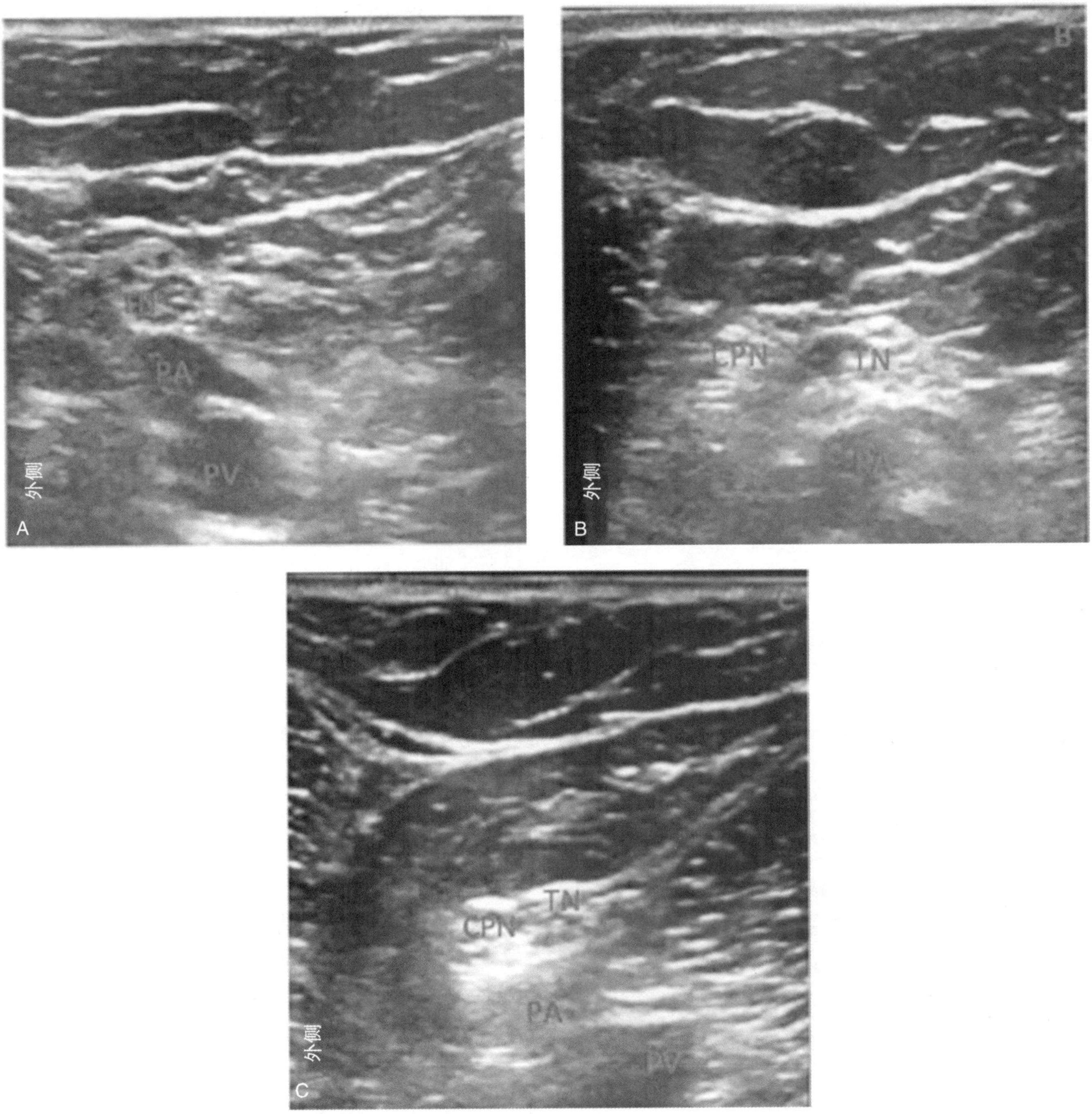

图 23.7　坐骨神经的腘窝阻断。（A）腘窝静脉（PV）和腘窝动脉（PA）在腘窝皮纹处显示。胫神经在腘窝动脉的浅层。（B）然后将探头向侧面移动，使腓总神经进入视野。（C）探针向胫神经（TN）和腓总神经（CPN）连接形成的坐骨神经的近端移动。

神经在腘窝处的浅层位置，远端方法可以获得更好的可视化，使这种阻断的难度降低。胫神经和腓总神经分别在腘窝处被阻滞。这种远端方法进行腘窝阻滞并不费时，而且感觉、运动阻滞起效更快，重复阻滞或需要补充局麻药的发生率更低，麻醉恢复时的疼痛评分也更低[55]。

（曹磊 译 杜智勇 审）

参考文献

1. Ogden CL, Carroll MD, Kit BK, Flegal KM. Prevalence of obesity among adults: United States, 2011–2012. NCHS Data Brief. 2013;**131**:1–8.
2. Sturm R, Hattori A. Morbid obesity rates continue to rise rapidly in the United States. International Journal of Obesity (2005). 2013;**37**(6):889–91.
3. Lakka HM, Laaksonen DE, Lakka TA, Niskanen LK, Kumpusalo E, Tuomilehto J, et al. The metabolic syndrome and total and cardiovascular disease mortality in middle-aged men. JAMA. 2002;**288**(21):2709–16.
4. Kopelman P. Health risks associated with overweight and obesity. Obesity Reviews. 2007;**8**(Suppl 1):13–17.
5. Lau DC, Dhillon B, Yan H, Szmitko PE, Verma S. Adipokines: molecular links between obesity and atheroslcerosis. American Journal of Physiology. Heart and Circulatory Physiology. 2005;**288**(5):H2031–41.
6. Neligan PJ. Metabolic syndrome: anesthesia for morbid obesity. Current Opinion in Anaesthesiology. 2010;**23**(3):375–83.
7. Hitt HC, McMillen RC, Thornton-Neaves T, Koch K, Cosby AG. Comorbidity of obesity and pain in a general population: results from the Southern Pain Prevalence Study. Journal of Pain. 2007;**8**(5):430–36.
8. Janke EA, Collins A, Kozak AT. Overview of the relationship between pain and obesity: what do we know? Where do we go next? Journal of Rehabilitation Research and Development. 2007;**44**(2):245–62.
9. Chou R, Gordon DB, de Leon-Casasola OA, Rosenberg JM, Bickler S, Brennan T, et al. Management of postoperative pain: a clinical practice guideline from the American Pain Society, the American Society of Regional Anesthesia and Pain Medicine, and the American Society of Anesthesiologists' Committee on Regional Anesthesia, Executive Committee, and Administrative Council. Journal of Pain. 2016;**17**(2):131–57.
10. Elkassabany N, Cai LF, Mehta S, Ahn J, Pieczynski L, Polomano RC, et al. Does regional anesthesia improve the quality of postoperative pain management and the quality of recovery in patients undergoing operative repair of tibia and ankle fractures? Journal of Orthopaedic Trauma. 2015;**29**(9):404–409.
11. Mulroy MF, Weller RS, Liguori GA. A checklist for performing regional nerve blocks. Regional Anesthesia and Pain Medicine. 2014;**39**(3):195–99.
12. Barrington MJ, Kluger R. Ultrasound guidance reduces the risk of local anesthetic systemic toxicity following peripheral nerve blockade. Regional Anesthesia and Pain Medicine. 2013;**38**(4):289–99.
13. Di Gregorio G, Neal JM, Rosenquist RW, Weinberg GL. Clinical presentation of local anesthetic systemic toxicity: a review of published cases, 1979 to 2009. Regional Anesthesia and Pain Medicine. 2010;**35**(2):181–87.
14. Neal JM, Hsiung RL, Mulroy MF, Halpern BB, Dragnich AD, Slee AE. ASRA checklist improves trainee performance during a simulated episode of local anesthetic systemic toxicity. Regional Anesthesia and Pain Medicine. 2012;**37**(1):8–15.
15. Neal JM, Bernards CM, Butterworth JF 4th, Di Gregorio G, Drasner K, Hejtmanek MR, et al. ASRA practice advisory on local anesthetic systemic toxicity. Regional Anesthesia and Pain Medicine. 2010;**35**(2):152–61.
16. Hebl JR, Neal JM. Infectious complications: a new practice advisory. Regional Anesthesia and Pain Medicine. 2006;**31**(4):289–90.
17. Sites BD, Taenzer AH, Herrick MD, Gilloon C, Antonakakis J, Richins J, et al. Incidence of local anesthetic systemic toxicity and postoperative neurologic symptoms associated with 12,668 ultrasound-guided nerve blocks: an analysis from a prospective clinical registry. Regional Anesthesia and Pain Medicine. 2012;**37**(5):478–82.
18. Brull R, McCartney CJ, Chan VW, El-Beheiry H. Neurological complications after regional anesthesia: contemporary estimates of risk. Anesthesia and Analgesia. 2007;**104**(4):965–74.
19. Hogan QH. Pathophysiology of peripheral nerve injury during regional anesthesia. Regional Anesthesia and Pain Medicine. 2008;**33**(5):435–41.
20. Neal JM, Bernards CM, Hadzic A, Hebl JR, Hogan QH, Horlocker TT, et al. ASRA Practice Advisory on Neurologic Complications in Regional Anesthesia and Pain Medicine. Regional Anesthesia and Pain Medicine. 2008;**33**(5):404–15.
21. Adams JP, Murphy PG. Obesity in anaesthesia and intensive care. British Journal of Anaesthesia. 2000;**85**(1):91–108.
22. Ghodki PS, Singh ND. Incidence of hemidiaphragmatic paresis after peripheral nerve stimulator versus ultrasound guided interscalene brachial plexus block. Journal of Anaesthesiology, Clinical Pharmacology. 2016;**32**(2):177–81.
23. Riazi S, Carmichael N, Awad I, Holtby RM, McCartney CJ. Effect of local anaesthetic volume (20 vs 5 ml) on the efficacy and respiratory consequences of ultrasound-guided interscalene brachial plexus block. British Journal of Anaesthesia. 2008;**101**(4):549–56.
24. Kessler J, Schafhalter-Zoppoth I, Gray AT. An ultrasound study of the phrenic nerve in the posterior cervical triangle: implications for the interscalene brachial plexus block. Regional Anesthesia and Pain Medicine. 2008;**33**(6):545–50.
25. Burckett-St Laurent D, Chan V, Chin KJ. Refining the ultrasound-guided interscalene brachial plexus block: the superior trunk approach. Canadian Journal of Anaesthesia. 2014;**61**(12):1098–102.
26. Bingham AE, Fu R, Horn JL, Abrahams MS. Continuous peripheral nerve block compared with single-injection peripheral nerve block: a systematic review and meta-analysis of randomized controlled trials. Regional Anesthesia and Pain Medicine. 2012;**37**(6):583–94.
27. Cuvillon P, Le Sache F, Demattei C, Lidzborski L, Zoric L, Riou B, et al. Continuous interscalene brachial plexus nerve block prolongs unilateral diaphragmatic dysfunction. Anaesthesia, Critical Care & Pain Medicine. 2016;**35**(6):383–90.
28. Brand L, Papper E. A comparison of supraclavicular and axillary techniques for brachial plexus blocks. Anesthesiology. 1961;22:226–29.
29. Kumari A, Gupta R, Bhardwaj A, Madan D. Delayed pneumothorax after supraclavicular block. Journal of Anaesthesiology, Clinical Pharmacology. 2011;**27**(1):121–22.

30. Gauss A, Tugtekin I, Georgieff M, Dinse-Lambracht A, Keipke D, Gorsewski G. Incidence of clinically symptomatic pneumothorax in ultrasound-guided infraclavicular and supraclavicular brachial plexus block. Anaesthesia. 2014;**69**(4):327–36.
31. Franco CD, Gloss FJ, Voronov G, Tyler SG, Stojiljkovic LS. Supraclavicular block in the obese population: an analysis of 2020 blocks. Anesthesia and Analgesia. 2006;**102**(4):1252–54.
32. Bigeleisen P, Wilson M. A comparison of two techniques for ultrasound guided infraclavicular block. British Journal of Anaesthesia. 2006;**96**(4):502–507.
33. Ihnatsenka B, Boezaart AP. Ultrasound: basic understanding and learning the language. International Journal of Shoulder Surgery. 2010;**4**(3):55–62.
34. Mariano ER, Sandhu NS, Loland VJ, Bishop ML, Madison SJ, Abrams RA, et al. A randomized comparison of infraclavicular and supraclavicular continuous peripheral nerve blocks for postoperative analgesia. Regional Anesthesia and Pain Medicine. 2011;**36**(1):26–31.
35. Hanouz JL, Grandin W, Lesage A, Oriot G, Bonnieux D, Gerard JL. Multiple injection axillary brachial plexus block: influence of obesity on failure rate and incidence of acute complications. Anesthesia and Analgesia. 2010;**111**(1):230–33.
36. Daccache G, Jouini R, Hanouz J-L, Fellahi J-L. Axillary block in obese and non-obese patients: a comparative sono-anatomic study: 8AP2-4. European Journal of Anaesthesiology. 2012;**29**:119–20.
37. Lementowski PW, Zelicof SB. Obesity and osteoarthritis. American Journal of Orthopedics (Belle Mead, NJ). 2008;**37**(3):148–51.
38. Fischer HB, Simanski CJ, Sharp C, Bonnet F, Camu F, Neugebauer EA, et al. A procedure-specific systematic review and consensus recommendations for postoperative analgesia following total knee arthroplasty. Anaesthesia. 2008;**63**(10):1105–23.
39. Fowler SJ, Symons J, Sabato S, Myles PS. Epidural analgesia compared with peripheral nerve blockade after major knee surgery: a systematic review and meta-analysis of randomized trials. British Journal of Anaesthesia. 2008;**100**(2):154–64.
40. Paul JE, Arya A, Hurlburt L, Cheng J, Thabane L, Tidy A, et al. Femoral nerve block improves analgesia outcomes after total knee arthroplasty: a meta-analysis of randomized controlled trials. Anesthesiology. 2010;**113**(5):1144–62.
41. Morin AM, Kratz CD, Eberhart LH, Dinges G, Heider E, Schwarz N, et al. Postoperative analgesia and functional recovery after total-knee replacement: comparison of a continuous posterior lumbar plexus (psoas compartment) block, a continuous femoral nerve block, and the combination of a continuous femoral and sciatic nerve block. Regional Anesthesia and Pain Medicine. 2005;**30**(5):434–45.
42. Charous MT, Madison SJ, Suresh PJ, Sandhu NS, Loland VJ, Mariano ER, et al. Continuous femoral nerve blocks: varying local anesthetic delivery method (bolus versus basal) to minimize quadriceps motor block while maintaining sensory block. Anesthesiology. 2011;**115**(4):774–81.
43. Ilfeld BM, Duke KB, Donohue MC. The association between lower extremity continuous peripheral nerve blocks and patient falls after knee and hip arthroplasty. Anesthesia and Analgesia. 2010;**111**(6):1552–54.
44. Muraskin SI, Conrad B, Zheng N, Morey TE, Enneking FK. Falls associated with lower-extremity-nerve blocks: a pilot investigation of mechanisms. Regional Anesthesia and Pain Medicine. 2007;**32**(1):67–72.
45. Wasserstein D, Farlinger C, Brull R, Mahomed N, Gandhi R. Advanced age, obesity and continuous femoral nerve blockade are independent risk factors for inpatient falls after primary total knee arthroplasty. Journal of Arthroplasty. 2013;**28**(7):1121–24.
46. Nie H, Yang YX, Wang Y, Liu Y, Zhao B, Luan B. Effects of continuous fascia iliaca compartment blocks for postoperative analgesia in hip fracture patients. Pain Research & Management. 2015;**20**(4):210–12.
47. Foss NB, Kristensen BB, Bundgaard M, Bak M, Heiring C, Virkelyst C, et al. Fascia iliaca compartment blockade for acute pain control in hip fracture patients: a randomized, placebo-controlled trial. Anesthesiology. 2007;**106**(4):773–78.
48. Williams H, Paringe V, Shenoy S, Michaels P, Ramesh B. Standard preoperative analgesia with or without fascia iliaca compartment block for femoral neck fractures. Journal of Orthopaedic Surgery (Hong Kong). 2016;**24**(1):31–35.
49. Swenson JD, Davis JJ, Stream JO, Crim JR, Burks RT, Greis PE. Local anesthetic injection deep to the fascia iliaca at the level of the inguinal ligament: the pattern of distribution and effects on the obturator nerve. Journal of Clinical Anesthesia. 2015;**27**(8):652–57.
50. Dolan J, Williams A, Murney E, Smith M, Kenny GN. Ultrasound guided fascia iliaca block: a comparison with the loss of resistance technique. Regional Anesthesia and Pain Medicine. 2008;**33**(6):526–31.
51. Jaeger P, Zaric D, Fomsgaard JS, Hilsted KL, Bjerregaard J, Gyrn J, et al. Adductor canal block versus femoral nerve block for analgesia after total knee arthroplasty: a randomized, double-blind study. Regional Anesthesia and Pain Medicine. 2013;**38**(6):526–32.
52. Jenstrup MT, Jaeger P, Lund J, Fomsgaard JS, Bache S, Mathiesen O, et al. Effects of adductor-canal-blockade on pain and ambulation after total knee arthroplasty: a randomized study. Acta Anaesthesiologica Scandinavica. 2012;**56**(3):357–64.
53. Burckett-St Laurant D, Peng P, Giron Arango L, Niazi AU, Chan VW, Agur A, et al. The nerves of the adductor canal and the innervation of the knee: an anatomic study. Regional Anesthesia and Pain Medicine. 2016;**41**(3):321–27.
54. Bruhn J, Van Geffen GJ, Gielen MJ, Scheffer GJ. Visualization of the course of the sciatic nerve in adult volunteers by ultrasonography. Acta Anaesthesiologica Scandinavica. 2008;**52**(9):1298–302.
55. Soberon JR, McInnis C, Bland KS, Egger AL, Patterson ME, Elliott CE, et al. Ultrasound-guided popliteal sciatic nerve blockade in the severely and morbidly obese: a prospective and randomized study. Journal of Anesthesia. 2016;**30**(3):397–404.

第 24 章

肥胖患者的心肺复苏

Eric Stander

气道方面的考虑

肥胖患者由于自然静止血氧饱和度整体基线较低，不能很好耐受呼吸暂停[1]，而且由于高代谢需求和低功能残气量，往往去饱和速度更快[2]。此外，由于解剖学和生理学的改变，包括肺顺应性降低和膈肌上抬，使用活瓣面罩为肥胖患者通气更加困难[2]。考虑到这些因素，在发生血氧饱和度降低之前，可能只有进行一次气管插管尝试的时间[3]。肥胖也被用来预测口罩通气困难[4]。在一项对1500多例接受择期手术患者的前瞻性研究中，BMI>26kg/m^{2}的患者预示着在全身麻醉期间使用面罩通气难以维持92%以上的血氧饱和度[5]。因此，所有在急性和突发的情况下可能进行心肺复苏（CPR）的临床医生，需要熟练掌握对肥胖患者进行面罩通气的技能，因为医生在尝试气管插管失败后，传统上都会依赖这种抢救技术[5]。

虽然肥胖是面罩通气困难的一个因素，但几乎没有证据表明肥胖是一个独立的插管困难的预测因素；肥胖本身似乎并不影响直接观察气道结构[6]。Mallampati评分和糖尿病已被证明对气管插管困难更有预测性[2]。插管困难的其他考虑因素包括小下颌、张口受限及颈部伸展受限[7]。此外，在一项创伤性插管的回顾性研究中，发现肥胖患者实际上并不比瘦的患者插管更困难[8]。然而，已发现使用改良流程进行合适的定位有利于肥胖患者的插管。考虑采用非传统体位已被证明有助于气管插管的进行。经典的嗅物位对肥胖患者可能是不利的[9-12]。因此，考虑使用毛巾或毯子叠放在肩下的方法，使下颌抬高到胸部以上，耳道位于胸骨切迹的水平。该位置也被称为“HELP”或“头部抬高的喉镜位”。这个位置调整了颈椎后部的脂肪，从而增加了颈部屈曲[13]。

另一个考虑是使用经鼻气管插管。对于插管前评估表明可能难以进行经口腔插管的患者，由经验丰富的医生进行经鼻腔盲探气管插管是一个有效的首选方案。有两份报道指出，经验丰富的医生进行经鼻腔盲探气管插管的成功率分别为79%和95%[14,15]。

由于不需要直接可视化，必须对食管-气管插管装置进行其他考虑，几种市售的食管堵塞型通气管已被证明对肥胖者是有效的。此外，视频喉镜和纤维光导引导插管也被证明是可以接受的替代方法[16-19]。不幸的是，纤维支气管插管需要设置和插管前准备，以及合作且清醒的患者，这些因素在紧急插管的情况下不一定能满足。

最后一种选择，也是最具侵入性的确定气道方法是外科气道。其中创伤性最小的方法包括经气管针喷射通气和逆行引导气管插管。在肥胖患者中，解剖标志的丢失和多余组织会干扰针头的放置，使这些操作更加困难[20]；然而，已经有研究证实，在肥胖患者中可以有效地进行气管喷射通气和外科环甲膜切开术[21]。

通气注意事项

在复苏期间，通气可能变得更加困难。造成这种困难的因素有几个。如前所述，肥胖患者血氧饱和度快速下降，且活瓣式面罩通气更加困难。胸壁阻力增加、肺顺应性降低及膈肌抬高均会干扰通气[22]。此外，由此产生的气道压力增高会导致胃扩张和误吸的风险增加。复苏早期行气管插管比持续活瓣式面罩通气更安全，随着活瓣式面罩通气时间的增加，通气会逐渐变得艰难,效果也会越来越差。可能需要接受高于正常峰值呼气压力,以及增加呼吸频率(减少肺活量、提高需氧量、增加 CO_2 排出)来维持氧合[21]。这种增加压力的通气模式与胸部按压的叠加效应,可能增加发生肺部气压伤的风险。

肥胖的总体影响在多项研究中得到证实。气道阻力增加[23],胸壁顺应性降低[24],气体交换减少[25],动脉血氧饱和度下降[26]。肺容积的所有组成部分都与肥胖增加直接相关(图 24.1)。总体而言,随着体重的增加,肺总容积减少,肺阻力增加[27]。

此外,与使用活瓣式面罩时出现的问题一样,呼吸机也有类似的问题,因此,呼吸机设置很重要。这既有患者呼吸功能方面问题(呼气末容积低、潮气量降低、肺壁顺应性降低)也有细胞呼吸方面问题(远端气道炎症作用增加),因此,使用呼吸机时需要应用呼气末正压前的肺复张操作,需要根据呼吸系统动态顺应性进行滴定;根据吸气量滴定潮气量[28]。

心肺复苏注意事项

对肥胖患者进行 CPR 会带来额外的挑战。由于体型原因,外部加压装置可能并不适合。脂肪组织堆积可能会使理想的按压位置偏离,并且受接触胸壁空间不足的限制,很难做到准确定位。此外,也可能难以获得适当的按压深度,同时难以触及外周动脉搏动。

基于以上因素,心肺复苏必须遵循标准做法。首先,确保患者位于坚硬的表面上,如脊柱板、CPR 板或桌子。其次,确保患者处于最佳位置,以便更好地接触胸部区域。第三,考虑建立动脉测压通道,维持舒张压>25mmHg[29],或者根据呼末 CO_2 波形确保按压期间的有效循环。维持不低于 20mmHg 的呼气末 CO_2 水平似乎与更高的生存可能性相关,呼气末 CO_2 的突然增加表明循环自发恢复[30]。

此外,将患者置于侧卧位,这曾经在妊娠女性中使用,可以降低腹内压从而增加静脉回流[31]。然而,人体模型研究表明,侧卧位按压不如仰卧位有效。如果使用左侧倾斜体位,建议使倾斜度>30°[32]。

关于除颤,使用单相还是双相能量输送似乎对结局没有影响,因为两者都能向心脏输送足够的能量,并且在临床试验中似乎也没有证实哪一种能量输送更好[33]。因此,建议使用最容易获取的除颤仪。更为重

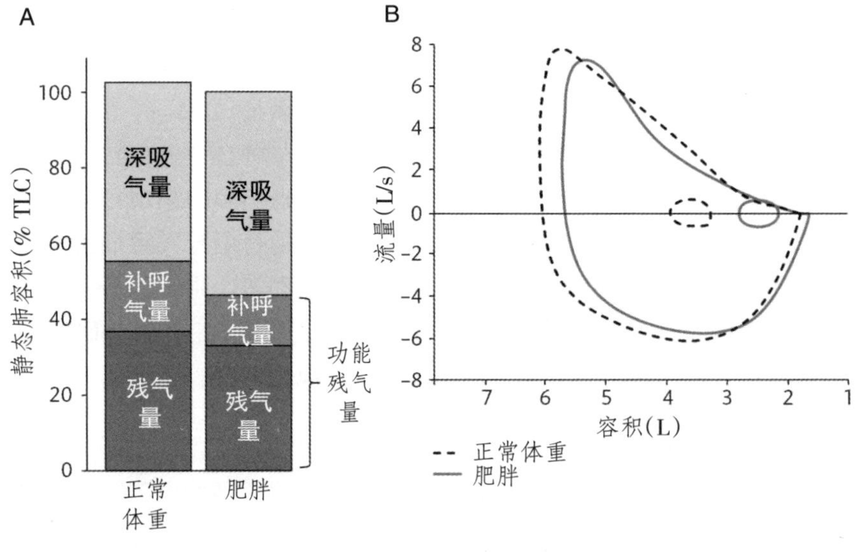

图 24.1 肥胖引起的胸壁顺应性改变。(A)静息状态下通过体积描记法测量的静态肺容积显示:与健康成年人的正常体重组相比,肥胖组的补呼气量和功能残气量减少,深吸气量增加。(B)静息状态下正常体重(虚线)和肥胖(实线)受试者的最大呼气流速-容积环和潮气流速-容积环显示:在肥胖症中,潮气流量-容积环向右移动,最大呼气中流速可能降低,导致静息呼吸期间呼气流量受限。[Reproduced with permission from O'Donnell, D. E., Webb, K. A., and Guenette, J. A., Respiratory Consequences of Mild-to-Moderate Obesity: Impact on Exercise Performance in Health and in Chronic Obstructive Pulmonary Disease, Pulmonary Medicine. Copyright © 2012 Denis E. O'Donnell et al. Distributed under the Creative Commons Attribution 3.0 Unported (CC BY 3.0). https://creativecommons.org/licenses/by/3.0/]

要的是使用更高的能量，减少除颤频率，因为多次电击对心肌组织的损伤可能比总能量更严重[34]，而高能量不会比单次电击中的低能量造成更多损伤[35]。

一开始就考虑更高能量除颤的另一个原因是，肥胖患者的组织阻抗更大。体重和经胸阻抗直接相关，平均阻抗范围为 70~80Ω[36]，但人体的阻抗范围为 25~180Ω。一项动物模型研究表明，在较低能量下除颤的成功率会有所降低[37]。然而，在人体研究中，肥胖患者使用增加的初始能量并没有明显优势[38-40]。能量输送中最重要的因素可能是除颤器垫的尺寸和施加的压力[41]。市面上在售的除颤器垫，尤其是带有黏性的垫子，已就这一点进行了优化。

药物使用注意事项

药物剂量有很多考虑因素，其中最重要的是分布容积。在肥胖患者中，脂溶性药物的分布容积会显著增加，并且药物剂量会根据个体体质而改变。然而，血浆蛋白结合、白蛋白浓度、α1-酸性糖蛋白浓度等其他因素似乎没有发生任何有临床意义的变化[42]。

目前，大多数心脏除颤生命支持药物没有具体的剂量指南推荐，对此进行对照研究是必要的。在进行此类研究之前，药物剂量仍将遵循基于体重的模型[43-48]。表 24.1 中显示的剂量仅供参考，使用时应根据临床

表 24.1 部分关键药物剂量推荐

类别	药物	推荐剂量	注释
肌松药	琥珀酰胆碱[49]	总体重	提供更好的插管条件
	罗库溴铵[50]	理想体重	按总体重给药时作用持续时间更长
	维库溴铵[50]	理想体重	按总体重给药时作用持续时间更长
镇静催眠药	依托咪酯[50]	理想体重	
	氯胺酮[51]		目前尚无证据
	丙泊酚[50]	瘦体重	稳态清除率随总体重增加而增加
	芬太尼[50]	瘦体重	清除率增加与瘦体重增加相关
	劳拉西泮[52]	负荷量-理想体重，维持量-总体重	
	咪达唑仑[53]	负荷量-总体重，维持量-理想体重	
	戊巴比妥[53]	总体重	监测血清血药水平
升压药	肾上腺素[54]	总体重	目前尚无证据
	多巴酚丁胺[55]	目前尚无证据	
	多巴胺[55]	目前尚无证据	
	去甲肾上腺素[55]	目前尚无证据	
	血管升压素[55]	未按体重给药	目前尚无证据
抗心律失常药	利多卡因[55]	目前尚无证据	
	普鲁卡因胺[56]	理想体重	用于负荷和维持
	胺碘酮[55]	目前尚无证据	
	地尔硫卓[55]	考虑通过校正体重滴定剂量	
	维拉帕米[55]	考虑通过校正体重滴定剂量	
	腺苷[56]	未按体重给药	
	艾司洛尔	总体重	权威药物专著
	普萘洛尔[55]	初始剂量基于理想体重，随后按效果给药	
	拉贝洛尔[55]	初始剂量基于理想体重，随后按效果给药	
	美托洛尔	未按体重给药	权威药物专著
	硝苯地平	未按体重给药	权威药物专著
正性肌力药	异丙肾上腺素[56]	理想体重	目前尚无证据

注意：支持这些指南的数据很少。

情况进行调整。

生存情况

很少有研究探讨肥胖患者心脏骤停后恢复自主循环的可能性，众所周知，肥胖会使患者面临因慢性疾病、手术和外伤导致结局恶化的风险[56-63]。需要注意的是，一项关于肥胖儿童院内心脏骤停的大型研究表明，肥胖患者的生存率较低[64]。尽管多位研究者探讨肥胖患者在心血管事件中幸存下来的结局更好，但一些针对成人的个案研究显示，其在心脏骤停后的生存能力没有差异[65-67]。事实上，一项针对使用植入式除颤器患者的研究表明，肥胖患者的生存率更高[68]。

低温治疗已被证实可以改善心脏复苏后的神经系统结局（在循环恢复后立即将体温降至32℃）。目前还没有关于在肥胖患者中使用低温治疗是否与非肥胖患者有区别的具体数据，但实践中肥胖患者使用低温治疗措施时确实要面对一些非肥胖患者不会遇到的问题。市面上在售的降温背心可能不适合肥胖患者，这需要提前考虑。由于脂肪的隔热特性，可能需要大量的冰才能达到所需的温度。床上的空间限制，可能使冰袋的放置变得困难。有几种市售的设备可帮助完成此过程，并且厂商已做出特殊设计。例如，在Arctic Sun™（Medivance，美国，科罗拉多州，路易斯维尔）的包装说明书中，建议体重超过100kg的患者在胸部放置额外的垫子以进行降温。

《美国心脏协会心肺复苏指南》对肥胖患者的复苏做出了最佳总结，“病态肥胖患者的心脏骤停会给复苏带来挑战，气道管理可能更具挑战性，胸腔的变化可能使复苏工作更加困难”[32]。

（谭宇亭 译　杜智勇 审）

参考文献

1. Kapur VK, Wilsdon AG, Au D, Avdalovic M, Enright P, Fan VS, et al. Obesity is associated with a lower resting oxygen saturation in the ambulatory elderly: results from the cardiovascular health study. Respir Care. 2013;**58**(5):831–37.
2. Rocke DA, Murray WB, Rout CC, Gouws E. Relative risk analysis of factors associated with difficult intubation in obstetric anesthesia. Anesthesiology. 1977;**77**(1):67–73.
3. Benumof JL, Dagg R, Benumof R. Critical hemoglobin desaturation will occur before return to an unparalyzed state following 1 mg/kg intravenous succinylcholine. Anesthesiology. 1997;**87**(4):979–82.
4. Apfelbaum JL, Hagberg CA, Caplan RA, Blitt CD, Connis RT, Nickinovich DG, et al. Practice guidelines for management of the difficult airway: an updated report by the American Society of Anesthesiologists Task Force on Management of the Difficult Airway. Updated by the Committee on Standards and Practice Parameters. Anesthesiology. 2013;**118**(2):251–70.
5. Langeron O, Masso E, Huraux C, Guggiari M, Bianchi A, Coriat P, et al. Prediction of difficult mask ventilation. Anesthesiology. 2000;**92**(5):1229–36.
6. Ezri T, Warters RD, Szmuk P, Saad-Eddin H, Geva D, Katz J, et al. The incidence of class "zero" airway and the impact of Mallampati score, age, sex, and body mass index on prediction of laryngoscopy grade. Anesth Analg. 2001;**93**(4):1073–75.
7. Mallampati SR, Gatt SP, Gugino LD, Desai SP, Waraksa B, Freiberger D, et al. A clinical sign to predict difficult tracheal intubation: a prospective study. Can Anaesth Soc J. 1985;**32**(4):429–34.
8. Mashour GA, Kheterpal S, Vanaharam V, Shanks A, Wang LY, Sandberg WS, et al. The extended Mallampati score and a diagnosis of diabetes mellitus are predictors of difficult laryngoscopy in the morbidly obese. Anesth Analg. 2008;**107**(6):1919–23.
9. Ogunnaike BO, Whitten CW. Anesthetic management of morbidly obese patients. Semin Anesth Perioperat Med Pain. 2002;**21**(1):46–58.
10. Rao SL, Kunselman AR, Schuler HG, DesHarnais S. Laryngoscopy and tracheal intubation in the head-elevated position in obese. Anesth Analg. 2008;**107**(6):1912–18.
11. Collins JS, Lemmens HJ, Brodsky JB, Brock-Utne JG, Levitan RM. Laryngoscopy and morbid obesity: a comparison of the "sniff" and "ramped" positions. Obes Surg. 2004;**14**(9):1171–75.
12. Lee BJ, Kang JM, Kim DO. Laryngeal exposure during laryngoscopy is better in the 25 degrees back-up position than in the supine position. Br J Anaesth. 2007;**99**(4):581–86.
13. Levitan RM, Mechem CC, Ochroch EA, Shofer FS, Hollander JE. Head-elevated laryngoscopy position: improving laryngeal exposure during laryngoscopy by increasing head elevation. Ann Emerg Med. 2003;**41**(3):322–30.
14. Roppolo LP, Vilke GM, Chan TC, Krishel S, Hayden SR, Rosen P, et al. Nasotracheal intubation in the emergency department, revisited. J Emerg Med. 1999;**17**(5):791–99.
15. Van Elstraete AC, Mamie JC, Mehdaoui H. Nasotracheal intubation in patients with immobilized cervical spine: a comparison of tracheal tube cuff inflation and fiberoptic bronchoscopy. Anesth Analg. 1998;**87**(2):400–402.
16. Rosenblatt WH, Murphy M. The intubating laryngeal mask: use of a new ventilating-intubating device in the emergency department. Ann Emerg Med. 1999;**33**(2):234–38.
17. Reed AP. The unanticipated difficult airway. Anesthesiology Clin North Am. 1996;**14**:443–69.
18. Andersen LH, Rovsing L, Olsen KS. GlideScope videolaryngoscope vs. Macintosh direct laryngoscope for intubation of morbidly obese patients: a randomized trial. Acta Anaesthesiol Scand. 2011;**55**(9):1090–97.
19. Abdelmalak, BB, Bernstein E, Egan C, Abdallah R, You J, Sessler DI, et al. GlideScope vs flexible fibreoptic scope for elective intubation in obese patients. Anaesthesia. 2011;**66**(7):550–55.
20. Patel RG. Percutaneous transtracheal jet ventilation. Chest. 1999;**116**(6):1689–94.
21. Rehm CG, Wanek SM, Gagnon EB, Pearson SK, Mullins RJ. Cricothyroidotomy for elective airway management in critically ill trauma patients with technically challenging neck anatomy. Crit Care. 2002;**6**(6):531–35.
22. Dargin J, Medzon R. Emergency department management of airway in obese adults. Ann Emerg Med. 2010;**56**(2):95–104.

23. Zerah F, Harf A, Perlemuter L, Lorino H, Lorino AM, Atlan G. Effects of obesity on respiratory resistance. Chest. 1993;**103**(5):1470–76.
24. Surratt P, Wilheit S, Hsiao H. Compliance of the chest wall in obese subjects. Appl Physiol. 1984;**57**:403–409.
25. Pelosi P, Croci M, Ravagnan I, Tredici S, Pedoto A, Lissoni A, et al. The effect of body mass on lung volumes, respiratory mechanics, and gas exchange during general anesthesia. Anesth Analg. 1998;**87**(3):654–60.
26. Pelosi P, Croci M, Ravagnan I, Vicardi P, Gattioni L. Total respiratory system, lung and chest wall mechanics in sedated paralysed postoperative morbidly obese patients. Chest. 1996;**109**(1):144–51.
27. Brazzale DJ, Pretto JJ, Schachter LM. Optimizing respiratory function assessment to elucidate the impact of obesity on respiratory health. Respirology. 2015;**20**(5):715–21.
28. Leme Silva P, Pelosi P, Rocco PR. Mechanical ventilation in obese patients. Minerva Anestesiol. 2012;**78**(10):1136–45.
29. Meaney PA, Bobrow BJ, Mancini ME, Christenson J, de Caen AR, Bhanji F, et al. CPR quality: improving cardiac resuscitation outcomes both inside and outside the hospital. A consensus statement from the American Heart Association. Circulation. 2013;**128**(4):417–35.
30. Shankar Kodali B, Urman RD. Capnography during cardiopulmonary resuscitation: current evidence and future directions. J Emerg Trauma Shock. 2014;**7**(4):332–40.
31. Sugerman H, Windsor A, Bessos M, Wolfe, L. Intra-abdominal pressure, sagittal abdominal diameter and obesity comorbidity. J Intern Med. 1997;**241**(1):71–79.
32. Vanden Hoek TL, Morrison LJ, Shuster M, Donnino M, Sinz E, Lavonas EJ, et al. Part 12: cardiac arrest in special situations. 2010 American Heart Association guidelines for cardiopulmonary resuscitation and emergency cardiovascular care. Circulation. 2010;**122**(18 Suppl 3):S829–61.
33. Morrison LJ, Henry RM, Ku V, Nolan JP, Morley P, Deakin CD. Single-shock defibrillation success in adult cardiac arrest: a systematic review. Resuscitation. 2013;**84**(11):1480–86.
34. Hasdemir C, Shah N, Rao AP, Acosta H, Matsudaira K, Neas BR, Reynolds DW, et al. Analysis of troponin I levels after spontaneous implantable cardioverter defibrillator shocks. J Cardiovasc Electrophysiol. 2002;**13**(2):144–50.
35. Walcott GP, Melnick SB, Killingsworth CR, Ideker RE. Comparison of low-energy versus high-energy biphasic defibrillation shocks following prolonged ventricular fibrillation. Prehosp Emerg Care. 2010;**14**(1):62–70.
36. Link MS, Atkins DL, Passman RS, Halperin HR, Samson RA, White RD, et al. Part 6: electrical therapies; automated external defibrillators, defibrillation, cardioversion, and pacing; 2010 American Heart Association guidelines for cardiopulmonary resuscitation and emergency cardiovascular care. Circulation. 2010;**122**(18 Suppl 3):S706–19.
37. Zhang Y, Clark CB, Davies LR, Davies LR, Karlsson G, Zimmerman MB, et al. Body weight is a predictor of biphasic shock success for low energy transthoracic defibrillation. Resuscitation. 2002;**54**(3):281–87.
38. White RD, Blackwell TH, Russell JK, Jorgenson DB. Body weight does not affect defibrillation, resuscitation, or survival in patients with out-of-hospital cardiac arrest treated with a nonescalating biphasic waveform defibrillator. Crit Care Med. 2004;**32**(9 Suppl):S387–92.
39. Gascho JA, Crampton RS, Sipes JN, Cherwek ML, Hunter FP, O'Brien WM. Energy levels and patient weight in ventricular defibrillation. JAMA. 1979;**242**(13):1380–84.
40. DeSilva RA, Lown B. Energy requirement for defibrillation of a markedly overweight patient. Circulation. 1978;**57**(4):827–30.
41. Kerber RE, Grayzel J, Hoyt R, Marcus M, Kennedy J. Transthoracic resistance in human defibrillation: Influence of body weight, chest size, serial shocks, paddle size and paddle contact pressure. Circulation. 1981;**63**(3):676–82.
42. Wiles MD, Hardman JG, Moppett IK. Pharmacokinetic variation. Anaesth Intensive Care Med. 2008;**9**(8):369–71.
43. Rowe S, Siegel D, Benjamin DK Jr. Gaps in drug dosing for obese children: a systematic review of commonly prescribed emergency care medications. Best Pharmaceuticals for Children Act—Pediatric Trials Network Administrative Core Committee. Clin Ther. 2015;**37**(9):1924–32.
44. Pai MP. Drug dosing based on weight and body surface area: mathematical assumptions and limitations in obese adults. Pharmacotherapy. 2012;**32**(9):856–68.
45. Erstad BL. Dosing of medications in morbidly obese patients in the intensive care unit setting. Intensive Care Med. 2004;**30**(1):18–32.
46. Abernethy DR, Greenblatt DJ. Lidocaine disposition in obesity. Am J Cardiol. 1984;**53**(8):1183–86.
47. Christoff PB, Conti DR, Naylor C, Jusko WJ. Procainamide disposition in obesity. Drug Intell Clin Pharm. 1983;**17**(7–8):516–22.
48. Kowey PR, Marinchak RA, Rials SJ, Bharucha DB. Classification and pharmacology of antiarrhythmic Drugs. Am Heart J. 2000;**140**(1):12–20.
49. Ingrande J, Lemmens HJM. Dose adjustment of anaesthetics in the morbidly obese. Br J Anaesth. 2010;**105**(Suppl 1):i16–23.
50. Gaszynski TM, Jakubiak J, Szewczyk T. Etomidate can be dosed according to ideal body weight in morbidly obese patients. Eur J Anaesthesiol. 2014;**31**(12):713–14.
51. Aantaa R, Tonner P, Conti G, Longrois D, Mantz J, Mulier JP. Sedation options for the morbidly obese intensive care unit patient; a concise survey and an agenda for development. Multidiscip Respir Med. 2015;**10**(1):8.
52. Casati A, Putzu M. Anesthesia in the obese patient: pharmacokinetic considerations. J Clin Anaesthesia. 2005;**27**(2):134–45.
53. Wilkes L, Danziger LH, Rodvold KA. Phenobarbital pharmacokinetics in obesity. A case report. Clin Pharmacokinet. 1992;**22**(6):481–484.
54. Erstad BL. Dosing of medications in morbidly obese patients in the intensive care unit setting. Intensive Care Med. 2004;**30**(1):18–32.
55. Kane-Gill S, Dasta J. High-Risk IV Medications in Special Patient Populations. London: Springer-Verlag; 2011.
56. Lewandowski K, Lewandowski M. Intensive care in the obese. Best Pract Res Clin Anaesthesiol. 2011;**25**(1):95–108.
57. Bamgbade OA, Rutter TW, Nafiu OO, Dorje P. Postoperative complications in obese and nonobese patients. World J Surg. 2007;**31**(3):556–60.
58. Drenick EJ, Fisler JS. Sudden cardiac arrest in morbidly obese surgical patients unexplained after autopsy. Am J Surg. 1988;**155**(6):720–26.
59. Ciesla DJ, Moore EE, Johnson JL, Burch JM, Cothren CC, Sauaia A. Obesity increases risk of organ failure after severe trauma. J Am Coll Surg. 2006;**203**(4):539–45.
60. Byrnes MC, McDaniel MD, Moore MB, Helmer SD, Smith RS. The effect of obesity on outcomes among injured patients. J Trauma. 2005;**58**(2):232–37.
61. Duane TM, Dechert T, Aboutanos MB, Malhotra AK, Ivatury RR. Obesity and outcomes after blunt trauma. J Trauma. 2006;**61**(5):1218–21.
62. Winfield RD, Delano MJ, Lottenberg L, Cendan JC, Moldawer

LL, Maier RV, et al. Traditional resuscitative practices fail to resolve metabolic acidosis in morbidly obese patients after severe blunt trauma. J Trauma. 2010;**68**(2):317–30.
63. Calle EE, Thun MJ, Petrelli JM, Rodriguez C, Heath CW Jr. Body-mass index and mortality in a prospective cohort of U.S. adults. N Engl J Med. 1999;**341**(15):1097–105.
64. Srinivasan V, Nadkarni VM, Helfaer MA, Carey SM, Berg RA. Childhood obesity and survival after in-hospital pediatric cardiopulmonary resuscitation. Pediatrics. 2010;**125**(3):e481–88.
65. Testori C, Sterz F, Losert H, Krizanac D, Haugk M, Uray T, et al. Cardiac arrest survivors with moderate elevated body mass index may have a better neurological outcome: a cohort study. Resuscitation. 2011;**82**(7):869–73.
66. Banack HR, Kaufman JS. The obesity paradox: understanding the effect of obesity on mortality among individuals with cardiovascular disease. Prev Med. 2014;**62**:96–10.
67. Greenberg JA. The obesity paradox in the US population. Am J Clin Nutr. 2013;**97**(6):1195–200.
68. Bunch TJ, White RD, Lopez-Jimenez F, Thomas RJ. Association of body weight with total mortality and with ICD shocks among survivors of ventricular fibrillation in out-of-hospital cardiac arrest. Resuscitation. 2008;**77**(3):351–55.

第 25 章

日间手术

Adrian Sultana

引言

麻醉医师在日常临床工作中常会遇到病态肥胖的患者。据估计，美国行日间手术的成年患者中至少有 36.5%的人有病态肥胖[1]。让儿科日间麻醉医师更担心的是，门诊手术有 20%的儿童肥胖[2]。

日间手术对患者、临床医生和医院都有好处；然而，病态肥胖患者是否适合日间手术的争议很大。麻醉医师是否应该设定日间手术关于体重、BMI 或合并症的限制，从而排除某些患者（表 25.1）[3-5]？

对肥胖患者实施麻醉时，大多数麻醉医师关心的是气道管理、睡眠呼吸障碍或阻塞性睡眠呼吸暂停，以及其他肥胖所伴随的大量合并症[6]。

如果手术过程中对住院患者和日间患者的管理都是一致的话，那么肥胖患者不应被排除在日间手术之外[7]。美国麻醉医师协会和英国日间手术协会制定的指南强调，肥胖和阻塞性睡眠呼吸暂停都不应成为患者行日间手术的阻碍[8]。

还有越来越多的证据表明，包括腹腔镜下胃束带术和袖状胃切除术在内的侵入性较小的减肥手术，可以作为门诊日间手术（即术后 23h 内出院）进行[9]。

表 25.1 针对肥胖患者行日间手术的限定条件的演进

1992 年：英国皇家外科医学院	体重指数<30kg/m² [3]
2012 年：《门诊手术麻醉学会指南》侧重于阻塞性睡眠呼吸暂停和其他并发症	体重指数<40kg/m² [4]
2017 年	体重指数<50kg/m² [5] 无体重指数限制 日间减肥治疗

术前评估

任何病态肥胖患者都不应未经通知在当天安排麻醉和手术。麻醉团队应至少在就诊前几天对这些患者进行评估，最好在 1 个月前对合并症进行调整和治疗。

这种评估主要是临床评估，没有特别要求[10]，一般不进行广泛的实验室检查或影像学检查。

一些机构会借此机会对患者宣教，并帮助患者制订减肥辅助措施，例如，建议患者采用极低碳水化合物饮食[11]。

评估地点通常是专门的预评估诊室或减肥多学科门诊，此外，负责评估的麻醉医师和实施麻醉的麻醉医师之间的数据无缝传输至关重要。

气道评估

肥胖作为困难气道的预兆，往往会引起麻醉医师和急救医务工作者的担心（框 25.1）。文献中普遍认同肥胖患者存在气囊和面罩通气困难[12]、插管困难[13]和氧饱和度快速下降的问题。

这些问题都可以通过精确的气道评估、利用呼气末氧描记术结合头高位进行正确的预给氧[14,15]，以及合适的气道工具选择[16]来避免。

收治病态肥胖患者的手术室应该能够快速接触到“困难插管抢救车”，里面配有各种复杂的气道抢救设备，以及拥有一名“气道专家”的帮助[17]（图 25.1），他们精通当今所有可选择的紧急气道技术，包括颈前抢救。

为了良好地进行临床实践和避免医疗法律问题，这些预测因素都应该在手术前仔细检查并记录在案。

呼吸评估

病态肥胖患者有三种呼吸难题：

1.肥胖程度的增加伴随病理生理上的严重气体交换障碍[18]。

2.呼吸睡眠障碍非常常见[19]。

3.阻塞性/限制性肺部混合病变伴肥胖同时发生[20]。

框 25.1 病态肥胖患者的困难气道预测因素

- 男性
- 胡须
- 马氏评分 3~4 分
- 阻塞性睡眠呼吸暂停：诊断或推定
- 颈部活动受限
- 颈围>40cm
- 困难气道病史

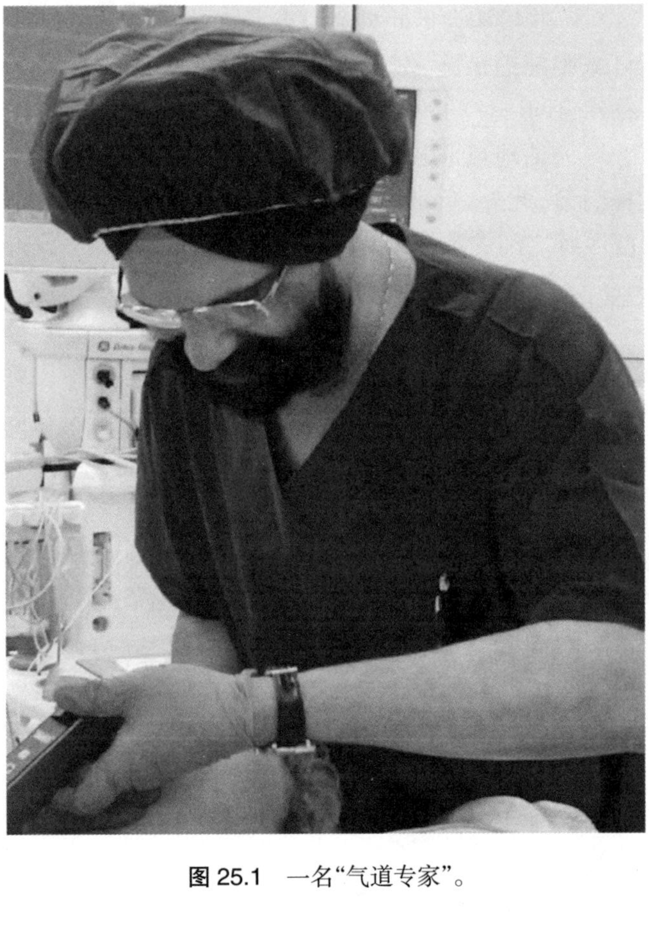

图 25.1 一名“气道专家”。

尽管术前肺活量测定对于行日间手术的病态肥胖患者不是常规检查，但应积极寻找任何因吸烟或哮喘引起的下呼吸道高反应性证据，并通过支气管舒张剂、胸部理疗和戒烟等常规手段进行治疗。

许多患者会明确诊断为呼吸睡眠暂停，并在家中拥有和使用持续气道正压呼吸机；这类患者会被要求将他们的机器带至手术中心，他们的依从性都比较好。相比之下，那些可能存在未确诊的呼吸睡眠暂停的患者，需要仔细评估。

在临床中，如果 STOP-Bang 量表[21]评分>5 分且手术过程非紧急情况，患者则会被转诊接受多导睡眠监测和持续正压通气压力治疗(图 25.2)。

心血管评估

当天日间手术患者发生死亡或者严重脑损伤是每个麻醉师都不愿看到的结果。因此，如果病态肥胖患者需要行日间手术，没有遗漏地治疗其合并症是极其重要的。

普通大众，甚至是美国心脏学会[24]，都认为门诊手术风险较低。这种低风险是以医疗机构在基础设施和人员配备上长时间的投入为前提的，需要大量资金及经验丰富的麻醉医师和其他医务工作者，他们在患

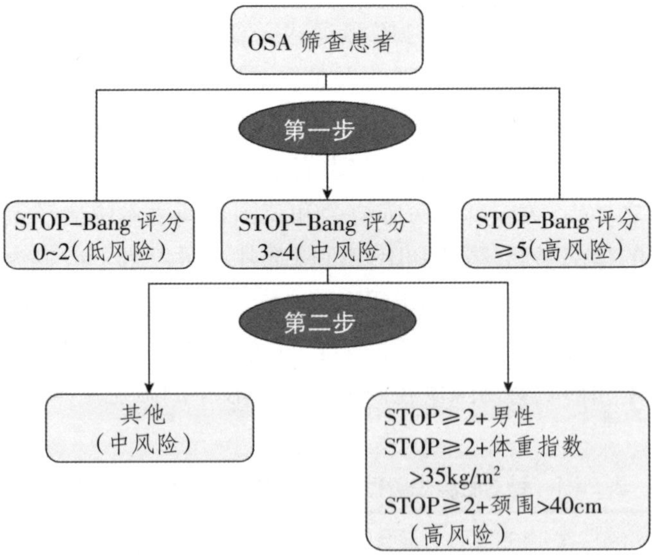

图 25.2 阻塞性睡眠呼吸暂停筛查流程。[Reproduced from Chung, F., Abdullah, H. R., Liao, P., STOP-Bang Questionnaire A Practical Approach to Screen for Obstructive Sleep Apnea, CHEST, 149(3):631-638. Copyright(2016)American College of Chest Physicians with permission from Elsevier. DOI:https://doi.org/10.1378/chest.15-0903]

者的筛选和提供高质量的门诊麻醉方面取得了卓越的成就。

简单、规范的病史和检查，静息下 12 导联 ECG、胸部 X 线检查和基本的血液检验是日间手术的病态肥胖患者心脏初步评估的基石。

经验丰富的医生会留意冠状动脉疾病的危险因素，例如：

- 男性。
- 代谢综合征[25]。
- 吸烟史。
- 心律失常。
- 深静脉血栓。
- 心血管用药史。

心电图结果异常的患者可能需要进一步的非侵入性检查跟进。

需要特别注意的是，心房颤动与肥胖症是独立相关的[26]，并且必须通过药物手段加以控制，否则患者可能需要接受电疗或消融术。

心房颤动患者可能还需要在术前停用抗凝治疗；这些患者中许多人将开始服用非维生素 K 拮抗剂口服抗凝药(NOAC)，而麻醉医师必须清楚如何在围术期管理这些药物[27]。

Fleisher 算法[24]的应用使麻醉医师可以对行日间肥胖手术的患者进行筛选并评估他们的心血管风险。如果患者有 3 个及以上的冠状动脉危险因素，则不应该被纳入日间手术，而是需要作为住院患者进行围术期管理。

手术方式的选择和病态肥胖门诊患者

在 21 世纪初，针对普通人群大约有 25 种手术被认定可以作为日间手术；相比之下，在现代医疗保健系统中，已经有多达 200 种不同的手术作为常规开展的日间手术。

最近的一篇综述阐述了日间手术的筛选原则[28]：

- 腹部和胸部应该采用微创方式进行。
- 手术创伤程度比手术时间更重要。
- 使用局部麻醉和口服镇痛药管理术后疼痛。
- 术后出现并发症的风险极低。
- 无持续失血或需要液体治疗。
- 不需要专业的术后护理或观察。
- 患者出院前应该能够活动。
- 外科医生必须有丰富的经验并且术中并发症发生率低。

虽然体表手术和肢体手术适合局部和区域镇痛，所需镇静剂最少，但许多常规手术(如日间手术)，可能对麻醉医师提出更多的镇痛挑战。

上消化道内镜

上消化道内镜检查时麻醉医师与手术医生通常会短暂共用气道，对于病态肥胖患者，即使最小剂量的镇静药物也会导致血氧饱和度严重下降，因此，有效镇静可能很困难。内镜医生可能不得不接受患者处于头高位或较浅程度的镇静。右美托咪定在这种情况下可能发挥特殊作用[29]。此外，麻醉医师也可能会通过气管插管控制气道。

随着胃镜手术操作步骤的增加，术者与麻醉医师共用气道的时间更长；其中包括内镜减重术[30]，例如：

- 胃内球囊置入术。
- 腔内垂直胃成形术。
- 内镜袖状胃成形术。
- 内镜胃肠旁路术。

还包括针对顽固性反流的 Stretta 手术[31]。

尽管现在声门上气道的发展可能为该领域带来新的希望[32]，但在早期应用阶段，这些手术可能要求气管插管。

头颈部：耳鼻喉及口腔科手术

这些手术对麻醉医师提出了类似共用气道的挑战，需要尽早且通常保守的气道管理决策，并且可能需要增加设备和人员配置。

妇科腹腔镜检查

对于病态肥胖患者，这种手术可能会带来三重挑战，原因是：

- 头低位。
- 需要深度神经肌肉阻滞。
- 手术时间极短。

麻醉医师应使用所有可用的技术和药物来克服这些困难。这需要最新的设备和一次性用品来管理气道，包括可视喉镜、多功能手术床、短效麻醉药有效逆转神经肌肉阻滞[33],以及使用无镇静催吐等副作用的镇痛方案,确保患者能早期下床活动。

日间手术中的减肥手术

关于减肥手术的文献提倡腹腔镜胃束带术和袖状胃切除术适合日间手术,其中一个团队甚至尝试过23h腹腔镜胃旁路术(以失败告终)[34]。

临床实践中,仅有内镜检查、胃内气囊、腹腔镜胃束带移除和亚健康中度肥胖患者的初级胃束带术是频繁开展的日间减肥手术。

麻醉技术

前面已经介绍了谨慎地选择患者和娴熟的气道技术在管理病态肥胖患者日间手术中的作用；然而,对于在日间手术室的麻醉医师来说,挑战比比皆是。正确的做法可能是手术当天尽早地开始病态肥胖患者的日间手术,以便患者在出院前可接受更长时间的麻醉后监测。

术前用药

术前用药是有积极作用的,特别是支气管扩张剂、胃酸抑制剂和抗血栓药应在有指征的情况下术前应用。

在这方面,患者常规服用药物的正确执行或停用往往还需要一些努力。大部分外科医生都不主张停用血管紧张素转换酶抑制剂和血管紧张素抑制剂。

局部麻醉

在合适的患者中,局部麻醉或区域阻滞技术应该是首选的麻醉方法。实际上,阻滞失败在肥胖患者中很常见;然而,超声引导下阻滞的出现能最大限度地减少这个问题[36]。

在实际工作中,多使用全凭静脉麻醉——靶控输注,尽管在肥胖患者的剂量上限滴定中使用 Schnider 和 Minto 方案仍存在问题[37](框 25.2)。最近,笔者采用了 Mulier[38,39]的无阿片类药物技术结合地氟烷或靶控输注丙泊酚[40]。

研究还发现,常规应用经过处理的脑电图技术[41]可以使患者快速苏醒,提高患者周转率,并将其视为肥胖患者的必备监测。

框 25.2 病态肥胖患者行日间手术的理想麻醉技术

- 头高位充分预给氧,持续气道正压通气,维持潮气末氧分数>90%
- 采用快通道技术进行诱导和维持:
  - –全凭静脉麻醉——靶控输注
  - –瑞芬太尼
  - –短效吸入麻醉药
  - –快速起效的短效神经肌肉阻滞药
- 快速控制气道和间歇性正压通气
- 苏醒迅速,残余镇痛良好
- 无气道梗阻

病态肥胖患者的麻醉药剂量

斯坦福大学的团队评估了大多数麻醉药物的剂量标量,笔者建议遵循他们的意见(表 25.2)[38,42–53]。

日间手术中最可怕的并发症之一是过敏反应。有效的复苏将使 98.6%~100%的过敏患者存活[54],但也需要额外的人力资源及周全的转运方案。

因此,神经肌肉阻滞药、抗生素和合成胶体等过敏反应常见诱发药物的使用要根据个体情况仔细评估。

气道选择

英国皇家麻醉学院第 4 次全国调查[55]阐明了病态肥胖患者使用声门上气道的危险性,然而,Nicholson 等[56]发表了一篇 Cochrane 综述指出在病态肥胖人群中使用第二代声门上气道有以下好处:

- 术中和术后氧合作用显著改善。
- 肺功能表现较好。
- 术后咳嗽减少。
- 患者总体恢复较好。

事实上,临床工作极大地受益于具有内置胃管通道的第二代声门上气道及最近增加的可插管型声门上气道的使用[57]。自 2007 年以来,笔者一直常规使用预留有正位胃管通道的 ProSeal™ 喉罩,最近才将其替换为 Supreme™ 或 AuraGain™ 喉罩,用于病态肥胖患者或少数超级肥胖患者的下列日间手术:

- 初级腹腔镜胃束带术。

表 25.2 常用静脉麻醉药基于体重的剂量标量推荐

药物	剂量标量	注释
硫喷妥钠	诱导:瘦体重 维持:总体重	给予 250mg 剂量后,病态肥胖受试者相比瘦体重受试者,其血药峰值浓度降低了 60%[42]。根据理想体重调整的诱导剂量与根据心输出量调整的诱导剂量相比,其血药峰值浓度相同[38]。体积和组织间隙随着总体重增长成比例增加[43]
丙泊酚	诱导:瘦体重 维持:总体重	与基于总体重给予丙泊酚的瘦体重受试者相比,基于理想体重给予诱导剂量的病态肥胖受试者,其丙泊酚需要量和意识丧失时间无明显差别[44]。稳态分布容积和清除率随总体重的增大而增长[45]
芬太尼	瘦体重	清除率随"PK mass"线性增加,"PK mass"是与瘦体重高度相关的简易标量[46]
瑞芬太尼	瘦体重	基于瘦体重给药的血药浓度与基于总体重给药的正常体重受试者血药浓度相似[47]
琥珀酰胆碱	总体重	与基于理想体重或瘦体重的剂量相比,基于总体重给予 1mg/kg 可以导致更深的神经肌肉阻滞和更好的插管条件[48]
维库溴铵	理想体重	基于总体重的给药剂量导致肥胖与非肥胖受试者的持续作用时间均延长[49,50]
罗库溴铵	理想体重	基于总体重和理想体重给药时,作用持续时间增加[51]
阿曲库铵,顺式阿曲库铵	理想体重	肥胖受试者中,根据总体重和理想体重给药的作用持续时间延长[52,53]

Source: Data from Ingrande, J., Brodsky, J. B., Lemmens, H. J., Lean Body Weight Scalar for the Anesthetic Induction Dose of Propofol in Morbidly Obese Subjects, Anesthesia & Analgesia, 113(1): 57-62, 2011, International Anesthesia Research Society.

- 腹腔镜胃束带切除术。
- 腹腔镜胆囊切除术。
- 腹腔镜疝修补术。
- 膝关节镜手术。
- 髋关节镜手术。
- 肩关节镜手术。

当然,部分患者仍然需要气管插管,首选直接喉镜,它是对 Macintosh 喉镜镜片有所改动的 McCoy 喉镜[58](图 25.3)。此外,麻醉主治医生应熟练使用一系列可视喉镜,包括 C-Mac®、Pentax、Glidescope®和 McGrath®设备。

虽然日间手术室有纤支镜插管设备,但这种气道管理可能更倾向于住院治疗。

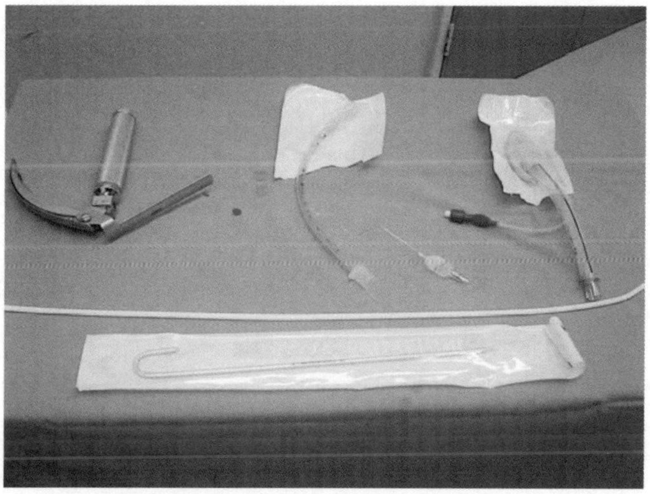

图 25.3 McCoy 喉镜及其他辅助气道管理工具。

液体管理

专家们对接受手术的肥胖患者的最佳补液方案意见不一;然而,对于日间手术,液体预负荷的益处已经明确[59,60],大多数临床医生认为 20~30mL/kg(瘦体重)的液体负荷是比较合适的。麻醉医师在日间手术中不太可能要求或实际达到目标导向液体治疗的复杂程度[61];但这些技术可能在复杂手术中发挥作用。

结论

日间手术对体重指数的限制似乎已经过时[62]。身体健康的肥胖患者在日间手术后恢复良好。然而,非麻醉问题(如手术困难、设备限制、患者转运问题、体重指数导致的外部限制)仍可能导致遇到困难。虽然高体重指数不是绝对禁忌证,但必须对肥胖患者常见的合并症进行充分评估、预先处理,并在麻醉技术中加以考虑。

理想的麻醉技术需要适合患者、镇痛充分，并尽量减少副作用。对于病态肥胖患者日间手术的了解已经达到了新高度；然而，只有通过持续地批判性回顾、反思和质量改进，才能保持高水准，同时避免发病和死亡。

除了拥有高水平的术前评估能力和麻醉技术外，在日间手术室照顾病态肥胖患者的麻醉医师必须具备采用最新技术和了解药物最新进展的能力，以使这些通常很复杂的患者从中获益。

病例报道

由口腔科拔牙手术清单可知，患者已禁食，并希望进行"全上牙清除"手术。

患者，男，56岁，消防员，体重157kg，身高179cm，BMI为51.3kg/m^2。患者有高血压病，平日服用奥美沙坦控制血压，患者妻子陈述患者有很严重的打鼾症状。患者否认胸痛和气喘，并告知医生自己可以轻松地胜任正常工作。

患者除了牙齿成像和提示左心室肥大的12导联心电图外，没有任何术前血液检验或报告。其STOP-Bang[21]评分为6分。

医务人员与患者讨论了多种方案，包括资助其乘车回家并为患者重新预约三级医院。并强调其在日间手术室接受手术具有很高的风险；然而，患者依然要求行日间手术。

在与外科医生讨论后，笔者决定尝试最小剂量镇静联合局部麻醉的方式，同时采取紧急气道管理的所有预防措施。

困难气道托盘就位，检查并备用，另一位在病态肥胖患者管理方面经验丰富的麻醉主治医师到达现场并提供协助。为患者置入一根20号静脉留置针建立静脉通路。局部麻醉下将一根6号硅胶鼻咽通气管插入左侧鼻孔。通过分离式（二氧化碳感应）鼻导管以3.0L/min的流速吸氧。

患者半坐在牙科手术台上，静脉注射咪达唑仑2.5mg，此外，每2~5min给予可乐定30μg，总剂量90μg。外科医生用5%利多卡因和1:80 000肾上腺素10mL行双侧上颌骨神经阻滞。然后顺利地拔掉了18颗坏掉的蛀牙。

约2h后，患者在其妻子的陪同下离开了日间手术室。

讨论

这是一个病态肥胖患者行日间手术的成功案例。从开始想把患者转诊到三级医院，再到为患者提供某种形式的麻醉护理，治疗团队有一系列方案可以选择。

显然，计划外的全身麻醉可能会导致灾难性的后果，同样，不为满口蛀牙的患者进行手术，也不是理想的结果。

结论

该病例的处理凸显了这类患者存在的一些问题：

- 体重指数限制不一定是日间手术的禁忌证。
- 在可能的情况下，局部或区域阻滞技术比全身麻醉更安全。
- 通过全面的考虑和细致的围术期管理，肥胖患者可以接受门诊手术。
- 超级肥胖患者发生围术期不良事件的风险更高[63]。
- 可以选择非阿片类镇静药物，并保持睡眠结构和气道通畅[64,65]。

（谭宇亭 译　杜智勇 审）

参考文献

1. Ogden CL, Carroll MD, Fryar CD, Flegal KM. Prevalence of obesity among adults and youth: United States, 2011–2014. NCHS Data Brief. 2015;**219**(219):1–8.
2. Olutoye OA, Watcha MF, Andropoulos DB. Pediatric obesity: observed impact in the ambulatory surgery setting. J Natl Med Assoc. 2011;**103**(1):27–30.
3. Commission on the Provision of Surgical Services. Guidelines for Day Case Surgery. A Report of the Royal College of Surgeons of England (Revised ed.). London: Royal College of Surgeons of England; 1992.
4. Joshi GP, Ankichetty SP, Gan TJ, Chung F. Society for Ambulatory Anesthesia Consensus statement on preoperative selection of adult patients with obstructive sleep apnea scheduled for ambulatory surgery. Anesth Analg. 2012;**115**(5):1060–68.
5. Billing PS, Crouthamel MR, Oling S, Landerholm RW. Outpatient laparoscopic sleeve gastrectomy in a freestanding ambulatory surgery center: first 250 cases. Surg Obes Relat Dis. 2014;**10**(1):101–105.
6. Ogunnaike B. The morbidly obese patient undergoing outpatient surgery. Int Anesthesiol Clin. 2013;**51**(3):113–35.
7. Moon TS, Joshi GP. Are morbidly obese patients suitable for ambulatory surgery? Curr Opin Anaesthesiol. 2016;**29**(1):141–45.

8. Bailey CR, Ahuja M, Bartholomew K, Bew S, Forbes L, Lipp A, et al. Guidelines for day-case surgery 2019: guidelines from the Association of Anaesthetists and the British Association of Day Surgery. Anaesthesia. 2019;**74**(6):778–92.
9. Rebibo L, Dhahri A, Badaoui R, Dupont H, Regimbeau JM. Laparoscopic sleeve gastrectomy as day-case surgery (without overnight hospitalization). Surg Obes Relat Dis. 2015;**11**(2):335–42.
10. Ramaswamy A, Gonzales R, Smith CD. Extensive preoperative testing is not necessary in morbidly obese patients undergoing gastric bypass. J Gastrointest Surg. 2004;**8**(2):159–65.
11. Edholm D, Kullberg J, Haenni A, Karlsson FA, Ahlström A, Hedberg J, et al. Preoperative 4-week low-calorie diet reduces liver volume and intrahepatic fat, and facilitates laparoscopic gastric bypass in morbidly obese. Obes Surg. 2011;**21**(3):345–50.
12. Langeron O, Masso E, Huraux C, Guggiari M, Bianchi A, Coriat P, et al. Prediction of difficult mask ventilation. Anesthesiology. 2000;**92**(5):1229–36.
13. El-Ganzouri AR, McCarthy RJ, Tuman KJ, Tanck EN, Ivankovich AD. Preoperative airway assessment: predictive value of a multivariate risk index. Anesth Analg. 1996;**82**(6):1197–204.
14. Couture EJ, Provencher S, Somma J, Lellouche F, Marceau S, Bussières JS. Effect of position and positive pressure ventilation on functional residual capacity in morbidly obese patients: a randomized trial. Can J Anesth J Can Anesth. 2018;**65**(5):522–28.
15. Nimmagadda U, Salem MR, Crystal GJ. Preoxygenation: physiologic basis, benefits, and potential risks. Anesth Analg. 2017;**124**(2):507–17.
16. Ogunnaike B, Joshi GP. Obesity, sleep apnea, the airway, and anesthesia. In: Hagberg CA. Benumof and Hagberg's Airway Management. 3rd ed. Philadelphia, PA: Elsevier Inc; 2012:892–901.
17. Oxford Online Dictionary. Guru. n.d. https://en.oxforddictionaries.com/definition/guru
18. Parameswaran K, Todd DC, Soth M. Altered respiratory physiology in obesity. Can Respir J. 2006;**13**(4):203–10.
19. van Boxem TJ, de Groot GH. Prevalence and severity of sleep disordered breathing in a group of morbidly obese patients. Neth J Med. 1999;**54**(5):202–206.
20. Biring MS, Lewis MI, Liu JT, Mohsenifar Z. Pulmonary physiologic changes of morbid obesity. Am J Med Sci. 1999;**318**(5):293–97.
21. Chung F, Abdullah HR, Liao P. STOP-Bang questionnaire: a practical approach to screen for obstructive sleep apnea. Chest. 2016;**149**(3):631–38.
22. Christensen J, Rivers J. How a minor elective surgery could end in death. CNN; 7 September, 2014. http://edition.cnn.com/2014/09/05/health/joan-rivers-death/
23. Anderson S. Second patient suffers heart complications at cosmetic surgery clinic. Mamamia.com; 2 September, 2015. http://www.mamamia.com.au/cardiac-arrest-during-breast-enlargement/
24. Fleisher LA, Beckman JA, Brown KA, Calkins H, Chaikof E, Fleischmann KE, et al. ACC/AHA. 2007 Guidelines on perioperative cardiovascular evaluation and care for noncardiac surgery: a report of the American College of Cardiology/American Heart Association Task Force on Practice Guidelines (Writing Committee to Revise the 2002 Guidelines on Perioperative cardiovascular Evaluation for Noncardiac Surgery). Circulation. 2007;**116**(17):e418–99. [Erratum in Circulation 2008;118(9):e143–e144 and Circulation 2008;117(5):e154].
25. Huang PL. A comprehensive definition for metabolic syndrome. Dis Models Mech. 2009;**2**(5–6):231–37.
26. Lavie CJ, Pandey A, Lau DH, Alpert MA, Sanders P. Obesity and atrial fibrillation prevalence, pathogenesis, and prognosis: effects of weight loss and exercise. J Am Coll Cardiol. 2017;**70**(16):2022–35.
27. Clinical Excellence Commission. Non-Vitamin K Antagonist Oral Anticoagulant (NOAC) Guidelines (updated July 2017). Sydney: Clinical Excellence Commission; 2017.
28. Darwin L. Patient selection for day surgery. Anaesth Intensive Care Med. 2016;**17**(3):151–54.
29. Demiraran Y, Korkut E, Tamer A, Yorulmaz I, Kocaman B, Sezen G, et al. The comparison of dexmedetomidine and midazolam used for sedation of patients during upper endoscopy: a prospective, randomized study. Can J Gastroenterol. 2007;**21**(1):25–29.
30. Cohen J, Chuttani R. Endoluminal bariatric procedures. In: Romanelli J, Desilets D, Earle D, eds. NOTES and Endoluminal Surgery: Clinical Gastroenterology. Cham: Springer; 2017;121–42.
31. Stretta TG. A valuable endoscopic treatment modality for gastroesophageal reflux disease. World J Gastroenterol. 2014;**20**(24):7730–38.
32. Skinner MW, Terblanche N, Middleton C. Endoscopic success using LMAGastro™ for upper gastrointestinal endoscopic procedures: preliminary findings, abstract A 3022. The Anesthesiology Annual Meeting. American Society of Anesthesiologists, 22–26 October, Chicago, USA; 2016.
33. Soto R, Jahr JS, Pavlin J, Sabo D, Philip BK, Egan TD, et al. Safety and efficacy of rocuronium with sugammadex reversal versus succinylcholine in outpatient surgery: a multicenter, randomized, safety assessor-blinded trial. Am J Ther. 2016;**23**(6):e1654–62.
34. Morton JM, Winegar D, Blackstone R, Wolfe B. Is ambulatory laparoscopic Roux-en-Y gastric bypass associated with higher adverse events? Ann Surg. 2014;**259**(2):286–92.
35. Roshanov PS, Rochwerg B, Patel A, Salehian O, Duceppe E, Belley-Côté EP et al. Withholding versus continuing angiotensin-converting enzyme inhibitors or angiotensin ii receptor blockers before noncardiac surgery an analysis of the vascular events in noncardiac surgery patients. Anesthesiology. 2017;**126**(1):16–27.
36. Lemmens HJ. Local and regional anesthesia in the obese patients. In: Finucane B, Tsui B, eds. Complications of Regional Anesthesia. Cham: Springer; 2017:319–25.
37. Sepúlveda VPO, Cortínez LI. Intravenous anesthesia in obese patients. In: Absalom A, Mason K, eds. Total Intravenous Anesthesia and Target Controlled Infusions. Cham: Springer; 2017:429–40.
38. Mulier JP. Perioperative opioids aggravate obstructive breathing in sleep apnea syndrome: mechanisms and alternative anesthesia strategies. Curr Opin Anaesthesiol. 2016;**29**(1):129–33.
39. Sultana A, Torres D, Schumann R. Special indications for OFA, patient and procedure related. Best Pract Res Clin Anaesthesiol. 2017;**31**(4):547–60.
40. Ziemann-Gimmel P, Goldfarb AA, Koppman J, Marema RT. Opioid-free total intravenous anaesthesia reduces postoperative nausea and vomiting in bariatric surgery beyond triple prophylaxis. Br J Anaesth. 2014;**112**(5):906–11.
41. Goddard N, Smith D. Unintended awareness and monitoring of depth of anaesthesia. Contin Educ Anaesth Crit Care Pain. 2013;**13**(6):213–17.
42. Wada DR, Björkman S, Ebling WF, Harashima H, Harapat SR, Stanski DR. Computer simulation of the effects of alterations in blood flows and body composition on thiopental pharmacokinetics in humans. Anesthesiology. 1997;**87**(4):884–99.
43. Jung D, Mayersohn M, Perrier D, Calkins J, Saunders R.

Thiopental disposition in lean and obese patients undergoing surgery. Anesthesiology. 1982;**56**(4):269–74.
44. Ingrande J, Brodsky JB, Lemmens HJ. Lean body weight scalar for the anesthetic induction dose of propofol in morbidly obese subjects. Anesth Analg. 2011;**113**(1):57–62.
45. Servin F, Farinotti R, Haberer JP, Desmonts JM. Propofol infusion for maintenance of anesthesia in morbidly obese patients receiving nitrous oxide. A clinical and pharmacokinetic study. Anesthesiology. 1993;**78**(4):657–65.
46. Shibutani K, Inchiosa MA Jr, Sawada K, Bairamian M. Pharmacokinetic mass of fentanyl for postoperative analgesia in lean and obese patients. Br J Anaesth. 2005;**95**(3):377–83.
47. Egan TD, Huizinga B, Gupta SK, Jaarsma RL, Sperry RJ, Yee JB, et al. Remifentanil pharmacokinetics in obese versus lean patients. Anesthesiology. 1998;**89**(3):562–73.
48. Lemmens HJ, Brodsky JB. The dose of succinylcholine in morbid obesity. Anesth Analg. 2006;**102**(2):438–42.
49. Weinstein JA, Matteo RS, Ornstein E, Schwartz AE, Goldstoff M, Thal G. Pharmacodynamics of vecuronium and atracurium in the obese surgical patient. Anesth Analg. 1988;**67**(12):1149–53.
50. Schwartz AE, Matteo RS, Ornstein E, Halevy JD, Diaz J. Pharmacokinetics and pharmacodynamics of vecuronium in the obese surgical patient. Anesth Analg. 1992;**74**(4):515–18.
51. Leykin Y, Pellis T, Lucca M, Lomangino G, Marzano B, Gullo A. The pharmacodynamic effects of rocuronium when dosed according to real body weight or ideal body weight in morbidly obese patients. Anesth Analg. 2004;**99**(4):1086–89.
52. Leykin Y, Pellis T, Lucca M, Lomangino G, Marzano B, Gullo A. The effects of cisatracurium on morbidly obese women. Anesth Analg. 2004;**99**(4):1090–94.
53. Kirkegaard-Nielsen H, Helbo-Hansen HS, Lindholm P, Severinsen IK, Pedersen HS. Anthropometric variables as predictors for duration of action of atracurium-induced neuromuscular block. Anesth Analg. 1996;**83**(5):1076–80.
54. Gibbs NM, Sadleir PH, Clarke RC, Platt PR. Survival from perioperative anaphylaxis in Western Australia 2000–2009. Br J Anaesth. 2013;**111**(4):589–93.
55. Cook TM, Woodall N, Frerk C, Fourth National Audit Project. Major complications of airway management in the UK: results of the 4th National Audit Project of the Royal College of Anaesthetists and the Difficult Airway Society. Part 1. Br J Anaesth. 2011;**106**(5):617–31.
56. Nicholson A, Cook TM, Smith AF, Lewis SR, Reed SS. Supraglottic airway devices versus tracheal intubation for airway management during general anaesthesia in obese patients. Cochrane Database Syst Rev. 2013;**9**:CD010105.
57. Sultana A. The ProSeal™ LMA is an ideal airway for gastric banding surgery. Anaesthesiol Intensive Care. 2009;**37**(4):660–61.
58. McCoy EP, Mirakhur RK. The levering laryngoscope. Anaesthesia. 1993;**48**(6):516–19.
59. Lambert KG, Wakim JH, Lambert NE. Preoperative fluid bolus and reduction of postoperative nausea and vomiting in patients undergoing laparoscopic gynecologic surgery. AANA J. 2009;**77**(2):110–14.
60. Holte K, Klarskov B, Christensen DS, Lund C, Nielsen KG, Bie P, et al. Liberal versus restrictive fluid administration to improve recovery after laparoscopic cholecystectomy: a randomized, double-blind study. Ann Surg. 2004;**240**(5):892–99.
61. Miller T, Gan TJ. Goal-directed fluid therapy. In: Hahn RG, ed. Clinical Fluid Therapy in the Perioperative Setting. 1st ed. Cambridge: Cambridge University Press; 2011:91–99.
62. Buckley H, Palmer J. Overview of anaesthesia and patient selection for day surgery. Anaesth Intensive Care Med. 2010;**11**(4):147–52.
63. Rosero EB, Joshi GP. Nationwide use and outcomes of ambulatory surgery in morbidly obese patients in the United States. J Clin Anesth. 2014;**26**(3):191–98.
64. Cheung CW, Ying CL, Chiu WKW, Wong GT, Ng KF, Irwin MG. A comparison of dexmedetomidine and midazolam for sedation in third molar surgery. Anaesthesia. 2007;**62**(11):1132–38.
65. Capasso R, Rosa T, Tsou DY, Nekhendzy V, Drover D, Collins J, et al. Variable findings for drug-induced sleep endoscopy in obstructive sleep apnea with propofol versus dexmedetomidine. Otolaryngol Head Neck Surg. 2016;**154**(4):765–70.

第 26 章

肥胖患者的液体管理

Michelle Cole, David Gilhooly, S. R. Moonesinghe

引言

围术期的液体管理在手术患者的整体治疗过程中起着关键作用。病态肥胖患者需要特别护理，其具体原因应特别说明。围绕着液体种类、补液量、补液速率和临床背景下的液体疗法与改善结果的关系在学术上一直存在争议。本章将讨论液体疗法的基本生理学原理，以及它在肥胖患者中的疗效差异。然后介绍肥胖患者常用手术类型的液体疗法。最后，将对肥胖手术患者术前、术中和术后液体管理相关的现有研究证据进行概述，同时也会将常见手术类型、肥胖患者的合并症，以及与肥胖患者手术相关的风险考虑进去。

体液成分、稳态和糖萼模型

在非病理的情况下，总体体液量取决于 3 个因素：年龄、性别和体重。体重的类型对于确定体液含量是增加还是减少很重要。与脂肪组织相比，瘦肌肉的重量与较高的含水量有关。虽然在肥胖组，平均总水含量的绝对值较高，但如果以体重的百分比表示，则明显较低[1]。因此，尽管肥胖患者的体重明显增加，但其总体水量却不成比例地减少（图 26.1）。

非肥胖人群的体液分隔模型是基于全身含水量约占体重的 60%。这一比例不适用于肥胖患者，因为脂肪组织由疏水性脂肪分子组成，含水量较低。肥胖人群体液分隔的生物统计学模型尚未发表。因此，对总体水量的估计是基于个案的。

然而，体液在隔室间分布的基本规律确实适用于肥胖人群。总体水由细胞内液和细胞外液组成，其比例约为 2/3 和 1/3[2]。

细胞外隔室主要由组织液、血浆及少量的跨细胞液（如胸腔积液、腹水或心包积液）组成。隔室间分布如图 26.2 所示。

血容量由细胞外液容量和红细胞容量组成。血容量也与体重有关，正常体重的成年人通常为 70mL/kg。在肥胖人群中，绝对血容量随着 BMI 的增加而增加，但其每千克体重相对的血容量（即血容量指数

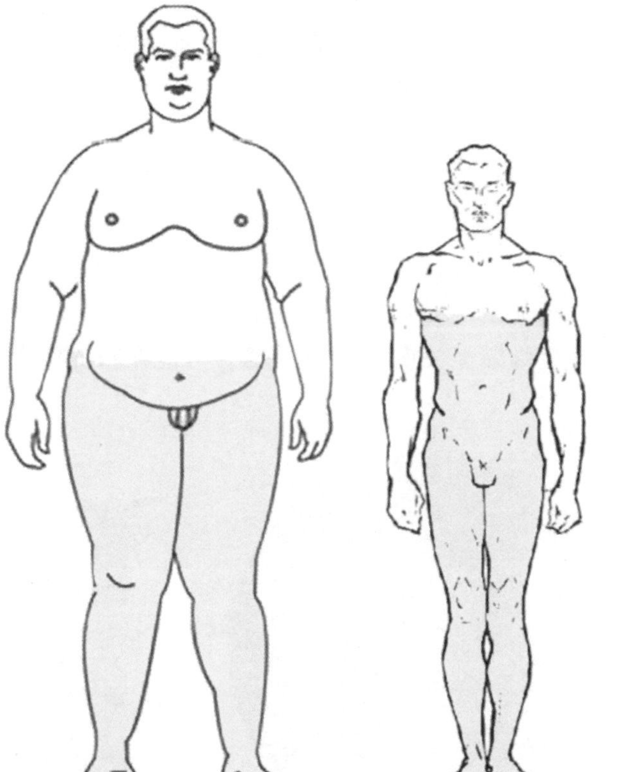

图 26.1 图示表明，肥胖患者的绝对总体水量可能增加，但总体水量相对减少。

的平均值)却有所下降:因为增加的大部分体重是脂肪组织而不是瘦肌肉。随着体重的增加,这种减少呈非线性[3]。这点意义重大,如果应用了公认的70mL/kg,就可能会严重高估肥胖患者的血容量指数。无论是否出现血流动力学变化,患者都可能大量失血;但如果术前血容量评估准确,准确且及时地补液和输血可以防止器官灌注不足。Lemmens 等[3]推导了一个公式(图 26.3)可以更精确地评估血容量;这可能适用于所有 BMI 范围,因为肥胖人群的血容量可能低至 45mL/kg,而消瘦人群的血容量可能高达 100mL/kg。

在正常生理条件下,体液稳态是通过神经体液反馈回路调节液体摄入量和输出量的平衡来实现的。液体的摄入通过肠内途径和有氧代谢来实现。液体流失通过可感知的损失(胃肠道或肾)或不可感知的损失(呼吸道或皮肤)来实现。前者可以相对容易地测量,而后者则不能。

传统的毛细血管循环模型基于 Starling 理论。许多关于选择晶体溶液还是胶体溶液来进行液体治疗的争论都是基于此。现代糖萼模型消除了传统模型的许多缺点。内皮糖萼是网状的、膜结合的糖蛋白和蛋白聚糖层,存在于毛细血管的管腔侧。它充当毛细血管壁和血液或中心血浆容积之间的活性界面。在糖萼模型中存在 3 种血管内容积:构成循环容积的血浆容积和红细胞质量容积,以及构成非循环容积的糖萼层[4]。现代模型表明,穿过毛细血管壁的净流体运动比 Starling 模型所解释的要小得多,而富含蛋白质的糖萼层提供了限制流体流出毛细血管的胶体渗透压。保持糖萼层的完整性对于保持血管内容积而不发生毛细血管渗漏至关重要。这种完整性可能在脓毒症或医源性血容量过多等病理条件下受到损害。

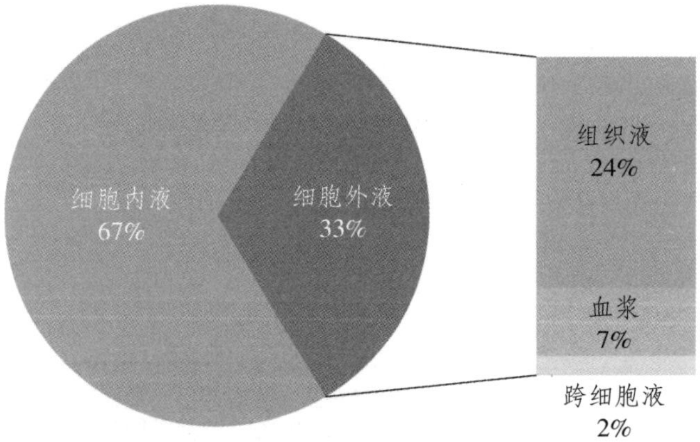

图 26.2 饼状图显示总体水占总体重的百分比。

确定液体平衡的挑战

了解与肥胖相关的心血管变化很有必要,因为这些变化会影响此类患者对低血容量或高血容量的反应方式。

极度肥胖的人可能会发生心脏功能和结构的改变,这种现象被称为肥胖型心肌病[5,6],其特征包括左心室舒张功能受损和顺应性降低;因此,在更多的重大病例中,靶向液体治疗在确保患者得到最佳的治疗方面至关重要。系统性高血压在肥胖人群中更为普遍,他们左心室扩张、肥大,以及舒张和收缩功能障

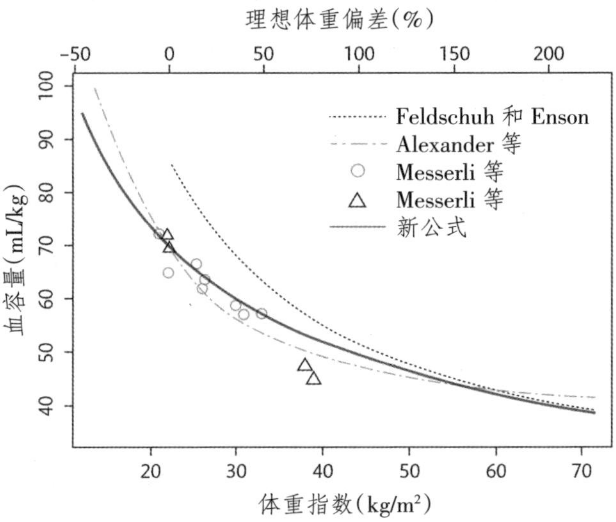

该图显示了血容量(BV)与 BMI 之间的关系,以及 BV 与理想体重偏差(%ΔIBW)之间的关系

实线为公式预测的 BV:

$$_{In}Bv = \frac{70}{\sqrt{\frac{BMI_P}{22}}}$$

虚线是 Feldschuh、Enson 和 Alexander 等预测的 BV 值。圆形和三角形是 Messerli 等测量的 BV 值。BV 的变化与 BMI 和 ΔIBW 均呈非线性相关。

图 26.3 BMI 和血容量之间关系的公式和图形表示。[Reproduced with permission from Lemmens, H.J., Bernstein, D.P. Brodsky, J.B. Estimating blood volume in obese and morbidly obese patients. Obesity Surgery, 16 (6): 773-6. Copyright © 2006, Springer Nature. https://doi.org/10.1381/096089206777346673]

碍的风险较高。慢性呼吸障碍也可能导致右心衰竭。有呼吸系统损害、长期阻塞性睡眠呼吸暂停或肥胖低通气综合征的肥胖患者可能会发生继发于慢性低氧血症的红细胞增多症；因此，低血容量症或脱水可能会进一步增加血液黏度，损害微循环血流和氧气输送。

这些生理变化给围术期医生、外科医生和麻醉医师带来了重大挑战，因为过量补液可能会加剧或导致心脏功能进一步失代偿。此外，体液失衡的诊断或临床怀疑也可能会被这种生理学改变所掩盖[7,8]。因此，接受大手术的肥胖患者的围术期更应该行超声心动图检测。这项检查可让临床医生更好地了解患者应对液体挑战的能力，以及让他们意识到在临床工作中应严谨对待对液体治疗。运动心肺功能测试还可以评估功能容量和心力衰竭，从而评估肥胖患者心血管系统在围术期对液体转移的潜在耐受性。对于肥胖患者的手术，因为间歇性正压通气期间胸壁顺应性降低，胸内压力已经显著升高，可能需要避免头低足高位以减少腹部对胸内压力的影响。胸内压力增加会对静脉回流和心脏前负荷产生显著影响。

液体管理原则

补液的主要目的大致分为复苏和维持治疗。静脉输液也常用于协助药物输送，但这通常是低容量和低速率的输注。液体疗法的目标始终应该是恢复正常血容量和“同类换同类”。为此目的，人们需要了解损失了什么“液体”及损失的时间范围。血浆损失(如创伤情况下血管内耗竭)可能需要使用包括血液制品在内的液体进行快速复苏。此时，作为机体初始代偿措施，组织液会再分布到血管内。细胞外液损失(包括组织液和血管内液体损失)可发生于过度呕吐或胃肠道梗阻。这种情况是等渗的液体损失。因此，无法实现细胞内液的补偿，需要静脉输注晶体溶液补液。纯水的损失与一些电解质的损失有关，但其很少表现出休克，除非细胞内水储备耗尽。

选择哪种液体及以何种速率补液是学术上关于液体争论持续不断的根源。然而，在用于复苏或维持目的时，相对于不平衡溶液，绝大多数证据支持使用平衡溶液[9-11]。在选择液体时，需考虑糖萼的完整性，因为这对维持血管内容积和防止血管内渗漏方面起着至关重要的作用。目前尚不清楚与病态肥胖相关的促炎状态[8]是否与糖萼的功能状态有关。

肥胖患者较多的科室

一般来说，减重术主要对象是肥胖患者群体；然而，随着肥胖发病率在普通人群中的增加，这一患者群体在所有外科专业中都可能会增加。在英格兰，成年男性的肥胖患者比例从 1993 年的 13.2%增加到 2013 年的 26.0%，成年女性的肥胖患者比例从 16.4%增加到 23.8%[12]。2014 年，英国进行了第一届国家麻醉推进计划(SNAP-1)[13]。该项目提供了麻醉后临床活动和专利申报的结果评估。这项研究的数据表明，不同的外科亚专业中均常见肥胖患者(BMI>30kg/m^2)且其具有外科复杂性。如表 26.1 所示。

表 26.1 SNAP-1 研究中肥胖患者(BMI>30kg/m^2)的分布

专业	肥胖患者人数/组内患者总数	百分比(%)
腹部(内分泌)	1/9	11
腹部(治疗减肥)	34/36	94
腹部(肠)	358/1815	20
腹部(肝胆)	177/494	36
整形外科	999/4000	25
头颈部	199/1209	16
体表(乳房)	145/699	21
体表(其他)	107/445	24
胸部	20/133	15
内分泌	27/91	30
血管	64/346	18
移植	2/21	10
神经外科	53/272	19
泌尿外科学	342/1799	19
妇科医学	426/1948	22
眼科学	153/984	16
心脏	68/250	27
介入放射学	11/45	24
牙科	46/304	15
内镜检查术	26/139	19

Reproduced with permission from Moonesinghe, S.R., Walker, E.M. K., and Bell, M. Design and methodology of SNAP-1: a Sprint National Anaesthesia Project to measure patient reported outcome after anaesthesia. Perioperative Medicine, 4 (4), 2015 Springer Nature. Distributed under the Creative Commons Attribution 4.0 International(CC BY 4.0). http://creativecommons.org/licenses/by/4.0

从这项研究中可以看到，收治肥胖患者排名最高的专业包括内分泌、心脏和整形外科，英国外科手术人群中肥胖患者的总体比例为20%。

术前液体状态评估

术前评估肥胖患者水合状态的方法与评估正常体重患者的方法大致相同。这些可以分为使用临床评估或使用专业动态监测进行客观测量。

临床上评估肥胖患者脱水可能不精确。标准评估方法包括：

- 毛细血管再充盈。
- 黏膜。
- 脉搏。
- 血压。
- 心率。
- 皮肤弹性。
- 尿量。

临床评估准确性很低，而且个体之间存在差异，在大多数情况下，患者实际上可能比最初表现出来的更脱水。此外，一些体征和症状，如口渴和口干，可能难以评估在麻醉前已禁食、禁饮的术前手术患者。皮肤弹性降低等体征也可能不可靠，低血压通常是低血容量症的晚期症状，但也可能归因于许多病态肥胖患者正在接受抗高血压药物治疗。在评估少尿症状时也可能很困难，因为可能会因使用的体重不同（总体重或理想体重）而发生很大变化。

肥胖患者通常难以建立静脉通道，因此，他们在进入手术室时可能接受了液体复苏，也可能根本没有复苏。对于正在接受减重术的患者来说，现在医生通常会在手术前几周为这些患者开具快速减肥食谱，以便进行腹腔镜手术[14,15]。研究发现，在这些病态肥胖患者中，高达70%的患者采用快速减肥饮食与低血容量的发生有关[16]。因此，Pösö及其同事证明了经胸超声心动图是评估病态肥胖患者前负荷和液体状态的有效工具[17]。他们还证明，如果患者输注500mL胶体溶液进行补液，那么术中可能会达到更高的平均动脉压。重要的是要认识到可能会出现血流动力学不稳定的情况，尤其是在诱导过程，术前保持血容量正常对于减少与气腹相关的心脏抑制也非常重要[18]。

液体种类的选择

首先看一下应该使用的静脉输液类型，关于应该使用胶体溶液还是晶体溶液来进行患者的液体管理的争论仍在继续。两项Meta分析总结了现有的随机对照试验：在这两项分析中，没有对肥胖患者进行亚分析，只有一项着重于分析手术患者。Serpa Neto等[19]认为，胶体溶液与发生急性肾损伤的相对风险为1.24，Qureshi等[20]认为胶体溶液与发生急性肾损伤或肾衰竭的比例为1.24。尽管它们在相关发病率方面存在差异，但两项Meta分析的一致结果在这种情况下是有用的。此外，有研究表明，肥胖患者发生心血管疾病和糖尿病等合并症的比率增加[21]。在长时间的手术过程中，横纹肌溶解的发病率也会增加；因此，使用晶体溶液可以降低肾损伤的风险。这可能与使用胶体溶液有减少静脉输液总量的优势理论相矛盾，因为胶体溶液在血管内停留的时间更长。研究表明，30min后只有20%的晶体溶液保留在血管内，因此，使用胶体溶液可能有助于预防与过量补液有关的疾病[11]。

在决定选择晶体溶液时，必须考虑肥胖患者中糖尿病的高患病率。作为许多主要手术质量提高计划的一部分，在围术期，尤其是术中和术后两天[22]，维持血糖正常可以改善手术结果。当葡萄糖水平保持在140~179mg/dL（8~10mmol/L）[23]范围内时，发病率和死亡率较低，因此，选择哪种晶体溶液很重要。根据Alberti等1978年发表的一篇论文[24]，建议在接受手术的糖尿病患者中避免使用乳酸钠林格注射液，但这篇论文的发现已被证实在生化上是不可能的。最近，英国皇家麻醉医师学院和英国糖尿病学会联合会批准了推荐平衡溶液的指南，如哈特曼溶液，因为只要血糖稳定，它引起的代谢和电解质紊乱最小[25]。如果需要使用胰岛素，则建议在0.45%的生理盐水中加入5%葡萄糖进行可变速率静脉滴注，以防止低钠血症（围生期除外），并记住可能需要补钾[26]。尽管这只是一个小建议，但研究已经表明平衡电解质溶液（如哈特曼溶液）提供了与血浆相似的电解质成分，因此，可以避免由大量生理盐水引起的高氯性酸中毒风险[11]。

以哪个体重为基础?

目前,关于肥胖患者液体剂量调整的证据有限,在选择合适的体重参数作为依据上一直存在争议。主要有 4 条权威性意见,包括:

1. TBW:患者的实际体重。

2. IBW:在正常的瘦体重与脂肪组织比例下,患者的体重:

IBW=身高(cm)−x(女性 x=105,男性 x=100)

3. LBW:患者不包括脂肪的体重。可以用最广泛使用的公式简单计算:

$$\text{LBW(kg)}=\frac{9270\times\text{TBW(kg)}}{6680+[216\times\text{BMI}(\text{kg/m}^2)]}\text{(男性)}$$

$$\text{LBW(kg)}=\frac{9270\times\text{TBW(kg)}}{8780+[244\times\text{BMI}(\text{kg/m}^2)]}\text{(女性)}$$

4.调整后的体重(ABW):这考虑到肥胖人群瘦体重增加的事实。它的计算方法是将多余体重的 40%加到 IBW 上:

$$\text{ABW(kg)}=\text{IBW(kg)}+0.4[\text{TBW(kg)}-\text{IBW(kg)}]$$

如前所述,非肥胖患者和肥胖患者之间的绝对和总体水可能存在显著差异,这对补液的最佳策略的选择有重要影响。

液体治疗方案的选择

术中使用开放还是限制性液体治疗方案一直存在争议。在非肥胖人群的开放手术中,McCardle 等在 2009 年报道了腹部手术的限制性与标准液体方案,其中术中液体总量分别为 4mL/(kg·h)和 16mL/(kg·h)(包括术前额外的预输注)。研究显示标准组在伤口、心脏、呼吸和认知并发症方面的预后较差[27],过度水合会导致器官功能障碍。随后,在美国进行了大数据回顾,结果表明合适液体能够改善围术期结果[28]。

Ettinger 等以肥胖患者为研究重点发现,减重术后发生横纹肌溶解的风险增加,尤其是在长期病患中,如高血压、糖尿病、超肥胖、有外周血管疾病或正在服用他汀类药物的患者[29]。因此,从理论上讲,限制性液体治疗方案可能会对肾功能产生负面影响。此外,多项研究表明,无论是减肥还是非减肥腹腔镜手术,尿量监测都不能很好地反映肾功能[18,30,31]。原因是腹内压力增加会影响肾血流量,术中某些应激激素的释放,以及腹腔镜手术中床的位置都会影响尿量。

关于肥胖患者液体治疗方案的少数研究集中在减重术(不是肥胖患者的手术),因而其仅限于腹腔镜手术。相关研究表明,限制性液体管理与开放液体管理的方法的结局不同。Ogunaike 等人于 2002 年首次提出,为了避免术后急性肾小管坏死,静脉维持输注量应为基于瘦体重或理想体重计算结果的 2 倍[32];然而,2006 年,McGlinch 等发现,在他们的临床试验中,限制性补液在减少了呼吸功能障碍和缺氧发生率的同时缩短了住院时间[33],而 Schuster 等对 180 例胃旁路术患者的回顾性研究表明,与术后没有发生恶心、呕吐的患者相比,术后发生恶心、呕吐的患者的补液量明显更少[(21.8±6.9)mL/kg 对(24.9±8.8)mL/kg][34]。

在此基础上,Matot 等的一项随机对照研究观察了术中使用 4mL/(kg·h)与 10mL/(kg·h)方案,发现两个治疗组的尿量均较低,但两组的血清肌酐均无变化[35]。但该研究确实表明高容量组的术后并发症无明显增加。Wool 等的另一项随机研究显示当术中使用 15mL/(kg·h) 的 TBW 方案与 40mL/(kg·h)TBW 方案时,更严格的限制性液体治疗方案不会改变横纹肌溶解的发生率[31]。最近,一项对 224 例患者的回顾性研究表明,术中开放补液是有利的,因为限制性补液导致住院时间延长,并会延迟术后伤口愈合[36]。该研究的两个治疗组分别为<5mL/(kg·h)、>7mL/(kg·h)补液方案。很明显,对于肥胖患者的最佳液体管理缺乏良好、明确的证据,而且有限的可用信息也呈现两极化。现有的研究倾向于较少限制水平的液体管理,为7~15mL/(kg·h)。

监测血管内容积

确定直接液体疗法的最佳目标时需要注意,应该事先评估患者的水合状态。如前所述,有时很难在临床上评估肥胖患者的水合状态,因而可能需要使用各种测量工具。此外,有充分的证据表明,尿量不能准确反映患者的肾功能和水合状态[37]。如果绑缚不正确,袖带血压也可能不准;袖带的气囊应至少包围上臂的 75%,否则读数可能会偏高。

根据手术的侵入性和时间长短，以及患者的合并症，可能需要动脉置管。Jain 等人研究了腹腔镜病例中使用 LiDCO®心脏传感器系统进行的脉搏轮廓分析[38]。该系统最初使用锂校准心输出量，随后通过动脉压力波形分析获得每搏输出量的变化。使用超过 10%的每搏输出量的变化作为输血触发点，其研究结论为：平均持续 206min 的腹腔镜手术的平均液体需求量为 2L，这与约 10mL/(kg·h)的方案一致。监测中心静脉压和肺毛细血管楔压用于补液的敏感性和特异性较低[39]。

另一种监测心输出量的方法是使用经食管超声探头。该设备的优点是在全身麻醉前，它们可以在不引起患者过度不适的情况下插入，并且可以清楚地显示麻醉对容量状态的影响，以及可能需要的液体量。在麻醉诱导之前插入探头的优点在于它可以准确测量患者的水合状态，这一点尤为重要，因为围术期血流动力学不稳定的发生与多种因素相关，如心血管药物，气腹影响腹内压和头低足高位。不幸的是，考虑到肥胖患者的手术类型，插入食管超声探头并不总是可行的，且在减重术中通常是这样的。在使用食管超声探头时，还需要做出几个假设，即通过主动脉的水平速度是固定的，而探头正垂直于主动脉，横断面面积是恒定的。在患者在手术台上的体位可能发生变化的情况下，可能很难调整到此种状态，从而难以获得准确的读数。Pösö等人在 2013 年[16]证明了在围术期和术中使用新型手持式心脏超声心动图仪的益处，它可以提供良好的心脏充盈和水合的实时结果。与食管超声探头不同，超声心动图可以直接查看心脏功能本身和患者的灌注状态，尽管考虑到患者的身体状况和通气状态，实际观察可能会比较困难。目标导向液体疗法已被证明对接受减重术的患者有益[40,41]。

输血

肥胖患者的输血标准不需要调整，尽管一些研究报道，随着 BMI 的增加输血需求会减少[42-46]。对大量冠状动脉旁路移植术患者的回顾性和前瞻性研究都表明，肥胖患者术中输血需求减少，术后出血风险降低，出血再手术率降低。提出的理论包括继发于纵隔脂肪增加引起的胸内压力升高，以及来自腹部的压力压迫小出血部位。还有一些理论认为，肥胖患者凝血因子水平升高，X 综合征患者存在促凝状态，高脂血症患者血小板聚集性更好。总的来说，了解肥胖患者的合并症是很重要的，因此，最好以较高的血红蛋白水平为目标。

术后护理

术后，使患者尽快恢复肠内补液和饮食是有益的。对于接受减重术的患者，由于手术操作、恶心、呕吐等原因，可能会出现营养摄入的问题。使用 IBW 计算液体输注量和使用其他体重计算输注量不一样，使用理想体重计算维持量时，真正输注量应为计算结果的 2 倍[32]。根据手术类型和恢复期的不同，可能有必要置入中心静脉导管开放静脉通道和留置导尿管以便评估液体平衡。

横纹肌溶解

研究表明，接受手术的肥胖患者发生横纹肌溶解的风险增加[29]，并且在接受长时间手术的 BMI 较高的男性中更为常见[47]。由于定位和入路的原因，患者的手术持续时间往往较长，使这一风险更难以评估，因此，在术中和术后，需要注意监测横纹肌溶解的迹象。尿量不是最可靠的衡量标准，监测患者的 pH 值和乳酸水平是否有意外升高，然后进行相应的治疗可能是有益的。肌酸激酶水平往往在术后第 2~5 天达到峰值，需要约 2 周才能恢复[48]。治疗包括大量补液、碱化尿液和甘露醇利尿，以达到 1.5mL/(kg·h)的尿量。

重症肥胖患者

需要手术治疗的重症肥胖患者越来越多。这些患者给麻醉医师带来了独特的挑战，因为除了需要应对重症肥胖的压力外，他们还处于慢性促炎状态。如果患者出现大出血、多发性创伤或手术时间延长导致的严重液体丢失并需要进行大容量复苏，则有发展为腹腔间室综合征的风险[49]。可通过导尿管测量其压力，术后出现该综合征的症状包括通气困难、气道峰压和平台压增高及尿量减少。治疗方法是打开腹部减压。

结论

本章探讨了液体疗法的一些生理学原理，包括体液成分，并简要概述了糖萼模型及其在体液稳态中的作用。与非肥胖患者相比，尽管肥胖患者的总体重明显增加，但肥胖患者的总体水量却不成比例地减少。因为临床评估和其后容量状态的估计不准确，肥胖人群围术期的液体管理面临着重大挑战。肥胖人群中可能存在的心血管和病理变化加剧了这种情况。围术期超声心动图在肥胖患者液体管理上的作用尚不明确。无论目的是进行液体复苏还是提供液体维持方案，总体目标都应该是用平衡溶液“同类换同类”，并倾向于使用限制性液体治疗方案，以防进一步的生理损伤。

病例报道

患者，女，75 岁，BMI 38kg/m^2，计划接受妇科手术。患者有哮喘、高血压和 2 型糖尿病，10 年前出现过心肌梗死。为患者进行了血常规检查。术前评估心电图显示患者有左束支传导阻滞。既往无心电图可供比较，鉴于患者的心脏病史，进行了超声心动图检查，显示左心室肥厚、舒张功能障碍和射血分数为 45%。

术前评估小组指示其在手术当天早上继续使用 β 受体阻滞剂，而不使用血管紧张素转换酶抑制剂。因为患者需进行结肠切除，手术团队在术前一天为患者做了口腔、肠道准备。患者是当天第一位进行手术的患者，计划进行清醒的硬膜外麻醉、麻醉诱导和待患者入睡后置入动脉管路。因难以为其建立外周通路，故只能在肘前窝置入 23 号口径的套管。在半卧位时使用异丙酚、芬太尼和罗库溴铵的混合物进行麻醉诱导。插管成功后，患者出现了低血压。首先给予麻黄碱，然后在患者接受液体推注时给予间羟胺。将患者置于头低足高位，不仅是为了帮其升高血压，而且在这一体位中心静脉置管是合适的。麻醉医师在患者颈部的超声检查中发现其颈内静脉口径很小；在左前臂置入动脉管路，发现其脉搏压随着呼吸有波动。当插入食管超声探头时，监测到患者出现了低血容量。在转入手术室之前，用 1L 复合乳酸钠对患者进行了液体复苏。

鉴于患者的手术史和病变的广泛性，手术开始时采取了开放式。在整个手术过程中使用经食管超声心动图监测仪进行心输出量监测。术后 1h 观察到患者尿量与其预期尿量相比仍然很低，在此基础上，麻醉医师加快了静脉输液速度。术后第 2 个小时，患者已经接受了 5L 晶体溶液，且需要更高的吸氧浓度。动脉血气检查显示低氧血症，而二氧化碳分压正常。听诊胸部时，没有哮鸣音，但整个过程中都有细微的捻发音。此时考虑患者出现了容量负荷过重，于是静脉给予了 20mg 呋塞米，随后有了良好的利尿效果且氧合也得到了改善。降低了静脉输液速度后使用经食管超声心动图严格监测心输出量，而不是监测尿量。

讨论

这个病例表明肥胖患者在容量评估方面存在困难，其低血容量的临床症状可能没有非肥胖患者那么明显。此外，肥胖患者需要更大的全身总容量来满足增加的代谢需求。由于相关的心功能不全和药物治疗，他们代偿麻醉诱导相关低血压的能力降低。最佳的做法是建议在手术室中置入 2 个静脉管路，使用超声有助于定位外周静脉。如果外周静脉通路不可行或有其他特殊情况，应考虑中心静脉通路。血压监测也给麻醉医师带来了挑战。体表解剖可能使有创血压监测不可行。研究表明，无创监测同样准确，将血压袖带放在前臂上可以很好地替代不合适的上臂袖带。

由于缺乏与肥胖患者围术期液体管理相关的证据，因此，给出的建议也缺乏依据。考虑到难以评估此类患者的容量状态，谨慎的做法是使用心输出量监测来指导补液。根据外科手术的类型和等级及患者的合并症，经食管超声心动图监测可能是一个不错的选择。

（刘燕 译　杜智勇 审）

参考文献

1. Hankin ME, Munz K Steinbeck AW. Total body water content in normal and grossly obese women. Med J Aus. 1976;**2**(14):533–37.
2. Ingrande J, Brodsky JB. Intraoperative fluid management and bariatric surgery. Int Anesthesiol Clin. 2013;**51**(3):80–89.
3. Lemmens HJ, Bernstein DP Brodsky JB. Estimating blood volume in obese and morbidly obese patients. Obes Surg. 2006;**16**(6):773–76.

4. Woodcock TE, Woodcock TM. Revised Starling equation and the glycocalyx model of transvascular fluid exchange: an improved paradigm for prescribing intravenous fluid therapy. Br J Anaesth. 2012;**108**(3):384–94.
5. Alpert MA. Obesity cardiomyopathy: pathophysiology and evolution of the clinical syndrome. Am J Med Sci. 2001;**321**(4):225–36.
6. Timoh T, Bloom ME, Siegel RR, Wagman G, Lanier GM Vittorio TJ. A perspective on obesity cardiomyopathy. Obes Res Clin Pract. 2012;**6**(3):e175–262.
7. Lotia S, Bellamy MC. Anaesthesia and morbid obesity. Contin Educ Anaesthes Crit Care Pain. 2008;**8**(5):151–56.
8. Ortiz VE, Kwo J. Obesity: physiologic changes and implications for preoperative management. BMC Anesthesiol. 2015;**15**(1):97.
9. Shaw AD, Bagshaw SM, Goldstein SL, Scherer LA, Duan M, Schermer CR, et al. Major complications, mortality, and resource utilization after open abdominal surgery: 0.9% saline compared to Plasma-Lyte. Ann Surg. 2012;**255**(5):821–29.
10. Lobo DN, Stanga Z, Aloysius MM, Wicks C, Nunes QM, Ingram KL, et al. Effect of volume loading with 1 liter intravenous infusions of 0.9% saline, 4% succinylated gelatine (Gelofusine) and 6% hydroxyethyl starch (Voluven) on blood volume and endocrine responses: a randomized, three-way crossover study in healthy volunteers. Crit Care Med. 2010;**38**(2):464–70.
11. Chowdhury AH, Cox EF, Francis ST, Lobo DN. A randomized, controlled, double-blind crossover study on the effects of 2-L infusions of 0.9% saline and plasma-lyte(R) 148 on renal blood flow velocity and renal cortical tissue perfusion in healthy volunteers. Ann Surg. 2012;**256**(1):18–24.
12. Health and Social Care Information Centre. Homepage. http://www.hscic.gov.uk/
13. Moonesinghe SR, Walker EMK, Bell M. Design and methodology of SNAP-1: a Sprint National Anaesthesia Project to measure patient reported outcome after anaesthesia. Perioper Med (Lond). 2015;**4**:4.
14. Liu RC, Sabnis AA, Forsyth C, Chand B. The effects of acute preoperative weight loss on laparoscopic Roux-en-Y gastric bypass. Obes Surg. 2005;**15**(10):1396–402.
15. Fris RJ. Preoperative low energy diet diminishes liver size. Obes Surg. 2004;**14**(9):1165–70.
16. Pösö T, Kesek D, Aroch R, Winsö O. Rapid weight loss is associated with preoperative hypovolemia in morbidly obese patients. Obes Surg. 2013;**23**(3):306–13.
17. Pösö T, Kesek D, Aroch R, Winsö O. Morbid obesity and optimization of preoperative fluid therapy. Obes Surg. 2013;**23**(11):1799–805.
18. Nguyen NT, Wolfe BM. The physiologic effects of pneumoperitoneum in the morbidly obese. Ann Surg. 2005;**241**(2):219–26.
19. Serpa Neto A, Veelo DP, Peireira VGM, de Assunção MSC, Manetta JA, Espósito DC, et al. Fluid resuscitation with hydroxyethyl starches in patients with sepsis is associated with an increased incidence of acute kidney injury and use of renal replacement therapy: a systematic review and meta-analysis of the literature. J Crit Care; 2014;**29**(1):185.e1–7.
20. Qureshi SH, Rizvi SI, Patel NN, Murphy GJ. Meta-analysis of colloids versus crystalloids in critically ill, trauma and surgical patients. Br J Surg. 2016;**103**(1):14–26.
21. Guh DP, Zhang W, Bansback N, Amarsi Z, Birmingham CL, Anis AH. The incidence of co-morbidities related to obesity and overweight: a systematic review and meta-analysis. BMC Public Health. 2009;**9**:88.
22. Rosenberger LH, Politano AD, Sawyer RG. The surgical care improvement project and prevention of post-operative infection, including surgical site infection. Surg Infect (Larchmt). 2011;**12**(3):163–68.
23. Duncan AE, Abd-Elsayed A, Maheshwari A, Xu M, Soltesz E, Koch CG. Role of intraoperative and postoperative blood glucose concentrations in predicting outcomes after cardiac surgery. Anesthesiology. 2010;**112**(4):860–71.
24. Thomas DJB, Alberti KG. Hyperglycaemic effects of Hartmann's solution during surgery in patients with maturity onset diabetes. Br J Anaesth. 1978;**50**(2):185–88.
25. Dhatairiya K, Flanagan D, Hilton L, Kilvery A, Levy N, Rayman G, et al. Management of adults with diabetes undergoing surgery and elective procedures: improving standards. Joint British Diabetes Societies Inpatient Care Group; 2011. http://www.diabetologists-abcd.org.uk/JBDS/JBDS_IP_Surgery_Adults_Full.pdf
26. Rickard L, Cubas V, Ward S, Hanif W. Slipping up on the sliding scale: fluid and electrolyte management in variable rate intravenous insulin infusions. Pract Diabetes. 2016;**33**(5):159–62.
27. McArdle GT, McAuley DF, McKinley A, Blair P, Hoper M, Harkin DW. Preliminary results of a prospective randomized trial of restrictive versus standard fluid regime in elective open abdominal aortic aneurysm repair. Ann Surg. 2009;**250**(1):28–34.
28. Thacker JKM, Mountford WK, Ernst FR, Krukas MR, Mythen MMG. Perioperative fluid utilization variability and association with outcomes: considerations for enhanced recovery efforts in sample us surgical populations. Ann Surg. 2016;**263**(3):502–10.
29. Ettinger JE, Marcílio de Souza CA, Azaro E, Mello CA, Santos-Filho PV, Orrico J, et al. Clinical features of rhabdomyolysis after open and laparoscopic Roux-en-Y gastric bypass. Obes Surg. 2008;**18**(6):635–43.
30. Nishio S, Takeda H, Yokoyama M. Changes in urinary output during laparoscopic adrenalectomny. BJU Int. 1999;**83**(9):944–47.
31. Wool DB, Lemmens HJ, Brodsky JB, Solomon H, Chong KP, Morton JM. Intraoperative fluid replacement and postoperative creatine phosphokinase levels in laparoscopic bariatric patients. Obes Surg. 2010;**20**(6):698–701.
32. Ogunnaike BO, Jones SB, Jones DB, Provost D, Whitten CW. Anesthetic considerations for bariatric surgery. Anesth Analg. 2002;**95**(3):1793–805.
33. McGlinch BP, Que FG, Nelson JL, Wrobleski DM, Grant JE, Collazo-Clavell ML. Perioperative care of patients undergoing bariatric surgery. Mayo Clin Proc. 2006;**81**(10 Suppl):S25–33.
34. Schuster R, Alami RS, Curet MJ, Paulraj N, Morton JM, Brodsky JB, et al. Intra-operative fluid volume influences postoperative nausea and vomiting after laparoscopic gastric bypass surgery. Obes Surg. 2006;**16**(7):848–51.
35. Matot I, Paskaleva R, Eid L, Cohen K, Khalaileh A, Elazary R, et al. Effect of the volume of fluids administered on intraoperative oliguria in laparoscopic bariatric surgery: a randomized controlled trial. Arch Surg. 2012;**147**(3):228–34.
36. Nossaman VE, Richardson WS, Wooldridge JB, Nossaman BD. Role of intraoperative fluids on hospital length of stay in laparoscopic bariatric surgery: a retrospective study in 224 consecutive patients. Surg Endosc Other Interv Tech. 2015;**29**(10):2960–69.
37. Kheterpal S, Tremper KK, Englesbe MJ, O'Reilly M, Shanks AM, Fetterman DM, et al. Predictors of postoperative acute renal failure after noncardiac surgery in patients with previously normal renal function. Anesthesiology. 2007;**107**(6):892–902.
38. Jain AK, Dutta A. Stroke volume variation as a guide to fluid administration in morbidly obese patients undergoing laparoscopic bariatric surgery. Obes Surg. 2010;**20**(6):709–15.
39. Osman D, Ridel C, Ray P, Monnet X, Anguel N, Richard C, et al. Cardiac filling pressures are not appropriate to predict hemodynamic response to volume challenge. Crit Care Med. 2007;**35**(1):64–68.
40. Munoz JL, Gabaldon T, Miranda E, Berrio DL, Ruiz-Tovar J,

Ronda JM, et al. Goal-directed fluid therapy on laparoscopic sleeve gastrectomy in morbidly obese patients. Obes Surg. 2016;**26**(11):2648–53.
41. Thorell A, MacCormick AD, Awad S, Reynolds N, Roulin D, Demartines N, et al. Guidelines for perioperative care in bariatric surgery: Enhanced Recovery After Surgery (ERAS) Society recommendations. World J Surg. 2016;**40**(9):2065–83.
42. Nolan H, Davenport D, Ramaiah C. BMI is an independent preoperative predictor of intraoperative transfusion and postoperative chest-tube output. Int J Angiol. 2013;**22**(1):31–36.
43. Birkmeyer NJ, Charlesworth DC, Hernandez F, Leavitt BJ, Marrin CA, Morton JR, et al. Obesity and risk of adverse outcomes associated with coronary artery bypass surgery. Northern New England Cardiovascular Disease Study Group. Circulation. 1998;**97**(17):1689–94.
44. Alam M, Siddiqui S, Lee VV, Elayda MA, Nambi V, Yang EY, et al. Isolated coronary artery bypass grafting in obese individuals: a propensity matched analysis of outcomes. Circ J. 2011;**75**(6):1378–85.
45. Kim J, Hammar N, Jakobsson K, Luepker R V., McGovern PG, Ivert T. Obesity and the risk of early and late mortality after coronary artery bypass graft surgery. Am Heart J. 2003;**146**(3):555–60.
46. Costa VEA, Ferolla SM, Reis TO dos, Rabello RR, Rocha EAV, Couto CMF, et al. Impact of body mass index on outcome in patients undergoing coronary artery bypass grafting and/or valve replacement surgery. Rev Bras Cir Cardiovasc. Brazil; 2015;**30**(3):335–42.
47. Chakravartty S, Sarma DR, Patel AG. Rhabdomyolysis in bariatric surgery: a systematic review. Obes Surg. 2013;**23**(8):1333–40.
48. Bostanjian D, Anthone GJ, Hamoui N, Crookes PF. Rhabdomyolysis of gluteal muscles leading to renal failure: a potentially fatal complication of surgery in the morbidly obese. Obes Surg. 2003;**13**(2):302–305.
49. Sugerman H, Windsor A, Bessos M, Wolfe L. Intra-abdominal pressure, sagittal abdominal diameter and obesity comorbidity. J Intern Med. 1997;**241**(1):71–79.

第 27 章

静脉血栓栓塞：发病率、预防和治疗

Elizabeth A. Valentine

引言

肥胖已成为一种全球性流行病。在美国，超过 1/3 的成年人肥胖，肥胖的定义为 BMI≥30kg/m²[1]。肥胖与许多重要医学合并症相关，包括心血管疾病、肾脏疾病、代谢综合征、阻塞性睡眠呼吸暂停、癌症和静脉血栓栓塞(VTE)[2-8]。减重术已被证明是病态肥胖患者(BMI>40kg/m²)最有效的治疗方法，可减少或消除这些合并症[9-14]。大多数非手术替代方案(主要集中在饮食调整和锻炼)在这一患者群体中并未被证明长期有效[15-17]。同样，与非手术治疗相比，减重术可能会使Ⅰ类肥胖(BMI 30~35kg/m²)患者的长期减重效果更好[18]。因此，全球范围内进行的减重术数量进一步增加，美国每年进行的手术数量超过 220 000 例[17,19]。

VTE 包括 DVT 和肺栓塞(PE)。静脉血栓栓塞性疾病是住院患者可预防的主要死因之一，约 1/3 的 VTE 相关死亡发生在外科患者中[20,21]。在内科和外科患者中，肥胖是 VTE 的已知危险因素，并且 VTE 仍然是减重术后发病和死亡的主要因素[22,23]。VTE是减重术后继吻合口漏的第二大死亡原因[24-26]。近 40%的术后死亡归因于 VTE[24]，多达 80%的减重术患者在尸检中发现 PE [26]。减重术 VTE 的总体发生率因手术类型和手术侵入性而异。据报道，开放性减重术中 VTE 的发生率为 0.6%~3.5%[27-41]。在翻修手术中，风险可能高达 6.4%[38]。随着腹腔镜减重术的出现，VTE 的风险降低，其发病率在 0~2.9%[30-33,37-40,42-44]。

本章将回顾接受减肥治疗的人群中静脉血栓栓塞性疾病的病理生理学、临床表现和面临的诊断问题，以及预防和治疗的选择。

静脉血栓栓塞的病理生理学

凝血瀑布级联反应是止血的重要组成部分，这一机制的病理性激活导致的临床实体被称为 VTE。血栓最常起源于小腿的深静脉，之后向近端转移。延伸到腘静脉以上的血栓更有可能栓塞到肺部[45]。约 80%的 PE 患者表现出下肢 DVT 的迹象；然而，只有约 50%的近端 DVT 患者会发展为 PE[46-48]。

VTE 与 3 种易形成血栓的情况相关，即 Virchow 三联症：血液高凝状态、血液瘀滞和内皮损伤(图 27.1)。人们逐渐认识到肥胖患者处于一种促炎、促血栓形成状态[7,49]。BMI 与凝血因子、纤维蛋白原和血管性血友病因子水平呈正相关[50-53]。血小板聚集、血浆黏度和纤维蛋白形成的增加也导致该患者群体 VTE 风险的增加[49,53]。BMI 升高与纤溶酶原激活物抑制物-1 活性升高有关，这会抑制正常的纤维蛋白溶解(纤溶)，并进一步增加血栓形成的风险[52,53]。最后，内脏脂肪组织产生脂肪因子，如瘦素，其在外周作用于腺苷二磷酸诱导的血小板聚集和组织纤溶酶原激活物抗原 [49,50,54,55]。肥胖患者瘦素水平升高，可能导致血栓形成失衡。肥胖相关的高甘油三酯血症和高血糖可能导致独立于肥胖的高凝、低纤溶状态[49,56-58]。

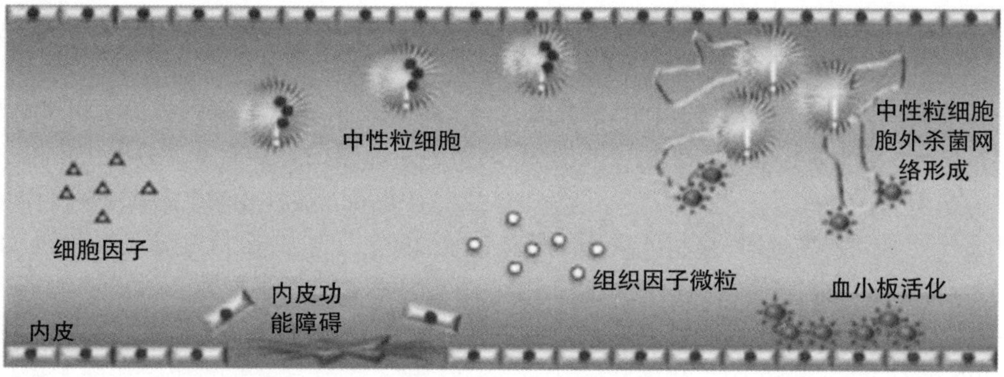

图 27.1 炎症诱导血栓形成的分子和细胞介质。静脉血栓形成的炎症介质示意图,包括细胞因子释放、诱导中性粒细胞胞外杀菌网络形成、内皮功能障碍、血小板活化和组织因子微粒生成。[Reproduced with permission from Albayati, M.A., Grover, S.P., Saha, P., Lwaleed, B. A., Modrai, B., Smith, A., Postsurgical inflammation as a causative mechanism of venous thromboembolism, Seminars in Thrombosis and Hemostasis, 41(6): 615-20. Copyright © 2015 Georg Thieme Verlag KG. doi: 10.1055/s-0035-1556726.]

手术还会促进炎症环境,是 VTE 的一个重要危险因素[59,60]。外科患者静脉血栓栓塞的发生率约为 8/1000,约为普通人群的 8 倍[61,62]。术中组织操作和内皮损伤可能会释放多种促炎细胞因子,如白介素 6、8 和 10(IL-6、IL-8、IL-10);TNF-α、组织因子和 C-反应蛋白[60]。这些细胞因子在术后仍然上调。受促炎细胞因子刺激的中性粒细胞胞外杀菌网络与血小板和红细胞相互作用,并吸引包括血管性血友病因子和纤维蛋白原在内的凝血瀑布的成分[63]。这些中性粒细胞胞外杀菌网络是血栓形成所必需的,可能是血栓传播的病灶[60,63]。手术也会导致术后 24~48h 内短暂的血小板活化[64]。

肥胖和手术都会导致血液淤积,使患者容易发生 VTE。肥胖(尤其是腹部肥胖)会导致腹内压力慢性升高,股静脉血流速度降低[6,60]。肥胖可能导致久坐不动的生活方式和步态受损,也会增加血液瘀滞和 VTE 的风险[7,45]。手术时间长短和手术侵入性都与 VTE 的风险相关。在术后急性期,疼痛、残余镇静作用或活动受限也可能导致不活动和静脉血液瘀滞。

当 DVT 栓塞到肺循环时,血栓阻塞肺动脉会导致右心室(RV)后负荷和室壁张力增加。RV 在结构和功能上都不同于左心室(LV)[65]。左心室肌纤维平行排列组成同心形,非常适合承受大幅度增加的后负荷。而另一方面,RV 更薄,呈新月形,肌纤维呈串联排列[66]。这使得 RV 对后负荷急性增加(如 VTE)的耐受性明显降低。肺血管系统是一个低阻高容的系统,RV 后负荷的增加程度取决于肺血栓的位置和负荷。健康患者的肺循环必须阻塞 1/4~1/3 才可记录到肺压力增加;阻塞 1/2~3/4,才会出现症状明显的 RV 衰竭[48,65,67]。顺应性更强的 RV 后负荷显著增加的最终结果是 RV 扩张、缺血和功能障碍[65]。RV 容积和压力均增加,RV 开始从 Frank-Starling 曲线的下降部分"下降",导致每搏输出量减少[65,68]。RV 扩张加剧也会导致三尖瓣环逐渐扩张,进一步减少 RV 心输出量。进行性 RV 超负荷使室间隔向 LV 偏移,进而影响 RV 功能[68]。最终,PE 导致的死亡表现为 RV 功能障碍的进行性"自动加重",最终导致机电分离和 RV 衰竭[65,66,68]的结果。虽然机械性阻塞是血流动力学障碍的主要原因,但血小板和富含凝血酶的凝块释放血管活性物质和支气管活性物质(包括组胺、血清素和血栓素)也会导致 PE 常见的病理生理紊乱[45,65]。

临床表现

静脉血栓性疾病被称为"伟大的模仿者",因为其表现通常是非特异性和隐匿性的,其诊断高度依赖于推测。症状取决于疾病发生在循环系统的哪个部位。典型的血栓起源于下肢的深静脉系统,然后栓塞到肺部。由于体格检查和确诊性影像学检查的局限性,对肥胖症患者的诊断可能很困难。

DVT 的临床表现可能从无症状到不典型但明显的股蓝肿。DVT 最常见的体征和症状包括下肢痛、压痛、红斑、水肿、发绀和发热。在血栓形成的血管上可以感觉到可触摸到的"索"。尽管在高危人群(如肥胖和术后患者)中诊断价值相对较高[69-72],但病史和体格检查对诊断 DVT 的敏感性和特异性很低。在肥胖患者中，由于身体状况原因，体格检查的参考意义可能会受到限制。例如，身体状况可能会阻碍发现下肢"索"或下肢肿胀的能力。慢性下肢水肿和皮肤变化在肥胖患者中非常常见。基线症状的急性变化可能提醒临床医生考虑诊断 DVT。

当深静脉血栓栓塞到肺循环时，症状取决于时间的长短，以及肺血管阻塞和右心劳损的程度（表27.1）。小的 PE 阻塞的脉管系统少于 50%，通常无症状。有研究表明，近 40%没有 PE 症状的 DVT 患者在肺部影像学检查上有血栓存在的证据[48]。患者的临床症状最常表现为呼吸困难，无论是在休息时还是劳累时均存在[73]。临床情况往往较为复杂，因为呼吸困难也是一般肥胖人群的常见主诉[74,75]。肺梗死也可导致胸膜炎性胸痛和咯血。体征通常是非特异性的。患者可能出现发热、心动过速和（或）呼吸急促。由于胸膜炎性疼痛，呼吸经常出现呼吸困难或浅呼吸；然而，心动过速[76]和呼吸急促[77]在肥胖患者中都很常见。小的 PE 不会出现发绀，因为当少量肺血管受损时，氧合紊乱是很轻微的。肺梗死的体征可能包括啰音、积液或胸膜摩擦音。这些体格检查结果可能难以通过巨大胸壁来评估[78]。血流动力学将得到维持，没有心输出量受损或肺动脉压升高的证据。

阻塞超过 50%脉管系统的大面积急性 PE 可能表现为晕厥、右心劳损、血流动力学不稳定或衰竭[48]。

表 27.1 肥胖使肺栓塞的诊断复杂化的生理变化

PE 的建议诊断标准	肥胖和病态肥胖患者的常见生理变化
呼吸困难	呼吸频率比正常情况高出 40%
心动过速	心率随着 BMI 的增加而增加
DVT 的体征	下肢水肿和慢性皮肤变化
低氧血症	PaO_2 与腰围呈负相关
BNP 升高	复杂的 BNP 改变，包含下降和升高的现象
D-二聚体升高	D-二聚体通常升高
肺动脉高压	RVSP 高达 40mmHg 可能是正常的

注：BMI，体重指数；BNP，脑钠肽；DVT，深静脉血栓形成；PaO_2，动脉氧分压；PE，肺栓塞；RVSP，右心室收缩压。

Reproduced with permission from Hawley，P.C.，Hawley，M. P. Difficulties in diagnosing pulmonary embolism in the obese patient：a literature review. Vascular Medicine，16 (6)：444-51. Copyright © SAGE.

这可能是发生在阻塞肺动脉的大血栓（称为"鞍状栓子"）或多次远端栓子的"阵雨"的累积结果。大面积 PE 导致缺氧有几个原因。由于血管活性介质的释放和剩余通畅的肺血管获得不成比例的心输出量导致 V/Q 不匹配。这种相对的过度灌注可能会使血液完全氧合的能力丧失。分流是肺衰竭和梗死的结果。最后，进行性右心室衰竭导致心输出量低，导致血氧的高摄取，大量脱氧血液通过受损的肺系统，患者无法完全适应[48]。在没有潜在心血管或肺部疾病的患者中，动脉缺氧的程度与栓塞的程度成正比。尽管缺氧导致的代偿性过度通气往往会补偿这一问题，但二氧化碳的消除也可能受到无效腔通气增加的影响。

大面积急性肺栓塞通常有更严重的临床表现。患者通常表现为严重的急性呼吸窘迫。他们可能出现与血流动力学不稳定相关的晕厥，因为右心室没有时间适应血管阻力的突然增加。精神状态可能从躁动到意识模糊再到明显的迟钝。患者可能出现呼吸急促、呼吸困难和发绀。心肌氧需增加和氧供减少可导致心绞痛。体征可能包括左心衰（窦性心动过速、低血压和四肢发冷）和右心衰竭（颈静脉张力、心脏听诊广泛分裂的第二心音或"奔马律"）。同样，肥胖患者可能更难识别左、右心力衰竭的体征。

大量亚急性 PE 发生在数天至数周内，发生在术后也是有可能的。若梗阻发生的时间较长，则右心室有时间代偿肥大和适应。肺动脉压力可能高于急性大面积 PE，因为右心室有时间调整以适应增加的压力，而不会出现明显的衰竭。由于这种逐渐适应，右心压通常比急性发作时低。同样，由于右心室适应良好，全身血流动力学也表现为正常。亚急性大面积 PE 的主要症状是呼吸困难（通常与其他临床表现不成比例）和疲乏。肋骨下缘可听到第三种心音，第二心音的肺动脉瓣音可能加重。在肥胖人群中，发现这些变化的能力可能有限[48]。

诊断性检查

通过病史和体格检查准确诊断 VTE 的能力很差[69-72]。因此，诊断性测试通常被用于确诊 VTE。通过脉搏血氧测定或动脉血气诊断的缺氧通常是 PE 的首发指征；然而，由于 V/Q 不匹配或肥胖通气不足综合征，静息性缺氧在肥胖患者中并不少见[74,79]。D-二聚体是特定的交联纤维蛋白衍生物,每当纤维蛋白形成和降解时就会形成。D-二聚体水平在各种情况下可升高,包括 VTE、手术、癌症或感染。因此,D-二聚体水平是诊断 VTE 的敏感性指标,但不是特异性指标。相反,健康患者中 D-二聚体值很少升高;因此,它们作为排除性检验具有较高的阴性预测价值[80]。检验前 VTE 预测概率低且 D-二聚体阴性被证明是一种安全有效的排除 VTE 的方法,无须进一步的影像学诊断[81]。

心电图通常作为胸痛或呼吸困难诊断的一部分。尽管心电图在诊断 PE 中的作用受到质疑,但人们认为心电图的各种变化对疑似 PE 的患者具有诊断价值[82]。与 PE 相关的非特异性心电图表现包括窦性心动过速、房性心动过速、完全或不完全性右束支传导阻滞、电轴右偏、心前区导联和下导联 T 波倒置及 ST 段改变[83]。S1Q3T3 的经典波形(Ⅰ导联为深 S 波,Ⅲ导联为 Q 波和倒置 T 波)在急性 PE 中并不常见[84]。肥胖本身会导致可预测的心电图改变,包括基线窦性心动过速和非特异性复极异常,导致该患者群体的心电图解读更加困难[85]。与 VTA 相反,肥胖患者也可能有心电图证据证明由于潜在的肺动脉高压和右心室功能障碍导致的右心损害。

超声心动图可能是对疑似肺栓塞患者使用的诊断工具,特别是那些病情太不稳定而无法前往放射科的患者。胸部超声心动图可根据对肺动脉收缩压和急性右心室压超负荷的判断来阐明肺栓塞的间接体征。经食管超声心动图可直接显示主肺动脉中的鞍状血栓,但无法显示更多远端血栓[86]。大多数 PE 患者的超声心动图正常,因为必须阻塞至少 30%的肺血管系统才能发现 RV 功能障碍的证据[87]。超声心动图显示 RV 功能障碍、扩张或运动功能减退提示患 PE 的临床概率极大,并且是预后不良的指标[87]。然而,肥胖患者的肺动脉和 RV 压力升高可能是正常的,特别是那些具有潜在的阻塞性睡眠呼吸暂停或肥胖低通气综合征的患者[88]。因此,在不了解患者的基础状态的情况下,很难确定肺动脉压力升高是否由急性过程引起。由体型所造成的技术限制可能使我们难以或不可能获得足够的检查窗口期。

历史上,诊断 VTE 的放射学"金标准"是有创成像,包括静脉造影术(用于 DVT)和肺血管造影术(用于 PE)。这些检查是有创的,价格昂贵,并有多种并发症,如碘造影剂的肾毒性、过敏反应、静脉炎、心律失常和出血。因此,虽然这些成像技术可能仍在罕见的情况下使用,但这种做法已在很大程度上被抛弃,转而采用更新的、侵入性较小的技术。如果认为有必要进行这些检查,透视检查台的重量限制可能会使安全执行这些操作的能力受到限制。

静脉造影已被多普勒超声检查所取代,作为诊断 DVT 的首选影像学检查方式。对于肺部影像学检查无法诊断或无法获得的疑似肺栓塞患者,它也经常被用作为决策过程的一部分。DVT 的诊断标准包括中等压力下静脉不能塌陷、静脉直径增大、无自发血流、远端受压时血流增加不足,以及腔内回声增加[89]。多普勒超声检查对 VTE 疾病的诊断既敏感又具有特异性。最近的一项 Meta 分析发现,多普勒超声诊断 DVT 的总体敏感性和特异性分别为 89.7%和 93.8%[90]。DVT 临床风险高的患者中,敏感性和特异性均更好。多普勒超声能够评价其他鉴别诊断(如动脉瘤、肿瘤、囊肿或肌肉骨骼损伤)并区分急性或慢性血栓形成[91]。多普勒超声还具有非侵入性和便携性的额外好处。

肥胖会给多普勒超声准确诊断 DVT 带来障碍。与其他影像学检查方式相比,多普勒超声影像学检查会因肥胖导致的组织深度增加而受到影响[92]。当超声波穿过组织时,它们要么被传输到更深的结构,以回声的形式反射回超声探头,要么转化为热能。回波的量取决于所遇到的组织界面(如空气、骨骼、血液或肌肉)固有的声阻抗。高频(短波)超声产生高轴向分辨率的图像;然而,低的组织穿透性意味着它们只适用于更表层的结构[93]。低频(长波)超声可以穿透更深的结构,但提供的图像分辨率较低。深静脉,特别是肥胖患者,可能需要使用低频超声换能器,导致成像不佳。当超声波束通过越来越多的皮下脂肪时,其衰减增加,进一步加剧了声波穿透问题[94]。人们已经注意到小腿尺寸会影响多普勒超声影像学检查的技术精确性[95]。CT 或 MR 静脉造影可能是对病态肥胖患者更有用的影像学检查工具,但肥胖体型也可能使这些检查不容易进行[96-98]。

V/Q 显像和 CT 肺血管造影(CTPA)是现代 PE 的首选诊断方法。V/Q 扫描是一种核医学程序,它使用放射性标记的示踪剂来评估流向肺部的气流(通气)和血流(灌注)。根据扫描记录的缺损大小和数量,将患者分为高、中、低 PE 风险[99]。许多早期 V/Q 扫描产生的低或中风险检测率高得令人无法接受，真正的“诊断性”结果（正常或高风险 PE）不到 30%[47,100,101]。进一步研究表明，潜在的心肺问题（常见于减肥患者）使得 V/Q 扫描的解读更加困难[102]。这些诊断准确性上的局限性导致 CTPA 成为 PE 的首选诊断方法的普及程度增加[103,104]。最近，V/Q SPECT 已成为诊断成像的一种选择，最近的一项 Mate 分析表明，V/Q SPECT 与 CTPA 之间没有性能差异[105]。CTPA 在大多数机构中具有 1 周 7 天，每天 24h 都随时可用的优势（而核医学检测具有有限的可用性），但代价是辐射暴露增加及暴露于碘造影剂。没有发表的研究评估肥胖与 V/Q 扫描成像质量之间的关系；功能限制可能会妨碍获得诊断质量图像的能力。检验台体重限制可能使病态肥胖患者无法做此项检测。一些患者可能体型过大，超过两个探头之间的距离（通常不可调节）因而无法进行此项检测，虽然可以执行单平面扫描，但质量可能会受到影响。单平面扫描还限制了可获取的图像数量，并导致不太理想的图像裁剪。虽然检测中使用的放射性同位素剂量是基于重量的，但最大允许剂量也可能导致获得诊断的图像精确性不足[74]。脂肪和其他软组织中的光子散射也会降低图像质量[94]。

CTPA 在现代已在很大程度上取代 V/Q 扫描来诊断 PE。CTPA 已被证明是体重不超过 125kg 患者的有效影像学检查方法，影像质量和诊断可信度均无明显下降[106,107]。一般来说，在肥胖患者中，即使是很小的结构，其细节也能被辨别出来。然而，该方法存在局限性，包括光束穿透引起的噪声增加、视场受限，以及图像裁剪而导致的图像质量下降[94]。检测结果不佳或无法诊断时，肥胖经常被认为是一个因素[108-110]。除了图像质量差之外，重量和腰围的限制可能会妨碍 CT 扫描的能力。患者可能满足体重要求，但腰围使他们无法通过 CT 机架。重量可达 300kg（机架孔径 80cm）的新型“重量级”扫描仪正在提高肥胖人群进行 CT 扫描的能力[74]。

静脉血栓栓塞预防的选择

由于肥胖和手术都是 VTE 的危险因素，因此，可以合理地假设接受减肥手术的患者发生围术期 VTE 的风险特别高。减肥手术中 VTE 高风险的危险因素包括男性、DVT 病史、已知的高凝状态、严重制动、BMI>55kg/m² 及动脉氧分压<60mmHg [111]。然而，迄今为止，对于该人群中最合适的 VTE 预防方案尚无明确的共识。具体而言，肥胖患者预防 VTE 的疗效一直是相对较少的前瞻性研究的重点，而且这些研究都存在方法学上的缺陷。最近对减肥外科医生的调查显示，尽管几乎所有的外科医生都认为这一人群是血栓栓塞的高危人群，但不同医生预防静脉血栓栓塞的方法和时间却存在差异[112,113]。绝大多数受访者（92%）使用围术期药物预防，通常会结合序贯加压的机械装置[113]。然而，在临床实践中，预防方法从早期下床运动到机械预防再到药物预防都是常见预防方法。

一些学会发布了减肥手术中预防 VTE 的建议（表 27.2）。2012 年美国胸科医师学会（ACCP）推荐，几乎所有接受减肥手术的患者发生 VTA 的风险即使不是很高，也至少是中等风险[20]。他们建议，大多数接受减肥手术的患者应被视为非骨科高危患者，应同时使用低剂量普通肝素（UFH）或低分子肝素（LMWH）进行药物预防，并联合使用弹力袜或间歇充气加压进行机械预防[20]。美国代谢和减肥手术学会及美国临床内分泌学家协会、肥胖学会和美国代谢和减肥手术学会联合发表了类似的声明，认为药物和机械预防相结合适合于接受减肥手术的患者[114,115]。《欧洲代谢和减肥手术跨学科指南》同样推荐机械和药物预防，尤其推荐 LMWH[116]。

机械预防 VTE 的策略包括早期行走和机械预防。肥胖患者通常被认为是并发 VTE 高风险的患者，而机械预防是除了药物预防之外一种合理的低风险的附加措施[113]。早期下床活动虽然被报道为 VTE 的一种预防策略，但主要是作为一种辅助治疗。早期下床活动通过减少静脉淤积有助于预防静脉血栓形成。机械预防方法包括渐进式压力袜或间歇充气加压联合顺序加压装置。相关文献表明，使用机械预防时，围术期 DVT 的风险降低了 50%~65%[117,118]。没有文献直接比较机械预防和非机械预防在减肥手术人群中的作用差异。尽管一些研究表明机械预防对大多数肥胖患者来说已经足够[119,120]，但普遍的共识是药物预防在这一患者人群中也是合适的[20,121]。预防 VTE 的常见药物包括皮下注射 UFH 和 LMWH。低分子肝素具有较高的生物利用度、更可预测的抗凝作用、较低的

表 27.2 已发表的预防减肥手术中静脉血栓栓塞的指南总结

指南	早期下床活动	下肢压迫	药物预防	适量肝素	出院后的药物预防	预防性腔静脉过滤器	其他建议
美国临床内分泌学家协会/肥胖协会/美国代谢和减肥外科协会(2013)	推荐	推荐 SCD	术后 24h 内给予皮下普通肝素或皮下低分子肝素未指定剂量	未提及	高危患者考虑(DVT 病史)	弊大于利	术前停止雌激素治疗 有 DVT 或肺源性心脏病病史的患者应接受 DVT 评估
美国代谢和减肥外科学会(2013)	推荐	推荐所有患者(除非不适合)	机械和药物处理措施应基于临床实际和出血风险。数据相互矛盾,但数据显示低分子肝素优于普通肝素	未提及	涉及但没有足够的数据来建议具体的剂量或持续预防时间	不建议将 VCF 作为唯一的方法。对于 VTE 风险大于>过滤器相关并发症风险的高危患者,考虑加用 VCF	无
美国胸科医师学会(2012)	推荐	基于 Rogers 或 Caprini 评分的推荐措施: VTE 低风验:IPC VTE 中风验: • 无高出血风险:皮下普通肝素或 LMH 或 IPC • 高出血风险:IPC VTE 高风险: • 无高出血风险:皮下普通肝素或 LMWH 和 ES/IPC • 高出血风险:IPC		未提及	未提及	不推荐	如果有肝素禁忌且出血风险不高,则考虑使用低剂量阿司匹林、磺达肝癸钠或 IPC
《欧洲代谢和减肥手术跨学科指南》(2013)	推荐	推荐 ES 和 IPC	皮下低分子肝素剂量未注明	未提及	未提及	未提及	无

DVT,深静脉血栓形成;ES,弹力袜;IPC,间歇气动压缩;SC,皮下;SCD,顺序压缩装置;VCF,腔静脉过滤器;VTE,静脉血栓栓塞。

Reproduced with permission from Bartlett, M.A., Mauck, K.F., Daniels, P.R .Prevention of venous thromboembolism in patients undergoing bariatric surgery. Vasc Health Risk Manag, 11:461–77.

肝素诱导血小板减少的风险和较长的半衰期，以及给药频率更低等优点[122-124]。在手术人群中，Mate分析显示UFH和低剂量LMWH在VTE发生率或结局方面无差异；高剂量低分子肝素与PE风险较低相关，但与大出血风险增加相关[125,126]。在肥胖人群中比较UFH和LMWH的数据是有限的。3种围术期方案（术前和术后UFH、术前UFH和术后LMWH，以及术前和术后LMWH）的观察比较发现，UFH/LMWH组VTE风险降低了57%，LMWH/LMWH组VTE风险降低了66%[127]。一项非随机研究纳入了2例队列，分别是皮下注射依诺肝素40mg，2次/天，和UFH 5000U，3次/天，发现LMWH组VTE发生率差异无统计学意义，但出血风险增加[128]。依诺肝素的剂量高于推荐的预防剂量。由于文献不足，无法推荐UFH或LMWH是否优于对方。在术前预防方面，大多数医生使用UFH（48.0%），其余使用依诺肝素（33.4%）或其他药物（10.9%）[113]。术后，依诺肝素是最常用的药物（49.5%），其次是UFH（33.0%）和其他药物（14.5%）。

无论选择何种药物，近期指南一致认为，肠外抗凝剂的标准预防剂量可能不足以充分预防肥胖患者的VTE[20,121,123]。《ACCP 2012指南》[20]和美国代谢和减肥外科学会关于抗凝的声明[114]，提供的指导都比较模糊，药物的选择和剂量都是有争议的。ACCP的建议包括考虑向药剂师咨询肥胖患者的剂量[20]。大量临床试验表明，在超过75%的患者中，标准剂量的预防性抗凝药物低于其治疗水平[129,130]。最近的一项回顾性队列研究调查了9000多例接受标准剂量（依诺肝素40mg/d或UFH 5000U，2~3次/天）或高剂量（依诺肝素$40mg/d^2$或UFH 7500U，2~3次/天）预防VTE的肥胖患者[131]。进一步按$BMI<40kg/m^2$或$BMI\geq 40kg/m^2$对患者进行分层。虽然在$BMI<40kg/m^2$的组中VTE发生率没有差异，但在$BMI\geq 40kg/m^2$的患者中，高剂量预防组VTE发生率显著降低。因此，对于$BMI>40kg/m^2$的患者，应该谨慎的考虑7500U的预防剂量（3次/天）。其他研究显示，高剂量依诺肝素预防治疗可降低减肥患者VTE的风险[132]，且高剂量方案耐受性良好[133]。其他LMWH的研究尚未像依诺肝素那样广泛，但最佳的专家共识表明，临床医生可考虑将总日剂量增加25%~30%[134-136]。VTE事件可能在术后立即发生，也可能在出院后延迟发生。目前的指南建议考虑对高危患者人群进行出院后预防，但减肥手术后VTE预防的适当时间尚不清楚[20]。来自肥胖预后纵向数据库的证据表明，手术后90天内VTE的总风险为0.42%，其中近75%发生在出院后[37]。Mayo减肥手术登记处的结果显示，VTE在7日、30日、90日和180日的累计发病率分别为0.3%、1.9%、2.1%和2.1%[29]。大多数事件发生在出院后，且在手术后1个月内。近期对仅住院治疗与出院后延长10天的药物VTE预防的评估表明，2/3的血栓形成事件发生在停止预防措施后，且仅仅接受住院治疗组的发生率明显更高[137]。接受延长VTE预防组在出血或再手术率方面无显著差异。虽然术后VTE预防的适当持续时间仍不确定，但目前的文献表明，出院后继续进行VTE预防治疗是合理的，特别是对于高危患者。传统的口服抗凝药（如华法林）或新型口服抗凝药在减肥手术人群中的应用数据有限。一项评估术后30天华法林使用情况（靶向和国际标准化比值<1.8）的研究表明，华法林组的VTE事件发生率降低；然而，研究中的方法学缺陷限制了所能得出的结论[138]。达比加群（一种直接凝血酶抑制剂）和利伐沙班（一种Xa因子抑制剂）通过肠道近端吸收，而减肥手术会对该部位进行操作。因此，减重手术后这些药物的吸收可能会改变[139]。另一种Xa因子直接抑制剂阿哌沙班在胃肠道较远端吸收，可能不太受到影响[139]。这些药物在肥胖人群术后VTE预防方面的有效性和安全性均未得到充分研究[122]。由于缺乏数据，在这一人群中不推荐口服抗凝剂预防VTE。

鉴于肥胖患者普遍VTE高风险，人们开始对预防性下腔静脉（IVC）过滤器感兴趣，以防止PE的后续影响。IVC过滤器是最具侵入性的VTE预防方法[24]。据报道，与放置IVC过滤器相关的并发症包括IVC血栓形成、IVC穿孔、需要紧急心脏手术取回/修复的滤器迁移、心包积血、气胸、造影剂肾病和感染[140,141]。一些研究报道了IVC过滤器在肥胖人群中预防VTE的有效性[24,33,127,142,143]。两项Meta分析研究了在减肥手术人群中使用IVC过滤器的情况[144,145]。Kaw及其同事发现，使用IVC过滤器，PE的发生率无差异，但DVT和死亡的风险增加了约3倍[144]。Brotman及其同事还发现IVC过滤器组DVT和死亡发生率增加，而PE发生率无差异[145]。然而，根据目前的文献很难提出建议，因其在本质上都是观察性的。存在选择偏倚，因为接受预防性IVC过滤器的患者通常是术后VTE风险最高的患者。例如,一项研究中,与无 IVC 滤器组相比,IVC 滤器组的患者更可能是男性,且 BMI 更高(均与 VTE 风险增加相关)[33]。接受过滤器治疗的患者可能更有可能同时接受药物预防[127],这可能是 VTE 高风险患者的替代方案。事实上,无法知晓这些高危患者不接受预防性 IVC 过滤器治疗的术后 PE 发生率是多少。此外,采用 IVC 过滤器治疗的同时也可能会合并使用药物和机械预防方法,因此,不同研究之间的异质性往往比较大,因而难以得到统一结论。还需要进行更多的随机对照试验才能给出更明确的建议,但现有文献似乎不支持将 IVC 过滤器作为肥胖人群 VTE 预防的常规方法。目前的指南一般不建议常规使用 IVC 过滤器进行预防[20,114,116]。然而,在临床实践中,近期有调查结果显示 28.1%的受访者报道会在肥胖人群中常规使用可回收的 IVC 过滤器预防 VTE[113]。如果放置了可回收过滤器,通常在术后 30~90 天将其取出[113]。

静脉血栓栓塞的治疗

治疗无并发症的 DVT 对于预防血栓形成后综合征以及扩散为急性 PE 是极其重要的。高达 50%的下肢近端(膝以上)DVT 不经治疗可进展为肺栓塞[111,146]。治疗指南推荐使用 LMWH、UFH、磺达肝癸钠或水蛭素衍生物治疗无并发症的 DVT[146]。推荐使用 LMWH 或磺达肝癸钠,而不是静脉或皮下注射 UFH,因为与 UFH 相比,LMWH 可降低死亡率、VTE 复发率和大出血的发生率。口服维生素 K 拮抗剂如华法林至少需要 3 个月(如果患者复发风险高,则可能需要更长时间)。对于没有严重症状或扩散风险的孤立性远端(膝以下)深部 DVT,可以通过对深静脉进行连续成像而不是启动抗凝治疗进行管理[146]。如发现血栓扩散(发生率为 10%~20%),则需要进行上述抗凝治疗。IVC 过滤器不推荐常规用于下肢 DVT 的治疗,但推荐用于有抗凝禁忌证和治疗失败的患者(例如,充分抗凝治疗后仍发展为 PE)[146]。

在诊断为或临床高度怀疑为 PE 的情况下,应立即开始肠外抗凝治疗(LMWH、磺达肝癸钠或 UFH),并持续至少 5 日[146]。目前的指南推荐 LMWH 或磺达肝癸钠优于 UFH(静脉注射或皮下注射)。依诺肝素的剂量应为 1mg/kg,2 次/天,但肥胖患者(尤其是体重>130kg 的患者)必须谨慎使用,因为在 VTE 治疗的临床试验中,这一人群的代表性不足[139]。对于体重超过 100kg 的患者,应每天 1 次皮下注射磺达肝癸钠 10mg[139]。UFH 应根据各机构常用方案给药,以维持目标活化部分凝血激酶时间为正常值的 1.5~2 倍[139]。建议尽早(同日)开始口服维生素 K 拮抗剂,有文献显示,在停止肠外抗凝治疗前至少 24h,国际标准化比值>2。对于全身性低血压(收缩压<90mmHg)患者,如果没有禁忌证或出血风险,应考虑溶栓治疗

结论

静脉血栓栓塞性疾病是一种常见的术后并发症,在肥胖的内科和外科患者中更常见。它仍然是减肥手术后发病率和死亡率的一个重要原因。文献中缺乏随机对照试验来推荐预防性管理的最佳实践。如果要采用药物预防,文献缺乏关于最佳药物或给药策略的共识。建议将肥胖患者视为高危人群,同时采用药物和器械预防策略是合理的。目前,IVC 过滤器不能常规推荐用于预防。鉴于 VTE 在术后早期持续发生的风险,在出院后的治疗中考虑 VTE 的预防也是合理的。

(胡译文 刘燕 译 杜智勇 审)

参考文献

1. Ogden CL, Carroll MD, Kit BK, Flegal KM. Prevalence of childhood and adult obesity in the United States, 2011–2012. JAMA 2014;**311**:806–14.
2. Ashrafian H, le Roux CW, Darzi A, Athanasiou T. Effects of bariatric surgery on cardiovascular function. Circulation 2008;**118**:2091–102.
3. Fenske W, Athanasiou T, Harling L, Drechsler C, Darzi A, Ashrafian H. Obesity-related cardiorenal disease: the benefits of bariatric surgery. Nature Reviews Nephrology 2013;**9**:539–51.
4. Ashrafian H, le Roux CW, Rowland SP, et al. Metabolic surgery and obstructive sleep apnoea: the protective effects of bariatric procedures. Thorax 2012;**67**:442–49.
5. Ashrafian H, Ahmed K, Rowland SP, et al. Metabolic surgery and cancer: protective effects of bariatric procedures. Cancer 2011;**117**:1788–99.
6. Braekkan SK, Hald EM, Mathiesen EB, et al. Competing risk of atherosclerotic risk factors for arterial and venous thrombosis in a general population: the Tromso study. Arteriosclerosis, Thrombosis, and Vascular Biology 2012;**32**:487–91.
7. Darvall KA, Sam RC, Silverman SH, Bradbury AW, Adam DJ. Obesity and thrombosis. European Journal of Vascular and Endovascular Surgery 2007;**33**:223–33.
8. Cello JP, Rogers SJ. Morbid obesity—the new pandemic: medical and surgical management, and implications for the practicing

gastroenterologist. Clinical and Translational Gastroenterology 2013;**4**:e35.
9. Buchwald H. Consensus conference statement bariatric surgery for morbid obesity: health implications for patients, health professionals, and third-party payers. Surgery for Obesity and Related Diseases 2005;1:371–81.
10. Fried M, Hainer V, Basdevant A, et al. Interdisciplinary European guidelines on surgery of severe obesity. Obesity Facts 2008;1:52–59.
11. Sjostrom L, Peltonen M, Jacobson P, et al. Association of bariatric surgery with long-term remission of type 2 diabetes and with microvascular and macrovascular complications. JAMA 2014;311:2297–304.
12. Sjostrom L. Review of the key results from the Swedish Obese Subjects (SOS) trial—a prospective controlled intervention study of bariatric surgery. Journal of Internal Medicine 2013;273:219–34.
13. Sjostrom L, Peltonen M, Jacobson P, et al. Bariatric surgery and long-term cardiovascular events. JAMA 2012;307:56–65.
14. Sjostrom L, Narbro K, Sjostrom CD, et al. Effects of bariatric surgery on mortality in Swedish obese subjects. New England Journal of Medicine 2007;357:741–52.
15. Ashrafian H, Darzi A, Athanasiou T. Bariatric surgery—can we afford to do it or deny doing it? Frontline Gastroenterology 2011;2:82–89.
16. Safer DJ. Diet, behavior modification, and exercise: a review of obesity treatments from a long-term perspective. Southern Medical Journal 1991;**84**:1470–74.
17. Maggard MA, Shugarman LR, Suttorp M, et al. Meta-analysis: surgical treatment of obesity. Annals of Internal Medicine 2005;**142**:547–59.
18. Busetto L, Dixon J, De Luca M, Shikora S, Pories W, Angrisani L. Bariatric surgery in class I obesity: a Position Statement from the International Federation for the Surgery of Obesity and Metabolic Disorders (IFSO). Obesity Surgery 2014;**24**:487–519.
19. Buchwald H, Oien DM. Metabolic/bariatric surgery worldwide 2008. Obesity Surgery 2009;**19**:1605–11.
20. Gould MK, Garcia DA, Wren SM, et al. Prevention of VTE in nonorthopedic surgical patients: Antithrombotic Therapy and Prevention of Thrombosis, 9th ed: American College of Chest Physicians Evidence-Based Clinical Practice Guidelines. Chest 2012;141:e227S–77S.
21. Horlander KT, Mannino DM, Leeper KV. Pulmonary embolism mortality in the United States, 1979–1998: an analysis using multiple-cause mortality data. Archives of Internal Medicine 2003;**163**:1711–17.
22. Rocha AT, de Vasconcellos AG, da Luz Neto ER, Araujo DM, Alves ES, Lopes AA. Risk of venous thromboembolism and efficacy of thromboprophylaxis in hospitalized obese medical patients and in obese patients undergoing bariatric surgery. Obesity Surgery 2006;**16**:1645–55.
23. Sapala JA, Wood MH, Schuhknecht MP, Sapala MA. Fatal pulmonary embolism after bariatric operations for morbid obesity: a 24-year retrospective analysis. Obesity Surgery 2003;**13**:819–25.
24. Li W, Gorecki P, Semaan E, Briggs W, Tortolani AJ, D'Ayala M. Concurrent prophylactic placement of inferior vena cava filter in gastric bypass and adjustable banding operations in the Bariatric Outcomes Longitudinal Database. Journal of Vascular Surgery 2012;**55**:1690–95.
25. Podnos YD, Jimenez JC, Wilson SE, Stevens CM, Nguyen NT. Complications after laparoscopic gastric bypass: a review of 3464 cases. Archives of Surgery (Chicago, Ill: 1960) 2003;**138**:957–61.
26. Melinek J, Livingston E, Cortina G, Fishbein MC. Autopsy findings following gastric bypass surgery for morbid obesity. Archives of Pathology & Laboratory Medicine 2002;**126**:1091–95.
27. Rowland SP, Dharmarajah B, Moore HM, et al. Inferior vena cava filters for prevention of venous thromboembolism in obese patients undergoing bariatric surgery: a systematic review. Annals of Surgery 2015;**261**:35–45.
28. Mason EE, Ito C. Gastric bypass. Annals of Surgery 1969;**170**:329–39.
29. Froehling DA, Daniels PR, Mauck KF, et al. Incidence of venous thromboembolism after bariatric surgery: a population-based cohort study. Obesity Surgery 2013;**23**:1874–79.
30. Smith SC, Edwards CB, Goodman GN, Halversen RC, Simper SC. Open vs laparoscopic Roux-en-Y gastric bypass: comparison of operative morbidity and mortality. Obesity Surgery 2004;**14**:73–76.
31. Carmody BJ, Sugerman HJ, Kellum JM, et al. Pulmonary embolism complicating bariatric surgery: detailed analysis of a single institution's 24-year experience. Journal of the American College of Surgeons 2006;**203**:831–37.
32. Gonzalez R, Haines K, Nelson LG, Gallagher SF, Murr MM. Predictive factors of thromboembolic events in patients undergoing Roux-en-Y gastric bypass. Surgery for Obesity and Related Diseases 2006;**2**:30–35.
33. Obeid FN, Bowling WM, Fike JS, Durant JA. Efficacy of prophylactic inferior vena cava filter placement in bariatric surgery. Surgery for Obesity and Related Diseases 2007;**3**:606–608.
34. Caruana JA, McCabe MN, Smith AD, Stawiasz KA, Kabakov E, Kabakov JM. Roux en Y gastric bypass by single-incision mini-laparotomy: outcomes in 3,300 consecutive patients. Obesity Surgery 2011;**21**:820–24.
35. Smith MD, Patterson E, Wahed AS, et al. Thirty-day mortality after bariatric surgery: independently adjudicated causes of death in the longitudinal assessment of bariatric surgery. Obesity Surgery 2011;**21**:1687–92.
36. Biertho L, Lebel S, Marceau S, et al. Perioperative complications in a consecutive series of 1000 duodenal switches. Surgery for Obesity and Related Diseases 2013;**9**:63–68.
37. Winegar DA, Sherif B, Pate V, DeMaria EJ. Venous thromboembolism after bariatric surgery performed by Bariatric Surgery Center of Excellence Participants: analysis of the Bariatric Outcomes Longitudinal Database. Surgery for Obesity and Related Diseases 2011;**7**:181–88.
38. Jamal MH, Corcelles R, Shimizu H, et al. Thromboembolic events in bariatric surgery: a large multi-institutional referral center experience. Surgical Endoscopy 2015;**29**:376–80.
39. Stein PD, Matta F. Pulmonary embolism and deep venous thrombosis following bariatric surgery. Obesity Surgery 2013;**23**:663–68.
40. Nguyen NT, Hinojosa M, Fayad C, Varela E, Wilson SE. Use and outcomes of laparoscopic versus open gastric bypass at academic medical centers. Journal of the American College of Surgeons 2007;**205**:248–55.
41. Escalante-Tattersfield T, Tucker O, Fajnwaks P, Szomstein S, Rosenthal RJ. Incidence of deep vein thrombosis in morbidly obese patients undergoing laparoscopic Roux-en-Y gastric bypass. Surgery for Obesity and Related Diseases 2008;**4**:126–30.
42. Higa KD, Ho T, Boone KB. Laparoscopic Roux-en-Y gastric bypass: technique and 3-year follow-up. Journal of Laparoendoscopic & Advanced Surgical Techniques Part A 2001;**11**:377–82.
43. Shepherd MF, Rosborough TK, Schwartz ML. Heparin thromboprophylaxis in gastric bypass surgery. Obesity Surgery 2003;**13**:249–53.

44. McCarty TM, Arnold DT, Lamont JP, Fisher TL, Kuhn JA. Optimizing outcomes in bariatric surgery: outpatient laparoscopic gastric bypass. Annals of Surgery 2005;**242**:494–98.
45. Tapson VF. Acute pulmonary embolism. New England Journal of Medicine 2008;**358**:1037–52.
46. Sandler DA, Martin JF. Autopsy proven pulmonary embolism in hospital patients: are we detecting enough deep vein thrombosis? Journal of the Royal Society of Medicine 1989;**82**:203–205.
47. Goldhaber SZ, Visani L, De Rosa M. Acute pulmonary embolism: clinical outcomes in the International Cooperative Pulmonary Embolism Registry (ICOPER). Lancet 1999;**353**:1386–89.
48. Riedel M. Acute pulmonary embolism 1: pathophysiology, clinical presentation, and diagnosis. Heart (British Cardiac Society) 2001;**85**:229–40.
49. Allman-Farinelli MA. Obesity and venous thrombosis: a review. Seminars in Thrombosis and Hemostasis 2011;**37**:903–907.
50. Chu NF, Spiegelman D, Hotamisligil GS, Rifai N, Stampfer M, Rimm EB. Plasma insulin, leptin, and soluble TNF receptors levels in relation to obesity-related atherogenic and thrombogenic cardiovascular disease risk factors among men. Atherosclerosis 2001;**157**:495–503.
51. Steffen LM, Cushman M, Peacock JM, et al. Metabolic syndrome and risk of venous thromboembolism: Longitudinal Investigation of Thromboembolism Etiology. Journal of Thrombosis and Haemostasis: JTH 2009;**7**:746–51.
52. Rosito GA, D'Agostino RB, Massaro J, et al. Association between obesity and a prothrombotic state: the Framingham Offspring Study. Thrombosis and Haemostasis 2004;**91**:683–89.
53. Mertens I, Van Gaal LF. Obesity, haemostasis and the fibrinolytic system. Obesity Reviews 2002;**3**:85–101.
54. Dellas C, Schafer K, Rohm I, et al. Absence of leptin resistance in platelets from morbidly obese individuals may contribute to the increased thrombosis risk in obesity. Thrombosis and Haemostasis 2008;**100**:1123–29.
55. Nakata M, Yada T, Soejima N, Maruyama I. Leptin promotes aggregation of human platelets via the long form of its receptor. Diabetes 1999;**48**:426–29.
56. Tsai AW, Cushman M, Rosamond WD, Heckbert SR, Polak JF, Folsom AR. Cardiovascular risk factors and venous thromboembolism incidence: the longitudinal investigation of thromboembolism etiology. Archives of Internal Medicine 2002;**162**:1182–89.
57. Ay C, Tengler T, Vormittag R, et al. Venous thromboembolism—a manifestation of the metabolic syndrome. Haematologica 2007;**92**:374–80.
58. Lemkes BA, Hermanides J, Devries JH, Holleman F, Meijers JC, Hoekstra JB. Hyperglycemia: a prothrombotic factor? Journal of Thrombosis and Haemostasis: JTH 2010;**8**:1663–69.
59. Anderson FA, Jr, Spencer FA. Risk factors for venous thromboembolism. Circulation 2003;**107**:I9–16.
60. Albayati MA, Grover SP, Saha P, Lwaleed BA, Modarai B, Smith A. Postsurgical inflammation as a causative mechanism of venous thromboembolism. Seminars in Thrombosis and Hemostasis 2015; **41**:615–20.
61. White RH, Zhou H, Romano PS. Incidence of symptomatic venous thromboembolism after different elective or urgent surgical procedures. Thrombosis and Haemostasis 2003;**90**:446–55.
62. Heit JA. The epidemiology of venous thromboembolism in the community. Arteriosclerosis, Thrombosis, and Vascular Biology 2008;**28**:370–72.
63. Fuchs TA, Brill A, Duerschmied D, et al. Extracellular DNA traps promote thrombosis. Proceedings of the National Academy of Sciences of the United States of America 2010;**107**:15880–85.
64. Samama CM, Thiry D, Elalamy I, et al. Perioperative activation of hemostasis in vascular surgery patients. Anesthesiology 2001;**94**:74–78.
65. Matthews JC, McLaughlin V. Acute right ventricular failure in the setting of acute pulmonary embolism or chronic pulmonary hypertension: a detailed review of the pathophysiology, diagnosis, and management. Current Cardiology Reviews 2008;**4**:49–59.
66. Bristow MR, Zisman LS, Lowes BD, et al. The pressure-overloaded right ventricle in pulmonary hypertension. Chest 1998;**114**:S101–106.
67. McIntyre KM, Sasahara AA. The hemodynamic response to pulmonary embolism in patients without prior cardiopulmonary disease. American Journal of Cardiology 1971;**28**:288–94.
68. Mebazaa A, Karpati P, Renaud E, Algotsson L. Acute right ventricular failure--from pathophysiology to new treatments. Intensive Care Medicine 2004;**30**:185–96.
69. Oudega R, Moons KG, Hoes AW. Limited value of patient history and physical examination in diagnosing deep vein thrombosis in primary care. Family Practice 2005;**22**:86–91.
70. Oudega R, Hoes AW, Toll DB, Moons KG. The value of clinical findings and D-dimer tests in diagnosing deep vein thrombosis in primary care. Seminars in Thrombosis and Hemostasis 2006;**32**:673–77.
71. Toll DB, Oudega R, Vergouwe Y, Moons KG, Hoes AW. A new diagnostic rule for deep vein thrombosis: safety and efficiency in clinically relevant subgroups. Family Practice 2008;**25**:3–8.
72. Criado E, Burnham CB. Predictive value of clinical criteria for the diagnosis of deep vein thrombosis. Surgery 1997;**122**:578–83.
73. Stein PD, Terrin ML, Hales CA, et al. Clinical, laboratory, roentgenographic, and electrocardiographic findings in patients with acute pulmonary embolism and no pre-existing cardiac or pulmonary disease. Chest 1991;**100**:598–603.
74. Hawley PC, Hawley MP. Difficulties in diagnosing pulmonary embolism in the obese patient: a literature review. Vascular Medicine (London, England) 2011;**16**:444–51.
75. Sahebjami H. Dyspnea in obese healthy men. Chest 1998;**114**:1373–77.
76. Frank S, Colliver JA, Frank A. The electrocardiogram in obesity: statistical analysis of 1,029 patients. Journal of the American College of Cardiology 1986;**7**:295–99.
77. Burki NK, Baker RW. Ventilatory regulation in eucapnic morbid obesity. American Review of Respiratory Disease 1984;**129**:538–43.
78. Silk AW, McTigue KM. Reexamining the physical examination for obese patients. JAMA 2011;**305**:193–94.
79. Holley HS, Milic-Emili J, Becklake MR, Bates DV. Regional distribution of pulmonary ventilation and perfusion in obesity. Journal of Clinical Investigation 1967;**46**:475–81.
80. Kelly J, Rudd A, Lewis RR, Hunt BJ. Plasma D-dimers in the diagnosis of venous thromboembolism. Archives of Internal Medicine 2002;**162**:747–56.
81. Wells PS, Anderson DR, Rodger M, et al. Excluding pulmonary embolism at the bedside without diagnostic imaging: management of patients with suspected pulmonary embolism presenting to the emergency department by using a simple clinical model and D-dimer. Annals of Internal Medicine 2001;**135**:98–107.
82. Van Mieghem C, Sabbe M, Knockaert D. The clinical value of the ECG in noncardiac conditions. Chest 2004;**125**:1561–76.
83. Digby GC, Kukla P, Zhan ZQ, et al. The value of electrocardiographic abnormalities in the prognosis of pulmonary embolism: a consensus paper. Annals of Noninvasive Electrocardiology 2015;**20**:207–23.

84. Richman PB, Loutfi H, Lester SJ, et al. Electrocardiographic findings in Emergency Department patients with pulmonary embolism. Journal of Emergency Medicine 2004;**27**:121–26.
85. Eisenstein I, Edelstein J, Sarma R, Sanmarco M, Selvester RH. The electrocardiogram in obesity. Journal of Electrocardiology 1982;**15**:115–18.
86. Pavan D, Nicolosi GL, Antonini-Canterin F, Zanuttini D. Echocardiography in pulmonary embolism disease. International Journal of Cardiology 1998;**65**(Suppl 1):S87–90.
87. Torbicki A, Pruszczyk P. The role of echocardiography in suspected and established PE. Seminars in Vascular Medicine 2001;**1**:165–74.
88. McQuillan BM, Picard MH, Leavitt M, Weyman AE. Clinical correlates and reference intervals for pulmonary artery systolic pressure among echocardiographically normal subjects. Circulation 2001;**104**:2797–802.
89. Lensing AW, Prandoni P, Brandjes D, et al. Detection of deep-vein thrombosis by real-time B-mode ultrasonography. New England Journal of Medicine 1989;**320**:342–45.
90. Goodacre S, Sampson F, Stevenson M, et al. Measurement of the clinical and cost-effectiveness of non-invasive diagnostic testing strategies for deep vein thrombosis. Health Technology Assessment (Winchester, England) 2006;**10**:1–168, iii–iv.
91. Labropoulos N, Leon M, Kalodiki E, al Kutoubi A, Chan P, Nicolaides AN. Colour flow duplex scanning in suspected acute deep vein thrombosis; experience with routine use. European Journal of Vascular and Endovascular Surgery 1995;**9**:49–52.
92. Uppot RN. Impact of obesity on radiology. Radiologic Clinics of North America 2007;**45**:231–46.
93. Lawrence JP. Physics and instrumentation of ultrasound. Critical Care Medicine 2007;**35**:S314–22.
94. Uppot RN, Sahani DV, Hahn PF, Gervais D, Mueller PR. Impact of obesity on medical imaging and image-guided intervention. AJR American Journal of Roentgenology 2007;**188**:433–40.
95. Rose SC, Zwiebel WJ, Murdock LE, et al. Insensitivity of color Doppler flow imaging for detection of acute calf deep venous thrombosis in asymptomatic postoperative patients. Journal of Vascular and Interventional Radiology 1993;**4**:111–17.
96. Hofmann LV, Bluemke DA, Fishman EK. Thrombosis of the deep femoral vein: a potential pitfall of color flow duplex Doppler ultrasonography. Southern Medical Journal 1997;**90**:1244–47.
97. Abdalla G, Fawzi Matuk R, Venugopal V, et al. The diagnostic accuracy of magnetic resonance venography in the detection of deep venous thrombosis: a systematic review and meta-analysis. Clinical Radiology 2015;**70**:858–71.
98. Garg K, Kemp JL, Wojcik D, et al. Thromboembolic disease: comparison of combined CT pulmonary angiography and venography with bilateral leg sonography in 70 patients. AJR American Journal of Roentgenology 2000;**175**:997–1001.
99. Biello DR, Mattar AG, McKnight RC, Siegel BA. Ventilation-perfusion studies in suspected pulmonary embolism. AJR American Journal of Roentgenology 1979;**133**:1033–37.
100. PIOPED Investigators. Value of the ventilation/perfusion scan in acute pulmonary embolism. Results of the prospective investigation of pulmonary embolism diagnosis (PIOPED). JAMA 1990;**263**:2753–59.
101. Goldhaber SZ, Visani L, De Rosa M. Acute pulmonary embolism: clinical outcomes in the International Cooperative Pulmonary Embolism Registry (ICOPER). Lancet 1999;**353**:1386–89.
102. Onyedika C, Glaser JE, Freeman LM. Pulmonary embolism: role of ventilation-perfusion scintigraphy. Seminars in Nuclear Medicine 2013;**43**:82–87.
103. Perrier A, Howarth N, Didier D, et al. Performance of helical computed tomography in unselected outpatients with suspected pulmonary embolism. Annals of Internal Medicine 2001;**135**:88–97.
104. Fedullo PF, Tapson VF. Clinical practice. The evaluation of suspected pulmonary embolism. New England Journal of Medicine 2003;**349**:1247–56.
105. Phillips JJ, Straiton J, Staff RT. Planar and SPECT ventilation/perfusion imaging and computed tomography for the diagnosis of pulmonary embolism: a systematic review and meta-analysis of the literature, and cost and dose comparison. European Journal of Radiology 2015;**84**:1392–400.
106. Szucs-Farkas Z, Megyeri B, Christe A, Vock P, Heverhagen JT, Schindera ST. Prospective randomised comparison of diagnostic confidence and image quality with normal-dose and low-dose CT pulmonary angiography at various body weights. European Radiology 2014;**24**:1868–77.
107. Megyeri B, Christe A, Schindera ST, et al. Diagnostic confidence and image quality of CT pulmonary angiography at 100 kVp in overweight and obese patients. Clinical Radiology 2015;**70**:54–61.
108. Jones SE, Wittram C. The indeterminate CT pulmonary angiogram: imaging characteristics and patient clinical outcome. Radiology 2005;**237**:329–37.
109. Stein PD, Fowler SE, Goodman LR, et al. Multidetector computed tomography for acute pulmonary embolism. New England Journal of Medicine 2006;**354**:2317–27.
110. Roggenland D, Peters SA, Lemburg SP, Holland-Letz T, Nicolas V, Heyer CM. CT angiography in suspected pulmonary embolism: impact of patient characteristics and different venous lines on vessel enhancement and image quality. AJR American Journal of Roentgenology 2008;**190**:W351–59.
111. Buesing KL, Mullapudi B, Flowers KA. Deep venous thrombosis and venous thromboembolism prophylaxis. Surgical Clinics of North America 2015;**95**:285–300.
112. Barba CA, Harrington C, Loewen M. Status of venous thromboembolism prophylaxis among bariatric surgeons: have we changed our practice during the past decade? Surgery for Obesity and Related Diseases 2009;5:352–56.
113. Pryor HI, 2nd, Singleton A, Lin E, Lin P, Vaziri K. Practice patterns in high-risk bariatric venous thromboembolism prophylaxis. Surgical Endoscopy 2013;**27**:843–48.
114. American Society for Metabolic and Bariatric Surgery Clinical Issues Committee. ASMBS updated position statement on prophylactic measures to reduce the risk of venous thromboembolism in bariatric surgery patients. Surgery for Obesity and Related Diseases 2013;**9**:493–97.
115. Mechanick JI, Youdim A, Jones DB, et al. Clinical practice guidelines for the perioperative nutritional, metabolic, and nonsurgical support of the bariatric surgery patient—2013 update: cosponsored by American Association of Clinical Endocrinologists, The Obesity Society, and American Society for Metabolic & Bariatric Surgery. Obesity (Silver Spring, Md) 2013;**21**(Suppl 1):S1–27.
116. Fried M, Yumuk V, Oppert JM, et al. Interdisciplinary European Guidelines on metabolic and bariatric surgery. Obesity Facts 2013;**6**:449–68.
117. Urbankova J, Quiroz R, Kucher N, Goldhaber SZ. Intermittent pneumatic compression and deep vein thrombosis prevention. A meta-analysis in postoperative patients. Thrombosis and Haemostasis 2005;**94**:1181–85.
118. Sachdeva A, Dalton M, Amaragiri SV, Lees T. Elastic compression stockings for prevention of deep vein thrombosis. Cochrane Database of Systematic Reviews

2010;**12**:CD001484.
119. Frantzides CT, Welle SN, Ruff TM, Frantzides AT. Routine anticoagulation for venous thromboembolism prevention following laparoscopic gastric bypass. JSLS: Journal of the Society of Laparoendoscopic Surgeons 2012;**16**:33–37.
120. Gagner M, Selzer F, Belle SH, et al. Adding chemoprophylaxis to sequential compression might not reduce risk of venous thromboembolism in bariatric surgery patients. Surgery for Obesity and Related Diseases 2012;**8**:663–70.
121. Prophylactic measures to reduce the risk of venous thromboembolism in bariatric surgery patients. Surgery for Obesity and Related Diseases 2007;**3**:494–95.
122. Bartlett MA, Mauck KF, Daniels PR. Prevention of venous thromboembolism in patients undergoing bariatric surgery. Vascular Health and Risk Management 2015;**11**:461–77.
123. Garcia DA, Baglin TP, Weitz JI, Samama MM. Parenteral anticoagulants: Antithrombotic Therapy and Prevention of Thrombosis, 9th ed: American College of Chest Physicians Evidence-Based Clinical Practice Guidelines. Chest 2012;**141**:e24S43S.
124. Weitz JI. Low-molecular-weight heparins. New England Journal of Medicine 1997;**337**:688–98.
125. Mismetti P, Laporte S, Darmon JY, Buchmuller A, Decousus H. Meta-analysis of low molecular weight heparin in the prevention of venous thromboembolism in general surgery. British Journal of Surgery 2001;**88**:913–30.
126. Koch A, Ziegler S, Breitschwerdt H, Victor N. Low molecular weight heparin and unfractionated heparin in thrombosis prophylaxis: meta-analysis based on original patient data. Thrombosis Research 2001;**102**:295–309.
127. Birkmeyer NJ, Finks JF, Carlin AM, et al. Comparative effectiveness of unfractionated and low-molecular-weight heparin for prevention of venous thromboembolism following bariatric surgery. Archives of Surgery (Chicago, Ill: 1960) 2012;**147**:994–98.
128. Kothari SN, Lambert PJ, Mathiason MA. Best Poster Award. A comparison of thromboembolic and bleeding events following laparoscopic gastric bypass in patients treated with prophylactic regimens of unfractionated heparin or enoxaparin. American Journal of Surgery 2007;**194**:709–11.
129. Freeman A, Horner T, Pendleton RC, Rondina MT. Prospective comparison of three enoxaparin dosing regimens to achieve target anti-factor Xa levels in hospitalized, medically ill patients with extreme obesity. American Journal of Hematology 2012;**87**:740–43.
130. Rowan BO, Kuhl DA, Lee MD, Tichansky DS, Madan AK. Anti-Xa levels in bariatric surgery patients receiving prophylactic enoxaparin. Obesity Surgery 2008;**18**:162–66.
131. Wang TF, Milligan PE, Wong CA, Deal EN, Thoelke MS, Gage BF. Efficacy and safety of high-dose thromboprophylaxis in morbidly obese inpatients. Thrombosis and Haemostasis 2014;**111**:88–93.
132. Scholten DJ, Hoedema RM, Scholten SE. A comparison of two different prophylactic dose regimens of low molecular weight heparin in bariatric surgery. Obesity Surgery 2002;**12**:19–24.
133. Borkgren-Okonek MJ, Hart RW, Pantano JE, et al. Enoxaparin thromboprophylaxis in gastric bypass patients: extended duration, dose stratification, and antifactor Xa activity. Surgery for Obesity and Related Diseases 2008;**4**:625–31.
134. Vandiver JW, Ritz LI, Lalama JT. Chemical prophylaxis to prevent venous thromboembolism in morbid obesity: literature review and dosing recommendations. Journal of Thrombosis and Thrombolysis 2016;**41**:475–81.
135. Nutescu EA, Spinler SA, Wittkowsky A, Dager WE. Low-molecular-weight heparins in renal impairment and obesity: available evidence and clinical practice recommendations across medical and surgical settings. Annals of Pharmacotherapy 2009;**43**:1064–83.
136. Hirsh J, Raschke R. Heparin and low-molecular-weight heparin: the Seventh ACCP Conference on Antithrombotic and Thrombolytic Therapy. Chest 2004;**126**:188s–203s.
137. Raftopoulos I, Martindale C, Cronin A, Steinberg J. The effect of extended post-discharge chemical thromboprophylaxis on venous thromboembolism rates after bariatric surgery: a prospective comparison trial. Surgical Endoscopy 2008;**22**:2384–91.
138. Heffline MS. Preventing vascular complications after gastric bypass. Journal of Vascular Nursing 2006;**24**:50–54.
139. Quidley AM, Bland CM, Bookstaver PB, Kuper K. Perioperative management of bariatric surgery patients. American Journal of Health-System Pharmacy 2014;**71**:1253–64.
140. Van Ha TG. Complications of inferior vena caval filters. Seminars in Interventional Radiology 2006;**23**:150–55.
141. Birkmeyer NJ, Finks JF, English WJ, et al. Risks and benefits of prophylactic inferior vena cava filters in patients undergoing bariatric surgery. Journal of Hospital Medicine 2013;**8**:173–77.
142. Halmi D, Kolesnikov E. Preoperative placement of retrievable inferior vena cava filters in bariatric surgery. Surgery for Obesity and Related Diseases 2007;**3**:602–605.
143. Gargiulo NJ, 3rd, Veith FJ, Lipsitz EC, Suggs WD, Ohki T, Goodman E. Experience with inferior vena cava filter placement in patients undergoing open gastric bypass procedures. Journal of Vascular Surgery 2006;**44**:1301–305.
144. Kaw R, Pasupuleti V, Wayne Overby D, et al. Inferior vena cava filters and postoperative outcomes in patients undergoing bariatric surgery: a meta-analysis. Surgery for Obesity and Related Diseases 2014;**10**:725–33.
145. Brotman DJ, Shihab HM, Prakasa KR, et al. Pharmacologic and mechanical strategies for preventing venous thromboembolism after bariatric surgery: a systematic review and meta-analysis. JAMA Surgery 2013;**148**:675–86.
146. Kearon C, Akl EA, Comerota AJ, et al. Antithrombotic therapy for VTE disease: Antithrombotic Therapy and Prevention of Thrombosis, 9th ed: American College of Chest Physicians Evidence-Based Clinical Practice Guidelines. Chest 2012;141:e419S–94S.

第 28 章

肥胖患者的组织氧合

Shubhangi Singh, Prashant Singh, Preet M. Singh

引言

肥胖的定义为 BMI>30kg/m²。病态肥胖的定义为 BMI>40kg/m² 或>35kg/m² 并伴有糖尿病和高血压等合并症。肥胖是一种在世界范围内急剧增加的疾病。超过 1/3 的美国成年人患有肥胖症[1]，并且其发病率逐年上升。肥胖比例的增加可能与慢性疾病，如 T2D、高血压和动脉粥样硬化性疾病（包括脑卒中和冠状动脉疾病）的发病率和生存率增加有关。这给麻醉医师带来了挑战。本章重点介绍肥胖患者微循环水平上发生的病理生理变化，这些变化实际上可能是上述合并症的间接后果。

肥胖与许多生理变化有关。随着体重的增加，血容量也会增加。然而，与体重和脂肪组织的增加量相比，血容量增加的比例相对更少。因此，与消瘦个体相比，单位体重的各种组织（包括脂肪组织）的血液供应（每克）相对较少。Pasarica 等还发现，肥胖患者的皮下脂肪毛细血管密度比消瘦患者低 44%[2]。此外，在脂肪组织扩张期间，与脂肪组织的扩张相比，血管生成相对不足会形成相对缺氧的区域。因此，在静息状态时氧气/血液供应相对较低的情况持续存在。

此外，由于上呼吸道软组织的增加，与较瘦的个体相比，肥胖者也更容易发生阻塞性睡眠呼吸暂停。因此，这些人在睡眠时可能会经历极低的氧张力。病态肥胖患者的基础氧分压较低，有通气不足综合征的肥胖患者的基础氧分压进一步降低，因此，向组织输送的氧气受到影响。

与肥胖有关的变化还包括功能残气量下降。这主要是由于补呼气量减少。与肥胖相关的解剖变化导致基础呼吸时膈肌机械性的偏移受限。间质压显著增加，导致传导气道塌陷，肺残余容积显著增加。即使在正常潮气量下，气道也容易发生塌陷（更高的闭合能力），最终导致通气/血流比值异常恶化。除了功能残气量较低外，通气/血流比值异常也很重要，因其缩短了肥胖人群对缺氧的耐受时间，导致呼吸暂停的时间加快，此外，体重增加所带来的新陈代谢活动的增加使肥胖患者更容易发生组织缺氧。

要了解为什么病态肥胖患者的组织氧饱和度基线较低，以及为什么他们更容易出现氧饱和度的进一步下降，这需要了解微循环和组织氧合。

微循环和细胞内稳态

人体生理功能旨在维持一个稳定状态。生物体作为一个整体的稳定状态依赖于细胞水平的稳态。众所周知，大多数常用于表示人体稳态的传统临床参数（血压、动脉血氧饱和度）并不能准确代表细胞水平血液或氧气的输送。直观地说，混合静脉饱和度（SvO_2）和中心静脉氧饱和度（$ScvO_2$）常被用来解释组织中氧和营养物质的利用摄取状态。较低的值表示较高的氧摄取量，提示氧气或血液供应减少或组织需氧量增加。然而，由于这些参数实质上提供的是来自所有组织的综合数据，无法体现机体某些组织的缺氧或低灌注，因为代谢活性较低组织的高氧饱和的血液可以平衡高氧摄取组织血液的低氧水平。

这些概念在肥胖患者中变得更加复杂。肥胖与血容量总体增加有关。然而，血容量的增加与体重或体脂的增加并不成正比。Hodson 等发现，肥胖个体每 100g 脂肪组织的血流量约为 3.2mL/min，而较瘦的个体为 4.7mL/min[3]。虽然这种差异在统计学上并不显著,但可以推断的是,与较瘦的个体相比,肥胖患者每单位质量的脂肪组织实际上获得的血液供应更少。这对肥胖患者的慢性健康和急性疾病都有影响。虽然这一概念引出了脂肪组织缺氧的想法,但还需要进一步的研究以获得实质性的证据[4]。

微循环

微循环是指肉眼看不见的小血管,是直接负责将氧气和其他营养物质输送到组织的血管。微循环血流的充足性可以通过直接测量微血管灌注来评估,也可以通过间接评估组织氧合,这提供了组织供需平衡的概念[5]。

组织氧合

组织氧合指的是在组织水平上可用的氧气量。它可以由两个相互关联的实体来估计:

1.组织氧张力(tPO_2):tPO_2 是指组织间质或血管外间隙中氧的张力或分压。它代表了毛细血管向细胞输送的氧气和细胞消耗的氧气之间的平衡[6]。

2.组织氧饱和度(StO_2):StO_2 是指组织毛细血管中氧合血红蛋白的百分比。它与 tPO_2 之间有一条复杂的 s 型氧解离曲线,也表示氧的供需平衡[7]。

需要强调的是微血管的解剖结构及 tPO_2,StO_2 和氧气摄取率等生理参数在各组织之间有很大的差异。在一个组织中生理上可能正常的值实际上在另一个组织中可能代表严重缺氧。例如,在正常情况下,心肌摄取的氧气约为 60%,而肾脏只有 15%。因此,即使在完全健康的状态下,心脏组织中的组织氧合也可能远低于肾脏组织。心脏和肾脏的参数值相同,实际上提示肾脏的组织可能发生了缺氧。从全身来看,仅表现为静脉血氧饱和度的小幅度下降,因而可能导致漏诊的发生。

临界氧气输送点

组织毛细血管对供需失衡的正常反应是扩张和增加组织灌注以增加供氧,从而满足代谢需求。在这些条件下,细胞是有氧代谢的。这种情况也会发生在氧饱和度或血压下降的情况下。代谢产物如碳酸氢盐、氢离子、腺苷、缺氧相关因子等的增加会进一步增强这种反应。在已经最大限度扩张的血管床中,在组织灌注下降的情况下,氧气摄取增加而耗氧量没有任何变化[8]。然而,在称为临界点的点上,氧气摄取率不会进一步增加,并且会发生从有氧代谢到无氧代谢的转换。除了组织代谢率外,生化因素(如 CO_2、2,3-二磷酸甘油酸和代谢产物)也会决定这一临界点。因此,这种生理变化的绝对值有明显的组织间变异性。因此,识别特定组织何时达到这一点有助于识别组织损伤的时间。当传统的可测量参数,如动脉血氧饱和度、动脉氧张力和血压紊乱时,那些代谢需求高、更容易发生缺氧损伤的组织,可能已经遭受了某种程度的不可逆性损伤。因此,强调测量单个组织(代谢单位)StO_2 和张力是非常重要的。

氧含量的测量

Clark 等在 1956 年首次提出测量组织氧含量。他们使用了极谱分析电极测量 tPO_2[9]。下面将介绍最新的技术。

反射光谱

基于反射光谱技术已被用于测量组织血红蛋白和相对氧合血红蛋白浓度。然后用来估计组织氧合。近来,它已被用于检测发育不良组织[10]。

近红外光谱

近红外光谱(NIRS)已被用于测量组织中血红蛋白与氧合血红蛋白和细胞色素 CC3(一种高分子量细胞色素 c)的比例。因此,可以用于估计组织中氧是否充足[7,11]。它被广泛用于监测心脏和非心脏手术中的脑氧合,通常称为 $rScO_2$[12]。在肥胖患者中使用时,需要注意 NIRS 的一些局限性。首先,由于组织厚度增加,红外线在该患者群体中的穿透受到限制。此外,肥胖患者的组织氧合基线水平低于较瘦的人群。随着休克等病理状态的发展,这一数字预计将进一步下降。

微血管灌注

微血管灌注可以直接测量组织水平的血流,由激光多普勒血流仪、甲襞显微镜、正交偏振光谱成像或侧流暗场成像,或通过区域二氧化碳仪或光传感器间接测量。

微血管功能

微血管功能可以通过静脉闭塞容积描记法进行

评估。该技术可以测量微血管通透性，在微血管功能障碍的情况下，微血管通透性可能会出现紊乱。该技术的缺点包括测量时间长，对低血压患者的效用降低。此外，以目前可用的设备，这种测量方式只能用于四肢。

组织氧合和病态肥胖

与较瘦的患者相比，肥胖患者通常长期处于脂肪组织灌注较低的状态。这种相对低灌注状态通过缺氧诱导因子的途径促进炎症细胞因子的产生[13]。它还导致抗炎细胞因子脂联素的下调，持续向促炎状态发展[14]。目前尚不清楚这是否会导致全身性的炎症，或者导致脂肪组织中相对局部的炎症[13]。

如前所述，肥胖者更容易患阻塞性睡眠呼吸暂停。在呼吸暂停发作期间，很可能加强上述促炎细胞因子（如缺氧诱导因子）的表达。这也进一步增强了抗炎物质如脂联素的下调。这种炎症状态通常不局限于非健康的组织，并且可能导致非脂肪充分灌注组织的功能障碍。脂联素的下调会改变葡萄糖/脂肪酸代谢并促进局部炎症[15]。此外，由于炎症状态，白细胞介素-6的水平也升高并进一步有助于病理性炎症级联过程。所有这些改变都会导致不良的代谢环境，对肥胖患者的慢性健康产生重大影响[16]。

围术期的肥胖患者

麻醉方面的文献对肥胖患者的麻醉挑战都有较好的记录。包括困难气道的发生率增加，由功能残气量降低等因素导致的允许性呼吸暂停的时间缩短，静脉置管困难的发生率增加，区域和椎管阻滞困难和定位困难等。经常被遗漏的是临床记录中没有的病理过程。组织水平的基础氧张力低下是经常被低估的问题之一。

众所周知，皮下 tPO_2 决定了伤口愈合的速度和质量。因此，组织氧合的减少会减慢肥胖患者的伤口愈合，与较瘦患者相比，他们需要更高的吸入气氧分压来治愈手术伤口[17]。此外，中性粒细胞的氧化杀伤过程需要氧气。组织中较低的氧张力会阻碍这种机制，从而使肥胖患者更容易发生伤口感染[18]。此外，由于丰富的皮下组织，肥胖患者的伤口的闭合也更具挑战性。

椎管内镇痛对肥胖患者组织氧合的影响

大多数外科手术过程中不可避免的疼痛也会增强机体的交感神经张力。这会增加新陈代谢和耗氧量，从而进一步降低 tPO_2。对肥胖人群来说，控制疼痛本身就是一项挑战。阿片类药物等传统静脉注射药物使肥胖患者更容易出现呼吸抑制，并增加阻塞性睡眠呼吸暂停的发生率。此外，用于减轻疼痛的药物也可以通过相关的呼吸抑制导致组织氧合的减少。因此，硬膜外麻醉和神经阻滞等区域麻醉技术在肥胖患者中是非常有用的。它们不仅通过减轻疼痛来减少需氧量，而且还通过血管舒张，从而增加组织血流量来改善氧气供应。Kabon 等[19]比较了肥胖患者在全身麻醉或全身麻醉联合胸段硬膜外麻醉下行腹部大手术的 tPO_2。他们发现，尽管两组的血流动力学反应和整体或宏观氧变量（如动脉血氧饱和度）相似，但与全身麻醉组相比，联合组的 tPO_2 更高。因此，他们的结论是，胸段硬膜外麻醉改善了疼痛控制区域外的 tPO_2。由于疼痛缓解引起的交感神经张力减轻在其中起了重要作用。然而，如前所述，由于肥胖患者过多的体脂和皮下组织掩盖了体表标记，椎管内麻醉操作在技术上更具挑战性。

轻度高碳酸血症对肥胖患者组织氧合的影响

Hager 等研究了接受胃旁路手术的肥胖患者轻度高碳酸血症对组织氧合的影响。他们将这些患者分为正常碳酸血症组（呼吸末 CO_2 为 35mmHg）和轻度高碳酸血症组（呼吸末 CO_2 为 50mmHg）。他们测量了两组的皮下组织氧合，发现轻度高碳酸血症组的患者皮下 tPO_2 较高。因此，他们得出结论，轻度高碳酸血症可以降低肥胖患者手术感染的风险[20]。

术后吸氧对肥胖患者组织氧合的影响

Kabon 等研究了术后吸氧对病态肥胖患者组织氧合的影响。他们比较了术后吸入氧浓度（FiO_2）分别为80%和30%的两组肥胖患者的组织和伤口氧张力。他们发现，术后10~12h 内接受 FiO_2 为80%的肥胖患者的 tPO_2 明显高于 FiO_2 为30%的患者。氧张力也是如此[21]。长期结局的改善仍有待进一步研究。因此，改善肥胖患者在围术期的组织氧合是一个独特的挑战。应尽可能鼓励麻醉医师使用区域镇痛技术。虽然轻度的高碳酸血症和提高 FiO_2 可以改善 tPO_2，但尚未被临床实践采用。在这些方法纳入临床实践之前，需要进行更多的风险评估（即效益评估研究）。

病理状态和组织氧张力

全身灌注减少状态下的组织氧合

在低血压的病理状态下，由于代偿性血管收缩，外周器官（如皮肤和皮下脂肪组织）比中枢器官（如大脑、肾脏和心脏）更早出现组织氧合或 StO_2 下降。因此，在中枢器官出现组织氧合下降导致器官功能障碍之前，外周器官组织氧合的下降可以用来检测病理损伤。血流动力学参数（心率和血压）和动脉血氧饱和度也只有在这些代偿机制失效后才会发生改变。由于肥胖患者皮下脂肪分布增加，并且脂肪组织灌注相对较低，因此，外周组织氧合的下降预计会更加严重。如前所述，这会导致炎症通路的增值。因此，可以推测，在这些病理状态下，肥胖患者释放的炎症介质要远远多于瘦弱患者。由此可以推断，他们的外周组织氧合下降相对较快。积极的方面是，肥胖患者有较多的可取样组织用于监测和检测这种病理状态，并且可以进行早期的病理检测。下文将介绍一些特定的病理状况。

出血和创伤

Drucker 等研究了创伤患者出血对 StO_2 和平均动脉压（MAP）的影响。他们使用光学荧光技术来研究皮下组织氧张力[$P(sg)O_2$]。他们发现，当血容量减少 20%时，皮下组织氧张力迅速下降，并与 MAP 的变化平行。然而，复苏后 MAP 迅速恢复正常，但 $P(sg)O_2$ 直到 2h 后才恢复正常[22]。在一项类似的试验中，Lima 等研究了通过 NIRS 测量的外周 StO_2 与血流动力学参数如 MAP，心率和 $ScvO_2$ 之间的关系。他们发现 StO_2 与整体血流动力学参数（MAP，$ScvO_2$ 和心率）没有任何相关性。较低的 StO_2 与较差的结局相关[23]。因此，血压等传统参数不能充分了解微循环，当血压恢复正常时，外周血管收缩可能尚未解决。这种微循环缺陷继续引发炎症过程，导致临床状态的持续恶化。因此，微循环缺陷可以用来预测血压即将下降的可能性。

已经有多种生化指标被用于间接评估组织灌注。乳酸是细胞无氧呼吸时产生的一种代谢物。因此，组织灌注的减少会导致乳酸水平的增加是合乎逻辑的。然而，乳酸在肝脏中可以进行有氧代谢。肝脏对乳酸的代谢随着 FiO_2 的增加而增加[7]。因此，在辅助供氧的情况下，尽管组织灌注不足，乳酸水平仍可能正常。另一个已被使用的生化参数是碱缺失。Cohn 等人发现，在 383 例创伤患者中，使用 NIRS 测量 StO_2 和碱缺失可以识别多器官功能障碍综合征。这两者同样也是较好的死亡率预测指标[24]。

低血压通常需要使用血管升压药。血管升压药可以通过增加外周血管收缩来进一步减少外周组织灌注。一项寻找防止组织低灌注的药物研究中，Nordin 等进行了一项有趣的试验来探索己酮可可碱对出血性休克的小猪肝脏、肠道和外周组织氧化的影响。研究发现，虽然己酮可可碱提高了肝氧含量，但在血容量恢复之前，它对外周组织的氧含量没有任何影响[25]。因此，为了对抗血压的下降而使用的血管升压药可能会提高整体灌注指数（如血压和中心静脉压），但是在组织水平上，单位质量的外周组织血流量实际上反而会下降，这更进一步加重了组织水平的缺氧。理解组织水平缺氧背后的概念可能促进在不久的将来联合使用血流量增强药（如己酮可可碱）与血管收缩药。

肥胖患者的出血和创伤

由于血容量的增加，与 BMI 正常的患者相比，肥胖创伤患者需要更多的液体进行复苏是可以理解的。Nelson 等回顾性研究了 1000 多例创伤患者复苏的充分性及其结局。他们发现，在对 BMI 进行校正后，肥胖患者复苏不充分。此外，肥胖患者的当日死亡率是消瘦患者的 3 倍[26]。因此，肥胖创伤患者不仅死亡风险较高，而且通常难以在液体复苏方面进行评估。因此，需要一个参数来指导液体复苏并改善临床结局。此外，这也凸显了目前常规灌注参数在预测患者生存结局方面的不足。

Belzberg 等研究了 625 例低血容量性休克的创伤患者。他们观察了经皮氧张力和向组织的氧气输送（DO_2），以及传统的血流动力学参数。他们发现，与较瘦的个体相比，肥胖患者通常具有更高的并发症风险，例如，败血症、肾衰竭和急性呼吸窘迫综合征。他们还发现，与幸存者相比，死亡的肥胖患者组织氧合较低（几乎<50%），组织 DO_2 也较低[27]。因此，肥胖创伤患

者更有可能复苏不足，因为难以评估容量状态。组织氧合不仅可作为指导复苏的临床靶点，还有助于此类患者的预后，应尽可能使用。

脓毒症中的组织氧合

脓毒症是一种复杂的病理状态，其生理变量的改变随脓毒症的阶段而变化。初始阶段包括与心输出量增加相关的全身血管舒张。在这一阶段，组织供氧增加。当心脏代偿失效时，组织供氧减少，StO_2 和 tPO_2 也减少。此外，微循环功能障碍在脓毒症中起重要作用[28]。它会导致全身炎症和多器官功能障碍。病理机制与内皮细胞损伤、线粒体功能障碍、凝血级联反应激活和组织缺氧有关。

与出血性休克一样，脓毒症的宏观和微循环之间似乎存在差异。血流动力学和氧合参数在宏观循环水平的正常不代表微循环正常。脓毒症中动脉和组织氧水平之间也存在差异，部分原因是动静脉分流，部分原因是细胞水平上代谢异常。Creteur 等发现，脓毒症患者从缺血刺激中恢复组织氧水平要慢得多。与死亡患者相比，随访超过 48h 后，幸存者的恢复速度更快，并且随着时间的推移有所改善[29]。Anning 等诱导大鼠内毒素血症，并研究了容量复苏和一氧化氮合酶抑制对骨骼肌组织 tPO_2 测定的影响。他们发现，与正常大鼠相比，内毒素血症大鼠的 tPO_2 较低，并且对 FiO_2 升高的反应显著减弱。一氧化氮合酶抑制也显著减弱了 tPO_2 对高氧的反应。然而，容量复苏有助于逆转内毒素血症引起的变化[30]。因此，脓毒症和毒血症导致微循环功能障碍，进一步加剧了脓毒症相关低血压引起的组织灌注不足。这种组织灌注不足通过液体复苏是可逆的。因此，液体复苏与抗生素一起成为脓毒症初始治疗的主要手段。不幸的是，目前还没有针对肥胖患者脓毒症的靶向研究。他们基线状态即存在的组织低氧合可能会使预后更差。此外，在基线血容量较高的环境中，液体需求可能更高。然而，需要进一步的研究来评估脓毒症对该患者群体的影响，特别是与组织氧合的关系。对这一课题的研究将对这一患者群体的护理产生巨大的影响。

结论

肥胖是一种持续恶化的病理生理状态。它对组织氧合的独特作用使准确测量患者的体内稳态状态更具挑战性。从本章的讨论中可以清楚地看出，总体血流动力学参数在微循环水平上没有提供足够的血流动力学信息。这种差异在肥胖患者中被进一步放大，在与低灌注相关的病理状态中更是如此。在复苏不足的肥胖患者中，通常使用总体血流动力学参数来确定复苏是否充分，这可能导致组织缺氧和炎症通路的传播，从而对发病率和死亡率产生严重影响。在脓毒症中，通过细胞和微循环水平上的各种机制，组织氧合也会受到不利影响。以组织水平参数为指导的容量复苏可以帮助缓解这个问题，但目前仍有许多途径需要研究，以促进更好地了解肥胖对患者群体的影响，特别是在病理条件下的变化，并最终给予相应的医疗护理。

（胡译文 译　杜智勇 审）

参考文献

1. Ogden CL, Carroll MD, Flegal KM. Prevalence of obesity in the United States. JAMA. 2014;**312**(2):189–90.
2. Pasarica M, Sereda OR, Redman LM, Albarado DC, Hymel DT, Roan LE, et al. Reduced adipose tissue oxygenation in human obesity: evidence for rarefaction, macrophage chemotaxis, and inflammation without an angiogenic response. Diabetes. 2009;**58**(3):718–25.
3. Hodson L, Humphreys SM, Karpe F, Frayn KN. Metabolic signatures of human adipose tissue hypoxia in obesity. Diabetes. 2013;**62**(5):1417–25.
4. Landini L, Honka MJ, Ferrannini E, Nuutila P. Adipose tissue oxygenation in obesity: a matter of cardiovascular risk? Current Pharmaceutical Design. 2016;**22**(1):68–76.
5. Sakr Y. Techniques to assess tissue oxygenation in the clinical setting. Transfusion and Apheresis Science. 2010;**43**(1):79–94.
6. Duling BR, Berne RM. Longitudinal gradients in periarteriolar oxygen tension. A possible mechanism for the participation of oxygen in local regulation of blood flow. Circulation Research. 1970;**27**(5):669–78.
7. Alvarez A, Singh PM, Sinha AC. Tissue oxygenation in morbid obesity—the physiological and clinical perspective. Trends in Anaesthesia and Critical Care. 2013;**3**:310–15.
8. Soni N, Fawcett WJ, Halliday FC. Beyond the lung: oxygen delivery and tissue oxygenation. Anaesthesia. 1993;**48**(8):704–11.
9. Severinghaus JW. First electrodes for blood PO2 and PCO2 determination. Journal of Applied Physiology (Bethesda, Md: 1985). 2004;**97**(5):1599–600.
10. Wallace MB, Wax A, Roberts DN, Graf RN. Reflectance spectroscopy. Gastrointestinal Endoscopy Clinics of North America. 2009;**19**(2):233–42.
11. Lipcsey M, Woinarski NC, Bellomo R. Near infrared spectroscopy (NIRS) of the thenar eminence in anesthesia and intensive care. Annals of Intensive Care. 2012;**2**(1):11.
12. Nielsen HB. Systematic review of near-infrared spectroscopy determined cerebral oxygenation during non-cardiac surgery.

Frontiers in Physiology. 2014;**5**:93.
13. Trayhurn P, Wood IS. Adipokines: inflammation and the pleiotropic role of white adipose tissue. British Journal of Nutrition. 2004;**92**(3):347–55.
14. Wree A, Mayer A, Westphal S, Beilfuss A, Canbay A, Schick RR, et al. Adipokine expression in brown and white adipocytes in response to hypoxia. Journal of Endocrinological Investigation. 2012;**35**(5):522–27.
15. Kim DH, Kim C, Ding EL, Townsend MK, Lipsitz LA. Adiponectin levels and the risk of hypertension: a systematic review and meta-analysis. Hypertension. 2013;**62**(1):27–32.
16. Wood IS, de Heredia FP, Wang B, Trayhurn P. Cellular hypoxia and adipose tissue dysfunction in obesity. Proceedings of the Nutrition Society. 2009;**68**(4):370–77.
17. Greif R, Akca O, Horn EP, Kurz A, Sessler DI. Supplemental perioperative oxygen to reduce the incidence of surgical-wound infection. New England Journal of Medicine. 2000;**342**(3):161–67.
18. Hopf HW, Hunt TK, West JM, Blomquist P, Goodson WH 3rd, Jensen JA, et al. Wound tissue oxygen tension predicts the risk of wound infection in surgical patients. Archives of Surgery (Chicago, Ill: 1960). 1997;**132**(9):997–1004.
19. Kabon B, Fleischmann E, Treschan T, Taguchi A, Kapral S, Kurz A. Thoracic epidural anesthesia increases tissue oxygenation during major abdominal surgery. Anesthesia and Analgesia. 2003;**97**(6):1812–17.
20. Hager H, Reddy D, Mandadi G, Pulley D, Eagon JC, Sessler DI, et al. Hypercapnia improves tissue oxygenation in morbidly obese surgical patients. Anesthesia and Analgesia. 2006;**103**(3):677–81.
21. Kabon B, Rozum R, Marschalek C, Prager G, Fleischmann E, Chiari A, et al. Supplemental postoperative oxygen and tissue oxygen tension in morbidly obese patients. Obesity Surgery. 2010;**20**(7):885–94.
22. Drucker W, Pearce F, Glass-Heidenreich L, Hopf H, Powell C, Ochsner MG, et al. Subcutaneous tissue oxygen pressure: a reliable index of peripheral perfusion in humans after injury. Journal of Trauma. 1996;**40**(3 Suppl):S116–22.
23. Lima A, van Bommel J, Jansen TC, Ince C, Bakker J. Low tissue oxygen saturation at the end of early goal-directed therapy is associated with worse outcome in critically ill patients. Critical Care (London, England). 2009;**13**(Suppl 5):S13.
24. Cohn SM, Nathens AB, Moore FA, Rhee P, Puyana JC, Moore EE, et al. Tissue oxygen saturation predicts the development of organ dysfunction during traumatic shock resuscitation. Journal of Trauma. 2007;**62**(1):44–54.
25. Nordin A, Mildh L, Makisalo H, Harkonen M, Hockerstedt K. Hepatosplanchnic and peripheral tissue oxygenation during treatment of hemorrhagic shock: the effects of pentoxifylline administration. Annals of Surgery. 1998;**228**(6):741–47.
26. Nelson J, Billeter AT, Seifert B, Neuhaus V, Trentz O, Hofer CK, et al. Obese trauma patients are at increased risk of early hypovolemic shock: a retrospective cohort analysis of 1,084 severely injured patients. Critical Care (London, England). 2012;**16**(3):R77.
27. Belzberg H, Wo CC, Demetriades D, Shoemaker WC. Effects of age and obesity on hemodynamics, tissue oxygenation, and outcome after trauma. Journal of Trauma. 2007;**62**(5):1192–200.
28. Trzeciak S, Rivers EP. Clinical manifestations of disordered microcirculatory perfusion in severe sepsis. Critical Care (London, England). 2005;**9**(Suppl 4):S20–26.
29. Creteur J, Carollo T, Soldati G, Buchele G, De Backer D, Vincent JL. The prognostic value of muscle StO2 in septic patients. Intensive Care Medicine. 2007;**33**(9):1549–56.
30. Anning PB, Sair M, Winlove CP, Evans TW. Abnormal tissue oxygenation and cardiovascular changes in endotoxemia. American Journal of Respiratory and Critical Care Medicine. 1999;**159**(6):1710–15.

第 6 部分

其他重要方面

第 29 章

围术期儿童肥胖

Alissa Doll, Aditee P. Ambardekar

引言:流行病学及其定义

儿童肥胖是一种世界性的流行病。据估计,超重和肥胖在儿童和青少年中的患病率分别高达 23.8% 和 22.6%[1]。美国儿童肥胖的患病率在 20 世纪 80 年代和 90 年代显著增加,自 2010 年以来总体约为 16.9%[2]。此外,美国约有 12%的 6~23 月龄的婴幼儿存在超重[3]。WHO 和美国疾病控制和预防中心基于 BMI 对儿童肥胖的定义略有不同,因此,对儿童肥胖患病率的估算也有所不同。尽管如此,近期的数据提示接受择期和急诊手术的超重和肥胖儿童的数量正在增加。

儿童肥胖是一个严重的公共卫生问题,并且可能伴有先天性或遗传性的合并症,或者成为加速合并症进展的原因,如心血管疾病、糖尿病和癌症。这些合并症通常与发病率和死亡率有关。由于这些合并症与围术期的管理密切相关,因此本章将描述与儿童肥胖显著相关的合并症,总结儿童肥胖中常见的外科手术,并讨论围术期麻醉对肥胖儿童或青少年的影响。

病因和风险因素

儿童肥胖的病因本质上是多因素的。过度饮食和缺少运动的生活方式所产生的综合效应导致了热量的供求不平衡。如图 29.1 所示,虽然许多环境因素与拟实施的麻醉计划没有直接的关系,但是仍需要从更为全面的角度考虑肥胖儿童的围术期管理[4]。在围术期,环境、遗传、病理和医源性因素对肥胖的影响与麻醉医师尤为相关。

神经发育或躯体残疾

智力或发育障碍的儿童往往比正常发育的同龄儿童更容易超重和肥胖[5]。除了许多环境风险因素外,残疾儿童还需要服用精神类药物,这些药物不仅会导致饮食习惯紊乱,还会影响激素的产生和代谢,或者引起体液潴留[6]。躯体的残疾还会限制儿童的活动能力。因此,肥胖会使患者的病情更加复杂,他们常常感到焦虑,害怕医护人员,因此,在围术期开始接触患者时就需要采取措施来缓解其负面情绪。

遗传

一些综合征导致的肥胖虽然较为罕见,但值得一提的是,这些患者可能会因为各种各样的外科手术需要实施麻醉[3,7]。据报道,约有 30 种这样的综合征伴有肥胖或其他临床特征。这些患者除了肥胖外,还可能存在发育迟缓、器官异常和畸形[8]。在多种综合征中(表 29.1),普拉德威利综合征(PWS)最为常见[8]。

有些严重的肥胖是由单基因突变引起的,其以早发性肥胖为特征,并伴有性腺功能减退和暴饮暴食[8]。这些遗传变异通常会影响瘦素-黑素皮质素通路,并与先天性瘦素缺乏有关[9]。瘦素是一种主要由脂肪细胞分泌的蛋白质,其主要功能是通过中枢神经系统抑制食物摄入来控制体脂量[9]。缺乏瘦素会影响饱腹感,导致暴饮暴食和早发性肥胖。这些患者可以使用重组人瘦素进行治疗[9,10]。该通路与肥胖相关的其他异常还包括瘦素受体缺乏、阿片黑素皮质素前体突变和黑

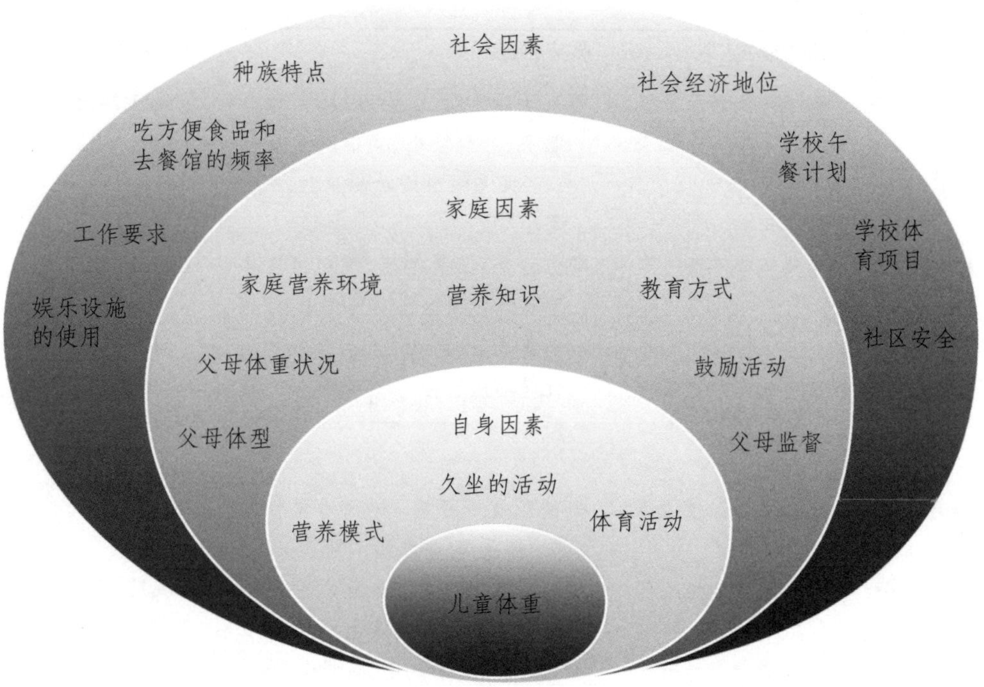

图 29.1　影响儿童体重的环境危险因素。[Reproduced with permission from Brown, C. L., Halvorson, E. E., Cohen, G. M. et al. Addressing Childhood Obesity Opportunities for Prevention, Pediatric Clinics, 62（5）: 1241–1261. Copyright © 2015 with permission from Elsevier. https://doi.org/10.1016/j.pcl.2015.05.013]

素皮质素受体 4 突变。

内分泌疾病

内分泌疾病比较罕见，但如果存在，可能是儿童和青少年肥胖的重要病因。其中，甲状腺功能减退是内分泌相关体重增加中最常见的病因[7]。其他激素异常，例如，皮质醇增多症（库欣综合征）、生长激素缺乏和假性甲状旁腺功能减退都会迅速增重并减缓纵向发育[7]。这些异常可能由中枢神经系统的下丘脑或垂体肿瘤引起，需要手术切除。然而，即使对内分泌肿瘤进行外科手术减瘤和切除仍会导致自主神经失调和体重增加[11]。

药物

某些处方药也会引起肥胖。除了常用于神经发育疾病或精神疾病儿童的抗精神病药、抗抑郁药和抗惊厥药外，长期使用糖皮质激素也与脂肪生成和肥胖有关[12]。Hollman 等报道了一例哮喘儿童单独使用曲安奈德吸入治疗时出现了糖皮质激素过量的病例。此患者的下丘脑–垂体–肾上腺轴受到抑制，表现为肥胖、多毛症和生长迟缓[13]。糖皮质激素通常用于治疗哮喘和反应性气道疾病、自身免疫性疾病、某些癌症，以及外科手术或介入手术患者麻醉后的合并症。

环境因素

环境因素，例如父母的 BMI、妊娠期的女性健康、营养、社会人口统计学、压力和身体的活动量，都需要在肥胖患者的整体健康和医疗管理中予以考虑[4]。虽然这些因素很少会影响到围术期的麻醉管理，但是一些麻醉相关的文献讨论了睡眠质量与儿童和青少年肥胖的关系。

研究表明，即使在婴幼儿早期，夜间和白天的睡眠时间减少会增加后期儿童肥胖的可能性[14,15]。此外，一项关于睡眠时间对超重和肥胖率影响的 Meta 分析显示，睡眠时间短的儿童和青少年发生超重或肥胖的风险是睡眠时间长的受试者的 2 倍[16]。

关于睡眠和肥胖关系的本质有几种假设。随着肥胖的加重，最终必然会发展为 OSA。随着睡眠呼吸暂停的加重，睡眠的质量和数量也会下降。睡眠质量下降和睡眠呼吸暂停之间进入恶性循环并持久存在。

表 29.1 重度肥胖相关综合征总结

	综合征	遗传模式	临床特征	位点	基因/位点
1	普拉德-威利综合征	常染色体显性遗传	胎儿活动减弱、肌张力减退、智力低下、身材矮小、促性腺激素分泌不足导致性腺功能减退、手小足小	15q11.2-q12	NDN,NRPN
2	巴德-毕德尔综合征	常染色体隐性遗传	智力迟钝、四肢抽搐、视网膜营养不良或色素性视网膜病变、性腺功能减退、肾脏结构异常或功能性肾功能损害	2q311,4q27,11q13.2,12q21.2,15q24.1,16q12.2,其他	BBS5,BBS7,BBS12,BBS1,BBS10,BBS4,BBS2,其他
3	阿尔斯特伦综合征	常染色体隐性遗传	视网膜营养不良、神经感觉性耳聋、糖尿病、扩张型心肌病	2p13.1	ALMS1
4	奥尔布赖特世袭骨营养不良	常染色体显性遗传	身材矮小、骨骼缺陷、嗅觉受损(假性甲状旁腺功能减退)	20q13.32	GNAS
5	脆性X综合征	常染色体显性遗传	智力迟钝、大睾丸症、高调诙谐音	Xq27.3	FMR1
6	科恩综合征	常染色体隐性遗传	中切牙突出、眼病、头小畸形	8q22.2	VPS13B
7	博尔杰森-福斯曼-莱曼综合征	X-连锁隐性遗传	智力迟钝、性腺功能减退、耳大	Xq26.2	PHF6
8	梅赫莫综合征	X-连锁隐性遗传	智力迟钝、癫痫、性腺功能减退、头小畸形	Xp22.13-p21.1	线粒体 DNA
9	辛普森-戈拉比-贝梅尔综合征	X-连锁隐性遗传	颅面缺损,骨骼和内脏异常	Xp22.2	OFD1
10	威尔逊-特纳综合征	X-连锁隐性遗传	智力迟钝、手指纤细、女性乳房发育症	Xq13.1	HDAC8
11	软骨发育不全	75%散发 25%常染色体显性遗传	侏儒症(身材矮小)	4p16.3	FGFR3
12	班纳扬-赖利-鲁瓦尔卡巴综合征	常染色体显性遗传	多发性皮下脂肪瘤、大头畸形、血管瘤	10q23.31	PTEN
13	贝克威斯-魏德曼综合征	散发	巨舌、巨大儿、腹壁中线缺损(脐膨出/脐凸、脐疝、腹直肌分离)、新生儿低血糖症	5q35.2-q35.3,11p15.4	NSD1,KCNQ1OT1,H19,DKN 1C
14	卡彭特综合征	常染色体隐性遗传	颅面畸形、并指畸形、不稳定型智力障碍	6p11.2	RAB23
15	先天性糖基化障碍1a型	常染色体隐性遗传	精神运动障碍、共济失调、斜视、凝血功能障碍、周围神经病变	16p13.3-p13.2	PMM2
16	史密斯-马格尼斯综合征	散发	轻度至中度智力迟钝、面部特征明显、睡眠障碍、行为问题	17p11.2	RA11
17	索托斯综合征	散发	自闭症,轻度智力发育迟缓,运动、认知和社交能力启发迟缓,张力减退,巨头畸形,眼距过宽,好斗和易怒	5q35.2-q35.3	NSD1

(待续)

表 29.1(续)

	综合征	遗传模式	临床特征	位点	基因/位点
18	尺骨-乳腺综合征	常染色体显性遗传	后肢缺陷或重复、大汗腺/乳腺发育不全和(或)功能障碍、齿列畸形、男性青春期推迟、生殖器异常	12q24.21	TBX3

治疗

鉴于全球有近 4300 万儿童超重或肥胖，且有 9200 万儿童有肥胖风险，最具效益的干预措施就是预防[17]。最终的目标是通过体育运动平衡热量的摄入和消耗。一项防止儿童肥胖的政治举措是提倡公众确保学龄儿童膳食均衡和饮品健康。一旦儿童超重或肥胖，改变生活方式、限制饮食和药物都是保守的治疗策略。但是，针对儿童和青少年的减肥计划效益有限，导致严重肥胖青少年的手术治疗日益增加[18]。以下部分将总结病态肥胖的外科治疗。

手术治疗的选择

恰当进行减重手术的患者可以得到显著的临床效果和持久的体重下降。但是，只有尝试过保守治疗的病态肥胖患者才可考虑进行手术评估。建议采用多学科的方法进行评估，至少包括一个伦理学家、减重手术外科医师、营养师、消化科医师、胸科医师、内分泌科医师和青少年内科医师[19]。当然，其他专家应按照个别情况参与。手术前一天的麻醉科会诊可以增加这些患者围术期准备的质量。

根据美国代谢和减肥外科学会(ASMBS)儿科委员会详细的文献综述，青少年患者对减重手术的要求可以遵循成人指南[20]。这些指南建议在有合并症的情况下采用固定的 BMI 临界值是合理且安全的。因此，如果青少年患者有 BMI>35kg/m^2 并伴有严重的合并症(如 2 型糖尿病、中度至重度 OSA、重度非酒精性脂肪肝)；或 BMI>40kg/m^2 并伴有其他合并症(如葡萄糖耐受不良、日常活动受限、任何程度的睡眠呼吸暂停)[20]，则可以进行减重手术。

有学者担心特定的减重手术技术会因为其产生的代谢环境变化而影响骨骼发育。因此，一些青少年减重手术会以年龄为标准来减少这些不良影响。年龄>13 岁的女性和年龄>15 岁的男性骨骼大部分已经发育成熟，尤其是在青春期早期。虽然青少年的身高达到相应年龄身高百分位的 50%，人们不会担忧生长发育障碍，但是医生一般还是建议应该推迟手术干预，直到患者达到其成年身高的 95%[19,21]。这可以使用长骨的影像学检查来测量骨骺的闭合程度[22]。

外科技术

据报道，青少年减重手术不仅能有效地减少 58%~73%的超重，还有可能预防甚至逆转糖尿病、高血压和 OSA 等合并症[23-25]。常用的有 3 种手术：①腹腔镜袖状胃切除术使胃缩小成一个更小的管腔而不分流。据报道，它对有某些有基因疾病和综合征的严重肥胖儿童特别有效[8]；②可调节胃束带术是另一种腹腔镜技术，提倡用于青少年，因为理论上此手术术后营养不良更少，并发症的可能性较小，并且是可逆的；③Roux-en-Y 胃旁路术可以通过腹腔镜或开放手术进行。减肥外科医师可能更倾向于采用技术上更具有挑战性的腹腔镜手术，因为相较于开放手术，腹腔镜手术围术期的发病率更低[26]。无论采用何种手术方式，Roux-en-Y 胃旁路术由于分流和难以吸收摄入的食物容易导致营养不良，因此，在青春期可能是不太理想的一种减重手术方式。

术前评估

全面的病史和体格检查能够发现肥胖青少年可能存在的多种常见且严重的合并症。多学科医疗团队有助于术前正确诊断、治疗和优化这些并发症，尽管在非肥胖手术中可能无法提供这种支持。提前回顾病史和术前检查可以确保青少年围术期的麻醉管理。下文将系统地讨论可能的合并症及围术期的麻醉影响。框 29.1 概述了一些对麻醉有重要影响的合并症[27]。

心理和神经方面的注意事项

有大量权威的文献表明,与非肥胖青少年相比,超重和肥胖青少年中神经精神疾病的患病率更高[28–30]。因社会关系受损、公然霸凌、自卑和社会对肥胖的歧视使患者变得抑郁和焦虑。在这样高压的围术期环境下,需要以最富有同情心的方式进行麻醉管理。应适当考虑使用抗焦虑药物治疗以减轻患者进入手术室的恐惧,特别是在与监护人分开的情况下。

特发性颅内高压(IIH)或原发性假性肿瘤脑综合征,是由颅内压(ICP)特发性升高导致的一系列症状,会引起视觉障碍和头痛。其与青少年和成人肥胖的关系,尤其是育龄女性肥胖,已经在文献中得以证实,并由 Andrews 等进行了总结[31]。减肥可以逆转 IIH 的症状,因此,有 IIH 的肥胖患者是减重手术的理想人选[32]。肥胖伴 IIH 的产妇在应用分娩镇痛神经轴技术的安全性上有一定临床风险。尽管这种技术可能会导致颅内压增高,但 Karmaniolou 等还是讨论了这种技术的安全性[33]。

肺部和气道方面的注意事项

肥胖儿童和成人一样,他们的呼吸动力学、气道顺应性和肺泡功能受损。最大自主通气量与 BMI 呈负相关,胸壁脂肪增加引起呼吸限制,导致呼气流量和容积减少[34]。肥胖患者休息时也容易出现更多的肺不张[35]。在儿童中,这种外源性压迫导致呼气量和流量减少,最大自主通气减少,从而引起肺泡弥散能力下降及外源性肌肉疲劳[36]。肺的限制性病理生理学变化伴随着阻塞性疾病的发病率和严重程度增加。美国胸科学会(ATS)肥胖和哮喘研讨会的报道总结了大量相关文献[37]。证据表明,肥胖儿童的哮喘发病率比非肥胖儿童高,但是并不清楚两者是因果关系还是协同作用[38]。尽管如此,疾病的严重程度、对传统治疗的相对耐药性,以及机械和代谢因素的潜在协同作用使得这一人群的阻塞性疾病变得更加复杂。

麻醉医师需要了解每位患者的限制性和阻塞性

框 29.1 影响围术期的合并症小结

呼吸系统

减少:

- 肺容量:
  - 功能残气量、肺活量、潮气量
- 扩散能力
- 肺顺应性

增加:

- 呼吸功
- 下气道阻塞
- 30%的超重和肥胖儿童会出现运动变异性哮喘
- 约 17%超过 150%身高百分位的肥胖儿童有睡眠呼吸暂停,慢性夜间低氧血症会逐渐导致肺动脉高压

心血管

增加:

- 学龄前儿童颈动脉的僵硬和壁厚是动脉硬化的早期迹象:
  - 早期动脉高血压发展约是非肥胖儿童风险的 3 倍
- 交感神经系统的活动:
  - 休息时心率和血压升高
- 左心室重量和肥厚
- 左心室功能障碍
- 脂肪组织的血管化:
  - 心输出量和血容量增加

胃肠道 / 内分泌

- 关于反流的数据不明确:肥胖儿童的反流发生率较高,也有数据称正常体重儿童和肥胖儿童之间没有差异
- 禁食 6h 和禁饮 2h 的残余胃容量在肥胖和正常体重的儿童之间没有区别
- 50%重度肥胖的青少年患者有代谢综合征和胰岛素抵抗
- 非酒精性脂肪性肝病;从肝脂肪变性进展为纤维化(组织学上)

病理生理学之间的相互作用。严重的疾病可能需要进行肺功能测试和优化，包括请胸内科医师会诊。治疗急性支气管痉挛的药物应在围术期中随时备用。

肥胖和儿童阻塞性睡眠呼吸暂停之间的关系已经研究了近 30 年[39]。大量研究表明肥胖是 OSA 的主要风险因素之一[40]。多导睡眠监测和白天嗜睡、睡眠中呼吸暂停、鼾声和注意力障碍等细节问题有助于评估疾病的严重程度。OSA 相关的长期异常睡眠模式可导致全身氧饱和度降低、红细胞增多症、慢性高碳酸血症和呼吸性酸中毒。高碳酸血症、肺动脉高压和心力衰竭被称为皮克威克综合征。这给进行减重手术和非减重手术的麻醉医师带来了挑战。大量文献报道了这一类人群的麻醉敏感性可能与慢性低氧血症改变 mu 受体的敏感性有关，并提示有 OSA 的肥胖儿童相较于没有睡眠呼吸暂停的非肥胖患者可以使用更低剂量的阿片类药物实现镇痛[40]。此外，在围术期护理中应考虑术后是否需要进行无创通气和入院实施安全镇痛。

一个完善的气道评估有助于准备必要的气道操作设备。与年龄匹配的非肥胖儿童相比，肥胖儿童的 Mallampati 分级可能大于Ⅱ级，但仍然缺乏将肥胖与困难气道管理联系起来的严谨的前瞻性研究[3,41]。相反，肥胖儿童围术期呼吸并发症的发生率高于同龄非肥胖儿童[41]。这就强调了在围术期对这些儿童进行谨慎且仔细的麻醉评估和计划的必要性，尤其是在有肺部合并症的情况下。

心血管方面的注意事项

儿童时期肥胖与心血管结构和功能的早期非先天性改变有关。脂肪组织的大量血管化不仅会增加血容量，还会增加代谢需求，从而引起前负荷增加。这种前负荷增加伴随着动脉硬化引起后负荷增加，会导致患者在 40~50 岁时心血管疾病的发生风险增加[42]。葡萄糖和胰岛素耐受不良、C 反应蛋白水平升高、血脂异常、高血压和整体心脏失调，都会加重这种情况[43]。Cote 等呈现了一个影响心功能障碍进展的各种代谢、遗传和环境因素的简要示意图（图 29.2）[42]。

临床上，与肥胖相关的心血管结构和功能改变最常表现为高血压。根据几项大型研究的权威数据表明，肥胖儿童患高血压的风险是同龄非肥胖儿童的 3 倍[44]。左心室功能不全和超负荷是严重肥胖儿童的晚期症状，不过在患有严重阻塞性睡眠呼吸暂停的儿童中很少出现，但如果不及时治疗就可能会出现。

如果存在上述任何一种因素，咨询心脏病专家的意见有助于了解疾病进展的相关信息，并为良好的围术期状态提供药物治疗。从心电图、超声心动图、心率和血压中获得的基线信息对术中病理事件的处理是有帮助的。在极少数情况下，如果存在严重的肺动脉高压，需要受过培训的心脏儿科麻醉医师进行术中管理。

胃肠道和肝脏方面的注意事项

胃肠道疾病是肥胖青少年常见的合并症。功能性腹痛综合征、便秘和肠易激综合征已被发现在超重和肥胖患者中更为普遍，并与抑郁、焦虑和社交恐惧症相关[45]。NAFLD 是一系列的病理生理学过程，包括单纯的脂肪变性、非酒精性脂肪性肝炎和肥胖儿童中常见的肝硬化。虽然 NAFLD 有明显的免疫和代谢变化，但在大多数接受减重手术合并有 NAFLD 的青少年中，严重或硬化非酒精性脂肪性肝炎的患病率实际上

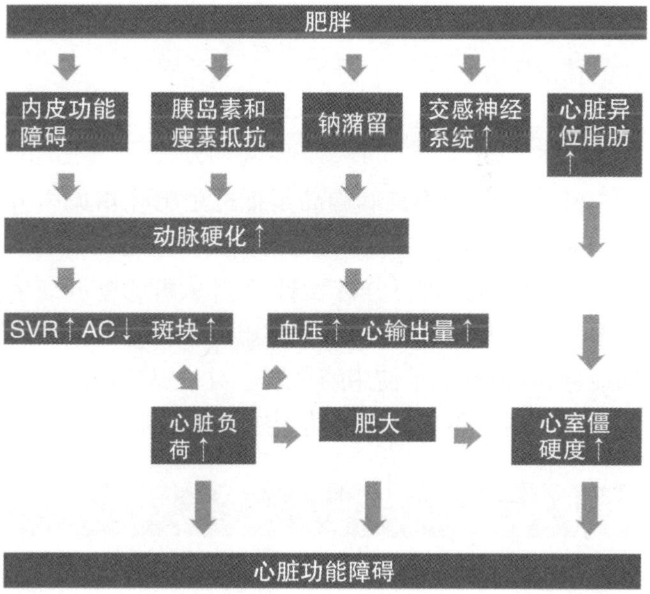

图 29.2　肥胖期间的变化引起心功能障碍。AC，动脉顺应性；SVR，系统性血管阻力。[Reproduced with permission from Cote, A.T., et al., Childhood obesity and cardiovascular dysfunction, Journal of the American College of Cardiology, 62 (15): 1309–19. Copyright © 2013 Elsevier Science & Technology Journals. https://doi.org/10.1016/j.jacc.2013.07.042]

是相当低的[46]。对麻醉医师而言，肥胖儿童普遍存在胃食管反流的患病率增加，与年龄、种族和性别无关，这种风险随着BMI的增加而增加[47]。胃食管反流的存在会增加误吸风险，因此，在围术期应注意询问相关症状。但是，单纯肥胖并不会增加日间手术儿童的胃液体积或误吸风险。也就是说，在手术前2~4h摄入清水的儿童中，胃液量（以mg/kg为单位）在瘦的、超重和肥胖儿童中保持不变[48]。此外，Cook-Sather等指出，禁食2~4h的患者与禁食24h的患者相比，胃液量并没有差异。这项研究表明，《美国麻醉医师协会禁食指南》（手术前2h喝清水）可以安全地适用到超重和肥胖儿童。

肾脏的注意事项

肥胖不只是一种单纯的合并症，还是慢性肾病和终末期肾病的独立危险因素。在过去30年中，儿童慢性肾病和终末期肾病的患病率增加，与儿童肥胖的患病率的增加趋势一致[49]。肥胖相关肾小球病是一种继发性的局灶性节段性肾小球硬化症，可能是由肾小球的高灌注和高滤过导致的。此外，在这一脆弱人群中常常伴有高血压和葡萄糖耐受不良，使肾功能有可能进一步下降。因此，术前监测肾功能和电解质有助于安全给药和电解质管理，特别是在可能有容量大量转移的情况下。

内分泌的注意事项

葡萄糖耐受不良和胰岛素抵抗是肥胖相关内分泌功能紊乱的常见并发症。对两个接受择期手术的儿童和青少年队列进行分析表明，肥胖人群的糖尿病患病率高于非肥胖人群[41,50]。这类患者应仔细监测围术期血糖，并根据需求使用胰岛素。对于那些难以控制的葡萄糖耐受不良患者，可能需要内分泌科会诊。

术中注意事项

监测

标准的监护仪应该包括心电图、血压袖带和脉搏血氧测量仪。根据合并症或所实施的手术，可以考虑使用更多的侵入性监测。在肥胖患者中，无创血压的监测可能有难度，因为上臂可能较粗或呈圆锥形，使得放置标准的儿科血压袖带较为困难。一份病例报道显示，可以使用小号袖套直接放在手腕上测得理想的血压数值[51]，对于短期手术这可能是一个安全的选择。此外，理论上来说，指脉氧与传感器之间的软组织较厚时可导致血氧饱和度的测量不准确。

肥胖儿童外周静脉穿刺更有难度，可能需要进行多次尝试[52]。多余的脂肪组织导致静脉穿刺难度增加[52]。在皮下脂肪增多使静脉难以观察的情况下，超声引导或经皮静脉照明装置有助于建立静脉通道。

氧合、通气和气道管理

如前所述，肥胖导致限制性、阻塞性和内源性的肺泡损伤，使得氧合和通气更加困难。儿童的新陈代谢需求增加，特别是肥胖儿童，使血氧饱和度降低得更快。因此，术中呼吸系统并发症是最常见的并发症之一[41,50]。Gleich及其同事的一项研究表明，重度肥胖儿童术中严重低氧血症（SpO_2<70%）的发生率高于正常体重的儿童[53]，因此，需要更有经验的麻醉医师进行气道管理和呼吸机操作，并在术中和术后密切观察肺部呼吸动力学。

上气道阻塞、睡眠呼吸障碍或者OSA、Mallampati分级略高、胸壁凸起和上腹部脂肪会增加麻醉诱导和面罩通气的难度。仰卧位时适当垫高肩膀（图29.3和图29.4），可以进行充分的预充氧。大小适合的口咽和鼻咽通气道，可以提高面罩通气质量，减轻可能发生的血氧饱和度降低。保持适当的面罩密封度并提供持续的气道正压通气也可以减少上、下气道塌陷，特别是在低通气和低饱和度的情况下。

平卧位麻醉时，肺容量减少和胸壁顺应性差会加重通气/血流比失调，这在健康患者中也时有发生。因此，可能需要较高的气道压力以达到足够的每分通气量。除短时间的手术外，应考虑气管插管和正压机械通气[3]，还应考虑在呼气末正压通气的情况下促进肺泡复张。

目前的文献并不支持肥胖青少年的喉镜插管比非肥胖青少年更具难度，因此，需要前瞻性的研究来更好地阐明这一点[3]。麻醉计划应始终含有出现困难气道时的应急计划。

麻醉诱导和误吸

人们对于肥胖儿童是否存在更高的误吸风险有所担忧。然而，研究并没有发现肥胖儿童与非肥胖儿童之间发生误吸事件有显著差异[41,48]。在一项针对

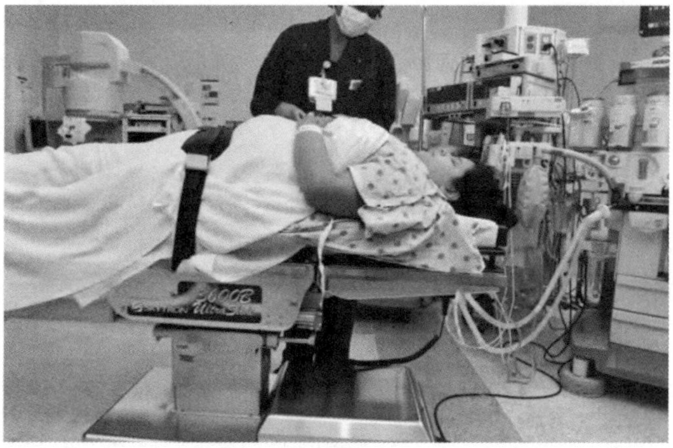

图 29.3 患者在正确体位前仰卧在手术台上。注意,当体位不佳时,患者的胸壁可能会导致插管困难。

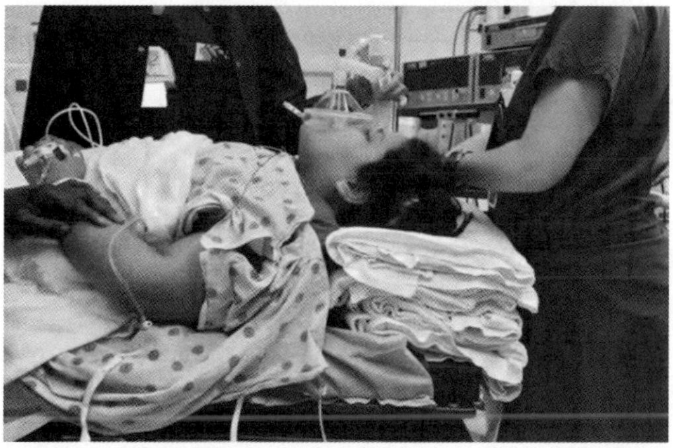

图 29.4 利用毛毯使患者位于卷肩体位,为麻醉诱导提供正确的嗅探位。

1000 例日间手术儿童的研究中,27%的患者超重或肥胖,但没有发生误吸事件[48]。该研究表明,IBW 的平均胃液量(mL/kg)在肥胖、超重或 BMI 指数正常/瘦的患者之间没有差异。因此,应该对空腹肥胖儿童快速诱导麻醉的指征进行深入研究,因为在快速诱导过程中发生缺氧的风险高于误吸的风险[27]。

肥胖的药理学

一项回顾性研究分析了超过 10 000 例 2~17 岁儿童的麻醉,发现肥胖、超重儿童和青少年更有可能使用高于指南推荐剂量的药物剂量[54],这使得肥胖患者围术期合并症的风险更大。因此,了解肥胖伴有常见合并症的情况下如何更好地给药非常重要。

计算药物剂量时,考虑 TBW、IBW 和 LBM 之间的关系非常重要。IBW 是任何年龄段 50 百分位点的体重。因此,IBW 可以用以下公式计算:IBW(kg)=(儿童年龄第 50 百分位的 BMI)×[身高(m)]^2 [55]。LBM 计算公式为 LBM(kg)=3.8×(0.0215×$W^{0.65}$×$H^{0.72}$)[56]。肥胖也会增加 LBM;因此,许多药物剂量计算推荐使用 TBW 或 IBW。

一般情况下,亲水药物用 IBW 给药,而亲脂药物用 TBW 给药。假设亲脂性药物在脂肪组织中有较大的分布体积,因此,需要较高的剂量以达到适当的血浆浓度。巴比妥类和苯二氮䓬类药物就是这类药物的例子[18]。亲水药物,如非去极化肌松药,分布到瘦组织,应该用 IBW 给药。事实上,TBW 给药可能会延长神经肌肉阻滞和乏力[18]。顺式阿曲库铵主要依赖血浆酯酶来代谢,应该与体重关系不大,但基于 TBW 给药时仍显示出持续时间延长。因此,合理的做法是以 IBW 为起始剂量并根据需要进行滴定[3,18,57]。Rose 及其同事发现,肥胖青少年中琥珀酰胆碱的效力与非肥胖青少年相似[58]。因此,琥珀酰胆碱的给药应以 TBW 为基础,以获得足够的神经肌肉阻断。乙酰胆碱酯酶抑制剂用于逆转神经肌肉阻断剂,如新斯的明,也应根据 TBW 给药[54]。Burke 及其同事的一项回顾性研究显示,与正常体重的儿童相比,超重和肥胖儿童中琥珀酰胆碱和新斯的明的剂量很可能不足,剂量不足的比例分别是 2 和 1.7[54]。琥珀胆碱剂量不足可导致插管条件不佳,而新斯的明剂量不足可因神经肌肉阻滞残留而导致术后通气不足,这两种情况均可导致不良事件。

阿片类药物剂量不足可导致术后镇痛不良,而过量阿片类药物可导致呼吸抑制和气道阻塞。一项研究表明,服用吗啡的超重儿童服用过量吗啡的可能性是 3.5 倍,服用剂量不足的可能性是 70%[54]。长效阿片类药物应根据 IBW 给药。使用超短效药物,如瑞芬太尼,可能有一定好处,相对过量可以被快速控制,但仍需长效药物用于术后镇痛[3]。对于患有 OSA 的儿童,慢性低氧血症导致阿片类受体上调,从而增加对阿片类药物的敏感性,应谨慎使用阿片类药物[59-61]。

挥发性药物会随着时间的推移在脂肪组织中积累,可能导致恢复时间延长。低溶解度的麻醉剂,如七氟烷和地氟烷,与异氟烷和氟烷相比,恢复时间更短[3]。当然,也有药物例外,因此,应该根据每种药物的药代动力学进行给药,以避免药物过量和不良事件。

异丙酚是其中一个例外,较低的剂量就可以使肥胖患者意识丧失。Olutoye 等测量了使 95%的儿科患者睫毛反射和意识丧失的异丙酚诱导剂量,并比较了日间手术病例中接受全身麻醉的肥胖儿童和非肥胖儿童(BMI<第 85 百分位)的异丙酚诱导剂量。肥胖患者需要 2mg/kg 的异丙酚引起睫毛反射丧失,而非肥胖、年龄匹配的儿童则需要 3.2mg/kg 的异丙酚(TBW 计算)[62]。此外,异丙酚的总体清除率和稳态分布容积与 TBW 相关,因此,建议以 TBW 为基础进行稳定持续输注[63]。

麻醉类型

非麻醉医师进行程序性镇静通常在手术室外进行,如内镜室、急诊室、肿瘤科、牙科诊室和介入室。权威杂志表明,肥胖是儿童程序性镇静过程中不良事件的独立危险因素[64-67]。大型研究中报道最多的不良事件是呼吸系统不良事件,尽管没有被归类为“重大不良事件”,但需要进行额外干预,如托下颌、口腔/口咽气道开放和气囊面罩通气[65]。此外,无法完成拟施手术程序和麻醉苏醒时间延长的情况在 OSA 和肥胖儿童中越来越多[66]。

Scherrer 等指出,肥胖与程序性镇静不良事件、全身麻醉不良事件的关系相似。使用相同效果的药物,具体而言,使用异丙酚、戊巴比妥、氯胺酮和咪达唑仑与不良事件风险增加有关[65]。呼吸系统不良事件和全身麻醉之间的联系在本章前面已经讨论过。因此,对于肥胖和伴有合并症的患者,在程序性镇静过程中,特别是在需要气道管理时应该由熟练的医疗人员执行。

考虑到肥胖人群对阿片类药物和其他中枢作用药物的敏感性增加,区域麻醉和局部麻醉技术有助于减少阿片类药物的一些不良反应。

术后注意事项

儿童肥胖与围术期不良事件增加有关。有人认为肥胖儿童可能存在麻醉药物过量的潜在风险,因此,麻醉持续时间在这一人群中可能会延长。一些研究确实发现麻醉持续时间略微延长[53],而另一些则没有。Lee 等发现,在接受扁桃体切除术和(或)腺样体切除术的儿童队列中,肥胖儿童与正常体重儿童的麻醉时间并没有显著差异[68]。

与正常体重儿童相比,肥胖儿童术后呼吸不良事件似乎更为常见,包括气道阻塞[53]。将患者置于半平卧位可减少肺不张并改善氧合。

严重肥胖与非计划住院的发生率增加有关[53]。肥胖也与住院时间延长有关[50]。根据手术的侵入性和手术程序,有严重睡眠呼吸暂停或心脏病理改变的患者术后可能需要进入重症监护室进行密切监测或心肺支持[8]。严重 OSA 患儿可能需要持续气道正压通气或双相气道正压通气治疗[55]。如前所述,仰卧位可减少肺不张,改善呼吸动力学。

术后疼痛管理是一个重要的问题。阿片类药物的剂量应根据 IBW,并且需要密切监测呼吸[55]。应考虑使用区域麻醉技术以尽量减少阿片类药物的使用。非阿片类药物也可能有所帮助。

在成人中,肥胖是静脉血栓栓塞的危险因素之一[69]。肥胖儿童也是如此。最近全美住院儿童静脉血栓栓塞的发生率有所增加[70]。Halvorson 等发表的系统回顾中有几项研究表明,儿童肥胖可能与血栓形成发生率的增加有关。这些研究中的大多数患者都有其他危险因素,例如,活动受限、恶性肿瘤或存在中心静脉导管[71]。对于行动不便的患者尤其值得关注。一项针对接受减重手术的肥胖青少年血栓预防的小型试点研究表明,使用固定 BMI 分层的依诺肝素剂量(BMI≤50kg/m^2 的患者使用 40mg 皮下注射,2 次/天;BMI>50kg/m^2 的患者使用 60mg 皮下注射,2 次/天)可达到抗Ⅹa 因子活性的治疗作用[70]。在这项研究人群中均未发生静脉血栓栓塞。这些发现揭示了预防肥胖儿童静脉血栓栓塞的潜在需求和治疗价值。

接受减重手术的患者需要经常进行医疗随访,重点是饮食评估和指导,特别是在手术后的第 1 年[8,26,72]。此外,减重手术后还会出现许多并发症,包括吻合口破裂、造口线狭窄、疝气、肠梗阻等[73]。患者可能会因这些术后问题到急诊科就诊。这些患者的体格检查结果可能不可靠,因此,早期手术咨询可能有助于这类人群的评估和管理。

创伤和复苏

肥胖可能对创伤和复苏结果有影响。Brown 等报道的回顾性研究表明，肥胖儿童与瘦弱儿童相比，在严重创伤后会经历更多的并发症且需要更长时间的ICU住院时间[74]。与此不同，Alselaim等对儿科创伤数据的回顾性研究显示，肥胖和瘦弱患者在住院时间、呼吸机使用天数或ICU天数方面并没有显著差异[75]。值得注意的是，上述两项研究都没有证明非肥胖组和肥胖组之间的死亡率有任何实质性差异。

肥胖儿童心肺复苏（CPR）后的预后可能较差。因为肥胖儿童在心脏骤停时，CPR可能会受到CPR不佳和药物剂量的影响。Srinivasan等的综述表明，与正常体重或体重过轻的患者相比，住院接受CPR的肥胖儿童偏离高级生命支持方案、侵入性气道、CPR时间延长和血管通路的问题更为多见[76]。此作者还发现，肥胖与心肺复苏生存率和出院率下降有关。这些数据表明可能需要针对肥胖儿童采取不同的复苏标准。

病例报道

患儿，男，10岁，有肥胖、注意缺陷/多动障碍、过敏性鼻炎、打鼾和扁桃体肥大病史，计划行扁桃体切除术和腺样体切除术。术前多导睡眠图显示呼吸暂停低通气指数（AHI）为19次/时，血氧饱和度降低至80%左右，高碳酸血症为52mmHg。患儿最长的呼吸暂停时间是16s。提示其有严重的OSA。

体格检查发现患儿肥胖，身高157cm，体重85.5kg，BMI为34.7kg/m^2（第99.5百分位）。颈部有黑棘皮病。气道检查显示扁桃体肥大，Mallampati评分为Ⅰ级，甲状腺距离大于3指。

手术当天，患儿口服咪达唑仑15mg（0.35mg/kg IBW）缓解焦虑。患儿接受七氟醚吸入诱导麻醉，混合70%的NO和30%的O_2。在吸入诱导期间，使用5cmH_2O持续正压通气，并开放气道。3次尝试后，放置外周静脉导管。在插管前给予静脉注射氯胺酮1mg/kg（TBW）。手术室麻醉操作台准备2种喉镜片（1直，1弯），2个不同大小的口咽通气道和鼻咽通气道，防止上呼吸道阻塞。基于改进的Cormack-Lehane分类系统，喉镜显示1级视野，使用Miller 2号喉镜片进行插管。插管无创伤。术中使用右美托咪定0.5μg/kg（TBW）缓慢滴注。手术目标是尽量减少使用阿片类药物，除了之前提到的氯胺酮和右美托咪定之外，患者还静脉注射了对乙酰氨基酚750mg，注射持续时间为15min以上。患者手术期间没有使用其他任何阿片类药物。

手术过程简单。在拔管前，插入一个26F的鼻咽通气道防止术后气道梗阻。患儿在完全苏醒后顺利拔管，并吸氧转移至PACU。

患儿在PACU的情况相对平稳，以抬高肩膀的方式缓解上呼吸道阻塞。在患儿完全清醒之前，一直使用鼻咽通气道。患儿苏醒时疼痛评分为0/5。在医院，有严重OSA的患者通常会住院过夜观察。患儿在病房的术后疼痛评分为0/5~2/5，并根据需要给予口服布洛芬和对乙酰氨基酚治疗。多模式镇痛技术使该患儿的阿片类药物使用明显减少。术后无任何问题，并在第二天早上出院回家。

（张钐钐 译 张晓东 审）

参考文献

1. Ng M, Fleming T, Robinson M, Thomson B, Graetz N, Margono C, et al. Global, regional, and national prevalence of overweight and obesity in children and adults during 1980–2013: a systematic analysis for the Global Burden of Disease Study 2013. Lancet. 2014;**384**(9945):766–81.
2. Ogden CL, Carroll MD, Kit BK, Flegal KM. Prevalence of obesity and trends in body mass index among US children and adolescents, 1999–2010. JAMA. 2012;**307**(5):483–90.
3. Baines D. Anaesthetic considerations for the obese child. Paediatr Respir Rev. 2011;**12**(2):144–47.
4. Brown CL, Halvorson EE, Cohen GM, Lazorick S, Skelton JA. Addressing childhood obesity: opportunities for prevention. Pediatr Clin North Am. 2015;**62**(5):1241–61.
5. Grondhuis SN, Aman MG. Overweight and obesity in youth with developmental disabilities: a call to action. J Intellect Disabil Res. 2014;**58**(9):787–99.
6. Correll CU. Weight gain and metabolic effects of mood stabilizers and antipsychotics in pediatric bipolar disorder: a systematic review and pooled analysis of short-term trials. J Am Acad Child Adolesc Psychiatry. 2007;**46**(6):687–700.
7. Gurnani M, Birken C, Hamilton J. Childhood obesity: causes, consequences, and management. Pediatr Clin North Am. 2015;**62**(4):821–40.
8. Alqahtani AR, Elahmedi M, Alqahtani YA. Bariatric surgery in monogenic and syndromic forms of obesity. Semin Pediatr Surg. 2014;**23**(1):37–42.
9. Funcke JB, von Schnurbein J, Lennerz B, Lahr G, Debatin KM, Fischer-Posovszky P, et al. Monogenic forms of childhood obesity due to mutations in the leptin gene. Mol Cell Pediatr. 2014;**1**(1):3.
10. O'Rahilly S, Farooqi IS, Yeo GS, Challis BG. Minireview: human obesity-lessons from monogenic disorders. Endocrinology. 2003;**144**(9):3757–64.
11. Hamilton JK, Conwell LS, Syme C, Ahmet A, Jeffery A, Daneman

D. Hypothalamic obesity following craniopharyngioma surgery: results of a pilot trial of combined diazoxide and metformin Therapy. Int J Pediatr Endocrinol. 2011;**2011**:417949.
12. John K, Marino JS, Sanchez ER, Hinds TD. The glucocorticoid receptor: cause of or cure for obesity? Am J Physiol Endocrinol Metab. 2016;**310**(4):E249–57.
13. Hollman GA, Allen DB. Overt glucocorticoid excess due to inhaled corticosteroid therapy. Pediatrics. 1988;**81**(3):452–55.
14. Reilly JJ, Armstrong J, Dorosty AR, Emmett PM, Ness A, Rogers I, et al. Early life risk factors for obesity in childhood: cohort study. BMJ. 2005;**330**(7504):1357.
15. Agras WS, Hammer LD, McNicholas F, Kraemer HC. Risk factors for childhood overweight: a prospective study from birth to 9.5 years. J Pediatr. 2004;**145**(1):20–5.
16. Fatima Y, Doi SA, Mamun AA. Longitudinal impact of sleep on overweight and obesity in children and adolescents: a systematic review and bias-adjusted meta-analysis. Obes Rev. 2015;**16**(2):137–49.
17. Ickes MJ, McMullen J, Haider T, Sharma M. Global school-based childhood obesity interventions: a review. Int J Environ Res Public Health. 2014;**11**(9):8940–61.
18. Brenn BR. Anesthesia for pediatric obesity. Anesthesiol Clin North America. 2005;**23**(4):745–64.
19. Inge TH, Garcia V, Daniels S, Langford L, Kirk S, Roehrig H, et al. A multidisciplinary approach to the adolescent bariatric surgical patient. J Pediatr Surg. 2004;**39**(3):442–47.
20. Michalsky M, Reichard K, Inge T, Pratt J, Lenders C, American Society for Metabolic and Bariatric Surgery. ASMBS Pediatric Committee best practice guidelines. Surg Obes Relat Dis. 2012;**8**(1):1–7.
21. Inge TH, Krebs NF, Garcia VF, Skelton JA, Guice KS, Strauss RS, et al. Bariatric surgery for severely overweight adolescents: concerns and recommendations. Pediatrics. 2004;**114**(1):217–23.
22. Inge TH, Donnelly LF, Vierra M, Cohen AP, Daniels SR, Garcia VF. Managing bariatric patients in a children's hospital: radiologic considerations and limitations. J Pediatr Surg. 2005;**40**(4):609–17.
23. Stefater MA, Jenkins T, Inge TH. Bariatric surgery for adolescents. Pediatr Diabetes. 2013;**14**(1):1–12.
24. Sachdev P, Makaya T, Marven SS, Ackroyd R, Wales JK, Wright NP. Bariatric surgery in severely obese adolescents: a single-centre experience. Arch Dis Child. 2014;**99**(10):894–98.
25. Willcox K, Brennan L. Biopsychosocial outcomes of laparoscopic adjustable gastric banding in adolescents: a systematic review of the literature. Obes Surg. 2014;**24**(9):1510–19.
26. Miyano G, Jenkins TM, Xanthakos SA, Garcia VF, Inge TH. Perioperative outcome of laparoscopic Roux-en-Y gastric bypass: a children's hospital experience. J Pediatr Surg. 2013;**48**(10):2092–98.
27. Philippi-Höhne C. Anaesthesia in the obese child. Best Pract Res Clin Anaesthesiol. 2011;**25**(1):53–60.
28. Esposito M, Gallai B, Roccella M, Marotta R, Lavano F, Lavano SM, et al. Anxiety and depression levels in prepubertal obese children: a case-control study. Neuropsychiatr Dis Treat. 2014;**10**:1897–902.
29. Hebebrand J, Herpertz-Dahlmann B. Psychological and psychiatric aspects of pediatric obesity. Child Adolesc Psychiatr Clin N Am. 2009;**18**(1):49–65.
30. Vander Wal JS, Mitchell ER. Psychological complications of pediatric obesity. Pediatr Clin North Am. 2011;**58**(6):1393–401.
31. Andrews LE, Liu GT, Ko MW. Idiopathic intracranial hypertension and obesity. Horm Res Paediatr. 2014;**81**(4):217–25.
32. Sugerman HJ, Felton WL, Salvant JB, Sismanis A, Kellum JM. Effects of surgically induced weight loss on idiopathic intracranial hypertension in morbid obesity. Neurology. 1995;**45**(9):1655–59.
33. Karmaniolou I, Petropoulos G, Theodoraki K. Management of idiopathic intracranial hypertension in parturients: anesthetic considerations. Can J Anesth. 2011;**58**(7):650.
34. Ladosky W, Botelho MA, Albuquerque JP, Jr. Chest mechanics in morbidly obese non-hypoventilated patients. Respir Med. 2001;**95**(4):281–86.
35. Eichenberger A, Proietti S, Wicky S, Frascarolo P, Suter M, Spahn DR, et al. Morbid obesity and postoperative pulmonary atelectasis: an underestimated problem. Anesth Analg. 2002;**95**(6):1788–92.
36. Inselma LS, Milanese A, Deurloo A. Effect of obesity on pulmonary function in children. Pediatr Pulmonol. 1993;**16**(2):130–37.
37. Dixon AE, Holguin F, Sood A, Salome CM, Pratley RE, Beuther DA, et al. An official American Thoracic Society Workshop report: obesity and asthma. Proc Am Thorac Soc. 2010;**7**(5):325–35.
38. Ford ES. The epidemiology of obesity and asthma. J Allergy Clin Immunol. 2005;**115**(5):897–909.
39. Silvestri JM, Weese-Mayer DE, Bass MT, Kenny AS, Hauptman SA, Pearsall SM. Polysomnography in obese children with a history of sleep-associated breathing disorders. Pediatr Pulmonol. 1993;**16**(2):124–29.
40. Coté CJ. Anesthesiological considerations for children with obstructive sleep apnea. Curr Opin Anaesthesiol. 2015;**28**(3):327–32.
41. El-Metainy S, Ghoneim T, Aridae E, Abdel Wahab M. Incidence of perioperative adverse events in obese children undergoing elective general surgery. Br J Anaesth. 2011;**106**(3):359–63.
42. Cote AT, Harris KC, Panagiotopoulos C, Sandor GG, Devlin AM. Childhood obesity and cardiovascular dysfunction. J Am Coll Cardiol. 2013;**62**(15):1309–19.
43. Michalsky MP, Inge TH, Simmons M, Jenkins TM, Buncher R, Helmrath M, et al. Cardiovascular risk factors in severely obese adolescents: the teen longitudinal assessment of bariatric surgery (teen-LABS) study. JAMA Pediatr. 2015;**169**(5):438–44.
44. Sorof J, Daniels S. Obesity hypertension in children: a problem of epidemic proportions. Hypertension. 2002;**40**(4):441–47.
45. Phatak UP, Pashankar DS. Prevalence of functional gastrointestinal disorders in obese and overweight children. Int J Obes (Lond). 2014;**38**(10):1324–27.
46. Xanthakos SA, Jenkins TM, Kleiner DE, Boyce TW, Mourya R, Karns R, et al. High prevalence of nonalcoholic fatty liver disease in adolescents undergoing bariatric surgery. Gastroenterology. 2015;**149**(3):623–34.
47. Pashankar DS, Corbin Z, Shah SK, Caprio S. Increased prevalence of gastroesophageal reflux symptoms in obese children evaluated in an academic medical center. J Clin Gastroenterol. 2009;**43**(5):410–13.
48. Cook-Sather SD, Gallagher PR, Kruge LE, Beus JM, Ciampa BP, Welch KC, et al. Overweight/obesity and gastric fluid characteristics in pediatric day surgery: implications for fasting guidelines and pulmonary aspiration risk. Anesth Analg. 2009;**109**(3):727–36.
49. Gunta SS, Mak RH. Is obesity a risk factor for chronic kidney disease in children? Pediatr Nephrol. 2013;**28**(10):1949–56.
50. Nafiu OO, Green GE, Walton S, Morris M, Reddy S, Tremper KK. Obesity and risk of peri-operative complications in children presenting for adenotonsillectomy. Int J Pediatr Otorhinolaryngol. 2009;**73**(1):89–95.

51. Weeratunga GU. Measuring non-invasive blood pressure in obese patients. Anaesthesia. 2003;**58**(6):616.
52. Nafiu OO, Burke C, Cowan A, Tutuo N, Maclean S, Tremper KK. Comparing peripheral venous access between obese and normal weight children. Pediatr Anesth. 2010;**20**(2):172–76.
53. Gleich SJ, Olson MD, Sprung J, Weingarten TN, Schroeder DR, Warner DO, et al. Perioperative outcomes of severely obese children undergoing tonsillectomy. Pediatr Anesth. 2012;**22**(12):1171–78.
54. Burke CN, Voepel-Lewis T, Wagner D, Lau I, Baldock A, Malviya S, et al. A retrospective description of anesthetic medication dosing in overweight and obese children. Pediatr Anesth. 2014;**24**(8):857–62.
55. Mortensen A, Lenz K, Abildstrøm H, Lauritsen TL. Anesthetizing the obese child. Pediatr Anesth. 2011;**21**(6):623–29.
56. Peters AM, Snelling HLR, Glass DM, Bird NJ. Estimation of lean body mass in children. Br J Anaesth. 2011;**106**(5):719–23.
57. Maxwell BG, Ingrande J, Rosenthal DN, Ramamoorthy C. Perioperative management of the morbidly obese adolescent with heart failure undergoing bariatric surgery. Pediatr Anesth. 2012;**22**(5):476–82.
58. Rose JB, Theroux MC, Katz MS. The potency of succinylcholine in obese adolescents. Anesth Analg. 2000;**90**(3):576–78.
59. Stepanova NA, Krasovskiĭ VA, Oleĭnikov Ia V, Tabakina TE, Pogrebova TK, Tkachenko BA, et al. [Characteristics of anesthesia in trauma surgery in children with severe burn injuries]. Anesteziol Reanimatol. 1999;**4**(4):23–6.
60. Kirkwood A, Fernandez E. Associated medical conditions in children. Anaesth Intensive Care Med. 2015;**16**(8):401–12.
61. Hannallah RS. Ambulatory anesthesia in children. Semin Anesth. 1992;**11**(4):303–8.
62. Olutoye OA, Yu X, Govindan K, Tjia IM, East DL, Spearman R, et al. The effect of obesity on the ED(95) of propofol for loss of consciousness in children and adolescents. Anesth Analg. 2012;**115**(1):147–53.
63. Chidambaran V, Venkatasubramanian R, Sadhasivam S, Esslinger H, Cox S, Diepstraten J, et al. Population pharmacokinetic-pharmacodynamic modeling and dosing simulation of propofol maintenance anesthesia in severely obese adolescents. Pediatr Anesth. 2015;**25**(9):911–23.
64. Biber JL, Allareddy V, Allareddy V, Gallagher SM, Couloures KG, Speicher DG, et al. Prevalence and predictors of adverse events during procedural sedation anesthesia-outside the operating room for esophagogastroduodenoscopy and colonoscopy in children: age is an independent predictor of outcomes. Pediatr Crit Care Med. 2015;**16**(8):e251–59.
65. Scherrer PD, Mallory MD, Cravero JP, Lowrie L, Hertzog JH, Berkenbosch JW, et al. The impact of obesity on pediatric procedural sedation-related outcomes: results from the Pediatric Sedation Research Consortium. Pediatr Anesth. 2015;**25**(7):689–97.
66. Grunwell JR, McCracken C, Fortenberry J, Stockwell J, Kamat P. Risk factors leading to failed procedural sedation in children outside the operating room. Pediatr Emerg Care. 2014;**30**(6):381–87.
67. Baker S, Yagiela JA. Obesity: a complicating factor for sedation in children. Pediatr Dent. 2006;**28**(6):487–93.
68. Lee JJ, Sun LS, Gu B, Kim M, Wang S, Han S. Does obesity prolong anesthesia in children undergoing common ENT surgery? Pediatr Anesth. 2014;**24**(10):1037–43.
69. Stein PD, Beemath A, Olson RE. Obesity as a risk factor in venous thromboembolism. Am J Med. 2005;**118**(9):978–80.
70. Mushtaq A, Vaughns JD, Ziesenitz VC, Nadler EP, van den Anker JN. Use of enoxaparin in obese adolescents during bariatric surgery—a Pilot study. Obes Surg. 2015;**25**(10):1869–74.
71. Halvorson EE, Irby MB, Skelton JA. Pediatric obesity and safety in inpatient settings: a systematic literature review. Clin Pediatr (Phila). 2014;**53**(10):975–87.
72. Inge TH, Garcia V, Daniels S, Langford L, Kirk S, Roehrig H, et al. A multidisciplinary approach to the adolescent bariatric surgical patient. J Pediatr Surg. 2004;**39**(3):442–7.
73. Luber SD, Fischer DR, Venkat A. Care of the bariatric surgery patient in the emergency department. J Emerg Med. 2008;**34**(1):13–20.
74. Brown CV, Neville AL, Salim A, Rhee P, Cologne K, Demetriades D. The impact of obesity on severely injured children and adolescents. J Pediatr Surg. 2006;**41**(1):88–91.
75. Alselaim N, Malaekah H, Saade M, Hussein M, Altokhais T, Albedah K, et al. Does obesity impact the pattern and outcome of trauma in children? J Pediatr Surg. 2012;**47**(7):1404–409.
76. Srinivasan V, Nadkarni VM, Helfaer MA, Carey SM, Berg RA, American Heart Association National Registry of Cardiopulmonary Resuscitation Investigators. Childhood obesity and survival after in-hospital pediatric cardiopulmonary resuscitation. Pediatrics. 2010;**125**(3):e481–88.

第 30 章

妊娠期肥胖

Onyi C. Onuoha

引言

无论是在发达国家还是在发展中国家，肥胖接近于流行病比例[1,2]，并成为全球慢性疾病和致残的主要因素[3]。尽管最近的数据表明美国肥胖的增长指数可能趋于平稳，但根据 2011—2012 年的最新估计，肥胖率仍然很高，有 34.9%的成年人患有肥胖[4,5]。在美国，肥胖对女性的影响较男性更大[3,6]。2000 年，BMI 为 50kg/m^2 或以上的女性比例比 1980 年增长了 5 倍[7]。2010 年的《国民健康与营养检查调查》估计成年女性肥胖率为 35.8%[2,4]。

然而，育龄女性也存在肥胖这一流行病[8]。肥胖是一个令人关注的公共健康问题，特别是在妊娠期间。妊娠女性肥胖被定义为首次产前咨询时 BMI>30kg/m^2[9]。据 Pan 等的研究[10]，50%的妊娠女性有超重或肥胖，多达 8%的育龄女性患有病态肥胖，BMI>40kg/m^2。女性对于妊娠期正常的生理性体重增加并不清楚，美国医学研究所在 2009 年修订了之前根据妊娠前 BMI 对妊娠期体重增加的建议，并为肥胖妊娠女性提供了体重增加范围（表 30.1）[11]。

表 30.1　建议妊娠期增加体重

妊娠前 BMI（kg/m^2）	建议增加体重（kg）
<18.5	12.5~18
18.5~24.9	11.5~16
25~29.9	7~11.5
>30	5~9

Source：Data from Weight Gain During Pregnancy：Reexamining the Guidelines，2009.

肥胖与严重的产科麻醉风险显著相关[9,12]，是《CEMACH 产妇死亡调查》认定的产妇死亡的独立危险因素[5]。因此，基本了解肥胖对妊娠期的总体影响是至关重要的。本章主要包括：①讨论肥胖产妇的生理变化；②强调由此产生的影响或遇到的挑战；③深入讨论能为这一患者群体提供安全麻醉管理的潜在战略。

肥胖产妇的生理变化

正常妊娠伴随着几个重要器官、系统的生理变化[13,14]。妊娠作为一种生理应激状态，对育龄女性的生理储备是一种挑战[13]。如果在肥胖或病态肥胖的情况下妊娠，则会对身体造成“双重打击现象”，并且会加重肥胖造成的损害，生理储备的负担也会进一步加重。因此，肥胖加剧了妊娠期间产生的大部分生理变化[15]。

气道变化

1.正常妊娠：妊娠期血容量的增加使重要器官的血管分布增加，导致气道间质水肿、口腔和咽部黏膜充血、出血及气道狭窄的发生率增加[13,15]。妊娠期乳房增大也增加了保证呼吸道安全的难度[15]。

2.肥胖：过多的脂肪组织沉积会造成解剖变异和软组织体积增加，特别是颈部和咽部，进而导致气道受压和变窄[8,15,16]。张口度、颈部活动受限及舌体肥大是肥胖患者的常见症状，使面罩通气的难度增加[8,15]。此外，这些患者可能存在相关的合并症，如 OSA 和 OHS[14,15,17]。

3.双重打击现象：妊娠引起的呼吸道水肿、黏膜脆性增加与肥胖引起的软组织沉积相互协同作用会造成通气和插管困难。肥胖和妊娠均增加了插管困难的风险[6]。有资料表明，在 BMI>35kg/m^2 的患者中插管困难的发生率可达 15.5%[19]，在病态肥胖的妊娠女性中发生率可高达 33%[18]。

呼吸系统变化

1.正常妊娠：由于孕酮对脑干呼吸中枢的影响，妊娠早期伴有继发性的肺泡通气量增加，使妊娠女性出现呼吸困难[3,15]。随着孕酮水平的升高，妊娠期呼吸频率和潮气量随之增加，会引起分钟通气量增加[13,14]。由于妊娠子宫增大，ERV、残气量和 FRC 减少[6,14]。由于代谢需求和胎儿耗氧量的增加，妊娠期需氧量从 2L/min 增加到 5~6L/min[13]。这些生理变化使产妇容易出现血氧饱和度迅速下降。

2.肥胖：非妊娠肥胖患者也存在 ERV、残气量和 FRC 的减少，这很可能是与胸部和腹部多余脂肪增加，以及胸部顺应性降低有关[15,20]。肥胖患者的耗氧量和 CO_2 生成增加，从而引起呼吸做功增加。在病态肥胖患者中，即使处于静息状态，呼吸做功也会增加[21]。这可能会导致慢性肺泡低通气和 CO_2 蓄积，导致通气/血流比失衡、低氧血症，以及随后的肺动脉高压[13]。仰卧位、截石位，特别是 Trendelenburg 位，或全身麻醉诱导可进一步降低 FRC，导致闭合容量超过 FRC，从而导致远端小气道的塌陷、通气/血流比失衡、肺内分流和低氧血症[22]。这些生理变化使肥胖患者特别容易出现血氧饱和度快速降低[14,17]。肥胖还会增加产妇患 OSA 的风险。OHS 可见于 8%的肥胖产妇中，其特征为病态肥胖、肺泡换气不足及日间嗜睡[15]。

3.双重打击现象：妊娠和肥胖时 FRC 减少导致的需氧量增加，胎儿耗氧量增加，肥胖导致的 CO_2 生成增加及呼吸做功增加，以及肥胖时闭合容量增加和远端小气道塌陷等因素都显著降低了肥胖妊娠女性氧气储备，致使血氧饱和度快速下降[13,14,17,23]。

心血管系统变化

1.正常妊娠：妊娠早期血容量和心输出量增加 30%~35%。妊娠晚期，特别是产后即刻，血容量和心输出量增加 50%~70%[13,14,17]。分娩过程中，心输出量随子宫收缩会进一步增加 10%~15%[13-15]。随着孕酮水平升高，平滑肌扩张，外周血管阻力显著降低，母体血压随之降低[6,14]。产妇心率增加 25%~35%[13]。伴随妊娠进展和子宫增大，仰卧位时主动脉-腔静脉受压会使回心血量减少，随之心输出量和器官灌注量下降。妊娠中期，通常需要将子宫向左侧移位，防止血管受压和子宫灌注降低[13]。

2.肥胖：每增加 100g 脂肪，心输出量增加 30~50mL/min[24]。换言之，肥胖可单独使血容量增加 20%~25%，心输出量随之增加以满足额外肥胖的需求[6,13]。血容量增加导致肺血流增加可能会增加肺动脉高压的风险，在极端情况下可能会发展为右心衰竭[6,15]。病态肥胖还与一系列其他并发症有关，包括高血压伴左心室肥厚，舒张期功能障碍，冠状动脉疾病，早发性心肌缺血和围生期心肌病[8,24,25]。

3.双重打击现象：正常妊娠的妊娠女性通过适当调整心率、每搏量和心输出量保持心脏收缩力，而肥胖产妇则表现为适应能力不足[26]。在肥胖产妇中，因外周阻力和动脉硬化增加使后负荷降低受阻[26]。在高动力循环的情况下，最终可能会导致左心室肥厚、舒张功能障碍和迟发性收缩功能障碍[15]。仰卧位低血压综合征在肥胖产妇中通常会加重，这由额外的腹主动脉-腔静脉受压和静脉回流显著减少所致[13,15]。Tseuda 等报道了两例病态肥胖患者在仰卧位时猝死的病例[27]。此外，随着妊娠期肥胖和妊娠女性年龄的增加，代谢需求增加和高动力状态可使心肌缺血的风险增加[28]。

消化系统变化

1.正常妊娠：妊娠期间孕酮水平升高和妊娠子宫增加都可能降低食管下括约肌的张力，从而增加胃内容物误吸和门德尔松综合征的风险[13,15,29]。此外，胎盘会分泌胃泌素，增加胃酸的产生，并在整个妊娠期间导致胃酸反流[13]。

2.肥胖：肥胖患者通常伴有导致胃酸反流和误吸的额外危险因素。腹部肥胖可使胃内压增加，导致一过性食管下括约肌松弛的频率增加，并可能形成食管裂孔疝[30]。其他因素包括糖尿病和妊娠期糖尿病，它们会导致胃轻瘫从而引起胃排空延迟，以及食管下括约肌张力降低[3,13,15]。

3.双重打击现象：因为一些研究结果相互矛盾，肥胖妊娠期间胃动力降低和胃排空延迟与误吸风险增加之间的关系仍然存在争议。Wong 等[31]研究显示，肥胖和非肥胖妊娠女性的胃排空没有差异。Juvi[32]和 Maltby 等[33]均发现肥胖患者的胃内容物或胃 pH值与正常体重患者没有差异。然而,其他较早研究却得出相反的结果,即肥胖产妇的胃容积可能比对照组大5倍[34-36]。Roberts 和 Shirley[34]证明了在分娩过程中体重是胃内容物容积的重要因素,但在择期剖宫产的患者中则不是。Vaughan 等的研究表明,在择期手术的患者中,肥胖的非妊娠患者比非肥胖的患者胃容积更大,胃 pH 值更低[37]。

血液系统变化

1.正常妊娠:妊娠期间以纤维蛋白原为主的促凝血因子增加,以及内源性抗凝因子(如蛋白 S 和活化蛋白 C 抵抗)减少,使妊娠变为高凝状态[14,38]。因此,在妊娠期和产后,纤溶活性受损[14],包括深静脉血栓形成或肺栓塞在内的静脉血栓栓塞风险增加了4~5倍[39]。与世界其他国家相比,发达国家血栓栓塞事件仍然是孕产妇死亡的主要原因之一[40]。

2.肥胖:肥胖与较高水平的纤维蛋白原、凝血因子Ⅶ和Ⅷ有关,这些因子易导致高凝[30]。血管性假血友病因子和凝血因子Ⅷ水平升高导致纤维蛋白形成,纤溶酶原激活物抑制剂-1 抑制纤溶系统导致肥胖妊娠状态下的高凝状态[30]。肥胖还会促进慢性全身炎症反应,导致 C 反应蛋白和白细胞介素水平升高[41]。因此,肥胖仍是静脉血栓栓塞最重要的危险因素之一[13]。

3.双重打击现象:鉴于妊娠和肥胖都是独立的危险因素,肥胖妊娠女性发生血栓栓塞的风险比非肥胖妊娠女性更高。妊娠期增加的内皮依赖性血管舒张功能在肥胖产妇中常常减弱[42]。

妊娠期肥胖的影响

母体影响

1.产前:肥胖可以独立增加自然受孕和辅助生殖后的流产风险[13]。妊娠期糖尿病和先兆子痫极大地增加了产科护理过程中的医疗负担和发病率。慢性高血压和妊娠期高血压综合征,包括更严重的 HELLP 综合征在肥胖产妇中更为常见[8,13,15]。妊娠期体重增加也会增加妊娠期糖尿病和随后的2型糖尿病风险。OSA 和静脉血栓栓塞,尤其是深静脉血栓形成或肺栓塞,在肥胖产妇中较为多见[13,15]。

2.产时-术中:与非肥胖产妇相比,肥胖产妇的宫颈扩张速度变慢、子宫收缩无力、分娩时使用催产素增加、引产、引产失败、胎儿分娩不耐受、器械助产和紧急剖宫产的风险增加[8,13,15]。此外,肥胖产妇手术时间延长和急性失血量>1000mL 的发生率更高[15]。因此,肥胖是妊娠期产妇死亡的一个危险因素[2]。

与麻醉技术相关的难点包括:手术台大小不合适;静脉穿刺困难;袖带大小不合适,偶尔需要放置动脉导管进行血压监测;需要留置中心静脉导管;椎管内麻醉需要不同大小的硬膜外穿刺针和蛛网膜下隙穿刺针;硬膜外或蛛网膜下隙麻醉穿刺困难[8,13,43]。面罩通气和气管插管在该类患者人群中也被证明是一种挑战[13]。

3.产后-术后:严重的产后出血风险随着 BMI 的增加而增加[13,15]。此外,肥胖妊娠女性产后伤口感染或裂开、子宫内膜炎、生殖道感染、尿路感染,以及呼吸道对阿片类药物敏感(如果需要)的风险更高[15,43]。肥胖和妊娠都是深静脉血栓形成的独立风险因素,平均而言,肥胖女性比非肥胖女性多住院5天,导致护理费用增加5倍[3,13,15]。

胎儿影响

肥胖产妇发生大于胎龄的巨大儿的风险增加,且这与母体糖尿病无关[13,15]。在病态肥胖的产妇中,肩难产的风险增加3倍。死产(死胎)和婴儿出生缺陷的风险也会增加,包括神经管缺陷如无脑畸形,心脏和肠道畸形,脐疝、唇腭裂和中枢神经系统的多种先天性畸形[13,15]。对于生命体征稳定的母亲,麻醉医师可能偶尔需要协助新生儿复苏。

麻醉技术难点包括:因脂肪组织增厚导致经外部传感器监测胎儿心率困难[15]。胎儿生命指征监测困难可进一步增加手术分娩风险。胎儿精确监测可采用头皮电极和宫内压力导管[15],但可致胎膜破裂,从而在长时间的分娩过程中增加感染风险。

肥胖产妇的围术期麻醉管理

肥胖和妊娠协同的生理过程、多种合并症,以及导致麻醉管理困难等问题,使肥胖妊娠女性的麻醉管理存在挑战。美国妇产科医师学会建议肥胖女性进行专业的产前咨询,以降低肥胖对胎儿和母亲的风险;提倡早期减重;控制妊娠期间的体重;推荐妊娠期的营养咨询和锻炼[13,44]。因此,病态肥胖的产妇通常被认为是高危患者,在某些情况下,母婴医学专家会在产前密切关注她们的情况，随后建议进行“术前麻醉会诊”[9,13]，特别是在伴有 OSA、OHS 或已知插管困难的情况下[13]。麻醉会诊的目的包括：与患者建立融洽的医患关系；优化既往病史；根据风险制订麻醉计划；给即将进入产房的产妇普及注意事项。制订明确的护理计划，并记录在案，以便为医务人员提供便利。肥胖妊娠女性的产前咨询标准或 BMI 临界值因机构有所不同。

产前评估

详细病史

评估从询问患者健康状况的一般病史开始，以评估围生期风险并优化管理[13]。一般病史包含患者健康状况的数据，简要说明所有相关系统（心血管系统、呼吸系统、神经系统、消化系统、血液系统）、既往手术史（包括腹部手术）、相关家族史、个人史（酗酒）、过敏史，以及包括中成药在内的药物服用记录。对于这些患者，确定是否存在相关病史如 OSA 或 OHS，是否使用持续气道正压通气，使用支气管扩张剂，既往是否有慢性或肺动脉高压、胃反流、缺血性心脏病、糖尿病或妊娠期糖尿病。病史应包括对各个系统进行全面审查，以确定未诊断的疾病或未充分控制的慢性病。此外，应该重点获取产科病史，包括产次、胎盘位置、目前的引产计划或计划的择期剖宫产[13]。

体格检查

针对这类患者，需要进行有针对性的体格检查，特别要关注心肺系统和气道情况。需要注意的是，在妊娠和分娩过程中气道情况会变得很差[45]。其他相关的检查重点包括评估上肢情况以便发现可能的血管通路或准确的血压监测，检查背部以便预估实施椎管内麻醉的难度，并检查腹部皮下脂肪组织的厚度以评估最适合用于患者的麻醉管理设备[8,9,13,46]。

术前检查

依据病史和体格检查，根据需要制订术前检查和会诊。尽管大多数文献仍然推荐仅基于肥胖的常规筛查（12 导联心电图、超声心动图、心脏科会诊、胸片、全血细胞计数、电解质测定及肝功能检查和凝血检查）[8,46]，但额外检查需要基于病史或体格检查中明确的指征。当病史或体格检查表明有必要进行检查时，即使没有分娩或手术计划，也应进行检查。

教育 / 知情同意

应填写一份完整和详细的同意书，描述麻醉的细节和风险，以确保患者对分娩、分娩镇痛、分娩镇痛改为剖宫产、区域麻醉失败时的替代麻醉计划、紧急剖宫产风险、全身麻醉风险，以及术后镇痛有适当和合理的预期[13]。患者应该了解产程中可能遇到的情况。这些问题可能包括静脉通路建立困难、区域麻醉实施困难、全身麻醉风险，以及由于无创方式测量不够理想而需要放置有创监护设备，如动脉导管或中心静脉导管[8,9,13]。对于有严格生育计划，导乐陪伴分娩或坚决要求自然分娩的肥胖产妇，耐心教育尤其重要。临床医生应谨慎地讲述相关信息，不让患者对自己的体重感到担忧[47]。

产时治疗

麻醉选择

阴道分娩（分娩镇痛）

在肥胖产妇中，宫颈扩张速度较慢、宫缩无力、引产失败、胎儿分娩不耐受和紧急剖宫产的发生率较高，这使得该患者人群使用椎管内置管进行分娩镇痛的需求非常迫切[13,15]。表 30.2 阐明了肥胖产妇分娩镇痛的几种选择。表 30.3 给出了在肥胖产妇中使用椎管内镇痛的建议[8,13,15,43,46,48–52]。麻醉医师在护理这类患者人群时，应高度怀疑产程中可能会由分娩转为手术分娩的情况。在分娩过程中，护理患者的所有团队（产科医生、麻醉医师、护士）之间应保持持续的沟通，并应在分娩过程早期解决任何有关胎心监护、镇痛不足或新的实验室、影像学发现的问题[13]。

剖宫产/手术分娩（手术麻醉）

现有的文献没有明确证实剖宫产时一种麻醉技术优于另一种麻醉技术（全身麻醉与椎管内麻醉）[53]。然而，在没有禁忌证的情况下，椎管内麻醉仍然是发达国家剖宫产的首选标准，因为这对母亲和胎儿来说比全身麻醉更安全，特别是对肥胖产妇。其益处包括更好的母婴亲密接触，良好的术中和术后镇痛，不良反应最小，母亲更满意，对胎儿的药物暴露最少，避免气道工具，以及减少误吸和静脉血栓栓塞的风险[8,13,15]。表 30.2 列出了该患者群体手术麻醉的几种选择。

表 30.2 肥胖产妇分娩的镇痛选择和麻醉选择

	优点	缺点
分娩镇痛		
硬膜外	• 可靠 • 长时间的手术能够延长麻醉持续时间	• 置管首次失败率↑ • 定位、识别中线和硬膜外隙困难，导管移位和脱出风险↑ • 可能需要多次尝试硬膜外置管(>3 次) • 单侧阻滞风险↑ • 起效缓慢
腰硬联合	• 硬膜外置管失败率↓ • 可明确是否麻醉成功(脑脊液) • 起效快(蛛网膜下隙部分) • 可延长阻滞时间(硬膜外部分) • 头痛风险与硬膜外相似 • 病态肥胖产妇择期剖宫产的首选	• 未经测试的硬膜外导管在蛛网膜下隙阻滞失效时可能会失效(镇痛不足)，并且会增加实施全身麻醉的风险 • 可能需要较蛛网膜下隙麻醉更长的时间来操作置管
连续蛛网膜下隙麻醉	• 参见“剖宫产麻醉”	• 参见“剖宫产麻醉”
剖宫产麻醉		
硬膜外	• 参见“分娩镇痛”	• 参见“分娩镇痛”
单次蛛网膜下隙	• 迅速、可靠、稳定、可预测阻滞平面 • 可明确是否麻醉成功(脑脊液)	• 穿刺困难，需要不同尺寸和长度的穿刺针 • 持续时间短会导致肥胖患者手术时间延长的风险↑ • 难以调整药物剂量达到满意的麻醉效果和持续时间 • 容易出现严重低血压
腰硬联合	• 参见“分娩镇痛”	• 参见“分娩镇痛”
连续蛛网膜下隙麻醉	• “理想的”选择 • 迅速、可靠的手术麻醉 • 可在任何时间点轻松调整药物剂量，实现麻醉平面和持续时间	• 尽管感染风险很低，但感染风险↑ • 因导管移位或经验不足导致失败率↑ • 最近研究显示硬膜穿破后头痛风险↑ • 非常规使用的麻醉技术
全身麻醉	• 放置气管导管后可控且安全 • 起效快(特别是椎管内阻滞困难的患者)—紧急剖宫产的标准治疗 • 手术环境可控(患者制动、安静) • 避免区域麻醉的风险或不良反应（包括严重低血压、硬膜穿破后头痛、神经损伤、全脊髓麻醉、局麻药中毒等）	• 困难气道风险↑(通气困难和插管困难) • 胃内容物误吸风险↑ • 围生期出血风险↑ • 血栓栓塞风险↑ • 无母婴亲密接触 • 胎儿药物暴露↑

择期剖宫产：理想情况下，对病情稳定的肥胖产妇进行择期剖宫产首选持续蛛网膜下隙麻醉。它可以产生迅速、可靠、稳定和可预测的阻滞平面，在手术过程中的任何时间点都可以将药物滴定到所需的水平和所需的持续时间。但由于硬膜外导管的效果普遍不佳，使得蛛网膜下隙麻醉和硬膜外麻醉联合是不错的选择。使用腰硬联合时，如果手术时间延长，可以在整个手术期间使用硬膜外导管延长麻醉时间。然而，在联合蛛网膜下隙麻醉时，也存在小概率的导管失效风险(单侧阻滞、阻滞不全或无效)。尽管这种风险被证明比单纯硬膜外麻醉失败的风险更小或相似[13,54]，但在使用单纯硬膜外麻醉时，麻醉医师可以选择更换不

表 30.3 肥胖产妇使用椎管内镇痛/麻醉的建议

	建议
时机	1.对于极度肥胖,预知或已知的困难气道→产程早期放置硬膜外导管 2.在产程活跃期进行初步的气道评估和持续的气道评估非常重要
选择	参见表 30.2
置管	1.与侧卧位相比,坐位时识别体表定位和中线位置更容易,但仍具有挑战性 2.成功置入前多次尝试的风险 3.产妇帮助识别中线是有帮助的 4.肥胖患者的硬膜外间隙可能会更深,但 BMI 不能很好地预测到硬膜外间隙的距离。大多数研究报道称肥胖产妇的平均深度为 8cm 5.超声在确定中线位置、定位硬膜外间隙、测量皮肤-硬膜外间隙距离等方面具有重要价值 6.由于导管移位或脱出的风险增加,以及较高的紧急剖宫产率,有必要经常评估适当的感觉水平 7.肥胖产妇更换无效或效果不佳的硬膜外导管的门槛较低。分娩时给药次数与硬膜外镇痛转为麻醉失败呈正相关 8.在病态肥胖的产妇中,预防导管脱出存在挑战,因为产科团队的频繁定位往往是不可避免的 9.在穿刺困难或有问题的情况下,可以通过硬膜外针使用铅笔尖样腰穿针刻意行蛛网膜下隙穿刺,以确认脑脊液,但不需要鞘内给药 10.尽管肥胖者对硬膜外局部麻醉药的药量要求较低,但最近的证据表明,鞘内局部麻醉药的用量需要与非肥胖产妇相同
并发症	1.如果出现意外硬膜外穿孔,可以小心地调整剂量将硬膜外导管转换为连续蛛网膜下隙导管 2.尽管研究结果不一致,但一些研究表明肥胖产妇接受剖宫产的风险增加,导致硬膜外穿孔后头痛的风险较低。阴道分娩时会用力挤压,增加了硬脑膜撕裂和脑脊液丢失的风险,因此,硬膜穿破后头痛风险增加 3.严重低血压风险(对液体和血管升压药无效)最可能的原因为主动脉-腔静脉受压,因为这类患者很难达到最佳体位

理想或效果不佳的硬膜外导管,直到手术前达到良好的阻滞效果。

紧急剖宫产:麻醉医师应能够通过以下方法快速实现对紧急剖宫产的麻醉:

• 分娩镇痛→手术麻醉的转换:在有硬膜外导管的情况下,注射小剂量的2%利多卡因或3%氯普鲁卡因建立完善的阻滞通常足以用于手术分娩需求[13]。目前有争议的是,在硬膜外导管失败后是否尝试蛛网膜下隙麻醉[55,56]。在硬膜外导管给药并拔除后进行蛛网膜下隙麻醉时,需要注意高位阻滞或全脊髓麻醉风险增加[57]。在硬膜外导管部分成功时,使用小剂量的蛛网膜下隙麻醉,然后使用硬膜外导管调节到足够的麻醉平面,被视为两种选择之间安全的折中选择[13]。尝试将硬膜外镇痛转化为手术麻醉失败后,连续蛛网膜下隙麻醉是一种实用、安全且最佳的选择,但一些医院并没有这种导管。所有可选方案中,麻醉医师的目标是快速实现手术麻醉,同时避免在可能存在困难气道时进行计划外的紧急气道干预。

• 全身麻醉:在硬膜外导管无效或无硬膜外导管的情况下需要紧急分娩时可能需要麻醉医师对肥胖产妇进行全身麻醉。此外,尽管病态肥胖患者分娩时明显倾向于椎管内麻醉,但有时全身麻醉是分娩的唯一选择。在需要行全身麻醉时,充分和详细的准备对患者治疗是必不可少的[13]。表 30.4 概述了对肥胖产妇使用全身麻醉的一些建议[3,6,8,9,13,15,46,58-68]。

产后治疗

监护

对美国密歇根州 1985—2003 年与麻醉相关的孕产妇死亡的一项综述显示,在 8 例与麻醉相关的死亡中,有 6 例是肥胖或病态肥胖的女性,所有呼吸道并发症都发生在术后-拔管后阶段,主要原因为标准监护不到位和缺乏警惕性[69]。产后监护对存在多种全身疾病

表 30.4 肥胖产妇使用全身麻醉的建议

	建议
麻醉准备	1.每一个病态肥胖产妇的高危产科病房都应配备立即可用的、充足的困难气道抢救车和明确的手术气道备用计划 2.应定期进行模拟和演练，以教育和更新所有人员关于全身麻醉对病态肥胖产妇的影响。在意外的紧急情况发生时，每个人都应该承担起自己的责任 3.对所有肥胖产妇进行适当的气道评估是必要的。这包括评估面部水肿、颈短、颈部屈曲度、张口度、牙列(上颌门牙突出、缺失)、口咽结构(Mallampati 分级)、下颌间隙(甲颏距离)、先天性畸形等 4.对于已知或潜在困难气道的肥胖产妇，应特别注意避免使用全身麻醉。在高危人群中，怀疑有胎儿损害的外部指征时，应考虑进行超声检查 5.在分娩过程中，麻醉团队、产科团队、护理团队和患者之间应对当前和可能发生的事件保持沟通
麻醉诱导	1.提倡用快速顺序诱导和压迫环状软骨(尽管疗效尚有争议)预防误吸 2.在首次尝试插管时最大限度地提高成功率，倾斜或弯曲手术台使外耳道与胸骨对齐 3.堆积的皮下脂肪向头侧收缩可引起腹主动脉-腔静脉压迫、产妇低血压和胎儿窘迫，紧急情况时可降低气道保护的有效性 4.头高足低位预充氧(吸入氧浓度 100%)3min 或紧急情况下 8 次肺活量深呼吸进行充分脱氮非常重要 5.麻醉诱导过程中使用实际体重(1~2mg/kg)计算琥珀酰胆碱剂量，最高 200mg，避免重复或大剂量使用。对于其他诱导药物，使用理想体重计算药物剂量。使用瘦体重可能导致给药不足
气管插管	1.视频喉镜提供了一个改善的声门视野，并可能会减少插管时间。如果不使用，插管时这些小工具和困难气管推车应放在手术室或附近 2.避免多次插管，以免造成不可逆的损伤 3.如果无法插入气管，立即实施包括困难气道演示的预演方案。在保持环状软骨压力的同时，可以尝试放置声门上气道装置(ProSeal LMA®)进行通气，同时可以尝试通过喉罩放置气管导管。使用异丙酚和琥珀胆碱可增加患者迅速恢复自主呼吸的趋势。若无禁忌证且胎儿分娩指征不紧急，可唤醒产妇并使用清醒下纤维支气管镜插管或区域阻滞 4.如果胎儿指征仍然紧急，应判断何时优先处理母亲而不是胎儿，以避免潜在的不良后果 5.如有需要，应在手术过程中尽早呼叫外科气道(待命) 6.切皮前使用呼气末二氧化碳或听诊双肺确认气管导管成功插入 7.对已知有困难气道和椎管内麻醉禁忌证的肥胖产妇建议清醒时行纤维支气管镜插管
麻醉维持	1.小剂量的苯二氮䓬类药物应在婴儿出生后立即使用。吸入药、氧化亚氮、阿片类药物和苯二氮䓬类药物的联合使用对降低这类患者群体中的术中知晓风险至关重要 2.为便于手术可能需要使用非去极化肌松药
麻醉苏醒	1.产妇拔管前必须满足所有拔管标准： (1)尽量减少再次插管的风险，这类似于插管失败 (2)尽量减少误吸的风险，以免导致严重后果。考虑在诱导后放置口胃管，并在拔管前充分吸引呼吸道 2.半卧位带压力支持通气拔管 3.根据术前和术中事件分诊至适当的恢复区域-病房、麻醉后监护病房与重症监护治疗病房

的病态肥胖患者至关重要。重要的是需要考虑对这些患者实施谨慎的管理，因此，应该适当考虑人员配置比例[3]。在产前需要持续气道正压通气的阻塞性睡眠呼吸暂停的患者，术后需要立即继续治疗并密切监护。

术后镇痛

充分镇痛是产后女性的主要目标。由于肥胖患者对阿片类药物的敏感性增加，因此，需要谨慎地滴定静脉阿片类药物以达到预期效果，或在给予长效椎管内阿片类药物后进行警惕监护尤为必要[30]。然而，最近的研究未能证明在剖宫产后接受椎管内吗啡镇痛的肥胖产妇中呼吸抑制的发生率更高[43]。尽管如此，使用非甾体抗炎药或其他非阿片类药物的多模式镇痛方法可能是有帮助的[8]。需要最佳的镇痛方案来改善术后肺部排痰，并防止相关的不良生理结局，如呼吸障碍、肠梗阻、活动不佳、心动过速、高血压、胰岛素抵抗，或更明显的睡眠剥夺、母婴亲密关系受损，从而延长住院时间[30]。

血栓预防

美国妇产科医师协会建议将妊娠女性按血栓形成的风险类别从低风险到极高风险分层。与非肥胖产妇相比，肥胖产妇患静脉血栓栓塞的风险更高，除了使用间歇性气压装置外，还应考虑使用低分子肝素（按他们实际体重给药）[3,8]。建议在血栓预防治疗后10~12h和用药前24h避免使用椎管内操作[3,8]。

分诊

根据合并症和产中/术中事件将病态肥胖患者分配至适当的病房，以便立即接受治疗或进行产后恢复[8]，包括产房的麻醉后监护病房或重症监护治疗病房。

结论

妊娠肥胖仍然是一个最令人关注的公共卫生问题。鉴于妊娠期肥胖对母婴的影响，所有麻醉医师都必须对妊娠期肥胖的一般影响有基本的了解，并制订明确和易于遵循的方案，以首先识别那些有风险的患者，并最终确保在分娩过程的早期实施最佳治疗，避免不良事件的发生。

病例报道

一位30岁的初产妇，孕37周，在麻醉门诊进行评估。患者身高165cm，体重250kg，为超级肥胖患者，BMI为91kg/m²。患者主诉妊娠期间体重增加18kg。合并症包括高血压、阻塞性睡眠呼吸暂停（无适合的持续正压通气面罩）、2型糖尿病和血脂异常。查体：双侧呼吸音减弱、手足肿胀、颈短且粗、气道分级Ⅳ级。腰椎触诊困难。既往无手术史，有静脉注射困难病史。

产科医生考虑患者分娩时间不佳，计划患者入院并在2天内进行择性剖宫产。麻醉团队、新生儿医生及产科医生一起参与评估。

麻醉医师计划尝试在超声引导下行硬膜外麻醉。如果区域麻醉失败就必须转为全身麻醉，风险也会显著增加，尤其是气道风险。困难气道是麻醉管理的危险问题。鉴于高风险产科病例，其结果可能对母亲和胎儿都是灾难性的。如果区域阻滞失败需要全身麻醉分娩，计划使用纤维支气管镜清醒插管。

术中，麻醉医师决定在超声引导下放置右侧双腔颈内静脉导管，然后继续尝试超声引导下行硬膜外麻醉，但失败了。然后行连续蛛网膜下隙麻醉，最终完成了麻醉工作，在平稳地麻醉后开始手术。幸运的是，剖宫产手术过程虽然很慢但一切顺利。婴儿出生后APGAR评分为7分和8分。拔除蛛网膜下隙导管后将产妇转移至有24h脉搏血氧仪监测的观察病房。第3天，产妇和婴儿出院回家。

从麻醉医师的角度来看，在建立气道之前，建立静脉通道是一个难点。在这种情况下，区域麻醉是首选，但必须制订气道管理计划。连续蛛网膜下隙麻醉使患者避免了全身麻醉的额外风险，考虑到患者的体型及从皮肤切开到分娩的时间较长，全身麻醉也会给新生儿带来风险。

这位极度肥胖的产妇出现了一系列的麻醉管理困难，必须有良好的预见性和多学科规划，并有多个麻醉医师协助完成。

（肖程 译 张晓东 审）

参考文献

1. Centers for Disease Control and Prevention (CDC). Vital signs: state-specific obesity prevalence among adults—United States, 2009. MMWR Morb Mortal Wkly Rep. 2010;**59**:951–55.
2. Flegal KM, Carroll MD, Kit BK, et al. Prevalence of obesity and trends in the distribution of body mass index among US adults, 1999–2010. JAMA. 2012,**307**:491–97.

3. Soens MA, Birnbach DJ, Ranasinghe JS, et al. Obstetric anesthesia for the obese and morbidly obese patient: an ounce of prevention is worth more than a pound of treatment. Acta Anaesthesiol Scand. 2008;**52**:6–19.
4. Ogden CL, Carroll MD, Kit BK, et al. Prevalence of childhood and adult obesity in the United States, 2011–2012. JAMA. 2014;**311**:806–14.
5. Lewis G. The Confidential Enquiry into Maternal and Child Health (CEMACH). Saving Mother's Lives: Reviewing Maternal Deaths to Make Motherhood Safer: 2003–2005. The Seventh Report on Confidential Enquiries into Maternal Deaths in the United Kingdom. London: CEMACH; 2007.
6. Roofhooft E. Anesthesia for the morbidly obese parturient. Curr Opin Anaesthesiol. 2009;**22**:341–46.
7. Sturn R. Increases in clinically severe obesity in the United States, 1986–2000. Arch Intern Med. 2003;**163**:2146–48.
8. Loubert C, Fernando R. Cesarean delivery in the obese parturient: anesthestic considerations. Women's Health. 2011;7:163–79.
9. Tan T, Sia AT. Anesthesia considerations in the obese gravida. Semin Perinatol. 2011;**35**:350–55.
10. Pan L, Freedman DS, Gillespie CF, et al. Incidences of obesity and extreme obesity among US adults: findings from the 2009 Behavioral Risk Factor Surveillance System. Popul Health Metr. 2011;**9**:56.
11. Institute of Medicine (US) and National Research Council (US) Committee to Reexamine IOM Pregnancy Weight Guidelines. Weight Gain During Pregnancy: Reexamining the Guidelines. Rasmussen KM, Yaktine AL, eds. Washington, DC: National Academies Press (US); 2009.
12. Alanis MC, Villers MS, Law TL, et al. Complications of cesarean delivery in the massively obese parturient. Am J Obstet and Gynecol. 2010;**203**:271.e1–7.
13. Vasudevan A. The obese parturient. Int Anesthesiol Clin. 2013;**51**:136–63.
14. Barash PG, Cullen BF, Stoelting RK, et al. (eds). Clinical Anesthesia. 6th ed. Philadelphia, PA: Lippincott Williams & Wilkins; 2009.
15. Shah N, Latoo Y. Anesthetic management of obese parturient. BLMP. 2008;**1**:15–23.
16. Munnur U, de Boisblanc B, Suresh MS. Airway problems in pregnancy. Crit Care Med. 2005;**33**(Suppl 10):S259–68.
17. Chestnut DH, Wong CA, Tsen LC, et al. Chestnut's Obstetric Anesthesia: Principles and Practice. 5th ed. Philadelphia, PA: Elsevier Saunders; 2014.
18. Bernando PD, Jenkins JG. Failed tracheal intubation in obstetrics: a 6-year review in a UK region. Anaesthesia. 2000;**55**:685–94.
19. Juvin P, Lavaut E, Dupont H, et al. Difficult tracheal intubation is more common in obese than in lean patients. Anesth Analg. 2003;**97**:595–600.
20. Lee JJ, Larsen RH, Buckley JJ, et al. Pulmonary function and its correlation to the degree of obesity in 294 patients. Anesth Rev. 1981;**8**:28–32.
21. Kress JP, Pohlman AS, Alverdy J, et al. The impact of morbid obesity on oxygen cost of breathing at rest. Am J Respir Crit Care Med. 1999;**160**:883–86.
22. Øberg B, Poulsen TD. Obesity: an anaesthetic challenge. Acta Anaesthesiol Scand. 1996;**40**:191–200.
23. Saravanakumar K, Rao SG, Cooper GM. Obesity and obstetric anaesthesia. Anaesthesia. 2006;**61**:36–48.
24. Vellie JC, Hanson R. Obesity, pregnancy, and left ventricular functioning during the third trimester. Am J Obstet Gynecol. 1994;**171**:980–83.
25. Vasan RS. Cardiac function and obesity. Heart. 2003;**89**:1127–29.
26. Abdullah A, Hoq S, Choudhary R, et al. Cardiac performance is impaired in morbidly obese pregnant females. J Obstet Gynaecol Res. 2012;**38**:258–65.
27. Tseuda K, Debrand M, Zeok SS, et al. Obesity supine death syndrome: reports of two morbidly obese patients. Anesth Analg. 1979;**58**:345–47.
28. Tatham K, Hughes-Roberts Y, Davies S, et al. Peripartum cardiac chest pain and troponin rise. Int J Obstet Anesth. 2010;**19**:453–55.
29. Mendelson CL. The aspiration of stomach contents into the lungs during obstetric anesthesia. Am J Obstet Gynaecol. 1945;**52**:191–204.
30. Ogunnaike BO, Whitten CW. Anesthesia and obesity. In: Barash PG, Cullen BF, Stoelting RK, et al., eds. Clinical Anesthesia. 6th ed. Philadelphia: Lippincott Williams & Wilkins, 2009:1230–46.
31. Wong CA, McCarthy RJ, Fitzgerald PC, et al. Gastric emptying of water in obese pregnant women at term. Anesth Analg. 2007;**105**:751–55.
32. Juvin P, Fevre G, Merouche M, et al. Gastric residue is not more copious in obese patients. Anesth Analg 2001;**93**:1621–22.
33. Maltby JR, Pytka S, Watson NC, et al. Drinking 300 ml of clear fluid two hours before surgery has no effect on gastric fluid volume and pH in fasting and nonfasting obese patients. Can J Anaesth 2004;**51**:111–15.
34. Roberts RB, Shirley MA. Reducing the risk of acid aspiration during caesarean section. Anesth Anag. 1974;**53**:859–68.
35. Obrien TG Jr. LOS pressure and oesophageal function in obese humans. J Clin Gastroenterol. 1980;**2**:145–48.
36. Brock Utne JG, Dow TG, Dimopoulos GE, et al. Gastric and lower oesophageal pressure in early pregnancy. Br J Anaeth. 1981;**53**:381–84.
37. Vaughan RW, Bauer S, Wise L. Volume and pH of gastric juice in obese patients. Anesthesiology. 1975;**43**:686–89.
38. Morgan ES, Wilson E, Watkins T, et al. Maternal obesity and venous thromboembolism. Int J Obstet Anesth. 2012;**21**:253–63.
39. Heit JA, Kobbervig CE, James AH, et al. Trends in the incidence of venous thromboembolism during pregnancy or postpartum: a 30-year population based study. Ann Intern Med. 2005;**143**:697–706.
40. Main EK. Maternal mortality: new strategies for measurement and prevention. Curr Opin Obstet Gynecol. 2010;**22**:511–16.
41. Nakata M, Yada T, Soejima N, et al. Leptin promotes aggregation of human platelets via the long form of its receptor. Diabetes. 1999;**48**:426–29.
42. Stewart FM, Freeman DJ, Ramsay JE, et al. Longitudinal assessment of maternal endothelial function and markers of inflammation and platelet function throughout pregnancy in lean and obese mothers. J Clin Endocrinol Metab. 2007;**92**:969–75.
43. Gaiser R. Anesthetic considerations in the obese parturient. Clin Obstet Gynecol. 2016;**59**:193–20
44. American Congress of Obstetricians and Gynecologists (ACOG). Obesity in pregnancy. Committee Opinion No. 549. Obstet Gynecol. 2013:**121**;213–17.
45. Kodali BS, Chandrasekhar S, Bulich LN, et al. Airway changes during labor and delivery. Anesthesiology. 2008;**108**:357–62.
46. Rao DP, Rao VA. Morbidly obese parturient: challenges for the anaesthesiologist, including managing the difficult airway in obstetrics. What is new? Indian J Anaesth. 2010;**54**(6):508–21.
47. Wear D, Aultman JM, Varley JD, et al. Making fun of patients: medical students' perception and use of derogatory and cynical humor in clinical settings. Acad Med. 2006;**81**:454–62.
48. Watts RW. The influence of obesity on the relationship between body mass index and the distance to the epidural space from the skin. Anaesth Intens Care. 1993;**21**:309–310
49. Bauer ME, Kountanis JA, Tsen LC, et al. Risk factors for failed conversion of labor epidural analgesia to cesarean delivery anesthesia: a systematic review and meta-analysis of observational trials. Int J Obstet Anesth. 2012;**21**:294–309.

50. Panni MK, Columb MO. Obese parturients have lower epidural local anaesthetic requirements for analgesia in labour. Br J Anaeth. 2006;**96**:106–110.
51. Carvalho B, Collins J, Drover DR, et al. ED(50) and ED(95) of intrathecal bupivacaine in morbidly obese patients undergoing cesarean delivery. Anesthesiology. 2011;**114**:529–35.
52. Lee Y, Balki M, Parkes R, et al. Dose requirement of intrathecal bupivacaine for cesarean delivery is similar in obese and normal weight women. Rev Bras Anesthesiol. 2009;**59**:674–83.
53. Afolabi BB, Lesi FE. Regional versus general anesthesia for caesarean section. Cochrane Database Syst Rev. 2012;**10**:CD004350.
54. Norris MC, Fogel ST, Conway-Long C. Combined spinal-epidural versus epidural labor analgesia. Anesthesiology. 2001;**95**:913–20.
55. Visser WA, Dijkstra A, Albayrak M, et al. Spinal anesthesia for intrapartum cesarean delivery following epidural labor analgesia: a retrospective cohort study. Can J Anaesth. 2009;**56**:577–83.
56. Portnoy D, Vadhera RB. Mechanisms and management of an incomplete epidural block for cesarean section. Anesthesiol Clin North Am. 2003;**21**:39–57.
57. Kinsella SM. A prospective audit of regional anesthesia failure in 5080 cesarean sections. Anaesthesia. 2008;**63**:822–32.
58. Leung TY, Chung PW, Rogers MS, et al. Urgent cesarean delivery for fetal bradycardia. Obstet Gynecol. 2009;**114**:1023–28.
59. Vanner R. Cricoid pressure. Int J Obstet Anesth. 2009;**18**:103–105.
60. Lebowitz PW, Shay H, Straker T, et al. Shoulder and head elevation improves laryngoscopic view for tracheal intubation in nonobese as well as obese individuals. J Clin Anesth. 2012;**24**:104–108.
61. Baraka AS, Taha SK, Siddik-Sayyid SM, et al. Supplementation of pre-oxygenation in morbidly obese patients using nasopharyngeal oxygen insufflation. Anaesthesia. 2007;**62**:769–73.
62. Rapaport S, Joannes-Boyau O, Bazin R, et al. Comparison of eight deep breaths and tidal volume breathing preoxygenation techniques in morbid obese patients. Ann Fr Anesth Reanim. 2004;**23**(12):1155–59.
63. Bathory I, Granges JC, Frascarolo P, et al. Evaluation of the video intubation unit in morbid obese patients. Acta Anaesthesiol Scand. 2010;**54**:55–58.
64. Jungbauer A, Schumann M, Brunkhorst V, et al. Expected difficult tracheal intubation: a prospective comparison of direct laryngoscopy and video laryngoscopy in 200 patients. Br J Anaesth. 2009;**102**:546–50.
65. Cook TM, Brooks TS, Van der Westhuizen J, et al. The Proseal LMA is a useful rescue device during failed rapid sequence intubation: two additional cases. Can J Anaesth. 2005;**52**:630–33.
66. Kristensen MS. Airway management and morbid obesity. Eur J Anaesthesiol. 2010;**27**:923–27.
67. Combes X, Sauvat S, Leroux B, et al. Intubating laryngeal mask airway in morbidly obese and lean patients: a comparative study. Anesthesiology. 2005;**102**(6):1106–109.
68. Benumof JL. Management of the difficult adult airway with special emphasis on the awake difficult intubation. Anesthesiology. 1991;**75**:1087–110.
69. Mhyre JM, Riesner MN, Polley LS, et al. A series of anesthesia-related maternal deaths in Michigan, 1995–2003. Anesthesiology. 2007;**106**:1096–104.

第 31 章

肥胖患者的术后加速康复

Jon Livelsberger, Alla Spivak

引言

肥胖患者是麻醉操作过程中的特殊群体。除了常见的麻醉问题外，肥胖患者围术期管理还有许多其他问题。高血压、糖尿病、高脂血症、睡眠呼吸暂停、肥胖低通气综合征和肺源性心脏病等合并症对肥胖患者的术前检查到术后随访护理决策有着重大影响。事实证明，使用《加速康复外科（ERAS）协会指南》有利于缩短住院时间并减少费用。最近，针对减重手术的特定 ERAS 方案已经建立。通过应用《ERAS 指南》中规定的方法，能够更好地管理这些患者，改善总体预后，通过缩短住院时间来控制成本，并降低发病率和死亡率。

术前管理

术前访视在许多方面都有益处。可以尽早确定目标和期望，这些目标和期望可以减少患者的恐惧和焦虑，此外还可以提早康复和出院[1]。患者不仅能够被普及全身麻醉技术，还可以了解通过椎管内麻醉和其他局部麻醉技术实施麻醉和镇痛[2]。

戒烟戒酒

研究发现，术前戒烟 4 周可以改善手术疗效[3]。经常抽烟会造成耗氧量增加和供氧量减少，从而导致外周组织显著缺氧。此外，免疫反应也会减弱。如果戒烟和手术的时间间隔不够长，会使黏液分泌较多，肺纤毛功能较弱。这些结论是从 1194 例患者的 11 项随机对照试验中推导出来的。此研究还发现，术前戒烟不仅提高了患者 1 年后仍然不吸烟的比例，还降低了伤口愈合相关并发症的风险。除术前咨询外，接受尼古丁替代治疗的患者戒烟的成功率更高[4]。

饮酒会增加感染风险，并与心、肺、凝血功能障碍有关。心律失常在有大量饮酒史的患者人群中常见。出血时间延长也是饮酒手术患者可能发生的另一个问题。理想的戒断时间是至少 4 周，以尽量减少这些风险。还有一个问题是过度的戒断反应。其他研究认为，减重手术人群需要极大程度地改变生活方式，并指出大多数医院要求有大量饮酒史的患者在进行重大择期手术之前戒酒 2 年[5,6]。

液体 / 碳水化合物负荷和禁食指南

通常在术前需要告知患者在手术当日午夜后需限制液体和食物的摄入。人们比较担心麻醉诱导后出现气道反射减弱，以及后续的误吸风险[2]。因为误吸可以引起化学性肺炎、暴发性呼吸窘迫综合征甚至死亡等不良后果。胃液量和酸度都与此类风险的增加有关。

研究发现，术前饮酒（术前 2~8h）可减少患者的口渴、焦虑和饥饿感，而不会增加误吸和反流的风险[7]。此结论也适用于饮用水和其他含碳水化合物清液的手术患者。此外，午夜后喝水的患者胃内容物体积低于严格遵守“午夜后不进食”的患者。允许碳水化合物负荷和液体预处理最显著的益处是减少胰岛素抵抗，这通常发生在严格遵守“午夜后不进食”的患者中[2]。目前，尚缺乏数据支持在病态肥胖患者和既往有胃食管反流患者中常规使用这种方式。

目前，允许在术前 2h 摄入透明液体，术前 6h 摄入固体食物。该建议基于一项高质量数据，适用于非糖尿病肥胖患者[2,6]。

液体管理一直是另一个有争议的话题。液体管理的目标应该是达到适当的尿量,以维持正常的每搏输出量变化,并最终满足终末器官的灌注。这是避免低血压,实现以目标为导向的液体治疗的最佳方式。由于多种原因,自由液体管理已不再流行,其中大部分与预后较差和住院时间延长有关[8]。

术前减重

对接受开放式胃旁路术和腹腔镜胃旁路术的患者进行了研究,以确定肥胖患者术前减重的疗效和益处。最终目标是确定体重减轻是否能够预防术后并发症,例如,伤口感染、呼吸衰竭、出血、血栓栓塞现象、肾衰竭等[9]。Geisinger 医疗中心(Danville,美国,宾夕法尼亚)在 2002—2006 年进行了一项包含 884 例患者的纵向研究,确定了患者在术前减轻体重的 5%~10%,可以使术后的减肥效果更好并且能够缩短术后住院时间[10,11]。

糖皮质激素

意外入院最常见的原因是术后恶心和呕吐。在麻醉诱导后 90min 内单次给予 5 羟色胺(5-HT_3)受体拮抗剂可显著减少恶心和呕吐[12]。在高血糖和服用类固醇的情况下使用该拮抗剂仍存在疑虑,但尚无证据表明单次给药与其他主要手术风险有关[13]。鉴于这种可能性,应时刻监测血糖并治疗高血糖。

进一步研究发现,使用糖皮质激素可以缩短总体住院时间、减少炎症反应、降低感染率、改善疼痛管理和改善睡眠,但没有证据表明其会导致伤口愈合延迟[13,14]。

神经肌肉阻滞

目前对神经肌肉阻滞的建议是监测阻滞深度,选择合适的监测设备,根据应激反应调整剂量,但不建议将神经肌肉阻滞深度作为监测麻醉深度的辅助手段。适当给予抗胆碱酯酶药物,并在可能的情况下进行定量监测。据估计,在进入麻醉恢复室的患者中,25%~30%的患者 4 个成串刺激(TOF)比值<0.9,更令人担忧的是,10%~15%的患者 TOF 比值<0.7[15]。

定量 TOF 评估远远优于定性监测和临床判断。虽然人们认为拇内收肌 TOF 值为 0.7 时能够恢复,但数据证明在该阻滞水平仍然会出现无力和吞咽功能障碍[16]。此外,还会出现低氧血症、误吸和恢复时间延长[6]。目前的建议是 TOF 值至少为 0.9。

新斯的明的使用并没有减少术后呼吸衰竭的发生,还与血氧饱和度下降的发生率有关。最佳的逆转策略是 TOF 至少返回到 3[17]。不恰当地使用大剂量新斯的明(>60μg/kg)与术后肺不张加重、住院时间延长、麻醉恢复室出室时间延长、肺水肿和患者满意度降低相关[17,18]。

一些新药,如舒更葡糖(罗库溴铵的环糊精螯合剂)和维库溴铵,在肥胖人群中具有很大的潜在应用价值。已证明舒更葡糖相较于新斯的明能够更快地实现逆转[19]。

气道管理

肥胖患者的气道管理包括对患者进行标准的气道检查,并了解该类患者潜在的气道问题。BMI、颈围、颈部活动性差和睡眠呼吸暂停都是气道评估时的危险信号[20,21]。研究还发现,面罩通气在该类患者中往往更有难度[22,23]。因此,通过和患者讨论手术方案以进行提前规划,同时如有必要,计划并使用困难气道算法。

BMI 在 Mallampati 评分中有一定作用——同一患者 BMI 较低意味着在随后的手术中 Mallampati 分级较低。喉镜检查分级并没有类似结论[20]。气管插管难度与较高的 Mallampati 评分及颈围增加密切相关。

考虑到通气不足、误吸和自然气道丧失的风险较大,气管插管被认为是气道管理的标准[24-26]。

通气策略

导致术后呼吸系统并发症的主要原因是肥胖患者的胸壁功能改变。机械通气导致的肌张力下降和肌肉协调性降低导致肺容量和肺活量降低。据估计,超过 90%的病态肥胖患者麻醉后存在肺不张,与年龄、性别或麻醉药物无关[27]。

研究发现,利用低潮气量和呼气末正压的肺保护策略,可以降低肺泡和全身的炎症介质水平[6]。一般而言,这种方法与肺不张发生率较低、气体交换较好,以及再插管发生率较低相关[28]。研究发现,接受保护性通气策略的患者术后动脉血氧分压/吸入氧浓度(FiO_2)比值较高、并发症较少[29]。

如果使用不恰当的大潮气量则会导致急性肺损

伤。引起肺损伤的原因包括大潮气量通气、输血制品、贫血和限制性肺部病史，如肥胖。研究还发现，女性通常采用较大的肺容量通气，更容易发生肺损伤[30]。接受大潮气量（8.3mL/kg对6.7mL/kg）的肺切除患者也报道了类似的结果[31]。

腹腔镜手术

虽然外科技术不依赖于麻醉医生，但麻醉医师却依赖于实施的手术技术。腹腔镜手术已被证明优于开腹手术。常见的益处包括缩短住院时间、减少切口疝的发生、减少失血量、缩短恢复时间和改善疼痛管理[6]。显然这些结果达到了预期目标，改善了患者预后，并降低了护理成本。虽然有人认为腹腔镜手术比较昂贵，但并发症的减少，以及住院时间的缩短足以弥补使用这些技术所产生的额外费用[32]。同样重要的是要牢记手术技巧和速度也可以增加手术费用。如果麻醉时间明显长于平均时间，患者面临的风险也可能增加。

鼻胃管

腹部手术中常规使用的鼻胃管已经不再流行。事实上已经发现鼻胃管弊大于利，并与呼吸预后差和胃动力恢复延迟有关[33]。仔细观察使用鼻胃管的减重手术患者也有类似发现。除了疼痛加剧和因不适导致的深呼吸减少外，还会诱发胃食管反流[34]。因为反流，鼻胃管本身就为误吸和继发性肺炎建立了一个开放的通道[35]。

需要注意的是，虽然不建议常规使用，但选择性使用鼻胃管仍然是由患者的护理团队决定的，也许存在使用鼻胃管的必要条件。

预防化学性和机械性深静脉血栓形成

深静脉血栓形成和肺栓塞形成的血栓栓塞仍然是外科手术患者可能面临的主要风险。预防血栓是减少死亡的主要策略[36,37]。

利用Caprini评分系统有助于进行风险分层。对各种合并症进行评分，包括年龄、手术类型（开腹手术与腹腔镜手术、骨科骨折）、BMI、当前行动能力、近期脑卒中史、凝血障碍病史（狼疮抗凝剂、自身或家族静脉血栓栓塞史、有血栓形成倾向等）、恶性肿瘤、中心静脉插管和心肌梗死等。根据数字量表对风险进行分级，0表示风险极低，5分或以上表示高风险[38]。

最理想的情况是在住院期间（手术前或手术后不久）开始化学和（或）机械预防，并至少持续到患者完全可以走动为止[39]。此外，手术时间短、早期下床活动和机械加压装置也非常有用，甚至可能减少使用化学预防的需要[40,41]。

目前有关减重手术指南的研究有限，但确实更青睐于低分子肝素而非普通肝素[41,42]。该方法目前尚未发现会增加出血风险。

术后恶心、呕吐的多模式治疗方法

一些公认的危险因素有助于鉴别有术后恶心和呕吐的高风险患者。这些可分为患者因素、手术因素和麻醉因素。常见的危险因素包括年龄（<50岁）、女性、不吸烟者、使用挥发性麻醉剂、麻醉持续时间较长、术后使用阿片类药物，以及有术后恶心呕吐或晕动病的个人史[43]。除了针对一般高危人群的建议外，对于肥胖患者群体，尤其是那些接受减重手术的患者，也有一些强化建议。肥胖患者通常存在上述多种风险因素。

一般认为低血压和心动过缓与引发呕吐有关。麻黄碱有利于减少这类患者术后的恶心和呕吐，其具有与氟哌利多相似的效果（不伴镇静作用）[44]。

研究发现，与挥发性麻醉剂相比，异丙酚可降低术后早期恶心和呕吐的发生率[45]。在观察术后恶心和呕吐时，无阿片类麻醉更有利[44]。同样，相关研究将巴林和普瑞巴林作为多模态疼痛治疗的一部分，并有望在术后24h内减少恶心和呕吐[46]。自由使用晶体液给药可减轻术后恶心呕吐[47]。鉴于这本身可能会产生有害影响，应考虑并权衡过度积极液体管理所伴随的风险。

常规方法包括识别高危患者并早期预防。一线药物是5-HT_3拮抗剂、类固醇、吩噻嗪、苯乙胺、丁酰苯、抗组胺药和抗胆碱能药物。最近研究的药物还包括神经激肽和阿片类拮抗剂[44,48]。

目前的建议是加强预防和多模式治疗，最有价值的研究是在接受腹腔镜袖状胃切除术的患者中联合使用氟哌啶醇、地塞米松和昂丹司琼[49]。

术后疼痛管理策略

促进术后恢复的疼痛管理应从术前开始。这包括与患者讨论他们即将接受的手术类型及对疼痛管理的期望。这时应减少阿片类药物的使用,如局部麻醉或椎管内麻醉等。减重手术患者疼痛管理的关键因素是多模式疼痛管理策略。

多模式镇痛

肥胖人群的疼痛治疗应尽可能地提高疗效并尽量减少阿片类药物的使用。有证据表明OSA在肥胖患者中较为普遍,阿片类药物对此疾病状态也有不利影响[50,51]。疼痛治疗应使用多种方式,非阿片类药物的选择包括非甾体抗炎药和(或)对乙酰氨基酚。这些药物应定期给药,或至少使患者疼痛得到充分控制。评估患者的疼痛严重程度并采取循序渐进的方法进行治疗非常重要。无论给药途径如何,对乙酰氨基酚均可降低阿片类药物的总剂量,并可能缩短住院时间[52-55]。酮咯酸等非甾体抗炎药在减少阿片类药物使用、降低疼痛评分,以及减少术后恶心和呕吐方面非常有效[56]。加巴喷丁/普瑞巴林可能是减少阿片类药物消耗和降低疼痛评分的有效佐剂;但由于其具有镇静作用,应谨慎使用[57,58]。术前给予加巴喷丁也可降低接受胃旁路术的肥胖患者的术后疼痛评分[59]。通过推注或输注氯胺酮也可减少阿片类药物的消耗[60]。在肥胖人群中,当氯胺酮作为无阿片类药物全静脉麻醉的佐剂联合使用时,有助于减少术后恶心和呕吐[61]。静脉注射利多卡因也是ERAS方案的一部分;然而,并没有关于肥胖患者明确的剂量指南[62]。从输液器推注利多卡因有助于加速腹腔镜减重手术后的恢复[63]。

阿片类镇痛药

如前所述,用于肥胖患者疼痛治疗的阿片类药物存在一些特殊问题,尤其是在手术后的前24h内。医生经常因担心这些药物对呼吸系统的不良影响而低估病态肥胖患者的疼痛治疗[64]。首先,避免以阿片类药物为中心的治疗方案很重要。其次,当使用阿片类药物治疗疼痛时,最好使用最小有效剂量的短效阿片类药物并逐渐调整剂量[65]。患者自控镇痛应仅用于无法接受口服阿片类药物治疗的中度至重度疼痛患者。应避免基础/持续的患者自控镇痛率。对于需要阿片类药物自控镇痛的患者,如果怀疑有OSA,应密切监测患者的呼吸状态[53]。

局部/椎管内麻醉

使用局部麻醉药进行外周神经阻滞来减少疼痛和镇痛药的消耗已得到广泛认可。然而,在肥胖患者中实施这些技术时可能会有困难,导致失败率增加[66]。在适当的情况下,无论患者的BMI如何,应提供并尝试将局部/椎管内麻醉作为多模式方法的一部分。与全身麻醉相比,高危患者的椎管内麻醉可降低肺炎的风险及0~30天的死亡率[67]。超声辅助可提高局部麻醉的效果[68]。在肥胖患者中,超声引导可以缩短手术时间,减少手术相关的疼痛[69]。腹横筋膜平面阻滞作为多模式方法的一部分,在接受腹腔镜减重手术的病态肥胖患者中可以改善疼痛评分、减少镇静、促进早期下床活动并提高患者满意度[70]。外周神经阻滞也可通过使用佐剂和(或)留置导管来延长效果[71,72]。

剂量

用于治疗肥胖患者疼痛的药物剂量也存在争议。标准的建议是按体重给药。与肥胖相关的生理变化加上常用药物的药代动力学改变导致该方法并不准确。此外,关于止痛药的适当剂量的指南很少。一般而言,药物主要根据理想体重给药,并逐渐调整至起效剂量[73]。

方案

ERAS作为一种治疗方案在不同医院有一定差异。当有效实施ERAS时可缩短住院时间,并降低发病率。重要的是,该方案是以患者为中心的多学科整合[74]。

术后其他注意事项

营养和血糖管理

应在手术前制订营养目标,并在术前访视时加以讨论。血液检查可以获得营养学指标的基线值,并通过反复检测以调整后续的营养目标[75]。早期目标是在术后数小时内开始摄入清液,随后根据手术类型和患者耐受性改善饮食[6]。

此类患者需要特别关注严重营养不良的问题,应及时咨询营养师。应优先考虑补充蛋白质,因为吸收不良的患者发生不良事件的风险更高。也可以额外补充维生素和矿物质[76]。要重视患者的营养不良,并进行密切随访和营养指导以确保术后恢复。

除了营养不良以外，常见的风险仍然是体重反弹。虽然绝大多数患者会随着时间的推移出现一定程度的体重反弹，但有一些方法可以降低这种情况的发生率。改善饮食和生活方式毋庸置疑是重要的方法。但是，手术失败也不容忽视[77]。这也再次强调了一个可以指导患者达到术前和术后目标和期望的团队的重要性。

需要维持血糖正常。目前的目标是糖化血红蛋白<7%，空腹血糖<1.1g/L，餐后血糖<1.8g/L[6,78]。此外，胰岛素依赖患者应维持胰岛素治疗[77]。虽然严格控制血糖很重要，但也必须注意，许多患者术后几周的胰岛素需求会发生显著变化，且有可能产生长期影响[79,80]。

术后氧合和无创通气

无论既往诊断如何，患者的责任医师都应高度怀疑患者是否有OSA。此外，这类患者的功能残气量减少，术后持续性肺不张的风险更高[81]。术前诱发性肺活量测定对术后肺不张的影响在过去一直未有定论；然而，一项Meta分析并没有显示其在改善氧合方面有明显的益处[82]。此外，手术部位及相关疼痛程度对肺容量有直接的负面影响[83]。这进一步支持了椎管内或外周神经阻滞可减轻疼痛并可能改善呼吸功能的观点。

术后氧疗应根据每位患者的情况而定。虽然每位患者的情况可能不同，但需要了解肥胖患者肺部并发症的风险会增加，要做好相应的治疗准备。目前，暂无数据支持补充氧疗的最低持续时间。相比之下，头高位已被证明可以减轻肺不张[84]。监测脉搏血氧饱和度和呼吸频率是基本。对于既往诊断为OSA的患者，辅助氧疗可以改善血氧饱和度，但应使用所需的最低FiO_2[85]。在病态肥胖患者人群中术后使用高FiO_2会增加低通气和呼吸暂停的风险[85]。

肥胖人群发生OSA的风险更高，值得注意的是，相较于单纯的治疗性氧疗，肥胖患者通常从持续性辅助正压通气中获益更多[86]，包括CPAP和BiPAP。术前STOP-Bang评分可进一步指导治疗，该评分具有较高的OSA预测价值。对于中高风险评分的患者，推荐采用正压通气[87]。对于首次进行正压通气治疗的患者，CPAP建议先从5cmH_2O时开始，并根据需要和耐受性而增加。目前暂无公开发表的证据支持使用BiPAP，除非患者先前有此要求或存在肥胖低通气综合征的情况才使用。肥胖低通气综合征患者对阿片类药物的呼吸抑制作用尤其敏感，并有研究表明在术后24h内预防性使用鼻腔BiPAP对此类患者有益处[88]。

对于诊断有OSA且不依从或尚未接受CPAP治疗的患者，需要考虑术后进行无创正压通气的因素。这些因素包括年龄>50岁、男性、BMI>60kg/m^2、中至重度OSA、肺部合并症、开放手术及需要再次手术[6]。如果患者存在这些危险因素并且有通气不足或血氧饱和度<90%，应考虑尽早使用CPAP[89]。

既往诊断为OSA且依从性良好的患者应在术后继续使用家庭CPAP设备。需要注意的是这些设备参数对麻醉和手术造成的不利影响。研究表明，这些患者最初需要的CPAP参数可能略高于围术期以外的CPAP参数[90]。

（黄露 译　张晓东 审）

参考文献

1. Halaszynski TM, Juda R, Silverman DG. Optimizing postoperative outcomes with efficient preoperative assessment and management. Crit Care Med. 2004;**32**:S76–86.
2. Nygren J, Thacker J, Carli F, et al. Guidelines for perioperative care in elective rectal/pelvic surgery: enhanced recovery after surgery (ERAS®) Society recommendations. World J Surg. 2013;**37**:285–305.
3. Mastracci TM, Carli F, Finley RJ, et al. Effect of preoperative smoking cessation interventions on postoperative complications. J Am Coll Surg. 2011;**212**:1094–96.
4. Tonnesen H, Nielsen PR, Lauritzen JB, et al. Smoking and alcohol intervention before surgery: evidence for best practice. Br J Anaesth. 2009;**102**:297–306.
5. Ostlund MP, Backman O, Marsk R et al. Increased admission for alcohol dependence after gastric bypass surgery compared with restrictive bariatric surgery. JAMA Surg. 2013;**148**:374–77.
6. Thorell A, MacCormick AD, Awad S, et al. Guidelines for perioperative care in bariatric surgery: Enhanced Recovery After Surgery (ERAS) Society recommendations. World J Surg. 2016;**40**:2065–83.
7. Brady M, Kinn S, Stuart P. Preoperative fasting for adults to prevent perioperative complications. Cochrane Database Syst Rev 2009;**4**:CD005285.
8. Varadhan KK, Lobo DN. A meta-analysis of randomised controlled trials of intravenous fluid therapy in major elective open abdominal surgery: getting the balance right. Proc Nutr Soc. 2010;**69**:488–98.
9. Benotti PN, Still CD, Wood GC, et al. Preoperative weight loss before bariatric surgery. Arch Surg. 2009;**144**:1150–55.
10. Still CD, Benotti P, Wood GC, et al. Outcomes of preoperative weight loss in high-risk patients undergoing gastric bypass surgery. Arch Surg. 2007;**142**:994–98.
11. Gerber P, Anderin C, Gustafsson UO, Thorell A. Weight loss before gastric bypass and postoperative weight change: data from

the Scandinavian Obesity Registry (SOReg). Surg Obes Relat Dis. 2016;**12**:556–62.
12. Henzi I, Walder B, Tramer MR. Dexamethasone for the prevention of postoperative nausea and vomiting: a quantitative systematic review. Anesth Analg. 2000;**90**:186–94.
13. Srinivasa S, Kahokehr AA, Yu TC, et al. Preoperative glucocorticoid use in major abdominal surgery: systematic review and meta-analysis of randomized trials. Ann Surg. 2011;**254**:183–91.
14. Zargar-Shoshtari K, Sammour T, Kahokehr A, Connolly AB, Hill AG. Randomized clinical trial of the effect of glucocorticoids on peritoneal inflammation and postoperative recovery after colectomy. Br J Surg. 2009;**96**:1253–61.
15. Lien CA, Kopman AF. Current recommendations for monitoring depth of neuromuscular blockade. Curr Opin Anaesthesiol. 2014;**27**:616–22.
16. Murphy GS, Szokol JW, Marymont JH et al. Intraoperative acceleromyographic monitoring reduces the risk of residual neuromuscular blockade and adverse respiratory events in the postanesthesia care unit. Anesthesiology. 2008;**109**:389–98.
17. Sasaki N, Meyer M, Malviya S, et al. Effects of neostigmine reversal of nondepolarizing neuromuscular blocking agents on postoperative respiratory outcomes: a prospective study. Anesthesiology. 2014;**121**:959–68.
18. Fortier LP, McKeen D, Turner K et al. The RECITE Study: a Canadian prospective multicenter study of the incidence and severity of residual neuromuscular blockade. Anesth Analg. 2015;**121**:366–72.
19. Blobner M, Eriksson LI, Scholz J, et al. Reversal of rocuronium-induced neuromuscular blockade with sugammadex compared with neostigmine during sevoflurane anaesthesia: results of a randomised, controlled trial. Eur J Anaesthesiol. 2010;**27**:874–81.
20. Shimonov M, Schechter P, Boaz M, Waintrob R, Ezri T. Does body mass index reduction by bariatric surgery affect laryngoscopy difficulty during subsequent anesthesia? Obes Surg. 2017;2016;**27**:737–39.
21. De Jong A, Molinari N, Pouzeratte Y, et al. Difficult intubation in obese patients: incidence, risk factors, and complications in the operating theatre and in intensive care units. Br J Anaesth. 2015;**114**:297–306.
22. Acikgoz AO, Karagoz H, Yilbas AA, Akca B, Uzumcugil F, Pamuk G. Difficult airway and risk factors in bariatric surgery patients. Bariatr Surg Pract Patient Care. 2015;**10**:145–49.
23. Cattano D, Katsiampoura A, Corso RM, Killoran PV, Cai C, Hagberg CA. Predictive factors for difficult mask ventilation in the obese surgical population. F1000Res. 2014;**3**:239.
24. Nicholson A, Cook TM, Smith AF, et al. Supraglottic airway devices versus tracheal intubation for airway management during general anaesthesia in obese patients. Cochrane Database Syst Rev 2013;**9**:CD010105.
25. Murphy C, Wong DT. Airway management and oxygenation in obese patients. Canadian Journal of Anesthesia. 2013;**60**:929–45.
26. Brodsky JB, Lemmens HJM, Brock-Utne JG, Vierra M, Saidman LJ. Morbid obesity and tracheal intubation. Anesth Analg. 2002;**94**:732–36.
27. Tusman G, Böhm SH, Warner DO, Sprung J. Atelectasis and perioperative pulmonary complications in high-risk patients. Curr Opin Anaesthesiol. 2012;**25**:1–10.
28. Futier E, Constantin JM, Paugam-Burtz C et al. A trial of intraoperative low-tidal-volume ventilation in abdominal surgery. N Engl J Med. 2013;**369**:428–37.
29. Yang M, Ahn HJ, Kim K, et al. Does a protective ventilation strategy reduce the risk of pulmonary complications after lung cancer surgery? A randomized controlled trial. Chest. 2011;**139**:530–37.
30. Gajic O, Dara SI, Mendez JL, et al. Ventilator-associated lung injury in patients without acute lung injury at the onset of mechanical ventilation. Crit Care Med. 2004;**32**:1817–24.
31. Fernández-Pérez ER, Keegan MT, Brown DR, Hubmayr RD, Gajic O. Intraoperative tidal volume as a risk factor for respiratory failure after pneumonectomy. Anesthesiology. 2006;**105**:14–18.
32. Sussenbach S, Silva E, Pufal M, Casagrande D, Padoin A, Mottin C. Systematic review of economic evaluation of laparotomy versus laparoscopy for patients submitted to Roux-en-Y gastric bypass. PLoS One. 2014;**9**:e99976.
33. Lawrence VA, Cornell JE, Smetana GW, American College of Physicians. Strategies to reduce postoperative pulmonary complications after noncardiothoracic surgery: systematic review for the American College of Physicians. Ann Internal Med. 2006;**144**:596–608.
34. Manning BJ, Winter DC, McGreal G, Kirwan WO, Redmond HP. Nasogastric intubation causes gastroesophageal reflux in patients undergoing elective laparotomy. Surgery. 2001;**130**:788–91.
35. Huerta S, Arteaga JR, Sawicki MP, Liu CD, Livingston EH. Assessment of routine elimination of postoperative nasogastric decompression after Roux-en-Y gastric bypass. Surgery. 2002;**132**:844–48.
36. Clagett GP, Reisch JS. Prevention of venous thromboembolism in general surgical patients. Results of meta-analysis. Annals of Surgery. 1988;**208**(2):227–40.
37. Kreutzer L, Minami C, Yang A. Preventing venous thromboembolism after surgery. JAMA. 2016;**315**:2136.
38. Bilgi K, Muthusamy A, Subair M, et al. Assessing the risk for development of venous thromboembolism (VTE) in surgical patients using adapted Caprini scoring system. Int J Surg. 2016;**30**:68–73.
39. Hull RD, Pineo GF, Stein PD, et al. Timing of initial administration of low-molecular-weight heparin prophylaxis against deep vein thrombosis in patients following elective hip arthroplasty. Arch Intern Med. 2001;**161**:1952–60.
40. Gonzalez QH, Tishler DS, Plata-Munoz JJ, et al. Incidence of clinically evident deep venous thrombosis after laparoscopic Roux-en-Y gastric bypass. Surg Endosc. 2004;**18**:1082–84.
41. American Society for Metabolic and Bariatric Surgery Clinical Issues Committee. ASMBS updated position statement on prophylactic measures to reduce the risk of venous thromboembolism in bariatric surgery patients. Surg Obes Relat Dis. 2013;**9**:493–97.
42. Birkmeyer NJO, Finks JF, Carlin AM, et al. Comparative effectiveness of unfractionated and low-molecular-weight heparin for prevention of venous thromboembolism following bariatric surgery. Arch Surg. 2012;**147**:994–98.
43. Apfel CC, Heidrich FM, Jukar-Rao S, et al. Evidence-based analysis of risk factors for postoperative nausea and vomiting. Br J Anaesth. 2012;**109**:742–53.
44. Obrink E, Jildenstal P, Oddby E, Jakobsson J. Post-operative nausea and vomiting: update on predicting the probability and ways to minimize its occurrence, with focus on ambulatory surgery. Int J Surg. 2015;**15**:100–106.
45. Kumar G, Stendall C, Mistry R, Gurusamy K, Walker D. A comparison of total intravenous anaesthesia using propofol with sevoflurane or desflurane in ambulatory surgery: systematic review and meta-analysis. Anaesthesia. 2014;**69**:1138–50.
46. Grant MC, Betz M, Hulse M, et al. The effect of preoperative pregabalin on postoperative nausea and vomiting: a meta-

analysis. Anesth Analg. 2016;**123**:1100–107.
47. Apfel CC, Meyer A, Orhan-Sungur M, Jalota L, Whelan RP, Jukar-Rao S. Supplemental intravenous crystalloids for the prevention of postoperative nausea and vomiting: quantitative review. Br J Anaesth. 2012;**108**:893–902.
48. Gan TJ, Apfel CC, Kovac A, et al. A randomized, double-blind comparison of the NK1 antagonist, aprepitant, versus ondansetron for the prevention of postoperative nausea and vomiting. Anesth Analg. 2007;**104**:1082–89.
49. Benevides ML, Oliveira SS, de Aguilar-Nascimento JE. The combination of haloperidol, dexamethasone, and ondansetron for prevention of postoperative nausea and vomiting in laparoscopic sleeve gastrectomy: a randomized double-blind trial. Obes Surg. 2013;**23**:1389–96.
50. Schug SA, Raymann A. Postoperative pain management of the obese patient. Best Pract Res Clin Anaesthesiol. 2011;**25**:73–81.
51. Schumann R, Jones SB, Cooper B, et al. Update on best practice recommendations for anesthetic perioperative care and pain management in weight loss surgery, 2004–2007. Obesity. 2009;**17**:889–94.
52. Schumann R. Anaesthesia for bariatric surgery. Best Pract Res Clin Anaesthesiol. 2011;**25**:83–93.
53. Budiansky AS, Margarson MP, Eipe N. Acute pain management in morbid obesity—an evidence based clinical update. Surg Obes Relat Dis. 2017;**13**:523–32.
54. Ziemann-Gimmel P, Hensel P, Koppman J, Marema R. Multimodal analgesia reduces narcotic requirements and antiemetic rescue medication in laparoscopic Roux-en-Y gastric bypass surgery. Surg Obes Relat Dis. 2013;**9**:975–80.
55. Song K, Melroy MJ, Whipple OC. Optimizing multimodal analgesia with intravenous acetaminophen and opioids in postoperative bariatric patients. Pharmacotherapy. 2014;**34**(Suppl 1):S14–21.
56. Govindarajan R, Ghosh B, Sathyamoorthy MK, et al. Efficacy of ketorolac in lieu of narcotics in the operative management of laparoscopic surgery for morbid obesity. Surg Obes Relat Dis. 2005;**1**:530–35.
57. Mishriky BM, Waldron NH, Habib AS. Impact of pregabalin on acute and persistent postoperative pain: a systematic review and meta-analysis. Br J Anaesth, 2015;**114**:10–31.
58. Ho KY, Gan TJ, Habib AS. Gabapentin and postoperative pain—a systematic review of randomized controlled trials. Pain. 2006;**126**:91–101.
59. Hassani V, Pazouki A, Nikoubakht N, Chaichian S, Sayarifard A, Shakib Khankandi A. The effect of gabapentin on reducing pain after laparoscopic gastric bypass surgery in patients with morbid obesity: a randomized clinical trial. Anesth Pain Med. 2015;**5**:e22372.
60. Sollazzi L, Modesti C, Vitale F, et al. Preinductive use of clonidine and ketamine improves recovery and reduces postoperative pain after bariatric surgery. Surg Obes Relat Dis. 2009;**5**:67–71.
61. Ziemann-Gimmel P, Goldfarb AA, Koppman J, Marema RT. Opioid-free total intravenous anaesthesia reduces postoperative nausea and vomiting in bariatric surgery beyond triple prophylaxis. Br J Anaesth. 2014;**112**:906–11.
62. Vigneault L, Turgeon AF, Cote D, et al. Perioperative intravenous lidocaine infusion for postoperative pain control: a meta-analysis of randomized controlled trials. Can J Anaesth. 2011;**58**:22–37.
63. De Oliveira GS, Duncan K, Fitzgerald P, et al. Systemic lidocaine to improve quality of recovery after laparoscopic bariatric surgery: a randomized double-blinded placebo-controlled trial. Obes Surg. 2014;**24**:212–18.
64. Kaw R, Chung F, Pasupuleti V, Mehta J, Gay PC, Hernandez AV. Meta-analysis of the association between obstructive sleep apnoea and postoperative outcome. Br J Anaesth. 2012;**109**:897–906.
65. Porhomayon J, Leissner KB, El-Solh AA, Nader ND. Strategies in postoperative analgesia in the obese obstructive sleep apnea patient. Clin J Pain. 2013;**29**:998–1005.
66. Nielsen KC, Guller U, Steele SM, Klein SM, Greengrass RA, Pietrobon R. Influence of obesity on surgical regional anesthesia in the ambulatory setting: an analysis of 9,038 blocks. Anesthesiology. 2005;**102**:181–87.
67. Guay J, Choi P, Suresh S, Albert N, Kopp S, Pace NL. Neuraxial blockade for the prevention of postoperative mortality and major morbidity: an overview of Cochrane systematic reviews. Cochrane Database Syst Rev. 2014;**1**:CD010108.
68. Soberón JR, McInnis C, Bland KS, et al. Ultrasound-guided popliteal sciatic nerve blockade in the severely and morbidly obese: a prospective and randomized study. J Anesth. 2016;**30**:397–404.
69. Lam NCK, Petersen TR, Gerstein NS, Yen T, Starr B, Mariano ER. A randomized clinical trial comparing the effectiveness of ultrasound guidance versus nerve stimulation for lateral popliteal-sciatic nerve blocks in obese patients. J Ultrasound Med. 2014;**33**:1057–63.
70. Sinha A, Jayaraman L, Punhani D. Efficacy of ultrasound-guided transversus abdominis plane block after laparoscopic bariatric surgery: a double blind, randomized, controlled study. Obes Surg. 2013;**23**:548–53.
71. Brattwall M, Jildenstål P, Warrén Stomberg M, Jakobsson JG. Upper extremity nerve block: how can benefit, duration, and safety be improved? An update. F1000Res. 2016;**5**:907.
72. Aguirre J, Del Moral A, Cobo I, Borgeat A, Blumenthal S. The role of continuous peripheral nerve blocks. Anesthesiol Res Pract. 2012;**2012**:560879.
73. Leykin Y, Miotto L, Pellis T. Pharmacokinetic considerations in the obese. Best Pract Res Clin Anaesthesiol. 2011;**25**:27–36.
74. Małczak P, Pisarska M, Piotr M, Wysocki M, Budzyński A, Pędziwiatr M. Enhanced recovery after bariatric surgery: systematic review and meta-analysis. Obes Surg. 2017;**27**(1):226–35.
75. Brolin RE. Gastric bypass. Surg Clin North Am. 2001;**81**:1077–95.
76. Kushner R. Managing the obese patient after bariatric surgery: a case report of severe malnutrition and review of the literature. JPEN J Parenter Enteral Nutr. 2000;**24**:126–32.
77. Heber D, Greenway FL, Kaplan LM, et al. Endocrine and nutritional management of the post-bariatric surgery patient: an Endocrine Society Clinical Practice Guideline. J Clin Endocrinol Metab. 2010;**95**:4823–43.
78. Finfer S, Bellomi R, Blair D, et al. Intensive versus conventional glucose control in critically ill patients. N Engl J Med. 2009;**360**:1283–97.
79. Rubino F, Gagner M, Gentileschi P, et al. The early effect of the Roux-en-Y gastric bypass on hormones involved in body weight regulation and glucose metabolism. Ann Surg. 2004;**240**:236–42.
80. Peterli R, Steinert RE, Woelnerhanssen B, et al. Metabolic and hormonal changes after laparoscopic Roux-en-Y gastric bypass and sleeve gastrectomy: a randomized, prospective trial. Obes Surg. 2012;**22**:740–48.
81. Eichenberger A, Proietti S, Wicky S, et al. Morbid obesity and postoperative pulmonary atelectasis: an underestimated problem. Anesth Analg. 2002;**95**:1788–92.
82. do Nascimento Junior P, Módolo NS, Andrade S, Guimarães MM, Braz LG, El Dib R. Incentive spirometry for prevention of postoperative pulmonary complications in upper abdominal

surgery. Cochrane Database Syst Rev 2014;**2**:CD006058.
83. von Ungern-Sternberg BS, Regli A, Schneider MC, et al. Effect of obesity and site of surgery on perioperative lung volumes. Br J Anaesth. 2004;**92**:202–207.
84. Mehta V, Vasu TS, Phillips B, et al. Obstructive sleep apnea and oxygen therapy: a systematic review of the literature and meta-analysis. J Clin Sleep Med. 2013;**9**:271–79.
85. Giles TL, Lasserson TJ, Smith BJ, et al. Continuous positive airways pressure for obstructive sleep apnoea in adults. Cochrane Database Syst Rev. 2006;**1**:CD001106.
86. Wong DT, Adly E, Ip HY, et al. A comparison between the Boussignac continuous positive airway pressure mask and the venturi mask in terms of improvement in the PaO2/F(I)O2 ratio in morbidly obese patients undergoing bariatric surgery: a randomized controlled trial. Can J Anaesth. 2011;**58**:532–39.
87. Chung F, Subramanyam R, Liao P, et al. High STOP-Bang score indicates a high probability of obstructive sleep apnoea. Br J Anaesth. 2012;**108**:768–75.
88. Macintyre PE, Loadsman JA, Scott DA. Opioids, ventilation and acute pain management. Anaesth Intensive Care. 2011;**39**:545–55.
89. Mutter TC, Chateau D, Moffatt M, et al. A matched cohort study of postoperative outcomes in obstructive sleep apnea: could preoperative diagnosis and treatment prevent complications? Anesthesiology. 2014;**121**:707–18.
90. Bolden N, Smith CE, Auckley D, et al. Perioperative complications during use of an obstructive sleep apnea protocol following surgery and anesthesia. Anesth Analg. 2007;**105**:1869–70.

第32章

肥胖患者非手术间麻醉

Akshat Gargya, Matthew Troum, Marc Goldberg

引言

肥胖作为一种现代流行病，会导致许多生理变化，使麻醉医师的工作变得困难。当肥胖患者进入手术室时，麻醉医师需要考虑许多变量。这些变量包括：气道管理、合并症、最安全的麻醉方式、肥胖患者的生理变化、体位和术后护理。当肥胖患者在手术室外接受麻醉治疗时，也称为“手术室外麻醉”或“非手术室麻醉”，这些因素因多种原因而变得更加复杂，包括与“主手术室”的距离，提供后援的同事，以及所有应急设备的使用等。

WHO 将病态肥胖定义为 BMI>40kg/m^2 或>35kg/m^2 并存在肥胖相关的合并症。肥胖(BMI≥30kg/m^2)与多种合并症相关，包括冠状动脉疾病、高血压、2 型糖尿病、阻塞性睡眠呼吸障碍综合征、血栓栓塞、胆囊疾病、肝脏疾病、伤口延迟愈合和社会心理障碍。BMI 是用来衡量患者肥胖程度的指标，即患者体重(kg)除以患者身高(m)的平方(表 32.1)。

在手术室为肥胖患者做手术时需要考虑许多变量。那在非手术室的环境中呢? 麻醉医师对于哪些患者可在手术室外进行麻醉其实还有很多不明确的地方，也存在诸多争议。无论患者是在消化内科、支气管镜检查室、电生理实验室还是门诊手术中心，都必须进行必要准备和患者教育以确保安全的麻醉护理。本章将探讨适合在手术室外进行麻醉时需要考虑的要点。

表 32.1　肥胖分型

分型	BMI(kg/m^2)
体重过低	<18.5
正常范围	18.5~24.9
超重	25.0~29.9
肥胖	≥30.0
1 型	30.0~34.9
2 型	35.0~39.9
3 型/重度肥胖	≥40.0

术前评估/肥胖的生理变化

在非手术间进行麻醉护理时，应仔细考虑患者的生理改变，其重要性在肥胖患者中显著提高。缺乏这方面的知识会导致麻醉失败。

气道变化

麻醉医师在手术室外查看患者时首先需要关注肥胖患者的气道变化。肥胖患者的颈围会增加，常伴有上呼吸道周围软组织增多[1]。软组织的增多使患者在麻醉诱导和苏醒中更易发生气道塌陷。在全身麻醉时无论是进行气管插管还是麻醉监测，必须在麻醉诱导前解决潜在的上呼吸道阻塞。这一点尤其重要，因为肥胖患者会因为面部脂肪过多出现面罩通气困难。肥胖患者可伴有舌头过大，下颌和颈部活动能力下降，进而使气道管理更加复杂[1]。由于肥胖患者可能存在困难气道，所以必须提前摆好适当体位(“嗅物”位)，咽轴和喉轴对齐能够使插管更加容易也有助于通气。比“嗅物”位更好的是头部抬高喉镜检查体位(HELP)，即患者头部与横轴呈 30°仰角。这种体位可以减少难以平躺的患者的不适感，也将患者的腹部脂肪远离膈肌，提高面罩的通气性，促使口腔、咽部和喉部对齐。Mallampati 评分是麻醉医师预测困难气道的另一个方法。肥胖患者可能出现 Mallampati 3 级（见软腭）或 Mallampati 4 级（见硬腭），这些是潜在困难气道敏感且特异的指标[2]。麻醉医师必须在手术前进行全面的病史询问和体格检查，以识别可能存在的困难气道患者。病史中最相关的可能是插管困难的既往史，如果有相关的记录，可以了解上次气管插管时哪些方法有效，哪些方法无效。另一个相关因素是多久前进行了气管插管，从那以后患者的体重是否发生了变化。对于每一个潜在的困难气道，特别是在非手术室环境下，麻醉师必须为困难气道做好充分准备。不同尺寸的气管插管、不同尺寸的喉罩、可视喉镜、光纤插管设备、短效麻醉剂和诱导剂应准备充分。在非手术室环境中，应保证有一台检查合格且功能齐全的麻醉机，以及一个备用急救包，以应对任何可能出现的紧急情况。非手术室麻醉医师普遍担心的是没有其他同事提供帮助。如果担心将要麻醉的患者可能存在困难气道，且附近没有训练有素的麻醉医师提供帮助或救援时，可推迟手术直到所需的资源齐全或转移到另一个地方[3,4]。

呼吸变化

肥胖会极大程度地影响麻醉。肥胖会成比例的增加耗氧量，也会增加 CO_2 的产生。对于重要器官需要更多氧气供应的患者，如心血管疾病患者，应考虑到这一点[5]。即使肥胖患者的肺功能正常也通常合并限制性肺疾病。他们的 FEV1 和 FVC 减少，但 FEV1/FVC 相对正常。也许对呼吸功能影响最大的是 FRC 减小和闭合容积增加。这意味着肺的中小气道关闭，导致快速的肺不张和随之而来的血氧饱和度下降[6]。

对肥胖患者进行非手术室麻醉时需要考虑这些呼吸参数。肥胖患者的氧需求增加和氧储备减少，在麻醉诱导时会迅速降低肺容量。如果麻醉诱导和插管之间间隔时间较长，肥胖患者的血氧饱和度会进一步降低。重要的是患者以仰卧位躺在手术台上时开始出现肺不张，且持续到拔管后的很长时间。肥胖患者的肺不张可以通过多种技术进行控制。以吸入氧气分数为 1.0 的 CPAP 进行预充氧可减少诱导时肺不张的发生率[7]。术中，PEEP 和头高位也有利于氧合和通气。肺复张也是术中增加血氧饱和度的有效方法。

肺功能的全面评估应在非手术室麻醉之前。评估合并症情况，如哮喘、慢性阻塞性肺疾病和阻塞性睡眠呼吸暂停。评估患者的运动能力。患者在没有不可逆病变的情况下，若室内静息血氧饱和度<96%，应考虑在手术前对患者进行进一步心肺检查[8]。动脉血气分析和肺功能测试可以识别患者的限制性肺病，需在择期手术前进行优化。在决定哪些患者适合进行门诊手术，哪些不适合时，都应参考这些参数[9]。

心血管系统变化

肥胖患者的心血管变化对麻醉医师来说是一种挑战。心输出量随体重的增加呈线性增加。这增加了前负荷和后负荷[10]。肥胖患者必须有足够的灌注压来灌注冠状动脉，而后负荷的增加可能是相当危险的。多达 50%的肥胖患者至少有中度高血压，合并有冠状动脉疾病、心肌梗死和脑血管意外[6]。许多肥胖手术患者可能同时服用各种心血管药物，这对临床麻醉管理很重要，因为药物会使患者的血流动力学管理更加困难。

判断患者是否适合门诊手术时，术前访视是获得麻醉护理所有必要信息和材料的方法。患者的运动能力是术中心脏事件最重要的预测因素之一[11]。如果患者运动能力有限，则可能需要进行运动负荷试验或药物负荷试验，以确定高危患者的缺血性心脏病。超声心动图可能有助于发现肺动脉高压和右心室功能减退[12]。在没有超声心动图的情况下，12 导联心电图也可以通过识别右心室劳损的迹象来收集右心功能的基本信息，因为大多数患者没有超声心动图，12 导联心电图就成为在非手术室中决定“是继续手术还是推迟”的很好的检查工具。

胃肠道和内分泌变化

肥胖患者的腹压明显升高，这使他们非常容易发生膈疝，并且有些研究表明他们误吸的风险也会增加[13]。麻醉医师需要对这些患者采取预防措施以防止误吸。口服枸橼酸钠，以及静脉注射 H2 受体阻滞剂和质子泵抑制剂均被证实有效[14]。在这些患者中还可观察到胰岛素抵抗，以及胆固醇、甘油三酯和肝酶升高[15]。

非手术室麻醉的机械挑战

在非手术室除了要关注肥胖患者本身，还要顾及与肥胖患者相关的其他诸多方面。患者转移是许多门诊手术中遇到的问题。门诊手术室应配备将患者转运至手术台所需的必要设备[16]。有多种设备可以保护医务人员在转移肥胖患者时免受伤害。在助手有限的非手术室环境中,需要配备这些设备。

另一个问题就是手术台可承受的最大重量。所有手术台都标有最大重量,应进行检查以确保患者的重量不超过手术台的最大承重能力。Skytron(Grand Rapids,美国,密歇根)生产的手术台在平放时能承受的最大患者体重约为545kg(1200磅),在铰接时能承受的最大患者体重约为365kg(800磅)。为了获得最佳效果,在为病态肥胖患者提供安全麻醉时,所有医务人员都需要仔细计划并更加注意细节[17]。

麻醉医师在手术室外进行麻醉时同样需要特殊设备。这些特殊设备可以在紧急情况下提供保障和援助。该些设备包括但不限于电子喉镜,以及用于困难气道管理的纤维支气管镜(框32.1)[18]。

肥胖患者术中注意事项

肥胖患者有其特有的问题,需要包括外科、麻醉科和辅助人员在内的整个团队的努力以优化手术。结合患者的功能状态和相关合并症,术中麻醉方案必须适用于手术类型和紧急程度。完善术前麻醉评估并提前识别高危患者也非常重要。

麻醉的选择

在选择适合手术的麻醉方法时,应考虑各种因素。包括但不限于外科手术类型、手术期间的患者体位及预期的困难气道。与通常在脊柱或区域麻醉技术下进行的膝关节置换术、骨科手术和许多足部手术相比,腹腔镜手术、创伤手术和开胸手术则需要使用气管内导管进行全身麻醉。区域麻醉通常优于全身麻醉(可行的情况下),因为区域麻醉与术后肺部并发症发生率较低、肠功能恢复较早和疼痛控制较好相关[19]。然而,在肥胖患者中,定位正确的解剖结构可能会有困难。区域麻醉技术的失败也常见于此类患者群体,这使得全身麻醉的前期准备至关重要[20]。应针对潜在的困难气道和插管困难采取适当措施。

患者体位

将肥胖患者置于头低位甚至仰卧位会降低功能残气量,压迫下腔静脉使静脉回流减少,导致高代谢

框32.1 肥胖手术患者的管理设备

病房设备

- 专用电动床,无须手动操作即可使用减压床垫将患者扶至站立状态
- 合适的浴室配有落地式马桶,合适的便盆
- 大号血压袖带
- 大号病服
- 合适尺寸的弹力袜和间歇性加压装置
- 大号椅子、轮椅和手推车,且标有最大承受重量
- 承重300kg的秤
- 血气分析仪

手术室设备

- 减重手术台应该包含手臂板和工作台扩展元件,定位附件,如截石位的下肢支撑,以及肩部和足部支撑
- 用于压力点的凝胶垫和填充物
- 宽的魔术贴/绑带将患者固定在手术台上
- 斜坡装置/枕头
- 升高麻醉医师的足踏凳
- 大号止血带
- 备用的困难气道设备
- 能够设置PEEP和压力模式的麻醉呼吸机
- 悬停床垫或滑动床单
- 便携式超声波仪器
- 麻醉深度监测,尽量减少镇静残留
- 神经肌肉监测仪
- 加长脊髓针和硬膜外针
- 如果需要股动脉通路,则使用加长的动脉导管

Adapted with permission from Griffiths, R., Popat, M.T., Pandit J. J., et al. Peri-operative management of the obese surgical patient 2015. Anaesthesia, 70(7): 859-876. © 2015 The Authors. Anaesthesia published by John Wiley & Sons Ltd on behalf of Association of Anaesthetists of Great Britain and Ireland.

氧需求和血氧饱和度快速下降[5,6]。相比之下,患者在俯卧/头高位时更容易通气,且咽、喉、口平行,有助于提高插管成功率。

俯卧位可改善肺功能、通气和氧合。俯卧位患者的横膈肌向头位移较小,引起的肺不张减少。研究发现俯卧位的患者具有更高的呼吸能力和更好的肺顺应性[17,21]。但面部压疮、术后视力丧失、气管导管移位

也多见于俯卧位患者[22]。

生理上，侧卧位增加了非依赖性的肺通气和依赖性的肺灌注，导致 V/Q 比值失调。侧卧位的患者容易发生桡神经和隐神经损伤，因此，前臂支撑和下肢衬垫是预防神经损伤的必要措施。在这种体位下，由于气管导管位于患者的侧面，而患者的手臂位于患者的上方，因此，可能造成头部定位困难。通常需要使用胸部卷垫和凝胶垫来支撑胸部并保持头部处于中立位置。麻醉医师必须在手术期间定期检查眼睛是否受压。

外科医生在各种妇科和泌尿外科手术中可能要求使用截石位，因此，了解肥胖患者截石位相关的并发症至关重要。如果患者在截石位手术后主诉出现与组织创伤不相称的疼痛，应考虑骨筋膜室综合征。由于该体位会导致静脉回流受阻，静脉血栓形成也更常见，因此，应在手术铺巾前放置顺序加压装置。

肥胖患者的体位需要仔细检查压力点、骨突，需要足够的衬垫以减少神经损伤和压疮。安全带通常辅以丝带固定，以防止不必要的移动。

静脉通路

超声是一种方便的工具，可以在术前和术中找到静脉的正确位置和深度，因为在深层皮下脂肪中寻找静脉会很困难。置入中心静脉导管时有其自身的困难，需要患者呈头低位。除了在粗壮的颈部找到解剖标志外，头低位还会加重肥胖患者其他的合并症，例如，头低位压迫腔静脉导致静脉回流减少，引起低血压和可能的心血管损害。由于腹部内容物向胸部移位，FRC 降低、血氧饱和度降低的速度和程度增加，因此，除非绝对必要，否则应避免放置中心静脉导管。无论如何，了解潜在的部位和解剖学标志可提高肥胖患者静脉导管放置的成功率。目前已有其他辅助设备，包括利用光作为静脉识别技术的设备，但它们在这类患者人群中的应用可能有限。

气道管理和通气

肥胖患者的气道管理需要针对面罩通气困难和插管困难等情况进行适当的规划和应急准备。因此，患者的正确体位至关重要。通过抬高患者上半身、头部和颈部可以使颈部向身体屈曲，头部向颈部伸展。使用球囊面罩进行预充氧是有益的，因为肥胖患者一旦呼吸暂停，血氧饱和度会迅速下降。如前所述，其原因是肥胖患者 FRC 降低导致氧储备减少。由于耗氧量的增加，导致氧气的供需失衡。因为肥胖患者的口腔密封困难，胸壁顺应性较低，以及多余的声门上组织，使得球囊面罩通气通常很困难。鼻咽气道和口咽气道经常需要两人协同操作进行球囊面罩通气，应谨慎使用。在紧急情况下，可以使用 CPAP 面罩施加正压通气，该面罩也可以连接到标准呼吸机，或在球囊面罩上使用 PEEP 阀[4]。高流量（约 10L/min）下使用鼻咽通气道进行被动或无呼吸氧合可能会增加呼吸暂停时间，但可以对困难气道患者进行仔细且慎重的操作。

肥胖患者有较高的误吸风险，但在这些患者中优先使用快速顺序诱导以避免误吸是一个有争议的话题，一项大型 Meta 分析未能找到足够的证据来支持或反对使用快速顺序诱导[13]。在通气和插管失败的情况下，抢救设备（如喉罩）可能在关键时刻可以挽救生命，但不能防止误吸。

预计气管插管有困难时，使用表面麻醉和雾化后清醒插管是一种可行的方法。对于舌体较大、颈围>50cm、有 OSA 病史，以及 Mallampati 3 级或 4 级的患者，通常应考虑并讨论清醒插管的可能性[1,2]。一旦患者使用呼吸机，比起给予肥胖患者更大的潮气量，PEEP 可以作为增加肺容量及氧分压的更有效的方法[7,23]。此外，研究还发现 PEEP 可减少肺不张，而肺不张是导致肥胖患者气体交换减少的另一个因素[14]。在使用 PEEP 进行任何肺复张后，一般建议患者保持 8~10cmH_2O 和 6~10mL/kg 的潮气量（基于理想体重），直到患者血流动力学稳定[24]。

诱导剂

重要的是要确定常用诱导和维持药物的剂量是基于理想体重、净体重还是总体重，因为肥胖患者理想体重和总体重之间的差异可能很大。除了非去极化神经阻滞药物采用理想体重，大多数麻醉药物一般使用净体重[24]。由于药物在体内脂肪库的积累，脂溶性药物在肥胖患者体内的分布体积增加，因此，需要增加脂溶性药物的剂量，如芬太尼。亲水性药物的剂量要求一般不受影响。表 32.2 总结了公认的常用药物指南。

液体管理

肥胖患者的术中液体管理存在争议，但以目标为导向的治疗概念似乎是最佳选择。根据生命体征、中

表 32.2 一些常用麻醉药的剂量

基于理想体重的药物剂量(kg): 男性=身高(cm)-100 女性=身高(cm)-110	基于净体重的药物剂量(kg): 男性=50+0.9[身高(cm)-150] 女性=45+0.9[身高(cm)-150]	基于总体重量的药物剂量
顺曲库铵(0.15~0.2mg/kg)	依托咪酯(0.2mg/kg)	依诺肝素(0.5mg/kg)
咪达唑仑(0.15~3.0mg/kg)	芬太尼(2~3μg/kg)	琥珀胆碱(1~1.5mg/kg)
罗库溴铵(0.6~1.2mg/kg)	氯胺酮(1~2mg/kg)	丙泊酚(维持剂量)
维库溴铵(0.10~0.12mg/kg)	吗啡(0.05~0.10mg/kg)	新斯的明(0.05mg/kg)
	瑞芬太尼[0.2~2.0μg/(kg·min)输注]	
	舒芬太尼(1~2μg/kg)	
	丙泊酚(诱导 1.5~2.5mg/kg)	

心静脉压或尿量评估血流动力学并不准确,因为这些参数与心输出量无关[10,12,25]。利用这些参数进行液体管理可能导致复苏不充分,增加肥胖患者的死亡率。此外,过度的液体管理和液体平衡有可能导致多器官功能障碍,包括肺水肿、心肌水肿、肝淤血,以及肾血流和肾小球滤过率下降[25]。目标导向的治疗是一种目标驱动的液体复苏方法,主要通过食管多普勒或脉搏轮廓分析来测量每搏量、心脏指数和混合静脉血氧饱和度等参数,以此评估液体治疗的效果。

麻醉苏醒和拔管

一般情况下,拔管时患者处于半卧位或坐位,以实现最大的膈肌活动度。必须确保神经肌肉阻滞剂得到充分逆转。患者最好是清醒状态。拔管失败的主要原因是气道阻塞,因此,在拔管前必须吸引气道,防止口腔分泌物误吸[26]。对于阻塞性睡眠呼吸暂停患者,在清醒状态下使用鼻喇叭是一种简单、迅速减少气道阻塞的方法。

肥胖患者的术后护理

框 32.2 总结了一些肥胖患者的术后管理指南。

框 32.2 肥胖患者的术后管理

- 对于有阻塞性睡眠呼吸暂停病史的患者，给予100%的氧浓度有助于减少血氧饱和度降低的发作次数[27]
- 减重手术患者应在拔管后立即进行 CPAP，因其可降低气道阻塞的风险并改善肺功能[28]
- 应鼓励早期活动和鼓励性肺活量测定
- 手术后,肥胖患者应置于坐位或将头端抬高至30°~45°改善 FRC
- 提倡早期使用患者自控镇痛药及多模式镇痛技术。充分的镇痛还可以通过增强患者深呼吸的能力来降低肥胖患者的肺部并发症发生率。麻醉深度监测,尽量减少镇静残留。通常避免患者自控镇痛的基础速率以减少过度镇静。应避免肌内或皮下镇痛药,因为肥胖患者的皮下血液供应不足导致吸收率不同[29]
- 肥胖患者发生肺栓塞的风险较高,应始终高度怀疑新发心动过速或血氧饱和度下降。根据血清乳酸水平评估动脉血气有助于评估诊断
- 当动脉血氧饱和度恢复到术前的数值且满足其他机构特定的出院标准时,患者可以出院

病例报道

患者,男 55 岁,BMI 为 58kg/m²。既往病史包括高血压、高脂血症、2 型糖尿病、阻塞性睡眠呼吸暂停综合征(夜间使用 CPAP 设备),52 岁时曾因心肌梗死放置过金属支架。在夜间基本会使用 CPAP 面罩,但不知道其参数设置。已经停用氯吡格雷 3 年,但仍然每天使用阿司匹林、胰岛素、赖诺普利、美托洛尔、氨氯地平、阿托伐他汀和维生素。患者最近的一组实验室检查显示轻度贫血,血红蛋白为 0.098g/L,血小板计数为 220 000/mm³。

患者的凝血检查结果正常。7 个月前的超声心动图显示射血分数为 50%，无局部心室壁异常，无瓣膜疾病。该患者在门诊手术中进行结肠镜检查。

随着肥胖率在一般人群中的稳步上升，麻醉医师在手术室和非手术室环境中都普遍能遇到这种情况。因此，无论是在门诊手术中心还是在偏远地区的医院，在手术室以外的地方对患者进行麻醉安全吗？

（彭滔滔 译 张晓东 审）

参考文献

1. Ezri T, Gewürtz G, Sessler D, Medalion B, Szmuk P, Hagberg C, et al. Prediction of difficult laryngoscopy in obese patients by ultrasound quantification of anterior neck soft tissue. Anaesthesia. 2003;**58**(11):1111–14.
2. Voyagis G, Kyriakis K, Dimitriou V, Vrettou I. Value of oropharyngeal Mallampati classification in predicting difficult laryngoscopy among obese patients. European Journal of Anaesthesiology. 1998;**15**(3):330–34.
3. Levine A, DeMaria S. An updated report by the American Society of Anesthesiologists Task Force on Management of the Difficult Airway. Anesthesiology. 2013;**119**(3):731–32.
4. Weingart S, Levitan R. Preoxygenation and prevention of desaturation during emergency airway management. Annals of Emergency Medicine. 2012;**59**(3):165–75.
5. Yap JC, Watson RA, Gilbey S, Pride NB. Effects of posture on respiratory mechanics in obesity. Journal of Applied Physiology 1995;**79**(4):1199–205.
6. Paul D, Hoyt J, Boutros A. Cardiovascular and respiratory changes in response to change of posture in the very obese. Anesthesiology. 1976;**45**(1):73–78.
7. Pelosi P, Ravagnan I, Giurati G, Panigada M, Bottino N, Tredici S, et al. Positive end-expiratory pressure improves respiratory function in obese but not in normal subjects during anesthesia and paralysis. Survey of Anesthesiology. 2000;**44**(6):360–61.
8. Shenkman Z, Shir Y, Brodsky J. Perioperative management of the obese patient. British Journal of Anaesthesia. 1993;**70**(3):349–59.
9. Forgiarini Júnior L, Rezende J, Forgiarini S. Alveolar recruitment maneuver and perioperative ventilatory support in obese patients undergoing abdominal surgery. Revista Brasileira de Terapia Intensiva. 2013;**25**(4):312–18.
10. Küntscher M, Germann G, Hartmann B. Correlations between cardiac output, stroke volume, central venous pressure, intra-abdominal pressure and total circulating blood volume in resuscitation of major burns. Resuscitation. 2006;**70**(1):37–43.
11. Hernandez A, Whellan D, Stroud S, Sun J, O'Connor C, Jollis J. Outcomes in heart failure patients after major noncardiac surgery. ACC Current Journal Review. 2005;**14**(1):37.
12. Marik P, Baram M, Vahid B. Does central venous pressure predict fluid responsiveness? A systematic review of the literature and the tale of seven mares. Chest. 2008;**134**(1):172–78.
13. Neilipovitz D, Crosby E. No evidence for decreased incidence of aspiration after rapid sequence induction. Canadian Journal of Anesthesia. 2007;**54**(9):748–64.
14. American Society of Anesthesiologists Committee on Standards and Practice Parameters. Practice guidelines for preoperative fasting and the use of pharmacologic agents to reduce the risk of pulmonary aspiration: application to healthy patients undergoing elective procedures. Anesthesiology. 2011;**114**(3):495–511.
15. Cheah M, Kam P. Obesity: basic science and medical aspects relevant to anaesthetists. Anaesthesia. 2005;**60**(10):1009–21.
16. Metzner J, Domino K. Risks of anesthesia or sedation outside the operating room: the role of the anesthesia care provider. Current Opinion in Anaesthesiology. 2010;**23**(4):523–31.
17. Boyce J, Ness T, Castroman P, Gleysteen J. A preliminary study of the optimal anesthesia positioning for the morbidly obese patient. Obesity Surgery. 2003;**13**(1):4–9.
18. Nightingale C, Margarson M, Shearer E, Redman J, Lucas D, Cousins J, et al. Peri-operative management of the obese surgical patient 2015. Anaesthesia. 2015;**70**(7):859–76.
19. Neuman M, Silber J, Elkassabany N, Ludwig J, Fleisher L. Comparative effectiveness of regional versus general anesthesia for hip fracture surgery in Adults. Anesthesiology. 2012;**117**(1):72–92.
20. Ingrande J, Brodsky J, Lemmens H. Regional anesthesia and obesity. Current Opinion in Anaesthesiology. 2009;**22**(5):683–86.
21. Lai-Fook SJ, Rodarte JR. Pleural pressure distribution and its relationship to lung volume and interstitial pressure. Journal of Applied Physiology. 1991;**70**(3):967–78.
22. Kwee M, Ho Y, Rozen W. The prone position during surgery and its complications: a systematic review and evidence-based guidelines. International Surgery. 2015;**100**(2):292–303.
23. Katz J, Ozanne G, Zinn S, Fairley H. Time course and mechanisms of lung-volume increase with PEEP in acute pulmonary failure. Anesthesiology. 1981;**54**(1):9–16.
24. Ingrande J, Lemmens H. Dose adjustment of anaesthetics in the morbidly obese. British Journal of Anaesthesia. 2010;**105**(Suppl 1):i16–23.
25. Prowle J, Echeverri J, Ligabo E, Ronco C, Bellomo R. Fluid balance and acute kidney injury. Nature Reviews Nephrology. 2009;**6**(2):107–15.
26. Cavallone L, Vannucci A. Extubation of the difficult airway and extubation failure. Survey of Anesthesiology. 2013;**57**(6):312–13.
27. Mehta V, Vasu T, Phillips B, Chung F. Obstructive sleep apnea and oxygen therapy: a systematic review of the literature and meta-analysis. Journal of Clinical Sleep Medicine. 2013;**9**(3):271–79.
28. Neligan P, Malhotra G, Fraser M, Williams N, Greenblatt E, Cereda M, et al. Continuous positive airway pressure via the Boussignac system immediately after extubation improves lung function in morbidly obese patients with obstructive sleep apnea undergoing laparoscopic bariatric surgery. Anesthesiology. 2009;**110**(4):878–84.
29. Garimella V, Cellini C. Postoperative pain control. Clinics in Colon and Rectal Surgery. 2013;**26**(3):191–96.

第 33 章

重症监护

Andrea L. Tsai, Roman Schumann

引言

肥胖患者在 ICU 的临床诊疗和护理比较困难。肥胖通常会涉及多系统的功能紊乱，因此，需要对肥胖患者进行个性化的治疗和护理。但是目前尚缺乏可靠的数据提供最佳的治疗方法，因此，大多数的治疗建议还是基于小规模的研究和专家的意见。本章分系统来回顾肥胖患者在 ICU 治疗护理的最佳方法，并讨论其结局。

神经系统

最新的重症监护指南建议是在必要情况下进行轻度镇静，避免使用苯二氮䓬类药物，并尽早开始康复运动[1]。虽然这些建议在肥胖患者中实施有一定难度，但这些建议可能对他们来说非常重要。本章提出了镇静药物和其他神经药物的使用建议，并讨论了危重肥胖患者镇静时可能会涉及的挑战。

镇静情况下可能会增加肥胖患者呼吸衰竭的风险[2,3]。此类呼吸功能损伤的原因可能是多因素的，包括睡眠呼吸障碍的风险基线升高（如阻塞性睡眠呼吸暂停、肥胖低通气综合征等）[4]，限制性通气功能障碍[2,3,5,6]。因此，需要谨慎调整镇静剂的剂量，特别是在非插管的肥胖患者中。

相关药物的药效动力学已在本书其他章节展开讨论，本章重点讨论实用的“经验法则”，以及在 ICU 中经常使用的药物。许多药物剂量在不同级别的肥胖患者中缺乏详细数据，因此，一些研究者主张对 BMI<35kg/m^2 的患者使用 TBW 计算药物剂量，因为在药物研究中通常使用总体重对此类患者给药[7]。对于 BMI>35kg/m^2 的患者，在缺乏具体数据来计算药物剂量时，有以下几种选择，见表 33.1[6]。

指南建议通过滴定调整给药剂量以达到危重患者需要的镇静效果。为了达到预期的镇静效果，并建议使用 Richmond 躁动-镇静评分[8]或 Riker 镇静-躁动评分[9]作为确定药物滴定剂量的工具[1]。然而，BMI>

表 33.1 剂量选择

剂量策略	公式
基于理想体重的剂量	IBW= • 男性(kg)=50+2.3×[身高(英寸)-60] 或者，男性(kg)=[身高(cm)-80]×0.7 • 女性(kg)=45.5+2.3×[身高(英寸)-60] 或者，女性(kg)=[身高(cm)-70]×0.6
基于校准体重的剂量	ABM(kg)=IBW+0.4×(TBW-IBW)
基于瘦体重的剂量	LBW= • 男性(kg)=[1.1×体重(kg)]-120×[体重(kg)/身高(cm)]^2 • 女性(kg)=[1.07×体重(kg)]-148×[体重(kg)/身高(cm)]^2
基于总体重的剂量	不适用
不以体重为基础的剂量	不适用
调整剂量	不适用

35kg/m^2 的患者在根据体重计算药物剂量时必须权衡可能出现的药物剂量不足和过度的风险和益处。如果低剂量具有更有利的风险/效益比,那么首选采用 IBW、ABW 或 LBW 给药。如果高剂量具有更有利的风险/效益比,那么首选采用 TBW 给药。若药物分布容积<1L/kg,且主要由肾脏清除,则最好根据 LBW 给药[7,10],因为在肥胖患者中,IBW 会使肌酐清除率降低,而 TBW 会使肌酐清除率升高[11]。

虽然重度肥胖的危重患者所使用的镇静剂缺乏药代动力学数据,但是右美托咪定和氯胺酮仍是肥胖患者不错的镇静药物,因为它们没有呼吸抑制作用,并且作为辅助镇痛的方法十分有效[3]。一项接受择期手术的病态肥胖患者的小样本(n=8)数据表明,根据 TBW 使用的丙泊酚输注剂量是合适的[12]。对于大多数 ICU 使用的镇静药物和麻醉药物而言(如咪达唑仑、地西泮、瑞芬太尼、阿曲库铵、罗库溴铵和维库溴铵),一般建议是根据 IBW 给药[3,7]。最后,关于抗惊厥药苯妥英钠建议的负荷剂量为 14mg/kg IBW+19mg/kg(TBW-IBW),上限剂量为 2g;维持剂量则按照常规剂量或 IBW[7]定量。

危重患者尽早开始康复治疗是有益的[13,14],这也是危重患者护理的一部分,因为这可以改善肌肉力量、功能性活动能力和生活质量,减少谵妄、住院时间、ICU 住院时间,以及机械通气的时间[1,15]。肥胖患者因活动能力受限会增加不良并发症的风险[16,17],同时会增加护理人员的工作量,对医疗设备造成一定限制,还会影响医生和患者的安全[16,18-20]。例如,对于体重为 136kg 的患者来说,一侧下肢可能重达 22kg[16]。一项关于 ICU 护理工作量的研究发现,随着患者的肥胖程度从 WHO 的Ⅰ级肥胖(BMI 30~34.9kg/m^2)增加到Ⅱ级肥胖(BMI 35~39.9kg/m^2),工作量会随之增加,当达到Ⅲ级肥胖时(BMI≥40kg/m^2),则具有统计学差异[18]。为了使患者和医护人员免受伤害,美国护士协会及全国减重护士协会建议在搬动这类肥胖患者时使用辅助设备和装置[16]。然而,即使有适当的人员配置和设备协助,例如,气垫、升降设备、吊绳等,仍然会在搬运和护理肥胖患者时受到设备的限制。标准设备的安全工作负荷范围为:担架 181~227kg、搬运椅 159~200kg、病床 178~191kg,以及升降设备 140~190kg[20]。专业起重机的载重范围应达到 227~318kg[16]。

肥胖患者的放射学检查同样受到限制。除了由体型造成的超声能量、X 线和光子衰减外,一些重度肥胖患者可能会超过设备的直径或重量限制[21,22]。多余软组织的能量衰减导致超声、平片、透视、CT 和 MRI 的图像质量下降[21,22]。此外,承重极限和扫描仪内径可能会进一步限制成像。不同放射仪器的最大负荷如下:标准 X 线照射范围是 36cm×43cm,平板最大承重为 217kg,如果患者站立且不需要台面,则没有重量限制;CT 扫描仪内径通常为 70cm,最大承重为 200kg;MRI 仪的内径为 60cm,最大承重为 181kg;透视台的最大承重为 204kg;介入操作台的最大承重为 181kg,例如,血管成像、钼靶成像等[19,21-23]。肥胖患者专有的 CT 仪可以支持 279~299kg 的患者,内径为 80~90cm[21]。有报道称使用动物园或兽医医院的仪器为极度肥胖的患者做放射检查,但是这种方式并不可行[23]。许多动物园和兽医医院并没有大型扫描仪,而有的兽医院也有政策禁止对人类患者进行检查[23]。超低场 MRI 是一项新兴技术,其扫描仪内径更宽而有可能应用于肥胖人群[24]。虽然其仍在发展中,但在未来它是有前途的技术。

心血管系统

心血管手术肥胖患者的重症监护也存在挑战,例如,心脏手术后的并发症风险增加,需根据药代动力学选择血管扩张剂和血管活性药物的恰当剂量,并且需要建立血管通路和有创监测。

接受心脏手术的肥胖患者并发症风险增加,尤其是 BMI≥40kg/m^2 的患者。在一项系统回顾和 Meta 分析中,BMI≥30kg/m^2 的肥胖心脏手术患者与 BMI<30kg/m^2 的非肥胖患者相比,术后新发心房颤动的风险增加(OR 为 1.12,95%CI 1.04~1.21)[25]。美国外科医师学会国家外科质量改善计划(ACS-NSQIP)的多变量分析数据显示,BMI ≥40kg/m^2 的冠状动脉旁路移植患者,其术后发生心搏骤停和心肌梗死的概率明显增加(OR 2.35,95%CI 1.01~5.47)[26]。同一分析还报道这类患者的并发症风险增加涉及所有的器官系统,例如,肺部并发症(肺炎、术后重新气管插管和呼吸机支持>48h,OR 1.81,95%CI 1.10~2.98);血栓栓塞(深静脉血栓或肺栓塞,OR 4.58,95%CI 1.74~12.1);脓毒症(脓毒症和脓毒症休克,OR 2.74,95%CI 1.27~5.92);肾脏并发症(新发或进行性肾功能不全,OR 2.74,95%

CI 1.27~5.89)，以及伤口相关并发症(OR 4.73，95% CI 2.48~9.01)[26]。BMI≥40kg/m² 的肥胖患者接受心脏瓣膜置换或修复手术时，其肺部并发症(OR 2.37，95%CI 1.50~3.74)、肾脏并发症(OR 2.46，95%CI 1.25~4.83)和伤口并发症(OR 6.40，95%CI 2.66~15.4)同样增加[26]。

对于肥胖患者心律失常的治疗，重要的是注意肥胖引起的药代动力学变化。一些研究人员建议采取保守的常规方法，即根据标准方案或以 IBW 为基础调整药物剂量[7]。地高辛、普鲁卡因胺、普萘洛尔、奈比洛尔和拉贝洛尔等药物在肥胖患者中的药代动力学研究也支持这一观点[7]。但是，肥胖患者中利多卡因和维拉帕米的药代动力学研究表明，初始剂量应以 TBW 计算，维持剂量则不应按照体重进行给药[6]。对于亲脂性药物胺碘酮来说，因为其分布容积较大，在肥胖患者中应增加初始剂量。然而，目前只有一项成人(包括一些肥胖患者)胺碘酮的药代动力学研究。这项研究是在 23 例 BMI 为 17.6~31.4kg/m² 的日本患者中进行的(其中肥胖的定义是根据日本的标准：男性的体脂率>23%或女性>28%，或 BMI >25kg/m²)[27]。这项研究发现，随着 BMI 增加到 25kg/m² 以上，胺碘酮的清除率降低，而且个体差异变大[27]。在缺乏更明确的研究数据的情况下，目前的最佳方案应该是根据标准方案使用胺碘酮的初始剂量，例如，10min 内静脉注射 150mg，随后的 6h 内注射 360mg，然后在其余的 18h 内注射 540mg)[27,28]。

对于肥胖患者而言，心脏手术后除了并发症和药物剂量相关的问题以外，也给建立血管通路和监测血流动力学方面带来挑战。肥胖患者建立外周静脉通路更加耗时和困难，因此，有必要置入中心静脉导管(CVC)[19,29]。然而，肥胖患者的解剖标志模糊、皮肤与血管之间距离较大，颈短且粗壮，导致 CVC 置管难度增加[29-31]。因此，超声引导下进行血管穿刺置管，可提高肥胖患者颈内 CVC 置管的成功率，并降低并发症的发生率[29,30]。然而，BMI 较高也会出现锁骨下静脉的显影不清，导致超声引导下锁骨下 CVC 置入困难[32]。尽管从最近的数据和研究中得出，不同部位 CVC 置管相关的血流感染率不存在差异，例如，颈内静脉、锁骨下静脉及股静[33,34]，但亚组分析表明，对于 BMI 较高的患者(28.4~45kg/m²)，股静脉 CVC 置管相关的细菌感染风险较颈内静脉 CVC 置管增加。这一证据提示肥胖症患者并不适合股静脉 CVC 置入[35]。

鉴于危重的肥胖患者建立血管通路可能存在困难，因此，为他们建立体外膜氧合(ECMO)也可能十分危险。事实上，在体外生命支持组织发表的《成人心力衰竭指南》中，肥胖被列为动静脉 ECMO 的相对禁忌证[36]。这个相对禁忌证也可能是因为肥胖患者的静息心输出量较高[29,37]，且难以实现较高的 ECMO 流量(因为吸气、溶血等限制)。然而，多个病例队列研究描述了在肥胖患者中成功实施了支持呼吸的静脉-静脉 ECMO[37,38]，包括 BMI 高达 88.6kg/m² 的患者[38]。大多数患者都是经皮穿刺，使用股静脉引流置管和右颈内静脉回流置管[37,38]。在透视引导下置管会受到工作台的重量限制，因此，只有少数患者接受了单管双腔置管[37,38]。尽管医务人员在护理肥胖患者时面临许多挑战(例如，需要 2~4 人协助牵拉脂肪以方便插管，以及需要 4~6 人协助患者重新定位等)[38]，但肥胖组和非肥胖组 ECMO 成功撤机和存活率相似，因此，得出以下结论：对这类危重患者来说，静脉 ECMO 是可行的，并且可能挽救生命[37,38]。

肺部

与非肥胖患者相比，肥胖患者的肺部合并症风险较高，例如，睡眠呼吸暂停、气道高反应性和肺动脉高压[6]。此外，ICU 内的肥胖患者 ARDS 的发生率似乎也较高[31,39]。这类患者引起肺部合并症的病理生理学机制是多因素且复杂的。激素变化可能起到一定作用，例如，瘦素抵抗[4,29,40]。肥胖是一种慢性促炎过程，可能会导致高反应性气道疾病[31]，但肥胖与急性肺损伤的关系尚不明确，肥胖引起的肺功能变化也是关键因素，例如，肺顺应性下降[41,42]、气道阻力增加[4,29]、呼吸做功增加[41,43]、耗氧量(VO_2)和二氧化碳生成量(VCO_2)增加[29,40]，补呼气量、用力肺活量、第 1 秒用力呼气量、功能残气量、肺总量和最大自主通气量减少[4,5,40,41,43]。这些变化在患者仰卧位[4,41]和中心型肥胖(即腰臀比和颈围增加)的情况下会加剧[40]。这些因素会给 ICU 内肥胖患者的气道管理和机械通气带来挑战。

BMI>26kg/m² 是面罩通气困难的独立风险因素[5]，一些观点认为 BMI 增加与困难气管插管有关[5,44,45]。一项关于 ICU 患者气管插管的前瞻性观察研究显示，BMI ≥30kg/m² 及 35kg/m² 的患者其困难气管插管的发生率分别为 16.3%和 15%[44,45]。预测 ICU 肥胖患者气管插管困难的因素包括 Mallampati Ⅲ级或Ⅳ级、阻塞性睡眠呼吸暂停、严重低氧血症(<80%)及昏迷[44]。ICU 气管插管困难会使威胁生命的严重并发症的发生风险增加,包括严重低氧血症、严重心血管衰竭、心搏骤停和死亡(RR 1.5,95%CI 1.1~2.0)[44]。为了提高 ICU 气管插管成功率,建议插管前进行全面的评估和充分的准备,特别是对于体位改变可能困难的患者。BMI ≥30kg/m^2 的 ICU 患者较其他患者更常使用辅助气道设备帮助插管,例如,气管插管探条、视频喉镜、纤支镜等[44]。采用"嗅物位"(颈部屈曲,头部伸展)、"斜坡位"(胸骨切迹和外耳道在同一水平),或者反 Trendelenburg 体位有利于暴露喉部,改善肺功能[5,29,31,46]。在 BMI ≥ 40kg/m^2 的减重手术患者中,斜坡位"比"嗅物位"能更好地提高喉镜视野等级[46]。如果已充分评估患者可能为困难气道,则应寻找有气道管理经验的医生,并考虑进行清醒插管[5,31]。

肥胖患者也可能面临机械通气困难。《ARDS 指南》已经确定了肺保护性通气策略,包括限制潮气量(V_T)≤6mL/kg IBW,限制平台压(P_{plat}),P_{plat}≤ 30cmH_2O[47,48]。然而,一项机械通气患者的队列分析表明,肥胖患者更有可能接受基于 IBW 的高 V_T,从而导致肺泡过度膨胀和通气导致的肺损伤[39]。由于肥胖引起的限制性通气功能障碍,患者 P_{plat} 可能超过肺保护性通气策略推荐的水平,而且关于肥胖患者 PEEP 的调节并不明确。

有研究表明在 ICU 的肥胖患者的肺保护性通气策略中应使用跨肺压(P_{tp})而不是气道压力(P_{aw})[43]。证据表明,肺部损伤的罪魁祸首可能是 P_{tp} 而不是 P_{aw}[48]。一般来说,P_{tp} 等于 P_{aw} 减去胸腔内压(P_{pl})(图 33.1)。在镇静和机械通气的肥胖患者中,P_{pl} 为正值[41,43]。因此,即使在 P_{aw} 升高的情况下,P_{tp} 也可能为负值,从而可能导致气道塌陷和肺不张[42,48]。此外,在 P_{pl} 升高的情况下,P_{plat} 升高实际上可能不会造成伤害,因为大部分的呼吸机压力是胸壁的扩张而不是肺扩张来消散的(图 33.1)[48]。

P_{pl} 的测定是很复杂的,但可以通过食管压(P_{es})来估计[31,48]。与《ARDS 指南》的 PEEP 滴定法相比,在 ICU 的 ARDS 患者(n=61)中采用 Pes 指导方案可持续改善 PaO_2,并显著降低 28 天后的死亡率(相对风险 0.46,95%CI 0.19~1.0)[49]。虽然这项试验没有专门针对肥胖患者,但另一项小规模试验(n=14)对 BMI 为 35.2~91.8kg/m^2 的患者进行了研究,使用 Pes 指导的 PEEP 滴定同样改善了氧合、肺容量和呼吸系统弹性阻力[43]。这些研究建议从 P_{es} 向上调节 PEEP 和 P_{plat} 以实现呼气末 P_{tp} 为 0~10cmH_2O,吸气末 P_{tp}<25cmH_2O。这些试验的 PEEP 平均值为在 17~21cmH_2O(标准差 4~6)[43,49]。基于这些数据,目前正在进行一项针对 ARDS 患者的Ⅱ期临床试验,即 P_{tp} 引导的机械通气,研究结果可能会改变 ICU 肥胖患者的通气策略[50]。

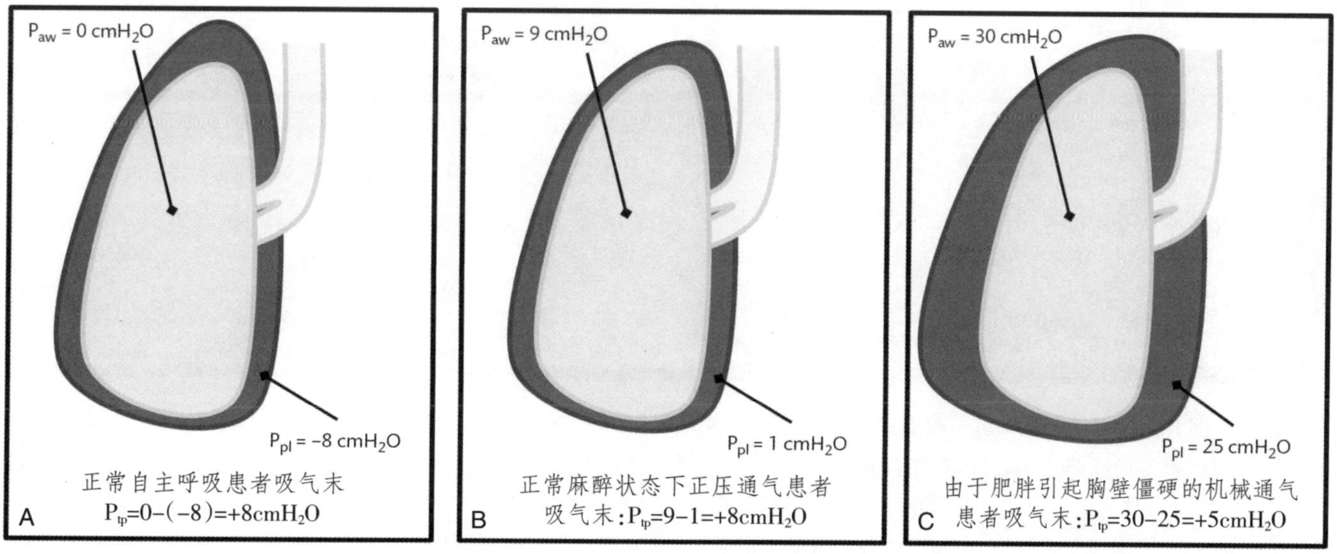

图 33.1 (A)自主呼吸患者的气道、胸膜和跨肺压。(B)与(A)为同一患者,目前采用正压通气。(C)肥胖导致胸壁僵硬的患者采用正压通气。[Adapted with permission from Slutsky, A.S., and Ranieri, V. M., Ventilator-Induced Lung Injury. New England Journal Medicine, 369:2126-2136. Copyright(2013)Massachusetts Medical Society. DOI:10.1056/NEJMra1208707]

在没有 P_{es} 的情况下可使用递减式 PEEP 试验来调整合适的 PEEP[43]。在递减式 PEEP 试验中，一次肺复张（RM）后，将 PEEP 设置在一个较高的水平（如 $25cmH_2O$），然后逐渐降低（如每 2min 减少 $2cmH_2O$），同时测量 δ 压力（Pplat－PEEP）[43]。具有最低 δ 压力的 PEEP 则为最佳 PEEP。人们发现以这种方式确定的 PEEP 与 P_{es} 测定的 PEEP 很接近[43]。

改善肥胖患者机械通气时肺功能的策略还包括恢复性 RM，如短暂施加 $P_{aw}=40cmH_2O$[31,43]，抬高床头[5,31,43,51]，以及采用俯卧位[52]。对 ICU 的肥胖患者使用 RM 的研究并不多。一项小型研究表明，与不使用 RM 而增加 PEEP 相比，RM 能改善肺容量、弹性阻力和氧合[43]。患者对 RM 的耐受性良好，14 例患者中有 5 例出现了短暂的收缩压下降（<90mmHg）[43]。PROBESE 是一项正在进行的试验，它比较了 BMI ≥$35kg/m^2$ 的患者通气时 PEEP ≥$12cmH_2O$ 联合 RM 与 PEEP = $4cmH_2O$ 无 RM 的情况，研究结果可能会为 ICU 的肥胖患者提供进一步的通气策略指导[6,53]。

抬高床头可以直观地改善肺功能，尤其是在肥胖患者中，这可以降低静息跨膈压，减少肺不张并改善气体交换[31,51]。针对有自主呼吸并伴有腹胀、腹水或肥胖的气管插管患者，一项研究表明他们在 45°反 Tendelenburg 仰卧体位时 V_T 更大、呼吸频率更低，有利于撤离呼吸机[54]。另有两项针对肥胖患者机械通气的研究也支持这些发现，其中一项研究显示（BMI > $35kg/m^2$），抬高床头可改善肺容量，降低最佳 PEEP 需求[43]；另一项试验表明（BMI >$45kg/m^2$），坐姿可缓解呼气气流受限、内源性 PEEP 和 P_{plat}[51]。在这两项研究中抬高床头的耐受性和可行性都很好。

俯卧位在 ARDS 中得到了广泛的研究[31,52,55]，其可以通过促进均匀的肺膨胀、改善通气/血流比、肺顺应性和功能残余量来改善患者氧合[31,52]。当早期（如机械通气开始后 36h 内）对中重度 ARDS 患者采用较长时间（如 12~20h）的俯卧位时，可显著降低 28 天和 90 天的死亡率[55]。但对肥胖患者来说俯卧位有明显的困难。然而，最近的一项病例对照研究表明，俯卧位对肥胖症患者（BMI≥$35kg/m^2$）是安全的，而且似乎比相同情况的非肥胖症患者更能改善他们的氧合情况（图 33.2）[52]。研究认为，有 ARDS 的肥胖患者可能更适合采用俯卧位[52]。

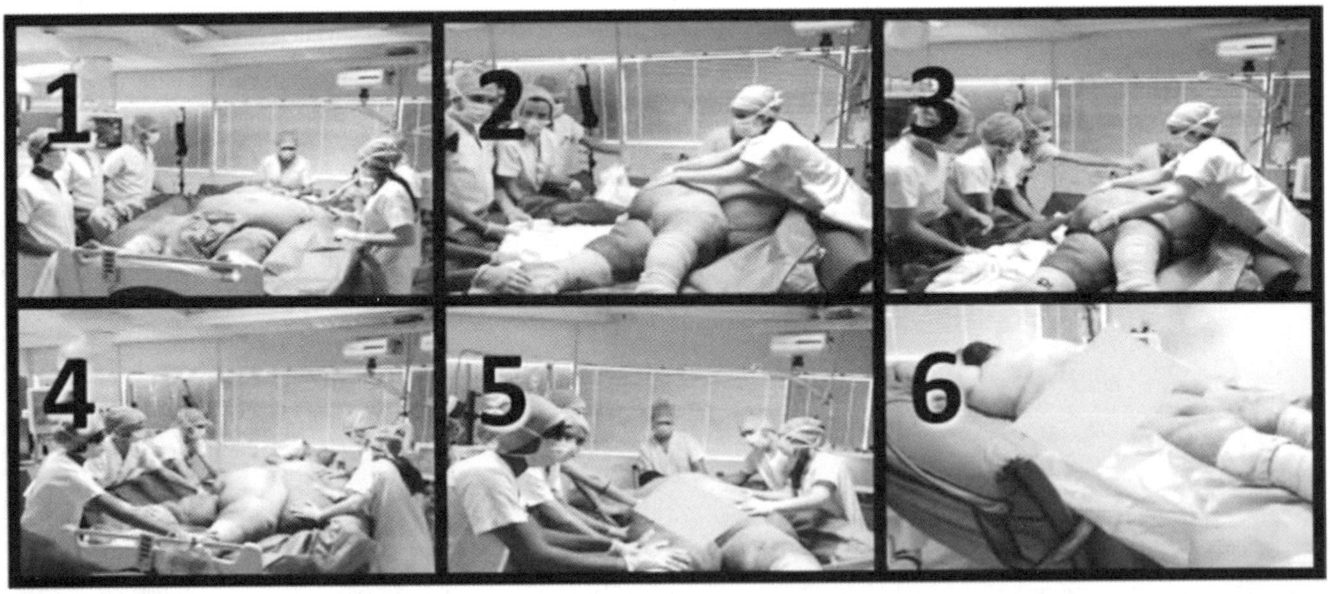

图 33.2　1 例 ICU 肥胖患者从仰卧位改变到俯卧位的逐步体位摆放顺序。第 1 步，患者仰卧，深度镇静。一名操作者在患者头部以确保气道通路，三名操作者在右侧，两名在左侧，一名灵活移动以帮助其他操作者。第 2 步，在患者移动前检查监护仪。接下来将患者先转到左侧卧位。第 3 步，然后将患者移到床的另一侧，为俯卧位做准备。第 4 步，患者转为俯卧位。第 5 步，放置上胸和骨盆支撑物，以确保腹部自由活动。第 6 步，患者保持俯卧位，定期检查压迫点，每 2h 更换头部方向。[Reproduced with permission from De Jong，A.，Molinari，N.，Sebbane，M.，et al，Feasibility and Effectiveness of Prone Position in Morbidly Obese Patients with ARDS A Case-Control Clinical Study，CHEST，143(6)：1554-1561. Copyright © 2013 The American College of Chest Physicians. Published by Else- vier Inc. All rights reserved. DOI：10.1378/chest.12~2115GASTROINTESTINAL]（扫码见彩图）

胃肠道

肥胖患者重症监护中胃肠道方面的注意事项包括腹内高压、腹腔室隔综合征及肠道营养。世界腹腔室隔综合征协会将腹内高压定义为腹腔内压力（IAP）持续或反复的病理性升高，≥12mmHg；而腹腔室隔综合征则指 IAP 持续≥20mmHg，并伴有新的器官功能障碍或衰竭[56]。在 ICU 中，肥胖（BMI>30kg/m^2）是腹内高压的独立危险因素[56-58]。然而，目前还不清楚腹内高压的标准定义是否适用于肥胖患者。一项研究表明，62 例接受择期手术的肥胖患者（BMI 37.1~62.6kg/m^2）的平均 IAP 为 14mmHg（10~18mmHg），且 BMI 和 IAP 之间呈正相关[59]。人们认为肥胖患者 IAP 升高的机制是内脏脂肪的直接重力作用[60]。研究表明，肥胖患者伴随着 IAP 的慢性升高，因此，研究者认为肥胖患者“正常”IAP 为 7~14mmHg，但 IAP 进展为腹腔室隔综合征的阈值还有待进一步研究[60]。目前还没有针对肥胖患者腹腔室隔综合征的治疗建议。

2016 年危重症医学会（SCCM）和美国肠外和肠内营养学会（ASPEN）发布了 ICU 成人患者营养支持的最新指南，其中对肥胖患者有特殊规定，在此予以概述。指南建议对所有不能自主进食的患者，包括肥胖患者，在入院后 24~48h 启动肠内营养[61]。肥胖、危重患者的营养支持常常被延迟，这可能是出于一种误解，即人们普遍认为这些肥胖患者有足够的营养储备[62]。事实上，一项针对 ICU 多发性创伤患者的研究表明，BMI>30kg/m^2 的患者有更大的比例是从蛋白质代谢而不是从脂肪代谢中获取能量，这使肥胖患者更容易消耗瘦体重[63]。营养对于维持瘦体重至关重要；此外，营养支持提供了许多营养之外的好处，如保持肠道完整性、减少细菌易位，以及调节压力和免疫反应[61]。

对于 ICU 肥胖患者的肠外和肠内营养，SCCM 和 ASPEN 指南建议采用高蛋白、低热量的方案，目的是保持瘦体重、动员脂肪组织，并尽量减少由过度营养引起的并发症[61]。间接热量法是所有患者确定能量需求的首选，但对于肥胖患者，推荐的热量目标应不超过间接热量法测定的 65%~70%[61]。如果无法使用间接热量法，指南则建议使用基于体重的计算方法来估计能量需求：对于 BMI 为 30~50kg/m^2 的患者，每天需要 11~14kcal/kg TBW；对于 BMI>50kg/m^2 的患者，每天需要 22~25kcal/kg IBW[61]。对于 BMI 为 30~40kg/m^2 的患者，蛋白质剂量应为每天 2.0g/kg IBW；对于 BMI 为 40kg/m^2 或更高的患者，蛋白质为每天 2.5g/kg IBW[61]。目前没有建议支持或反对任何预测公式，只是指出这些公式对肥胖患者的准确性较低[61]。由于缺乏数据，没有推荐加入任何免疫调节剂或补充剂；但是，指南建议对于有减重手术史的患者，应在使用葡萄糖之前补充硫胺素，并评估是否有常见的微量元素缺乏症[钙、维生素 B_1、维生素 B_{12}、脂溶性维生素（A、D、E、K）、叶酸、铁、硒、锌、铜][61]。

肾脏

一些伴有肥胖的危重患者，包括创伤[64]、混合型[65,66]和 ARDS[67]患者，与急性肾脏损伤有直接的关联。其原因尚不清楚，但可能与肥胖患者的慢性炎症状态有关，患者 IAP 升高使其容易发生腹腔室隔综合征或加重亚临床肥胖相关的肾病[10,68]。目前，关于肥胖的危重患者并发急性肾损伤的预防和治疗尚不清楚，还不能得出有意义的结论。因此，肥胖的危重患者急性肾损伤的治疗与正常体重的患者类似：优化肾脏灌注、避免或谨慎使用肾毒素药物、并根据需要进行肾脏替代治疗。估计肥胖患者的肌酐清除率时可以使用 LBW 和 Cockcroft-Gault 公式，或者定时收集尿液[7,10]。

血液系统

肥胖和危重症是静脉血栓栓塞（VTE）的独立风险因素[6,69-72]。2012 年更新了骨科手术[73]、非骨科手术[74]和非手术患者[75]的 VTE 预防指南。对于非手术患者，Padua 预测评分[76]将患者分为 VTE 低风险或高风险；许多内科 ICU 的肥胖患者由于其 BMI≥30kg/m^2 和活动能力下降而符合高风险类别的标准[75]。为了确定手术患者的 VTE 风险，2012 年指南[74]采用了 Caprini[72]或 Rogers[77]评分，Caprini 评分将 BMI>25kg/m^2 归为 VTE 发生的危险因素。对于 VTE 高风险的外科 ICU 患者和内科 ICU 患者建议采用药物预防 VTE，对于手术后的患者可额外增加机械性预防措施（如顺序加压充气泵）[73-75]。值得注意的是，2013 年指南建议对所有减重手术患者采取双重（化学和机械）VTE 预防措施[78]。指南建议根据 TBW 使用依诺肝素、达肝素或亭扎肝素，TBW 上限分别不超过 144kg、190kg 和 165kg[79]。不建议常规使用超声筛查 VTE 或预防性放置下腔静脉过滤器[74,78]。

感染性疾病

对于有肥胖症的危重患者，必须关注感染性并发症。BMI ≥ 40kg/m² 的患者在 ICU 中发生压疮的风险有所增加[80]。来自 16 类手术（主要有心血管、骨科和肿瘤）NSQIP 数据库数据显示，除肺切除术外，在所有分析的手术中，BMI ≥40kg/m² 的患者伤口并发症的概率明显增加[26]。在一些分析中发现，肥胖症手术患者的感染性并发症增加，包括减重手术[81]、普通手术[82]，以及大小骨科手术[83-86]。尽量减少手术感染性并发症的潜在策略包括尽可能使用微创手术方法、切口分层关闭，以及根据体重调整抗生素剂量等[26,78,81]。

关于抗菌药物的剂量，肥胖和危重患者缺乏大量数据，因此，其使用剂量主要基于推断[87]。2016 年一项关于肥胖对危重患者抗菌药物药代动力学的影响的研究表明，一般情况下标准给药剂量足以达到目标药效，但应尽可能对治疗性药物进行监测[87]。如果使用体重计算给药剂量，那么亲脂性药物如氟喹诺酮类、甘氨环素类、恶唑烷酮类和大环内酯类建议采用 LBW，亲水性药物，如 β-内酰胺类、氨基糖苷类、糖肽类（除外万古霉素负荷剂量使用 TBW）、多黏菌素类、脂肽类和氟康唑建议采用 LBW 或者 ABW[87]。

内分泌

肥胖通常与代谢综合征并存：包括高血压、血脂异常和血糖异常[6]。2009 年，多个国家和国际组织发布声明，试图统一代谢综合征的定义，至少满足以下 5 个标准中的 3 个：腰围增加（具体阈值因性别、种族和地区而异）；甘油三酯水平≥8.3mmol/L；男性高密度脂蛋白浓度<2.2mmol/L，女性<2.8mmol/L；收缩压≥130mmHg 和（或）舒张压≥85mmHg；以及空腹血糖≥5.6mmol/L[88]。SCCM 和 ASPEN 指南建议评估 ICU 肥胖患者的中心型肥胖症、代谢综合征、肌肉减少症、BMI>40kg/m² 和全身炎症反应综合征[61]。建议对接受营养补充的 ICU 肥胖患者进行监测，观察其高血糖、高脂血症、高碳酸血症、液体过量和肝脏脂肪堆积的情况是否恶化[61]。

结论

尽管有证据表明肥胖危重患者的并发症增加，但肥胖和死亡率之间的关系尚不清楚。有报道显示了不同的结局，从不相关[39,89-91]、正相关[92-94]、负相关[95]到“U”型或“J”型相关（其中 BMI<25kg/m² 和≥40kg/m² 的患者死亡率最高，BMI 为 25~39.9kg/m² 的患者死亡率最低）[96,97]。这些矛盾的研究结果表明，在分析结果数据时可能需要考虑其他变量。

患者进入 ICU 的原因似乎影响了肥胖患者的结局，其中创伤与死亡率的增加关系最为密切[94,97]。影响生存的其他变量，如年龄增长、疾病严重程度、吸烟及近期体重减轻，往往与 BMI 下降相关，但有时并未纳入分析中[6]。多变量分析可能有助于解释这些变量。具体的研究策略包括更精准的 BMI 分类或对肥胖的定义，并避免分析长期生存率，防止反向因果关系（BMI 下降与生存率下降没有内在联系，而是疾病严重程度、预后不良和生存率下降的标志）[6]。尽管 BMI 是一个衡量肥胖的简单工具，但利用向心性肥胖（相对于周围）和（或）代谢综合征来对肥胖进行分级，可能对研究更为合适和有用[6]。一些研究表明，衡量向心性肥胖的方法，例如，腰围、矢状面直径、腰臀比或 CT 扫描与 ICU 的死亡率有更大的关联[94,97]。使用这些措施可能有助于将资源分配给不良后果风险更高的患者，并在未来的研究中阐明肥胖与死亡率之间的关系。

病例报道

患者，女，47 岁，病态肥胖（BMI 为 72kg/m²），1 天前淋浴时摔倒，导致股骨骨折，在外科重症监护室（SICU）进行髓内钉固定。手术过程因低氧而变得复杂，患者在 PEEP 设置为 5cmH_2O 时需要将 FiO_2 浓度提高到 100%才能维持其氧血饱和度为 95%。患者术后由于低氧行气管插管，并被送入 SICU。

术后第 1 天，患者胸部 X 线提示双肺斑片状阴影，呼吸困难依旧存在。此时采用容量控制通气，V_T 为 4mL/kg IBW，P_{plat} 为 30cmH_2O，PEEP 为 14cmH_2O，FiO_2 为 80%，动脉血气（ABG）显示 pH 值为 7.22,$PaCO_2$ 为 70mmHg,PaO_2 为 61mmHg。放置食管气囊,测量胸腔内压为 $25cmH_2O$;根据这些结果将 PEEP 调至 $25cmH_2O$,V_T 增加到 6mL/kg IBW,P_{plat} 最后为 $47cmH_2O$。

术后第 2 天,患者的呼吸机设置为容量控制通气,V_T 6mL/kg IBW,P_{plat} $45cmH_2O$,FiO_2 60%,PEEP $25cmH_2O$,ABG 显示 pH 值为 7.38,$PaCO_2$ 49mmHg,PaO_2 60mmHg。术后第 3 天,患者 ABG 和呼吸机设置保持稳定,食管压力保持在 $25cmH_2O$。为了进一步降低 FiO_2,将 PEEP 增加到 $30cmH_2O$。在一天的时间里,FiO_2 能够降至 40%;然而,患者尿量之前正常,目前却减少至 10mL/h,同时伴有血清肌酐增加(从 50.0μmol/L 增加到 88.9μmol/L)。由于 PEEP 增加和少尿之间存在时间关联,因此,强烈怀疑是由高胸腔内压引起的腹腔室隔综合征。为此,在术后第 4 天,PEEP 降至 $20cmH_2O$。患者情况稳定,V_T 6mL/kg IBW 时 ABG 提示 pH 值为 7.39,$PaCO_2$ 47mmHg,PaO_2 68mmHg,FiO_2 40%,尿量增加至 30mL/h 以上,血清肌酐下降至 77.8μmol/L。在术后第 5 天的整个过程中,患者可以耐受 PEEP 降至 $7cmH_2O$,肾功能继续恢复到基线水平。术后第 6 天,患者在压力支持通气模式(吸气压力 $7cmH_2O$、PEEP $5cmH_2O$、FiO_2 40%)下成功进行了自主呼吸试验,顺利拔除了经鼻气管插管导管。

(张攀 译 张晓东 审)

参考文献

1. Devlin JW, Skrobik Y, Gelinas C, Needham DM, Slooter AJC, Pandharipande PP, et al. Clinical practice guidelines for the prevention and management of pain, agitation/sedation, delirium, immobility, and sleep disruption in adult patients in the ICU. Crit Care Med. 2018;**46**(9):825–873.
2. King DR, Velmahos GC. Difficulties in managing the surgical patient who is morbidly obese. Crit Care Med. 2010;**38**(9 Suppl):S478–82.
3. Aantaa R, Tonner P, Conti G, Longrois D, Mantz J, Mulier JP. Sedation options for the morbidly obese intensive care unit patient: a concise survey and an agenda for development. Multidiscip Respir Med. 2015;**10**(1):8.
4. Crummy F, Piper AJ, Naughton MT. Obesity and the lung: 2. Obesity and sleep-disordered breathing. Thorax. 2008;**63**(8):738–46.
5. Walz JM, Zayaruzny M, Heard SO. Airway management in critical illness. Chest. 2007;**131**(2):608–20.
6. Tsai A, Schumann R. Morbid obesity and perioperative complications. Curr Opin Anaesthesiol. 2016;**29**(1):103–108.
7. Erstad BL. Designing drug regimens for special intensive care unit populations. Pediatr Crit Care Med. 2015;**4**(2):139–51.
8. Ely EW, Truman B, Shintani A, Thomason JWW, Wheeler AP, Gordon S, et al. Monitoring sedation status over time in ICU patients: reliability and validity of the Richmond Agitation-Sedation Scale (RASS). JAMA. 2003;**289**(22):2983–91.
9. Riker RR, Fraser GL, Simmons LE, Wilkins ML. Validating the Sedation-Agitation Scale with the Bispectral Index and Visual Analog Scale in adult ICU patients after cardiac surgery. Intensive Care Med. 2001;**27**(5):853–58.
10. Bucaloiu ID, Perkins RM, DiFilippo W, Yahya T, Norfolk E. Acute kidney injury in the critically ill, morbidly obese patient: diagnostic and therapeutic challenges in a unique patient population. Crit Care Clin. 2010;**26**(4):607–24.
11. Brown DL, Masselink AJ, Lalla CD. Functional range of creatinine clearance for renal drug dosing: a practical solution to the controversy of which weight to use in the Cockcroft-Gault equation. Ann Pharmacother. 2013;**47**(7–8):1039–44.
12. Servin F, Farinotti R, Haberer JP, Desmonts JM. Propofol infusion for maintenance of anesthesia in morbidly obese patients receiving nitrous oxide. A clinical and pharmacokinetic study. Anesthesiology. 1993;**78**(4):657–65.
13. Adler J, Malone D. Early mobilization in the intensive care unit: a systematic review. Cardiopulm Phys Ther J. 2012;**23**(1):5–13.
14. Parker A, Needham D. The Importance of Early Rehabilitation and Mobility in the ICU. Society of Critical Care Medicine, 2013. http://www.sccm.org/Communications/Critical-Connections/Archives/Pages/Importance-Early-Rehabilitation-Mobility-ICU.aspx
15. Society of Critical Care Medicine. The Importance of Early Rehabilitation and Mobility in the ICU. Critical Connections. August/September 2013. http://vhms.com/wp-content/uploads/2015/04/BArticle%20-%20Mobility%20in%20the%20ICU%204-8-15.pdf
16. Arnold M, Roe E, Williams D. A pictorial overview of technology-assisted care options for bariatric patients: one hospital's experience. Ostomy Wound Manage. 2014;**60**(1):36–42.
17. Newell MA, Bard MR, Goettler CE, Toschlog EA, Schenarts PJ, Sagraves SG, et al. Body mass index and outcomes in critically injured blunt trauma patients: weighing the impact. J Am Coll Surg. 2007;**204**(5):1056–61.
18. Carrara FSA, Zanei SSV, Cremasco MF, Whitaker IY. Outcomes and nursing workload related to obese patients in the intensive care unit. Intensive Crit Care Nurs. 2016;**35**:45–51.
19. Davidson JE, Callery C. Care of the obesity surgery patient requiring immediate-level care or intensive care. Obes Surg. 2001;**11**(1):93–97.
20. Hignett S, Griffiths P. Manual handling risks in the bariatric (obese) patient pathway in acute sector, community and ambulance care and treatment. Work. 2009;**33**(2):175–80.
21. Modica MJ, Kanal KM, Gunn ML. The obese emergency patient: imaging challenges and solutions. Radiographics. 2011;**31**(3):811–23.
22. Radiology Rounds. Imaging and obese patients. July 2005. http://www.mghradrounds.org/clientuploads/july_2005/july_2005.pdf
23. Ginde AA, Foianini A, Renner DM, Valley M, Camargo CA Jr. The challenge of CT and MRI imaging of obese individuals who present to the emergency department: a national survey. Obesity. 2008;**16**(11):2549–51.
24. Sarracanie M, LaPierre CD, Salameh N, Waddington DEJ, Witzel T, Rosen MS. Low-cost high-performance MRI. Sci Rep. 2015;**5**:15177.

25. Hernandez AV, Kaw R, Pasupuleti V, Bina P, Ioannidis JPA, Bueno H, et al. Association between obesity and postoperative atrial fibrillation in patients undergoing cardiac operations: a systematic review and meta-analysis. Ann Thorac Surg. 2013;**96**(3):1104–16.
26. Sood A, Abdollah F, Sammon JD, Majumder K, Schmid M, Peabody JO, et al. The effect of body mass index on perioperative outcomes after major surgery: results from the National Surgical Quality Improvement Program (ACS-NSQIP) 2005–2011. World J Surg. 2015;**39**(10):2376–85.
27. Fukuchi H, Nakashima M, Araki R, Komiya N, Hayano M, Yano K, et al. Effect of obesity on serum amiodarone concentration in Japanese patients: population pharmacokinetic investigation by multiple trough screen analysis. J Clin Pharm Ther. 2009;**34**(3):329–36.
28. Erstad BL. Dosing of medications in morbidly obese patients in the intensive care unit setting. Intensive Care Med. 2004;**30**(1):18–32.
29. Varon J, Marik P. Management of the obese critically ill patient. Crit Care Clin. 2001;**17**(1):187–200.
30. Brusasco C, Corradi F, Zattoni PL, Launo C, Leykin Y, Palermo S. Ultrasound-guided central venous cannulation in bariatric patients. Obes Surg. 2009;**19**(10):1365–70.
31. Hibbert K, Rice M, Malhotra A. Obesity and ARDS. Chest. 2012;**142**(3):785–90.
32. McGrath TM, Farabaugh EA, Pickett MJ, Wagner DK, Griswold-Theodorson S. Obesity hinders ultrasound visualization of the subclavian vein: implications for central venous access. J Vasc Access. 2012;**13**(2):246–50.
33. Lipshutz AKM, Gropper MA. Central venous catheters: follow the evidence, not the guidelines. Crit Care Med. 2012;**40**(8):2528–29.
34. Marik PE, Flemmer M, Harrison W. The risk of catheter-related bloodstream infection with femoral venous catheters as compared to subclavian and internal jugular venous catheters: a systematic review of the literature and meta-analysis. Crit Care Med. 2012;**40**(8):2479–85.
35. Parienti J-J, Thirion M, Mégarbane B, Souweine B, Ouchikhe A, Polito A, et al. Femoral vs jugular venous catheterization and risk of nosocomial events in adults requiring acute renal replacement therapy: a randomized controlled trial. JAMA. 2008;**299**(20):2413–22.
36. Extracorporeal Life Support Organization. Guidelines. ECMO and ECLS. http://www.elso.org/resources/Guidelines.aspx
37. Kon ZN, Dahi S, Evans CF, Byrnes KA, Bittle GJ, Wehman B, et al. Class III obesity is not a contraindication to venovenous extracorporeal membrane oxygenation support. Ann Thorac Surg. 2015;**100**(5):1855–60.
38. Swol J, Buchwald D, Dudda M, Strauch J, Schildhauer TA. Veno-venous extracorporeal membrane oxygenation in obese surgical patients with hypercapnic lung failure. Acta Anaesthesiol Scand. 2014;**58**(5):534–38.
39. Anzueto A, Frutos-Vivar F, Esteban A, Bensalami N, Marks D, Raymondos K, et al. Influence of body mass index on outcome of the mechanically ventilated patients. Thorax. 2011;**66**(1):66–73.
40. Jones SF, Brito V, Ghamande S. Obesity hypoventilation syndrome in the critically ill. Crit Care Clin. 2015;**31**(3):419–34.
41. Behazin N, Jones SB, Cohen RI, Loring SH. Respiratory restriction and elevated pleural and esophageal pressures in morbid obesity. J Appl Physiol. 2010;**108**(1):212–18.
42. Talmor DS, Fessler HE. Are esophageal pressure measurements important in clinical decision-making in mechanically ventilated patients? Respir Care. 2010;**55**(2):162–72.
43. Pirrone M, Fisher D, Chipman D, Imber DAE, Corona J, Mietto C, et al. Recruitment maneuvers and positive end-expiratory pressure titration in morbidly obese ICU patients. Crit Care Med. 2016;**44**(2):300–307.
44. De Jong A, Molinari N, Pouzeratte Y, Verzilli D, Chanques G, Jung B, et al. Difficult intubation in obese patients: incidence, risk factors, and complications in the operating theatre and in intensive care units. Br J Anaesth. 2015;**114**(2):297–306.
45. Frat J-P, Gissot V, Ragot S, Desachy A, Runge I, Lebert C, et al. Impact of obesity in mechanically ventilated patients: a prospective study. Intensive Care Med. 2008;**34**(11):1991–98.
46. Collins JS, Lemmens HJM, Brodsky JB, Brock-Utne JG, Levitan RM. Laryngoscopy and morbid obesity: a comparison of the 'sniff' and 'ramped' positions. Obes Surg. 2004;**14**(9):1171–75.
47. Network TARDS. Ventilation with lower tidal volumes as compared with traditional tidal volumes for acute lung injury and the acute respiratory distress syndrome. N Engl J Med. 2000;**342**(18):1301–308.
48. Slutsky AS, Ranieri VM. Ventilator-induced lung injury. N Engl J Med. 2013;**369**(22):2126–36.
49. Talmor D, Sarge T, Malhotra A, O'Donnell CR, Ritz R, Lisbon A, et al. Mechanical ventilation guided by esophageal pressure in acute lung injury. N Engl J Med. 2008;**359**(20):2095–104.
50. Fish E, Novack V, Banner-Goodspeed VM, Sarge T, Loring S, Talmor D. The Esophageal Pressure-Guided Ventilation 2 (EPVent2) trial protocol: a multicentre, randomised clinical trial of mechanical ventilation guided by transpulmonary pressure. BMJ Open. 2014;**4**(9):e006356.
51. Lemyze M, Mallat J, Duhamel A, Pepy F, Gasan G, Barrailler S, et al. Effects of sitting position and applied positive end-expiratory pressure on respiratory mechanics of critically ill obese patients receiving mechanical ventilation. Crit Care Med. 2013;**41**(11):2592–99.
52. De Jong A, Molinari N, Sebbane M, Prades A, Futier E, Jung B, et al. Feasibility and effectiveness of prone position in morbidly obese patients with ARDS: a case-control clinical study. Chest. 2013;**143**(6):1554–61.
53. ClinicalTrials.gov. Protective ventilation with higher versus lower PEEP during general anesthesia for surgery in obese patients. ClinicalTrials.gov Identifier: NCT02148692. https://clinicaltrials.gov/ct2/show/NCT02148692
54. Burns SM, Egloff MB, Ryan B, Carpenter R, Burns JE. Effect of body position on spontaneous respiratory rate and tidal volume in patients with obesity, abdominal distension and ascites. Am J Crit Care. 1994;**3**(2):102–106.
55. Guérin C, Reignier J, Richard J-C, Beuret P, Gacouin A, Boulain T, et al. Prone positioning in severe acute respiratory distress syndrome. N Engl J Med. 2013;**368**(23):2159–68.
56. Kirkpatrick AW, Roberts DJ, De Waele J, Jaeschke R, Malbrain MLNG, De Keulenaer B, et al. Intra-abdominal hypertension and the abdominal compartment syndrome: updated consensus definitions and clinical practice guidelines from the World Society of the Abdominal Compartment Syndrome. Intensive Care Med. 2013;**39**(7):1190–206.
57. Iyer D, Rastogi P, Åneman A, D'Amours S. Early screening to identify patients at risk of developing intra-abdominal hypertension and abdominal compartment syndrome. Acta Anaesthesiol Scand. 2014;**58**(10):1267–75.
58. Holodinsky JK, Roberts DJ, Ball CG, Blaser AR, Starkopf J, Zygun DA, et al. Risk factors for intra-abdominal hypertension and abdominal compartment syndrome among adult intensive care unit patients: a systematic review and meta-analysis. Crit Care. 2013;**17**(5):R249.

59. Frezza EE, Shebani KO, Robertson J, Wachtel MS. Morbid obesity causes chronic increase of intraabdominal pressure. Dig Dis Sci. 2007;**52**(4):1038–41.
60. Malbrain MLNG, De Keulenaer BL, Oda J, De Laet I, De Waele JJ, Roberts DJ, et al. Intra-abdominal hypertension and abdominal compartment syndrome in burns, obesity, pregnancy, and general medicine. Anaesthesiol Intensive Ther. 2015;**47**(3):228–40.
61. Taylor BE, Mc Clave SA, Martindale RG, Warren MM, Johnson DR, Braunschweig C, et al. Guidelines for the provision and assessment of nutrition support therapy in the adult critically ill patient: Society of Critical Care Medicine (SCCM) and American Society for Parenteral and Enteral Nutrition (A.S.P.E.N.). Crit Care Med. 2016;**44**(2):390–438.
62. Borel A-L, Schwebel C, Planquette B, Vésin A, Garrouste-Orgeas M, Adrie C, et al. Initiation of nutritional support is delayed in critically ill obese patients: a multicenter cohort study. Am J Clin Nutr. 2014;**100**(3):859–66.
63. Jeevanandam M, Young DH, Schiller WR. Obesity and the metabolic response to severe multiple trauma in man. J Clin Invest. 1991;**87**(1):262–69.
64. Shashaty MGS, Meyer NJ, Localio AR, Gallop R, Bellamy SL, Holena DN, et al. African American race, obesity, and blood product transfusion are risk factors for acute kidney injury in critically ill trauma patients. J Crit Care. 2012;**27**(5):496–504.
65. Druml W, Metnitz B, Schaden E, Bauer P, Metnitz PG. Impact of body mass on incidence and prognosis of acute kidney injury requiring renal replacement therapy. Intensive Care Med. 2010;**36**(7):1221–28.
66. Danziger J, Chen KP, Lee J, Feng M, Mark RG, Celi LA, et al. Obesity, acute kidney injury, and mortality in critical illness. Crit Care Med. 2016;**44**(2):328–34.
67. Soto GJ, Frank AJ, Christiani DC, Gong MN. Body mass index and acute kidney injury in the acute respiratory distress syndrome. Crit Care Med. 2012;**40**(9):2601–608.
68. Shashaty MGS, Kalkan E, Bellamy SL, Reilly JP, Holena DN, Cummins K, et al. Computed tomography-defined abdominal adiposity is associated with acute kidney injury in critically ill trauma patients. Crit Care Med. 2014;**42**(7):1619–28.
69. Fontaine GV, Vigil E, Wohlt PD, Lloyd JF, Evans RS, Collingridge DS, et al. Venous thromboembolism in critically ill medical patients receiving chemoprophylaxis: a focus on obesity and other risk factors. Clin Appl Thromb Hemost. 2016;**22**(3):265–73.
70. Wang L, Pryor AD, Altieri MS, L. Romeiser J, Talamini MA, Shroyer L, et al. Perioperative rates of deep vein thrombosis and pulmonary embolism in normal weight vs obese and morbidly obese surgical patients in the era post venous thromboembolism prophylaxis guidelines. Am J Surg. 2015;**210**(5):859–63.
71. Vandiver JW, Ritz LI, Lalama JT. Chemical prophylaxis to prevent venous thromboembolism in morbid obesity: literature review and dosing recommendations. J Thromb Thrombolysis. 2016;**41**(3):475–81.
72. Caprini JA. Thrombosis risk assessment as a guide to quality patient care. Dis Mon. 2005;**51**(2–3):70–78.
73. Falck-Ytter Y, Francis CW, Johanson NA, Curley C, Dahl OE, Schulman S, et al. Prevention of VTE in orthopedic surgery patients: Antithrombotic Therapy and Prevention of Thrombosis, 9th ed: American College of Chest Physicians Evidence-Based Clinical Practice Guidelines. Chest. 2012;**141**(2 Suppl):e278S–325S.
74. Gould MK, Garcia DA, Wren SM, Karanicolas PJ, Arcelus JI, Heit JA, et al. Prevention of VTE in nonorthopedic surgical patients: Antithrombotic Therapy and Prevention of Thrombosis, 9th ed: American College of Chest Physicians Evidence-Based Clinical Practice Guidelines. Chest. 2012;**141**(2 Suppl):e227S–77S.
75. Kahn SR, Lim W, Dunn AS, Cushman M, Dentali F, Akl EA, et al. Prevention of VTE in nonsurgical patients: Antithrombotic Therapy and Prevention of Thrombosis, 9th ed: American College of Chest Physicians Evidence-Based Clinical Practice Guidelines. Chest. 2012;**141**(2 Suppl):e195S–226S.
76. Barbar S, Noventa F, Rossetto V, Ferrari A, Brandolin B, Perlati M, et al. A risk assessment model for the identification of hospitalized medical patients at risk for venous thromboembolism: the Padua Prediction Score. J Thromb Haemost. 2010;**8**(11):2450–57.
77. Rogers SO Jr, Kilaru RK, Hosokawa P, Henderson WG, Zinner MJ, Khuri SF. Multivariable predictors of postoperative venous thromboembolic events after general and vascular surgery: results from the patient safety in surgery study. J Am Coll Surg. 2007;**204**(6):1211–21.
78. Mechanick JI, Youdim A, Jones DB, Garvey WT, Hurley DL, McMahon MM, et al. Clinical practice guidelines for the perioperative nutritional, metabolic, and nonsurgical support of the bariatric surgery patient--2013 update: cosponsored by American Association of Clinical Endocrinologists, the Obesity Society, and American Society for Metabolic & Bariatric Surgery. Endocr Pract. 2013;**19**(2):337–72.
79. Garcia DA, Baglin TP, Weitz JI, Samama MM, American College of Chest Physicians. Parenteral anticoagulants: Antithrombotic Therapy and Prevention of Thrombosis, 9th ed: American College of Chest Physicians Evidence-Based Clinical Practice Guidelines. Chest. 2012;**141**(2 Suppl):e24S–43S.
80. Hyun S, Li X, Vermillion B, Newton C, Fall M, Kaewprag P, et al. Body mass index and pressure ulcers: improved predictability of pressure ulcers in intensive care patients. Am J Crit Care. 2014;**23**(6):494–500.
81. Chen SY, Stem M, Schweitzer MA, Magnuson TH, Lidor AO. Assessment of postdischarge complications after bariatric surgery: a National Surgical Quality Improvement Program analysis. Surgery. 2015;**158**(3):777–86.
82. Tjeertes EEKM, Hoeks SSE, Beks SSBJC, Valentijn TTM, Hoofwijk AAGM, Stolker RJRJ. Obesity—a risk factor for postoperative complications in general surgery? BMC Anesthesiol. 2015;**15**:112.
83. Ward DT, Metz LN, Horst PK, Kim HT, Kuo AC. Complications of Morbid Obesity in total joint arthroplasty: risk stratification based on BMI. J Arthroplasty. 2015;**30**(9 Suppl):42–46.
84. Werner BC, Burrus MT, Looney AM, Park JS, Perumal V, Cooper MT. Obesity is associated with increased complications after operative management of end-stage ankle arthritis. Foot Ankle Int. 2015;**36**(8):863–70.
85. Werner BC, Burrus MT, Browne JA, Brockmeier SF. Superobesity (body mass index >50 kg/m(2)) and complications after total shoulder arthroplasty: an incremental effect of increasing body mass index. J Shoulder Elbow Surg. 2015;**24**(12):1868–75.
86. Werner BC, Griffin JW, Yang S, Brockmeier SF, Gwathmey FW. Obesity is associated with increased postoperative complications after operative management of proximal humerus fractures. J Shoulder Elbow Surg. 2015;**24**(4):593–600.
87. Alobaid AS, Hites M, Lipman J, Taccone FS, Roberts JA. Effect of obesity on the pharmacokinetics of antimicrobials in critically ill patients: a structured review. Int J Antimicrob Agents. 2016;**47**(4):259–68.
88. Alberti KGMM, Eckel RH, Grundy SM, Zimmet PZ, Cleeman JI, Donato KA, et al. Harmonizing the metabolic syndrome: a joint interim statement of the International Diabetes Federation Task Force on Epidemiology and Prevention; National Heart, Lung, and Blood Institute; American Heart Association; World

Heart Federation; International Atherosclerosis Society; and International Association for the Study of Obesity. Circulation. 2009;**120**(16):1640–45.

89. Wardell S, Wall A, Bryce R, Gjevre JA, Laframboise K, Reid JK. The association between obesity and outcomes in critically ill patients. Can Respir J. 2015;**22**(1):23–30.
90. Lee CK, Tefera E, Colice G. The effect of obesity on outcomes in mechanically ventilated patients in a medical intensive care unit. Respiration. 2014;**87**(3):219–26.
91. Devarajan J, Vydyanathan A, You J, Xu M, Sessler DI, Sabik JF, et al. The association between body mass index and outcome after coronary artery bypass grafting operations. Eur J Cardiothorac Surg. 2016;**50**(2):344–49.
92. Kumar G, Majumdar T, Jacobs ER, Danesh V, Dagar G, Deshmukh A, et al. Outcomes of morbidly obese patients receiving invasive mechanical ventilation: a nationwide analysis. Chest. 2013;**144**(1):48–54.
93. Joseph B, Hadeed S, Haider AA, Ditillo M, Joseph A, Pandit V, et al. Obesity and trauma mortality: Sizing up the risks in motor vehicle crashes. Obes Res Clin Pract. 2017;**11**(1):72–78.
94. Joseph B, Zangbar B, Haider AA, Kulvatunyou N, Khalil M, Tang A, et al. Hips don't lie: Waist-to-hip ratio in trauma patients. J Trauma Acute Care Surg. 2015;**79**(6):1055–61.
95. Ray JJ, Satahoo SS, Meizoso JP, Allen CJ, Teisch LF, Proctor KG, et al. Does obesity affect outcomes of adult burn patients? J Surg Res. 2015;**198**(2):450–55.
96. Pickkers P, de Keizer N, Dusseljee J, Weerheijm D, van der Hoeven JG, Peek N. Body mass index is associated with hospital mortality in critically ill patients: an observational cohort study. Crit Care Med. 2013;**41**(8):1878–83.
97. Gharib M, Kaul S, LoCurto J, Perez M, Hajri T. The obesity factor in critical illness: between consensus and controversy. J Trauma Acute Care Surg. 2015;**78**(4):866–73.

第 34 章

肥胖和创伤

Maureen McCunn, Justin Richards, Karla Greco

引言

美国疾病控制和预防中心的数据显示有超过 1/3 的成年人存在肥胖[1]。未来 20 年内，肥胖和严重肥胖的患病率预计将增加 33%和 130%[2]。随着美国肥胖人口比例的不断增加，这类人群的创伤发生率会随之增加。关于肥胖与创伤后死亡率增加的相关性，存在相互矛盾的数据。一项 Meta 分析得出结论，肥胖创伤患者的总死亡率为 7.7%，而非肥胖患者的总死亡率仅为 4.7%。这项研究还发现，肥胖创伤患者发生急性呼吸窘迫综合征、急性肾损伤和多器官衰竭的概率更高[3]。在另一项研究中，肥胖创伤患者死亡率更高，住院时间更久，并伴有多种并发症[4]。相反，一项回顾性研究分析了 BMI≥40kg/m² 的患者与 BMI<40kg/m² 的患者，并未发现肥胖与重度创伤患者死亡率之间的联系[5,6]。目前，关于肥胖对创伤性损伤的影响是基于回顾性分析和既往的记录数据。麻醉医师必须熟悉肥胖症患者常见的并发症，并能够进行适当的个性化诊疗。

创伤性损伤和并发症

许多单中心研究已经明确肥胖对严重创伤患者发病率和死亡率的影响。尽管只有少量研究报道了肥胖患者会出现的损伤模式，但是，与颅内和腹腔损伤相比，肥胖患者更容易发生肺挫伤、肋骨骨折、骨盆骨折[7]。Bochicchio 等开展的一项 1167 例 ICU 患者的前瞻性研究表明，肥胖患者尿路感染、中心静脉导管相关血源性感染和肺炎的发生率几乎是非肥胖患者的 2 倍[7]。此外，他们发现肥胖患者的与非肥胖患者相比，住院天数（25 天对 15 天）和 ICU 住院天数（19 天对 11 天）都有显著增加[7]。Ciesla 等的研究也支持这些结论，他们发现与非肥胖患者相比，肥胖患者发生多器官功能衰竭的概率是前者的 1.8 倍，但他们的死亡率并没有增加[8]。大多数多器官衰竭发生在创伤后 72h 内，作者认为这是由创伤引起的促炎反应所致[8]。

创伤患者到达医院时通常处于休克状态，最常见的原因是出血导致的低血容量休克。钝器损伤后出现失血性休克的肥胖患者预后较差。BMI>40kg/m² 的患者相比于正常体重的患者更容易进展为急性呼吸窘迫综合征和心脏骤停。BMI>40kg/m² 是钝器损伤后失血性休克的独立危险因素[9]。

肥胖可能对穿透性损伤具有保护作用。基于对 249 例患者 12 年的回顾性研究，发现 BMI 会影响腹部刺伤、腹膜破裂、内脏创伤，以及手术创伤等具体情况。在刺伤中，胸部和腹部的简化损伤评分和整体损伤严重程度评分随着 BMI 的增加而降低。BMI<18.5kg/m² 的患者需要手术的可能性增加了 3 倍，这表明多余的脂肪组织可能具有保护作用和生存优势。

炎症

肥胖会增加 TNF-α、IL-6 和瘦素等炎症介质的基线水平，因为这些介质可以由脂肪组织分泌[10]。炎症的严重程度与 BMI 呈正相关[11]。这种促炎状态在创伤性损伤后加剧，导致多种促炎因子上调，例如，IL-1、IL-2、IL-6、IL-12 和 TNF-α，并可能引起多器官功能障碍或衰竭[12]。这种促炎状态会导致巨噬细胞从有益的M1型向有害的M2型转化，使有益的辅助T细胞向有害的辅助T-17细胞转化，并在创伤性损伤后加剧[13]。Ciesla等的研究表明，73%的肥胖患者创伤后早期（受伤后72h内）出现了多器官功能衰竭，而非肥胖患者只有48%，这支持了肥胖患者的促炎症状态在创伤后恶化的观点[8]。肥胖创伤患者较高的感染率可能不仅与促炎状态有关，还与葡萄糖代谢受损和胰岛素抵抗相关的中性粒细胞功能紊乱有关[8]。尽管肥胖对穿透性创伤可能具有保护作用，但据报道，在所有的损伤模式中，肥胖患者的死亡率是非肥胖患者的1.6~5.6倍[8]。

C反应蛋白（CRP）是一种由肝细胞产生的急性期蛋白，是一种炎症标志物，可减少抗炎介质脂联素的产生[14,15]。CRP用于检测全身炎症[15]，已被证明在肥胖患者中升高，并在患者创伤后的第4天达到峰值[15]。尽管肥胖患者和非肥胖患者创伤后的CRP水平差别无统计学意义，但肥胖患者中的CRP基线水平升高[14]。与非肥胖患者相比，肥胖患者在进入创伤中心时，IL-6水平也有显著升高[14]。IL-6和CRP水平的升高均与多器官功能障碍发病率的增加呈正相关[14]。

颅脑损伤

Boulanger等对钝性损伤的记录进行了分析，发现肥胖患者罹患严重脑损伤的可能性较小[16]。然而，一项回顾性研究分析了来自美国国家汽车采样系统的机动车碰撞数据，推翻了这个观点。前排座位的肥胖乘客更容易遭受严重的头部创伤，死亡风险几乎是前排座位非肥胖乘客的2倍[17]。有人认为安全系统是为正常体重的乘客设计的，而不是为肥胖乘客设计的，因此，这可能会增加肥胖乘客受伤的风险。另一项研究发现，有颅脑损伤的肥胖患者死亡率高于非肥胖患者；然而，逐步逻辑回归分析并未发现肥胖是死亡的风险因素[18]。

骨科损伤

在高速创伤中，病态肥胖者受伤的概率增加了48%[19]。在机动车碰撞中，能量从腹部转移到骨盆，导致骨盆受伤。在肥胖患者中，与BMI<30kg/m^{2}的患者相比，BMI>30kg/m^{2}的患者手术后并发症的发生率增加6.8倍，需要再次手术的概率增加4.7倍[20]。BMI增加也使上肢损伤的概率增加2倍[21]。

Weinlein等进行的一项回顾性病例对照研究表明，接受闭合性股骨干骨折髓内钉治疗的病态肥胖患者发生急性呼吸窘迫综合征和败血症的概率增加。闭合性股骨骨折的总死亡率为1.6%，但在损伤严重程度评分>17分的病态肥胖患者中，总死亡率为20%[22]。损伤严重程度评分是一种评估与发病率、死亡率和住院时间相关的创伤严重程度的评分。得分>15分被认为是重度创伤[23]。

初步评估

肥胖创伤患者的初步评估通常由急救人员进行。在美国和欧洲，麻醉医师通常不是院前医疗团队的一员，在许多创伤中心，麻醉医师在患者到达手术室才会与之见面[24]。了解院前急救处理的情况非常重要，有助于在第一时间为肥胖患者提供紧急医疗服务。搬运患者、实施颈椎保护措施及建立静脉通道都是很困难的。救护车的担架有重量限制，并且在大气压较高时直升机可能无法运送病态肥胖的患者[25]。大小合适的设备，如血压测量装置、止血带、牵引装置和临时夹板等对于急救准备至关重要。

一旦患者到达创伤病房，医疗团队的初步评估从高级创伤生命支持（Advanced Trauma Life Support®，ATLS®）开始。初步检查包括确定危及生命的损伤，同时关注气道、呼吸、循环、神经状态和急救复苏[5]。之后，在可行的情况下进行全面检查，包括评估皮肤撕裂、穿孔和软组织肿胀。由于体型可能会限制体格检查和X线检查，运动和感觉功能也难以评估，因此，建议对称查体，识别差异，任何异常情况均需进一步评估。

许多肥胖患者有多种合并症，如高血压、糖尿病和OSA，这些都会导致心、肺、胃肠和内分泌系统的功能障碍，从而无法完全生理性代偿出血或严重创伤。与正常体重患者相比，肥胖患者的心输出量增加，外周阻力降低[26]。过多的血容量导致左心室肥厚[27]。脂肪会浸润心脏，导致传导系统功能紊乱[28]。心肌梗死的患者经常服用血管紧张素转换酶抑制剂，这会破坏肾素-血管紧张素反馈系统，进一步加重心血管的受损状态[29-31]。作为对应激性创伤事件的反应，皮质醇水平升高会导致高血糖[32]。应激性高血糖与创伤后的死亡率增加有关[33]。肥胖患者还可能合并有肥胖低通气综合征和 OSA，在极端情况下，这可能导致右心衰竭[34]。在麻醉过程中，可能会进一步影响心脏节律、心输出量、代谢和肺功能的异常情况。年轻、健康的患者可能会耐受这种干扰，但危重患者可能没有足够的心脏储备或肺储备来代偿。这一点在确定合适的血压、心率来保证器官灌注，以及合适的呼吸机参数时很重要。

气道管理

各级医务人员都可能是第一个评估气道的人。为了提高首次插管的成功率，有必要对肥胖创伤患者潜在的困难气道做好准备和预判。各级医务人员应保持良好的沟通。初步的气道评估应包含简短但有重点的体格检查，重点检查颈围、面部毛发、甲颏间距和 Mallampati 评分。明确既往史和体格检查可以在气道干预之前提供有价值的信息。“AMPLE”（过敏、药物、既往史、上次进食时间、创伤相关事件）通常很有帮助[5]，可以适当询问患者：“你曾经在术前被告知过有困难气道吗？”

创伤患者的气道管理可能会因为颈托的固定变得困难，也经常需要对饱胃的患者进行紧急插管，对于血流动力学不稳定的患者则需要选择适当剂量的诱导剂。BMI 是面罩通气困难的最主要的危险因素，因此，肥胖患者的气道可能不稳定[3]。虽然 BMI 本身可能不是插管困难的预测因素[35,36]，但结合其他因素（Mallampati Ⅲ/Ⅳ级、男性、颈围大、甲颏距短、既往插管困难病史），可以预测存在插管困难[37]。值得注意的是，肥胖是面罩通气困难的已知危险因素[38]，并且面罩通气困难的患者更有可能出现插管困难[5]。除打鼾外，即使在无反应的患者中也可以发现与面罩通气困难相关的特征（年龄>55 岁、胡须、无牙、BMI>26kg/m^2、鼾声）[39]。

在确保气道安全的前提下预测有困难气道时，医护人员应参考 ASA 创伤和紧急情况下的困难气道算法[40]。唤醒患者是不可取的，需要一个熟练的医生在“不能通气，不能插管”的情况下进行外科气管插管。创伤患者在清醒或非清醒状态下进行纤维支气管镜引导下气管插管的适应证与非创伤患者相似，但由于意识状态的改变，处理患者气道中的血液和（或）分泌物，以及将患者转移到手术室变得更加困难。已知或疑似有颈椎损伤时并不一定需要纤支镜引导插管，可以通过快速顺序诱导气管插管（RSI），手动固定颈椎[41]，或者视频喉镜[42]辅助进行插管。在进行改良 RSI 时，颈托和甲状软骨压迫可能会导致球囊面罩通气困难和插管困难[43]。压迫环状软骨和手动固定颈椎有助于面罩通气并延迟血氧饱和度的下降。面罩通气时动作应轻柔，使用小潮气量，防止气体进入胃内。如果出现面罩通气困难或喉镜检查困难，则可以去除颈托的前面部分，手动维持颈椎稳定进行操作。

肥胖创伤患者插管时的体位非常重要，将手术台上的患者置于斜坡位，即外耳道与胸骨上切迹对齐，称为“头部抬高喉镜位”或“HELP”，使口腔、咽和气管在一条直线上（图 34.1）。但是，某些损伤（不稳定的颈椎或脊柱损伤）可能不适合这种体位。即使怀疑有脊髓损伤，也允许使用头高位，这可以通过减少胸腔和腹腔内容物，下移横膈膜来改善肺功能，从而减少呼吸做功并延长麻醉诱导期间的安全呼吸暂停期[44,45]。

在肥胖创伤患者进行 RSI 之前，预充氧可以显著防止肺功能障碍患者的血氧饱和度快速下降。鼻咽通

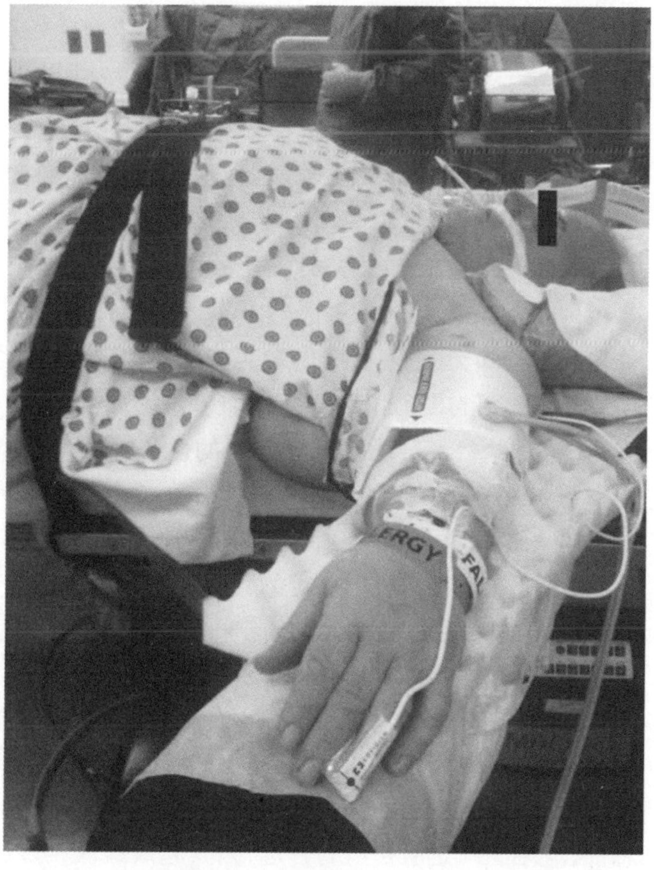

图 34.1　不正确的患者体位。

气道、非重复吸氧面罩，或者手术室的呼吸机都可以进行预充氧，呼吸机还可以监测潮气量、吸入和呼出的氧浓度。使用非侵入性 PEEP 可以改善病态肥胖患者的氧合[46]。在紧急情况下，不适合延长预充氧的时间。因此，在紧急情况下让清醒患者进行 8 次肺活量呼吸也能够改善氧合[47]。

无论上次进食是什么时候，所有创伤患者都被视为饱胃，因为从受伤开始胃肠道蠕动就停止了[48]。传统的 RSI 技术包括压迫环状软骨，但这一点目前存在争议。压迫环状软骨可使 30%的患者的喉镜视野等级变差，而不能有效预防误吸，在大多数情况下，停止压迫环状软骨有助于插管，而不会导致喉镜视野变差[49-51]。基于这些原因，东部创伤外科协会已将压迫环状软骨从紧急气管插管的 1 级建议中删除。然而，2014 年的一项研究表明，在 Glidescope 可视化插管期间，适当压迫环状软骨可以阻塞食管入口[52]。目前尚不清楚在直接喉镜检查时压迫环状软骨是否会发生气道阻塞，因为这需要更多的压力，也不清楚压迫环状软骨是否与预防胃内容物反流有关。根据现有证据，在非空腹患者插管时压迫环状软骨是可行的，但不是必需的。如果压迫环状软骨时出现面罩通气、声门暴露或导管放置困难，可以停止压迫。

麻醉诱导

在创伤患者中，选择合适的麻醉诱导药物和剂量至关重要，在容量不足的休克患者中，诱导药物可导致严重低血压或心脏骤停，从而影响不良事件的发生率和长期生存率。由于分布容积、蛋白质结合率及肾脏和肝脏清除力改变，肥胖患者的药代动力学可能发生变化[53]。肥胖患者心输出量、总血容量增加，局部血流量改变，这些都会影响诱导药物的血浆峰浓度、清除率和半衰期[54]。确定药物的剂量很重要，有些基于理想体重进行计算，而另一些则基于实际体重进行计算。如果在血流动力学不稳定的肥胖创伤患者中给予标准剂量，可能会导致血流动力学不稳定。当钝性创伤患者的收缩压<100mmHg 和穿透性损伤患者收缩压<90mmHg 时，死亡率会增加 1 倍[55,56]。Sikorski 等详细总结了创伤患者常用的诱导药物和肌松药物[57]。目前尚无针对创伤患者的标准化诱导方案。除非存在禁忌证，琥珀胆碱是肌松药的首选，因其起效最快，可以缩短插管时间[58]。这对肥胖患者尤其重要，因为他们的 FRC 减少，血氧饱和度下降更快[59,60]。无论使用何种药物，在确定给药剂量时都必须小心谨慎。

监护

除了常规 ASA 监测设备以外，肥胖创伤患者可能还需要使用有创监护设备。对于需要持续监测血压、频繁检查血气和(或)血糖的患者，或者血压袖带不能准确反映压力，则建议使用动脉导管测压。超声引导有助于识别血管结构。但由于骨折、软组织损伤、烧伤或血管破裂等原因，不是每个肢体的末梢血管都适合动脉穿刺。动脉波形可以监测每搏量、每搏量变异率、心脏指数和心输出量，这有助于确定患者容量状态和对容量治疗的反应。

ASA 建议对手术患者或心血管状况可能导致严重血流动力学紊乱、肺损伤或神经损伤(I 类指征)的患者，可以使用经食管超声心动图(TOE)[61]。TOE 的使用相对安全[62]。TOE 可以了解患者的病理生理学变化，并实时监测心脏损伤和治疗效果。Memtsoudis 等报道，TOE 辅助鉴别了 22 例心脏病患者中 19 例的病因[63]。病因包括肺栓塞、心脏压塞、左心室或右心室功能障碍和低血容量。放置 TOE 几乎没有禁忌证，但应该注意的是，所有创伤患者都被认为是饱胃，因此，建议在置入 TOE 前使用口胃管或鼻胃管进行减压。颈椎不稳定和韧带撕裂[64]是 TOE 的两个绝对禁忌证。

静脉通路

为患者肥胖建立静脉通道也存在挑战(图 34.2)。外周静脉导管通常可以用来诱导，但不足以进行大容量复苏，可能需要使用大口径单腔中心静脉导管。有多个解剖位置可供选择，使用超声引导下穿刺有助于建立股动脉或股静脉通道，需要注意的是，对于有颈托的患者，建立颈内静脉通道可能很困难，对于骨盆或股骨骨折患者的股静脉也是如此。锁骨下静脉也是一种选择。但是，如果因为体型原因而需要多次尝试，则会增加患者感染和血栓形成的风险[65]。

如果在心肺复苏时无法进行静脉穿刺，美国心脏协会建议使用骨髓内(IO)置管[66]。在低血容量性休克期间，由于周围静脉塌陷而无法穿刺，但 IO 是不会塌陷的。多项研究表明 IO 穿刺比中心静脉穿刺更快，并发症更少(10.7min 对 1.2min)[67]。该研究表明，IO 穿刺时的首次成功率明显高于中心静脉插管（90.3%对37.5%）[67]。IO导管可以在清醒的患者中使用，也可以输送与静脉通道相同的液体和药物（全肠外营养和化疗药物除外）[68]，包括麻醉诱导剂和急救复苏，如肾上腺素、阿托品和血液制品。IO导管可临时用于麻醉诱导或早期复苏，直到建立更大的通道。表34.1列出了不同尺寸的静脉导管和IO导管的流速[69,70]。

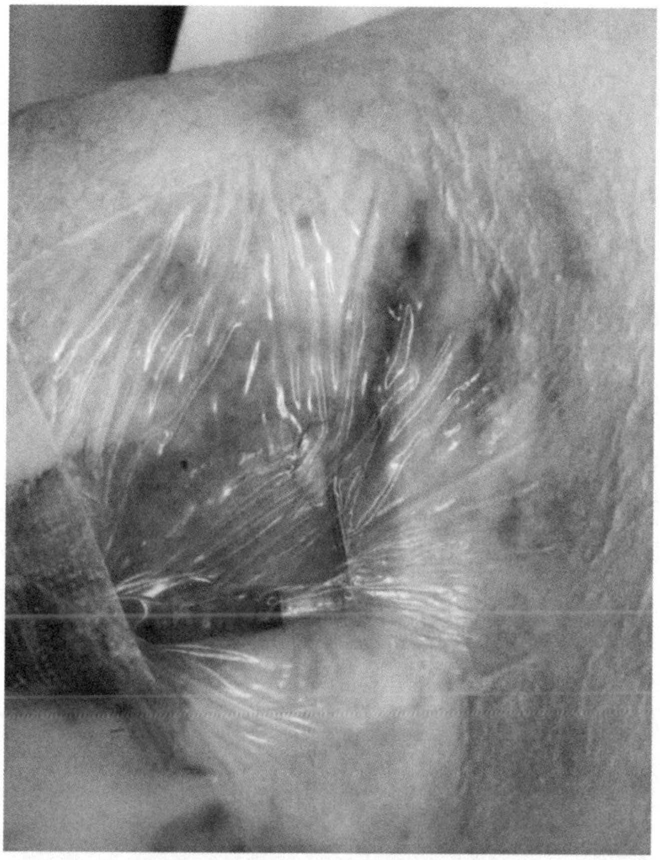

图34.2 静脉穿刺。

表34.1 静脉导管和骨内导管的流速比较

导管型号	流速
18G IV	103mL/min
16G IV[a]	236mL/min
14G IV	270mL/min
15G IO（肱骨）	500mL/min（压力包）
15G IO（胫骨）	150mL/min（压力包）
8.5F 导入器	200mL/min（压力包）

[a] 16 G×2（同时）500mL/min（压力包）。

体位

麻醉医师和手术团队负责摆放体位，并根据手术方式决定具体体位。这需要了解手术台能容纳的最大重量。常规体位包括仰卧位、侧卧位、截石位和俯卧位。如其他章节所述，肥胖患者仰卧位时使用肌松药可导致血液分流、降低顺应性和FRC，并增加肺不张，从而影响通气。使用侧卧位有助于胸膜活动，减轻胸部压力。俯卧位可以改善肺内分流，因为与仰卧位相比，肺在优先灌注的区域进行通气，即背部后方。重要的是让腹部放松，让横膈膜有足够的空间收缩和舒张。所有的压力点都需要软垫，因为此类患者神经损伤的风险较高。对于术中俯卧位的患者，还需要关注缺血性视神经炎。肥胖被认为是缺血性视神经炎的危险因素，可导致失明[71]。

麻醉和通气的维持

气管插管成功并固定导管后，必须保证充分的镇静和镇痛。术中通常会使用吸入麻醉剂。既往研究表明，七氟烷和地氟醚在肥胖患者中具有类似的血流动力学作用（尽管不是在创伤环境中）[72]。但是，某些损伤类型和手术方式需要改变麻醉方式，如全凭静脉麻醉或局部麻醉。另外，即使N_2O有助于维持血流动力学稳定，但它可能会加剧潜在的肺动脉高压，并有进入胸膜腔和颅腔的风险，因此，在怀疑患有气胸或颅腔积气时应避免使用。

文献中已经对肥胖创伤患者的通气管理策略进行了小规模的研究。应用肺保护性通气策略以减少通气/血流比失调是一种合理的方法。一项前瞻性随机研究表明，低潮气量（6~8mL/kg 理想体重）对择期腹部手术的患者有益[73]。更高的PEEP（10~15cmH_2O）可以使FRC最大化并改善氧合。但需要考虑到此通气策略会导致允许性高碳酸血症，CO_2分压可达到45~50mmHg。对于有潜在肺动脉高压或者颅内高压的肥胖患者，应该维持正常的CO_2水平。反复进行动脉血气监测对确保适当的氧合和通气很重要，调整吸气/呼气比为1:1.5，甚至是1:1，有助于实现开放式肺通气策略和优化氧合。鼓肺（即40~55cmH_2O的平台压维持6~8s）利于以维持FRC、改善肺顺应性和氧合[74]，但对于创伤后血流动力学失代偿的患者应谨慎使用，因为正压通气会加重低血压。

多项 Meta 分析显示了高 PEEP 的益处，能够减少术后肺部并发症（PPC）[75]和肺不张[76]，但是这并没有在保护性通气研究中得到证实。该研究比较了手术室中高 PEEP（12cmH_2O）与低（2cmH_2O）PEEP 的差异[77]，两组患者的 PPC 发病率相似，且高 PEEP 组患低血压发生率更高，需要更多的血管活性药物[77]。一项近期的大样本 Meta 分析旨在阐明术中 PEEP 的作用和 PPC 的发生率[78]，发现 PPC 在低潮气量患者中发生率较低，但低潮量+高 PEEP 组与低潮气量+低 PEEP 组之间差异无统计学意义。因此，术中 PEEP 的最佳水平仍不清楚。值得注意的是，刚才提到的许多研究只涉及了特定的手术类型，例如，神经外科、胸外科、肿瘤外科和普外科手术，研究对象为术前并发症导致 PPC 风险增加的患者群体，对于创伤、急诊手术患者和肥胖创伤患者的术中管理仍然缺乏数据。

液体管理

休克患者复苏充分依赖于一系列的实验室检查，以此来评估疗效。为了观察组织灌注，需要定期测量乳酸和碱剩余。一些研究表明，靶向监测乳酸可降低住院死亡率[79,80]，碱剩余不足作为酸中毒的标志[81]，可帮助预测灌注需求[82]。

血栓弹性图（TEG®）和旋转血栓弹性测量（ROTEM®）是两种用于评估创伤后凝血功能障碍的工具。它们可测量全血的黏弹性，从血凝块形成开始，到血凝块扩大和稳定。TEG®可在早期复苏期间快速诊断纤溶亢进，而不像其他纤溶测试那样耗时，并基于这些测试结果进行计算。有证据表明，TEG®的使用减少了心脏和肝脏移植手术中血液制品的使用。凝血功能与 24h 内首次输注红细胞、新鲜冷冻血浆、血小板相关。凝血功能下降的患者术后 30 天死亡率较高[83]。TEG®和 ROTEM®能否减少输血仍有待观察。还需要进一步的研究来证实它能否作为一个有效且及时的复苏指导工具。

液体复苏是许多创伤患者早期治疗的基石。虽然创伤文献中很少有证据指导肥胖创伤患者的液体复苏，但有大量研究表明，这类患者的手术时间延长且术中出血量增多。肥胖创伤患者液体管理的最佳目标是使患者处于液体平衡状态。通过心率、血压、心脏指数或尿量指导复苏可能与肥胖患者的实际容量状态有很大偏差[84,85]。血流动力学参数（如脉搏变异率或脉压变化）可能对目标导向复苏治疗有所帮助[86]。然而，这些参数在创伤性肥胖人群中的作用还缺乏文献支持。有必要考虑潜在的合并症，这些并发症可能会因不恰当的容量复苏而受到严重影响。对于左心功能不全的肥胖创伤患者，液体过量可能会导致肺水肿和进一步的呼吸衰竭；右心衰竭则会出现肝淤血。复苏不足也可能因为低血压和右心室供氧不足而加重右心衰竭。这些病例并非详尽的队列，而是描述液体和血液复苏对肥胖创伤患者的潜在影响。

创伤后的肥胖患者与非肥胖患者对治疗措施的反应可能不同。Belzberg 等证实，与非肥胖患者相比，肥胖患者遭受严重钝性创伤后更容易出现血流动力学异常，包括心脏指数和组织氧合降低[84]。与血液制品相比，使用晶体液是有害的，但是血液制品的用量尚不清楚。一项关于血小板和血浆最佳比率的随机临床试验显示，输注血小板、新鲜冷冻血浆、红细胞比例为 1:1:1 与比例为 1:1:2 的患者相比，死亡率未降低，但 1:1:1 组在前 24h 内的失血更少[87]。

创伤性出血性休克患者可在受伤后 3h 内输注氨甲环酸。一项临床随机对照研究（CRASH-2）将 20 211 例严重出血的成年创伤患者随机分组，在损伤后 8h 内使用氨甲环酸或给予安慰剂治疗，发现使用氨甲环酸可降低因出血导致的死亡率和全因死亡率，且不增加血栓形成[88]。

区域麻醉

区域麻醉可以作为单独的麻醉方式或全身麻醉的辅助方式。在某些情况下，如已知的困难气道，区域麻醉可能是首选技术。正如 Brodsky 和 Mariano 指出，区域麻醉具有避免困难气道的潜在优势，使用可能抑制心功能的吸入麻醉药和可能损害患者呼吸功能的阿片类药物会阻塞患者呼吸道[89]。区域麻醉在创伤患者中相较于镇痛药有几个优点，如减少镇静药物剂量，减少缺氧、恶心和呕吐发生[90]。此外，区域麻醉已经证明可以降低创伤患者的急性疼痛强度[91]，但几乎没有证据表明使用局部麻醉方式可以降低患者慢性疼痛的风险。

局部和特定损伤

肋骨骨折

一项研究表明,对有 3 处或以上肋骨骨折患者随机给予胸段硬膜外麻醉或阿片类药物麻醉时,使用阿片类药物的患者罹患肺炎的风险增加 6 倍,使用呼吸机的天数也会增加[92]。一项 Meta 分析表明,死亡率、ICU 时间或住院时间、机械通气持续时间没有明显差异[93]。多项研究表明,股神经阻滞可以降低髋关节骨折患者的疼痛强度,是一种有价值的辅助手段,能够使患者在等待手术期间减轻由起坐、床上活动、深呼吸和咳嗽带来的疼痛[94-96]。一项关于股神经阻滞用于髋部骨折患者的回顾研究表明,股神经阻滞可显著减少术前和术中的疼痛强度及对阿片类药物需求[97]。

断肢再植

在需要行断肢再植术的患者中,连续的臂丛神经阻滞可以改善患者结局。区域麻醉可使血管损伤的肢体血管扩张[98],改善缺血肢体的血流,有助于对暂时丧失运动功能的肢体进行制动。在一项研究中,将进行手指移植和(或)再植的患者随机分为连续锁骨上神经阻滞组和肠外阿片类药物组,结果显示因血管功能不全需要再次手术的概率分别为 0%和 29%[99]。但一项回顾性研究显示区域麻醉并没有提高术后 6 个月的生存率[100]。

术后管理

拔管

创伤肥胖患者的拔管取决于多种因素。通常因患者病情需要保留气管导管。当决定拔管时,需要患者体温正常,最低剂量给药或不需要升压药维持,具有适当的酸碱状态和 pH 值,完全清醒,反应灵敏,并且具有足够的肌力以维持潮气量并保持气道通畅。肥胖创伤患者拔管时还必须考虑插管时难易程度,以及复苏过程中可能因大量液体转移引起的气道水肿。一旦患者的血流动力学、肺和电解质状态优化到接近基线水平,则可以拔管。如前所述,在肥胖创伤患者中采用血流动力学指标判断是否复苏充分可能并不准确[84,85]。严重创伤和大规模复苏后可能出现多种电解质和酸碱平衡紊乱,这使得肥胖患者的临床情况更加复杂,导致潜在的合并症,如 OSA 患者在基线时可能表现出代偿性呼吸性酸中毒。

特定的损伤模式也会影响肥胖创伤患者术后的立即拔管。研究表明,肥胖患者出现躯干和四肢损伤的可能性更高[101,102],存在多个肋骨骨折和潜在的肺部损伤不利于安全拔管,特别是不能早期下床活动的下肢损伤患者,此外,这些患者近期还可能需要多次手术来治疗四肢和肌肉骨骼损伤,因此,可能会影响术后立即拔管。

一旦拔管,肥胖创伤患者需要积极的肺部治疗以保持 FRC,防止肺不张和缺氧。无论医生的经验如何,均应当避免对难以通气和(或)插管的肥胖创伤患者进行紧急再插管。如果对于患者的安全性有所顾虑时,患者最好保留气管导管并转入 ICU,并在适当且可控的环境下拔管。如果患者术后成功拔管并转移到麻醉复苏室,则需要持续监测血氧饱和度。在进行疼痛管理时应考虑麻醉剂对呼吸的抑制作用,对有潜在肺功能障碍和呼吸动力受损的肥胖患者(如 OSA 和肥胖低通气综合征)采取最佳疼痛管理措施具有一定难度。近期研究证实无创高流量氧疗是可以提供适当氧合并降低紧急插管率的技术[103]。

重症监护室的管理

ICU 中肥胖和 BMI 对患者结局的影响存在分歧。既往研究报道,BMI 高的危重症患者死亡率增加[104,105]。人们普遍认为肥胖和 BMI 是创伤人群并发症和死亡率增加的重要危险因素[4,7,106,107]。在严重创伤患者中,肥胖与机械通气时间、ICU 停留时间、住院时间延长有关[102,108,109]。此外,肥胖创伤患者更容易发展为急性肾损伤[108]、肺炎[110]和多器官衰竭[11]。针对骨科创伤人群的研究表明,肥胖和 BMI 与骨盆、下肢长骨损伤后的伤口并发症和深静脉血栓风险显著相关[20,109,111,112]。2015 年的一项研究表明,无论是否需要手术干预,伴有骨盆和髋臼骨折的肥胖和病态肥胖患者发生创伤后并发症的风险显著增加[113]。此外,肥胖创伤患者实际上很可能是高凝状态[114],因此,需要根据实际体重足量给药以预防静脉血栓栓塞,而不建议使用标准剂量[115]。

然而，一些研究显示了“肥胖悖论”，与体重不足或正常体重的患者相比，超重和肥胖患者的ICU相关死亡率降低[116]。对此可能的解释是，潜在的激素和内分泌适应为危重肥胖患者提供了生存优势[11]。尽管如此，在为BMI高的患者提供ICU护理时仍然存在许多挑战，包括患者活动、评估和预防压疮、获得放射成像、换药及护理静脉通道。

心肺复苏

由于有效按压需要更大的力量，因此，肥胖患者的心肺复苏可能会更加困难，但并不建议更改目前的指南。BMI与生存率降低无关。因此，美国心脏协会并未改变其肥胖患者的指南[117]。

结论

对肥胖创伤患者进行全面评估和治疗比较复杂。由于急诊病例的性质和患者的危急状态，导致既往病史可能并不清楚。医务人员必须预测该患者群体中常见的合并症，并将其纳入治疗方案中。肥胖患者的住院时间更长、ICU停留时间更长，呼吸衰竭、手术部位感染和发病率的风险增加，一些数据表明死亡率也有所增加。本章回顾了与肥胖创伤患者相关的常见问题，如静脉通道、插管技术、复苏策略和呼吸机管理。通过对这一特殊主题的关注和更多的研究，肥胖创伤患者的发病率和死亡率可能会有所下降。

关键点

- 了解肥胖患者的病理生理学变化，并将有关知识运用到创伤管理中很重要。
- 预测困难插管、导管置入困难、定位困难、可视化技术使用困难和术后拔管困难。
- 充分准备、备份计划和资源利用对于处理肥胖创伤患者至关重要。

病例报道

患者，男66岁，体重171kg，BMI为58kg/m²，站立时摔倒导致右三踝骨折。既往病史包括冠状动脉搭桥术后冠状动脉病、慢性淋巴水肿、痛风、甲状腺功能减退、高脂血症、复律后室上性心动过速、慢性肾病、OSA和双侧膝关节置换术后。摔伤之前曾有发热，但否认晕厥和头晕。最初患者因足踝疼痛就诊，国际标准化比值为6，给予维生素K拮抗治疗。血液培养为革兰阴性杆菌。体格检查呈病态肥胖，Mallampati Ⅲ级，上、下假牙，颈粗和舌体大，心律不齐伴收缩期杂音，下肢淋巴水肿，静脉淤滞，凹陷性水肿和右下足踝肿胀。心电图显示右束支传导阻滞和一度房室传导阻滞。术前生命体征：心率为61次/分、血压113/69mmHg，血氧饱和度91%，相关实验室：K^+ 6.0mmol/L、血尿素氮77mmol/L和肌酐2.29mmol/L。胸部X线提示胸腔积液。

患者因右三踝骨折在手术室接受手术，2个外周静脉通道都无法使用。多次尝试外周静脉置管失败后，超声引导下在右肘前部置入22号导管。患者肩部放置垫子，将其置于斜坡位。预充氧5min，然后使用芬太尼、丙泊酚和维库溴铵诱导麻醉。固定假牙后使用双手进行面罩通气，然后取出假牙并插管。使用Glidescope®暴露1级视野后插管，术中维持麻醉平稳。估计失血量为20mL，尿量为575mL。

讨论

患者的肥胖症为手术带来了挑战。第一个挑战是建立静脉通道，在多次尝试放置静脉导管失败后，不得不使用超声。其他选择还包括超声引导下中心静脉或IO置管，但因患者下肢有慢性淋巴水肿，上臂有脂肪组织，导致IO置管也很困难。另一个挑战是保持气道通畅，面罩通气往往比插管更加困难。患者的血钾为6mmol/L，因此，琥珀胆碱不是肌松药的最佳选择，不得不使用作用时间更长的肌松药，并使用袋式面罩通气。患者诱导前的室内空气氧饱和度为91%，因此，保留假牙可以使袋式面罩通气更容易，也可以选择口咽通气道和喉罩。将患者置于斜坡位可以改善Glidescope®视野。此外，需要多个医务人员将患者置于手术台上，并使用软垫防止压伤。由于淋巴水肿和超声检查发现腘窝间隙的坐骨神经显影不佳，因此，该患者不适合进行神经阻滞。手术后患者耐受良好，不需要大量止痛药。最后，关于拔管的问题，将患者转移回原来的病床上，头抬高，完全恢复肌力后拔管。如果患者在拔管后呼吸较差，可在恢复室使用双水平正压通气。该病例显示了肥胖创伤患者麻醉时遇到的几个困难。最重要的是，如果初始方案尝试失败后，应采用替代方案。

（陈群 译 张晓东 审）

参考文献

1. Centers for Disease Control and Prevention. Adult obesity facts. 2020. http://www.cdc.gov/obesity/data/adult.html
2. Finkelstein EA, Khavjou OA, Thompson H, Trogdon JG, Pan L, Sherry B, et al. Obesity and severe obesity forecasts through 2030. Am J Prev Med. 2012;**42**(6):563–70.
3. Liu T, Chen JJ, Bai XJ, Zheng GS, Gao W. The effect of obesity on outcomes in trauma patients: a meta-analysis. Injury. 2013;**44**(9):1145–52.
4. Ditillo M, Pandit V, Rhee P, Aziz H, Hadeed S, Bhattacharya B, et al. Morbid obesity predisposes trauma patients to worse outcomes: a National Trauma Data Bank analysis. J Trauma Acute Care Surg. 2014;**76**(1):176–79.
5. American College of Surgeons Committee on Trauma. ATLS: Advanced Trauma Life Support Program for Doctors. 9th ed. Chicago, IL: American College of Surgeons; 2012.
6. Diaz JJ, Jr, Norris PR, Collier BR, Berkes MB, Ozdas A, May AK, et al. Morbid obesity is not a risk factor for mortality in critically ill trauma patients. J Trauma. 2009;**66**(1):226–31.
7. Bochicchio GV, Joshi M, Bochicchio K, Nehman S, Tracy JK, Scalea TM. Impact of obesity in the critically ill trauma patient: a prospective study. J Am Coll Surg. 2006;**203**(4):533–38.
8. Ciesla DJ, Moore EE, Johnson JL, Burch JM, Cothren CC, Sauaia A. Obesity increases risk of organ failure after severe trauma. J Am Coll Surg. 2006;**203**(4):539–45.
9. Hwabejire JO, Nembhard CE, Obirieze AC, Oyetunji TA, Tran DD, Fullum TM, et al. Body mass index in blunt trauma patients with hemorrhagic shock: opposite ends of the body mass index spectrum portend poor outcome. Am J Surg. 2015;**209**(4):659–65.
10. Docimo S, Jr, Lamparello B, Cohen MF, Kopatsis A, Vinces F. Utilizing quantitative measures of visceral adiposity in evaluating trauma patient outcomes. Int J Surg. 2015;**21**:51–56.
11. Gharib M, Kaul S, LoCurto J, Perez M, Hajri T. The obesity factor in critical illness: between consensus and controversy. J Trauma Acute Care Surg. 2015;**78**(4):866–73.
12. Lenz A, Franklin GA, Cheadle WG. Systemic inflammation after trauma. Injury. 2007;**38**(12):1336–45.
13. Wang C. Obesity, inflammation, and lung injury (OILI): the good. Mediators Inflamm. 2014;**2014**:978463.
14. Andruszkow H, Urner J, Deniz E, Probst C, Grun O, Lohse R, et al. Subjective impact of traumatic brain injury on long-term outcome at a minimum of 10 years after trauma – first results of a survey on 368 patients from a single academic trauma center in Germany. Patient Saf Surg. 2013;**7**(1):32.
15. Ciriello V, Gudipati S, Stavrou PZ, Kanakaris NK, Bellamy MC, Giannoudis PV. Biomarkers predicting sepsis in polytrauma patients: current evidence. Injury. 2013;**44**(12):1680–92.
16. Boulanger BR, Milzman D, Mitchell K, Rodriguez A. Body habitus as a predictor of injury pattern after blunt trauma. J Trauma. 1992;**33**(2):228–32.
17. Tagliaferri F, Compagnone C, Yoganandan N, Gennarelli TA. Traumatic brain injury after frontal crashes: relationship with body mass index. J Trauma. 2009;**66**(3):727–29.
18. Brown CV, Rhee P, Neville AL, Sangthong B, Salim A, Demetriades D. Obesity and traumatic brain injury. J Trauma. 2006;**61**(3):572–76.
19. Finkelstein EA, Chen H, Prabhu M, Trogdon JG, Corso PS. The relationship between obesity and injuries among U.S. adults. Am J Health Promot. 2007;**21**(5):460–68.
20. Sems SA, Johnson M, Cole PA, Byrd CT, Templeman DC, Minnesota Orthopaedic Trauma Group. Elevated body mass index increases early complications of surgical treatment of pelvic ring injuries. J Orthop Trauma. 2010;**24**(5):309–14.
21. Jones CB. Management of upper extremity injuries in obese patients. Orthop Clin North Am. 2011;**42**(1):11–19.
22. Weinlein JC, Deaderick S, Murphy RF. Morbid obesity increases the risk for systemic complications in patients with femoral shaft fractures. J Orthop Trauma. 2015;**29**(3):e91–95.
23. Baker SP, O'Neill B, Haddon W, Jr, Long WB. The injury severity score: a method for describing patients with multiple injuries and evaluating emergency care. J Trauma. 1974;**14**(3):187–96.
24. McCunn M, Vavilala M, Speck RM, Dutton R. ASA trauma care survey: anesthesiology practices demonstrate poor guidelines, implementation and need for education. American Society of Anesthesiology annual meeting, Chicago, IL; October 2011.
25. Federal Aviation Administration. Helicopter performance (chapter 7). In: Helicopter Flying Handbook. Washington, DC: Federal Aviation Administration; 2020. https://www.faa.gov/regulations_policies/handbooks_manuals/aviation/helicopter_flying_handbook/media/hfh_ch07.pdf
26. Alpert MA. Obesity cardiomyopathy: pathophysiology and evolution of the clinical syndrome. Am J Med Sci. 2001;**321**(4):225–36.
27. Messerli FH. Cardiopathy of obesity—a not-so-Victorian disease. N Engl J Med. 1986;**314**(6):378–80.
28. Balsaver AM Morales AR, Whitehouse FW. Fat infiltration of myocardium as a cause of cardiac conduction defect. Am J Cardiol. 1967;**19**:261–65.
29. The SOLVD Investigators. Effect of enalapril on survival in patients with reduced left ventricular ejection fractions and congestive heart failure. N Engl J Med. 1991;**325**(5):293–302.
30. Pfeffer MA, Braunwald E, Moye LA, Basta L, Brown EJ, Jr, Cuddy TE, et al. Effect of captopril on mortality and morbidity in patients with left ventricular dysfunction after myocardial infarction. Results of the survival and ventricular enlargement trial. The SAVE Investigators. N Engl J Med. 1992;**327**(10):669–77.
31. The CONSENSUS Trial Study Group. Effects of enalapril on mortality in severe congestive heart failure. Results of the Cooperative North Scandinavian Enalapril Survival Study (CONSENSUS). N Engl J Med. 1987;**316**(23):1429–35.
32. McCowen KC, Malhotra A, Bistrian BR. Stress-induced hyperglycemia. Crit Care Clin. 2001;**17**(1):107–24.
33. Kerby JD, Griffin RL, MacLennan P, Rue LW, 3rd. Stress-induced hyperglycemia, not diabetic hyperglycemia, is associated with higher mortality in trauma. Ann Surg. 2012;**256**(3):446–52.
34. Kuchta KF. Pathophysiologic changes of obesity. Anesthesiol Clin North Am. 2005;**23**(3):421–29, vi.
35. Brodsky JB, Lemmens HJ, Brock-Utne JG, Vierra M, Saidman LJ. Morbid obesity and tracheal intubation. Anesth Analg. 2002;**94**(3):732–36.
36. Lundstrom LH, Moller AM, Rosenstock C, Astrup G, Wetterslev J. High body mass index is a weak predictor for difficult and failed tracheal intubation: a cohort study of 91,332 consecutive patients scheduled for direct laryngoscopy registered in the Danish Anesthesia Database. Anesthesiology. 2009;**110**(2):266–74.

37. Heinrich S, Birkholz T, Irouschek A, Ackermann A, Schmidt J. Incidences and predictors of difficult laryngoscopy in adult patients undergoing general anesthesia: a single-center analysis of 102,305 cases. J Anesth. 2013;**27**(6):815–21.
38. Kheterpal S, Han R, Tremper KK, Shanks A, Tait AR, O'Reilly M, et al. Incidence and predictors of difficult and impossible mask ventilation. Anesthesiology. 2006;**105**(5):885–91.
39. Langeron O, Masso E, Huraux C, Guggiari M, Bianchi A, Coriat P, et al. Prediction of difficult mask ventilation. Anesthesiology. 2000;**92**(5):1229–36.
40. Hagberg CA, Kaslow O. Difficult airway management algorithm in trauma updated by COTEP. ASA Monitor. 2014;**78**:56–60.
41. Majernick TG, Bieniek R, Houston JB, Hughes HG. Cervical spine movement during orotracheal intubation. Ann Emerg Med. 1986;**15**(4):417–20.
42. Kill C, Risse J, Wallot P, Seidl P, Steinfeldt T, Wulf H. Videolaryngoscopy with glidescope reduces cervical spine movement in patients with unsecured cervical spine. J Emerg Med. 2013;**44**(4):750–56.
43. Crosby ET. Airway management in adults after cervical spine trauma. Anesthesiology. 2006;**104**(6):1293–318.
44. Boyce JR, Ness T, Castroman P, Gleysteen JJ. A preliminary study of the optimal anesthesia positioning for the morbidly obese patient. Obes Surg. 2003;**13**(1):4–9.
45. Dixon BJ, Dixon JB, Carden JR, Burn AJ, Schachter LM, Playfair JM, et al. Preoxygenation is more effective in the 25 degrees head-up position than in the supine position in severely obese patients: a randomized controlled study. Anesthesiology. 2005;**102**(6):1110–15.
46. Futier E, Constantin JM, Pelosi P, Chanques G, Massone A, Petit A, et al. Noninvasive ventilation and alveolar recruitment maneuver improve respiratory function during and after intubation of morbidly obese patients: a randomized controlled study. Anesthesiology. 2011;**114**(6):1354–63.
47. Pandit JJ, Duncan T, Robbins PA. Total oxygen uptake with two maximal breathing techniques and the tidal volume breathing technique: a physiologic study of preoxygenation. Anesthesiology. 2003;**99**(4):841–46.
48. Stept WJ SP. Rapid induction/intubation for prevention of gastric-content aspiration. Anesth Analg. 1970;**49**:633–36.
49. Levitan RM, Kinkle WC, Levin WJ, Everett WW. Laryngeal view during laryngoscopy: a randomized trial comparing cricoid pressure, backward-upward-rightward pressure, and bimanual laryngoscopy. Ann Emerg Med. 2006;**47**(6):548–55.
50. Ellis DY, Harris T, Zideman D. Cricoid pressure in emergency department rapid sequence tracheal intubations: a risk-benefit analysis. Ann Emerg Med. 2007;**50**(6):653–65.
51. Harris T, Ellis DY, Foster L, Lockey D. Cricoid pressure and laryngeal manipulation in 402 pre-hospital emergency anaesthetics: essential safety measure or a hindrance to rapid safe intubation? Resuscitation. 2010;**81**(7):810–16.
52. Zeidan AM, Salem MR, Mazoit JX, Abdullah MA, Ghattas T, Crystal GJ. The effectiveness of cricoid pressure for occluding the esophageal entrance in anesthetized and paralyzed patients: an experimental and observational Glidescope study. Anesth Analg. 2014;**118**(3):580–86.
53. Casati A, Putzu M. Anesthesia in the obese patient: pharmacokinetic considerations. J Clin Anesth. 2005;**17**(2):134–45.
54. Adams JP, Murphy PG. Obesity in anaesthesia and intensive care. Br J Anaesth. 2000;**85**(1):91–108.
55. Hasler RM, Nuesch E, Juni P, Bouamra O, Exadaktylos AK, Lecky F. Systolic blood pressure below 110 mm Hg is associated with increased mortality in blunt major trauma patients: multicentre cohort study. Resuscitation. 2011;**82**(9):1202–207.
56. Hasler RM, Nuesch E, Juni P, Bouamra O, Exadaktylos AK, Lecky F. Systolic blood pressure below 110 mmHg is associated with increased mortality in penetrating major trauma patients: multicentre cohort study. Resuscitation. 2012;**83**(4):476–81.
57. Sikorski RA, Koerner KA, Fouche Weber LY, Galvagno SM. Choice of general anesthetics for trauma. Curr Anesthesiol Rep. 2014;**4**:225–32.
58. Stollings JL, Diedrich DA, Oyen LJ, Brown DR. Rapid-sequence intubation: a review of the process and considerations when choosing medications. Ann Pharmacother. 2014;**48**(1):62–76.
59. Tanoubi I, Drolet P, Donati F. Optimizing preoxygenation in adults. Can J Anaesth. 2009;**56**(6):449–66.
60. Jense HG, Dubin SA, Silverstein PI, O'Leary-Escolas U. Effect of obesity on safe duration of apnea in anesthetized humans. Anesth Analg. 1991;**72**(1):89–93.
61. American Society of Anesthesiologists, Society of Cardiovascular Anesthesiologists Task Force on Transesophageal Echocardiography. Practice guidelines for perioperative transesophageal echocardiography. An updated report by the American Society of Anesthesiologists and the Society of Cardiovascular Anesthesiologists Task Force on Transesophageal Echocardiography. Anesthesiology. 2010;**112**(5):1084–96.
62. Kallmeyer IJ, Collard CD, Fox JA, Body SC, Shernan SK. The safety of intraoperative transesophageal echocardiography: a case series of 7200 cardiac surgical patients. Anesth Analg. 2001;**92**(5):1126–30.
63. Memtsoudis SG, Rosenberger P, Loffler M, Eltzschig HK, Mizuguchi A, Shernan SK, et al. The usefulness of transesophageal echocardiography during intraoperative cardiac arrest in noncardiac surgery. Anesth Analg. 2006;**102**(6):1653–57.
64. Rebel A, Klimkina O, Hassan ZU. Transesophageal echocardiography for the noncardiac surgical patient. Int Surg. 2012;**97**(1):43–55.
65. Boulanger BR, Milzman DP, Rodriguez A. Obesity. Crit Care Clin. 1994;**10**(3):613–22.
66. Neumar RW, Otto CW, Link MS, Kronick SL, Shuster M, Callaway CW, et al. Part 8: adult advanced cardiovascular life support: 2010 American Heart Association Guidelines for Cardiopulmonary Resuscitation and Emergency Cardiovascular Care. Circulation. 2010;**122**(18 Suppl 3):S729–67.
67. Lee PM, Lee C, Rattner P, Wu X, Gershengorn H, Acquah S. Intraosseous versus central venous catheter utilization and performance during inpatient medical emergencies. Crit Care Med. 2015;**43**(6):1233–38.
68. Science & Clinical Department, Vidacare Corporation. The Science and Fundamentals of Intraosseous Vascular Access Including FAQ. 2nd ed. Shivano Park, TX: Vidacare Corporation; 2013.
69. Harty E. Inserting peripheral intravenous cannulae – tips and tricks. Update Anesth. 2011;**27**(1):22–26.
70. Ngo AS, Oh JJ, Chen Y, Yong D, Ong ME. Intraosseous vascular access in adults using the EZ-IO in an emergency department. Int J Emerg Med. 2009;**2**(3):155–60.
71. Lee LA. Perioperative visual loss and anesthetic management. Curr Opin Anaesthesiol. 2013;**26**(3):375–81.
72. Kaur A, Jain AK, Sehgal R, Sood J. Hemodynamics and early recovery characteristics of desflurane versus sevoflurane in bariatric surgery. J Anaesthesiol Clin Pharmacol. 2013;**29**(1):36–40.
73. Futier E, Constantin JM, Paugam-Burtz C, Pascal J, Eurin M, Neuschwander A, et al. A trial of intraoperative low-tidal-volume ventilation in abdominal surgery. N Engl J Med.

2013;**369**(5):428–37.
74. Aldenkortt M, Lysakowski C, Elia N, Brochard L, Tramer MR. Ventilation strategies in obese patients undergoing surgery: a quantitative systematic review and meta-analysis. Br J Anaesth. 2012;**109**(4):493–502.
75. Hemmes SN, Serpa Neto A, Schultz MJ. Intraoperative ventilatory strategies to prevent postoperative pulmonary complications: a meta-analysis. Curr Opin Anaesthesiol. 2013;**26**(2):126–33.
76. Imberger G, McIlroy D, Pace NL, Wetterslev J, Brok J, Moller AM. Positive end-expiratory pressure (PEEP) during anaesthesia for the prevention of mortality and postoperative pulmonary complications. Cochrane Database Syst Rev. 2010;9:CD007922.
77. Hemmes SN, de Abreu MG, Pelosi P, Schultz MJ, Severgnini P, Hollmann MW, et al. High versus low positive end-expiratory pressure during general anaesthesia for open abdominal surgery (PROVHILO trial): a multicentre randomised controlled trial. Lancet. 2014;**384**(9942):495–503.
78. Serpa NA, Hemmes S, Barbas C, Beiderlinden M, Biehl M, Binnekade J, et al. Protective versus conventional ventilation for surgery: a systematic review and individual patient data meta-analysis. Anesthesiology. 2015;**123**(1):66–78.
79. Jansen TC, van Bommel J, Schoonderbeek FJ, Sleeswijk Visser SJ, van der Klooster JM, Lima AP, et al. Early lactate-guided therapy in intensive care unit patients: a multicenter, open-label, randomized controlled trial. Am J Respir Crit Care Med. 2010;**182**(6):752–61.
80. Jones AE, Shapiro NI, Trzeciak S, Arnold RC, Claremont HA, Kline JA, et al. Lactate clearance vs central venous oxygen saturation as goals of early sepsis therapy: a randomized clinical trial. JAMA. 2010;**303**(8):739–46.
81. Davis JW, Kaups KL, Parks SN. Base deficit is superior to pH in evaluating clearance of acidosis after traumatic shock. J Trauma. 1998;**44**(1):114–18.
82. Davis JW, Parks SN, Kaups KL, Gladen HE, O'Donnell-Nicol S. Admission base deficit predicts transfusion requirements and risk of complications. J Trauma. 1996;**41**(5):769–74.
83. Nystrup KB, Windelov NA, Thomsen AB, Johansson PI. Reduced clot strength upon admission, evaluated by thrombelastography (TEG), in trauma patients is independently associated with increased 30-day mortality. Scand J Trauma Resusc Emerg Med. 2011;**19**:52.
84. Belzberg H, Wo CC, Demetriades D, Shoemaker WC. Effects of age and obesity on hemodynamics, tissue oxygenation, and outcome after trauma. J Trauma. 2007;**62**(5):1192–200.
85. Winfield RD, Delano MJ, Lottenberg L, Cendan JC, Moldawer LL, Maier RV, et al. Traditional resuscitative practices fail to resolve metabolic acidosis in morbidly obese patients after severe blunt trauma. J Trauma. 2010;**68**(2):317–30.
86. Benes J, Giglio M, Brienza N, Michard F. The effects of goal-directed fluid therapy based on dynamic parameters on post-surgical outcome: a meta-analysis of randomized controlled trials. Crit Care. 2014;**18**(5):584.
87. Holcomb JB, Tilley BC, Baraniuk S, Fox EE, Wade CE, Podbielski JM, et al. Transfusion of plasma, platelets, and red blood cells in a 1:1:1 vs a 1:1:2 ratio and mortality in patients with severe trauma: the PROPPR randomized clinical trial. JAMA. 2015;**313**(5):471–82.
88. CRASH-2 trial collaborators, Shakur H, Roberts I, Bautista R, Caballero J, Coats T, et al. Effects of tranexamic acid on death, vascular occlusive events, and blood transfusion in trauma patients with significant haemorrhage (CRASH-2): a randomised, placebo-controlled trial. Lancet. 2010;**376**(9734):23–32.
89. Brodsky JB, Mariano ER. Regional anaesthesia in the obese patient: lost landmarks and evolving ultrasound guidance. Best Pract Res Clin Anaesthesiol. 2011;**25**(1):61–72.
90. Tezel O, Kaldirim U, Bilgic S, Deniz S, Eyi YE, Ozyurek S, et al. A comparison of suprascapular nerve block and procedural sedation analgesia in shoulder dislocation reduction. Am J Emerg Med. 2014;**32**(6):549–52.
91. Buckenmaier CC 3rd, Rupprecht C, McKnight G, McMillan B, White RL, Gallagher RM, et al. Pain following battlefield injury and evacuation: a survey of 110 casualties from the wars in Iraq and Afghanistan. Pain Med. 2009;**10**(8):1487–96.
92. Bulger EM, Edwards T, Klotz P, Jurkovich GJ. Epidural analgesia improves outcome after multiple rib fractures. Surgery. 2004;**136**(2):426–30.
93. Carrier FM, Turgeon AF, Nicole PC, Trepanier CA, Fergusson DA, Thauvette D, et al. Effect of epidural analgesia in patients with traumatic rib fractures: a systematic review and meta-analysis of randomized controlled trials. Can J Anaesth. 2009;**56**(3):230–42.
94. Beaudoin FL, Nagdev A, Merchant RC, Becker BM. Ultrasound-guided femoral nerve blocks in elderly patients with hip fractures. Am J Emerg Med. 2010;**28**(1):76–81.
95. Watson MJ, Walker E, Rowell S, Halliday S, Lumsden MA, Higgins M, et al. Femoral nerve block for pain relief in hip fracture: a dose finding study. Anaesthesia. 2014;**69**(7):683–86.
96. Temelkovska-Stevanovska M, Durnev V, Jovanovski-Srceva M, Mojsova-Mijovska M, Trpeski S. Continuous femoral nerve block versus fascia iliaca compartment block as postoperative analgesia in patients with hip fracture. Prilozi. 2014;**35**(2):85–94.
97. Parker MJ, Handoll HH, Griffiths R. Anaesthesia for hip fracture surgery in adults. Cochrane Database Syst Rev. 2004;**4**:CD000521.
98. Reynolds TS, Kim KM, Dukkipati R, Nguyen TH, Julka I, Kakazu C, et al. Pre-operative regional block anesthesia enhances operative strategy for arteriovenous fistula creation. J Vasc Access. 2011;**12**(4):336–40.
99. Kurt E, Ozturk S, Isik S, Zor F. Continuous brachial plexus blockade for digital replantations and toe-to-hand transfers. Ann Plast Surg. 2005;**54**(1):24–27.
100. Niazi AU, El-Beheiry H, Ramlogan R, Graham B, von Schroeder HP, Tumber PS. Continuous infraclavicular brachial plexus blockade: effect on survival of replanted digits. Hand Surg. 2013;**18**(3):325–30.
101. Evans DC, Stawicki SP, Davido HT, Eiferman D. Obesity in trauma patients: correlations of body mass index with outcomes, injury patterns, and complications. Am Surg. 2011;**77**(8):1003–1008.
102. Brown CV, Neville AL, Rhee P, Salim A, Velmahos GC, Demetriades D. The impact of obesity on the outcomes of 1,153 critically injured blunt trauma patients. J Trauma. 2005;**59**(5):1048–51.
103. Frat JP, Thille AW, Mercat A, Girault C, Ragot S, Perbet S, et al. High-flow oxygen through nasal cannula in acute hypoxemic respiratory failure. N Engl J Med. 2015;**372**(23):2185–96.
104. Nasraway SA, Jr, Albert M, Donnelly AM, Ruthazer R, Shikora SA, Saltzman E. Morbid obesity is an independent determinant of death among surgical critically ill patients. Crit Care Med. 2006;**34**(4):964–70.
105. Pickkers P, de Keizer N, Dusseljee J, Weerheijm D, van der Hoeven JG, Peek N. Body mass index is associated with hospital mortality in critically ill patients: an observational cohort study. Crit Care Med. 2013;**41**(8):1878–83.
106. Duane TM, Dechert T, Aboutanos MB, Malhotra AK, Ivatury RR. Obesity and outcomes after blunt trauma. J Trauma. 2006;**61**(5):1218–21.
107. Glance LG, Li Y, Osler TM, Mukamel DB, Dick AW. Impact of

obesity on mortality and complications in trauma patients. Ann Surg. 2014;**259**(3):576–81.
108. Duchesne JC, Schmieg RE, Jr, Simmons JD, Islam T, McGinness CL, McSwain NE Jr. Impact of obesity in damage control laparotomy patients. J Trauma. 2009;**67**(1):108–12.
109. Childs BR, Nahm NJ, Dolenc AJ, Vallier HA. Obesity is associated with more complications and longer hospital stays after orthopaedic trauma. J Orthop Trauma. 2015;**29**(11):504–509.
110. Mica L, Keller C, Vomela J, Trentz O, Plecko M, Keel MJ. Obesity and overweight as a risk factor for pneumonia in polytrauma patients: a retrospective cohort study. J Trauma Acute Care Surg. 2013;**75**(4):693–98.
111. Karunakar MA, Shah SN, Jerabek S. Body mass index as a predictor of complications after operative treatment of acetabular fractures. J Bone Joint Surg Am. 2005;**87**(7):1498–502.
112. Tucker MC, Schwappach JR, Leighton RK, Coupe K, Ricci WM. Results of femoral intramedullary nailing in patients who are obese versus those who are not obese: a prospective multicenter comparison study. J Orthop Trauma. 2007;**21**(8):523–29.
113. Morris BJ, Richards JE, Guillamondegui OD, Sweeney KR, Mir HR, Obremskey WT, et al. Obesity increases early complications after high-energy pelvic and acetabular fractures. Orthopedics. 2015;**38**(10):e881–87.
114. Kornblith LZ, Howard B, Kunitake R, Redick B, Nelson M, Cohen MJ, et al. Obesity and clotting: body mass index independently contributes to hypercoagulability after injury. J Trauma Acute Care Surg. 2015;**78**(1):30–36.
115. Bickford A, Majercik S, Bledsoe J, Smith K, Johnston R, Dickerson J, et al. Weight-based enoxaparin dosing for venous thromboembolism prophylaxis in the obese trauma patient. Am J Surg. 2013;**206**(6):847–51.
116. Mullen JT, Moorman DW, Davenport DL. The obesity paradox: body mass index and outcomes in patients undergoing nonbariatric general surgery. Ann Surg. 2009;**250**(1):166–72.
117. Vanden Hoek TL, Morrison LJ, Shuster M, Donnino M, Sinz E, Lavonas EJ, et al. Part 12: cardiac arrest in special situations: 2010 American Heart Association Guidelines for Cardiopulmonary Resuscitation and Emergency Cardiovascular Care. Circulation. 2010;**122**(18 Suppl 3):S829–61.

第 35 章

肥胖患者的指南和设备

Christian Balabanoff-Acosta, Clint Fleckenstein, Eric Gewirtz

引言

气道管理通常是麻醉医师最关心的问题。然而，当肥胖患者接受全身麻醉和镇静时，气道管理的挑战更大。尽管许多人认为肥胖和病态肥胖患者只存在于美国，但 WHO 的全球体重指数数据表明情况并非如此。世界各地的麻醉医师正在并将继续遇到越来越多的肥胖和病态肥胖患者，他们需要开展各种类型的手术，特别是减重手术。

气道困难的预测因素

麻醉医师都应清楚术前评估患者气道的重要性。由于肥胖患者常伴随其他复杂的解剖学和生理学变化，对肥胖、重度肥胖、极重度肥胖患者的术前评估气道变得尤为重要。评估这类患者是否存在困难气道时，应考虑 6 个因素。任何一个因素都不应该忽略。相反，麻醉医师应该综合考虑多种因素来评估此类患者，防止在围术期出现并发症时没有准备。

1. BMI。美国国立卫生研究院将肥胖定义为BMI>30kg/m^2[2]。Temple 大学医院的经验表明，重度肥胖患者（BMI 为 40~50kg/m^2）或极重度肥胖患者（BMI>50kg/m^2）的气管插管并不比普通肥胖患者插管困难。因此，本章将使用“肥胖”一词来概括肥胖、重度肥胖和极重度肥胖三者。非产科肥胖患者插管困难的发生率为 2%~8%[3-5]。

2. Mallampati 分级。自 20 世纪 80 年代以来，Mallampati 分级被认为是预测气管插管困难的金标准[6]。然而，Mallampati 分级为 3~4 级的患者气管插管困难程度并不相同，张口度良好、张口度不佳、颈部无法伸展的 Mallampati 分级为 3~4 级的患者存在很大差异。

3.颈围。颈围约 40cm 的患者出现插管困难的概率为 5%，而颈围约 60cm 的患者出现插管困难的概率为 35%[7]。颈围过大与颈部活动受限相关。

4.甲颏间距（也称为 Patil 试验）。测量甲颏间距：从甲状软骨尖端到颈部延伸的下颌骨尖端的距离，也是判断气道困难的潜在指标[8]。

5.下唇到下颌底部的距离。虽然下唇到下颌底部的距离在已发表的文献中很少被描述，但临床经验表明，下唇到凸起的下颌底部的距离过短提示插管困难。反之亦然，下唇到下颌底部的距离较大，提示插管容易。这种测量方法与其他测量方法相结合是预测插管困难的良好指标。

6. OSA。尽管 OSA 十年前更为多见，但 OSA 仍可以作为预测困难气道的指标。OSA 通常是由睡眠时软组织塌陷引起的，当经验丰富的麻醉医师具备熟练的喉镜技术时，其并不会增加气管插管的难度。然而，麻醉医师还需要留意其他几个方面，如术后气道阻塞和 CO_2 潴留。术前评估有右心衰竭或不明原因的肺动脉压升高时需要留意，如果患者伴有 CO_2 潴留，更加需要留意。

全身麻醉诱导期间气道管理的一般建议

1. 肥胖患者的血氧饱和度通常在标准预充氧和全身麻醉诱导后会迅速下降，这一点非常重要。

2.许多肥胖患者在家中常规使用持续正压通气呼吸机，因此，在诱导时使用持续正压面罩通气可以防止早期诱导性肺不张，并且患者通常耐受良好。

3.在大型且繁忙的麻醉手术室中，常常缺少或很难找到另一名麻醉医师来提供帮助。有一位经验丰富且熟悉气道管理的麻醉医师能够冷静处理困难气道是很重要的，但这一点尚未得到足够重视。

全身麻醉诱导期间气道管理的具体建议

标准诱导

1.必须仔细注意正确的“嗅物位”。许多医院会使用很多折叠的毯子摆体位；但含泡沫的装备有助于摆出更好的体位。

2.准备好基本的设备，如3号、4号喉镜片及一个米勒刀片。

3.使用气道探条是每一个麻醉医师必须掌握的技术。麻醉医师在使用该装置时必须感知到气管前环，并在插入气管导管时使用喉镜继续观察，避免球囊破裂，特别是存在困难气道时。如果不能充分感知气管前环，就会浪费宝贵的时间，并且探条进入食管可能会导致误吸。肥胖患者必须使用气道探条引导插管，因为他们经常会出现血氧饱和度迅速下降的情况。

4.面罩通气时最容易被忽视的设备可能是Berman气道，这个设备自发明以来就没有改变过。使用Berman气道和四手通气的成功率几乎为100%。Robert A. Berman是一名医生和发明家，他的许多理论和设备仍然适用于如今的手术室[9]。

5.对于没有胃食管反流高危因素的肥胖患者而言，声门上气道是一种非常好的应急设备。许多麻醉医师在插管前进行通气时更喜欢使用喉罩（LMA）。推荐先使用4号Berman气道。在肥胖患者通气之前放置可以避免胃胀气，从而减少误吸的概率。如果尝试失败且困难仍然存在，首选插管型LMA。首选插管型LMA的理由如下：

（1）该装置的硬度、密封性更好，更容易为肥胖患者通气。

（2）麻醉医师可以选择通过该装置进行插管。

（3）插管型LMA还允许通过装置进行纤支镜插管，同时具有通气和维持气道的能力。

难以预料的困难气道

已经发布并多次修订了用于普通外科患者意外困难气道的算法[10,11]。然而，对于肥胖患者，该策略通常取决于麻醉医师的经验和可用的设备。

外科呼吸道的建立

建立外科气道在技术上比较困难，风险和失败率也更高。因此，在管理这些困难气道时，必须特别注意。已经报道了在ICU中使用超声引导开展经皮气管造口术[12]，但还没有发现超声在处理紧急困难气道时的作用。

监测麻醉患者

ASA为接受全身麻醉的患者推荐了5种标准监测仪：呼气末CO_2、脉搏血氧饱和度、血压、心电图和体温监测。虽然在肥胖患者中没有理由偏离这些标准监测指标，但必须明白这些监测指标仅适用于BMI正常的患者。事实上，关于在手术室监测肥胖患者的信息非常缺乏。因此，通过回顾文献对该主题展开一些讨论。

脑电双频指数

传统的麻醉深度监测依赖于监测患者的生命体征和呼出气体中挥发性麻醉剂的浓度。近年来，开发了新技术来监测麻醉深度。这些技术基于处理过的脑电图，该脑电图提供了麻醉剂对大脑镇静程度的数值评估。这些模式中最常用和研究最多的是双频指数（BIS），BIS为麻醉评估和决策提供了数值。BIS监测已被证明可降低术中知晓的发生率[13,14]。此外，Luginbühl和Liu等已经证明，接受BIS监测的患者吸入和静脉麻醉药剂量较低，麻醉恢复时间较短，PACU停留时间较短[15,16]。Luginbühl和Liu等在BMI正常的患者中观察到了该现象，Meyhoff和Pandazi等在接受减重手术的病态肥胖患者中也观察到了类似现象[17,18]。

尽管有研究表明BIS监测可减少麻醉剂用量、缩短恢复时间和PACU停留时间，但BIS监测对术后并发症的影响尚未得到研究证实。众所周知，病态肥胖患者发生术后并发症的风险增加，包括呼吸功能下降和更严重的肺不张[19-21]。因此，有理由猜测，更快、更彻底的麻醉复苏可能会降低患者术后麻醉并发症的发生率。这一猜测加上 BIS 监测的低风险和低成本，为 BIS 监测（或其他类似方式）应用于病态肥胖患者提供了合理的依据。

神经肌肉阻滞

喉部肌肉和口咽的其他肌肉是最后从神经肌肉阻滞（NMB）中恢复的肌肉。因此，Murphy 等人已将肌松残余确定为术后不良事件的原因之一[22]。

评估 NMB 的一种方法是进行临床试验，如持续的头部抬起和手握力，它们易于实施，且不需要特殊设备。尽管临床试验很方便，但它们在确定 NMB 是否充分恢复时并不可靠[23]。许多麻醉医师仍然在使用这些临床试验，而未使用更复杂的方法[24,25]。

相比之下，外周神经刺激仪是监测 NMB 的可靠方法，在临床上广泛使用，并用于定性监测。然而，这些仪器依赖于医护人员能够检测到连续肌肉刺激之间肌肉力量的下降，但是，正如 Capron 等所证明的那样，医护人员通常无法识别喉部肌肉力量的减弱，因此，练习使用这些仪器是至关重要的[26]。

考虑到残余 NMB 对不良呼吸事件的影响，以及缺乏对 NMB 的定性评估，使用定量监测更合理。由于肥胖患者的呼吸功能已经受损，因此，可以使用商用的定量外周神经刺激仪。外周神经刺激仪相对容易使用，并且可以提供更为准确的 NMB 评估。

通用和专用设备

随着近年来肥胖患者越来越多，麻醉仪器提供商和制造商已重新利用旧设备开发新设备，以适应这些患者的体型和特殊需求。肥胖患者的基本护理需要医院提供专门的设备。该设备必须适应肥胖患者的体重，且不会对这些患者，以及在手术期间负责转移和管理这些患者的工作人员造成任何伤害。肥胖患者接受治疗的所有区域均应提供现有的和需要的设备清单。表 35.1 提供了示例。下文列出了麻醉医师在肥胖患者的护理中应该考虑使用的设备清单，以及使用这些设备的建议和注意事项[27]。

表 35.1　在肥胖患者接受治疗的地区现有的和需要的设备的样本清单

病房	宽床
	升降/转移设备
	宽马桶
	宽轮椅、担架、助行器
	宽血压袖带
	超大型序贯加压装置
	双相除颤仪、紧急气道设备
	宽的病房门、洗手间门
	落地式或加固式马桶
	承重足够的电梯和宽的电梯门
手术室	自动宽大型手术床，加大承重能力
	升降/转移设备
	加长手术器械，包括牵拉器、腹腔镜、穿刺针
	PACU 和术前诱导室有合适的承量设备

手术台（一般）

由于许多肥胖患者存在基础疾病，如糖尿病、胃食管反流病、高血压等，如果在手术室没有正确固定肥胖患者，则术后出现并发症的风险会增加，因此，术中固定至关重要。

如今，大多数外科手术台都能承受超过 350kg 的肥胖、重度肥胖或极重度肥胖患者。然而，20 世纪 90 年代设计的手术台并没有考虑到这些患者，许多手术台只能承受大约 225kg 的重量[28]。为了解决这一问题，麻醉医师通常将两个手术台放在一起，以增加承载患者的能力，并扩大手术区域，以适应患者的腰围。在麻醉医师无法使用大型手术台时，这样做是有必要的，但这种方法极大地限制了麻醉医师根据需求移动手术台，例如，无法调整头部、躯干或下肢的倾斜/下降。

如何考虑肥胖患者使用哪种手术台如下：手术台应能支撑和举起体重 363~454kg 的患者，且床足够宽，可以使患者的整个身体都置于台面，不让多余的皮肤悬挂在手术台边缘。虽然商业化的手术台宽度并不标准,但大多数为48~53cm,许多公司生产的配件可以将宽度延长12cm。

即使手术台符合这些重量和尺寸参数,手术台维持患者关节稳定性和完整性的能力也有所不同。例如,当倾斜手术台时,负载能力可能会明显降低,手术台加上患者体重可能会导致重心转移。《麻醉安全基金会杂志》报道了一个案例,一台载有148kg肥胖患者的手术台在解锁后旋转时翻转了,导致患者头部撞到了手术室的地面[29]。每个麻醉医师都应该完全熟悉手术台的功能,仅仅依靠手术室的技术人员是不够的。

除了考虑手术台的承重能力以外,确保手术台床垫能够提供足够的支撑也很重要,否则患者容易出现压疮[30]。此外,由于正常的毛细血管界面压力为35mmHg,围术期注册护士协会建议使用由聚合物制成的弹力垫来支撑患者(这些衬垫由AKTON®制成,通常称为"凝胶垫"),不建议使用泡沫支撑。因为泡沫不能缓解患者身上的压力,并可能导致患者生命体征的快速变化。

手术台列表(具体)

1.骨科手术台("牵引台"):这些手术台是骨科手术的重要设备,广泛适用于骨科手术的固定。其中一些手术台带有牵引断裂肢体的工具,还有一些是可透视的。它们的承重范围很广,但通常能承受的最大重量为225kg。使用这些床有一些已知的并发症,最常见的是关节脱位,也可能发生神经功能障碍和软组织损伤等其他并发症。骨科医生建议使用可透视、平顶的手术台,可以对四肢进行自由悬吊,防止骨折错位和扭转[31]。

2.杰克逊骨科手术台:杰克逊骨科手术台中间设计为开放式,带有两个铰链式侧轨,允许放置支撑垫。它们主要用于俯卧位的脊柱手术、颈椎、胸椎、腰椎和骶骨区域的前/后融合、畸形矫正手术、椎板减压或切除术、椎体后突成形术和截骨术。患者的下肢放在中央的吊带上,但如果肥胖患者的下肢太大,则可能会对下肢的侧面造成压力。如果可能发生这种情况,可以并排放置2张杰克逊手术台,以增加对下肢的支撑[32]。

该手术台还具有360°的轴旋转能力,因此,有助于在联合手术时安全有效地旋转外伤患者。它还满足360°无遮挡的透射,可以通过C型臂或X线轻松获得图像[33]。用于制作这些手术台的材料差异很大,从而影响了它们所能承载的重量。一些手术台可以承载225~400kg的重量。

3.混合式手术室的手术台:在手术室看到的大多数手术台都被命名为"浮动式手术台",因为它们可以在各个方向上移动,但它们缺乏组装和保持水平位置的能力。混合式手术室的手术台由碳纤维制成,具有透光性,大多数可以承受200~250kg的重量。新型混合式手术室系统包括了诸如Maquet® Magnus和TruSystem™ 7500手术台,因为这些手术室的手术台可以伸缩,负载重量也高于浮动手术台(Maquet® Magnus系统可以承载250kg,TruSystem™ 7500可以承载400kg)[33,35]。

4. C型臂工作台:这些工作台允许使用C臂X线设备。就像混合式手术室的手术台一样,这些手术台由透视材料制成。它们可以承载225kg的重量,但不能铰接。

5.泌尿外科和妇科手术台:这些手术台是专门为截石位手术设计的。像C型臂工作台一样,由可透视的材料制成,允许使用C型臂X线或其他设备。这些手术台的承载重量范围为225~275kg[36]。

床转移设备

有多种设备可以将肥胖患者从一张床转移到另一张床。例如,充气转移床垫,如Stryker横向滑翔空气转移系统(Stryker®)、滑行垫(HoverTech®)和转移板,转移板已有很长的使用历史(其中大多数可以用于小型肥胖患者,即体重<225kg的患者,但制造商也可提供不同承载重量的设备)。

患者升降机也被广泛用于转移肥胖患者。医院内最常见的升降机可以用于225~325kg的患者。新型升降机可承载重达450kg的患者,如EZ-Way Smart Lift®。升降机本身由电池供电,可随患者在电梯上移动;也可使用一次性或可清洗的吊索和背带,但具有重量限制。

血压测量

血压袖带

袖带的尺寸和形状各不相同。通常成人袖带尺寸为 22~42cm，也有更大的尺寸可供选择。任何患者（包括肥胖患者）的正确袖带尺寸应为手臂周长的 40%[37]。

与桡动脉直接测压相比，在上臂测量血压会使收缩压降低，舒张压升高。在前臂测量血压会使收缩压升高，舒张压降低，但前臂测量的误差比上臂要小得多，这提示使用上臂进行测量更为准确[38]。无论用哪种方法测量血压，与动脉直接测压相比，上臂或前臂都具有良好的特异性和敏感性[39]。美国心脏协会建议，如果找不到合适尺寸的血压袖带，最好在手腕处测量血压。美国心脏协会对不同臂围的上臂袖带尺寸建议见表 35.2[40]。

手指血压监测器

手指血压监测器，如 Nexfin® HD 或 Finapres® NOVA，是无创监测器，使用手指压力带和红外监测器，数字化测量不同压力时动脉的直径并结合起来计算血压。这些设备允许连续测量血压（收缩压、舒张压和平均动脉压）、心率、连续心输出量、每搏量、全身血管阻力和左心室收缩力指数（dP/dt）。如果没有其他方法可用，手指监测器可以用来测量血压。

静脉注射通道

肥胖患者静脉通道建立的难易程度与其他患者一样，可能很困难，也可能容易，与成人外周静脉导管放置困难相关的因素包括：肥胖、体重过轻、临床医生缺乏经验，以及临床医生判断外周静脉通路较差[41]，皮下组织的增厚也使定位手臂的静脉变得困难。有各种型号的导管可供使用，它们的尺寸和长度范围各不相同，14~24 号，长度 2~15cm。

表 35.2 精确测量血压推荐的袖带尺寸

患者	推荐袖带尺寸
成人（按臂围）	
22~26cm	12×22cm（成人小号）
27~34cm	16×30cm（成人中号）
35~44cm	16×36cm（成人大号）
45~52cm	16×42cm（成人加大号）
儿童（按年龄）	
新生儿和早产儿	4×8cm
婴幼儿	6×12cm
大龄儿童	9×18cm

Source：Data from Pickering，T.G.，Hall，J.E.，Appel，L.J. et al. Recommendations for Blood Pressure Measurement in Humans and Experimental Animals，Circulation，111 (5)：697-716，2005，American Heart Association.

也可以使用一些工具来帮助找到静脉并建立静脉通路。最常见（也是最简便）的方法是使用传统的解剖结构和标志，从远心端到近心端依次有：手部（掌部、手背血管网）；前臂（头静脉、桡静脉、尺静脉肘正中静脉）；肘前区（头静脉、肘中侧静脉）；肩部可以找到头静脉及其分支，颈部有颈外静脉。当所有这些都失败时，还有以下工具：

1.光透视设备：这些设备发射光线、红外光，或不同频率的光来检测静脉。不同频率的红外光设备包括 Illumivine®、Veinlite®和 IVeye®等。这些设备会使静脉表现为红光内的暗色线条。需要注意的是，在黑皮肤的患者身上使用这些设备可能会有困难。因此，可以使用更复杂的红外技术设备，如 VeinViewer®和 AccuVein®，虽然其体积更大，但可用于任何肤色。这些设备将红外光照射到皮肤上，使静脉中的脱氧血红蛋白清晰可见。

2.超声设备：使用超声建立外周静脉通常是最后的选择，但是最有效的选择。其能够定位浅静脉和皮肤下更深的静脉。使用这些装置建立外周静脉通路的成功率非常高[42]。超声引导定位有助于针头的引导和导管在血管内的放置，提高了成年肥胖患者外周静脉穿刺的首次成功率[43]。与其他方法相比，此类设备的培训速度很快，能减少穿刺次数（从技术人员到医生都可以短时间内接受培训）[44]。

肥胖患者可以使用平面或垂直穿刺两种方式。可以首先尝试从上肢最远端的静脉开始穿刺，然后一直到最近端的静脉。对于远端静脉，可使用较短的导管，对于较深的静脉，应使用较长的导管。操作人员应根据超声测量的深度选择合适长度的导管（至少有 1/3 的导管应在血管内，连接处不能压迫皮肤）。如果以上方法都不能完成静脉通道的建立，应在超声引导下置入中心静脉导管或骨髓内置管。

动脉通路工具

与静脉通路相比，肥胖患者建立动脉通路比非肥胖患者更困难。动脉穿刺的标准位置是桡骨、尺骨、臂腕、腋窝、股骨和足背[45-47]。肥胖患者可用的动脉穿刺技术与非肥胖患者相同，即触诊、盲插、脉冲多普勒、超声引导和切开(所有这些技术均可用于上述任何位置)。触诊是使用最广泛的方法,通常是大多数麻醉医师在使用其他复杂技术之前首要尝试的,也是最方便的方法。

对于肥胖患者,如果不使用有创方法,可能很难触及脉搏。因为肥胖患者的动脉深度较深(不建议对肥胖患者使用完全盲法)。如果触诊失败,动脉穿刺常用的替代方法是超声引导或脉冲多普勒方法。使用超声能使麻醉医师在穿刺时观察到动脉和穿刺针;脉冲多普勒技术是将脉冲多普勒放置在选定的动脉部位上,用声波定位动脉(当听到最大的信号时),然后盲法插入,这意味着可能与动脉错位。一些比较触诊法与超声法的研究结果是矛盾的,这提示选择任何一种穿刺技术对首次成功率、失败率或血肿形成的影响不大。其他一些研究则表明,超声引导下的首次成功率高于触诊法。还有一些研究表明,使用超声比触诊法有更高和更快的成功率[48,49]。

辅助动脉穿刺的工具包括手腕定位夹板。这些设备将手腕固定到适当的位置,以便置入动脉导管。

对肥胖患者进行股动脉穿刺时,定位和提拉腹部皮肤是关键。此外,最理想的情况是患者平躺。最常见的方法(也是最方便的)是在其他医务人员配合下,把肥胖患者腹部脂肪垂直向上提拉使其远离腹股沟。如果单人操作,则可以使用医用胶带作为替代方法。

围术期的指导方针

术前

1.应评估肥胖相关的合并症,包括高血糖、高血压、代谢综合征和心血管状况。在适当的情况下,应进行额外的检查,以优化患者的术前状况。

2.怀疑有未确诊的OSA时,应使用筛查问卷,如STOP-Bang量表[50]。

3.根据手术、OSA、合并症和术后疼痛预期等因素,综合考虑是否进行手术。

术中

1.确保有适当的设备和耗材,包括:

(1)用于困难气道的仪器/设备。

(2)口咽和鼻咽气道。

(3)适当的手术室设备,如承重和大小合适的手术台和手术设备、预防机械性静脉血栓栓塞(VTE)、适当的监测设备。

(4)超声设备,特别是在可能存在静脉穿刺或硬膜外穿刺困难时。

2.如果预计会出现气道困难或已知有困难气道病史,可考虑在病房中增加一名有经验的麻醉医师协助诱导/插管。

3.调整药物剂量以达到预期效果,一般根据净体重计算。

4.考虑使用神经监测设备,如BIS,以帮助调整药物剂量[15,17,18,50]。

5.使用肌松药时,利用定量监测仪监测NMB[22,26]。

6.考虑使用舒更葡糖钠逆转NMB[51]。

7.尽量减少长效阿片类药物和镇静剂的使用。考虑使用外周神经阻滞、硬膜外阻滞或其他非镇静药物来治疗术后疼痛。

8.采取预防措施以减轻肺不张,包括使用肺复张、呼气末正压通气和氧浓度<40%[52]。

9.准备拔管时,床头抬高30°。

术后

1.采用多模式疼痛管理策略,限制使用长效阿片类药物和抑制呼吸的药物。

2.对于术前定期使用持续气道正压通气的患者,可以考虑术后使用持续气道正压辅助通气。

3.鼓励物理性呼吸治疗,如鼓励患者深呼吸[53]。

4.严密监测患者,直到他们能够在无刺激、最少使用或不使用氧气的情况下维持术前血氧饱和度。

结论

随着外科手术人群中肥胖率增加,肥胖患者的气道管理已然成为临床麻醉中一项必须掌握的技能。虽然肥胖患者的解剖学和生理学存在特殊的复杂性,但在手术前、手术中和手术后采取各种措施有助于减少患者因体型和体重导致的潜在并发症。将各种技术(如手术台、监测设备和气道工具)与麻醉医师的技能相结合,可以使这类患者的手术和恢复更加顺利和安全。

(黄露 彭滔滔 译 张晓东 审)

参考文献

1. World Health Organization. Global database on body mass index. http://www.who.int/topics/obesity/en/
2. National Heart, Lung, and Blood Institute. Assessing your weight and health risk. https://www.nhlbi.nih.gov/health/educational/lose_wt/BMI/bmi_dis.htm
3. Rose D, Cohen M. The airway: problems and predictions in 18,500 patients. 1994;**41**:372–83.
4. Wilson M, Spiegelhalter D, Robertson J, Lesser P. Predicting difficult intubation. Br J Anaesth. 1988;**61**:211–16.
5. Jacobsen J, Jensen E, Waldau T, Poulsen T. Preoperative evaluation of intubation conditions in patients scheduled for elective surgery. Acta Anaesthesiol Scand. 1996;**40**(4):421–24.
6. Mallampati S, Gatt S, Gugino L, Desai S, Waraksa B, Freiberger D, et al. A clinical sign to predict difficult tracheal intubation: a prospective study. Can Anaesth Soc J. 1985;**32**(4):429–34.
7. Riad W, Vaez M, Raveendran R, Tam A, Quereshy F, Chung F, et al. Neck circumference as a predictor of difficult intubation and difficult mask ventilation in morbidly obese patients: a prospective observational study. Eur J Anaesthesiol. 2016;**33**(4):244–49.
8. Patil V, Stehling L, Zauder H. Predicting the difficulty of intubation utilizing an intubation gauge. Anesthesiol Rev. 1983;**10**(8):32–33.
9. Berman J. Robert Alvin Berman, M.D.: Airway inventor (1914–). Am Soc Anesth Newsletter. 1999;**63**(9):17–19.
10. Law J, Broemling N, Cooper R, Drolet, Duggan L, Griesdale D, et al. The difficult airway with recommendations for management. Part 1—difficult tracheal intubation encountered in an unconscious/induced patient. Can J Anaesth. 2013;**60**(11):1089–118.
11. Frerk C, Mitchell V, McNarry A, Mendonca C, Bhagrath R, Patel A, et al. Difficult Airway Society 2015 guidelines for management of unanticipated difficult intubation in adults. Brit J Anaesth. 2015;**115**(6):827–48.
12. Pierre-Grégoire G, Zogheib E, Petiot S, Marienne J, Guerin A, Monet P, et al. Ultrasound-guided percutaneous tracheostomy in critically ill obese patients. Crit Care. 2012;**16**:R40.
13. Myles P, Leslie K, McNeil J, Forbes A, Chan M. Bispectral index monitoring to prevent awareness during anaesthesia: the B-Aware randomised controlled trial. Lancet. 2004;**363**(9423):1757–63.
14. Ekman A, Lindholm M, Lennmarken C, Sandin R. Reduction in the incidence of awareness using BIS monitoring. Acta Anaesthesiol Scand. 2004;**48**(1):20–26.
15. Luginbühl M, Wüthrich S, Petersen-Felix S, Zbinden A, Schnider T. Different benefit of bispectral index (BIS) in desflurane and propofol anesthesia. Acta Anaesthesiol Scand. 2003;**47**(2):165–73.
16. Liu S. Effects of bispectral index monitoring on ambulatory anesthesia: a meta-analysis of randomized controlled trials and a cost analysis. Anesthesiology. 2004;**101**(2):311–15.
17. Meyhoff C, Henneberg S, Jørgensen B, Gätke M, Rasmussen L. Depth of anaesthesia monitoring in obese patients: a randomized study of propofol-remifentanil. Acta Anaesthesiol Scand. 2009;**53**(3):369–75.
18. Pandazi A, Bourlioti A, Kostopanagiotou G. Bispectral index monitoring in obese patients undergoing gastric bypass surgery: experience in 23 patients. Obes Surg. 2005;**15**(1):58–62.
19. Pelosi P, Croci M, Ravagnan I, Cerisara M, Vicardi P, et al. Respiratory system mechanics in sedated, paralyzed, morbidly obese patients. J Appl Physiol. 1997;**82**(3):811–18.
20. Eichenberger A, Proietti S, Wicky S, Frascarolo P, Suter M, Spahn D, et al. Morbid obesity and postoperative pulmonary atelectasis: an underestimated problem. Anesth Analg. 2002;**95**(6):1788–92.
21. Mendonça J, Pereira H, Xará D, Santos A, Abelha F. Obese patients: respiratory complications in the post-anesthesia care unit. Rev Port Pneumol. 2014;**20**(1):12–19.
22. Murphy G, Szokol J, Marymont J, Greenberg S, Avram M, Vender J. Residual neuromuscular blockade and critical respiratory events in the postanesthesia care unit. Anesth Analg. 2008;**107**(1):130–37.
23. Brull S, Murphy G. Residual Nermomuscular block: lessons unlearned. Part II: methods to reduce the risk of residual weakness. Anesth Analg. 2010;**111**(1):129–40.
24. Shah J, Owen-Smith O, Coley S, Rangasami J. A survey of peripheral nerve stimulator (PNS) use. Eur J Anaesth. 2000;**17**(4):273–75.
25. Grayling M, Sweeney B. Recovery from neuromuscular blockade: a survey of practice. Anaesthesia. 2007;**62**(8):806–809.
26. Capron F, Fortier L, Racine S, Donati F. Tactile fade detection with hand or wrist stimulation using train-of-four, double-burst stimulation, 50-hertz tetanus, 100-hertz tetanus, and acceleromyography. Anesth Analg. 2006;**102**(5):1578–84.
27. Hammond K. Practical issues in the surgical care of the obese patient. Ochsner J. 2013;**13**(2):224–27.
28. Buie J. Evolution of operating room tables. http://www.labx.com/article.cfm?articleId=1786/Evolution-of-Operating-Room-Tables/
29. Razavian S, Thurn J. On the tipping point of disaster: operating room surgical table tips with obese patients. APSF J. 2013;**28**(1):1–2.
30. Reddy M, Gill S, Rochon P. Preventing pressure ulcers: a systematic review. JAMA. 2006;**296**(8):974–84.
31. Flierl M, Stahel P, Hak D, Morgan S, Smith W. Traction table-related complications in orthopaedic surgery. J Am Acad Orthop Surg. 2010;**18**(11):668–75.
32. Vaidya R, Sethi A, Lee A, Bartol S, Onwudiwe N, Aebi M. Posterior lumbar spinal fusion and instrumentation in morbidly obese patients using the Synframe retractor system: technical note. Eur Spine J. 2012;**21**(12):2626–32.
33. Schonauer C, Bocchetti A, Barbagallo G, Albanese V, Moraci A. Positioning on surgical table. Eur Spine J. 2004;**13**(Suppl 1):S50–55.
34. Maquet Getinge Group. MAGNUS OR table system. https://www.maquet.com/Int/products/magnus/
35. Trumpf Medical. TruSystem™ 7500. https://www.trumpfmedical.com/en/products/or-tables/or-table-systems/trusystem-7500/
36. Surgical Tables Inc. URO-MAX urological tables. http://surgicaltables.com/products/uro-max-urological-tables/
37. Ogedegbe G, Pickering T. Principles and techniques of blood pressure measurement. Cardiol Clin. 2010;**28**(4):571–86.
38. Leblanc M, Croteau S, Ferland A, Bussières J, Cloutier L, Hould F, et al. Blood pressure assessment in severe obesity: validation of a forearm approach. Obesity. 2013;**21**(12):E533–41.
39. Irving G, Holden J, Stevens R, McManus. Which cuff should I use? Indirect blood pressure measurement for the diagnosis of hypertension in patients with obesity: a diagnostic accuracy review. BMJ Open. 2016;**6**(11):e012429.
40. Pickering T, Hall J, Appel L, Falkner B, Graves J, Hill M, et al. Recommendations for blood pressure measurement in humans and experimental animals: part 1: blood pressure measurement in humans: a statement for professionals from the Subcommittee of

Professional and Public Education of the AHA Council on High Blood Pressure Research. Circulation. 2005;**111**(5):697–716.
41. Sebbane M, Claret P, Lefebvre S, Mercier G, Rubenovitch J, Jreige R, et al. Predicting peripheral venous access difficulty in the emergency department using body mass index and a clinical evaluation of venous accessibility. J Emerg Med. 2013;**44**(2):299–305.
42. Brandt H, Jepsen C, Hendriksen O, Lindekær A, Skjønnemand M. The use of ultrasound to identify veins for peripheral venous access in morbidly obese patients. Dan Med J. 2016;**63**(2):A5191.
43. Ueda K, Hussey P. Dynamic ultrasound-guided short-axis needle tip navigation technique for facilitating cannulation of peripheral veins in obese patients. Anesth Analg. 2017;**124**(3):831–33.
44. Oliveira L, Lawrence M. Ultrasound-guided peripheral intravenous access program for emergency physicians, nurses, and corpsmen (technicians) at a military hospital. Mil Med. 2016;**181**(3):272–76.
45. Vezzani A, Manca T, Vercelli A, Braghieri A, Magnacavallo A. Ultrasonography as a guide during vascular access procedures and in the diagnosis of complications. J Ultrasound. 2013;**16**(4):161–70.
46. Marik P, Varon J. The obese patient in the ICU. Chest. 1998;**113**(2):492–98.
47. Zaremski L, Quesada R, Kovacs M, Schernthaner M, Uthoff H. Prospective comparison of palpation versus ultrasound-guided radial access for cardiac catheterization. J Invasive Cardiol. 2013;**25**(10):538–42.
48. Peters C, Schwarz S, Yarnold C, Kojic K, Kojic S, Head S. Ultrasound guidance versus direct palpation for radial artery catheterization by expert operators: a randomized trial among Canadian cardiac anesthesiologists. Can J Anaesth. 2015;**62**(11):1161–68.
49. Shiloh A, Savel R, Paulin L, Eisen L. Ultrasound-guided catheterization of the radial artery: a systematic review and meta-analysis of randomized controlled trials. Chest. 2011;**139**(3):524–29.
50. Seet E, Chua M, Liaw C. High STOP-BANG questionnaire scores predict intraoperative and early postoperative adverse events. Singapore Med J. 2015;**56**(4):212–16.
51. Gaszynski T, Szewczyk T, Gaszynski W. Randomized comparison of sugammadex and neostigmine for reversal of rocuronium-induced muscle relaxation in morbidly obese undergoing general anaesthesia. Br J Anaesth. 2012;**108**(2):236–39.
52. Reinius H, Jonsson L, Gustafsson S, Sundbom M, Duvernoy O, Pelosi P, et al. Prevention of atelectasis in morbidly obese patients during general anesthesia and paralysis: a computerized tomography study. Anesthesiology. 2009;**111**(5):979–87.
53. Zoremba M, Dette F, Gerlach L, Wolf U, Wulf H. Short-term respiratory physical therapy treatment in the PACU and influence on postoperative lung function in obese adults. Obes Surg. 2009;**19**(10):1346–54.

第 36 章

肥胖患者与法医学问题

Abiona Berkeley, Muhammad Ahmed, Jose Sosa-Herrera

引言

在美国，每年就有 15 000~19 000 起针对医生的医疗事故诉讼[1]。对 2005—2009 年在美国提交的医疗事故索赔诉讼进行的一项回顾性分析显示，共有 58 667 起针对美国医生的索赔。其中 96.9%(56 850 起)得到解决，只有 3.1%(1817 起)进入审理阶段[2]。在那些法庭审理的医疗事故索赔诉讼中，相对治疗或诊断索赔，产科和外科索赔更多(图 36.1)[2]。虽然难以统计在审理前被撤销、驳回，或对医生有利的诉讼案例，但据报道，这些索赔可能占所有已提交的法律医疗事故诉讼的 50%[3]。

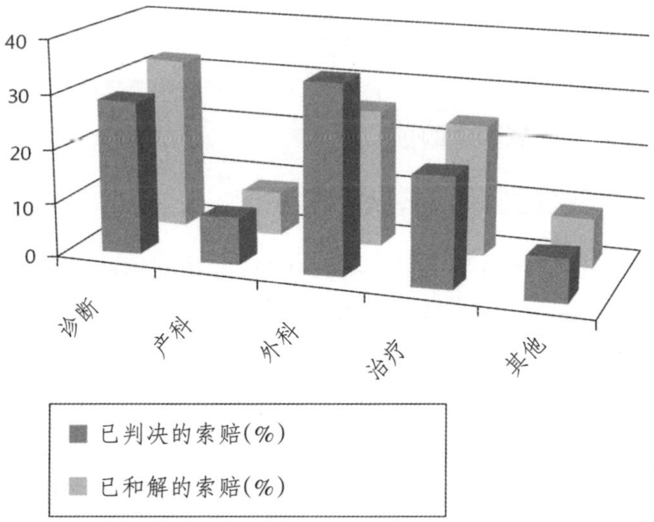

图 36.1 判决索赔及和解索赔的医学特征。[Source: Data from Rubin, J.B., Bishop, T.F., Characteristics of paid malpractice claims settled in and out of court in the USA: a retrospective analysis, BMJ Open, 3(6), 2013, BMJ Publishing Group Ltd.]

医疗诉讼是医患关系破裂前的标志。它有一些负面影响，包括对医生的职业声誉产生不利影响。对患者来说，会造成他们对医疗系统，以及治疗后期发病率和死亡率的担忧。就时间和金钱成本而言，对医疗系统和相关部门都是极大的负担。

诉讼过程本身可能是消极和盲目的，当事人往往对诉讼程序没有清晰的认识[4]。Doctors 公司是一家由医生管理的医疗事故保险公司，该公司对 2007—2012 年的医疗事故数据进行了研究[2]。他们发现共有 415 起与肥胖有关的涉及各个科室的索赔案件[2]。麻醉科在手术室中与大多数学科有交叉，在针对医疗工作者的索赔数量中排名第三(图 36.2)[2]。

在提交的索赔中，最常见的伤害是死亡[2](图 36.3)。

医疗过失索赔原则

侵权法原则

法律将侵权行为定义为对个人或其财产所犯的民事错误。侵权行为不受该当事人任何合同义务的影响。侵权行为可能基于对公共或私人义务或法律权利的侵犯[5]。在医疗事故中，侵权行为可能是因故意、疏忽或能力缺乏而发生。侵权行为可以发生在整个治疗过程中，也可以发生在某一次医疗行为中[6]。

为了满足诉讼的要求，原告必须证明：

1.医生/被告一方有责任。

2.医生违反医疗原则的行为是原告受伤的直接原因。

3.造成的伤害[7,8]。

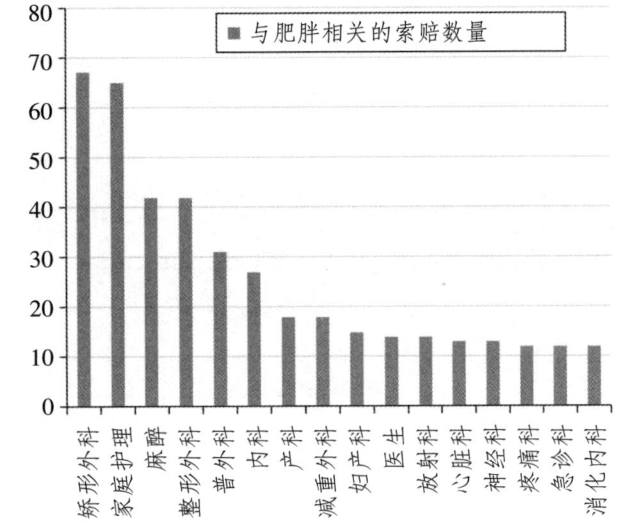

图 36.2　2007—2012 年向 Doctors 公司统计的与肥胖相关的索赔数量。(Source: Data from Doctors Company‘An Overview of Obesity-Related Claims’.)

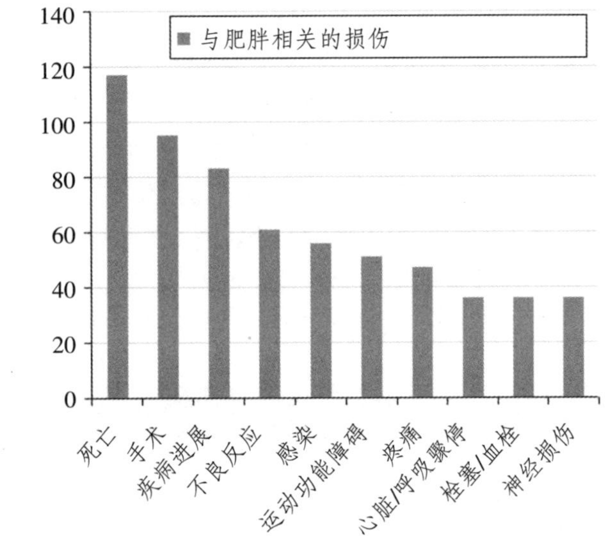

图 36.3　2007—2012 年在 Doctors 公司统计的与肥胖有关的索赔中所指控的伤害。(Source: Data from Doctors Company ‘An Overview of Obesity-Related Claims’.)

责任和义务

医疗侵权行为应满足以下要求:原告必须证明医患之间存在关系,这包括有证据表明双方有意愿建立这种专业关系。这种关系不需要建立在合同的基础上。此外,医生不需要得到报酬才对患者有责任[7,9,10]。即使医生免费为患者治疗,医生也应该对患者负有责任。

违反职责

医生应当以其同行的平均水平,即所谓的“医疗标准”来执行职责。根据规定,衡量医生平均水平的标准按地区或国家的标准定义。

受伤害的直接原因

原告必须证明被告对他/她造成了伤害[11]。事实上,另一个医生有机会纠正过失行为并不是保护被告[12]。

当几个医生参与一个病例的管理时,他们不仅要为自己的错误负责,还要为其他人的错误负责,这些错误是他们没有异议地允许发生的,而他们本可以避免[13]。

伤害

原告必须证明存在伤害才能进行医疗事故的诉讼[14]。当没有伤害或损失时,不能提起诉讼。伤害赔偿在性质上可以是补偿性或惩罚性的[5]。补偿性赔偿旨在补偿所遭受的损失,惩罚性赔偿是为了惩罚被告的不良行为,以儆效尤,并且高于补偿性赔偿[5]。

只有在证明了上述每一个要素后,患者才能在医疗事故起诉中获胜。

患者特殊情况下的医疗事故

有几个专业的医疗事故对麻醉学的临床操作造成了重大影响。在所有这些专业中,即使肥胖不是一个直接的因素,相关的经验教训和问题仍然存在,并且影响了麻醉学的推广。

阻塞性睡眠呼吸暂停综合征

肥胖流行与人口老龄化相结合,导致 OSA 人群越来越多。已知或怀疑有 OSA 的手术患者围术期发病和死亡的风险更高[15,16]。

2016 年,Fouladpour 等研究了围术期 OSA 相关不良预后涉及的法律案件(图 36.4)[1]。他们搜索了 3 个主要的法律数据库,查找 1991—2010 年间已裁决并做出最终裁决的案件。病例均为已知或怀疑有 OSA 的外科患者。儿科病例被排除在外。他们发现,92%的法律诉讼是基于择期手术的[1]。几乎一半的并发症(46%)发生在术后[1],术中发生的并发症最少(21%)。

最常见的并发症是在无监护的情况下呼吸停止和气道管理困难[1]。直接的不良结局包括死亡(45.6%)、缺氧性脑损伤(45.6%)和上呼吸道并发症(8%)。总体而言,71%的患者死亡[1]。判决结果显示,原告一方略占优势。在原告胜诉的案件中,平均罚金为250万美元[1](1美元≈7元)。

与OSA相关的围术期并发症导致了越来越多的医疗诉讼。但实际上仍然低估了对医疗、法律和经济造成的负担,因为大多数诉讼都是在法庭外解决的。

儿科患者

睡眠呼吸障碍和睡眠呼吸暂停常与儿科肥胖患者有关[17,18]。气道阻塞导致的睡眠呼吸障碍,也是扁桃体切除术最常见的适应证[19,20]。为了节约医疗资源和费用,加上医疗技术的改进,越来越多的此类手术在门诊进行。这就减少了麻醉医师在手术前一天访视患者并在术后观察患者的概率[21]。相较于外科医生,与扁桃体切除术相关的医疗事故赔偿更常见于麻醉医师,由于严重的不良后果,赔偿金额几乎是外科医生的5倍[22-24]。儿科患者术中和术后缺氧事件的赔偿金额可高达4500万美元[21]。

Coté等分析了美国麻醉医师协会的索赔数据,以及2000多名儿童麻醉学会成员的调查报道,确定了儿童扁桃体切除术中或术后的不良事件。由外科医师和麻醉医师报告的病例包括扁桃体切除术后神经损伤相关的并发症或者死亡。如果在第一和第二阶段恢复期间继续进行呼吸监测,以及术后第一晚在病房进行呼吸监测,可以避免许多类似事件。这就需要更完善的指南来评估儿科患者,特别是那些有OSA的患者[21]。文献还表明,肥胖、阻塞性睡眠呼吸暂停及术后使用阿片类药物等因素,会显著增加儿科患者术后发生呼吸不良事件的风险。与术前风险相比,术后第一晚出现气道阻塞的风险增加,特别是那些接受扁桃体切除和(或)腺样体切除的患者[25,26]。

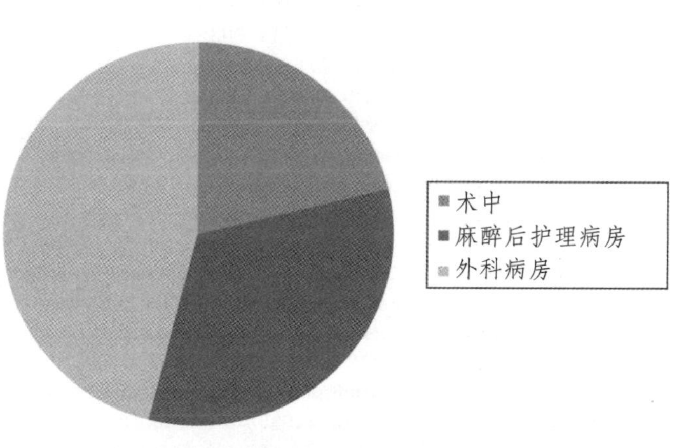

图36.4　怀疑或诊断为阻塞性睡眠呼吸暂停综合征的成年外科患者。[Source: Data from Fouladpour, N., Jesudoss, R., Bolden, N., Shaman, Z., Auckley, D., Perioperative Complications in Obstructive Sleep Apnea Patients Undergoing Surgery: A Review of the Legal Literature, Anesthesia & Analgesia, 122 (1): 145-51, 2016 International Anesthesia Research Society.]

产妇

产科麻醉是大多数麻醉医师工作的一部分。对于产科医生和麻醉医师来说,产科相关的工作都承担着很高的风险[27,28]。

Beckmann研究了澳大利亚和新西兰产科麻醉相关法律问题对临床麻醉的影响。分析了医疗保障组织,以及对当前医疗法律和人口统计信息的看法。95.3%的澳大利亚和新西兰麻醉医师对现有的医疗赔偿环境感到担忧,73.6%的人预计在其职业生涯中至少会有1次索赔,并将平均收入的8.3%用于支付医疗保险[29]。该项研究还发现,在术前评估之后,医生经常会改变他们的麻醉计划。这些变化表明医生越来越不愿意进行神经阻滞。医生们对并发症的记录也变得更加仔细[29]。

Crawforth进行的一项研究评估了产科病房中麻醉护理相关的不良事件。从美国麻醉护士基金会索赔数据库中提取了麻醉护士涉及的产科患者索赔案件(n=41)。包括1990—1996年的事件,代表了麻醉医师和麻醉护士造成的麻醉学问题。在这项研究中发现的最普遍危险因素是高龄妊娠女性和肥胖症[30]。

尊重患者

麻醉医师有义务与所有患者讨论他们的健康问题和相关的围术期风险。肥胖是其中一种合并症。在知情同意过程中,应向患者充分说明肥胖和(或)任何相关合并症可能对麻醉管理和护理造成的影响,并应充分记录知情同意过程,以反映与患者讨论的结果。

专业问题在患者护理中也起着关键作用。肥胖患者认为他们在治疗过程中受到体重歧视,并产生负面影响[31]。负面影响包括精神疾病发病率升高(如抑郁症），以及减肥成功率降低[32]。

2013 年，一例计划接受结肠镜检查的患者在麻醉期间用手机记录了护理人员和医生之间的对话。当患者麻醉时手机录音记录了麻醉医师嘲笑和羞辱患者的过程。因医生玩忽职守、诽谤，以及惩罚性赔偿，最终判决医生支持 50 万美元[33]。医生的态度和行为在患者护理和期望中起着重要作用。

给麻醉医师的建议

临床麻醉学是一门复杂的学科，需要知识、技术和人际交往技巧的不断积累。2013 年，一项对 4 万多名医生进行的分析显示，麻醉学是公开索赔数量排名第三的专业[34]。2012 年的一项研究报道称，麻醉医师既担心经济损失，也担心同事和患者对其职业声誉产生影响[35]。尽管有人猜测由陪审团解决的医疗事故索赔中，高达 80%对医生有利，但这种担忧仍然存在。

医疗事故诉讼已经影响了所有专业的医疗实践，由于诉讼的直接成本、防御性医疗实践，以及医疗事故保险费的上涨增加了美国医疗保健的成本[36]。据估计，这一增长将达到数十亿美元[37]。这些金额不包括诉讼对患者、医生和社会造成的负担。

重要的是，麻醉医师在患者清醒和麻醉时都要与患者建立相互尊重的关系。与患者的诚实互动应包括讨论与肥胖相关的麻醉风险。这使得患者在进行干预之前对可能的结果有合理的预期。充分记录讨论情况，特别是在涉及有明显风险的情况下，确保患者了解手术的风险和收益。

病例报道

患者，男，42 岁，身高 178cm，体重 213kg（BMI 67kg/m^2），在门诊手术室进行肩关节镜手术。既往病史包括高血压、糖尿病、OSA、血脂异常和退行性关节炎。患者戴上面罩无法入睡，无法配合使用连续气道正压通气面罩治疗。气道检查显示患者体型较大，Mallampati 分级Ⅲ级，颈围 46cm，有络腮胡。除了呼吸暂停低通气指数>60 次/时，患者其他的实验室指标理想。外科医生计划将患者置于侧卧位，这是常规使用的手术体位。

患者进入手术室后，麻醉医师尝试气管插管失败，转而使用声门上气道，并使患者处于侧卧位进行自主呼吸。手术结束时，将患者置于仰卧位并拔管。之后，麻醉医师注意到患者呼吸停止，此时麻醉医师无法将任何气道设备放回气道。患者出现低氧血症、心脏骤停，患者抢救无效并发生缺氧性脑损伤。2 天后，放弃治疗。

患者的家属起诉麻醉医师、外科医生和医院。该案件以麻醉医师支付巨额赔款结束。

（张攀 译　张晓东 审）

参考文献

1. Fouladpour N, Jesudoss R, Bolden N, Shaman Z, Auckley D. Perioperative complications in obstructive sleep apnea patients undergoing surgery: a review of the legal literature. Anesth Analg. 2016;**122**(1):145–51.
2. Nagle, P. An overview of obesity-related claims. Doctors Company. 2014. https://www.thedoctors.com/articles/an-overview-of-obesity-related-claims/
3. Rubin JB, Bishop TF. Characteristics of paid malpractice claims settled in and out of court in the USA: a retrospective analysis. BMJ Open. 2013;**3**(6):e002985.
4. Waldman SA, Berkeley A. Medicolegal aspects of epidural steroid injections. Tech Reg Anesth Pain Manag. 2009;**13**(4):272–80.
5. Black H. Black's Law Dictionary. 6 ed. St. Paul, MN: West Publishing Co; 1990.
6. Physicians and Surgeons. CJS. 70 §81 (2008).
7. Physicians and Surgeons. CJS. 70 §82 (2008).
8. Huntoon M, Levy R. How to keep a bad outcome from becoming a lawsuit. Pain Med. 2008;**9**(1):128–32.
9. Physicians and Surgeons. CJS. 70 §103 (2008).
10. Physicians and Surgeons. CJS. 70 §104 (2008).
11. Physicians and Surgeons. CJS. 70 §91 (2008).
12. Physicians and Surgeons. CJS. 70 §90 (2008).
13. Physicians and Surgeons. CJS. 70 §107 (2008).
14. Physicians and Surgeons. CJS. 70 §98 (2008).
15. Memtsoudis S, Liu SS, Ma Y, Chiu YL, Walz JM, Gaber-Baylis LK, et al. Perioperative pulmonary outcomes in patients with sleep apnea after noncardiac surgery. Anesth Analg. 2011;**112**(1):113–21.
16. Mokhlesi B, Hovda MD, Vekhter B, Arora VM, Chung F, Meltzer DO. Sleep-disordered breathing and postoperative outcomes after bariatric surgery: analysis of the nationwide inpatient sample. Obes Surg. 2013;**23**(11):1842–51.
17. Arens R, Muzumdar H. Childhood obesity and obstructive sleep apnea syndrome. J Appl Physiol (1985). 2010;**108**(2):436–44.
18. Carter R 3rd, Watenpaugh DE. Obesity and obstructive sleep apnea: or is it OSA and obesity? Pathophysiology. 2008;**15**(2):71–77.
19. Costa DJ, Mitchell R. Adenotonsillectomy for obstructive sleep apnea in obese children: a meta-analysis. Otolaryngol Head Neck Surg. 2009;**140**(4):455–60.
20. Lumeng JC, Chervin RD. Epidemiology of pediatric obstructive

sleep apnea. Proc Am Thorac Soc. 2008;**5**(2):242–52.
21. Coté CJ, Posner KL, Domino KB. Death or neurologic injury after tonsillectomy in children with a focus on obstructive sleep apnea: Houston, we have a problem! Anesth Analg. 2014;**118**(6):1276–83.
22. Simonsen AR, Duncavage JA, Becker SS. A review of malpractice cases after tonsillectomy and adenoidectomy. Int J Pediatr Otorhinolaryngol. 2010;**74**(9):977–79.
23. Morris LG, Lieberman SM, Reitzen SD, Edelstein DR, Ziff DJ, Katz A, et al. Characteristics and outcomes of malpractice claims after tonsillectomy. Otolaryngol Head Neck Surg. 2008;**138**(3):315–20.
24. Stevenson AN, Myer CM 3rd, Shuler MD, Singer PS. Complications and legal outcomes of tonsillectomy malpractice claims. Laryngoscope. 2012;**122**(1):71–74.
25. Brown KA, Morin I, Hickey C, Manoukian JJ, Nixon GM, Brouillette RT. Urgent adenotonsillectomy: an analysis of risk factors associated with postoperative respiratory morbidity. Anesthesiology. 2003;**99**(3):586–95.
26. Nixon GM, Kermack AS, McGregor CD, Davis GM, Manoukian JJ, Brown KA, et al. Sleep and breathing on the first night after adenotonsillectomy for obstructive sleep apnea. Pediatr Pulmonol. 2005;**39**(4):332–38.
27. Kuczkowski KM. Anesthetic management of labor pain: what does an obstetrician need to know? Arch Gynecol Obstet. 2005;**271**(2):97–103.
28. Kuczkowski KM. Medico-legal issues in obstetric anesthesia: what does an obstetrician need to know? Arch Gynecol Obstet. 2008;**278**(6):503–505.
29. Beckmann LA. The influence of the current medicolegal climate on New South Wales anaesthetic practice. Anaesth Intensive Care. 2005;**33**(6):762–67.
30. Crawforth K. The AANA Foundation closed malpractice claims study: obstetric anesthesia. AANA J. 2002;**70**(2):97–104.
31. Spalholz, J, Baer, N, Konig, H, Riedel-Keller, S, Luck-Sikorski, C. Obesity and discrimination—a systematic review and meta-analysis of observational studies. Obes Rev. 2016;**17**(1):43–55.
32. Hübner C, Schmidt R, Selle J, Köhler H, Müller A, et al. Comparing self-report measures of internalized weight stigma: the weight self-stigma questionnaire versus the weight bias internalization scale. PLoS One 2016;11(10):e0165566.
33. Spargo C. Patient is awarded $500,000 after he secretly recorded his doctor saying she wanted to hit him and joking that he had STD—while he was under anesthesia. Daily Mail. 24 June 2015. http://www.dailymail.co.uk/news/article-3136989/After-five-minutes-wanted-punch-face-Man-wins-500-000-recording-doctor-falsely-saying-STD-hemorrhoids-wants-hit-him.html
34. Seabury SA, Chandra A, Lakdawalla DN, Jena AB. On average, physicians spend nearly 11% of their 40-year careers with an open, unresolved malpractice claim. Health Aff (Millwood). 2013;**32**(1):111–19.
35. Burkle CM, Martin DP, Keegan MT. Which is feared more: harm to the ego or financial peril? A survey of anesthesiologists' attitudes about medical malpractice. Minn Med. 2012;**95**(9):46–50.
36. Radvansky BM, Farver WT, Svider PF, Eloy JA, Gubenko YA, Eloy JD. A comparison of plaintiff and defense expert witness qualifications in malpractice litigation in anesthesiology. Anesth Analg. 2015;**120**(6):1369–74.
37. Anderson GF, Hussey PS, Frogner BK, Waters HR. Health spending in the United States and the rest of the industrialized world. Health Aff (Millwood). 2005;**24**(4):903–14.

索 引